| 2025 국가공인 |

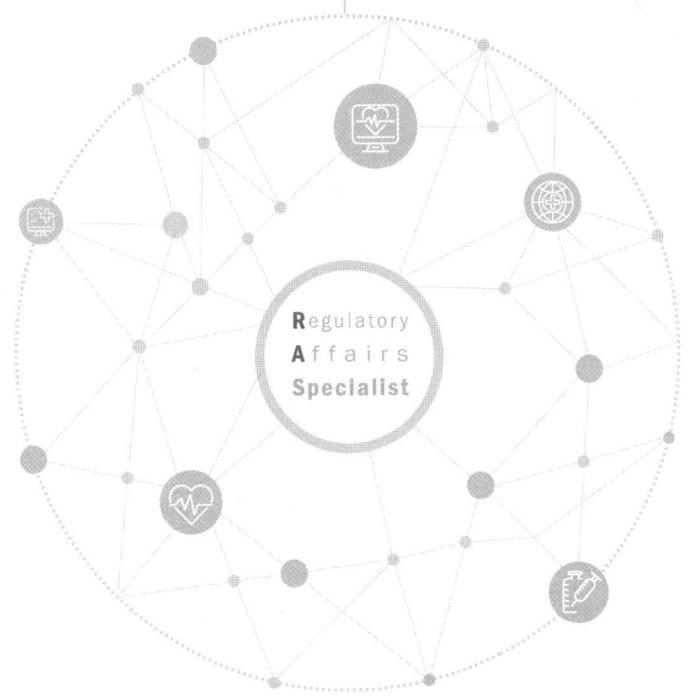

Regulatory
Affairs
Specialist

의료기기 규제과학
RA 전문가

3권 품질관리(GMP)

한국의료기기안전정보원(NIDS) 편저

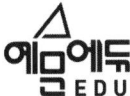

시험 정보

기본 정보

의료기기 규제과학(RA) 전문가 2급 자격시험은 의료기기 인허가에 대한 기본 지식과 업무 능력을 평가하여 신뢰성 있는 인재를 배출하기 위한 자격시험이다.

시험 일정 및 지역

구분	원서 접수 기간	시험 시행일	합격자 발표일	시험 시행 지역
정규검정 제1회	24. 5. 27.(월) ~ 24. 6. 13.(목)	24. 7. 6.(토)	24. 7. 26.(금)	서울, 대전, 대구
정규검정 제2회	24. 10. 14.(월) ~ 24. 11. 1.(금)	24. 11. 23.(토)	24. 12. 13.(금)	서울, 대전, 대구

※ 시험 일정을 포함한 시험 정보는 변경될 수 있으므로 접수 전 반드시 한국의료기기안전정보원 홈페이지(http://edu.nids.or.kr)를 확인하시기 바랍니다.

응시 자격

다음 중 하나에 해당하는 자

- 정보원에서 인정하는 '의료기기 RA 전문가 양성 교육' 과정을 수료한 자
- 4년제 대학 관련 학과를 졸업한 자 또는 해당 시험 합격자 발표일까지 졸업이 예정된 자
- 4년제 대학을 졸업한 자로서 의료기기 RA 직무 분야에서 1년 이상 실무에 종사한 자
- 전문대학 관련 학과를 졸업한 자로서 의료기기 RA 직무 분야에서 2년 이상 실무에 종사한 자
- 전문대학을 졸업한 자로서 의료기기 RA 직무 분야에서 3년 이상 실무에 종사한 자
- 의료기기 RA 직무 분야에서 5년 이상 실무에 종사한 자

▌시험 구성

구분	시험 과목 수/ 전체 문제 수	과목별 문제 수		배점	문제 형식	총점
정규검정	5과목/95문제	19	18	5점/1문제	객관식 5지선다형	500점 (과목당 100점)
			1	10점/1문제	주관식 단답형	

• 합격 기준 : 전 과목 40점 이상, 평균 60점 이상

▌시험 과목

구분	시험 방법	과목 수	시험 과목
정규검정	필기	5과목	• 시판전인허가 • 사후관리 • 품질관리(GMP) • 임상 • 해외인허가제도

※ 관련 법령 등을 적용하여 정답을 구하는 문제는 <u>시험시행일 기준 시행 중인 법령 등을 기준으로 출제</u>

목 차

제1장 의료기기 GMP 총론

1. 의료기기 GMP의 개념과 필요성 ·· 4
   1.1 | 의료기기 GMP의 개념 ·· 4
   1.2 | GMP의 필요성 및 효과 ·· 5
   1.3 | 국내 GMP 제도의 도입 배경 ·· 7

2. 의료기기 GMP 심사 절차 ·· 8
   2.1 | GMP 심사 구분 ·· 8
   2.2 | GMP 심사 기준 ·· 9
   2.3 | GMP 심사 방법 ·· 10
   2.4 | GMP 심사의 신청 ·· 15
   2.5 | GMP 심사 절차 ·· 29
   2.6 | GMP 적합인정서 유효기간 ·· 35
   2.7 | GMP 적합인정 표시 ·· 37

3. 의료기기 품질책임자 ·· 37
   3.1 | 품질책임자의 지정 ·· 38
   3.2 | 품질책임자의 자격 ·· 39
   3.3 | 품질책임자의 직무 ·· 40

4. 의료기기 GMP와 국제표준 ·· 41
   4.1 | GMP와 국제표준의 개요 ·· 41
   4.2 | 의료기기 GMP 제도와 국제표준 동향 ································ 48

5. ISO 13485 규격의 제정과 개정 동향 ·· 53
   5.1 | ISO 13485 규격의 이해 ·· 53
   5.2 | ISO 13485 규격의 최신 개정 동향 ···································· 55
   5.3 | 국내·외 적용 현황 ·· 61

6. 국가별 의료기기 GMP제도 비교 ·· 62
   6.1 | 국가별 GMP제도 의무화 시기 등 비교 ······························ 62
   6.2 | 국가별 GMP 기준 및 적용 범위 ·· 63
   6.3 | 국가별 GMP 심사제도 ·· 64

제2장 의료기기 GMP 기준 해설

1. 목적 · 69
2. 적용 범위 · 69
   - 2.1 | 의료기기의 특성에 따른 적용 제외 · 70
   - 2.2 | 적용 제외의 예 · 70
   - 2.3 | 기타 이 기준에 따른 적용 제외 · 70
3. 인용 규격 및 용어의 정의 · 72
   - 3.1 | 인용 규격 · 72
   - 3.2 | 용어의 정의 · 72
4. 품질경영시스템 · 79
   - 4.1 | 일반 요구사항 · 79
   - 4.2 | 문서화 요구사항 · 88
5. 경영책임 · 100
   - 5.1 | 경영의지 · 100
   - 5.2 | 고객 중심 · 101
   - 5.3 | 품질방침 · 102
   - 5.4 | 기획 · 103
   - 5.5 | 책임과 권한 및 의사소통 · 104
   - 5.6 | 경영검토 · 107
6. 자원관리 · 110
   - 6.1 | 자원의 확보 · 110
   - 6.2 | 인적자원 · 110
   - 6.3 | 기반시설 · 113
   - 6.4 | 작업환경과 오염관리 · 114
7. 제품실현 · 118
   - 7.1 | 제품실현의 기획 · 118
   - 7.2 | 고객 관련 프로세스 · 122
   - 7.3 | 설계 및 개발 · 126
   - 7.4 | 구매 · 142
   - 7.5 | 생산 및 서비스 제공 · 147
   - 7.6 | 모니터링 및 측정 장비의 관리 · 162

8. 측정, 분석 및 개선 ··· 164
   8.1 | 일반 요구사항 ··· 164
   8.2 | 모니터링 및 측정 ·· 166
   8.3 | 부적합 제품의 관리 ·· 174
   8.4 | 데이터의 분석 ··· 178
   8.5 | 개선 ··· 182

제3장 위험 관리

1. 의료기기 위험 관리 개요 ··· 192
   1.1 | 위험 관리의 개념과 정의 ·· 192
   1.2 | 위험 관리의 필요성 ·· 194
   1.3 | 위험 관리의 도입과 국제 동향 ······································ 196

2. 위험 관리와 국제표준 ··· 201
   2.1 | 위험 관리에서 국제표준의 역할과 적용 ······················ 201
   2.2 | ISO 14971 국제표준의 제정과 개정 동향 ···················· 203
   2.3 | ISO 14971 규격과 국제표준의 병용 ····························· 215

3. 위험 관리 추진 절차 및 방법 ·· 218
   3.1 | 위험 관리 프로세스의 수립 ·· 218
   3.2 | 위험 관리 중점요소 및 평가 ·· 223
   3.3 | 위험 분석 기법 ··· 224
   3.4 | 일반적 추진 절차 및 방법 ·· 230
   3.5 | ISO 14971 규격에 따른 추진실무 ································· 233

4. 위험 관리 결과의 문서화 ··· 259
   4.1 | 위험 관리 파일 ··· 259
   4.2 | 위험 관리계획서 작성 ··· 260
   4.3 | 위험 관리보고서 작성 ··· 272
   4.4 | 위험 관리 파일 개정 및 관리 ·· 286

제4장 밸리데이션

1. 밸리데이션 총론 ··· 293
   - 1.1 | 밸리데이션 개요 ·· 293
   - 1.2 | 밸리데이션의 필요성 ·· 297
   - 1.3 | 밸리데이션 종류 ·· 300

2. 밸리데이션 추진 절차 및 방법 ··· 306
   - 2.1 | 밸리데이션 실행 대상 ·· 306
   - 2.2 | 밸리데이션 중점 고려사항 ·· 309
   - 2.3 | 밸리데이션 시스템의 수립 ·· 313
   - 2.4 | 밸리데이션 실행 절차 및 유의사항 ·· 315
   - 2.5 | 밸리데이션 실행 준비 ·· 318
   - 2.6 | 설치 적격성 평가 ·· 322
   - 2.7 | 운전 적격성 평가 ·· 323
   - 2.8 | 성능 적격성 평가 ·· 324
   - 2.9 | 밸리데이션 결과의 문서화 ·· 328
   - 2.10 | 밸리데이션 상태의 유지 및 관리 ·· 328

3. 클린룸 밸리데이션 ··· 330
   - 3.1 | 개요 ·· 330
   - 3.2 | 일반사항 ·· 332
   - 3.3 | 청정실 밸리데이션 계획서 작성 ·· 333
   - 3.4 | 설치 적격성 평가 항목 및 고려사항 ·· 335
   - 3.5 | 운전 적격성 평가 항목 및 고려사항 ·· 335
   - 3.6 | 성능 적격성 평가 항목 및 고려사항 ·· 336
   - 3.7 | 청정실 밸리데이션 결과보고서 작성 및 고려사항 ································ 336
   - 3.8 | 청정실 재밸리데이션 고려사항 ·· 337

4. 세척공정 밸리데이션 ··· 338
   - 4.1 | 개요 ·· 338
   - 4.2 | 준비 ·· 339
   - 4.3 | 프로토콜 개발 ·· 340
   - 4.4 | 설치 적격성평가 ·· 342
   - 4.5 | 운전 적격성평가 ·· 343
   - 4.6 | 성능 적격성평가 ·· 343
   - 4.7 | 고려 사항 ·· 344

목차

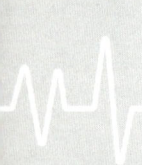

  4.8 ｜ 결과 보고 ·· 346
  4.9 ｜ 유지 및 관리 ··· 347

5. 포장공정 밸리데이션 ··· 348
  5.1 ｜ 개요 ·· 348
  5.2 ｜ 멸균의료기기 포장 개발 ·· 348
  5.3 ｜ 멸균의료기기 포장 밸리데이션 ··· 348
  5.4 ｜ 포장 밸리데이션 유의사항 ··· 351

6. 멸균공정 밸리데이션 ··· 352
  6.1 ｜ 개요 ·· 352
  6.2 ｜ 의료기기 멸균공정 개발 및 멸균 밸리데이션 ······················· 352
  6.3 ｜ 멸균공정 개발 및 밸리데이션 유의사항 ······························ 354

7. 운송 밸리데이션 ··· 355
  7.1 ｜ 운송 밸리데이션의 개요 ·· 355
  7.2 ｜ 운송 밸리데이션의 적용 범위 및 필요성 ····························· 356
  7.3 ｜ 운송 밸리데이션 관련 용어 ··· 357
  7.4 ｜ 운송 밸리데이션의 수행시기 및 샘플 선정 ························· 358
  7.5 ｜ 운송 밸리데이션의 고려사항 ··· 358
  7.6 ｜ 운송 밸리데이션 계획 ·· 359
  7.7 ｜ 운송 밸리데이션 모의운송 Flow ······································· 362

8. 소프트웨어 밸리데이션 ·· 362
  8.1 ｜ 개요 ·· 362
  8.2 ｜ 소프트웨어 분류 및 적용 기준 ··· 365
  8.3 ｜ 설계 소프트웨어 밸리데이션 ··· 366
  8.4 ｜ 공정 소프트웨어 밸리데이션 ··· 388
  8.5 ｜ 사이버 보안의 적용 ·· 392

9. 밸리데이션 결과의 문서화 ··· 396
  9.1 ｜ 문서화 개요 ··· 396
  9.2 ｜ 밸리데이션 종합계획서 및 실시계획서 작성 ························· 399
  9.3 ｜ 단계별 실시 결과보고서 작성 ·· 403

제5장 의료기기 사용적합성

1. 의료기기 사용적합성의 개요 ··· 412
   - 1.1 | 의료기기 사용적합성의 개념과 정의 ································ 412
   - 1.2 | 의료기기 사용적합성 시험 ··· 417
   - 1.3 | 의료기기 사용적합성 공학 ··· 421
   - 1.4 | 의료기기 사용적합성 공학의 필요성 ································ 425
   - 1.5 | 의료기기 위험 관리와 사용적합성의 연계 ························· 429

2. 의료기기 사용적합성 관련 국제표준 ··· 431
   - 2.1 | 의료기기 사용적합성 관련 국제표준 ································ 431
   - 2.2 | IEC 60601-1-6 ··· 431
   - 2.3 | IEC 62366-1 ·· 431
   - 2.4 | IEC TR 62366-2 ··· 432
   - 2.5 | FDA Guidance Applying Human Factors and
         Usability Engineering to Medical Devices ························· 433

3. 의료기기 사용적합성 관련 용어 ·· 433

4. 의료기기 사용적합성 공학 원칙 ·· 439
   - 4.1 | 일반 요구사항 ·· 439
   - 4.2 | 사용적합성 공학 활동 기록의 보관 ··································· 448
   - 4.3 | 사용적합성 공학 활동의 맞춤형 조정 ································ 449

5. 의료기기 사용적합성 공학 프로세스 ·· 452
   - 5.1 | 사용 사양서 준비 ··· 452
   - 5.2 | 안전성 및 잠재적 사용 오류에 관련한 사용자 인터페이스의 특징 파악 ······· 454
   - 5.3 | 알려져 있거나 예측 가능한 위해 요인과 위해상황 파악 ········ 457
   - 5.4 | 위해 요인 관련 사용 시나리오의 파악 및 설명 ··················· 458
   - 5.5 | 총괄 평가를 위한 위해 요인 관련 사용 시나리오 선택 ·········· 459
   - 5.6 | 사용자 인터페이스 사양서 수립 ······································· 461
   - 5.7 | 사용자 인터페이스 평가 계획 수립 ··································· 463
   - 5.8 | 사용자 인터페이스의 설계, 구현 및 형성 평가의 수행 ········· 470
   - 5.9 | 사용자 인터페이스의 사용적합성 총괄 평가 수행 ················ 482

6. 의료기기 사용적합성 공학 파일 ··· 489
   - 6.1 | 사용적합성 공학 파일 작성 ··· 489

목차

7. 의료기기 사용적합성의 적용 및 Flow ··· 499
   7.1 | 신규개발 의료기기의 사용적합성 적용 Flow ···················· 499
   7.2 | 변경 시 의료기기의 사용적합성 적용 Flow ······················ 500

제 6 장 　체외진단의료기기의 품질관리

1. 체외진단의료기기 및 법령 개요 ·· 504
   1.1 | 체외진단의료기기 개요 ·· 504
   1.2 | 체외진단의료기기법 개요 ·· 506
   1.3 | 체외진단의료기기 품질책임자 ··· 508

2. 체외진단의료기기 시설과 품질관리 체계 ································ 509
   2.1 | 체외진단의료기기 시설과 품질관리 체계의 기준 ············ 509
   2.2 | 제조 및 품질관리 체계 심사 등 ······································ 510

3. 임상검사실 체외진단검사 인증 ·· 511
   3.1 | 임상검사실 체외진단검사 인증의 개요 ··························· 511
   3.2 | 임상검사실 체외진단검사 인증 및 관리 ·························· 513

참고문헌 | 517

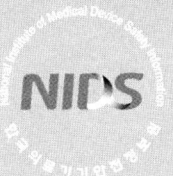

제1장

의료기기 GMP 총론

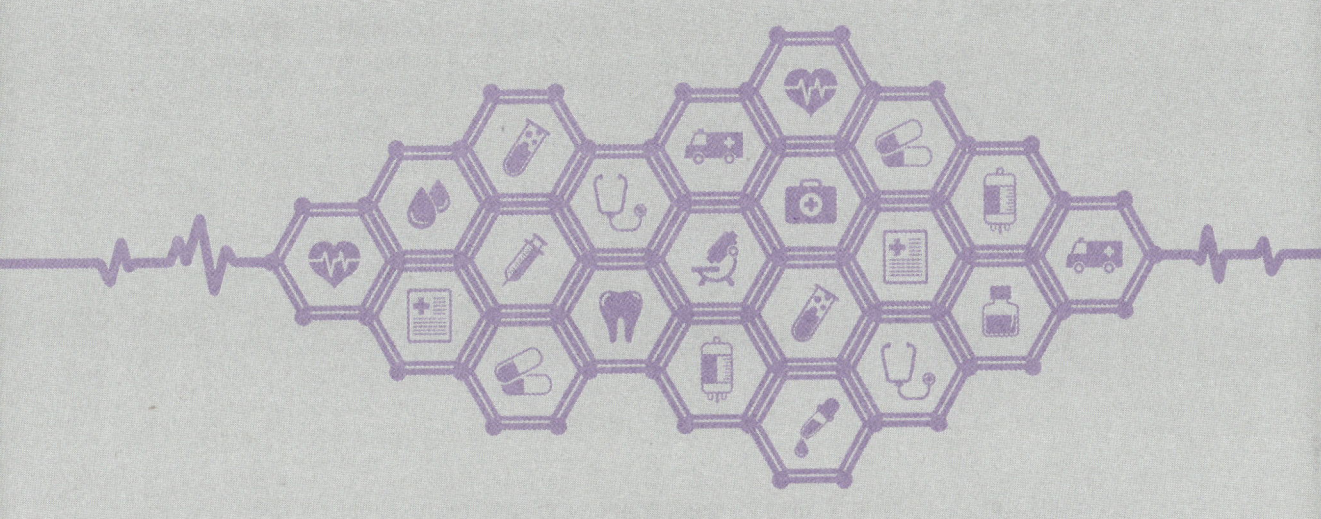

1. 의료기기 GMP의 개념과 필요성
2. 의료기기 GMP 심사 절차
3. 의료기기 품질책임자
4. 의료기기 GMP와 국제표준
5. ISO 13485 규격의 제정과 개정 동향
6. 국가별 의료기기 GMP제도 비교

01 의료기기 GMP 총론

학습목표 → 의료기기의 안전성·유효성을 보장하기 위하여 「의료기기법」에서 요구하는 품질경영시스템 규격을 파악하고, 품질관리심사기관의 절차에 따라 의료기기 GMP 적합성인정을 받고 유지·관리하는 능력을 배양한다.

NCS 연계 →

목차	분류 번호	능력단위	능력단위 요소	수준
1. 의료기기 GMP의 개념과 필요성	1903090105_15v1	의료기기 품질시스템 인증	GMP 인증 준비하기	5
2. 의료기기 GMP 심사절차	1903090105_15v1	의료기기 품질시스템 인증	GMP 심사 신청하기	5
3. 의료기기 품질책임자	1903090105_15v1	의료기기 품질시스템 인증	GMP 인증 준비하기	5
4. 의료기기 GMP와 국제규격	1903090105_15v1	의료기기 품질시스템 인증	GMP 인증 준비하기	5
5. ISO 13485규격의 제정과 개정 동향	1903090105_15v1	의료기기 품질시스템 인증	GMP 인증 준비하기	5
6. 국가별 의료기기 GMP 제도 비교	1903090105_15v1	의료기기 품질시스템 인증	GMP 심사 사후관리	5

핵심 용어 → GMP, 품질책임자, 국제표준화기구 ISO, 국제전기기술위원회 IEC, 국제의료기기규제당국자포럼 IMDRF, ISO 13485, 의료기기단일심사프로그램 MDSAP

1 의료기기 GMP의 개념과 필요성

1.1 의료기기 GMP의 개념

GMP는 'Good Manufacturing Practice'의 약자로 의료기기의 안전성 및 유효성을 보증하기 위한 최소한의 기준을 정한 것이다. 의료기기의 개발에서부터 원·부자재 구입, 제조, 검사, 포장, 설치, 보관, 출하 그리고 클레임이나 반품 및 사용 후 폐기에 이르기까지 의료기기의 전 수명주기(Life Cycle)에 걸쳐 안전성과 품질보증을 위해 준수하여야 할 것을 규정하고 있는 품질경영시스템 규격 중 하나다.

즉, 의료기기 업체가 생산·판매하는 의료기기가 안전(Safe)하고, 유효(Effective)하며, 의도된 용도(Intended Use)에 적합한 품질로, 일관성 있게(Consistently) 제조·판매됨을 보장할 수 있는 품질경영시스템을 수립하기 위한 최소한의 요구조건이다.

우리나라의 경우, 의료기기 제조업체는 「의료기기법」 제6조제4항 및 제13조제1항과 「의료기기법 시행규칙」 제8조제1항, 제27조제1항에 의해, 의료기기 수입업체는 「의료기기법」 제15조제6항과 「의료기기법 시행규칙」 제33조제1항에 의해, 임상시험용 의료기기를 제조 또는 수입하려는 업체는 「의료기기법」 제10조제2항 및 「의료기기법 시행규칙」 제24조제1항 제10호에 의해, 체외진단의료기기 제조업체는 「체외진단의료기기법」 제5조제5항과 「체외진단의료기기법 시행규칙」 제10조제1항에 의해, 체외진단의료기기 수입업체는 「체외진단의료기기법」 제11조제4항과 「체외진단의료기기 시행규칙」 제26조제1항에 의해, 임상적 성능시험용 체외진단의료기기의 제조 및 수입업체는 「체외진단의료기기법」 제7조제2항과 「체외진단의료기기 시행규칙」 제14조에 따라 의무적으로 품질관리체계를 수립하고 이에 대한 적합성을 평가받을 때 적용되는 식품의약품안전처장(이하 식약처장)이 고시한 「의료기기 제조 및 품질관리 기준」 및 「체외진단의료기기 제조 및 품질관리 기준」을 의미한다.

의료기기는 사람의 생명 또는 건강을 직접적으로 다루는 특수한 제품이다. 그 특성 때문에 의료기기 GMP가 추구하는 목적은 첫째, 작업자나 관리자가 일으키는 착오나 혼동 등 실수를 최소화하고, 둘째, 세균이나 이물질에 의해 의료기기가 오염되거나, 검증되지 않은 원자재 및 공정변수로 인해 품질이 변하는 일이 없도록 하는 것이다. 궁극적으로는 이러한 일정한 수준 이상의 품질을 보증할 수 있는 체계를 유지하는 것이다.

이러한 목적을 달성하기 위하여 위험성을 제거하도록 제품을 설계하고, 구조나 설비를 어떻게 선정하고 어떤 방법으로 제조하고 설치 및 유지·보수할 것인가를 규정한다. 또한 조직이 업무절차를 수립하여 어떻게 관리를 해야 하는지 그 최소한의 규범을 정한 것이 「의료기기 제조 및 품질관리 기준」 및 「체외진단의료기기 제조 및 품질관리 기준」이라 할 수 있다. 이러한 기준에 따라 품질관리체계를 수립하고 적절하게 운용하고 있는지를 평가하는 것이 GMP 적합성인정제도이다.

1.2 GMP의 필요성 및 효과

국내·외 시장은 과학기술의 발전과 환경의 변화로 신개발 의료기기가 급속히 보급·사용되고 있다. 의료기기에 대한 사용자의 인식 향상에 의해 제품의 성능을 검증하여 관리하는 제도만으로는 우수한 품질의 의료기기 공급을 요청하는 사회적 요구에 부응하는 데 한계가 있어서 사전적 품질보증 개념이 필요해졌다.

품질이 보증된 우수 의료기기를 제조하기 위해서는 제품의 성능을 판매 전에 검증하는 허가제도뿐만 아니라 제조 과정의 구조·설비를 비롯하여 제품 설계, 원자재 구입부터 제조, 포장, 설치 및 공급 이후의 사후관리는 물론 사용 후 안전한 폐기에 이르기까지 제품의 전체 수명주기(Life Cycle) 전반에 걸쳐 충분한 조직적 관리하에 의료기기를 제조·판매하는 전사적 품질경영체제를 확립해야 한다. 이러한 시스템의 적합성을 검증하기 위한 사전적 점검제도로 GMP 제도가 필요한 것이다. 물론, 「의료기기법」이 제정되기 전에도 국내에 GMP 제도가 존재했다. 「약사법」하에서는 의료기기의 GMP 적합성인정은 의무가 아닌 자율적 인증으로만 요구되었다. 「약사법」에서 「의료기기법」으로 관리체제가 전환될 때 의료기기 GMP 적합성인정 제도가 법적 의무사항인 강제적 인정제도로 변경되었다. GMP가 왜 필요한지는 의료기기가 다른 일반 공산품과 다른 점을 파악해 보면 알 수 있다.

의료기기는 사람의 생명 또는 건강에 직접적으로 영향을 미치는 제품으로 그 특성상 첫째, 유효성(有效性, Efficacy)이 확보되어야 한다. 적용하고자 하는 적응증에 적합한 성능이 설계기획 및 고객요구사항에 따라 정확하게 작용하여 의도하는 바의 효과가 있어야 하는 것이다. 둘째, 안전성(安全性, Safety)이 확보되어야 한다. 부작용을 일으키거나 오작동으로 환자나 사용자에게 해를 끼치지 말아야 한다. 셋째, 안정성(安定性, Stability)이 확보되어야 한다. 의료기기는 전원, 습기, 세균 등의 환경적 원인 또는 자체 결함 및 사용자의 숙련도에 따라 성능의 편차가 발생하지 않아야 한다. 아울러 의료기기를 제조·판매하는 기업은 다음 문단에 제시된 특성에 따라 사회적 책임과 기업 윤리가 일반 공산품을 취급하는 다른 기업보다 중요하게 요구된다. 그러므로 의료기기를 취급하는 업체는 단지 제품을 잘 만드는 것뿐만 아니라 소비자(환자 또는 의사)가 사용하여 성능 및 효과를 얻고 사용을 중지하거나 제거 또는 폐기할 때까지 제품의 전 수명주기에 걸쳐 철저하게 관리하고 책임을 져야 한다.

의료기기의 경우, 품질관리를 최종 제품에 대한 시험에만 의존한다면 정해진 시험 항목으로 찾아내지 못하는 예상치 못한 사고가 발생할 수 있다. 또한 의료기기는 불량이 발견되더라도 대부분의 경우 역순(逆順)으로 수정이 불가능하기 때문에 폐기하게 되는 경우가 많다. 결국 이윤을 추구하는 의료기기 업체의 입장에서도 부적합 의료기기는 이윤 창출을 저해하는 가장 큰 낭비요소이기도 하다. 따라서 처음부터 부적합이 발생될 수 있는 사항을 방지할 수 있도록 공정의 처음 단계부터 각종 점검, 검사 및 시험 절차를 거치고, 또 추후 발견되는 사고의 원인을 추적할 수 있도록 모든 것을 구체적이고 상세하게 현장에서 확인하자는 것이 GMP의 기본이다.

현장에서 즉시 확인이라는 요구를 만족시키기 위하여 최근의 제조 및 보관설비는 자동기록계를 부착한 경우가 많다. 또한 새로운 설비를 도입하거나 수리할 때, 또는 작업방법을 변경할 때 그것이 완벽한 제품을 만들 수 있는지를 시험하고 유효성 확인(Validation)을 시행한 후 생산을 하도록 요구하고 있다. 더 나아가 제품 설계 단계부터 제품의 부작용이나 위험성을 줄이기 위해 모든 위험요소를 분석하고 제거하는 위험 관리(Risk Management) 활동을 중요시하는 것이 GMP이다.

1.3 국내 GMP 제도의 도입 배경

우리나라는 국제보건기구(WHO)의 권고에 따라 1977년에 「약사법」으로 GMP 제도를 도입하여 의약품 산업에서 자율적으로 운영하다가 1994년부터 의무적으로 적용하기 시작했다. 의료기기 산업의 경우 1997년 3월 "경제 활력 회복 방안으로서 의료기기 산업 경쟁력 강화방안을 마련하라"는 국무회의의 지시사항으로 의료기기 산업에 대한 도입을 검토하게 되었다.

이에 따라 당시 주무 소관부처였던 보건복지부가 '의료기기 산업 경쟁력 강화방안'을 마련하면서 그 해 6월에 보건복지부 고시로 의료용구 GMP 제도를 도입했다. 이후 「약사법」에 포함되어 의약품과는 다른 특성을 가진 의료기기에 대한 전문적인 관리체계가 필요하다는 산업계 및 학계와 정부기관의 협의에 따라 2003년 5월 29일 「의료기기법」이 법률로 공포되면서 GMP 적합성 인정이 의무화되었다. 다만, 「의료기기법」의 시행 시기인 2004년 5월 30일부터 신규 업체에 즉시 적용하여 의료기기 시장에 진입할 수 있도록 했고, 기존 업체에 대해서는 2007년 5월 30일까지 의무화하도록 3년간의 유예기간을 두어 2007년 5월 31일 이후부터 의료기기 제조 또는 수입업체는 GMP 적합성인정을 받지 않은 제품을 판매할 수 없도록 하였으며, 현재 의무적 제도로 정착되고 있다.

우리나라의 GMP 기준은 ISO 13485를 기반으로 2005년 3월에 식약처장의 고시로 제정되었다. 당시는 ISO 13485:2003년판이 국제규격으로 적용되던 시기였음에도 불구하고, 그 이전 버전인 ISO 13485:1996년판을 기준으로 제정되었다. 이는 우리나라 의료기기 제조업체의 현실을 감안하여 ISO 13485:2003판에서 요구되는 위험 관리 등 고난도 품질보증 요구사항을 즉시 적용하기가 어렵다는 판단하에 이루어진 것이다.

이후 국내 의료기기의 국제화와 수출을 위한 전략으로 선진국에서 이미 적용하고 있는 최신 국제규격으로 전환해야 한다는 산업계와 각 전문가의 협의를 통해 GMP 기준이 제정된 그해 11월에 ISO 13485:2003년판을 적용하는 전면 개정이 이루어졌다. 다만, 위험 관리 및 멸균 밸리데이션 등 고난도 품질보증 기법은 2007년 5월 30일까지 적용을 유예하면서 국내 의료기기 제조업체가 GMP 제도를 급격히 도입하는 데 따라 겪게 되는 부작용을 줄이고자 했다.

이제는 국내 「의료기기 제조 및 품질관리 기준」이 ISO 13485 규격과 완전히 부합하여 적용되고 있으므로, GMP 기준의 요구사항에 따라 제대로 실행하고 관리하는 의료기기의 품질경영시스템을 구축하면 국제적 ISO 13485 품질경영시스템 인증도 쉽게 받을 수 있게 되었다.

한편 체외진단시약으로서 「약사법」에서 관리되던 체외진단용 제품의 경우 국제적으로 의료기기 체계에서 관리되는 추세에 따라 2014년 5월 의료기기법으로 관리체계를 변경하여 의료기기에 적용되는 GMP제도를 체외진단의료기기에도 적용하게 되었다. 이후 2019년 5월 체외진단의료기기법의 제정으로 현재는 「체외진단의료기기 제조 및 품질관리 기준」이 별도로 고시되었다. 하지만 적합성인정 등 심사기준은 의료기기와 동일한 ISO 13485 국제규격을 준용하고 있다.

2 의료기기 GMP 심사 절차

2.1 GMP 심사 구분

GMP 심사는 다음의 〈표 1-1〉과 같이 4가지 심사로 구분되고 있다. 심사의 구분에 따라 적용되는 GMP 심사기준 및 절차가 다르므로 신청하는 심사 구분을 확인하고 이에 적합하도록 준비한다.

〈표 1-1〉 GMP 심사(적합성인정등) 구분

심사 구분	정의 및 심사 대상
최초심사	• 의료기기 제조소가 GMP 기준에 적합함을 인정받기 위해 최초로 받아야 하는 심사 • GMP 시스템 구축 및 시설장비 구비 확인
정기심사	• 「의료기기법 시행규칙」 및 GMP 고시에 따라 3년마다 1회 받아야 하는 GMP 적용 실적에 대한 정기적 심사 • 적합인정서 유효기간 만료 3개월 이전에 정기심사 신청
추가심사	• GMP 고시 [별표 3]에 의거, 다른 품목군의 의료기기를 추가하여 제조 또는 수입하고자 하는 경우 받아야 하는 심사 • 해당 품목군의 시설장비 구비, GMP 시스템의 적절한 변경 등
변경심사	• 제조소의 소재지가 변경하는 경우 받는 심사. 다만, 제품의 품질과 관계가 적은 보관소·시험실의 변경은 제외 • 이전에 따른 시설장비 설치, GMP 시스템의 적절한 변경 등

가. 최초심사

해당 의료기기를 제조하는 제조소가 「의료기기 제조 및 품질관리 기준」에 따른 적합성인정을 받은 적이 없거나, 적합성인정을 받았더라도 제조공정 위탁계약(전 공정 위탁) 변경 등으로 제조의뢰자－제조자 정보가 변경되는 경우 최초심사로 구분한다.

나. 추가심사

GMP 심사는 해당 제조소의 품목군별로 실시하며, 「의료기기 제조 및 품질관리 기준」 [별표 3]에 따라 원자재, 제조공정 및 품질관리체계가 비슷한 품목들을 분류하여 26개의 품목군으로 구분하고 있다. 따라서 GMP 적합성인정을 받은 제조소에서 「의료기기 제조 및 품질관리 기준」 [별표 3]에 의한 새로운 품목군을 제조하고자 하는 경우 추가되는 품목군의 관리체계에 해당하는 항목에 대하여 적합성인정 심사를 받아야 한다.

다. 변경심사

GMP 적합성인정을 받은 제조소가 소재지를 변경(이전, 확장, 축소 등)하는 경우, 제조시설 및 작업환경 등이 바뀌게 되어 제품의 품질에 영향을 미칠 수 있다. 따라서 제조소의 이전에 따른 시설장비의 설치, 품질시스템의 적절한 변경 등에 대하여 적합성 인정심사를 받아야 한다.

변경심사는 해당 제품을 만드는 제조소가 이전하는 경우만 해당되며, 제품의 품질에 미치는 영향이 적은 보관소, 시험실 또는 영업소의 변경은 제외한다. 다만, 해당 제품을 기존 제조소가 아닌 다른 제조소에서 제조하는 것은 변경심사가 아닌 최초심사에 해당된다.

한편, 「의료기기산업 육성 및 혁신의료기기 지원법」 제24조에 따른 혁신의료기기 소프트웨어의 제조소인 경우 혁신의료기기소프트웨어의 제조시설 및 품질관리 특징을 고려하여 해당 제조소의 소재지 변경은 심사 대상에서 제외하며, 이후 정기심사에서 소재지 변경에 따른 품질관리의 적정 여부를 포함하여 확인한다.

라. 정기심사

의료기기 제조 및 수입업체는 「의료기기법 시행규칙」 및 「의료기기 제조 및 품질관리 기준」에 따른 준수사항에 대하여 식약처장이 고시한 바에 따라 3년마다 주기적으로 정기심사를 받아야 한다. 다만, 수출용 의료기기, 1등급 의료기기, 임상시험용 의료기기, 융복합의료기기에 조합되거나 복합구성된 의약품 또는 의약외품은 정기심사 대상에 해당하지 않는다.

2.2 GMP 심사 기준

GMP 적합성인정을 받기 위한 기준은 「의료기기 제조 및 품질관리 기준」 [별표 2]에 따른다. 이 기준은 국제적으로 사용되고 있는 ISO 13485:2016판을 기반으로 만들어졌으며, 이 기준의 구조는 크게 해당 조항으로 구분할 때 [그림 1-1]과 같은 구조를 갖는다.

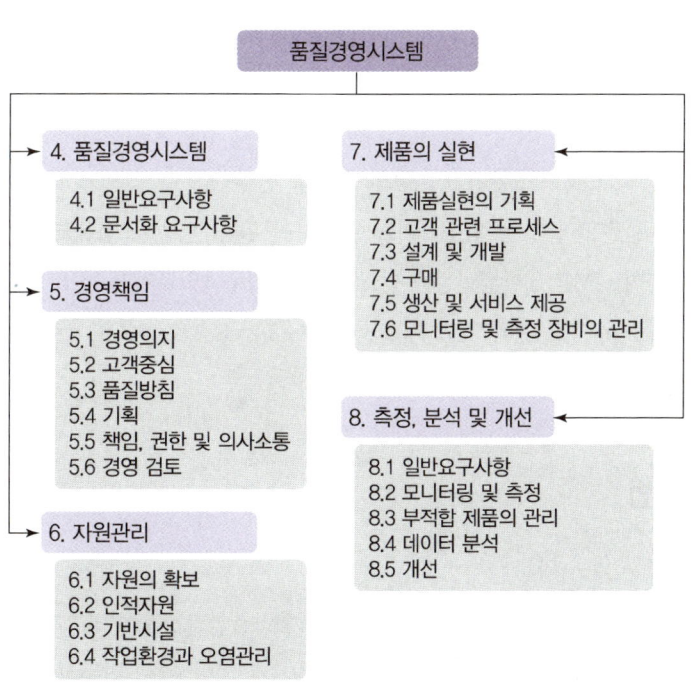

┃그림 1-1┃ GMP 적합성인정 기준의 구조

GMP 적합성인정 심사 중 다음에 해당하는 경우 심사의 기준을 모두 적용하지 않고 일부만 적용하여 심사를 받을 수 있다.

가. 임상시험용 의료기기

임상시험용 의료기기를 제조, 수입하고자 하는 경우, 제품이 개발 단계이고 제조 환경이 완전히 구성되지 않은 단계임을 감안하여 심사기준의 4항(품질경영시스템), 5항(경영책임) 및 6항(자원관리) 등에 대한 항목에 대한 평가를 제외하고, 해당 제품의 제조 및 품질관리에 해당되는 항목만을 적용하여「의료기기 제조 및 품질관리 기준」[별표 2]의 7.1, 7.3, 7.4.3, 7.5, 7.6, 8.2.6 및 8.3절에 대하여 평가를 받는다. 단, 임상시험용 의료기기 GMP 적합성인정을 획득한 후, 임상목적이 아닌 판매 및 대량 생산을 위해서는 전 평가항목을 적용하여 새로이 GMP 심사(최초심사)를 받아야 한다.

* 출처 : 식품의약품안전처 고시 제2023-79호(2023.12.19., 타법개정) 의료기기 제조 및 품질관리기준 제6조제4항제4호

나. 변경심사

GMP 적합성인정을 받은 제조소가 소재지를 변경(이전, 확장, 축소 등)하여 변경심사를 받아야 하는 경우, 제조시설 및 작업환경 등이 바뀌게 되어 제품의 품질에 영향을 미칠 수 있으므로 전체적인 문서관리, 환경관리 및 생산관리 등에 해당하는 항목만을 적용하여「의료기기 제조 및 품질관리 기준」[별표 2]의 4.1, 4.2, 6.1, 6.3, 6.4, 7.5, 7.6, 8.2.2, 8.2.3, 8.2.6, 8.3 및 8.5절에 대하여 평가를 받는다. 변경심사는 해당 제품을 만드는 제조소가 이전, 확장, 축소되는 경우만 해당되며, 해당 제품을 기존 제조소가 아닌 다른 제조소에서 제조하는 것은 변경심사가 아닌 최초심사에 해당한다.

다. 1등급 의료기기

1등급 의료기기의 경우, GMP 적합성인정 등의 심사를 면제받을 수 있으며 의료기기 제조, 수입업자는「의료기기 제조 및 품질관리 기준」[별표 2]를 준수하면 된다. 다만 그럼에도 불구하고 필요에 따라 1등급 의료기기에 대하여 GMP 적합성인정을 받고자 하는 경우「의료기기 제조 및 품질관리 기준」[별표 2]의 4.1, 4.2, 5.5, 6.4, 7.1, 7.4, 7.5, 7.6, 8.2.1, 8.2.2, 8.2.3, 8.2.6, 8.3, 8.5항에 대하여 심사를 받을 수 있다.

2.3 GMP 심사 방법

가. GMP 적합성인정 심사의 주체

GMP 적합성인정 심사의 주체는 기본적으로 지방식품의약품안전청장(이하 "지방식약청장"이라 한다) 및 품질관리심사기관의 장이 합동으로 심사하는 것을 원칙으로 하며 이를 '합동심사'라고 한다. 다만 의료기기의 위험등급이 낮은 제품인 1등급 및 2등급 의료기기는 품질관리심사기관이 단독으로 GMP 적합성

인정 심사를 수행할 수 있으며, 이를 '단독심사'라 한다. GMP 적합성인정 심사의 주체는 「의료기기 제조 및 품질관리 기준」 [별표 4]에 정의되어 있다.

〈표 1-2〉 GMP 적합성인정 심사 주체

구분		등급	최초심사	추가심사	변경심사	정기심사
심사 주체	제조	1등급	단독	단독	단독	-
		2등급	단독	단독	단독	단독
		3등급	합동	합동	합동	합동
		4등급	합동	합동	합동	합동
	수입	1등급	단독	단독	단독	-
		2등급	단독	단독	단독	단독
		3등급	합동	합동	합동	합동
		4등급	합동	합동	합동	합동

나. GMP 적합성인정 심사 방법

GMP 적합성인정 심사는 의료기기 제조 현장에서 수행하는 현장조사와 제출한 서류를 심사하는 서류검토로 구분하여 수행한다. 기본적으로 GMP 심사는 「의료기기 제조 및 품질관리 기준」 제6조1항에 의거하여 제조소의 품목군별로 서류검토와 현장조사를 실시하는 것을 원칙으로 하며, 의료기기 제조와 관련된 품질경영시스템 및 모든 활동은 GMP 심사 대상이 된다.

〈표 1-3〉 GMP 적합성인정 심사 방법

구분		등급	최초심사	추가심사	변경심사	정기심사
심사 방법	제조	1등급	현장, 서류	서류	현장, 서류	-
		2등급	현장, 서류	서류	현장, 서류	현장, 서류
		3등급	현장, 서류	서류	현장, 서류	현장, 서류
		4등급	현장, 서류	서류	현장, 서류	현장, 서류
	수입	1등급	현장, 서류	서류	현장, 서류	-
		2등급	현장, 서류	서류	현장, 서류	현장, 서류
		3등급	현장, 서류	서류	현장, 서류	현장, 서류
		4등급	현장, 서류	서류	현장, 서류	현장, 서류

제조공정을 위탁 및 수탁하여 제조하는 경우에도 제조의뢰자-제조자 모두 서류검토와 현장조사를 실시하고 있으며, 제조의뢰자가 주요공정을 제조자에게 위탁하는 경우 전부공정 위탁으로 판단하여 GMP 심사를 실시한다. 필요시 공급업체에 대해서도 중요도[예] 주요공정을 공급업체에 (재)위탁하는 등 심사단이 현장조사가 필요하다고 판단하는 경우 등]에 따라 현장조사를 실시할 수 있다. 다만, 해당 제조소에서 제조되는 품목의 등급 및 심사종류에 따라 심사주체와 방법이 달라질 수 있으며, 현장조사 없이 서류검토만 실시하는 경우도 있다.

3·4등급 제조·수입 의료기기 제조소의 변경·정기심사(서류검토에 한함) 및 수출용 의료기기 제조·수입 의료기기 제조소의 품질관리 심사기관 단독심사실시

1) 서류검토만 실시하는 경우

「의료기기 제조 및 품질관리 기준」 제6조제2항제2호에서 제5호까지 해당되는 경우에는 현장조사를 면제하고 서류검토만 실시할 수 있다.

가) 추가심사를 실시하는 경우

기존 GMP 적합성인정을 받은 제조소가 유효기한 이내에 동일한 품질경영시스템을 유지하는 조건으로 다른 품목군의 의료기기를 추가하는 경우 서류검토만 실시한다.

나) 변경심사를 실시하는 경우

제조소가 단순 소재지를 변경한 경우 변경심사를 받을 때 현장조사 및 서류검토를 수행하여야 하나, 만약 해당 제조소의 소재지가 변경 이후 해당 제조소의 생산국 정부 또는 생산국 정부에서 위임한 기관에서 발행한 품질경영시스템 적합인증서 사본(예 EN ISO 13485 인증서 등)과 그 기관에서 받은 실사결과 자료를 제출한 경우 서류검토만 실시한다.

다) 다른 제조, 수입업자가 해당 제조소에 대하여 유효한 적합인정서를 보유한 경우

OEM 등과 같은 이유로 허가를 받고자 하는 자가 다른 제조소에 제조공정을 위탁하는 경우, 만약 제조를 위탁받는 제조소가 이미 GMP 적합성인정 심사를 받아 유효한 적합인정서를 보유하고 있다면 현장조사를 면제받고 서류검토만 실시한다. 이러한 경우 새로 발급되는 적합인정서의 유효기간은 기존 GMP 적합인정서의 유효기간과 동일하게 적용된다.

정기심사를 받고자 하는 경우에는 다른 업자의 유효한 적합인정서가 현장조사를 통해 발급된 경우에 한하여 적용이 가능하다.

라) 정기심사 일괄신청 시 현장조사 대상 이외 나머지 제조소의 경우

정기심사 대상이 제조소(A), 제조소(B), 제조소(C)와 같이 2개 이상인 경우 GMP 정기심사를 일괄신청할 수 있으며, 일괄신청 시 현장조사 대상 제조소(A)를 제외한 나머지 제조소(B), 제조소(C)는 서류검토로 GMP 심사를 받는다. 다만, 제조소(A)에 대해 부득이하게 현장조사를 실시하지 못할 경우 나머지 제조소의 서류검토가 완료되었다 하더라도 제조소(B), (C) 중 1곳에 대해 현장조사를 실시한다.

일괄 신청된 제조소 중 현장조사 및 서류검토를 받게 되는 제조소는 가장 위험 등급이 높은 의료기기를 생산하는 제조소이며, 만약 의료기기의 위험 등급이 동일한 경우 생산량(제조) 또는 수입량(수입)이 많은 의료기기를 제조하는 제조소 또는 현장조사를 한 번도 받은 적이 없는 제조소를 대상으로 선정할 수 있다.

마) 「체외진단의료기기법」에 따른 GMP 적합인정서를 보유한 경우

「체외진단의료기기법」에서 규정하고 있는 「체외진단의료기기 제조 및 품질관리기준」에 따른 현장조사 및 서류검토를 받아 유효한 체외진단의료기기 GMP 적합인정서를 보유하고 있는 체외진단의료기기 제조·수입업자가 「의료기기법」에 따른 품목허가를 받고자 하는 경우에는 현장조사를 이미 받았으므로 서류검토만 실시한다.

바) 의료기기공동심사프로그램에 따른 적합인정서를 보유한 경우

의료기기 공동심사프로그램 심사기관에서 현장조사를 받아 발행한 유효한 품질경영시스템 적합인정서를 보유한 경우 서류검토만 실시한다.

2) 서류검토 대상임에도 현장조사를 실시하는 경우

「의료기기 제조 및 품질관리 기준」 제6조제2항에 해당되는 경우 현장조사를 면제하고 서류검토만 실시할 수 있음에도 불구하고 다음과 같이 제6조제3항에 해당되는 경우에는 현장조사를 실시한다.

가) 위해우려제조소로 판단되는 경우

위해우려제조소 판단기준은 심사지연 방지 및 판단기준 명확화를 통해 심사 공정성을 확보하여, 국민의 안전과 보건향상을 위한 부작용 발생 등의 위해를 사전에 방지하고자 다음의 기준으로 위해우려제조소를 판단하고 있다.

① 최근 3년간 신청 제조소가 GMP 심사 부적합을 받은 경우 : GMP 심사 부적합 이력은 신청 제조소 이력만으로 판단하며, 위·수탁 등 타 업체와의 관계(제조의뢰자－제조자 관계 등)로 GMP 심사 부적합을 받은 이력은 제외한다.

② 최근 3년간 신청 품목군이 수거검사 결과 품질부적합인 경우 : 수거검사 품질부적합으로 GMP 심사 이외에 감시 등 식약처에서 현지실사를 실시한 경우 해당 품질부적합 건은 GMP 현장조사를 실시한 것으로 간주한다.

③ 최근 3년간 국내·외 정부에서 신청 제품에 대하여 강제회수, 사용중지, 제조중지 등 조치한 경우 : 국내에 허가·인증받지 않은 품목, 국내에 판매되었으나 제조소에서 자발적으로 회수하여 사용되지 않은 것이 확인된 경우는 제외한다.

※ 최근 3년이란 민원신청일 기준으로 달력일자(Calendar Day) 3년의 기간을 의미

나) 기업비밀 등의 이유로 서류 제출이 불가한 경우

제조소가 GMP 적합성인정 심사 제출 서류 중 품질매뉴얼, 제품표준서 등에 기업 비밀이 포함되어 자료 제출이 곤란한 경우에는 제조소의 공문(사유서)을 통해 서류검토 대신 현장조사를 요청할 수 있다.

다) MDSAP 적합인정서를 보유한 경우
　① 정기심사 대상 제조소
　② 의료기기공동심사프로그램에 따른 적합성인정등 심사결과 중대한 부적합 사항의 발견 등 국민건강에 영향을 줄 수 있다고 식품의약품안전처장이 인정하는 제조소
　③ 융복합 의료기기 제조소
　④ 인체유래성분을 함유하거나 인체유래조직을 사용한 의료기기 제조소

3) 최초심사를 새로이 받아야 하는 경우

「의료기기 제조 및 품질관리 기준」 제4조제3항에 따라 최초심사를 받은 후 의무적으로 정기심사를 받지 않고 업체의 필요에 따라 최초심사를 새로이 받아야 하는 경우는 다음과 같다.

가) 적합성인정을 받은 수출용 의료기기, 1등급 의료기기 또는 임상시험용 의료기기 제조소의 적합인정서 유효기간이 만료되어 적합성인정을 다시 받고자 하는 경우

제조·수입업체가 GMP 심사 면제대상인 수출용, 1등급 의료기기 제조소에 대해 자발적으로 GMP 심사를 받은 경우 또는 임상시험용 의료기기를 제조하기 위해 임상 GMP 심사를 받은 경우에는 3년마다 정기심사를 받을 의무가 없으므로 적합인정서의 유효기한이 만료된 경우에는 새로이 최초심사를 받아 새로운 GMP 적합인정서를 발급받을 수 있다.

나) 적합성인정을 받은 수출용 의료기기의 제조소에서 국내 판매를 목적으로 제조하고자 하는 경우

수출용 의료기기에 대한 GMP 심사를 받은 제조업자가 해당 제품을 수출용이 아닌 국내 허가 및 판매를 위해 제조하고자 하는 경우 새로이 최초심사를 받아야 한다.

다) 적합성인정등 심사를 받은 제조의뢰자-제조자의 제조의뢰자가 변경·삭제되는 경우

GMP 적합성인정등 심사를 받은 제조의뢰자(위탁자) 및 제조자(수탁자)의 위·수탁 관계가 변경되는 경우 새로이 최초 심사를 받아야 한다. 단독 제조자의 제조의뢰자 신설, 제조의뢰자-제조자 관계에서 제조의뢰자가 단독 제조자로 변경, 제조의뢰자-제조자 관계에서 제조의뢰자 및 제조자 변경 등 위·수탁 관계의 변경 등이 발생하는 경우 법적인 책임 및 제조품질의 변화가 있으므로 최초심사를 받아야 한다.

라) 임상시험용 의료기기로 적합성인정을 받은 제조소의 소재지가 변경되거나 다른 품목군의 임상시험용 의료기기를 추가하는 경우 또는 판매 목적으로 제조·수입하고자 하는 경우

임상시험용 의료기기 GMP 심사를 받은 제조소의 소재지가 변경된 경우, 다른 품목군의 임상시험용 의료기기가 추가되거나 해당 제품을 임상시험용이 아닌 국내 허가 및 판매를 위해 제조·수입하고자 하는 경우에는 새로이 최초심사를 받아야 한다.

마) 1등급 의료기기의 적합성인정을 받은 제조소에서 2·3·4등급의 의료기기를 제조·수입하고자 하는 경우

1등급 의료기기 제조소에 대한 GMP 심사를 받은 제조·수입업체가 해당 제조소에서 2·3·4등급의 의료기기를 제조·수입하고자 하는 경우에는 새로이 최초심사를 받아야 한다.

4) 한시적으로 현장조사를 보류하고 서류검토만 실시하는 경우

전시, 천재지변 등 상황발생 시 신속한 조치를 위해 다음과 같은 기준으로 고려한다.
① 상황발생(화재, 홍수, 지진 등)으로 현장조사를 받기 어려운 제조소
  ㉠ 현장조사 대상 제조소가 지진 발생지역에 위치한 경우
② 외교부에서 여행금지(흑색), 철수권고(적색) 지역으로 분류하거나 이에 준하는 상황발생 지역(특별여행주의보)에 위치한 제조소
  ㉠ 전쟁·분쟁 발생 지역, 감염병 위험지역에 위치한 경우 등
  ※ 여행경보 상황은 해외안전여행 홈페이지(www.0404.go.kr)에서 확인할 수 있다.

현장조사 보류 제조소는 한시적으로 현장조사를 보류하고 서류검토만 실시하며, 한시적 적합인정서를 발급받은 제조·수입업체는 「의료기기 제조 및 품질관리 기준」 제6조제7항에 따라 매 제조·수입 시 제조 또는 수입단위별로 자가품질관리시험규격에 따른 시험성적서 등(입출고 대장, 수입면장, 수입업체 제품표준서(자가 품질관리 시험규격)에 따른 시험성적서)을 관할 지방식약청장에게 제출하여야 한다.

서류검토가 적합한 경우, 한시적 적합인정서의 유효기한은 "상황종료일까지"로 기재하여 발급된다.

2.4 GMP 심사의 신청

가. GMP 적합성 심사 기관 및 심사 방법

GMP 적합성인정 심사는 「의료기기법」에 따라 식품의약품안전처(이하 식약처)에서 고시한 「의료기기 제조 및 품질관리 기준」에 의하여 지정받은 품질관리심사기관에서 수행하게 된다. 의료기기 제조·수입업체 또는 임상시험용 의료기기를 제조하고자 하는 업체는 식약처에서 지정받은 다음의 6개 기관 중 한 곳을 선택하여 GMP 적합성인정 심사를 신청하여야 한다.

① 한국기계전기전자시험연구원(KTC, Korea Testing Certification)
  ㉮ 홈페이지 : www.ktc.re.kr
  ㉯ 소재지 : (군포청사) 경기도 군포시 흥안대로 27번길 22(금정동)
  ㉰ 업무기능 : 시험검사기관, 기술문서심사기관, 품질관리심사기관
② 한국건설생활환경시험연구원(KCL, Korea Conformity Laboratories)
  ㉮ 홈페이지 : www.kcl.re.kr
  ㉯ 소재지 : (가산본원) 서울특별시 금천구 가산디지털1로 199(가산동)
  ㉰ 업무기능 : 시험검사기관, 기술문서심사기관, 품질관리심사기관
③ 한국산업기술시험원(KTL, Korea Testing Laboratory)
  ㉮ 홈페이지 : www.ktl.re.kr
  ㉯ 소재지 : (서울분원) 서울특별시 구로구 디지털로26길 87(구로동)

㉰ 업무기능 : 의료기기시험검사기관, 의료기기비임상시험실시기관,[1] 기술문서심사기관, 품질관리 심사기관
  ④ 한국화학융합시험연구원(KTR, Korea Testing & Research Institute)
    ㉮ 홈페이지 : www.ktr.or.kr
    ㉯ 소재지 : (과천본원) 경기도 과천시 교육원로 98(중앙동)
    ㉰ 업무기능 : 의료기기시험검사기관, 의료기기비임상시험실시기관, 기술문서심사기관, 품질관리심사기관
  ⑤ 티유브이이슈드코리아(TÜV SÜD Korea)
    ㉮ 홈페이지 : www.tuv-sud.kr
    ㉯ 소재지 : (본사) 서울특별시 영등포구 국제금융로 10(여의도)
    ㉰ 업무기능 : 품질관리심사기관, 유럽 CE 인증기관, ISO 13485 인증기관
  ⑥ 티유브이라인란드코리아(TÜV Rheinland Korea)
    ㉮ 홈페이지 : www.tuv.com/korea/ko
    ㉯ 소재지 : (본사) 서울특별시 영등포구 문래동 문래로 28길 25(문래동)
    ㉰ 업무기능 : 품질관리심사기관, 유럽 CE 인증기관, ISO 13485 인증기관

〈표 1-1〉의 GMP 심사 구분에 의한 최초심사, 정기심사, 추가 및 변경심사를「의료기기 제조 및 품질관리 기준」에 따른 구비서류를 갖추어 앞서 설명한 품질관리 심사기관 중 한 기관을 선택하여 신청하면 〈표 1-2〉와 〈표 1-3〉에 따른 심사 주체(심사기관) 및 방법으로 수행하게 된다.

그리고 심사 신청 시의 국내·외 상황(재해·재난 발생 등)과 최근 3년간의 품질 부적합 사례 또는 제출 서류 미비 등에 따라 현장 또는 서류검토가 변경되거나, 단독현장심사 대신 합동현장심사를 실시하는 등 변경이 발생할 수 있다. 따라서 사전에 품질관리 심사기관과 심사 시기, 제출 서류, 심사 절차 등을 충분히 협의한다. 일반적으로 2·3·4등급 의료기기는 [그림 1-2]와 같이 GMP 심사가 진행된다.

나. GMP 적합성 심사 신청 구비서류

GMP 적합성인정 등 심사를 받기 위해서는 해당 품목에 대하여 1개 제조단위 이상의 제조 및 품질관리 실적이 있어야 하고 현장조사 시작인 20일 이전으로 확정하여 신청하여야 한다. 이것은 GMP 기준에 따라 품질경영시스템을 실제로 적용하고 있는지 검토하여 시스템의 적합성을 평가하기 위함이다. 특히, 변경심사는 변경된 제조소에서 1개 제조단위 이상의 실적이 확인되어야 한다. 수입업체가 심사를 신청한 의료기기가 국내 수입된 실적이 없는 경우, 외국 제조소에서 우리나라 이외의 국가 판매 등을 목적으로 해당 의료기기를 제조한 실적이 있다면 이러한 품질관리 실적으로 인정받을 수 있다. 또한, 정기심사 신청 시에는「의료기기법」에 따라 제조 또는 수입 허가(인증)받은 모든 의료기기를 신청하여야 하며, 실적이

---

[1] 의료기기비임상시험실시기관은 '19. 5. 1. 시행되는 의료기기 비임상시험관리기준(GLP)에 따름

없는 의료기기를 임의로 신청(기재)하지 않은 경우 행정처분 대상으로 오인될 소지가 있으니 반드시 보유하고 있는 모든 품목을 신청하여야 한다.

GMP 적합성 심사 신청은 「의료기기 제조 및 품질관리 기준」에 따라 품질관리심사 기관에 '의료기기 적합성인정 등 심사 신청서'와 의료기기 제조업 또는 수입업 허가를 받은 경우, 해당 업허가증 사본(업허가증의 뒷면 기재 내용 포함. 다만, 업허가 이전에 GMP 심사를 신청하는 경우 또는 임상시험용 의료기기의 경우에는 제외 가능)과 함께 다음 자료를 준비하여 제출한다.

모든 품질 관련 문서는 심사대상 제조소의 자료여야 하고, 승인(전자서명 포함)되고 유효하여야 하며 확인 가능해야 한다. 제출 자료가 외국어로 작성된 경우 원문과 한글 번역본을 함께 제출하여야 한다. 다만, 영어로 작성된 경우 원문과 한글 요약본 제출이 인정된다.

다만, 심사 구분 및 방법, 그리고 해당 품목 및 품질관리심사기관의 특성 등에 따라 서류가 추가 및 제외되거나 작성 방법이 약간 다를 수 있으므로, 제출 서류를 준비하기 전에 반드시 심사를 신청하고자 하는 심사기관의 안내 및 상담을 받는 것이 좋다.

1) 제조업·수입업 허가증 사본

의료기기 제조(수입)업 허가증 사본 또는 의료기기 조건부 제조(수입)업 허가증 사본(최초심사 또는 임상시험용 의료기기 등 의료기기(조건부) 제조(수입)업 허가증이 없는 경우에는 제외한다)

2) 적합성인정 신청에 필요한 자료

① 제조소의 개요(제조소의 명칭 및 시설별 주소, 제조소가 다수인 경우 모든 제조소명 포함) 및 조직도, 종업원 수, 제조되는 의료기기 등

㉮ (제조소의 개요) 제조소의 정보는 가장 기본적이면서도 중요하다. 현장조사 시 실제 제조소 소재지가 맞는지 반드시 확인되며, GMP 적합인정서에 기재되므로 주의를 기울여야 한다.

※ 동일 소재지에 시설(작업소 · 시험실 · 보관소)이 있는 경우, 소재지 한곳에 시설을 일괄 기재할 수 있다.

- 제조소의 상호, 소재지, 제조범위 및 품질책임자 성명 · 연락처를 기재하며, 제조소에 대한 간략한 소개 및 설명, 종업원 수, 의료기기 등이 포함된다.

〈표 1-4〉 제조소 개요(예시)

상호명	㈜식품의약품안전처
소재지	충북 청주시 흥덕구 오송생명2로 187(작업소·시험실·보관소)
제조소 소개	2013.3.1. 설립되어 양압지속유지기를 유럽 및 미국 등으로 연간 약 100만개 수출하고 있으며, 바이오분야로 사업 확장 예정
의료기기/품목군	양압지속유지기(3등급, 제허 23-1234호)/생명유지장치
품질책임자(연락처)	홍길동(010-123-1234)
종업원 수	총 45명(설계 5명, 생산 20명, QC 10명, 영업 10명)
생산·수입량	'20년(5000개), '21년(2500개), '22년(4000개)

제조범위	원자재 검사, 조립, 공정검사, 완제품 검사 등
위탁계약	포장 및 멸균공정 위탁
기타	모든 제조공정은 오송에서 이루어지며, 서울 강남구 사업장에서 품질경영시스템 중 구매분야만 담당

㈏ (조직도) 해당 제조소의 조직 구조가 명시된 자료로서, 제조 및 품질관련 업무를 담당하는 조직(부서)의 명칭, 역할, 상호간의 관계를 기재한다.

- 업무 수행간의 연계, 조직구조, 수행될 활동의 책임과 권한 등을 나타내기 위하여 도식으로 표현한 자료를 별도로 제출할 수 있다.

※ GMP 고시 [별표 2] 5.5항에 따른 책임과 권한이 있는 조직구조를 확인할 수 있는 자료로 종업원 수와 함께 작성할 수 있다.

㈐ (종업원 수) 의료기기 제조 및 품질관리에 직·간접적으로 관련된 업무 종사자를 모두 포함한다. 여기에는 생산부서, 품질부서, 시설관리부서뿐만 아니라 연구부서 등 해당 의료기기에 관련된 모든 부서의 인력이 해당된다.

- 종업원은 품질경영시스템에서 중요한 관리요소 중 하나로 교육 및 자격부여를 통해 양질의 의료기기를 생산하고, 품질관리를 수행하기 위한 원동력이다. 종업원을 통해 수많은 품질문서와 관련 기록이 생산되며 제조소의 규모, 심사일수 등을 결정하기 위한 지표로 사용된다.

〈표 1-5〉 제조 및 품질관련 업무에 종사하는 총 종업원 수(예시)

연번	부서	인원
1	QA/QC	20
2	생산	53
3	구매	4
4	영업	4
총원		81

㈑ (제조되는 의료기기) 해당 제조소에서 제조되고 있는 모든 의료기기(수입의 경우 수입되는 모든 의료기기)의 품목명과 등급, 그리고 해당하는 경우 생산·수입량을 기재한다. 다수의 제조소 및 품목인 경우, 별지로 제출할 수 있다.

- GMP 심사 신청 시 허가 예정 품목을 포함하여 대표품목을 선정하여야 하며, '의료기기 해당여부 질의' 등을 통하여 정확한 품목(군), 등급 등의 정보를 확인하여야 한다.
- 대표품목 선정은 심사 대상 품목 중 해당 제조소의 최상위 등급으로서 생산·수입량이 가장 많은 품목을 선정하고 대표품목 선정 근거를 제출하여야 한다.

※ 생산·수입실적은 「의료기기법」 제13조제2항, 같은 법 시행규칙 제27조제2항 및 제33조제3항에 따라 한국의료기기산업협회에 보고된 자료(보고 예정 포함)를 의미하며, 심사 신청일을 기준으로 최근 3년 기간(달력일자)의 실적을 제출한다.

〈표 1-6〉 해당 제조소에서 제조되는 의료기기 목록(예시)

연번	품목군	품목명	등급	허가번호	수량 '20	수량 '21	수량 '22	단위	대표품목
1	생명유지장치	양압지속유지기	3등급	수허 19-001호	8,000	7,000	8,000	EA	✓
2	내장기능 대용기	혈액관류장치	3등급	수허 18-123호	500	600	700	EA	

　　㉮ 제조소가 '제조의뢰자-제조자'에 해당하는 경우, 심사 품목과 관련하여 품질경영시스템 상호관계 · 역할 등을 기반으로 각각(제조의뢰자 및 제조자)의 자료를 제출한다.

② 규제당국 또는 규제당국에서 위임한 기관에서 발행한 품질경영시스템 적합인정서 사본 및 실사결과 자료

　㉮ (적합인정서) 가장 최근에 실시된 적합인정 결과로 규제당국의 법령에 따른 적합인정서(⑩ CE 인정서, MDSAP 인정서 등)를 제출하며, 다음의 사항을 확인하여 제출한다.
  - 제조의뢰자-제조자 관계인 경우 각각의 인정서가 있는지, 또는 인정서에 제조의뢰자-제조자가 모두 포함되어 있는지 여부
  - 규제당국에서 적합인정서를 발행하지 않고 위임한 기관도 없는 국가는 규제당국이 별도로 발급한 공식문서가 있는지 또는 제조소가 다른 국가의 규제당국에서 발행한 적합인정서가 있는지 여부를 확인

　　※ 제조의뢰자로부터 수탁받은 제품만 제조하는 제조자가 규제당국 법령에 따라 발행된 적합인정서를 받지 못하는 경우 제3자 민간인증기관에서 발행한 적합인정서가 있는지 여부

　㉯ (실사결과 자료) 최근 3년 또는 해당 제조소에서 가장 최근에 실시된 실사 결과보고서를 제출하며, 다음의 사항을 확인한다.
  - 실사 결과보고서에 인증기관, 실사유형, 실사기간, 실사결과 및 후속조치 사항의 내용이 있는지 여부

　　※ 결과보고서의 부적합(NonConformity) 사항별 제조소의 후속조치와 그에 대한 심사기관의 승인(확인) 여부
  - 함께 제출된 적합인정서와 연계된 결과보고서 인지 여부

③ 제조소 시설현황, 청정실 관련 절차서, 모니터링 및 측정장비 절차서

　㉮ (평면도) 작업소, 보관소, 시험실을 구분하여 제출하여야 하고, 작업실의 경우 세부공정 별로 나누어 명시할 수 있다. 소프트웨어 의료기기 제조소는 다음과 같이 제조시설 현황을 제출할 수 있다.
  - 작업소 : 설계 및 개발 활동 등을 수행하는 장소(사무실, 개발실 등)
  - 시험실 : 시험검사 활동 등을 수행하는 장소(사무실, 개발실 등) 또는 저장소(개발 서버실, 테스트 · 운영 서버실 등)
  - 보관소 : 데이터를 저장, 보관하는 장소(사무실, 개발실 등) 또는 저장소(보관 서버실, 백업 서버실 등)

㉯ (시설·장비 목록) 제조 및 품질관리에 필요한 주요 생산 및 시험 시설·장비의 명칭, 용도 및 수량을 표시한 목록을 작성하여 제출한다. 다수의 생산 및 시험 시설·장비가 있는 경우, 별지로 제출할 수 있다.

※ 소프트웨어 의료기기의 경우 개발 소프트웨어 또는 도구, 유닛검증 도구, 통합 검증도구, 시스템 검증도구 등

〈표 1-7〉 제조(시험)시설, 장비 목록(예시)

연번	구분	시설, 장비명	용도	제조회사명	소재지(국가)	수량	관리번호
1	제조	CNC 밀링 머신	자재 밀링	A	대한민국	1	11-111
2	제조	초음파 세척기	미립자 세척	B	대한민국	2	22-222
3	시험	pH Meter	산 측정	C	일본	1	33-333

㉰ (청정실 관련 절차서) 청정실을 관리하는 제조소의 경우에는 청정구역, 청정도(Class) 등 운영·관리 절차를 확인할 수 있는 절차서를 제출한다.

㉱ (모니터링 및 측정장비 관련 절차서) 제조 및 품질관리에 필요한 대표품목의 주요 생산 및 시험 시설·장비의 모니터링 주기, 운영·관리 절차 등을 확인할 수 있는 절차서를 제출한다.

④ 제조소의 품질매뉴얼

㉮ (품질매뉴얼) 「의료기기 제조 및 품질관리기준」 [별표 2]의 품질매뉴얼 요구사항(4.2.2)이 반영된 유효한 품질매뉴얼을 제출하며, 대한민국의 의료기기법령등 적용 여부를 확인할 수 있는 자료를 포함하여 제출한다.

- 제조의뢰자−제조자 관계인 경우 법적책임자(제조의뢰자)의 자료이어야 함

※ '품질매뉴얼'에 '관련 국가의 규정을 준수한다'고 기재되어 있고, '관련 국가의 규정이란 한국 의료기기법을 포함한다'라는 내용의 해외 제조소 공문(레터)을 함께 제출한 경우 인정 가능

㉯ (품질방침) [별표 2]의 5.3항의 요구사항이 반영되어야 한다.

⑤ 완제품시험 관련 절차서, 시험성적서

㉮ (완제품 시험 관련 절차서) 제품에 대한 요구사항이 충족됨을 검증하기 위하여 완제품에 대한 시험항목, 기준, 운영·관리 절차 등을 확인할 수 있는 절차서를 제출한다.

㉯ (완제품 시험성적서) 심사대상 제조소에서 작성된 완제품에 대한 출하 전 시험성적서를 의미하며 시험항목, 로트(배치) 또는 시리얼 번호, 합격판정 여부, 승인한 사람의 서명 등 확인

※ 멸균제품의 경우에는 멸균되었음을 보증할 수 있는 성적서를 함께 제출한다.

⑥ 구매위탁 절차서, 주요 공급업체명 및 업무범위

㉮ (구매·위탁 절차서) 공급자 선정·평가 기준, 재평가 기준 및 주기, 서면품질합의서 등을 확인할 수 있는 구매·위탁 절차서를 제출한다.

㉯ (주요 공급업체명 및 업무범위) 대표 품목에 대한 주요 공급(위탁) 업체명, 공급(위탁)국가, 공급(위탁) 업무범위, 공급(위탁) 역할을 기재한다.

※ 융복합의료기기의 경우, 의약품 공급자 및 제조자 포함
- 다수의 공급(위탁)업체가 있는 경우, 별지로 제출할 수 있다.

〈표 1-8〉 주요 공급(위탁)업체의 소재지 및 업무범위(예시)

연번	공급(위탁)업체명	소재지(국가)	공급(위탁) 업무범위	역할
1	한국부품	대한민국	필름, 원단 공급	원자재
2	BioCRIS	미국	코팅제 공급	항균
3	한국포장	대한민국	포장공정 위탁	포장
4	한국멸균	대한민국	멸균공정 위탁	멸균

⑦ 제품표준서, 멸균 유효성 확인 절차서

㉮ (제품표준서) 대표품목(또는 모델)에 대하여 GMP 고시 [별표 2] 4.2.3(의료기기파일)에서 요구사항을 만족하고, 하나 이상의 파일로 제출할 수 있다.
- 제품표준서는 다음의 사항을 포함하되, 이것들로 한정되는 것은 아니다.

① 모양 및 구조
② 원자재
③ 제조방법
④ 사용목적
⑤ 성능
⑥ 사용방법
⑦ 사용 시 주의사항
⑧ 저장방법 및 사용기간
⑨ 시험규격

- 특히, 허가(인증)사항과 다른 경우 의료기기법 위반(변경 미허가 등)으로 조치 될 수 있으므로 주의해야 한다.

㉯ (멸균 유효성 확인 절차서) 멸균 의료기기의 경우 멸균방법, 절차 및 합격 기준, 유효성 재확인 기준·주기 등을 확인할 수 있는 절차서를 제출한다.

⑧ 제조소의 [별표 2] 기준 점검표

㉮ 제조소의 [별표 2]의 기준 점검표는 심사 대상 제조소가 작성한다.
- 제조소가 '제조의뢰자-제조자'에 해당하는 경우, 의료기기 적합성인정등 심사 신청서(고시 별지 제1호 서식, 품질경영시스템 상호 관계)와 연계하여 작성한다.
- 각 요구사항에 따라 해당 및 준수 여부를 검토하고 문서화된 절차서(SOP)의 정보를 기재하여 제출한다.

〈표 1-9〉 제조소의 [별표 2] 기준 점검표 양식

관련 조항	요구사항	해당 여부	준수 여부	추가 확인사항
4. 품질경영시스템 4.1 일반 요구사항 4.1.1	가. 조직은 이 기준 요구사항과 적용되는 법적 요구사항에 따라 품질경영시스템을 문서화하여야 하며 품질경영시스템의 효과성을 유지하여야 한다. 나. 조직은 이 기준 요구사항과 적용되는 법적 요구사항에 의해 문서화되어야 하는 특정 요구사항, 절차, 활동 또는 방식을 수립·실행 및 유지하여야 한다. 다. 조직은 적용되는 법적 요구사항에 따라 조직이 수행하여야 하는 역할에 대해 문서화하여야 한다.	□	□	해당 내용이 포함된 - 절차서 문서명 : - 문서번호 : - 최신 제·개정 일자 :
4.1.2	조직은 다음 사항을 실행하여야 한다. 1) 조직이 수행하는 역할을 고려하여 품질경영시스템에 필요한 프로세스를 결정하고 조직 전반에 해당 프로세스를 적용 2) 품질경영시스템에 필요한 적절한 프로세스 관리를 위해 위험 기반 접근방법을 적용 3) 이러한 프로세스의 순서 및 상호작용을 결정	□	□	해당 내용이 포함된 - 절차서 문서명 : - 문서번호 : - 최신 제·개정 일자 :

⑨ 제조소의 별표 2 기준 적합선언문

㉮ 제조소가 「의료기기 제조 및 품질관리기준」 요구사항에 따라 적합하게 품질경영시스템을 수립, 실행 및 유지하고 있음을 제조소 스스로가 선언함으로써 안전하고 적합한 품질의 의료기기를 제조하고자 하는 제조소의 노력과 의지를 확인하기 위함이다.

㉯ 제조소의 [별표 2]의 기준 적합선언문은 심사 대상 제조소가 작성하여야 하며, 품질책임자 또는 이와 동일 이상의 책임과 권한을 가진 사람의 서명을 포함하여야 한다.

〈표 1-10〉 제조소의 [별표 2] 기준 적합선언문

의료기기 제조 및 품질관리기준 적합선언문

■ 제조소명 :
　　(해당될 경우) 제조의뢰자 :
　　　　　　　　제조자 :

■ 제조소 소재지 :
　　(해당될 경우) 제조의뢰자 :
　　　　　　　　제조자 :

■ 적용범위 : 「의료기기 제조 및 품질관리 기준(식품의약품안전처 고시)」[별표 2])

당사는 대한민국의 「의료기기 제조 및 품질관리기준」 요구사항에 따라 적합하게 품질경영시스템을 수립, 문서화, 실행 및 유지하고 있으며, 모든 제출자료는 최신의 자료로 유효함을 선언합니다.

　　　　　　　　　　20××. ×. ×
　　　　　품질책임자 또는 업무 대행자 :　　　(인)

⑩ 대표품목의 혁신의료기기 지정서
㉮ 해당하는 경우, 「의료기기산업 육성 및 혁신의료기기 지원법」 제21조, 같은 법 시행령 제15조, 「혁신의료기기 지원 및 관리 등에 관한 규칙」 제2조제2항 및 [별지 제2호서식]을 발급받아 제출한다.

3) 의료기기공동심사프로그램을 활용하여 적합인정서 신청에 필요한 자료
① MDSAP 적합인정서 사본 및 심사결과 자료(심사결과 부적합 사항이 있는 경우 심사기관이 발행한 부적합 보고서와 해당 제조소에서 심사기관에 제출하여 그 적정성이 확인된 시정 및 예방조치 계획 또는 결과를 포함한다)
② 제조소의 품목군별 최상위 등급에 해당하는 품목의 제품표준서. 다만, 변경심사의 경우 해당 제조소의 품목군별 최상위 등급에 해당하는 품목으로서 생산·수입실적이 가장 많은 품목의 제품표준서
③ 품질경영시스템 중 의료기기법령등에서 요구하는 사항에 적합함을 확인할 수 있는 다음의 자료
㉮ 제조소의 품질매뉴얼
㉯ 기록관리 관련 절차서
㉰ 품질책임자 업무범위 등을 확인할 수 있는 절차서
㉱ 추적관리대상 의료기기 관리에 대한 절차서(해당하는 경우)
㉲ 이상사례 보고 및 권고문 관련 절차서
④ MDSAP 적합인정서에 해당하는 제품과 적합성인정 심사 대상 제품과의 상관관계를 확인할 수 있는 자료

다. 대표 품목 선정 방법

위의 기술된 GMP 적합성 심사 신청을 위한 구비서류 중 ⑤ 완제품시험 관련 절차서, 시험성적서, ⑥ 구매위탁 절차서, 주요 공급업체 및 업무범위, ⑦ 제품표준서, 멸균 유효성 확인 절차서, ⑩ 대표품목의 혁신의료기기 지정서는 제품의 모델 또는 품목마다 자료의 내용이 다를 수 있으므로 신청품목이 2개 이상일 경우 해당 제조소의 품목군별 최상위 등급에 해당하는 품목을 '대표 품목'으로 선정하는 것을 원칙으로 하되 다음과 같은 심사 구분에 따라 '대표 품목'을 선정한다.

① 최초·추가 심사의 경우 : (최초·추가심사) 신청품목이 2개 이상의 경우 해당 제조소의 품목군별 최상위 등급에 해당하는 품목
② 변경 심사의 경우 : 해당 제조소의 품목군별 최상위 등급에 해당하는 품목중 생산·수입실적이 가장 많은 품목
③ 정기 심사의 경우 : 심사대상 품목 중 해당 제조소의 최상위 등급으로서 생산·수입 실적이 가장 많은 품목

생산·수입실적은 「의료기기법」 제13조제2항, 제15조제6항, 같은 법 시행규칙 제27조제2항 및 제33조 제3항에 따라 한국의료기기산업협회에 보고된 자료(보고 예정 포함)로 심사 신청일 기준 최근 3년 기간(달력일자)의 실적자료를 검토한다.

라. 신청 접수 및 현장조사 제조소 선정

신청 접수는 앞의 서류를 구비하여 '의료기기 적합성인정 등 심사 신청서'와 함께 품질관리심사기관 중 하나의 기관에 제출한다. 6개 품질관리심사기관 모두 승인된 품목군에 대해 심사할 수 있다. 품질관리심사기관은 신청서 및 첨부자료 제출 여부 등에 대하여 확인하고, 확인 결과 첨부자료에 흠이 있는 경우에는 「행정절차법」에서 정한 바에 따라 첨부자료의 제출에 대한 보완기한을 설정하여 신청인에게 보완요구를 한다.

정기심사의 경우, 「의료기기 제조 및 품질관리 기준」에 따라 GMP 적합인정서에 기재된 유효기간이 만료일 1년~3개월 전까지 품질관리심사기관으로 정기심사를 신청하여야 한다.

정기심사 일괄신청 이후 현장조사 대상 제조소에 대해 부득이한 사유로 현장조사를 실시하지 못할 경우에는 서류검토 대상 제조소 중에서 현장조사 제조소를 다시 선정할 수 있으며, 해당 제조소의 서류검토가 이미 완료되었다 하더라도 현장조사를 실시한다. 다수의 정기심사 대상 제조소를 일괄 신청한 경우 1개의 제조소에 대하여 현장조사를 실시하고, 나머지 제조소에 대하여는 서류검토만을 통해 심사를 수행한다. 현장조사는 다음의 기준에 따라 종합적으로 고려하여 현장조사 대상을 선정하되, 현장조사 대상을 다시 선정해야 하는 경우에는 별도의 제조소 선정이 가능하다.

① 최상위 등급의 품목을 보유한 제조소
② 국내 생산·수입량이 많은 제조소(최근 3년간)
③ 현장조사를 받은 적이 없는 제조소

마. 제출자료의 간소화 또는 추가

의료기기 GMP 적합성 인정 등 심사를 받기 위해 제출할 기본적인 구비서류는 위의 '나. GMP 적합성 심사 신청 구비서류'가 모두 해당되지만, 다음과 같은 경우에는 '나. GMP 적합성 심사 신청 구비서류'보다 적게 제출하거나 추가로 제출할 서류가 있다.

1) 다른 제조·수입업자가 해당 제조소에 대하여 유효한 적합인정서를 보유하여 서류검토 간소화 대상으로 신청한 경우 아래 자료만을 제출

① 제조·수입업(조건부)허가증 사본(허가증이 없는 경우 제외)
② 대표품목의 제조소 제품표준서 및 혁신의료기기 지정서(혁신의료기기소프트웨어의 경우에 한함)
③ 동일 제조소의 동일 시스템하에서 제조됨을 확인할 수 있는 자료 확인
    ㉮ 심사대상 제조소의 상호, 소재지 및 품목군이 기존 다른 제조·수입업자의 제조소와 동일하고, 동일한 품질경영시스템으로 운영되는지 확인

※ 심사대상 제조소가 제조의뢰자 – 제조자로 구성될 경우, 기존 다른 제조·수입업자가 보유한 제조의뢰자 – 제조자와 동일한 경우만 인정(㉔ 제조소 레터)

2) 한시적 현장조사 보류 제조소 심사의 경우

현장조사가 유예된 제조소를 보유한 제조·수입업자는 해당 제조소의 소재지 또는 지역의 상황종료 시 상황종료일로부터 10일 이내의 별지 제1호서식의 신청서를 품질관리심사기관의 장에게 제출하여야 한다. 이 경우 신청인은 별지 제1호서식의 신청서의 첨부문서는 생략할 수 있다.

3) 한벌구성 및 조합의료기기의 심사의 경우

① 한벌구성

㉮ 심사대상 : 한 벌구성되는 모든 의료기기 제조소

※ 기 허가(인증)받은 타사제품을 최소 포장단위 포장 없이(표시기재 사항 유지) 한벌로 구성하는 경우 해당 제품의 제조소는 심사대상에서 제외

㉯ 심사방법 : 각 의료기기의 제조소에 대하여 현장조사가 원칙이다.

※ (멸균 의료기기) 개별 제품에 대한 유통의 우려가 없으며, 한 번에 모두 사용되고 소모되는 경우 주기능 품목의 제조소에서 현장 조사하되 구성되는 모든 품목군에 대해 심사

※ (비멸균 의료기기) 기 허가(인증)받은 제품의 최소 포장단위를 손상하거나, 허가(인증)받지 않은 제품으로 한벌구성하는 경우 각각의 제조소에 대해 심사

㉰ 적합인정서 발급 : 주기능 제품 및 함께 구성되는 의료기기의 제조자 및 제조소를 적합인정서 '제조의뢰자', '제조자' 항목에 각 제조소에서 제조하는 제품에 해당하는 품목군을 포함하여 기재한다.

② 조합의료기기

㉮ 심사대상 : 조합되는 모든 의료기기 제조소

※ 조합되었을 때만 의료기기인 경우 주기능 품목의 제조소만 심사

㉯ 심사방법 : 주기능 품목 제조소 현장조사가 원칙이다.

※ 조합되는 의료기기가 반제품 형태로 공급되는 경우 최종 조립, 시험검사를 진행하는 제조소에서 현장조사

※ 두 의료기기가 연결 또는 접속될 때의 설계 및 검증, 호환성, 안전성·유효성 확인 등을 포함하여 제조 및 품질관리 적절성 심사

㉰ 적합인정서 발급 : 주요 공정을 위·수탁하는 경우 또는 타사의 완제품을 단순 구매하여 조합하는 경우 적합인정서 '제조의뢰자' '제조자' 항목에 각 제조소에서 제조하는 제품에 해당하는 품목군을 포함하여 기재한다.

4) 융복합의료제품 심사의 경우
   ① 심사개요
      ㉮ 융복합의료기기 : 심사기관은 신청서를 확인하여 융복합의료기기에 표시가 되어 있는 경우 단독심사인 경우라도 관할 지방식약청에 보고하고 지방식약청은 의약품등 관련부서에 협의의뢰한다.
      ㉯ 융복합의약품 : 의약품등 관련부서에서 의료기기 협의 검토 의뢰하는 경우 지방식약청 의료기기 GMP 관련부서에서 협의검토 후 회신한다.
   ② 융복합의료기기 심사(주작용이 의료기기인 경우)
      ㉮ 심사대상 : 주작용 의료기기 제조소의 품목군별 심사한다.
      ㉯ 신청확인 : 심사기관은 신청서의 적용기준을 확인하여 '융복합의료기기'에 표시되어 있는 경우 관할 지방식약청에 보고한다.
         ※ '융복합의료기기'임에도 신청서에 표시하지 않고 제출하여 심사 진행 중 해당사실이 확인될 경우, 심사지연이 발생할 수 있음을 업체에 사전안내
      ㉰ 심사종류 확인 : 지방식약청은 의료기기에 조합되거나 복합구성된 의약품등의 제조소 및 제품 변경 여부 확인한다.
         ※ 의약품등의 제조소가 변경(업체변경, 소재지 변경)되는 경우 및 제품이 변경 또는 추가되는 경우 최초심사 대상(단순 상호명, 제품명, 행정구역 변경 제외)
      ㉱ 협의의뢰 : 지방식약청은 관련부서로 의약품등에 대한 협의의뢰한다.
         ※ 이미 허가, 신고된 보조작용 의약품등으로서 본래의 포장단위를 손상하지 않고 주작용인 의료기기와 단순히 하나로 포장한 경우 협의의뢰 제외(시스템 상세메모에 관련 내용 기재)
      ㉲ 심사방법 : 융복합의료기기 중 의료기기에 대한 심사는 일반 의료기기의 GMP 심사방법과 동일하다.
         ※ 1등급 융복합의료기기의 경우에도 허가대상이므로 융복합의료기기 GMP 심사를 동일한 방법으로 실시
         ※ 의료기기에 대한 변경은 없으나, 의약품등에 대한 변경으로 인하여 최초심사를 하는 경우 지방식약청에서는 의약품등 관련부서에 대한 협의의뢰만 실시하고 기 검토된 의료기기에 대한 GMP 심사는 생략 가능
      ㉳ 융복합의료기기에 조합 또는 복합구성된 의약품등에 대해서는 의약품 관련부서에서 판단하여 심사한다.
      ㉴ 심사처리 : 지방식약청은 의료기기 및 의약품등의 GMP 심사완료 후 총괄하여 심사기관에 회신한다.
      ㉵ 의약품등에 대한 검토결과를 제출자료에 업로드하고 심사표 및 심사결과보고서에 해당사항을 작성한다.
         ※ 의료기기통합정보시스템 → GMP 품질관리 → GMP 심사관리 → 해당 심사상세관리 → 상세메모 → 심사원 메모 및 심사결과보고서 '특이사항'에 의약품등에 대한 협의의뢰 일자, 검토결과 등 이력기재

㉔ 적합인정서 발급 : 심사기관은 일반적인 의료기기 적합인정서 발급방법에 별첨으로 융복합의료기기의 품목명, 융복합의료기기에 조합되거나 복합구성된 의약품등의 의약품 품목명, 제조소명, 제조소 소재지를 작성하여 발급한다.

③ 융복합의약품 심사(보조작용이 의료기기인 경우)

㉮ 심사대상 : 의약품 관련부서에서 협의검토 의뢰한 보조작용 의료기기
- 보조작용 의료기기 제조소의 품목군별 심사 실시
- 보조작용 의료기기는 서류검토를 우선으로 실시하고, 주작용 담당 부서의 요청이 있는 경우 의약품 관련부서와 합동으로 현장조사
- 1등급 의료기기의 경우 심사제외 대상이나, 주관부서의 요청이 있는 경우 심사 실시

㉯ 심사방법 : 보조작용 의료기기에 대하여 아래의 제출자료 검토
- 의료기기 제조소 개요(명칭, 소재지, 제조소가 다수인 경우 모두 포함)
  ※ 제조공정 위탁관계를 확인할 수 있는 품질경영시스템 상호관계 포함
- 규제당국 또는 규제당국에서 위임한 기관에서 발행한 품질경영시스템 적합인정서 및 실사결과 자료(결과에 따른 후속조치 사항 포함)
- 제조소의 품질매뉴얼(품질방침을 포함한다)
- 심사대상 품목의 제품표준서(멸균 등 특정 제조공정에 대한 설명 포함)
- 제조소의 [별표 2] 기준 적합선언문

㉰ 결과 처리 : 협의검토 의뢰부서로 결과 회신

5) GMP 심사중단의 경우

① 의료기기 GMP 현장조사 중 심사중단

㉮ 중단대상 : 전시・전염병・천재지변 등 상황발생으로 현장조사가 불가능하거나, 조사자료 제출지연 또는 거부 등으로 현장조사를 정상적으로 실시하기 어려운 경우

㉯ 중단처리 : 심사기관은 신청인에게 즉시 중단사유 및 향후 심사재개 절차를 기재하여 문서로 통보하고, 지방식약청에 즉시 보고
※ 「의료기기 제조 및 품질관리기준」 제8조(적합성인정등 심사 절차)제4항제2호

㉰ 후속조치 : 지방식약청은 '심사중단'된 제조소의 적합인정서 유효기간이 만료될 경우, 신청인에게 관련 제품 판매중지 조치 실시

② 현장조사 재개 절차

㉮ 신청인 : 심사중단 사유 해소 확인 및 현장조사 희망일 등을 기재하여 심사기관에 심사재개 신청한다.

㉯ 심사기관 : 신청사항의 적정 여부를 검토하고, 신청 사실을 지방 식약청에 보고한다.

  ㉓ 지방식약청, 심사기관 : 심사중단 기간 동안 해당 제조소의 GMP변경사항 등을 종합 검토하여 현장조사 실시일 결정한다.

  ㉣ 심사기관 : 현장조사 종료일로부터 7일 이내에 결과보고서를 지방 식약청에 제출하고, 신청인에게 현장조사 출장 종료일로부터 7일 이내 또는 처리기한 이내에 문서로 심사결과를 통보한다.

6) GMP 적합인정서 양도·양수하는 경우

① 일반사항

 ㉮ 의료기기 GMP 적합인정서만을 양도·양수할 수 없다.

  ※「의료기기법」제47조에 따라 제조·수입업 및 허가·인증·신고의 경우에 가능

 ㉯ 업허가 : 제조·수입업 양도·양수 시 제조소는 동일하여야 한다.

 ㉰ 품목허가 : 수입품목 허가(인증) 양도·양수 시 제조소는 동일하여야 한다.

  ※ 제조허가 양도·양수 시에는 제조소가 변경되므로 양도·양수 불가

- 동일 품목군에 속하는 모든 품목을 타 업체로 양도할 경우, 양도자의 GMP 적합인정서 반납 요청한다.
- 동일 품목군의 일부 품목을 양도할 경우, 양도자의 GMP 유효기간과 동일하게 양수자의 GMP 적합인정서 발급한다.

② 제출자료 검토하여 적합인정서 재발급한다.

 ㉮ 제조·수입업자는 아래에 해당하는 양도·양수됨을 입증하는 서류를 근거로 기존 GMP 적합인정서를 발행한 심사기관에 재발급 신청하며 이때 제출하는 구비서류는 다음과 같다.

- 재발급 신청서(심사기관 양식)
- 양수자의 업허가증 사본

  ※ 양수자가 업허가를 득하기 전일 경우, 사유서 제출

- 양도·양수 대상 품목허가증 사본
- 적합인정서 원본 또는 사본
- 양도·양수됨을 입증(확인)할 수 있는 서류

  ※ 양도·양수계약서(공증), 인수합병을 선언하는 공식 문서(공증) 등

- 위임장(양수자가 아닌 대리인이 신청할 경우)

  ※「민원 처리에 관한 법률 시행규칙」제4조(위임장) [별지 제3호 서식]

2.5 GMP 심사 절차

일반적으로 2·3·4등급 의료기기는 다음의 [그림 1-2]와 같이 GMP 심사가 진행된다.

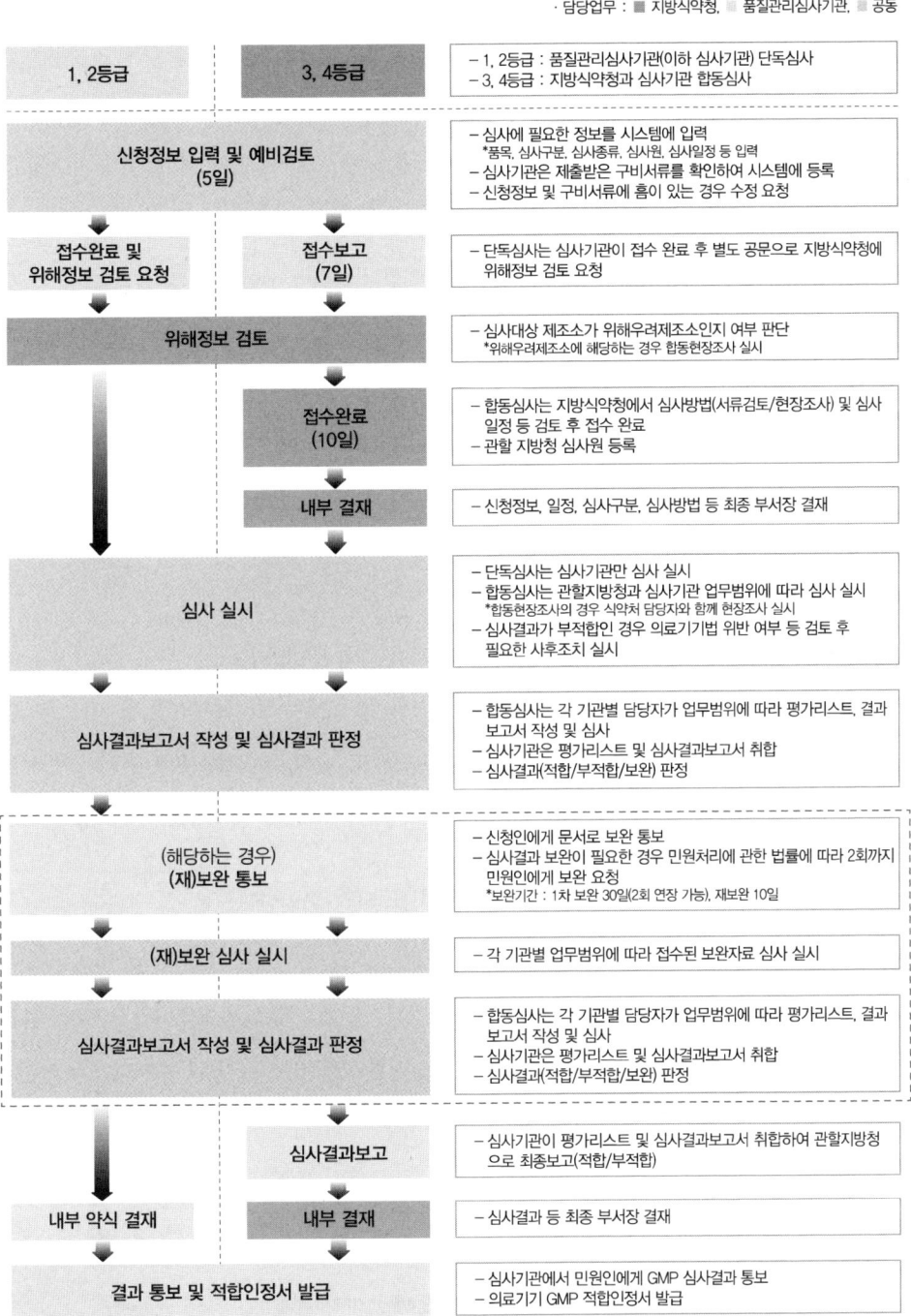

※ 수출용의료기기(1~4등급)는 품질관리심사기관 단독심사 수행

| 그림 1-2 | 의료기기 GMP 심사 절차도

가. GMP 심사 접수자료 검토 및 보고

1) 심사 신청 접수 및 예비검토

의료기기 제조·수입업체가 의료기기 GMP심사기관으로 지정된 6개의 품질관리심사기관 중 1곳을 선택하여 작성한 심사신청서와 구비서류를 첨부하여 제출하면 심사 신청을 접수받은 품질관리심사기관은 5일 이내에 신청서 및 구비서류에 흠이 없는 경우에는 접수 후, 7일 이내에 보고 및 요청을 하여야 한다. 첨부자료의 제출 여부 확인결과, 첨부자료의 미비 등 흠이 있는 경우에는 행정절차법에서 정한 바에 따라 첨부자료의 제출에 대한 보완기한을 설정하여 신청인에게 보완·요구하여야 한다. 7일 이내에 보고 및 요청에도 불구하고, 추가로 현장조사 희망일을 확정하여 신청 받은 경우에는 접수 다음 날까지 보고 및 요청을 하여야 한다.

2) 심사신청 접수 사실의 보고 및 확인요청

지방식약청은 품질관리심사기관의 장으로부터 보고 및 요청을 받은 날부터 10일 이내에 현장조사 해당 여부, 심사 주체, 방법 등을 결정하여 품질관리심사기관의 장에게 통보하여야 하며, 품질관리심사기관의 장은 통보받은 내용을 신청인에게 통보하여야 한다.

나. 현장조사 사전협의 및 심사기간

1) 심사일정 등 사전협의

① 현장조사와 관련된 모든 활동에 대해 신청인과 사전협의 실시한다.
　㉮ 1개 제조단위 이상의 품질관리 실적 유무, 심사 및 출장일정, 참석인원 등
　㉯ 해외제조소의 경우 출장국 사전요구사항 유무, 교통편, 통역 등에 대해 협의
② 세부 심사계획은 현장 조사일 이전에 미리 송부하고, 해당 제조소 근무 시간, 제조공정 조사 동선 등을 사전에 확인하여 심사계획에 반영한다.
③ 청정실 심사에 따른 복장규정 등 제조소 유의사항을 사전 확인한다.

2) 현장조사 심사일수 결정

① 심사 접수 및 결과 처리 기간

GMP 심사 접수 및 결과의 처리 기간은 심사 방법(서류vs현장)에 따라 다르며 다음과 같은 기준에 따라 문서로 통보하도록 규정되어 있다.

> **심사 접수 처리 기간**
> - 서류검토 : 심사가 신청된 날로부터 30일 이내
> - 현장조사 : 현장조사 종료일로부터 7일 이내
> ※ 신청된 날로부터 현장조사 시작일까지의 기간은 처리 기간에 산입하지 않음

② GMP 현장조사 기간

 ㉮ 국내 제조소 : 제조업체의 규모에 따라 심사일수 결정(3~10일)

〈표 1-11〉 제조업체 규모에 따른 심사일수

종업원수(명)	1~25	26~65	66~125	126~175	176~275	276~425
심사일수(일)	3	5	6	7	9	10

※ 특별공정(인체조직이나 동물유래물질 가공, 일반멸균방법이 아닌 경우 등)이 있을 경우, 심사일수 추가될 수 있음(다만, 전체 심사일수를 초과할 수 없음)

 ㉯ 해외 제조소 : 제조공정의 복잡성, 품목수 등을 고려하여 결정(3~5일 이상)

〈표 1-12〉 제조공정의 복잡성에 따른 심사일수

제조공정의 복잡성 등	심사일수
• 소프트웨어 의료기기 등 제조 공정이 간단하거나 없는 경우 • 변경심사를 실시하는 경우	3
그 외의 경우	4
• 특별공정이 포함된 경우 - 인체조직이나 동물유래물질을 사용하여 병원성 물질을 제거하는 공정 • EO·고온고압·방사선멸균 외 일반의료기기 멸균공정이 아닌 경우 • 2개의 이상의 주요공정을 수행하는 제조소의 경우 • 다수 품목군을 심사하는 경우 • 주요 공급업체의 현장조사가 추가로 필요한 경우	5

③ 출장일정 확인

 ㉮ 국내제조소 : 현장조사 시작시간을 고려하여 심사 당일 또는 하루 전에 출장지에 도착할 수 있도록 출장일정 수립한다.

 ㉯ 해외제조소 : 심사시작일 기준 하루 전 출장지에 도착하도록 일정 수립한다.

  • 출장 현지상황을 고려하여 신청인과 협의 후 출장일정 조율

  ※ 항공일정, 공항에서 제조소까지의 이동시간을 포함하여 숙소도착 시간이 현지시각 기준 자정 이후일 경우, 도착일 다음 날 심사 일정 수행

  ※ 다수의 제조소 심사 등에 따른 이동시간 소요가 예상되는 경우, 이동시간을 포함하여 일정 수립

④ 심사지역 국가의 사전요구사항 유무 등 확인(해외제조소인 경우)

 ㉮ 외교부 홈페이지(외교부 해외안전여행(www.0404.go.kr))에서 국가별 입국 허가요건(비자 등), 안전소식 및 여행경보단계 등 확인한다.

  ※ 코로나19 백신접종 증명서, 스위스의 경우 심사 30일 전 스위스메딕 통지문 송부 등

⑤ 현장조사시 유의사항 숙지

 ㉮ 공무원행동강령 준수 등 품위유지, 업무시간 이내 심사일정을 종료하는 것이 원칙, 상대방 의견을 충분히 청취한다.

㉯ 심사단은 한국어를 사용하고 필요한 경우 통역을 활용한다.
※ 신청인에게 사전에 아래의 통역 관련 주의사항을 충분히 이해하도록 안내하고, 원활한 GMP 심사를 위해 철저한 사전 준비를 요청

다. GMP 심사 실시

의료기기 GMP 심사는 일반적으로 다음과 같은 순서 및 절차로 실시된다.

1) 시작 회의

의료기기 GMP 심사에 참여하는 피심사자와 의료기기 감시원 및 품질심사원을 소개하고, 심사 범위 및 목적의 확인, 심사 일정 및 절차에 대한 설명, 기타 심사 시의 의문사항 및 주의사항 등을 논의한다.

2) GMP 심사

심사계획서에 따라 현장조사(제조소 시설 점검)를 실시한다. 현장 확인을 포함하여 품질문서, 기록 등 품질관리 현황에 대한 심사(문서 검토)를 실시한다.

3) 심사원 간 결과 정리 회의

의료기기 감시원 및 품질심사원으로 구성된 심사단 회의를 통해 심사 결과를 협의 및 정리한다.

4) 종결 회의

심사에 협조해 준 사항에 대해 감사의 말을 전하고, 품질책임자 등 제조소 관계자들에게 심사결과를 설명한다. 해당되는 경우, 보완사항 및 권고사항 등에 대해 설명하고 심사 결과에 대해 이의나 추가설명 등 제조소의 의견을 충분히 듣는다. 다음으로는 향후 처리 절차 등을 설명하고 심사를 마무리한다.

라. 심사 결과 및 판정 기준

GMP 심사 결과는 심사단이 「의료기기 제조 및 품질관리 기준」 [별표 2]의 72개 각 요구사항에 대하여 준수 여부 등을 확인하고 적절함(A), 보완필요(B), 부적절함(C)으로 구분한다. 심사 결과는 종합하여 GMP고시 [별표 2]의 판정기준에 따라 심사 결과를 판정한다.

〈표 1-13〉 심사 결과 및 판정기준

구분	판정기준	처리
적합	심사기준별 모든 요구사항이 적절한 경우 ※ 심사표의 모든 심사결과가 "A"일 경우	적합인정서 발행
보완	요구사항을 이행하고 있지 않거나, 준수하고 있으나 입증근거 또는 실현 가능성, 기록의 적절성 등이 미흡한 경우 ※ 심사표의 심사결과 1개 이상의 "B"가 있는 경우	보완공문 발행
부적합	보완조치가 이루어지지 않거나 의료기기법령 사항을 위반한 경우 ※ 보완결과가 제출되지 아니하거나, 보완되지 않은 경우 또는 심사표의 심사결과가 1개 이상의 "C"가 있는 경우	부적합사항 통보 (신청인, 지방식약청)

마. GMP 심사 결과 지적사항에 대한 조치

GMP 심사결과 보완이 필요한 사항이 있는 경우, 「민원 처리에 관한 법률」에 따라 품질관리심사기관은 통상 30일 이내 기간을 정하여 보완하여 제출할 것을 문서로 요구한다.

해당 업체는 보완 기간 내에 보완을 할 수 없는 경우에는 2회에 걸쳐 보완에 필요한 기간 및 타당한 사유를 명시하여 기간 연장 요청을 할 수 있다. 2회의 연장 요청 이후에도 보완되지 않는 경우 품질관리심사기관은 10일의 기간을 지정하여 보완을 독촉한다. 이러한 보완 절차 및 기간은 다음과 같으며 품질관리심사기관은 해당 업체가 제출한 보완 요구에 대한 결과를 검토한 후 최종적으로 적합성을 평가한다.

> 보완 절차 및 기간
> - 1차 보완은 특별한 사유가 없는 경우 30일 이내 처리
> - 1차 보완 기한에 대한 타당한 사유가 있는 경우 2회의 기간 연장이 가능하며, 연장 기간은 해당 업체와 심사기관이 협의하여 결정
> - 2회의 보완 기간 연장에도 보완하지 않았을 경우 보완 독촉 기간 10일을 정하여 심사기관이 보완을 독촉

품질관리심사기관은 신청인이 보완 기한까지 보완 결과를 제출하지 아니한 경우(보완되지 아니한 경우 포함) 부적합으로 판정하고 즉시 지방식약청장에게 보고하며 신청인에게는 문서로 통보한다. 여기서 '즉시'란 근무시간 중 3시간 이내를 말하며, 이는 부적합 판정된 업체에서 의료기기가 판매되지 않도록 지방식약청에서 신속한 후속조치를 취하기 위해서이다.

의료기기 제조·수입업체는 GMP 적합성평가 결과에 이의가 있는 경우 해당 품질관리심사기관에 이의 신청을 할 수 있다. 품질관리심사기관에서는 이의 신청이 접수되면 「민원 처리에 관한 법률」에서 규정하고 있는 바에 따라 조치하고 그 신청 내용과 처리 결과를 식약처장 또는 지방식약청장에게 보고한다. 아울러 품질관리 심사기관에서는 이에 대한 사항을 세부운영규정에 반영하여 공정성 및 투명성을 제고하게 된다.

바. 현장조사 중단 및 재개

1) 의료기기 GMP 현장조사 중 심사중단
  ① 중단대상 : ㉮ 전시·전염병·천재지변 등 상황발생으로 현장조사가 불가능하거나, ㉯ 조사자료 제출 지연 또는 거부 등으로 현장조사를 정상적으로 실시하기 어려운 경우
  ② 중단처리 : 심사기관은 신청인에게 즉시 중단사유 및 향후 심사 재개 절차를 기재하여 문서로 통보하고, 지방식약청에 즉시 보고한다.
  ③ 후속조치 : 지방식약청은 '심사중단'된 제조소의 적합인정서 유효기간이 만료될 경우, 신청인에게 관련 제품 판매중지 조치를 실시한다.

2) 현장조사 재개 절차
   ① 신청인 : 심사중단 사유 해소 확인 및 현장조사 희망일 등을 기재하여 심사기관에 심사재개를 신청한다.
   ② 심사기관 : 신청사항의 적정여부를 검토하고, 신청 사실을 지방식약청에 보고한다.
   ③ 지방식약청, 심사기관 : 심사중단 기간 동안 해당 제조소의 GMP 변경사항 등을 종합 검토하여 현장조사 실시일 결정한다.
   ④ 심사기관 : 현장조사 종료일로부터 7일 이내에 결과보고서를 지방식약청에 제출하고, 신청인에게 현장조사 출장 종료일로부터 7일 이내 또는 처리기한 이내에 문서로 심사결과를 통보한다.

사. GMP 적합성인정서 발급 및 반납

1) 적합인정서 유효기간
   ① 최초심사 : 적합인정서 발행일로부터 3년 부여
   ※ 다만, 아래의 경우 다른 제조·수입업자가 보유한 적합인정서 유효기간과 동일하게 부여
   ㉮ 다른 제조·수입업자가 해당 제조소에 대하여 현장조사를 통해 GMP 적합인정서를 보유함을 근거로 서류검토만 실시한 경우, 해당 제조소에 대하여 다른 제조·수입업자의 유효기간과 동일하게 부여한다.
   ㉯ 다른 체외진단의료기기 제조·수입업자가 해당 제조소에 대하여 현장조사를 통해 GMP 적합인정서를 보유함을 근거로 서류검토만 실시한 경우, 해당 제조소에 대하여 다른 체외진단의료기기 제조·수입업자의 유효기간과 동일하게 부여한다.
   ㉰ 추가·변경시한 : 기존 적합인정서 유효기간 변경은 없다.
   ※ 추가심사 : '변경 및 처분 사항 등'에 추가심사 완료일자 및 내용을 기재하고 [붙임1]에 추가된 품목군을 기재하여 발급
   ※ 변경시한 : 변경심사 완료된 소재지로 변경하고, '변경 및 처분사항 등'에 변경일자 및 내용을 기재하여 발급
   ㉱ 정기심사 : 기존 적합인정서 유효기간 만료일 다음 날부터 3년 부여한다. 다만, 아래의 경우 사례별 별도의 유효기간을 부여한다.
   ※ 발행일로부터 3년 : 적합인정서 발행일이 기존 유효기간 만료일보다 경과하였거나 또는 일괄 신청인 경우
   ※ 다른 제조·수입업자가 보유한 적합인정서와 동일한 유효기간
   - 다른 제조·수입업자가 해당 제조소에 대하여 현장조사를 통해 GMP 적합인정서를 보유함을 근거로 서류검토만 실시한 경우
   - 다른 체외진단의료기기 제조·수입업자가 해당 제조소에 대하여 현장조사를 통해 GMP 적합인정서를 보유함을 근거로 서류검토만 실시한 경우

3) 적합인정서의 반납

제조·수입 허가(인증) 취하 등의 다음과 같은 사유로 의료기기 GMP 적합인정서를 반납하고자 하는 경우에는 GMP 적합인정서를 발급한 해당 품질관리심사기관에 그 사유를 구체적으로 명시하여 반납할 수 있다.

〈표 1-14〉 적합인정서 반납 사유

반납사유	• 제조·수입업허가가 취소된 경우 • 제조·수입 허가 또는 인증 등이 취소된 경우 • 제조·수입업 폐업신고가 수리된 경우 • 제조·수입 품목 변경허가·인증을 한 경우 　※ 제조소가 변경된 경우에 한함 • 제조·수입품목 (자진)취하가 수리된 경우 • 양도·양수로 인하여 양도자가 더 이상 해당 적합인정서를 보유할 필요가 없는 경우
제출자료	• 반납 신청서 　※ 별도양식 없음. 신청인 및 연락처 필수 기재 • 취소 또는 폐업신고 수리 등의 반납사유를 증빙할 수 있는 서류 • 적합인정서 원본 　※ 원본을 분실한 경우, 분실 사유서로 대체 • 위임장(제조·수입업자가 아닌 대리인이 신청할 경우) 　※「민원 처리에 관한 법률 시행규칙」제4조(위임장) [별지 제3호 서식]

GMP 적합인정서를 반납받은 품질관리심사기관은 적합인정서를 반납받은 즉시 지방식약청에 반납 사실을 보고하여야 한다.

아. GMP 심사 결과에 대한 이의 신청

의료기기 제조·수입업체는 GMP 적합성평가 결과에 이의가 있는 경우, GMP고시 제8조제9항에 따라 해당 품질관리심사기관에 이의 신청을 할 수 있다.

품질관리심사기관은 이의 신청이 접수되면 원인 조사 등 조치를 하고 그 신청 내용과 처리 결과를 식약처장 또는 지방식약청장에게 보고하도록 규정되어 있으며, 식약처는 GMP 심사의 공정성 및 투명성을 제고하기 위하여 품질관리심사기관 운영에 대해 정기적으로 평가하고 있다.

2.6 GMP 적합인정서 유효기간

가. 최초심사의 경우

GMP 적합성인정 심사 결과가 적합한 경우, 품질관리심사기관은 「의료기기 제조 및 품질관리 기준」[별지 제2회] 서식에 따라 "의료기기 제조 및 품질관리기준 적합인정서(Certificate of GMP)"를 발급하고 인정서의 유효기간은 발행일로부터 3년으로 한다. 만일 인정서의 최초 발행일이 2020년 1월 10일이라면 유효기간은 2023년 1월 9일이 된다.

나. 추가심사 및 변경심사의 경우

GMP 적합성인정 심사는 제조소의 제조 및 품질경영시스템을 기본으로 해당 제조소 품목군별로 실시하기 때문에 적합인정을 받은 제조자가 새로운 품목군을 추가하기 위해 추가심사를 신청하거나 소재지 변경 등으로 변경심사를 신청하는 경우, 일부 평가 항목에 대해서만 심사를 받는다. 따라서 추가심사 또는 변경심사 후 발행되는 GMP 적합인정서의 유효기간은 기존 GMP 적합인정서의 유효기간을 그대로 적용하여 발행된다. 만약 A라는 의료기기의 회사가 최초 또는 정기 GMP 심사를 받아 인정서를 2020년 1월 10일에 발급받았으면 유효기간은 앞에서 설명한 것처럼 2023년 1월 9일이다. 그 이후에 A회사에서 품목군 추가에 따른 추가심사(또는 주소지 변경에 따른 변경심사)를 받아 2021년 3월 2일에 적합인정서가 새로 발행되었다면, 새로 발행되는 적합인정서의 유효기간은 새로 발급받았다 하더라도 기존 인정서의 유효기간과 동일한 2023년 1월 9일이 된다.

다. 정기심사의 경우

기존 GMP 적합인정서의 유효기간이 만료되기 전 정기심사가 완료되었다면 새로 발행되는 인정서의 유효기간은 기존 적합인정서의 유효기간 만료일 다음 날부터 3년으로 부여된다. 만약 기존 인정서의 유효기간이 2020년 1월 10일이고 정기심사가 유효기간 만료일 전에 완료되어 인정서가 2019년 12월 27일 발행되었으면 새로 발행되는 인정서의 유효기간은 유효기간 만료일 다음 날(2020년 1월 11일)부터 3년인 2023년 1월 10일이 된다.

기존 GMP 적합인정서의 유효기간이 만료된 이후에 정기심사가 완료된 경우 새로 발행되는 인정서의 유효기간은 새로 발행되는 인정서의 발행일로부터 3년으로 부여된다. 만약 기존 인정서의 유효기간이 2020년 1월 10일이고 정기심사를 통해 2020년 1월 24일 인정서가 발행되었다면 새로 발행되는 인정서의 유효기간은 2023년 1월 23일이 유효기간이 된다. 이 경우 당연히 기존 인정서 유효기간 만료일 다음 날부터 새로 인정서가 발행되기 전까지 해당 제조소의 모든 품목의 판매는 원칙적으로 금지된다. 따라서 2020년 1월 11일부터 2020년 1월 23일까지는 해당 제조소의 모든 품목을 판매할 수 없다.

정기심사를 일괄신청으로 신청한 경우에는 현장조사 대상 제조소를 제외한 나머지 제조소에 대해서 서류검토를 실시하며, 각각 적합인정서는 발행일로부터 3년으로 부여된다.

라. 다른 업체가 해당 제조소의 적합인정서를 보유한 경우

다른 제조·수입업체가 해당 제조소의 유효한 적합인정서를 보유하고 있는 경우 서류검토로만 심사를 실시하므로 다른 제조·수입업체가 보유한 적합인정서상에 기재된 유효기간과 동일하게 부여된다.

다른 제조·수입업체가 보유한 적합인정서의 유효기간이 2020년 1월 10일~2023년 1월 9일'인 제조소에 대해 새로이 GMP 심사를 받고자 하는 업체가 2021년 3월 15일에 서류검토를 통해 GMP 심사를 받은 경우, 새로운 적합인정서의 유효기간은 '2021년 3월 15일~2023년 1월 9일'로 부여된다.

2.7 GMP 적합인정 표시

의료기기 제조 및 수입업체는 GMP 심사를 받아 적합판정을 받았을 경우, 해당 제조소의 품목군(신청품목)에 대하여 [그림 1-3]과 같이 「의료기기 제조 및 품질관리 기준」 [별표 6]에 따른 적합성인정 등 표시를 할 수 있다. 적합성인정을 받지 아니한 품목군의 경우에는 부착·표시하여서는 아니 된다.

적합인정 표시는 가로 : 세로=1 : 0.83 비율로 하며, 색상은 팬텀칼라 2736CVC를 기본으로 하되, 제품의 특성과 포장재질 등에 적합하게 다양한 크기(비율은 동일하여야 함)와 색상을 적용할 수 있다. 다만, 표시 디자인을 변경하여 사용해서는 안 된다.

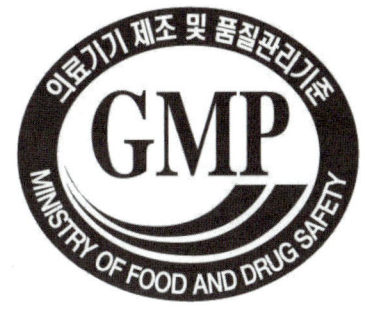

│그림 1-3│ GMP 적합인정 표시 도안

적합인정 표시는 「의료기기법」 제20조, 제21조, 제22조에 따른 기재사항에 준하여 해당 제품의 용기, 외장, 외부포장 및 첨부문서 중 하나 또는 전부에 부착할 수 있다.

3 의료기기 품질책임자

의료기기 GMP시스템의 유지 및 관리를 위해 최고경영자를 대리하여 의료기기 제조 전반에 걸쳐 중요한 역할을 하는 품질책임자가 있다. 「의료기기법」이 제정되기 전 「약사법」하에서는 자격을 갖춘 제조 또는 수입관리자를 등록하였으나 초기의 「의료기기법」에서는 제조·수입업체별로 품질책임자를 자율적으로 지정하여 품질경영 체계를 관리해 왔다. 하지만 산업이 발전하고 제품이 날로 복잡·다양화하는 시대의 흐름에 따라 의료기기 제조·수입에서 품질책임자의 역할 및 중요성이 더 강조되는 반면, 법규상 의료기기 품질책임자 고용의무가 없어 의료기기 제조·수입 과정에서 품질관리 및 안전관리 수행에 한계가 있는 바, 「의료기기법」을 개정(2014년 1월 28일)하여 업체마다 자격을 갖춘 품질책임자를 지정하도록 의무화하였다. 이는 의료기기 제조업·수입업자에 대한 의료기기 품질책임자 지정 및 업무 수행 방해 금지, 의료기기 품질책임자의 준수사항 등을 규정함으로써 불량 의료기기로 인한 사용자 피해를 최소화하여 의료기기의 신뢰성 제고 및 국민 건강 보호에 이바지하려는 목적인 것이다.

3.1 품질책임자의 지정

가. 지정 및 변경 절차

의료기기 제조·수입업 허가를 받으려면 「의료기기법」 및 「의료기기법 시행규칙」에서 정하는 기준에 따라 품질책임자를 지정하여야 한다. 각 업체별로 품질책임자를 1인 이상 둘 수 있으며, 해당 업체 소재지를 관할하는 지방식약청에 의료기기 제조 또는 수입업 허가신청을 하여 품질책임자를 지정할 수 있다.

한 업체가 2명 이상의 품질책임자를 두는 경우에는 업무를 분장하여 품질책임자 각자가 가지는 책임의 한계를 명확히 해야 한다.

품질책임자를 신규 지정하려면 의료기기 제조 또는 수입업허가 신청 시 품질책임자의 자격을 증명할 수 있는 구비서류를 함께 첨부하여 신청하며, 품질책임자가 변경되는 경우에는 변경된 날로부터 30일 이내에 품질책임자 변경신청을 해야 한다. 변경신청 접수 시에는 제조 또는 수입업허가 변경으로 의료기기전자민원창구에서 새로이 지정하는 품질책임자의 자격 증빙서류를 첨부하고, 수수료를 납부하면 된다. 서류를 접수한 관할 지방식약청은 신청한 품질책임자의 자격을 확인하고 기존의 업허가증 반납 등을 처리한 후 신청한 품질책임자가 기재된 새로운 업허가증을 발급한다. 의료기기 업체는 자격을 갖춘 품질책임자를 지정하고 품질책임자의 책임과 권한을 강화하여 GMP 시스템이 효과적으로 유지되도록 하여야 한다.

나. 품질책임자의 겸직

품질책임자는 다음에서 설명하는 품질책임자 직무 범위에 따른 업무 외에 다른 업무를 겸임 및 겸직할 수 없다. 그러나 「의료기기법 시행규칙」에 따라 다음과 같은 경우에 한정하여 겸임 및 겸직이 가능하다.

① 품질책임자의 직무에 영향을 주지 아니하는 업무를 수행하는 경우
② 제조업자가 수입업을 겸하는 경우로서 제조업체의 품질책임자가 수입업체의 품질책임자 업무를 수행하는 경우

따라서 RA(Regulatory Affairs) 담당자 혹은 대표자의 경우 등이 겸임 가능할 수 있으나, 이때 품질책임자의 직무를 소홀히 하면 행정처분을 받게 되므로 직무 겸임에 유의해야 한다.

다. 지정해제 등 행정처분

품질책임자가 해당 업체의 품질책임자로 더 이상 근무하지 않게 된 경우 「의료기기법 시행규칙」에 따라 '품질책임자 비근무신고서'를 작성하여 관할 지방식약청에 제출하여 더 이상 해당 업체의 품질책임자가 아님을 신고할 수 있다. 이로 인해 품질책임자가 공석이 된 경우 해당 업체는 30일 이내에 자격이 있는 다른 사람을 품질책임자로 변경하여 지정해야 한다.

품질책임자를 변경하지 않거나 또는 아예 지정하지 않은 경우, 또한 지정된 품질책임자가 그에 따른 직무를 수행하지 않는 경우, 품질책임자의 업무를 방해하거나 품질책임자가 업무 수행을 위해 필요한 사항을 요청하였으나 정당한 사유 없이 그 요청을 거부한 경우에는 의료기기법 및 시행규칙에 따라 벌금

또는 제조·수입업무 정지 등의 행정처분을 받을 수 있다. 또한 품질책임자가 「의료기기법」에 정한 바에 따라 매년 1회 이상 정기적인 관련 교육을 받지 않은 경우에는 과태료 등의 행정처분을 받게 되므로 유의해야 한다.

3.2 품질책임자의 자격

「의료기기법 시행규칙」 제11조에 의료기기의 품질책임자가 될 수 있는 자격을 가진 사람이 명시되어 있다. 품질책임자는 면허(License) 소지자, 학위 소지자, 경력 소지자 중 어느 하나에 해당하면 자격을 인정받을 수 있다.

가. 면허 소지자

① 「의료기사 등에 관한 법률」에 따른 다음 각 목의 구분에 따른 면허를 가지고 있는 사람으로 해당 품목의 의료기기를 제조·수입하는 업체에 한해 품질책임자의 자격이 인정된다.

㉮ 안경렌즈·콘택트렌즈를 제조·수입하는 경우 : 안경사
㉯ 치과재료를 제조·수입하는 경우 : 치과기공사, 치과위생사
㉰ 방사선 발생장치를 제조·수입하는 경우 : 방사선사
㉱ 물리치료 또는 재활훈련에 필요한 의료기기를 제조·수입하는 경우 : 물리치료사

② 「국가기술자격법」에 따른 의공기사 또는 품질경영기사 자격을 가진 사람
③ 「자격기본법」에 따라 식품의약품안전처장이 공인한 의료기기 RA(Regulatory Affairs) 전문가 자격을 가진 사람

나. 학위 소지자

① 「고등교육법」 제2조에 따른 '4년제 대학'에서 다음과 같은 '의료기기 관련 분야(자연과학, 공학, 의학계열)' 학사학위를 취득한 사람(법령에서 이와 동등 이상의 학력이 있다고 인정한 사람을 포함)

㉮ 자연과학 : 이학, 해양, 농학, 수산, 간호, 보건, 약학, 한약학 등
㉯ 공학 : 공학 등
㉰ 의학계열 : 의학, 치의학, 한의학, 수의학 등

② 의료기기 관련 분야가 아닌 학사 학위를 취득한 사람으로서 「고등교육법」 제29조에 따른 대학원에서 위와 같은 '의료기기 관련분야'의 석사 학위 이상의 학위를 취득한 사람

다. 경력 소지자

① 의료기기 관련 분야가 아닌 학사 학위를 취득한 사람으로서 의료기기 제조·수입 업체에서 1년 이상 품질관리 업무에 종사한 경력이 있는 사람

② 「고등교육법」 제2조제4호에 따른 전문대학 졸업자(법령에서 이와 동등 이상의 학력이 있다고 인정한 사람을 포함)로서 의료기기 관련 분야를 전공하고 의료기기 제조·수입업체에서 1년 이상 품질관리 업무에 종사한 경력이 있는 사람

③ 「고등교육법」 제2조제4호에 따른 2년제 전문대학의 의료기기 관련 분야 이외의 졸업자가 의료기기 제조·수입업체에서 3년 이상, 「고등교육법」 제48조제1항에 따른 수업 연한이 3년인 전문대학 졸업자의 경우에는 2년 이상 품질관리 업무에 종사한 경력이 있는 사람

④ 「초·중등교육법」 제2조제3호에 따른 고등학교·고등기술학교 졸업자(법령에서 이와 동등 이상의 학력이 있다고 인정한 사람을 포함하되, 제9호에 해당하는 경우는 제외한다)로서 의료기기 제조·수입업체에서 5년 이상 품질관리 업무에 종사한 경력이 있는 사람

⑤ 「초·중등교육법 시행령」 제90조제1항제10호에 따른 의료기기 관련 분야의 산업수요 맞춤형 고등학교 졸업자로서 의료기기 제조·수입업체에서 3년 이상 품질관리 업무에 종사한 경력이 있는 사람

⑥ 학력과 상관없이 의료기기 제조·수입업체에서 6년 이상 품질관리 업무에 종사한 경력이 있는 사람

품질책임자의 자격을 인정받아 지정받은 사람은 「의료기기법」에 따라 의료기기의 최신 기준규격, 품질관리 및 안전관리에 관한 교육을 매년 8시간 이상 의무적으로 받아야 그 자격이 지속된다. 품질책임자 교육은 「의료기기법 시행규칙」에 따라 품질 책임자로 근무를 시작한 날부터 3개월 이내에 「의료기기법 시행규칙」에서 품질책임자 교육실시기관으로 지정된 '한국의료기기안전정보원' 등에서 품질책임자 교육과정으로 인정되는 교육을 받아야 한다. 다만, 품질책임자로 근무를 시작하기 전에 해당 연도에 해당하는 교육을 수료한 경우에는 교육을 받은 것으로 인정한다.

또한 식약처장이 국민건강의 위해를 방지하기 위하여 필요한 경우 품질책임자에게 매년 1회 이상 정기적으로 받는 것 외에 추가로 필요한 교육을 받을 것을 명할 경우 이러한 교육도 받아야 한다. 이렇게 품질책임자가 받은 교육에 대한 사항은 GMP 기준에 의한 교육·훈련 절차서에 따라 교육훈련 기록으로 유지 및 관리되어야 한다.

3.3 품질책임자의 직무

「의료기기법」에 따르면 의료기기 품질책임자는 의료기기 제조 업무에 종사하는 종업원에 대한 지도·감독, 제조관리·품질관리·안전관리(시판 후 부작용 등에 대한 안전관리 포함)에 관한 직무를 수행한다. 이를 세부적으로 규정한 「의료기기법 시행규칙」에 따라 품질책임자는 다음과 같은 직무를 수행해야 한다.

① 종업원의 위생 상태를 철저히 점검하고, 종업원에게 품질이 우수한 의료기기의 생산·수입에 필요한 교육·훈련을 제공하는 업무

② 종업원이 위에 따른 교육·훈련을 받는지에 대하여 감독하는 업무

③ 「의료기기법 시행규칙」 및 「의료기기 제조 및 품질관리 기준」에 따라 의료기기를 제조하도록 표준

작업지침서를 작성하고, 작성된 표준작업지침서에 따라 의료기기를 제조하도록 하는 업무
④ 원자재 입고에서부터 완제품 출고에 이르기까지 필요한 시험검사 또는 검정을 철저히 하고, 제조단위별로 제조관리기록서와 품질관리기록서를 작성하여 갖추도록 하며, 이를 제조일부터 5년(제품 수명이 5년을 초과하는 경우에는 제품 수명에 상응하는 기간) 동안 보존하는 업무
⑤ 제조소의 품질관리 결과를 평가하고 제품의 출하 여부를 결정하는 업무
⑥ 「의료기기법 시행규칙」 및 「의료기기 제조 및 품질관리 기준」에 따라 품질경영시스템을 확립·시행하고 유지하는 것과 관련된 업무
⑦ 보건위생상 위해가 없도록 제조소의 시설을 위생적으로 관리하고, 교차오염이나 외부로부터의 오염 등을 방지하는 업무
⑧ 작업소에 위해가 발생할 염려가 있는 물건을 두지 못하도록 관리·감독하고, 작업소에서 국민보건에 유해한 물질이 발생하는 것을 방지하는 업무
⑨ 그 밖에 「의료기기법 시행규칙」에 따른 제조업자의 준수사항 중 제조관리·품질관리·안전관리와 관련된 업무로서 식약처장이 정하여 고시하는 업무

「의료기기법」의 제조업자 준수사항에 따르면 의료기기 제조업자는 품질책임자의 업무를 방해하여서는 아니 되며, 품질책임자가 업무 수행을 위하여 필요한 사항을 요청하면 정당한 사유 없이 그 요청을 거부하지 못한다. 이를 위반하면 행정처분이 가능하도록 하여 품질책임자의 의무와 권한을 보장하고 있다.

4 의료기기 GMP와 국제표준

4.1 GMP와 국제표준의 개요

우리나라와 일본, 캐나다 및 유럽 등의 GMP 기준은 국제표준화기구(ISO, International Organization for Standardization)에서 제정한 ISO 13485 국제표준을 준용하고 있다. 이러한 국제표준은 국가마다 상이한 규격을 채택하여 국제 무역의 장벽이 됨에 따라 이를 해소하기 위해 마련되었다. 이를 위해 국제표준화기구(ISO)와 국제전기기술위원회(IEC, International Electrotechnical Commission), 국제전기통신연합(ITU, International Telecommunication Union) 등의 국제표준화기구가 설립되어 국제 협력을 증진하고, 나라마다 다른 산업·통상 표준의 문제점을 해결하고자 국제적으로 통용되는 국제표준 등을 개발·보급하고 있다.

이렇게 국제거래를 용이하게 하기 위해 표준 및 규격 등을 제정하는 표준화기구는 국제표준화기구(ISO, IEC, ITU 등), 지역표준화기구(유럽 CEN, CENELEC 등), 국가표준화기구[2]로 구별되며, [그림

1-4]와 같은 피라미드 형태로 구성된다.

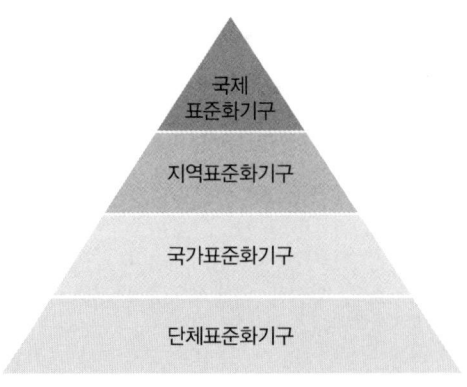

그림 1-4 표준 체계도

즉, 미국의 미국재료시험협회(ASTM, American Society for Testing Materials)나 자동차기술학회(SAE, Society of Automotive Engineers) 등과 같은 단체의 표준화기구들이 있고, 이들의 상위조직으로서 우리나라의 KS 등과 같은 국가표준화기구가 있으며, 그 위에는 유럽표준화위원회(CEN, Committee European de Normalisation), 유럽전기표준화위원회(CENELEC, Committee European de Normalisation Electrotechnique)와 같은 일정 지역의 여러 나라가 모여 조직하는 지역표준화기구가 있다. 그리고 이들 위에 최상위 조직인 ISO, IEC, ITU와 같은 국제표준화기구들이 있다.

최근 세계 각국에서 경제의 블록화 현상 및 자국 산업 보호를 위한 새로운 보호주의 경향이 두드러지고 있다. 특히, 나라마다 자국의 이익을 우선시하는 정치 대세가 선진 각국으로 확대되면서 바야흐로 세계의 무역환경 및 기술장벽은 전쟁을 방불케 하는 국면으로 접어들 것으로 예상된다.

국내 의료기기 업체들이 이처럼 날로 치열해지는 세계적 정치·경제 환경을 극복하기 위해서는 수출 대상국의 관련 규격을 올바르게 파악하는 것이 무엇보다도 중요하다. 왜냐하면 각국의 규격제도가 무역상 기술장벽을 교묘히 활용하고 있으므로 선제적으로 국제규격을 적용해야 세계시장에서 살아남을 수 있기 때문이다. 이처럼 눈에 보이지 않는 무역장벽인 GMP 제도는 각 국가별로 특성에 따라 관리하고자 하는 목적으로 도입되었지만, 다른 한편으로는 몇몇 의료기기 선진 국가들이 의료기기단일심사프로그램(MDSAP, Medical Device Single Audit Program)을 시범적으로 수행하여 차별성을 가진 표준을 도입함으로써 그들만의 국제적 조화를 위한 표준화 전쟁을 하고 있다.

이러한 의료기기 관리제도의 국제적 표준화 흐름을 주도하거나 변화를 이해하고 대응하지 않으면 언제든지 세계 무역시장에서 퇴출될 수 있다. 반면 국제규격화기구에서 국제규격을 제정하고 인증 절차를 국제적으로 표준화하면 궁극적으로 시험이나 평가를 여러 번 할 필요가 없어지고, 인증 비용을 줄일 수 있으며, 하나의 인증서를 많은 시장에서 유효하게 사용할 수도 있다.

---

2) 한국 KS, 미국 ANSI, 영국 BS, 프랑스 AFNOR, 독일 DIN, 일본 JIS 등

따라서 각 국가의 GMP 제도를 비롯한 의료기기 인허가 등의 관리제도에 영향을 미치는 국제규격화기구의 활동과 역할 및 체계를 이해하여 선제적으로 국제규격을 제정하고 적용할 수 있도록 국내 의료기기 산업의 위상을 향상시킬 필요가 있다.

가. 국제표준화기구(ISO, International Organization for Standardization)

1) 개요

국제표준화기구, 즉 ISO는 1946년 10월 런던회의에서 25개국의 국가표준단체 대표들이 상품 및 서비스의 국제적 교환을 용이하게 하기 위해 산업규격의 국제적 표준을 정하는 것을 목적으로 발의했다. 이에 따라 1947년 2월 23일에 설립되었으며, 현재 100여 개 나라의 대표들로 구성된 국가표준화기구의 세계적인 연합체이다. ISO는 전기 분야를 제외한 모든 분야의 표준화를 추진하는 비정부 국제기구로 스위스 제네바에 본부를 두고 있다. 우리나라는 공업진흥청표준국이 KBS(Korean Bureau of Standards)라는 명칭으로 1963년에 가입했다.

ISO는 정관(Statute) 제2조에서 설립 목적을 "제품 및 서비스의 국제 교환을 용이하게 하고, 지적·과학적·기술적 및 경제적 활동 분야의 국제적 협력을 도모하며, 국제적 표준화와 관련 활동을 촉진하는 데 있다."라고 명기하고 있다. ISO는 이러한 설립 목적 달성을 위하여 다음과 같은 업무를 수행하고 있다.

① 표준 및 관련 활동의 세계적인 조화를 촉진하기 위한 조치를 취한다.
② 국제규격을 개발·발간하며, 이 규격들이 세계적으로 사용되도록 조치를 취한다.
③ 회원 기관 및 기술위원회의 작업에 관한 정보의 교환을 주선한다.
④ 관련 문제에 관심을 갖는 다른 국제기구와 협력하고, 특히 이들이 요청하는 경우 표준화 사업에 관한 연구를 통하여 다른 국제기구와 협력한다.

현재 ISO에 회원 자격으로 참가하여 국제규격을 제정하는 세계 각국의 회원들은 대부분 각국의 표준화와 관련된 업무를 담당하고 있는 정부기관이나 협회들로 구성되어 있다. 이들의 협의를 통해 제정된 국제규격은 각국의 실정에 맞게 수정되거나 번역되어 국가표준으로 사용되고 있다.

2) ISO 규격 제정 절차

ISO 국제표준화기구의 주요 임무는 국제적인 표준규격을 제정하는 것이다. 2013년 12월 기준으로 19,977종의 국제규격이 제정되었으며, 국제규격의 적용 및 실행에 대한 책임과 권한은 각 국가에 있다. [그림 1-5]는 국제규격이 제정되는 절차를 간단히 설명하고 있다.

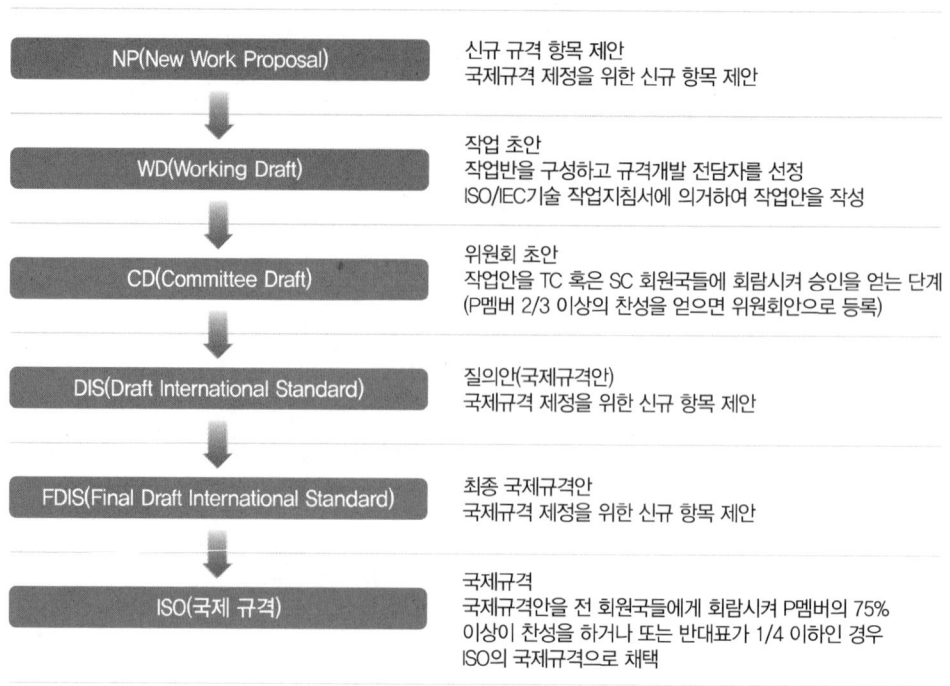

그림 1-5 ISO 국제규격 제정 절차

ISO 규격은 5년에 한 번씩 개정을 검토하도록 되어 있다. 하지만 개정 주기가 정확하게 지켜지지는 않는다. 그 이유는 이제 국제규격의 선점이 국가의 경쟁력이 되고 있으므로 개정 작업을 진행하면서 각 국가 간의 입장과 이해를 조정하는 것이 쉽지 않기 때문이다. 참고로 품질경영시스템 규격의 국제기준인 ISO 9001 규격의 경우 2008년 개정판이 발간된 이후 2015년 말에야 ISO 9001:2015년 판이 나왔는데 용어 하나, 단어 하나에도 각 국가별로 의견을 조율하는 것이 어려웠기 때문이다.

ISO 국제규격은 강제성을 가지지 않기 때문에 각 국가는 이를 국가규격으로 전환하여 적용한다. 국제규격의 제정 절차는 작업반(WG)에서 작업한 초안을 기술위원회(TC)에서 확정하고, 이를 TC 또는 SC 회원국들이 승인하는 과정을 거친다. 이 DIS(Draft International Standard)가 투표 결과 1차에 통과되지 않으면 반대안을 수렴하여 최종안을 만드는데, 이를 FDIS(Final Draft International Standard)라고 한다.

국제규격(안)은 'ISO/DIS 10013'에서 최종 승인 절차를 거치면 'ISO 10013' 식으로 정식 번호가 부여된다. 제안 및 제정되는 순서에 따라 번호를 매기며, 현재는 다섯 자리(ISO ○○○○○)까지 번호가 부여되었다.

나. 국제전기기술위원회(IEC, International Electrotechnical Commission)

국제전기기술위원회(IEC, International Electrotechnical Commission)는 전기, 전자, 통신, 원자력 등의 분야에서 각국의 규격표준을 조정하는 국제기관이다. 1906년에 설립되었고, 1947년 이후는

ISO의 한 부서로서 전기·전자 부문을 담당하고 있다. 본부는 스위스의 제네바에 있다.

IEC는 국제규격화기구 중 가장 먼저 탄생했다. 산업화·국제화가 시작되고 농산물뿐만 아니라 산업기술이 획기적으로 발전하여 모든 종류의 공산품들의 국제 거래가 활발해지면서 이들의 사용 및 관리 등에 문제가 발생하기 시작했다. 특히 전기·전자 기술이 급속히 발달하여 많은 전기·전자용품 및 기술의 국제적 거래가 활발해졌지만 국가마다 전기 규격 및 기술 등이 달라서 전기·전자 부품이나 기술을 여러 국가에 함께 적용하지 못하는 문제점이 두드러졌다. 따라서 전기·전자 제품의 품질과 안전성 향상을 도모하고, 국제적 거래를 원활히 하며 전기·전자 기술 관련 문제를 해결하기 위한 기구가 필요해졌다. 이에 1906년에 전기·전자 기술 용어 및 기호의 정리와 연관된 기술들에 관한 표준안을 공표하기 위해 '국제전기기술위원회'가 설립되었다.

IEC는 전기·전자 분야의 국제규격을 제정하는 기관이다. 현재 스위스에 본부를 두고 있는데, 모든 국제적 표준을 제정 및 관리하기 위한 국제규격화기구(ISO)가 스위스에 본부를 두고 1947년에 탄생하면서 전기·전자 관련 부서로 병합되었기 때문이다. IEC는 형식적으로는 ISO의 전기·전자 관련 부서이지만 기술적이나 재정적으로 자치권을 갖고 독립적으로 IEC 규격을 제정 및 관리하고 있다. 2015년 기준 IEC 공식 사이트(www.iec.ch)에 따르면 정회원은 60개국, 준회원은 23개국이다. 우리나라는 1963년에 공업진흥청이 가입했으며, 1996년 이후 지식경제부 기술표준원이 정회원으로 활동하고 있다.

IEC는 전기·전자 관련 제품의 절차 및 기술에 대한 국제규격을 제정하고, 특정 제품이나 시스템이 표준 요구사항을 준수하는지 확인하는 다음과 같은 적합성 평가시스템에 대한 표준화된 방법을 제공한다.

① IECEE : 가정, 사무실 등에서 사용하는 전기제품의 안전성과 성능 인증
② IECEX : 가연성 가스, 액체 등이 존재하는 폭발 위험이 있는 환경에서의 장비 인증
③ IECQ : 전자 부품 및 관련 재료와 공정에 대한 승인 및 인증

근래 식약처에서 전기·전자 제품에 적용하는 「전기·기계적 안전에 관한 공통 기준규격」은 IEC 60601-1 3.1판을 적용하여 고시하였으며, IEC 62366(의료기기 사용적합성) 및 IEC 62304(의료기기 소프트웨어) 등의 IEC 국제규격에 대해서도 더욱 관심을 가져야 할 것이다.

다. 의료기기 국제기구

1) 의료기기 국제조화기구(GHTF, Global Harmonization Task Force)

국제조화기구(GHTF)는 의료기기 규제와 산업 간의 협력을 위해 미국, 유럽, 캐나다, 일본, 오스트레일리아 등 5개국의 규제기관이 발의하여 의료기기의 안전성, 유효성, 성능 및 품질을 보장하고 기술 혁신을 조장하며, 의료기기의 국가 간 거래에 관한 규제 권한 행사에 있어서 그 차이를 줄이기 위해 회원국의 규제당국 책임자와 산업계 대표를 위한 포럼을 제공하고자 시작된 기구이다.

이 기구는 전 세계 의료기기의 90% 이상을 생산·소비하고 있는 미국, 일본, 유럽연합, 오스트레일리아, 캐나다의 이익을 위하여 각국 정부기관과 주요 단체를 주축으로 의료기기 관리제도의 국제규격화

작업을 진행하였으며, 이미 품질관리 기준 분야 등에서는 상당한 진척을 보인 바 있다.

GHTF의 결성 목적은 주요 제조·무역 국가가 협력하여 안전하고 기능이 우수한 의료기기의 국제적 거래를 손쉽게 하고, 의료기기에 대한 관리제도 시행에서 국가 간의 조화를 이루는 데 있다.

GHTF는 1992년에 미국, 일본, 캐나다, 오스트레일리아, 유럽연합의 정부 기관 및 단체가 18개월마다 모여 의료기기 관련 허가, 규격, 조건, 품질관리에 대한 국제적 조화를 협의하기 위해 구성되었다. 같은 해 가을에 유럽, 미국, 캐나다, 일본의 의료기기 규제기관과 산업체 관계자들이 프랑스 니스에 모여 국가 간의 의료기기 규제 시행에서 조화를 이루는 국제자문 협력기구 결성을 논의했다. 두 달 후 유럽연합 회의 관계자들이 이 회담의 내용을 발전시켜 구상안(Working Frame Work)을 발표했고, 1993년 1월에 GHTF를 주관하여 개회했다.

GHTF는 의료기기 규제요구사항 및 시판 전 검사 업무를 담당한 SG1, 부작용보고 및 의료기기 사후관리 분야를 담당한 SG2, GMP 품질시스템 체계를 담당한 SG3, 품질시스템 GMP심사 업무를 담당한 SG4, 의료기기의 임상시험 요건을 연구한 SG5의 5개의 Study Group이 2011년 IMDRF로 통합되기 전까지 세계 의료기기의 규제 수준과 방법 및 방향을 제시하는 수많은 가이드라인을 발표했고 이 문서들의 대부분은 지금도 공식적으로 유효하며, 그 유효본은 IMDRF 홈페이지에서 열람할 수 있다.

2) 아시아조화기구(AHWP, Asia Harmonization Working Party)

GHTF는 의료기기 규제체계를 개발하는 국가가 GHTF 창립국의 규제체계와 시행 경험으로부터 도움을 받을 수 있도록, 대륙별로 구성된 지역별 기구에 정보를 제공하고 교육 사업을 진행하였다. 이에 아시아, 아프리카, 남미 및 중동 등 전 세계 26개 회원국이 의료기기 규제 동향 등 정보 교류를 위해 1996년에 아시아조화기구 AHWP를 설립하였으며, 각국 정부의 의료기기 관련 규제기관 및 의료기기 산업계 전문가 등으로 구성한 기술위원회(Technical Committee)와 의료기기 허가(일반의료기기, 체외진단기기, 소프트웨어), 품질관리, 사후관리, 임상시험, 시험규격 등 10개의 실무그룹 활동을 통한 국제공통가이드라인을 개발하였다.

우리나라도 GHTF의 국제적 조화의 방향에 동참하고 AHWP의 활동에 참가함으로써 의료기기 관리제도의 국제화 및 의료기기 산업 진흥의 기틀을 마련하기 위하여 식약처가 2006년 10월 AHWP 총회를 서울에 유치하여 개최했으며, 2014년도 제19차 AHWP 연례회의에서 의장국으로 선출되어 2015년부터 2017년까지 의장국 역할을 수행하는 등 AHWP 회원국 내 국제규제조화 주도국으로 활동하였다.

3) 국제의료기기규제당국자포럼(IMDRF, International Medical Device Regulators Forum)

2011년 2월 GHTF를 주도하여 설립한 미국, 일본, 유럽연합, 오스트레일리아, 캐나다는 물론 WHO와 브라질, 중국의 의료기기 규제기관 대표가 모여 한시적인 GHTF를 대체할 국제의료기기규제당국자포럼(IMDRF)을 설립하기로 했고, 2011년 10월 오타와에서 IMDRF가 공식적으로 출범했다. 한국 식약처도 IMDRF의 10번째 정식 회원국으로 2017년 12월에 가입하였으며, 현재 한국을 비롯한 미국, 유럽,

캐나다, 일본, 호주, 중국, 브라질, 러시아, 싱가포르, 영국의 11개 회원국으로 구성되어 세계 의료기기 시장의 80%를 점유하고 있다. 임시기구 성격이었던 GHTF 홈페이지는 상설기구인 IMDRF 홈페이지로 통합되었다.

IMDRF는 다음과 같은 목적을 달성하기 위해 [그림 1-6]과 같이 각 회원국 정부대표 운영위원회(Management Committee)와 행정업무를 총괄하는 사무국 및 협력기관과 운영위원회의 결정으로 구성되는 실무그룹(Working Group)으로 조직을 구성하고 있다.

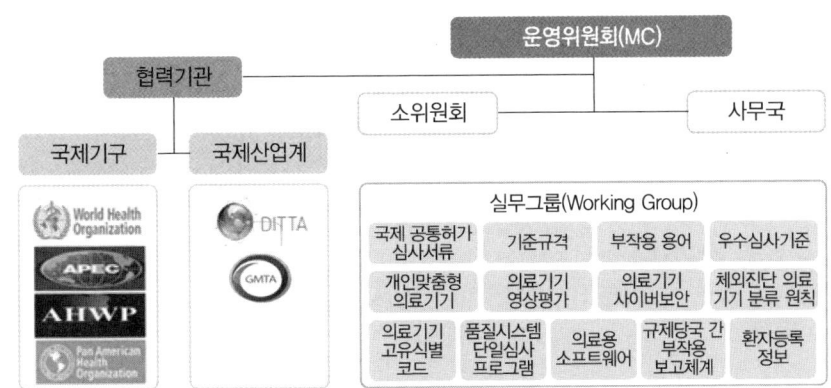

* 출처 : 식품의약품안전처 의료기기정보포털(https://udiportal.mfds.go.kr/brd/view/P05-02?ntceSn=2)

│그림 1-6│ IMDRF 조직도

① 국제 의료기기 규제 단일화의 가속화
② 의료기기 사용자를 위한 혁신적이고 안정적인 효율적 규제 지원
③ 규제당국자 간 규제와 정책의 공통 관심 정보 공유
④ 국가별 규제 공통점을 부각시키고 불필요한 규제의 철폐 노력
⑤ 개선되고 혁신적인 최신 기술의 통합 촉진
⑥ 규제당국자 간 과학적 정보 공유와 협력 촉진
⑦ 관련 단체와의 교류 및 협력사업 지속 발굴 및 추진

IMDRF는 회원국이 1년 주기로 의장국을 순환하여 담당하며, 의장국에서 연 2회(상·하반기) 정기총회를 개최한다.

IMDRF는 현재 다음 〈표 1-15〉와 같은 13개의 실무그룹이 활동하고 있으며 각 실무그룹에서 가이드라인을 지속적으로 제정하여 의료기기의 국제적인 규제 조화 활동이 활발히 진행되고 있다.

<표 1-15> IMDRF 실무그룹 현황

연번	실무그룹명(주도국가)	주요 활동 내용
1	부작용 용어(미국, 유럽연합, 영국) (AET, Adverse Event Terminology)	의료기기 부작용과 관련된 정보를 코드화하는 데 사용되는 용어와 시스템을 개선하고 조화
2	인공지능/머신러닝 지원(영국, 미국) (Artificial Intelligence/ Machine Learning-enabled)	인공 지능/머신 러닝(AI/ML) 기반 의료 기기는 공중 보건을 발전시킬 때 고유한 기회와 규제 고려 사항을 제공
3	우수심사기준(미국, 싱가포르) (GRRP, Good Regulatory Review Practices)	규제 기관 및/또는 적합성 평가 기관을 위한 우수한 규제 검토 관행을 수립하는 지침을 개발
4	개인맞춤형 의료기기(호주) (PMD, Personalized Medical Devices)	개별 환자를 대상으로 하는 의료기기의 규제를 고려하기 위한 정의 및 규제 절차 가이드라인 개발
5	품질관리시스템(미국, 유럽) (Quality Management Systems)	제품 및 서비스를 제어하는 문서 및 ISO13485 및 ISO14971을 지원하는 여러 문서의 업데이트
6	국제 공통허가 심사서류(미국, 캐나다) (RPS, Regulated Product Submission)	허가를 받기 위해 규제 당국에 제출하는 서류의 공통적인 Template(전자양식 포함) 마련을 위한 가이드라인 개발
7	의료용 소프트웨어(캐나다, 미국) (SaMD, Software as a Medical Devices)	이전에 발행된 문서를 검토하고 필요에 따라 개선하여 지속적인 일관성, 예측 가능성, 투명성 및 SaMD에 대한 시판 전 기술 문서 평가 기준의 품질을 보장

4.2 의료기기 GMP 제도와 국제표준 동향

가. GMP 제도의 발전 동향

GMP 제도는 1961년 미국에서 의약품 제조공정에서 발생할 수 있는 인위적인 착오를 없애고 오염을 최소화하여 안정성이 높은 고품질 의약품을 제조·공급하기 위해 시작된 제도이다.

1950년대 미국에서는 부적합한 의약품으로 인한 의료사고가 빈번하게 발생하면서 소비자보호운동이 활발하게 전개되었다. 이러한 사고에 따라 1958년에 미국제약공업협회(PMA)가 부적합한 의약품으로 인한 피해를 줄이는 자구책의 일환으로 품질보증위원회(Q.A. Committee)를 구성하고 1961년에 GMP 기준을 제정했다. 그 기본 내용은 부적합 제품이 생길 소지를 원천적으로 없애려면 관리체계를 어떻게 구축해야 하느냐는 것이었다.

1962년 미국 연방 식품·의약품·화장품법(21 USC 351-Section 501)이 "GMP에 적합하지 않은 시설에서 또는 적합하지 않은 방법으로 제조된 의약품이나 의료기기는 불량품(to be adulterated)으로 본다."라고 명문화함에 따라, GMP 기준이 규정한 절차를 지키지 않은 제품은 시험해볼 필요도 없이 불량품이라고 단정하기 시작했다.

WHO도 미국에서 시작된 GMP 제도가 의약품 제조공정에서 발생할 수 있는 인위적인 착오를 없애고 오염을 최소화하여 안정성이 높은 고품질 의약품을 제조하는 데 효과적인 제도임을 인정했고, 1963년에는 GMP 제도를 전 세계적으로 실시할 것을 결의했다. 1968년에는 WHO의 GMP 국제규격이 제정되었다.

WHO는 가맹국들에 이 제도를 채택하라고 권고했다. 이에 따라 각 국가별로 적용이 확대되었으며, 이후 의약품과 같이 인체에 직접적으로 위해를 일으킬 수 있는 의료기기 산업까지 적용 범위가 확대되었다.

미국 정부는 1972년에 이르러 "GMP에 따르지 않은 의약품 및 의료기기는 미국 내에 수입, 판매할 수 없다."라며 외국 제조소에 대해서도 규제하기 시작했다. 이에 따라 각 국가들이 GMP 제도를 자국의 산업을 보호하는 경향으로도 변화시키고 있다. 즉, 미국 등 선진국들은 이미 20여 년 전부터 자국 의료기기의 품질 경쟁력을 강화하는 동시에, 의료기기 산업에 대한 지원과 부적합 의료기기에 대한 규제를 강화하고 있다. 이와 더불어 각 국가 간에 각종 MRA, FTA 등의 협상이 추진 및 체결되는 국제무역 환경에서 자국의 산업과 시장을 우선시하는 보호무역주의가 부활함에 따라 의료기기 GMP 등의 관리제도도 이러한 국제적 흐름에 따라 보수적으로 강화되고 있다.

나. 의료기기 관리제도의 동향

1) 국가별·지역별 관리제도 동향

의료기기 관리제도는 크게 미국 식품의약국(FDA)이 사전 허가 및 사후 관리를 직접 규제하는 미국 FDA 제도와 유럽 의회의 MDR(Medical Device Regulation)에 명시된 요구사항을 충족하는 기관 중 유럽연합 회원국이 지정한 제3자 적합성평가를 수행하는 정부 외 기관인 NB(Notified Body, 공인기관)가 의료기기의 사전허가 및 품질시스템 인증을 수행하는 CE 마킹 제도로 구분된다.

또한 한국이나 일본처럼 미국 FDA와 같이 한국 식약처나 일본 노동후생성 등 국가 규제기관이 직접적으로 관리하는 방식과 유럽의 CE 마킹 제도의 NB 역할을 하는 한국의 품질관리심사기관, 일본의 의약품의료기기종합기관(PMDA, Pharmaceuticals and Medical Devices Agency)과 같은 제3자 등록인증기관의 위탁 방식을 혼합하여 관리하는 제도가 있다. 이처럼 국가 및 지역별로 의료기기 관리제도가 다르기 때문에 의료기기에 대한 정의와 등급분류체계, 판매허가 방식, 사후관리는 물론 품질보증을 위한 시스템 인증제도도 각 국가별·지역별로 다르며, 이는 국제 거래가 활발해지는 글로벌 시장에서 많은 장애요소가 되고 있다. 이에 앞서 설명한 바와 같이 의료기기를 관리·감독하는 정부기관이 주축이 된 국제기구(GHTF & IMDRF)를 설립하여 GMP를 비롯한 의료기기 관리제도에 대한 국제 정합화 활동을 지속적으로 추진하고 있다.

반면, 유럽은 2010년 영국 드퓨이(Depuy)사의 인공엉덩이관절 제품 부적합에 따른 연조직 괴사 사건, 2011년 프랑스 의료기기 업체 '폴리 임플란트 프로테즈(PIP)'의 여성 유방 확대용 실리콘에 사용된 공업용 실리콘 젤 파문 등의 대형 스캔들을 겪으면서 의료기기 관리제도가 문제로 떠올랐다. 이에 CE 마킹 및 품질시스템을 인증하는 NB 기관을 대폭 정비하고 법적 규제를 강화하고 있다. 즉 유럽의 의료기기 법령으로 적용되어 온 규정들이 지침이 아닌 법규적 성격을 갖도록 대폭 개정된 MDR(Medical Device Regulation)과 IVDR(In Vitro Diagnostic Medical Devices Regulation) 최종(안)이 2017년 5월 유럽의회에서 통과되었다. 이 개정법의 적용 유예기간은 일반 의료기기(MDR)의 경우 3년, 체외진단용 의료기기(IVDR)의 경우 5년이다. 최근 유럽 집행위원회(EC)는 올해 1월 6일 MDR 및 IVDR 규정의 안전 및 성능 요구사항을 원활하게 적용할 수 있도록 전환기간 조건부 연장안을 제안했고, EU 의회는 2월 16일 MDR 시행 조건부 연장에 압도적인 표결(찬성 537명, 반대 3명, 기권 24명)로 제안을 채택했다. 핵심적인 내용은 아래와 같다.

첫째, 전환기간 연장안이 모든 의료기기에 적용되는 것이 아니며 일부 고위험 의료기기에 대해서는 2027년 12월 31일까지, 중위험 및 저위험 의료기기는 2028년 12월 31일까지이다.

둘째, MDR 및 IVDR 규정에 명시된 기존 제품에 대한 '판매기한(sell-off)' 조항이 삭제된다.

또한 ISO 14971 국제규격에 따른 의료기기 위험 관리 활동에 대한 요구 사항보다 한층 강화된 위험 관리를 요구하는 EN ISO 14971:2019 유럽 조화규격을 발행하여 CE 마킹을 위한 TD(Technical Document) 심사는 물론 ISO 13485 품질시스템 심사 시에 적극 반영하여 위험 관리를 기반으로 하는 품질경영시스템 수립 및 유지를 요구하고 있고, 시판 후 감시(PMS, Post Market Surveillance) 활동은 물론 시판 후 임상 후속 연구(PMCF, Post Market Clinical Follow-Up study)까지 요구하고 있어 MDR 적용 시 CE 인증 및 관리가 더욱 어려워질 것으로 예상된다. 이처럼 기술 발전과 더불어 규모가 커지고 있는 의료기기 시장에서 사회적 책임보다 기업의 이윤만을 추구하는 업자의 증가로 다양한 위험성이 출현함에 따라 의료기기 관리제도는 더욱 규제가 강화되는 방향으로 변화하고 있다.

2) 의료기기 단일심사 프로그램(MDSAP, Medical Device Single Audit Program)

국제적인 의료기기 관리제도의 변화 중 눈여겨봐야 할 새로운 동향 중 하나는 단일심사프로그램(MDSAP) 시행이다.

MDSAP는 의료기기 관리제도의 국제적 조화를 위해 설립한 GHTF의 후속기구인 IMDRF가 의료기기 제조업체에 대한 품질심사를 국제적 차원에서 단일하게 수행함으로써 규제 중복을 줄이고, 의료기기의 안전 및 규제의 신뢰성을 확보하자는 목적으로 2012년 IMDRF 싱가포르 창립회의 때 제안한 제도이다.

MDSAP는 [그림 1-7]과 같이 2014년 1월부터 IMDRF 회원국 중 미국 식품의약국(FDA), 캐나다 보건부(Health Canada), 호주 의약품관리청(TGA), 브라질 보건관리국(ANVISA)과 참관국 자격으로 뒤늦게 합류한 일본의 후생노동성(MHLW) 및 의약품의료기기종합기구(PMDA)까지 5개 국가의 규제당국이 참여하고 있고, 15개의 품질관리심사기관(BSI Group America, DEKRA Certifixation, DNV MEDCERT GmbH, DNV Product Assurance, DQS Medizinprodukte GmbH, G-MED, IMQ S.p.A, Intertek Testing Services NA Inc., National Standards Authority of lraland, NCC Certificacoes do Brasil Ltda., SGS United Kingdom Ltd., TUV USA, Inc., TUV Rheinland of North America, Inc., TUV SUD America Inc., UL LLC, UL Solutions medical requlatory. services)이 제3자 심사기관으로 참여하고 있다. MDSAP 감시 기관(AO)은 전체 원격 및 부분원격 감사를 감사 일정에 도입하였고, AO가 최대 6개월 전에 감사를 계획하고 전환기간을 허용한다는 점을 고려하여 이 감사 파일럿 프로그램 연장은 2025년 3월 31일로 설정되었다.

Recent Updates

- Extension of Remote and Hybrid Auditing Pilot - MDSAP AU P0036 (New: August 1, 2024)
- Limited Extension of Temporary Extraordinary Measures related to MDSAP (New: February 24, 2023)
- MDSAP P0003.004: MDSAP Roles and Responsibilities (New: January 6, 2023)
- MDSAP F0003.2.001 MDSAP Membership Application Form (New: January 6, 2023)
- Additional Extension of Temporary Extraordinary Measures for Remote Auditing (New: September 30, 2022)
- Temporary Halt on Acceptance of Auditing Organization Applications (New: February 7, 2022)
- Further Extension of Temporary Extraordinary Measures for Remote Auditing (New: June 29, 2022)
- Extension of Remote Auditing (Transmittal: January 20, 2022)
- COVID-19 Remote Audits (New: December 31, 2020)
- ANVISA Resolutions (New: December 18, 2019)

┃그림 1-7┃ MDSAP 추진상황

MDSAP는 참여한 회원국 간에 GMP제도를 상호 인정하여 규제 중복을 줄이고 안전성을 강화하는 프로그램으로, MDSAP 인증을 받은 의료기기 제조업체는 미국, 오스트레일리아, 브라질, 캐나다 및 일본 5개국에 한해 GMP 심사를 전면 또는 일부 면제받을 수 있다. 이와 같은 단일 심사로 참여 국가의 규제 요구사항을 한 번에 준수할 수 있어 시간과 비용을 절약할 수 있다는 장점이 있다.

MDSAP는 각국 규제당국이 의료기기 제조업체들의 품질경영시스템을 감시·감독하게 하는 동시에 규제로 인한 업계의 부담을 최소화할 수 있도록 한다. 이로 인해 각국 규제 당국이 업무를 공유함으로써 상대 기관의 자주권을 존중하면서 규제 관련 자료를 더 효율적이고 유연하게 활용하고 상호 인정할 수 있다. 뿐만 아니라 이 프로그램은 적절한 경우 각국의 기존 평가 체계를 이용하도록 한다.

MDSAP는 3년 주기로 심사를 실시한다. 1차 심사는 품질경영시스템에 대해 1·2단계로 나눠 실시하며, 이후 1년마다 부분적인 모니터링 심사를 실시한다. 갱신을 위한 전체적인 심사는 3년 후에 실시한다. 심사 결과에 대한 평가 방법도 품질시스템에 대해 간접적인 QMS 조항(4.1~6.3항)은 최초 부적합 시 1점, 동일 조항에 대한 재발 시 2점으로 하고, 품질시스템에 직접적인 영향을 미치는 QMS 조항(6.4~8.5항)은 최초 3점, 동일 조항 재발 시 4점으로 가중치를 부여한다. 요구사항에 대한 프로세스 또는 절차가 없는 경우와 QMS 관리를 벗어난 부적합 제품 출고 시 각 1점을 추가하여 MDSAP 부적합 매트릭스에 따라 평가하는 독특한 방식으로 진행된다.

앞서 설명한 바와 같이 전 세계적으로 국가 및 지역마다 GMP 제도와 이의 실현을 위한 품질관리 기준이 다양하기 때문에 의료기기 제조업체는 거의 동일한 품질관리 심사임에도 불구하고 각국의 기준에 따라 여러 번 심사를 받아야 한다. 이는 제조업체뿐만 아니라 각국 규제기관의 인력, 시간, 비용 등의 자원 낭비로 이어지는 측면이 크다. 따라서 각국의 품질관리기준에 있어서 국제조화의 필요성이 제기되어 왔다.

MDSAP는 '단일심사프로그램'이라는 이름에 걸맞게 의료기기 제조업체에 대해 효과적이고 지속 가능한 심사를 실시하고자 각국 심사기관들이 인적자원 등을 공유해 운영할 수 있는 심사 프로그램이라고 볼 수 있다. 그러나 품질경영시스템의 특성상 각국 규정들이 일치하지 않고, 각 심사원들의 관점 및 경험의 차이로 인해 심사 기준이 불명확하며, MDSAP의 기대처럼 다른 품질경영시스템 심사를 대체할 수 있는지에 대한 우려가 제기되는 것이 사실이다.

반면, 캐나다의 경우 2019년부터 GMP 심사를 MDSAP로 의무적으로 적용하여 가장 적극적으로 도입하고 있으며, 이에 참여하는 국가 및 업체가 지속적으로 증가하고 있다.

한국 식약처에서도 국내 수출기업의 경쟁력 강화를 위해 MDSAP 프로그램에 가입하고자 노력을 경주하여 IMDRF 회원국으로 가입한 지 2년여 만인 2019년 10월 22일 MDSAP의 첫 번째 협력회원국이 되었다. 협력회원국은 정식 참여를 위한 준비 단계로 MDSAP 운영 현황, 심사 결과 등의 정보를 공유받을 수 있으며, 정식 회원으로 가입할 수 있는 가능성이 높아졌다고 볼 수 있다. MDSAP의 정식 회원이 되면 회원국 간 의료기기 GMP 평가 결과가 상호 인정되어 GMP 심사 비용 및 시간 절감, 국제 수준의 의료기기 품질관리 등 국내 의료기기 수출 활성화에 크게 도움이 될 것으로 보인다. 식약처는 이를 위해 국제기준과 조화될 수 있도록 GMP 심사 제도를 개선하고, MDSAP에서 발간한 130여 개 심사 가이드라인의 한국어판 발간, MDSAP 규제 당국자 초청 세미나를 개최하는 등 국내 제조업체가 MDSAP 도입에 준비할 수 있도록 적극 지원하고 있다.

다. 의료기기 관련 국제규격 동향

의료기기 관리체계 강화에 따라 국제규격 또한 위험 관리를 중시하는 방향으로 개정되고 있으며, 글로벌 거래에 대한 국가별 규제의 한계에 대한 대책으로 의료기기 관리제도를 국제적으로 표준화·정합화하는 방향으로 발전하고 있다.

그 일환으로 ISO TC 210에서 미국 FDA의 주도로 ISO 9001:2015 개정과 별개로 각 국가별 규제 요구사항의 준수를 강화하고, 미국 FDA의 GMP 기준인 품질시스템 규정(QSR, Quality System Regulation)과 정합화를 시도한 ISO 13485:2016 국제규격 3판이 2016년 3월 1일 자로 발행되었다.

ISO 13485:2016 국제규격은 2020년 7월 1일 부터 국내 GMP 기준으로 전면 적용되었으며 종전의 GMP 기준인 ISO 13485:2003 국제규격과 비교하여 추가되거나 변경된 내용이 많다. 특히 품질경영시스템 전반에 걸쳐 위험기반접근방법의 적용을 강조하고 있고, IEC 60601-1 및 IEC 60601-1-6 규격에 따라 전기·전자 의료기기에 요구되었던 사용적합성(Usability) 요구사항이 설계입력 및 설계변경 시 적용할 요구사항으로 추가되어 의료용품 및 체외진단의료기기도 사용적합성 공학 파일을 구비하여야 한다. 다만, 국내 GMP 심사 시 사용적합성 요구사항은 제5장 의료기기 사용적합성에서 설명하는 바와 같이 의료기기의 등급별로 적용시기를 별도로 하여 국내 의료기기 제조업체가 적용을 위한 준비를 하도록 적용유예기간을 두었으나, 2022년 7월을 기점으로 전면 도입되었다.

한편 ISO 13485:2016 규격에서 강조하고 있는 의료기기의 위험 관리 적용을 위한 ISO 14971 국제규격이 2019년 판으로 개정되었으며, 이의 적용을 위한 기술문서로 ISO TR 24971도 발행되었다. 세부적인 개정내용은 제3장 위험 관리를 참조한다. 그 밖에 ISO 13485:2016 규격에서 추가로 적용을 요구하고 있는 의료기기의 사용적합성에 관한 IEC 62366 규격은 2007년도에 1판이 발행된 후 2014년에 개정증보판 IEC 62366 AMD1:2014판이 발행되었다. 곧이어 2015년도에 IEC 62336-1:2015판으로 대체되었고, 2016년도에 사용적합성 적용 가이드라인인 IEC TR 62366-2:2016 규격이 발행되었다. IEC 62366-1 규격은 2020년 6월 17일 개정증보판인 AMD1:2020판이 발행되어 의료기기의 사용적합성 적용이 국제적인 관심으로 국제규격이 빠른 속도로 제·개정되고 있다. 사용적합성에 관련된 국제규격의 제·개정 동향 및 그 내용은 제5장 의료기기 사용적합성을 참조한다.

그 밖에 의료기기의 품질시스템에서 사용하는 소프트웨어의 밸리데이션 적용을 위한 ISO TR 80002-1 규격이 2009년 발행된 이후 2014년에 ISO TR 80002-3 규격이 발행되었으며, 2017년도에 ISO TR 80002-2 규격이 발행되어서 ISO 13485:2016의 4.1.6, 7.5.6 및 7.6항의 소프트웨어 밸리데이션 요구사항을 이해하고 이를 적용하는 국제규격이 완성되었다.

현재에도 이러한 국제규격은 지속적으로 제·개정이 발생하고 있으며, 이는 새로운 요구사항에 대한 길라잡이로 활용이 가능하지만 반대로 규제적 요구사항이 되어 시장 진출을 저해하는 요소가 될 수 있으므로 국제규격의 제·개정 동향도 의료기기업체가 주시해야 할 사항 중의 하나이다.

5 ISO 13485 규격의 제정과 개정 동향

5.1 ISO 13485 규격의 이해

1996년에 처음 제정된 ISO 13485 국제규격은 의료기기 산업의 품질경영시스템의 수립 및 유지를 위한 표준이다. 이 규격은 의료기기 관련 고객의 요구사항과 유럽연합, 캐나다 및 전 세계 주요 국가의 요구사항을 충족시키기 위한 의료기기의 품질경영시스템에 대한 요구사항을 담고 있다.

ISO 13485는 ISO 9001과 범주 및 목적이 유사하나 추가적으로 의료기기에 대한 특별 요구사항을 포함하고 있으며, 일부 ISO 9001 항목을 포함하고 있지 않다. 이에 따라 대부분의 경우 ISO 9001 인증이 ISO 13485 인증을 대체할 수 없다.

즉, ISO 13485는 앞에서 설명한 것처럼 ISO/TC 210에서 개발한 의료기기산업에 적용하기 위한 품질경영시스템의 요구사항에 대한 국제규격으로, 고객 및 법규 요구사항에 부합하는 의료기기를 지속적으로 생산·제공하는 능력을 입증하기 위해 의료기기 산업에 특화된 품질시스템 인증기준이다.

가. 제정 배경 및 개요

ISO 13485 규격은 ISO/TC 210에서 세계적으로 확산되고 있는 ISO 9001 품질경영 시스템 규격을 의료기기 업체에 적용하는 데 있어서 '의료기기는 인체의 생명 및 건강 유지에 직접 관련되기 때문에 별도의 품질경영시스템 규격이 필요하다'는 국제적 공통 인식하에 국제규격으로 발행되었다. 유럽연합, 일본, 캐나다 등의 선진국은 이 국제규격을 자국의 의료기기 GMP 시스템의 요구사항으로 의무화하고 있으며, 관련 법령을 개정하는 등 선택적 국제규격을 의무 적용 국가규격으로 활용하는 국가가 확대되고 있다. 우리나라도 2003년에 「의료기기법」을 제정하면서 ISO 13485 국제규격을 2007년 5월 31일부터 의무적으로 적용하게 된 GMP 심사의 기준으로 인용하여 적용하고 있다.

이 규격은 1996년 제1판으로서 ISO 13485(Quality system-Medical devices-Particular requirements for the application of ISO 9001)라는 표준 명칭으로 제정되었으며, ISO 9001 품질경영시스템 국제규격이 2000년에 ISO 9001:2000으로 개정됨에 따라 이 표준과의 조화를 위해 2003년에 ISO 13485:2003(Quality management system-Requirements for regulatory purposes)으로 개정되었다. 이후 2008년에 ISO 9001 규격의 약간의 용어가 변경되는 개정에 따라 ISO 13485:2003/Cor.1:2009가 발표되었으나, 대부분의 국가가 커다란 변경 없이 2003년판을 그대로 적용하고 있다.

한편 ISO 9001 규격이 2015년에 전면 개정됨에 따라 의료기기 제품의 전 수명 주기(life cycle)에 걸쳐 관련되는 모든 이해관계자, 예를 들어 제조업체는 물론 서비스 제공자(외주 프로세스), 권한이 부여된 대표자, 수입업체 및 유통업체와 같은 조직까지 적용범위를 확대하고, 품질경영시스템 수립 및 제품 실현 등 요구사항 전반에 걸쳐 위험 관리를 기반으로 하는 요구사항을 강화 및 추가하는 내용으로 개정한 ISO 13485:2016 규격이 2016년 3월 1일 자로 발행되었다.

이제 ISO 13485:2016 규격은 유럽의 품질시스템 요구사항은 물론 미국 FDA의 QSR(21 CFR PART 820) 요구사항을 포함하여 의료기기 산업에 공통적으로 적용할 수 있는 단일 국제규격으로 강화되어 IMDRF에서 추진하고 있는 MDSAP의 심사기준으로 적용하게 되어 유럽은 물론 캐나다를 비롯한 미주지역까지 공통으로 적용하게 되었다.

반면 이 규격의 근간이 되었던 ISO 9001 국제규격과는 구조 및 내용이 달라져서 ISO 13485:2016과 ISO 9001:2015 표준에 따른 품질경영시스템을 같이 보유한 기업에는 또 다른 어려움이 발생할 수 있다.

ISO 13485:2016은 10개 조항이 있는 ISO 9001:2015의 'High Level Structure'가 아닌 과거의 8개 조항 구조를 그대로 유지하고 있다. 이로 인해 두 표준은 요구사항의 구조 및 개수가 더 이상 일치하지 않는 문제가 있다. ISO 9001:2015와 ISO 13485:2016의 요구사항은 특히 품질경영시스템의 관리 및 개선에 대한 요구사항이 이전 버전과 상이하다. 이에 따라 두 개의 표준에 기반을 두어 품질경영시스템을 유지하는 것은 더욱 광범위하고 복잡하며 어려워질 수 있다. 그러나 ISO 13485:2016에는 ISO 9001:2015의 조항 배치와 상호 참조가 가능하도록 '부록 B'를 추가하여 두 가지 규정 모두를 준수하고자 하는 업체들이 참조하도록 조치했다.

나. 규격의 구성

ISO 13485 국제규격은 의료기기 산업에 특화된 품질경영시스템에 대한 요구사항으로 의료기기 관련 이해관계자 및 기업에만 적용할 수 있는 품질시스템 규격이다. 이 규격은 의료기기의 설계, 개발, 생산, 설치 및 부가 서비스와 관련된 품질시스템에 대한 요구사항을 정의하고 있다. 이 규격에 따라 의료기기 제조업체는 물론 의료기기 산업과 관련된 이해관계자가 품질시스템을 수립하고 이를 평가하는 데 사용할 수 있도록 구성되어 있다.

주요 내용은 0. 서론, 1. 적용범위, 2. 참조규격, 3. 용어 및 정의를 포함하여 다음 [그림 1-8]과 같은 5개의 품질경영시스템 관련 요구사항으로 구성되어 있다.

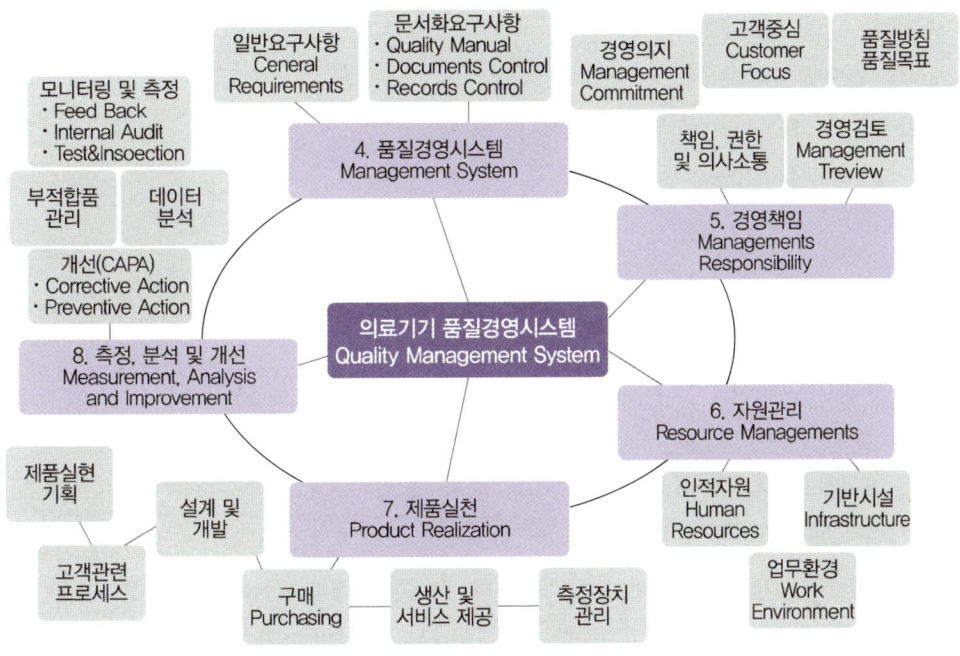

│ 그림 1-8 │ ISO 13485 품질경영시스템의 주요 요구사항

5.2 ISO 13485 규격의 최신 개정 동향

우리나라의 GMP 기준으로 인용되고 있는 ISO 13485 국제규격은 2003년 개정 이후 적용된 새로운 유럽연합의 요구사항과 미국 FDA의 QSR 등 기타 법적 요구사항을 반영, 전 세계 전문가들이 심도 있게 논의하고 개발하여 2015년 2월에 ISO/DIS 13485를 발행했고, 2015년 10월 ISO/FDIS 13485가 발행되어 ISO 총회의 인준을 통해 2016년 3월 1일 ISO 13485 국제규격의 세 번째 개정판이 발간되었다. 이번 개정판은 지난 12년간의 기술 발전과 국제 규제 변동 사항을 반영하여 의료기기 관련 기업들은 변화되고 강화된 새로운 규제를 적용해야 하는 과제를 안게 되었다.

ISO 13485:2016 개정판의 가장 중요한 변화는 의료기기 산업의 모든 이해관계자가 법적 요구사항에 적합할 수 있도록 구성되었으며, 의료기기 제품의 전 수명주기 동안 적용하도록 적용 범위가 확대되었고, 제품 실현뿐 아니라 품질경영시스템의 모든 측면에서 위험 관리를 기반으로 하는 접근 방법(Risk-based Approach)을 적용하여 안전성 및 성능과 관련된 제품 요구사항을 중요하게 강조했다는 점이다. 이를 위해 안전성 및 성능에 대한 고객 및 적용되는 규제 요구사항을 충족시킬 필요성을 강조했다.

2003년판과 2016년판 사이의 주요 변경 내용은 다음과 같다.
① 국제화된 '규제 요구사항'에 중점
② 품질시스템 전반에 걸친 '위험 기반 접근 방법'
③ '설계 검증 및 유효성 확인 활동'에 대한 명확한 요구
④ '협력업체 관리' 프로세스의 개선
⑤ 개선된 '피드백 프로세스'
⑥ '소프트웨어 유효성 확인'에 관한 명확한 요구사항
⑦ '식별 및 추적성'이 강화된 요구사항

가. 주요 변경 내용

ISO 13485:2016 개정판은 특히 다음 항목에 대하여 추가되거나 변화된 요구사항을 포함하고 있다.

1) 규제 요구사항(Regulatory Requirements)

이 규격을 적용하고자 하는 조직은 품질경영시스템에 중점을 둔 규제 요구사항과 관련된 의무사항을 준수할 것을 요구하고 있다. '규제 요구사항'이라는 용어가 법령, 규정, 조례 또는 지침을 포함하고, '적용되는 규제 요구사항'이라는 용어의 적용 범위는 품질경영시스템과 의료기기의 안전성이나 성능에 대한 요구사항으로 제한됨을 명확히 했으며, 해당 요구사항에 대한 설명과 관련하여 규제 요구사항을 준수할 것과 조직이 위험을 관리하기 위한 요구사항이 필요하다는 두 가지 추가 기준을 반영했다. 이에 대한 주요 내용은 다음과 같다.
① 고객의 안전과 성능을 위한 규제 요구사항에 적합한 조직 강조
② 제조자의 활동에 있어 규제 요구사항에 대한 영향 평가를 요구
③ 적용되는 규제 요구사항에 대한 규제 기관과의 의사소통
④ 제품 설계 변경 시 '적용되는 규제 요구사항'의 영향을 평가

2) 위험 기반 접근 방법(Risk-based approaches)

개정된 제3판은 제품실현 단계뿐만 아니라 경영시스템 전반에 걸쳐 위험 기반 접근법(risk-based approaches)의 적용을 요구하고 있다. 이러한 위험 관리에 대한 강화는 그간 발생한 의료기기 스캔들에 대한 조치로, 의료기기의 안전 및 성능, 규제 요구사항의 충족으로 안전성을 강조하는 의미에서 고려되었다고 보인다. 이에 대한 주요 내용은 다음과 같다.

① 제품 실현 활동 전반에 걸친 위험 관리에 대한 1개 이상의 프로세스를 문서화한다.
② 설계 변경의 결과물은 위험 관리를 통한 검토를 수행해야 한다.
③ 고객 불만 등 피드백 프로세스 데이터에 대한 위험 관리의 평가가 문서화되어야 한다.

3) 설계관리(Design Control)

의료기기 개발 및 설계 단계에서의 사용적합성(Usability) 고려, 규격의 적용, 설계 검증(Verification) 및 유효성 확인(Validation) 계획, 설계 이관(Transfer) 및 설계 이력파일(Design History File)에 대한 요구사항을 다음과 같이 강화하였다.

① 설계 및 개발의 기획·검토는 설계 프로세스 전반에서 문서화한다.
② 설계 입력 및 설계변경 시 사용적합성(Usability)을 추가로 고려하여야 한다.
③ 설계 및 개발의 출력은 관련 설계 입력과 관련하여 추적 가능해야 한다.
④ 설계 및 개발 프로세스의 자원들은 참여 인원의 적합성을 포함하여 문서화한다.
⑤ 설계 검증, 설계 유효성 확인 강조 및 설계 이관 요구사항을 추가한다.

4) 유효성 확인(Validation) 활동

적절한 기반시설 유지 및 관리를 강조하고, 특히 멸균 의료기기 생산에 적합한 기반시설과 멸균상태 유지를 위한 멸균보호시스템(Sterile Barrier System)의 유효성 확인에 대한 요구사항이 추가되었다. 그리고 규격 전체에 걸쳐, 각 소프트웨어 응용프로그램(품질경영시스템 소프트웨어, 공정관리 소프트웨어, 감시 및 측정 관련 소프트웨어)에 대한 소프트웨어 유효성 확인 요구사항을 일체화하여 동일한 검증 요건을 적용했다. 이에 대한 주요 내용은 다음과 같다.

① 유효성 확인에 사용되는 허용 기준, 통계적 기법 및 샘플 사이즈를 반드시 문서화한다.
② 해당하는 경우, 다른 의료기기와 제품의 호환성 확보는 유효성 확인 동안 완료되어야 한다.
③ 소프트웨어의 경우 해당 제품에 미치는 프로세스의 잠재적 위험에 따라 유효성 확인의 범위와 활동이 수행되어야 한다.
④ 유효성 확인 결과, 결론 및 추가 활동은 반드시 문서화해야 한다.

5) 협력업체 관리(Supplier Control) 프로세스

품질경영시스템 관련 서비스를 포함하여 의료기기 관련 조직에 제품을 제공하는 공급자들이나 외부 관계자들에게도 이 국제규격의 요구사항이 자발적이든 계약의 결과이든 간에 적용될 수 있음을 명시하고 있다. 특히 외주 처리한 프로세스의 모니터링, 유지 및 관리에 대한 책임을 다음과 같은 사항을 추가하여 분명히 하고 있다.

① 조직과 협력업체 간에 문서화한 서면합의서를 비치하여 주요 변경에 대한 통보 사항을 포함할 것
② 구매 제품의 위험을 기초로 하여 적절한 구매 제품 검증은 협력업체의 평가를 기반으로 할 것
③ 구매 제품 변경 시 제품 실현과 의료기기의 영향성을 평가할 것

6) 피드백 프로세스

생산 및 생산 후 활동으로부터 피드백 정보를 수집해야 하며, 피드백 정보 중 고객 불만 처리와 법적 규제사항에 따른 규제당국 보고에 대한 요구사항을 분리 및 추가하여 시판 후 조사를 강화하는 데 역점을 두었다. 이에 대한 주요 내용은 다음과 같다.

① 피드백을 수집하는 방법의 문서화
② 피드백을 뒷받침하는 데이터는 생산 및 생산 후 활동을 포함
③ 피드백은 위험 관리, 제품 실현 및 개발 프로세스의 입력 사항으로 적용
④ 세분화되고 특화된 고객 불만 처리의 요구사항
⑤ 적용되는 규제 요구사항에 따라 부작용 등 피드백 정보를 규제당국에 보고하는 절차를 문서화하고, 보고한 기록을 유지할 것

7) 식별 및 추적성

식별과 추적을 위해 적용되는 규제 요구사항에 해당하는 경우의 고유기기식별표시(UDI, Unique Device Identification)를 부여하고, 제품 식별에 관한 절차, 생산 중 제품 상태의 문서화에 관한 새로운 요구사항들이 추가되었다.

① 제품의 상태는 제품 실현 프로세스 전반에 식별되도록 한다.
② UDI를 부여하는 시스템을 문서화한다.
③ 이식용 의료기기의 추적성 기록을 포함한 특별 요구사항을 추가한다.

8) 시정 및 예방조치

시정조치와 예방조치를 계획하고 이를 문서화하도록 했다. 또한 문제가 발생할 경우 지체 없이 취하는 시정조치의 중요성을 다음과 같은 요구사항을 추가하여 강조했다.

① 시정조치와 예방조치가 부정적 영향이 없음을 검증해야 한다.
② 시정조치는 지체 없이 취해야 한다.

나. 기타 변경의 특징

ISO 13485:2016 개정판은 그동안 유럽식 GMP 기준의 국제규격이었던 ISO 13485:2003 규격에 미국 FDA의 QSR 요구사항을 접목하여 국제적으로 조화된 명실상부한 공동의 GMP기준으로 활용할 수 있도록 개정되었다. 미국 FDA를 비롯하여 유럽, 캐나다, 오스트레일리아, 브라질 및 일본이 함께 참여하는 MDSAP 심사기준으로 적용되도록 GMP 기준의 정합화를 시도했다. 미국 FDA의 QSR(21 CFR PART 820)에서 추가된 주요 내용은 다음과 같다.

① 설계 이관, DMR, DHF와 같은 FDA의 추가 요구사항 적용
② 규제 당국의 신고절차(MDR)를 적용할 수 있는 조항의 명확화
③ 협력업체의 변경신고 절차

ISO 13485:2016의 구조는 ISO 9001:2015의 구조를 따르지 않았는데 그 이유는 다음과 같다.
① 이 2개 규정은 거의 동시에 진행되어 개정되었기 때문에 상호 연계될 수 없었다.
② ISO 13485는 규제를 목적으로 하며, 제정 당시에 ISO 9001:2015와 같은 대규모 개편에 대한 승인을 받지 못했다.

그러나 ISO 13485:2016에는 ISO 9001:2015의 조항 배치와 상호 참조가 가능하도록 '부록 B'를 추가하여 두 가지 규정을 모두 준수하려는 조직들을 위해 조치했다. '부록 A'에는 기존 2003년판과 비교하여 변경되거나 추가된 사항을 정리하여 개정된 규격을 적용하려는 조직에게 도움이 되도록 했다.

ISO 13485 제3판의 변경사항은 ISO 기술위원회의 자체 투표에 의해 승인된 설계 사양에 따른 것이다. 이러한 사항은 현재 규격의 기대조건과 유럽 의료기기 지침(MDD)과 체외진단용 의료기기 지침(IVDD)에서 변경될 내용과 미국 FDA의 QSR을 반영한 것이다. 그 밖의 일부 변경사항은 2003년 제정된 ISO 13485 규격 제2판 적용 시의 경험을 참고하여 변경되었다.

ISO 13485:2016의 구조는 ISO 9001:2015 개정판 이전의 버전인 ISO 9001:2008의 구조와 같은 조항 순서를 유지하고 있으나, 일부 하위 조항은 ISO 9001:2008과 다르다. 이러한 변경은 IMDRF에서 발의하여 시행 중인 MDSAP에서의 적용을 목적으로 하고 있기 때문이다. ISO 13485:2016 개정판은 각 조항과 하위 조항을 3자리 수의 번호(예 4.2.1)로 표시하여 분류하고자 했다. 이에 4, 5자리 수의 번호로 표시되는 하위 조항의 수를 줄이기 위해 3자리 수의 번호로 표시된 일부 하위 조항은 내용과 범위를 축소했다.

다. 각 항목별 주요 변경 내용

3차 개정된 ISO 13485:2016 규격의 대분류 항목은 개정 2판의 ISO 13485:2003 규격의 대분류 항목과 같다. 다만, 각 항목별로 추가 및 변경된 내용이 많은데, 개정된 ISO 13485:2016의 '부속서 A'를 참조하여 각 요구 조항별로 개정된 의도 및 방향과 주요 내용을 알아보면 다음과 같다.

1) 용어의 정의(제3항)

ISO 13485:2016 개정판에서 다음 〈표 1-16〉과 같이 새로운 용어 몇 가지의 정의가 추가되고 일부 기존 정의가 재정의되었다.

〈표 1-16〉 ISO 13485:2016에 적용되는 용어

조항번호	추가 및 재정의된 용어	한글 번역 예
3.2	Authorized Representative	위임 대리인
3.3	Clinical Evaluation	임상평가
3.5	Distributor	판매자
3.7	Importer	수입자
3.9	Life-Cycle	수명주기

조항번호	추가 및 재정의된 용어	한글 번역 예
3.10	Manufacturer	제조자
3.12	Medical Device Family	의료기기 제품군
3.13	Performance Evaluation	성능평가
3.14	Post-Market Surveillance	사후 시장감시
3.16	Purchased Product	구매 제품
3.17	Risk	위험
3.18	Risk Management	위험경영
3.19	Sterile Barrier System	멸균보호시스템

2) 품질경영시스템에 대한 위험기반 접근법(제4항)

ISO 13485:2016 개정판에서는 품질경영시스템상 관리 프로세스의 위험기반 접근법을 제품 실현화 단계에만 국한하지 않고 문서관리, 외주 공정, 불만관리 등 품질경영시스템의 전 과정에 적용하고 있다.

품질경영시스템에서 사용되는 모든 컴퓨터 소프트웨어를 검증하는데, 이제는 제품 실현화 과정 이외의 문서나 불만사항 관리 등에 쓰이는 소프트웨어도 해당된다. 또한 제품표준서(DMR, Device Master Records)의 자세한 내용과 필수로 갖춰야 하는 서류에 대한 예시를 설명하고 있다.

3) 관리 의무 명시(제5항)

ISO 13485:2003은 품질경영시스템 기획 및 실현에 관한 요구사항과 품질경영시스템의 효율성을 보증하는 정기적인 경영검토 조항을 포함하고 있다.

ISO 13485:2003에서 사용되는 단어들은 요구사항에 대한 주관적인 해석의 여지를 남겨놓았다. 그러나 ISO 13485:2016은 규제 요구사항 범위 안에서 조직의 역할(예 대표자, 수입업체. 제조업체 등)에 대한 정의와 위험 기반접근법을 접목한 관련 프로세스의 정의를 요구하고 있다. 이를 위해, 개정판은 품질경영시스템의 효율성에 대한 정기 경영평가의 입력(input)과 출력(output)을 자세히 설명하고 있어 주관적인 해석의 여지가 줄었다. 경영 대리인은 이제 규제 요구사항의 중요성에 대해 조직 내 모든 직원에게 알릴 의무가 생긴 것이다.

4) 인적자원 및 멸균제품 관련 자원관리(제6항)

ISO 13485:2016 개정판에서 제품 품질에 영향을 미치는 직원들에 대한 요구사항은 직원교육, 훈련, 능력 및 경험에 의거한 직원의 숙련도에 뚜렷이 초점을 맞추고 있다. 업무환경에 대한 하위조항은 오염관리(contamination control)를 추가함으로써 범위가 확대됐으며, 멸균보호시스템과 같은 멸균 프로세스 검증에 대한 요구사항도 포함되었다.

5) 제품 실현에 대한 위험기반 접근법(제7항)

이 항목은 이번 개정판 중 가장 포괄적인 항목이다. 이 항목은 모든 제품 실현 프로세스에서의 구체적인 요구사항과 위험 관리 실행을 명시하고 있다. 모든 '제품 실현화 과정'이란 제품 실현 기획 및 소비자 관련 프로세스, 설계 및 개발, 구매, 생산 및 서비스 제공, 모니터링 및 측정 장비 관리 등을 포함한다. 개정판은 모니터링 및 측정 장비에 사용되는 소프트웨어의 검증에 대한 특별한 요구사항도 포함하고 있다.

설계 및 개발 프로세스에 사용적합성(usability) 요구사항이 추가되었고, 설계 검증 및 설계 검토에서 선정된 표본 크기에 대한 이유를 반드시 제공하고 문서화해야 한다.

설계 및 개발 출력을 생산으로 이전하는 것과 설계이력파일(DHF, Design History File) 내용에 관한 요구사항이 별도의 하위 조항으로 추가되었다.

6) 측정, 분석 및 개선 프로세스 정의(제8항)

이 항목은 의료기기 제조업체의 피드백 시스템에 관한 요구사항을 기술하고 있다. 제조업체는 반드시 생산과 생산 후 데이터를 기록하고 평가하는 프로세스와 해당 데이터를 위험 관리 프로세스로 통합하는 절차를 문서화해야 한다. 또한 규제당국에 대한 부작용 보고 항목이 추가되었다. 그리고 부적합 제품 관리는 개정판은 인도(판매) 이전과 이후에 확인된 부적합 제품에 대한 대응조치를 별도로 구별하여 요구하고 있다.

기타 세부적인 전체 조항의 변경사항은 2016년 개정판과 2003년판의 변경 내용을 서술한 ISO 13485:2016 국제규격 및 이 표준의 부속서 A를 참조한다.

5.3 국내·외 적용 현황

국제표준화기구(ISO)에서는 ISO 13485:2016의 적용 유예기간을 발행일로부터 3년간으로 권장하였다. 유럽의 경우에는 EN ISO 13485:2016 유럽조화규격(EN harmonized standard)으로 발행하여 국제표준화기구(ISO)의 권장 유예기간을 적용, ISO 13485:2003 국제규격에 따라 품질시스템을 인증받은 기업은 2019년 2월 28일까지 개정 규격으로 전환심사를 마치도록 하였다.

캐나다는 의료기기 적합성 평가제도(CMDCAS, Canadian Medical Devices Conformity Assessment Systems)를 2019년부터 MDSAP로 적용함에 따라 MDSAP 적용 기준인 ISO 13485:2016 규격을 2019년부터 적용하고 있다.

우리나라의 경우 ISO 13485:2016 개정판을 「의료기기 제조 및 품질관리 기준」[별표 2]로 준용하고, 기존의 ISO 13485:2003판을 적용한 별표 2의2를 유지하여 의료기기업체가 두 가지 심사기준 중 하나를 선택하여 GMP 심사를 받도록 병행하는 기간(2019년 7월 1일~2020년 6월 30일)을 두어 과도기적으로 적용하였고, 2020년 7월 1일부터는 별표 2의2를 삭제하여 실질적으로는 2020년 7월 1일부터 개정판이 전면 적용하게 되었다.

반면 외국의 경우 특별한 예외조치 없이 개정판의 요구사항을 전면 적용하지만, 국내의 경우 제조업체의 영세성을 감안하여 ISO 13485:2016 개정판의 신규 요구사항인 '사용적합성의 적용'은 개정판이 GMP심사기준으로 전면 적용된 2020년 7월 1일부터 곧바로 적용하는 것이 아니라, 제5장 의료기기 사용적합성에서 설명하는 바와 같이 「의료기기 제조 및 품질관리 기준」 고시의 부칙으로 적용 시기를 의료기기의 등급별로 6개월씩 유예기간을 두어 적용하도록 조치하였다. 이러한 사용적합성의 적용에 관해서는 제5장 의료기기 사용적합성을 참조한다.

한편 국내의 산업규격은 지식경제부 산하 국가기술표준원에서 제·개정 업무 등을 총괄하였으나, 실수요처에서 국가표준을 관리하여 효과성 및 효율성을 담보하자는 정책에 따라 의료기기와 관련된 국가규격(KS P 규격)의 제·개정 관리 및 관련 국제표준화기구의 활동 등에 관한 권한과 주무부처가 식품의약품안전처로 변경되었다.

의료기기 품질관리(GMP) 부문은 식약처에서 한국의료기기안전정보원을 표준개발협력기관(COSD)으로 지정하여 ISO/TC 210 전문위원회를 운영 중에 있으며, 본 전문위원회 활동으로 KS P ISO 13485: 2016 개정판이 2018년 11월에 발행되었다.

6 국가별 의료기기 GMP제도 비교

6.1 국가별 GMP제도 의무화 시기 등 비교

미국 등 선진 각국은 의료기기의 신뢰성을 높이기 위해 GMP 제도를 이미 1970년대 후반에 의무화했으며, 우리의 경쟁국인 중국도 2000년 도입 이후 2014년 및 2016년에 법적 근거를 명확히 하여 현재는 규제당국의 판단 아래 품목 및 위험도에 따라 심사 여부를 결정하고 있다. 주요 국가의 GMP 제도 의무화 시기와 심사 주기 및 심사 기관은 〈표 1-17〉과 같다.

〈표 1-17〉 주요 국가별 GMP 의무화 시기 및 심사 주기

구분	시작년도	주기	심사기관
한국	• 1997년(권장) • 2004년(의무)	• 2년 1회 정기심사 • 3년 1회 정기심사	품질관리심사기관+식약처(정기·수시)
미국	• 1978년 • 1997년(GMP 개념 추가시행)	3년 1회 정기심사	• FDA • AP(Accredit Person)
일본	• 1988년(권장) • 1995년(의무)	5년 1회 정기심사(2~3년 수시심사)	• PMDA(3·4등급) • AP(2등급)
유럽	• 1987년(권장) • 1998년(의무)	3년 1회 정기심사(평균 1년마다 사후심사)	Notified Body
중국	2016년 위험도가 가장 높은 3등급 의료기기부터 '생산품질관리규범(GMP)'을 적용하기 시작함		

6.2 국가별 GMP 기준 및 적용 범위

우리나라 의료기기 GMP 기준은 ISO 13485(Medical devices-Quality management systems-Requirements for regulatory purposes) 국제규격을 근간으로 제정되었다. 유럽의 경우 EN ISO 13485를, 일본 및 오스트레일리아, 캐나다 등의 국가도 ISO 13485 국제규격을 직접 사용하거나 국가표준으로 인용하여 자국의 의료기기 품질시스템을 수립하고 평가하는 기준으로 적용하고 있다. 한편 GMP 제도의 종주국인 미국은 연방법령(21 CFR PART 820)으로 의료기기 QSR을 별도로 운영하고 있으나 그 내용은 ISO 13485 국제규격과 유사하게 구성되어 있다. ISO 13485:2016 개정판은 약간의 차이가 있었던 미국 FDA의 QSR을 포함하여 IMDRF에서 실시하는 MDSAP의 심사기준으로 공통적으로 적용하는 등 GMP 기준은 국제적으로 점차 ISO 13485 국제규격을 준용하게 될 것이다. 단지, 그 적용 범위 및 적용에 대한 평가 방법 등은 국가 또는 지역별로 운영되며 약간의 차이를 보일 것이다. 주요 국가들의 GMP 기준과 적용 범위는 〈표 1-18〉과 같다. 이 내용은 국가별 정책의 변화에 따라 달라질 수 있다.

중국의 경우 국령 12호 「의료기기 생산 감독 관리 방법」과 국령 22호 「의료기기 생산기업 품질 체계 심사 평가 방법」에 따라 1등급 의료기기는 심사를 면제하고, 제조 2, 3등급 의료기기는 생산 허가 시 규제당국의 판단으로 품목 및 위험도에 따라 심사를 실시하고 있다. 수입업체에 대한 제조품질심사는 현재 ISO 13485 인증서로 대체 가능하지만 향후 중국식 GMP로 변경되어 수입 의료기기에도 적용할 가능성이 있다.

〈표 1-18〉 주요 국가별 GMP 기준 및 적용 범위 비교

항목 \ 국가	한국	미국	유럽	일본
GMP 기준 근거법령	의료기기법	FD&C Art	MDR	의약품 및 의료기기법
심사기준	의료기기 제조 및 품질관리 기준	QSR (Quality System Regulation)	EN ISO 13485:2016	MHLW MO169 ISO 13485:2016
기반 국제기준	ISO 13485			
해외 실사제도	있음	있음	있음	있음

6.3 국가별 GMP 심사제도

우리나라 GMP 심사제도는 정부기관인 식약처에서 직접 수행하는 미국 방식과 민간기관에 위탁하는 유럽 방식을 혼용하여 실행되고 있다. 다음의 <표 1-19>는 한국의 GMP 심사제도를 주요 국가와 비교한 것이다.

<표 1-19> 주요 국가별 GMP 심사기관 및 심사 주기 비교

국가	심사기관	심사 주기	심사 방법 및 현황
한국	• 식품의약품안전처 및 지방식품의약품안전청 • 품질관리심사기관(6개)	3년(갱신)	• 1등급 : GMP 심사 제외 • 2등급 : 품질관리심사기관 단독심사 • 3·4등급 : 식품의약품안전처, 품질관리심사기관 합동심사
미국	• FDA 규제업무국(ORA)의 지역관리부(ORO)의 QSR inspector • AP Inspection(15개)	3년(정기)	• 판매허가 후 GMP 심사 실시 • 예산 및 인원의 부족으로 70~80%의 업체를 대상으로 실시
유럽	제3자 심사기관 Notified Body(TUV, SGS, DNV, BSI 등)	3년(갱신) (사후심사 0.5~1년)	1등급 일부 및 2·3등급 전체 업체를 대상으로 NB 심사원이 심사
일본	• 신독립행정법인-의약품의료기기종합기구 • 제3자 등록기관(TUV, UL Japan, JQA, JET, Product Service 등)	5년(정기)	• 1등급 : 의약품의료기기종합기구(PMDA)에 신고 • 2등급 : 제3자 인증 • 3·4등급 : 의약품의료기기종합기구(PMDA) 심사
중국	• 중국약품감독관리총국(NMPA) • 시, 성, 자치구 NMPA	5년(갱신)	• 1등급 : GMP 심사 면제 • 제조 2·3등급 : 성, 자치구, 직할시 NMPA • 수입 2·3등급 : ISO 13485 대체

우리나라의 GMP 심사는 최초심사, 추가심사, 변경심사 및 정기심사로 구분되며, 이러한 심사 구분과 품목별 등급에 따라 적용되는 GMP 기준의 적용 범위(조항) 및 심사 방법이 달라진다. 이러한 심사 구분별, 품목 등급별 기준에 따라 식약처 및 품질관리심사기관이 합동으로 또는 단독으로 심사를 수행한다.

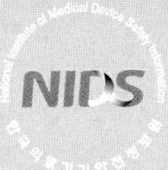

제 2 장

의료기기 GMP 기준 해설

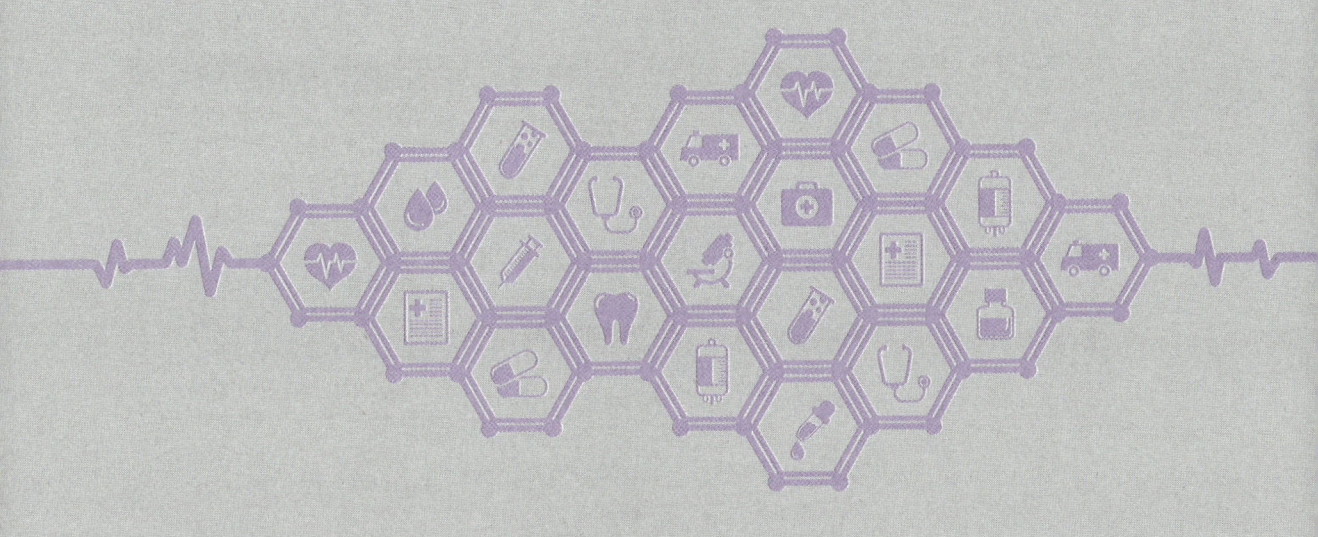

1. 목적
2. 적용 범위
3. 인용 규격 및 용어의 정의
4. 품질경영시스템
5. 경영책임
6. 자원관리
7. 제품실현
8. 측정, 분석 및 개선

02 의료기기 GMP 기준 해설

학습목표 → 의료기기의 안전성 및 유효성을 보장하기 위하여 「의료기기법」에서 요구하는 GMP 품질시스템 요구사항을 파악하고 이해 및 적용하여 식품의약품안전처의 「의료기기 제조 및 품질관리 기준」절차에 따라 의료기기 품질시스템을 인증받고 유지·관리할 수 있는 능력을 배양한다.

NCS 연계 →

목차	분류 번호	능력단위	능력단위 요소	수준
1. 목적	1903090105_15v1	의료기기 품질시스템 인증	GMP 인증 준비하기	5
2. 적용범위	1903090105_15v1	의료기기 품질시스템 인증	GMP 인증 준비하기	5
3. 인용규격 및 용어의 정의	1903090105_15v1	의료기기 품질시스템 인증	GMP 인증 준비하기	5
4. 품질경영시스템	1903090105_15v1	의료기기 품질시스템 인증	GMP 인증 준비하기	5
5. 경영책임	1903090105_15v1	의료기기 품질시스템 인증	GMP 인증 준비하기	5
6. 자원관리	1903090105_15v1	의료기기 품질시스템 인증	GMP 인증 준비하기	5
7. 제품실현	1903090105_15v1	의료기기 품질시스템 인증	GMP 인증 준비하기	5
8. 측정·분석 및 개선	1903090105_15v1	의료기기 품질시스템 인증	GMP 인증 준비하기	5

핵심 용어 → 품질경영시스템, 품질매뉴얼, 품질방침, 안전성, 제품표준서, 프로세스, 문서, 기록, 경영검토, 제품실현, 추적성, 안정성, 위험 관리, 사용적합성, 식별, 교정, 특채, 시정조치, 예방조치

1 목적

이 기준은 의료기기제조업자 또는 수입의료기기 제조소(이하 조직)가 의료기기의 설계·개발, 생산, 설치 및 서비스를 제공함에 있어 적용되는 품질경영시스템의 요구사항을 규정하는 것을 목적으로 한다.

의료기기 GMP 제도는 의료기기의 설계·개발, 제조, 시판 후 관리 등 전 과정에 대한 품질시스템의 확보를 통해 안전(Safe)하고, 유효(Effective)하며, 의도된 용도(Intended Use)에 적합한 품질의 제품을 일관성 있게(Consistently) 생산하도록 하는 것이다. 이 기준은 의료기기 GMP 체계를 갖추는 데 필요한 세부사항을 정하는 것을 목적으로 하고 있다.

의료기기의 제조업 또는 수입업 허가를 받으려 하거나, 제조(수입) 허가 또는 제조(수입)인증을 받거나 제조(수입) 신고를 하려는 자는 총리령으로 정하는 바에 따라 필요한 시설과 제조 및 품질관리체계(GMP)를 미리 갖추어 허가 또는 인증을 신청하거나 신고해야 한다. 또한, 「의료기기 제조 및 품질관리기준」을 준수하고 동 기준에 적합하게 제조한 의료기기를 판매해야 하며, 임상시험용 의료기기를 제조·수입하려는 경우 총리령으로 정하는 기준(GMP)을 갖춘 제조시설에서 제조하거나 제조된 의료기기를 수입해야 한다.

이 기준은 「의료기기법」 및 「의료기기법 시행규칙」에 따라 국내·외에서 의료기기를 제조하여 국내에 판매하고자 하는 의료기기 제조업체와 임상시험용 의료기기를 제조하고자 하는 업체가 준수해야 하는 품질관리에 관한 세부사항을 정하고 있다.

「의료기기법」 및 「의료기기법 시행규칙」에 의해 위임된 세부사항을 정한 이 기준은 의료기기 제조업체, 수입업체 등이 반드시 지켜야 하는 의무사항으로서, 이를 준수하지 않으면 관련 법령에 따라 행정처분 등 벌칙을 부과받게 된다.

2 적용 범위

조직이 수행하는 활동이나 이 기준이 적용되는 의료기기의 특성으로 인하여 6. 자원관리, 7. 제품실현, 8. 측정·분석 및 개선의 어떠한 요구사항이 적용되지 아니하는 경우 조직은 품질경영시스템에 이를 포함시키지 아니할 수 있다. 다만, 조직은 적용하지 아니하기로 결정한 모든 요구사항에 대하여 4.2.2항에 규정된 바와 같이 정당성에 대한 근거를 기록한다.

의료기기는 종류 및 사용 목적이 매우 다양하므로 개별 특성에 따라 이 기준의 일정 부분을 적용할 수 없는 경우 적용 제외 범위를 명확하게 문서로 작성해야 하고 적용 제외 사유가 객관적이어야 한다.

일반적으로 이 기준 4.2.2의 1)에 따라 적용이 제외되는 사항은 해당 업체의 품질매뉴얼에 제외하는 사항에 관한 상세 내용 및 제외의 정당성을 문서화해야 한다. 또한, 사용자 맞춤형 의료기기의 경우 제조업체가 GMP 기준을 적용하는 데 있어 일부 요구사항에 대하여 추가적으로 고려해야 한다.

2.1 의료기기의 특성에 따른 적용 제외

진료대, 진료용 의자 등과 같이 멸균이 필요하지 않은 의료기기의 경우에는 '7.5.5/7.5.7 멸균 의료기기에 대한 특별 요구사항'을 적용할 수 없으며, 설치 활동이 불필요한 체외진단의료기기용 시약, 의료용품 등에 대하여도 '7.5.3 설치 활동'을 적용할 수 없으므로 GMP 품질시스템의 최상위 문서인 품질매뉴얼에 적용 제외 범위와 제외 사유 등을 명시하고 동 사유가 정당함을 구체적으로 명시해야 한다.

2.2 적용 제외의 예

가. 7.5.5/7.5.7(멸균 의료기기에 대한 특별 요구사항/멸균과 멸균포장 프로세스의 유효성 확인에 대한 특별 요구사항)의 적용 제외

제조 과정에서 멸균공정이 필요 없는 의료용 침대, 의료용 조명기 및 각종 진단 장비 등

나. 7.5.9.2(추적관리대상 의료기기에 대한 특별 요구사항) 적용 제외

「의료기기법」제29조 및 「의료기기법 시행규칙」제49조, 제50조와 「추적관리대상 의료기기에 관한 규정」(식약처 고시)에 따라 지정된 추적관리대상 의료기기 이외의 의료기기

다. 7.5.3(설치 활동)의 적용 제외

제조자 또는 별도의 대리인이 의료기기의 사용을 위하여 설치 및 검증 등의 특별한 활동이 요구되지 않는 개인용 의료기기 및 일회용 멸균 의료기기 등

2.3 기타 이 기준에 따른 적용 제외

다음과 같은 경우 본 기준의 고시 제5조(적합성인정등 심사기준)에 따라 일부 조항의 요구사항만을 적용할 수 있다.

가. 임상시험용 의료기기를 제조·수입하고자 하는 경우

임상시험용 의료기기의 경우, 제품의 개발 단계이고 제조업이 완전히 구성되지 않은 단계임을 감안하여 이 기준의 4항(품질경영시스템)부터 5항(경영책임) 등에 대한 적용을 제외하고, 해당 제품의 제조 및 품질관리에 해당되는 다음의 항목만을 적용한다.

→ 7.1, 7.3, 7.4.3, 7.5, 7.6, 8.2.6, 8.3 적용

단, 임상시험용 의료기기 GMP 적합성인정을 득한 후, 임상 목적이 아닌 시판을 위해서는 전 항목을 적용하여 새롭게 GMP 심사를 받아야 한다.

나. 소재지 변경의 경우

의료기기 제조시설 등이 이전하여 제조 장소가 변경되는 경우, 제조 시설 및 작업 환경 등이 바뀌어 제품의 품질에 영향을 미칠 수 있으므로 전체적인 문서관리, 환경관리 및 생산관리 등에 해당하는 다음의 항목만을 적용하여 심사한다.

→ 4.1, 4.2, 6.1, 6.3, 6.4, 7.5, 7.6, 8.2.2, 8.2.3, 8.2.6 8.3, 8.5 적용

다. 1등급 의료기기에 대하여 GMP 적합성인정 등을 받고자 하는 경우

의료기기 중 인체에 미치는 위해도가 거의 없는 1등급 의료기기는 GMP 적합성인정 심사는 면제되지만 의료기기법의 제조(수입)업자 준수사항에 의하여 GMP 기준을 준수해야 한다. 다만, 수출 등의 사유로 1등급 의료기기에 대한 적합인정서가 필요한 경우에는 GMP 신청을 통하여 적합성인정을 받을 수 있다.

이 경우, 해당 의료기기는 품질책임자에 의하여 전반적인 품질경영시스템이 유지·관리되어야 하며, 다음과 같은 항목만을 적용하여 심사를 실시한다.

→ 4.1, 4.2, 5.5, 6.4, 7.1, 7.4, 7.5, 7.6, 8.2.1, 8.2.2, 8.2.3, 8.2.6, 8.3, 8.5 적용

라. 기타의 경우

위에 해당되지 않는 일반적인 경우에도 제조 및 제품의 특성으로 인해 이 기준의 요구사항이 적용될 수 없는 경우 그 요구사항의 제외를 고려할 수 있다.

일부 국가의 규제 요구사항은 조직이 설계 및 개발 관리의 적합성을 보여줄 필요 없이 일부 의료기기의 시판을 허용하기도 한다. 이 경우 업체는 제품별·시장별로 7.3(설계 및 개발)의 예외사항을 결정해야 하며, 규제사항에 따라 7.3항의 요구사항이 제외되더라도 7.2(고객관련프로세스), 7.4(구매), 7.5(생산 및 서비스제공)와 7.6(모니터링 및 측정 장비의 관리)의 제품실현 요구사항들은 충족시켜야 한다.

의료기기 제조업체의 품질경영시스템에서 적용이 제외되는 요구사항은 6항(자원관리), 7항(제품실현) 및 8항(측정·분석 및 개선)의 요구사항에 한정되어야 하며, 제외되는 사항이 법적 규제사항 및 고객 요구사항을 충족시키는 제품을 제공하기 위한 업체의 능력 또는 책임에 영향을 미치지 않아야 한다.

의료기기 제조업체가 설계 및 개발 활동 자체를 수행하지 않더라도 7.3항을 적용하지 않는 것으로 간주할 수는 없다. 관련 규정(법령 등)에서 예외를 허용하지 않는 한 제조업체는 7.3항의 요구사항을 충족시킬 의무가 있다.

3 인용 규격 및 용어의 정의

3.1 인용 규격

이 기준은 국제 품질경영인증시스템 규격인 ISO 13485:2016을 근거로 국내 의료기기의 관리체계에 수용하도록 인용되었다. 다음에 인용한 문서는 이 기준의 적용에 필수적이며, 날짜가 명시된 규격을 적용하는 경우 해당 판만 적용된다. 날짜가 명시되지 않은 규격의 경우 최신판을 적용한다.
① ISO 9001:2015, 품질경영시스템-기본 사항 및 용어
② ISO 13485:2016, 의료기기-품질경영시스템-규제 목적의 요구사항

3.2 용어의 정의

> 가. 조직은 이 기준 중 '해당되는 경우'로 한정되는 요구사항에 대해서는 조직이 달리 정당한 근거를 제시하지 않는 한 해당되는 것으로 간주한다.
> 나. 이 기준 요구사항이 '문서화해야 한다'일 경우, 이것은 수립, 실행 및 유지할 것을 포함하는 요구사항이기도 하다.
> 다. 이 기준을 적용함에 있어 기타 용어의 정의는 고시 [별표 1]을 따른다.

이 기준에서 사용하는 용어는 「의료기기 제조 및 품질관리 기준」(식약처 고시) [별표 1]에 따라 다음과 같이 정의하고, 정의되지 아니한 것은 KS Q ISO 9001:2015(한국산업규격)의 용어 정의를 활용하는 것으로 한다.

1) 의료기기 제조 및 품질관리 기준(GMP, Good Manufacturing Practice)

항상 일관된 양질의 제품이 공급될 수 있도록 의료기기의 개발에서부터 원자재의 구입, 제조, 검사, 포장, 설치, 보관, 출하 및 클레임이나 반품에 이르기까지의 모든 공정에 걸쳐 의료기기의 품질을 보증하기 위하여 지켜야 할 사항을 규정하는 품질경영시스템을 말한다.

2) 적합성인정 등 심사

의료기기가 안전하고 유효하며, 의도된 용도에 적합한 품질로 일관성 있게 생산됨을 높은 수준으로 보장할 수 있는지 여부를 결정하기 위한 심사를 말한다.

3) 품질경영시스템

제품의 품질관리를 위하여 조직, 책임, 절차, 공정 및 자원 등을 효율적으로 관리하기 위한 경영시스템을 말한다.

4) 품목군(Product Group)

의료기기 중 원자재, 제조공정 및 품질관리체계가 유사한 제품으로 구성된 집합을 말한다.

5) 위해우려제조소

다음 각 목 중 어느 하나에 해당되는 제조소를 말한다.
① 최근 3년간 신청 제조소가 GMP 심사 부적합을 받은 경우
② 최근 3년간 신청 품목군이 수거검사 결과 품질부적합인 경우
③ 최근 3년간 국내·외 정부기관에서 신청 제품에 대하여 강제회수, 사용중지, 제조중지 등이 조치된 경우

6) 제조단위 또는 로트(Lot)

동일한 제조 조건하에서 제조되고 균일한 특성 및 품질을 갖는 완제품, 구성부품 및 원자재의 단위를 말한다.

7) 제품표준서(DMR, Device Master Record)

의료기기 품목 또는 모델별로 규격, 제조공정, 제조기준, 설치 등 제품의 설계부터 출하(설치)까지 전 제조공정에 대한 상세한 정보를 포함한 문서를 말한다.

8) 제조(Manufacturing)

설계, 포장 및 표시기재사항을 포함하여 의료기기를 생산하기 위한 모든 작업을 말한다.

9) 품질(Quality)

고유 특성의 집합이 요구사항을 충족시키는 정도를 말한다.

10) 품질관리(QC, Quality Control)

품질 요구사항을 충족하는 데 중점을 둔 품질경영의 일부를 말한다.

11) 안전성(Safety)

위험하거나 고장이 생길 염려가 없고, 안전하거나 안전을 보장하는 성질을 말한다.

12) 멸균의료기기(Sterilized Device)

제조공정에서 멸균공정을 거치는 의료기기로서 제품의 용기 또는 포장에 '멸균' 또는 'STERILE'의 문자, 멸균 방법, 유효기한 등 멸균품임을 표시하는 제품을 말한다.

13) 배치(Batch)

일정한 제조 주기 동안 생산된 제품으로서, 균일한 특성과 품질을 의도하거나 목표로 하는 일정 수량의 제품을 말한다.

14) 멸균(Sterilization)

물리적·화학적 방법을 이용하여 포자를 포함하여 모든 종류의 미생물을 사멸시키는 과정을 말한다.

15) 조직(Organization)

책임, 권한 및 상호관계의 체계를 갖춘 인원 및 시설의 집단을 말한다.

16) 품질매뉴얼(Quality Manual)

제조업자의 품질경영시스템을 규정한 문서로서 개별 조직의 규모 및 복잡성에 맞도록 세부사항 또는 요구사항을 기술한 문서를 말한다.

17) 품질방침(Quality Policy Loan)

최고경영자에 의하여 공식적으로 표명된 품질 관련 조직의 전반적인 의도 및 방향을 말한다.

18) 품질목표(Quality Objective)

품질에 관하여 추구하거나 지향하는 것을 말한다.

19) 제조공정(Manufacturing Process)

의료기기를 제조하기 위한 설계 및 개발, 원자재 구매, 입고검사, 생산, 공정검사, 완제품검사, 포장, 라벨링, 출하, 보관 및 유통과 관련되는 각 활동을 말한다.

20) 프로세스(Process)

입력을 출력으로 전환하는 상호 연관된 또는 상호작용하는 활동들의 집합을 말한다.

21) 절차(Procedure)

활동 또는 프로세스를 수행하기 위하여 규정된 방식을 말한다.

22) 문서(Document)

행위 전에 명시하거나 만들어지는 기준 및 절차를 말한다.

23) 기록(Record)

달성된 결과를 명시하거나 수행한 활동의 증거를 제공하는 문서를 말한다.

24) 검토(Review)

수립된 목표를 달성하기 위하여 해당 주제의 적절성, 충족성 및 효과성을 결정하기 위하여 시행되는 활동을 말한다.

25) 서비스(Service)

조직과 고객 사이에 필수적으로 발생되는 활동으로 의사결정 활동, 관계유지를 위한 활동, 수리, 운송, 정보전달 등 조직의 무형의 출력물을 말한다.

26) 경영검토(Management review)

최고경영자가 계획된 주기로 지속적인 적합성, 적절성 및 효과성을 보장하기 위하여 품질방침, 품질목표를 포함한 품질경영시스템 변경의 필요성 및 개선의 가능성에 대한 평가를 하는 활동을 말한다.

27) 요구사항(Requirement)

명시적인 요구 또는 기대, 일반적으로 묵시적이거나 의무적인 요구 또는 기대를 말한다.

28) 효과성(Effectiveness)

계획된 활동이 실현되어 계획된 결과가 달성되는 정도를 말한다.

29) 효율성(Efficiency)

달성된 결과와 사용된 자원과의 비율 또는 관계를 말한다.

30) 기반시설(Infrastructure)

조직의 운영에 필요한 시설, 장비 및 서비스의 시스템을 말한다.

31) 제품실현(Production realization)

제품을 성취하기 위해 요구되는 프로세스 및 세부 프로세스의 결합적 순서를 말한다.

32) 설계 및 개발(Design and Development)

요구사항을 규정된 특성이나 제품, 프로세스 또는 시스템의 시방서로 변환시키는 프로세스의 집합을 말한다.

33) 검증(Verification)

규정된 요구사항이 충족되었음을 객관적 증거(사물의 존재 또는 사실을 입증하는 데이터)의 제시 및 시험을 통하여 확인하는 것을 말한다.

34) 유효성 확인 또는 밸리데이션(Validation)

제조소의 구조시설을 비롯하여 제조공정, 시스템 등 제조 및 품질관리 방법이 기대되는 결과를 얻는다는 것을 검증하고 문서화하는 행위를 말한다.

35) 유효성 재확인 또는 리밸리데이션(Revalidation)

원자재, 제조공정, 기계설비 또는 제조시스템 등에 대하여 품질에 영향을 끼칠 가능성이 있는 변경 또는 주기적으로 실시하는 밸리데이션을 말한다.

36) 세척(Cleaning)

표면으로부터 오염원이나 미생물을 제거하는 데 사용하는 화학적 또는 물리적인 방법을 말한다.

37) 설치(Installation)

사용될 장소에 제품을 놓고 배관, 폐기물 처리 등 의도된 사용 목적에 따라 동작될 수 있게 하는 활동을 말한다.

38) 추적성(Traceability)

의료기기의 원자재 및 부분품의 출처, 품질관리 이력, 판매처 및 사용자(소재) 등에 대하여 파악하고 관리하는 것을 말한다.

39) 식별(Identification)

원료, 자재, 반제품 및 완제품 등 모든 단계에서 제품의 추적 및 다음 공정에 인도 또는 출하를 확실히 하기 위한 활동을 말한다.

40) 고객(Customer)

구입자 및 사용자(환자 및 의료 종사자)를 총칭하여 말한다.

41) 고객자산(Customer property)

고객이 소유한 재산 가치로, 자산은 다음 각 목을 말한다.
① 제품에 포함시키기 위하여 제공되는 원자재나 부품(포장재 포함)
② 수리, 유지 또는 업그레이드를 위하여 공급되는 제품
③ 추가프로세스(고객이 제공한 자재로 포장, 멸균, 시험)를 위하여 공급된 제품
④ 고객을 대신하여 공급된 서비스(고객 자산을 제3자에게로 운송 등)
⑤ 고객의 지적 자산(규격, 도면과 자산정보)

42) 측정장비(Measuring Equipment)

측정프로세스를 실현하는 데 필요한 측정기기, 소프트웨어, 측정표준, 표준물질 또는 보조기구 또는 그 집합을 말한다.

43) 교정(Calibration)

특정한 장치나 기구가 국제 기준 또는 국가 기준에서 인정하는 측정표준에 의하여 측정하였을 때 규정된 한도 이내의 결과가 나타남을 확인하는 작업을 말한다.

44) 감사(Audit)

품질업무 및 관련 결과가 계획된 합의사항에 적합한지를 결정하고, 이 합의사항이 효과적으로 수행되었고 목적에 적합한지를 결정하는 체계적이고 독립적인 확인 활동을 말한다.

45) 특채(Concession)

법적 요구사항을 만족하고 있으나 안전성 및 유효성과 직접 관련이 없는 경미한 부적합 사항을 가진 특정 제품 등에 대하여 사용하거나 출고하는 것에 대한 서면승인을 말한다.

46) 시정(Correction)

발견된 부적합을 제거하기 위한 행위를 말한다.

47) 시정조치(Corrective Action)

발견된 부적합 또는 기타 바람직하지 않은 상황의 원인을 제거하기 위한 조치를 말한다.

48) 예방조치(Preventive Action)

잠재적인 부적합 또는 기타 바람직하지 않은 상황의 발생 방지를 위하여 잠재적 부적합의 원인을 제거하기 위한 조치를 말한다.

49) 위험 관리(Risk Management)

의료기기의 설계, 생산, 유통, 사용 등 전 과정에서 발생할 수 있는 모든 위험을 분석, 평가하고 이를 허용 가능한 수준으로 관리하는 선진화된 안전관리시스템을 말한다.

50) 재작업(Rework)

부적합 제품에 대하여 기확립된 제조공정과 다른 방법을 적용하여 품질기준을 만족하도록 하는 작업을 말한다.

51) 권고문(Advisory Notice)

제조소에서 의료기기 인도 후에 추가 정보를 제공하거나 의료기기의 사용, 변경, 반품, 폐기에 대한 조치사항을 권고하는 목적으로 발행하는 서한을 말한다.

52) 단독

품질관리심사기관에서 적합성인정등 심사를 위한 현장조사를 실시하는 것을 말한다.

53) 합동

식약처 및 심사기관, 또는 지방식약청 및 심사기관에서 적합성인정등 심사를 위한 현장조사를 실시하는 것을 말한다.

54) 선임품질심사원

식약처장이 지정한 의료기기 품질관리심사기관에 소속되어 의료기기 적합성인정등 심사업무를 총괄하는 사람을 말한다.

55) 품질심사원

식약처장이 지정한 의료기기 품질관리심사기관에 소속되어 의료기기 적합성인정등 심사업무를 수행하는 사람을 말한다.

56) 제조의뢰자(Legal Manufacturer)

다음 각 목의 의료기기의 제조 공정 전부 또는 일부를 계약관계에 따라 제조자에게 위탁하여 제조하고 이에 대한 법적 책임을 갖는 자를 말한다.
① 식약처장으로부터 허가·인증을 받았거나 받고자 하는 의료기기
② 식약처장으로부터 신고를 하였거나 하고자 하는 의료기기

57) 제조자(Manufacturer)

제조의뢰자의 57호 각 목에 따른 의료기기의 제조공정 전부 또는 주요 제조공정을 수행하고 이에 대한 법적 책임을 갖는 자이거나 또는 계약관계에 따라 57호 제조의뢰자로부터 해당 제품의 전부 또는 주요 제조공정을 수탁한 자를 말한다.

58) 품질부적합

제조업자 또는 수입업자가 판매의 목적으로 제조·수입한 의료기기가 「의료기기법」 제32조 또는 제33조에 따른 검사 등의 결과 부적합한 경우를 말한다.

59) 공급자(Supplier) 또는 공급업체

부품, 공정 또는 서비스의 일부 또는 전부를 제공하는 개인 또는 조직을 말한다.

60) 임상평가(Clinical Evaluation)

조직이 의도하는 대로 사용될 때 의료기기의 임상적 안전성 및 성능을 검증하기 위한 임상 데이터의 평가 및 분석을 말한다.

61) 불만(Complaint)

조직의 관리를 벗어난 의료기기의 식별, 품질, 내구성, 신뢰성, 안전성 또는 성능과 관련된 또는 이러한 의료기기의 성능에 영향을 미치는 서비스와 관련된 결함을 제기하는 서면, 전자, 또는 구두로 전달되는 사항을 말한다.

62) 멸균보호시스템(Sterile Barrier System)

미생물의 침입을 방지하고 사용 지점에 제품이 무균 상태로 제공되도록 하는 최소의 포장을 말한다.

63) 수명주기(Life Cycle)

초기 구상에서부터 최종 폐기 및 처리에 이르기까지 의료기기의 수명의 모든 단계를 말한다.

64) 제품(Product)

프로세스의 결과물로 다음 각 목을 포함한다.
① 하드웨어
② 소프트웨어
③ 가공 물질
④ 서비스

65) 혁신의료기기 소프트웨어

혁신의료기기로 지정된 의료기기 소프트웨어로서 단독으로 개발·제조된 소프트웨어를 말한다.

66) 주요 제조공정(Critical/Core Process)

다양한 제조공정 중 일부 공정 단계의 제품이 의료기기 완제품 형태를 갖추는 공정으로, 추가 작업(세척, 포장, 멸균 등) 후에도 해당 의료기기의 모양 및 구조, 성능에 변화가 없는 공정을 말한다.

67) 융복합 의료기기

의약품등과 의료기기가 조합되어 있거나 복합 구성된 것으로서 주된 기능이 의료기기에 해당하는 경우를 말한다.

68) 의료기기공동심사프로그램(Medical Device Single Audit Program, MDSAP)

미국, 일본 등 정회원국이 공동으로 지정하여 운영하는 품질관리심사기관(Audit Organizations, AO)으로부터 받은 적합성인정등 심사결과를 여러 국가에서 상호 인정하는 제도를 말한다.

4 품질경영시스템

4.1 일반 요구사항

4.1.1 품질경영시스템의 수립 및 문서화

가. 조직은 이 기준 요구사항과 적용되는 법적 요구사항에 따라 품질경영시스템을 문서화하여야 하며 품질경영시스템의 효과성을 유지하여야 한다.
나. 조직은 이 기준 요구사항과 적용되는 법적 요구사항에 의해 문서화되어야 하는 특정 요구사항, 절차, 활동 또는 방식을 수립, 실행 및 유지하여야 한다.
다. 조직은 적용되는 법적 요구사항에 따라 조직이 수행하여야 하는 역할에 대해 문서화하여야 한다.

해설

가. 품질경영시스템의 문서화 및 효과성 유지

품질경영시스템 목적 중 하나는 조직이 다양한 요구사항을 준수할 수 있도록 의료기기법령을 포함한 법적 요구사항 등을 모아 단일 시스템으로 접근하는 방식으로 취합하는 것이다. '적용되는 법적 요구사항'의 예시로 미국 품질시스템 규정, 캐나다 의료기기 규정 및 유럽 의료기기 지침/규정 등이 있으나 「의료기기 제조 및 품질관리 기준」(GMP)에서 심사는 한국의 의료기기 법령의 요구사항으로 한정하여 적용한다.

고객 요구사항 및 의료기기법령에 부합할 수 있도록 품질경영시스템의 적절성, 적합성 및 유효성을 유지하는 것은 다음과 같이 일반적으로 조직이 내·외부 요인에 효과적으로 대응하는 것을 포함한다.

〈외부 요인의 예〉
- 규제 요구사항의 변화
- 불만 및 유해사례 보고와 시판 후 조사 결과를 포함하는 고객 피드백
- 신기술, 재료 및 장비, 특허 만료 등의 혁신 및 기술적인 상황 전개

〈내부 요인의 예〉
- 조직의 전반적인 성과
- 인수합병, 신제품 출시, 새로운 비즈니스 모델과 같은 비즈니스 의사결정
- 시설, 프로세스 운영 환경, 관련 소프트웨어를 비롯한 제조공정 및 장비를 포함한 자원
- 품질경영시스템, 고객 평가와 관련된 소프트웨어를 포함한 프로세스, 생산 또는 납품 능력, 품질경영시스템의 성과와 같은 운영 요인

〈품질경영시스템 적절성, 적합성 및 유효성을 유지하기 위한 활동의 예〉
- 지속적으로 프로세스 데이터 및 정보를 수집하고 활용
- 인간 및 정보 시스템 자원을 포함한 자원의 결정과 배치
- 피드백에 대응
- 시정 조치 및 예방 조치 착수
- 내부 감사 및 경영자 검토와 같은 적절한 평가 방법을 사용

나. 품질경영시스템의 수립, 실행 및 유지

조직은 고객 요구사항 및 의료기기법령을 충족하며 의도된 성능 및 안전한 의료기기를 제공할 수 있도록 설계된 효과적인 품질경영시스템을 수립, 실행하고 유지하여야 한다. 이러한 품질경영시스템을 확립하려면, 모든 관련 요구사항을 식별하고 요구사항을 충족하기 위해 필요한 절차, 활동 및 처리방식을 결정하여야 한다.

요구사항 식별 후, 이를 문서화하여 수행해야 할 내역, 담당자, 예상 결과/성과 및 모니터링 방법을 명확하게 기술하고, 이렇게 문서화된 요구사항은 조직원들이 이해하고 사용할 수 있도록 명확하게 정의되어야 한다. 고려하여야 할 요구사항에는 조직에 적용되는 의료기기법령을 포함한 법적 요구사항, 고객 요구사항, 조직 내부 요구사항 등이 포함된다.

일단 품질경영시스템이 수립 및 문서화되면, 동 기준에서는 조직이 이를 내·외부 변화에도 지속적으로 적용할 수 있도록 조직의 정책, 절차, 작업 지침에 명시되어 있는 요구사항을 이행하고 관리할 것을

요구하고 있다. 이때 중요한 사항은 직원들이 책임과 역할을 수행할 수 있는 역량을 갖추고 있다는 것을 입증할 수 있도록 교육을 시키는 것이다(6.2 참조).

다. 조직 역할의 문서화

ISO 13485:2016 개정된 규격에서 추가적으로 요구되는 사항으로 조직은 적용되는 제품의 수명 또는 공급망과 적용되는 법적 요구사항을 고려하여 조직이 수행하는 역할을 정의하고 문서화할 것을 요구하고 있다.

조직은 서로 다른 국가의 법적 요구사항에 따라 다양한 역할 중에서 하나 이상의 역할을 맡을 수 있으며, 이러한 역할에 대한 법적 요구사항은 국가마다 다를 수 있다. 의료기기법령에 따른 조직의 역할의 예는 다음과 같다.

〈역할의 예〉
- 의료기기 제조업자
- 의료기기 수입업자
- 의료기기 수리업자
- 해외 의료기기 제조소
- 의료기기 판매업자
- 의료기기 임대업자

4.1.2 품질경영시스템의 실행

조직은 다음 사항을 실행하여야 한다.
가. 조직이 수행하는 역할을 고려하여 품질경영시스템에 필요한 프로세스를 결정하고 조직 전반에 해당 프로세스를 적용
나. 품질경영시스템에 필요한 적절한 프로세스 관리를 위해 위험기반 접근방법을 적용
다. 이러한 프로세스의 순서 및 상호작용을 결정

가. 품질경영 프로세스의 결정 및 적용

조직이 수행하는 역할을 고려하여 필요한 프로세스를 결정하고, 해당 프로세스가 어디서 누구에 의해 사용되는지, 해당 프로세스를 사용함에 있어 프로세스의 순서와 어떻게 다른 프로세스와의 상호작용을 할지 등을 결정하여야 한다. 이러한 프로세스의 통제 수준은 위험에 기반을 두어야 한다.

나. 위험기반 접근방법의 적용

이전의 기준에서도 제품실현 전반에 걸쳐 위험 관리(Risk Management)를 요구하였으며, 개정된 기준에서도 일관되게 요구 및 강조하고 있는 요구사항으로 7.1(제품실현의 기획)에서 요구하는 위험 관리에 관한 요구사항은 구 기준과 마찬가지로 의료기기의 설계 및 개발에서 생산 후 활동에 이르기까지 의료기기 안전성 및 성능에 관한 위험 관리를 ISO 14971 국제규격에 따라 수행할 것을 요구하고 있다.

하지만 이 조항은 위험기반 접근방법을 품질경영시스템 내 프로세스에도 적용하고 이러한 프로세스를 조직이 파악하고 위험기반 통제를 통해 관리할 것을 요구하는 것으로, 품질경영시스템 프로세스 내 위험을 식별하는 과정에서 정식으로 '위험 관리(Risk Management)를 이용하라'는 요구사항은 없다.

여기서 강조하는 사항은 프로세스 내에 위험기반 접근방법을 적용하라는 것이다.

조직의 효율적이고 원활한 품질경영시스템 운영을 위해서는 해결되어야 하는 위험이 결정되어야 하며, 이러한 위험을 식별하는 과정에서 조직은 예방조치나 위험감소를 통해 바람직하지 않은 영향을 방지하거나 줄이는 데 주력해야 한다. 이러한 활동을 '위험기반 접근방법을 적용한다'고 할 수 있으며, 조직은 자사의 품질경영시스템에 필요한 모든 프로세스에 이러한 위험기반 접근방법을 적용하여야 한다.

이 기준에서 위험이란 용어는 재정적 위험 또는 상업적 성과에 대한 위험이 아니라 의료기기의 안전성 및 성능과 법적 요구사항의 충족이라는 의미에서 사용된다.

위험기반 접근법은 품질시스템에서 해당 의료기기 위험의 수준 및 제품의 특성을 고려하여 그 범위와 정도를 고려해야 한다. 위험기반 접근방법의 예시는 다음과 같다.

① 제품 품질에 영향을 미치는 정도에 따라 인적 자원의 적격성, 교육훈련 등의 관리방법 수립
② 부품의 위험도에 따라 입고검사에서 검사 수준(전수검사, 샘플링 검사 등)을 고려하여 입고검사지침을 수립
③ 외주공정이 제품에 미치는 위험의 심각도(Severity)에 따라 등급을 분류하여 협력업체에 대한 선정 기준과 관리방법을 수립

이 기준에서, 해당되는 프로세스에서 위험을 고려할 필요가 있다고 요구하는 예는 다음과 같다.

① 직원 교육의 유효성 판단 방법(6.2)
② 유효성 확인 범위(소프트웨어 포함)(4.1.6, 7.5.6, 7.6)
③ 공급자의 선정 및 모니터링 방법(7.4.1)
④ 구매 제품의 검증 범위(7.4.3)

이 기준에서 위험을 고려하도록 명시하지 않았지만, 위험기반 접근방법을 적용할 수 있는 추가적인 예는 다음과 같다.

① 경영검토의 간격(5.6)
② 생산 및 서비스 관리(7.5.1)
③ 부적합 제품의 처분 및 필요한 시정조치의 특성(8.3)
④ 부적합 사항의 발생 또는 재발 방지를 위한 조치의 결정(8.5.2, 8.5.3)

위험기반의 품질경영시스템 접근방식의 세부사항은 프로세스 위험 관리 가이던스(GHTF SG3 N15R8)를 참고할 수 있다. 자세한 내용은 제3장 의료기기 위험 관리 단원을 참조한다.

다. 프로세스의 순서 및 상호작용의 결정

조직이 필요하다고 결정된 프로세스는 실행되는 순서가 결정되어야 하고 각 프로세스가 다른 프로세스와 어떠한 상호작용을 하는지 문서화되어야 한다.

이러한 프로세스가 얼마나 상세하게 설명되어야 하는지는 해당 프로세스를 구성하는 활동의 복잡성과 안정성에 따라 달라질 수 있다. 단순한 프로세스는 간단한 설명만 필요할 수 있으며, 복잡한 프로세스는 조직원들이 자신의 역할을 효과적으로 이행하는 데 필요한 활동과 작업 및 그 상관관계를 이해하는 데 충분한 설명이 필요하고, 이를 돕기 위해 도식화할 수도 있다. 이러한 프로세스의 순서 및 상호작용 관계는 품질매뉴얼에 문서화하는 것이 일반적이다.

4.1.3 품질경영시스템의 운영 및 관리

각 품질경영시스템 프로세스에 대해 조직은 다음 사항을 실행하여야 한다.
가. 프로세스의 운영 및 관리가 효과적임을 보장하는 데 필요한 기준 및 방법의 결정
나. 프로세스의 운영 및 모니터링을 지원하는 데 필요한 정보와 자원이 이용 가능하도록 보장
다. 계획된 결과를 달성하고 이러한 프로세스의 효과성을 유지하기 위해 필요한 조치를 실행
라. 이러한 프로세스의 모니터링, 해당되는 경우 측정 및 분석
마. 이 기준 요구사항에 적합하고 적용되는 법적 요구사항을 준수하고 있음을 입증하기 위해 필요한 기록을 작성하고 유지

품질경영시스템의 요구사항은 품질경영시스템 프로세스에 대한 요구사항을 수립하였는지에 대한 것으로, 조직이 프로세스를 수립하고 적합성의 증거를 어떻게 보관하는지에 대해서 규정하고 있다.

품질경영시스템에 필요한 프로세스와 각 프로세스에 연관된 위험을 식별한 이후, 조직은 해당 프로세스의 세부내용을 검토해 나갈 수 있다. 각 프로세스마다 다뤄져야 하는 필수 사항들이 있으며, 다음 질문의 예를 고려하여 해당 요구사항들을 다룰 수 있다.

① 제품 품질에 영향을 미치는 정도에 따라 인적자원의 적격성, 교육훈련 등의 관리방법을 수립하였는가?
② 부품의 위험도에 따라 수입검사에서 검사 수준(전수검사, 샘플링 검사 등)을 고려하여 수입검사기준을 수립하였는가?
③ 조직은 해당 프로세스가 효과적인지 여부를 어떻게 알 수 있는가?
④ 해당 프로세스가 효과적으로 운영되고 있는지 확인하려면 무엇이 필요한가?
⑤ 해당 프로세스를 모니터링하려면 어떤 관리가 필요한가?
⑥ 조직은 해당 프로세스에 대한 관리가 효과적임을 어떻게 알 수 있는가?
⑦ 해당 프로세스의 운영 및 관리에 필요한 인력과 물리적 자원은 무엇인가?
⑧ 해당 프로세스는 누가 책임지고 있으며 그 직책에 요구되는 역량은 무엇인가?
⑨ 해당 프로세스의 효과적인 실행 및 관리를 위해 무엇이 필요한가?
⑩ 계획 단계(활동)에서 식별된 모든 요구사항을 포함하여 해당 프로세스의 관리가 이루어지고 있는가?
⑪ 해당 프로세스의 모니터링 결과는 어떻게 분석되는가?

4.1.4 품질경영시스템의 변경관리

> 조직은 이 기준 요구사항과 적용되는 법적 요구사항에 적합하게 품질경영시스템 프로세스를 관리하여야 한다. 이러한 프로세스를 변경하고자 할 경우에는, 다음 사항을 실행하여야 한다.
> 가. 프로세스의 변경이 품질경영시스템에 영향을 주는지에 대한 평가
> 나. 프로세스의 변경이 해당 품질경영시스템하에서 생산된 의료기기에 영향을 주는지에 대한 평가
> 다. 이 기준 요구사항과 적용되는 법적 요구사항에 따른 관리

품질경영시스템의 프로세스는 고객 및 법적 요구사항뿐만 아니라 조직의 목표를 달성하는 데에도 지속적으로 효과적임을 입증할 수 있도록 관리해야 한다.

프로세스 관리의 한 가지 중요한 사항은 변경에 대한 관리이다. 품질경영시스템에 대한 변경이 필요할 경우, 변경 이행 전에 평가를 실시하여 변경이 품질경영시스템의 효과적인 운영을 저해하거나 바람직하지 않은 결과를 초래하지 않는지 확인해야 한다.

특히, 조직은 이러한 변경이 해당 품질경영시스템의 관리하에 생산되는 의료기기의 안전성 또는 성능에 영향을 미치는지 또는 법적 요구사항의 준수에 영향을 미치는지 여부를 고려해야 한다. 이러한 변경이 발생될 때마다 품질경영시스템 및 의료기기의 출력물에 대한 관리가 유지될 수 있도록 변경을 관리하는 것이 ISO 13485:2016의 요구사항으로 명시되었다.

품질경영시스템 변경 요소로는 다음과 같으며, 의료기기법령과 변경의 중대성에 따라 변경사항을 식품의약품안전처 등의 규제당국에 보고해야 할 수도 있다(7.2.3 참조).

① 문서에 대한 변경(4.2.4)
② 기록의 실수나 오류에 대한 변경(4.2.5)
③ 품질경영시스템에 대한 변경 계획 수립(5.4.2)
④ 경영검토를 포함하여 변경관리에 대한 최고경영자의 책임(5.4.2, 5.6.1)
⑤ 변경된/새로운 규제 요구사항(5.6.3)
⑥ 고객 요구에 의한 제품 요구사항 변경(7.2.2)
⑦ 설계 및 개발 변경(7.3.9)
⑧ 구매 제품의 변경(7.4)
⑨ 변경사항의 유효성 확인(7.5.6, 7.5.7)
⑩ 변경의 필요성 확인(8.5.1)

4.1.5 위탁 프로세스의 관리

> 가. 조직이 제품의 적합성 요구사항에 영향을 미치는 어떠한 프로세스를 위탁하는 경우, 조직은 이러한 프로세스가 모니터링되고 관리됨을 보장하여야 한다.
> 나. 조직은 위탁한 프로세스에 대해 이 기준과 고객 및 적용되는 법적 요구사항 준수에 대한 책임을 유지하여야 한다.
> 다. 위탁한 프로세스의 관리는 관련된 위험 및 7.4항에 따른 요구사항을 충족할 수 있는 위탁업체의 능력에 비례하여야 하고, 서면 품질합의서를 포함하여야 한다.

가. 위탁 프로세스의 관리

이 조항은 제조업자를 대신하여 외부업체가 수행하는 위탁 프로세스 및 수탁자에 대한 관리 요구사항을 수립하고 있는지를 정의한다. 위탁 프로세스의 위험기반 통제에 대한 명확한 명시와 이러한 프로세스를 제공하는 외부 계약자와의 문서화된 계약의 필요성에 따라 추가되었다.

프로세스 위탁은 조직의 전략적 결정이며, 주문하고 재료를 수령하는 단순한 공급자와 고객 사이의 구매 상호작용보다 더 깊은 두 당사자 간의 관계를 의미한다.

조직이 위탁할 수 있는 프로세스의 예는 다음과 같다.

〈위탁 프로세스의 예〉

- 인적 자원
- 물류
- 제조
- 멸균
- 설치
- 교정
- 콜 센터와 같은 고객인터페이스
- 설계 및 개발
- 유지 보수
- 서비스
- 감사

나. 위탁 프로세스의 관리 책임

프로세스 위탁 여부를 결정할 때 수탁자의 책임 범위를 고려하여야 한다. 수탁자가 설계 및 개발을 위한 일부 도면을 작성하는 것보다 새로운 의료기기의 전체 설계 및 개발을 수행하는 것은 훨씬 더 깊은 관계를 의미하므로, 프로세스 위탁 여부를 결정할 때에는 수탁자의 책임 범위를 신중히 고려하여야 한다.

위탁의 책임은 조직에 있으며, 조직은 합의된 요구사항에 따라 위탁 활동이 수행될 수 있도록 필요한 관리·감독을 유지해야 한다. 이러한 이유로, 위탁자와 수탁자의 책임을 규정한 서면 품질합의서가 요구된다.

아울러, 의료기기법령은 의료기기제조업자가 '제조공정' 등을 위탁하는 경우 수탁자에 대한 관리·감독을 철저히 하도록 요구하고 위반 시 행정처분 등을 받도록 하고 있어, 조직은 이 기준 및 조직의 역할에 따른 법적 요구사항을 준수하여 관리가 이뤄지도록 하여야 한다.

다. 위험기반 위탁 프로세스의 관리 및 서면 품질합의서

위탁 활동에 관한 수탁자와의 관계는 서면 품질 합의서 및 7.4에 따른 '구매관리'에 따라 운영된다. 이러한 관리의 수준은 위탁 활동이 의료기기의 안전성 및 성능에 미치는 위험성과 법령 준수에 미치는 영향에 따라 결정되어야 한다.

서면품질합의서를 작성해야 하는 적용범위는 위탁 프로세스에 적용해야 하며, 제품에 미치는 위험에 기반하여 중요 부품의 공급자도 포함될 수 있다.

서면품질합의서의 내용은 의료기기의 안전 및 성능에 대한 활동의 위험과 규제 준수에 대한 활동의 기여도에 따라 결정해야 하며, 7.4.2(구매정보)를 참고하여 작성할 수 있다. 형태의 경우 구매발주서, 구매발주서의 첨부문서(약관, 사양서, 도면, 품질 요구사항 또는 역할 및 책임에 관한 기타 문서화된 정보) 또는 정식으로 문서화된 별도 품질협약서 등 다양한 형태일 수 있다.

서면품질합의서는 위탁 활동 및 위탁 활동과 관련된 위험에 대하여 위탁자와 수탁자가 합의하고 동의하는 내용을 포함하여야 하며, 조직은 수탁자의 활동 및 관련성과 검토·적용되는 법적 요구사항 충족 등에 대하여 서면합의서에 포함할 수 있다.

아울러, 의료기기법령은 의료기기제조업자가 '제조공정' 등을 위탁하는 경우 수탁자에 대한 관리·감독을 철저히 하도록 요구하고 위반 시 행정처분 등을 받도록 하고 있어, 조직은 이 기준 및 조직의 역할에 따른 법적 요구사항을 준수하여 관리가 이뤄지도록 하여야 한다.

> 「의료기기법시행규칙」 [별표 2] 시설과 제조 및 품질관리체계의 기준
> 1. 시설 기준
>   라. 제조공정 또는 시험을 위탁한 제조업자의 수탁자에 대한 관리책임
>   제조공정 또는 시험을 위탁한 제조업자는 제조 또는 시험이 적절하게 이루어질 수 있도록 다음 각 목에 따라 수탁자에 대한 관리·감독을 철저히 하여야 한다.
>   1) 품질관리를 위한 제품표준서를 작성하여 수탁자에게 제공하고, 수탁자로 하여금 이를 기준으로 제품마다 제조 및 품질관리에 관한 사항을 기록하도록 할 것
>   2) 수탁자로부터 가목에 따른 제조 및 품질관리에 관한 기록을 제출받아 제품의 사용기한이 경과한 날부터 1년간 보존할 것. 다만, 사용기한이 설정되지 아니한 경우에는 제품 수명에 상응하는 기간 동안 보존하여야 한다.

4.1.6 품질경영시스템에 사용되는 컴퓨터 소프트웨어 유효성 확인

> 가. 조직은 품질경영시스템에 사용되는 컴퓨터 소프트웨어의 유효성 확인에 대한 절차를 문서화하여야 한다.
> 나. 이러한 소프트웨어의 적용은 최초 사용 전에 유효성이 확인되어야 하고, 해당되는 경우 소프트웨어의 변경 또는 적용 후에도 유효성이 확인되어야 한다.
> 다. 소프트웨어 유효성 확인 및 유효성 재확인과 관련된 구체적인 접근방법과 활동들은 소프트웨어의 사용과 관련된 위험에 비례하여야 한다.
> 라. 이러한 활동의 기록은 유지되어야 한다.

이 기준은 소프트웨어 사용 용도(예 제품의 일부 또는 제품 자체, 품질경영시스템의 프로세스용, 생산 관리 또는 서비스 제공용, 또는 모니터링 및 측정용)에 따라 여러 조항에서 소프트웨어 유효성 확인을 요구하며, 이 조항에서는 품질경영시스템에 사용되는 컴퓨터 소프트웨어의 유효성 확인을 요구한다.

컴퓨터 소프트웨어는 품질경영시스템을 구현, 모니터링, 측정하거나 분석하는 데 사용할 수 있으며, 제품의 설계 및 개발, 시험, 생산, 라벨링, 유통, 재고 관리, 문서 관리, 데이터 관리, 불만 처리, 장비 교정 및 유지보수, 시정 조치 또는 예방 조치에 사용할 수 있다.

품질경영시스템에서 사용되는 소프트웨어의 예는 다음과 같다.

〈품질경영시스템 내에서 사용되는 소프트웨어의 예〉

- 전사적 자원 관리(ERP) 시스템
- CAD(컴퓨터 지원 디자인)
- 프로젝트 관리 시스템
- 측정 장비의 교정 관리 시스템
- 자동화 생산/검사 프로세스의 정보 관리 시스템
- 내·외부감사의 관리 및 기록 시스템
- 문서 및 기록 관리 시스템
- 제품 수명 활동 관리 시스템
- 데이터 분석 시스템
- 유지보수 활동 관리 시스템
- 불만, 부적합 시정 조치 또는 예방 조치의 관리 및 기록 시스템

소프트웨어 유효성 확인의 중요한 점은 소프트웨어가 사용되는 방식이 적합하고 결과가 요구사항을 충족한다는 것을 입증하는 것이다. 품질경영시스템에 사용되는 소프트웨어의 유효성 확인에 대한 사항은 ISO/TR 80002-2를 참고할 수 있다.

스프레드시트는 데이터 분석의 일환으로 데이터를 입력할 때 특정 계산을 수행하도록 프로그래밍할 수 있으며, 계산 결과를 검증하고 의도치 않은 변경으로부터 스프레드시트를 보호해야 한다.

소프트웨어가 기성품인 경우에도 입력 대비 출력의 정확성, 업무 흐름에 따라 유효성 확인이 필요하며, 소프트웨어의 버전 변경에 따른 유효성 재확인을 위하여 버전 관리가 필요하다.

다만, 소프트웨어 유효성 확인에 해당되지 않는 경우는 다음과 같다.

① 조직에서 사용하지만 QMS의 적합성, 제품 요구사항 또는 적용 가능한 의료기기의 규제 요구사항과 관련이 없는 소프트웨어(예 회계에 사용되는 소프트웨어)
② 품질 또는 의료기기의 안전성에 영향을 미치지 않는 사무용 소프트웨어(예 워드 프로세서, 엑셀 등)

4.2 문서화 요구사항

4.2.1 일반 요구사항

> 품질경영시스템의 문서화에는 다음 사항이 포함되어야 한다.
> 가. 문서화된 표명된 품질방침 및 품질목표
> 나. 품질매뉴얼
> 다. 이 기준이 요구하는 문서화된 절차 및 기록
> 라. 조직이 프로세스의 효과적인 기획, 운영 및 관리를 보장하기 위하여 필요하다고 결정한 문서들로, 기록을 포함
> 마. 그 밖에 적용되는 법적 요구사항에 규정된 다른 문서화 요구사항

해설

가. 품질경영시스템의 문서화

이 기준에서의 요구사항 적용을 위하여 문서화된 품질경영시스템을 갖추어야 하며, 조직의 품질방침과 일관성을 가져야 한다.

품질방침이란 '최고경영자에 의해 공식적으로 표명된 품질 관련 제조업자의 전반적인 의도 및 방향이다. 품질방침은 제조업자의 전반적인 방침으로 일관성이 있어야 하며, 품질목표를 설정하기 위한 틀을 제공하여야 한다. 여기서 공식적이란 문서화되고 제조업자의 의사결정 체계에 따라 최종 승인된 것을 의미한다. 이러한 품질방침을 토대로 품질목표가 설정되어야 하며, 이 목표는 측정이 가능해야 하고 문서화되어야 한다.

품질매뉴얼은 조직의 품질경영시스템을 규정한 문서로서 개별 조직의 규모 및 복잡성에 맞도록 세부사항 및 형식이 달라질 수 있다. 품질매뉴얼에 대한 상세 요구사항은 4.2.2를 참조한다.

나. 문서화 일반 요구사항

의료기기법령 및 이 기준에 따라 품질경영시스템 절차를 문서화하여야 한다. 이러한 절차에 필요한 구조와 상세 수준은 조직의 상황에 맞게 수정하는 것이 중요하며, 텍스트, 그림, 도표, 시청각 형태 등으로 이루어질 수 있다.

품질경영시스템 문서화의 범위는 조직의 규모, 프로세스 및 상호작용의 복잡성, 직원의 숙련도 및 자격 요건(6.2.2), 다른 위험 등으로 인해 조직마다 다를 수 있다.

작업지침서 및 흐름도를 포함한 문서화된 절차는 단순하고 명확하며 이해하기 쉽게 제시되어야 하며, 사용할 방법과 충족해야 할 기준을 명시해야 한다. 이런 절차들은 보통 다음 사항을 규정하고 기술한다.

〈문서화된 절차에 기술할 사항〉

- 수행해야 할 활동 내역 및 수행 담당자
- 사용해야 할 재료, 장비 및 문서
- 필요한 기록
- 수행해야 할 시기, 장소 및 수행 방법
- 활동을 모니터링하고 측정하는 방법

또한, 품질경영시스템의 문서화에 대한 유효성 여부는 다음과 같은 기준으로 평가한다.

〈문서화의 유효성 평가 기준〉

- 목적의 적합성
- 필요자원
- 조직의 고객 및 공급자가 사용하는 인터페이스
- 이행 및 사용 용이성
- 품질방침 및 목적

의료기기법령 및 이 기준 요구사항에 따라 작성하는 문서, 연관된 활동을 관리하기 위해 조직이 필요하다고 결정한 문서 및 관련 기록에 대해서는 이 기준 4.2.4(문서관리) 및 4.2.5(기록관리) 요구사항을 적용하여야 한다. 특히 의료기기법령과 관련하여 문서화해야 할 요구사항은 다음 의료기기법 시행규칙을 참고해 볼 수 있다.

「의료기기법시행규칙」 [별표 2] 시설과 제조 및 품질관리체계의 기준
2. 제조 및 품질관리체계의 기준
  가. 품질경영시스템
     제조업자는 제조 및 품질관리를 위하여 조직, 책임, 절차, 공정 및 자원 등을 효율적으로 관리하기 위한 품질경영시스템을 수립하고 품질매뉴얼 등의 문서로 작성하여야 한다.
  나. 품질경영시스템의 문서화 및 실행
     제조업자는 다음 사항에 대한 절차와 방법 등 세부내용을 문서화하고 그에 따라 품질경영시스템을 실행하여야 한다.
     1) 품질방침
     2) 계약검토
     3) 설계관리
     4) 문서 및 자료 관리
     5) 구매 관리
     6) 제품의 식별 및 추적 관리
     7) 제조공정의 관리
     8) 구매품 및 제품의 시험검사
     9) 부적합품의 관리
     10) 측정장비의 관리
     11) 시정 및 예방 조치
     12) 제품의 취급, 보관, 포장, 보존 및 인도에 관한 사항
     13) 교육훈련
     14) 그 밖에 제품의 유효성 확인(validation) 등 제조 및 품질 관리에 필요한 사항
  다. 책임과 권한
     제조업자는 품질에 영향을 미칠 수 있는 구성원에 대하여 그 책임과 권한, 구성원 간 상호관계를 정하고 이를 문서화하여야 한다.
  라. 품질기록의 관리
     1) 제조업자는 제조 및 품질 관리를 실행하는 데 필요한 각종 기록의 식별, 수집, 색인, 열람, 파일링(filing), 보관, 유지 및 폐기에 대한 절차를 문서로 작성하여 관리하여야 한다.
     2) 모든 품질기록은 손상, 손실 또는 열화를 방지할 수 있는 시설 내에서 즉시 검색이 가능하도록 보관하여야 한다.
  마. 품질검사 등
     1) 내부품질검사
        제조업자는 이 기준의 적합성 유지를 위하여 내부품질감사의 계획 및 실행을 위한 절차를 문서로 작성하고 정기적으로 수행하여야 하며, 그 수행결과는 제조 및 품질 관리에 활용하여야 한다.

4.2.2 품질매뉴얼

가. 조직은 다음 사항을 포함한 품질매뉴얼을 문서화하여야 한다.
  1) 적용 제외 또는 비적용되는 세부 내용 및 그 정당성을 포함한 품질경영시스템의 적용 범위
  2) 품질경영시스템을 위하여 문서화된 절차 및 이에 대한 참조문서
  3) 품질경영시스템 프로세스 간 상호작용에 대한 기술
나. 품질매뉴얼은 품질경영시스템에서 사용되는 문서의 구조를 간략하게 명시하여야 한다.

해설

품질매뉴얼은 조직 및 품질경영시스템을 구성하는 프로세스의 개요를 제공하는 구체적인 문서이다. 품질매뉴얼은 ISO/TR10013 국제규격을 참고하여 다음과 같이 작성하여 비치하도록 한다.

가. 품질매뉴얼의 내용

1) 품질경영시스템 적용 범위

품질매뉴얼에는 해당업체가 제조하는 의료기기의 종류 및 특성 등에 따라 이 기준에 명시된 요구사항 중 적용할 수 없거나 적용할 필요가 없는 경우 그 사유를 기술하고 적용 범위를 명확하게 기재한다. 이에 대한 상세 해설은 앞의 '2. 적용범위'를 참조한다.

2) 문서화된 절차

품질경영시스템을 위해 수립된 문서화된 절차에는 자체적으로 작성한 표준작업지침서(SOP, Standard Operation Procedure)가 해당되며, 참조문서로는 각국의 관련 법규, 참고문헌 등을 예로 들 수 있다.

3) 프로세스의 상호작용

프로세스 간의 상호관계는 다음 [그림 2-1]과 같이 도표, 흐름도 등을 활용한 간단한 그림이 장황하게 서술된 절차보다 정확하게 내용을 전달할 수도 있다.

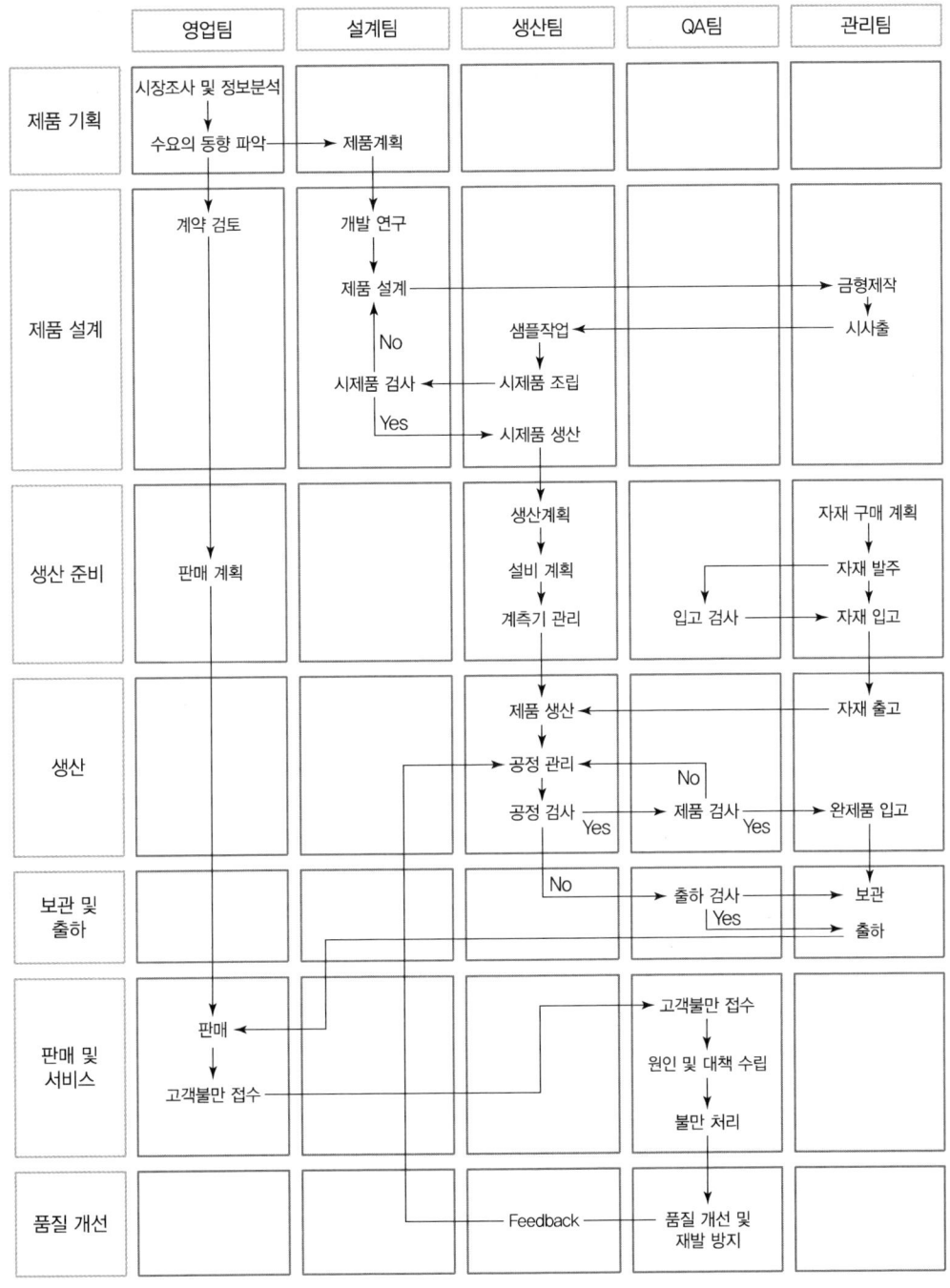

그림 2-1 품질경영시스템 프로세스의 상호작용 도식화 예시

나. 문서구조의 명시

품질경영시스템에서 사용되는 문서들에 대해 적용범위, 의사결정의 단계, 중요도에 따라 유형별로 분류하여 각 문서의 구조를 다음 [그림 2-2]와 같이 간략하게 도식화하여 명시한다.

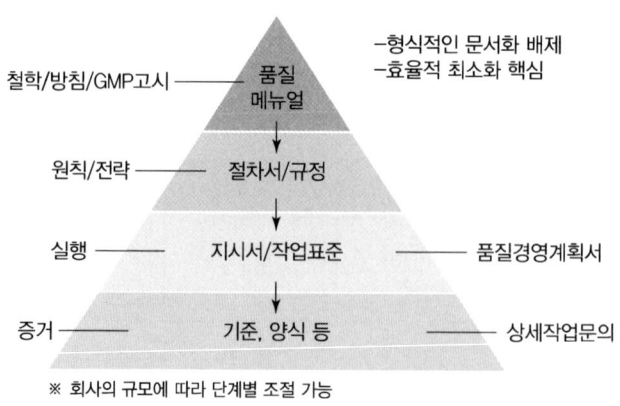

| 그림 2-2 | 품질경영시스템 문서체계 도식화 예시

4.2.3 의료기기 파일

가. 조직은 각 의료기기 모델 또는 품목에 대해, 이 기준 요구사항에 적합하고 적용되는 법적 요구사항을 준수하고 있음을 입증하기 위해 생성된 문서를 포함하거나 참조하는 하나 이상의 파일을 만들어 유지하여야 한다.
나. 의료기기 파일의 내용은 다음 사항을 포함하되, 이것들로 한정되는 것은 아니다.
   1) 의료기기에 대한 일반적인 설명, 사용용도/사용목적 및 모든 사용지침을 포함한 기재사항
   2) 제품에 대한 사양
   3) 제조, 포장, 보관, 취급 및 유통에 관한 규격 및 절차
   4) 측정 및 모니터링 절차
   5) 해당하는 경우, 설치에 대한 요구사항
   6) 해당하는 경우, 서비스 절차

해설

'의료기기 파일'은 제품을 생산·유지·관리에 필요한 설계의 최종적인 출력물을 의미하며, 품질경영시스템 내에서 동 파일의 요구사항을 충족한다면 별도의 문서를 제정하지 않고 참조(인덱스)로 추적성을 부여하여 관리할 수 있다.

의료기기법령은 조직이 의료기기의 제조와 관련하여 원자재·완제품의 입출고, 제조공정 및 품질관리(시험기준 및 방법을 포함한다)에 관한 내용을 문서화하고, 의료기기의 품목 또는 형명별로 규격, 제조공정, 제조기준, 설치 등 제품의 설계부터 출하(설치)까지 전 제조공정에 대한 상세한 정보를 포함한 문서, 제품표준서를 갖추도록 요구하고 있다.

제품표준서는 이 기준에 따른 의료기기 파일로 간주될 수 있으며, 의료기기 파일은 기술 파일 또는 의료기기 마스터 파일과 같은 이름으로 관리될 수 있다. 또한, 법적 요구사항을 충족하는 제품의 설계 및 개발, 제조와 관련된 문서를 포함하거나 참조할 수 있다.

조직은 「의료기기 제조 및 품질관리기준」에 따른 제품표준서를 보유한 경우, 이 기준에 따른 의료기기 파일 요구사항을 준수하기 위해 제품표준서의 변경(개정) 등이 필요할 수 있다.

의료기기 파일의 특정 부분 내용은 의료기기법령에 따라 허가(신고 또는 인증)받도록 요구되며, 해당 내용의 변경이 발생하는 경우 의료기기법령에 따른 변경 허가(신고 또는 인증)가 필요할 수 있다.

'의료기기 파일'의 내용은 다음을 포함하지만 이에 국한되지는 않는다.

① 의료기기에 대한 일반적인 설명과 의료기기 분류 및 변경사항
② 도면, 구성품, 조성 및 의료기기 소프트웨어를 포함한 제품의 사양
③ 장비, 제조방법, 특수 처리 및 인프라 요구사항 등을 포함한 제조 프로세스 절차
④ 허용 기준 및 측정 장비를 포함한 품질보증 절차
⑤ 프로세스를 포함하는 포장방법 및 절차
⑥ 의도된 용도/목적에 대한 설명
⑦ 의료기기에 대한 적절한 규제 요구사항을 충족시키는 데 사용되는 설계 출력
⑧ 위험 분석, 통제, 그에 따른 잔여위험과 위험/이익 분석의 결과를 포함한 위험 관리 기록
⑨ 사용설명서를 포함한 라벨링
⑩ 제품의 유지 보수와 관련된 절차 또는 지침
⑪ 적용된 모든 고유한 식별 정보(UDI)
⑫ 의료기기의 사용할 수 있는 다양한 언어
⑬ 임상 데이터
⑭ 생물학적 안전성 및 생체 적합성과 함께 의료기기의 제작에 사용되는 재료 및 구성요소 데이터
⑮ 의료기기의 수명 기간 동안 의료기기 성능 또는 특성의 변경에 따른 검증/유효성 확인 데이터
⑯ 보관 및 운송 요구사항
⑰ 부속품 등 의료기기와 함께 사용하기 위한 용도의 제품 설명
⑱ 안전성 및 성능 요구사항의 적합성을 입증하기 위해 적용된 표준 및 방법
⑲ 측정 기기의 정확성을 입증하는 데 사용되는 방법
⑳ 동물 또는 인간유래조직의 식별, 안전성, 품질 등을 확인할 수 있는 시험 데이터
㉑ 단독으로 사용되는 경우 의약품으로 규제되는 의료기기 내 모든 물질의 식별, 안전성, 품질 등을 확인할 수 있는 시험 데이터

4.2.4 문서관리

가. 품질경영시스템에 필요한 문서는 관리되어야 한다. 기록은 문서의 특별한 형식이며 4.2.5항의 요구사항에 따라 관리되어야 한다.
나. 다음 사항의 관리에 필요한 절차를 문서화하여야 한다.
  1) 발행 전에 문서의 적절성을 검토, 승인
  2) 필요시 문서의 검토, 갱신 및 재승인
  3) 문서의 변경 및 최신 개정 상태가 식별됨을 보장
  4) 적용되는 문서의 유효본이 사용되는 장소에서 이용 가능함을 보장
  5) 문서가 읽기 쉽고, 쉽게 식별됨을 보장
  6) 조직이 품질경영시스템의 계획 및 운영에 필요하다고 결정한 외부출처 문서가 식별되고 배포 상태가 관리됨을 보장
  7) 문서의 손상이나 손실을 방지
  8) 효력이 상실된 문서의 의도되지 않은 사용을 방지하고, 어떠한 목적을 위하여 보유할 경우에는 적절한 식별방법을 적용
다. 조직은 문서 변경이 조직의 결정의 근거가 되는 배경 정보에 접근할 수 있는 최초 승인권자 또는 다른 지정된 권한자에 의하여 검토되고 승인되도록 보장하여야 한다.
라. 조직은 효력이 상실된 관리문서의 최소 1부를 제품의 수명 주기에 상응하는 기간 동안 보유하여야 하며, 이 기간은 최소한 기록의 보유 기간 이상이어야 한다.

해설

가. 문서관리

품질경영시스템의 문서들은 기본적으로 작성, 검토, 승인, 배포 및 폐기 등 문서의 수명(life cycle)을 가지고 있다.

문서의 life cycle(예시)
작성 → 검토 → 승인 → 배포(적용) → 재검토(필요시) → 갱신(재승인) → 회수(필요시) → 무효화 → 보존 → 폐기

품질기록은 일반 문서와 달리 매 제조 시마다 작성되며, 특별한 서식을 갖고 있는 경우가 많아 특별한 형식이라고 표현하고 있다. 내·외부 문서관리에 대하여 수립된 시스템은 해당 여부에 따라 다음을 포함한다.

① 문서의 작성, 검토, 승인과 발행에 대한 책임의 부여
② 더 이상 쓸모가 없는 문서 사본의 즉각적 철회
③ 문서변경 이행일자의 기록 방법
④ 관리본과 비관리본의 구별

문서관리는 설계, 구매, 공정, 품질규격, 검사 및 품질경영시스템에 관한 문서와 자료에 적용된다. 문서와 자료에 있는 정보는 여러 매체(종이, 디스켓, CD 등)를 사용하여 기록, 전달, 접수할 수 있다. 문서는 어떻게 업무를 수행할 것인가를 서술하고 관리하며, 변화된 환경을 반영하여 개정되어야 한다. 관리 가능한 문서 및 기록은 다음의 정보를 포함해야 한다.

> 제목 및 적용 범위, 문서번호, 발행일/효력 발생일, 개정 상태, 품질경영시스템에서 요구하는 검토일 또는 검토 주기, 개정 이력, 작성자, 검토자, 승인자, 발행자, 개정의 수준, 배포, 페이지 표시, 적용되는 경우 컴퓨터 참조파일 등

일부 문서의 경우, 제조장비에 내장된 문서의 사본 또는 문서의 인쇄본에 대하여 컴퓨터 및 모바일 기기를 통해 접근이 이루어질 수 있다. 문서에 접근하는 방법을 정의해야 하며, 복잡하고 발전하는 영역의 전자 문서 접근을 사용하는 경우에 적용되는 규제 요구사항을 이행하여야 한다. 전자문서 관리는 접근, 저장, 재현성, 가독성, 추적, 보안 등에 대한 절차를 포함할 수 있다.

나. 문서관리의 절차화

의료기기 업체는 규격 등 외부 출처의 문서를 포함하여 GMP 기준의 요구사항과 관련된 모든 문서와 자료를 관리하기 위한 문서화된 절차를 수립하고 유지해야 한다.

일반적으로 품질경영시스템에 필요한 문서들의 관리방법 등을 규정하는 「문서관리 규정(절차)」을 작성·승인하여 이에 따라 관리한다. 이러한 문서관리에 관한 절차에는 다음 사항이 포함되어야 한다.

① 작성된 문서에 대하여 정해진 결재 단계에 따라 내용의 적절성을 검토하고 승인하도록 한다.
② 필요한 경우, 문서의 정기적인 검토 또는 갱신(재승인 포함) 주기에 대한 기준을 마련한다.
③ 각종 기준서, 절차서 등에는 당해 문서에 대한 제·개정 이력을 표의 형태로 표시하여 최신 상태임을 알 수 있도록 한다(개정된 부분에는 밑줄, 기울임체, 굵은 글씨체 등을 사용하여 변경된 부분을 구별할 수 있도록 한다).
④ 해당 작업공정에서 필요한 표준작업지침서(SOP)가 당해 작업실에 배포되어 작업자가 이용할 수 있도록 한다.
⑤ 문서는 작업원 누구나 읽을 수 있는 언어로 작성해야 하며, 구분 및 식별이 쉽도록 표지(파일)를 제작하여 관리한다.
⑥ 외부 기관 등에서 작성된 문서는 별도로 표시하여 구별하고, 배포·보관이 통제되도록 한다.
⑦ 개정, 폐지 등으로 효력이 상실된 문서는 도장, 표식 부착 등으로 식별 가능하도록 하고, 폐기에 관한 시기 및 절차를 규정한다.

다. 외부출처 문서의 관리

조직은 품질경영시스템의 계획 또는 운영에 필요하다고 결정하는 외부출처 문서를 식별하고 그 배포를 관리하여야 한다. 품질경영시스템이나 제품규격에 관련된 외부 규격, 규정 등과 같은 외부 출처문서는 어떤 개정본이 사용되고 있는지를 명확히 식별하도록 관리해야 한다.

설계 및 개발 프로세스에 대한 입력사항으로 사용되는 기타 표준, 조직에 부여된 인증서의 사본 또는 규제 요구사항을 포함하는 문서 등이 해당될 수 있으며, 문서관리 대상 목록에서 중요한 외부문서를 식별하고, 문서의 관리 사본을 직인 등으로 표시하며, 관리 사본을 참조할 수 있는 장소를 식별하여야 한다.

라. 문서의 변경

　문서는 개정 또는 변경될 수 있으므로 변경의 작성과 취급, 발행과 기록에 대한 관리가 필요하다. 이것은 내부 문서와 데이터에만 적용되는 것이 아니라 외부 출처 문서와 데이터에도 적용된다.

　문서 및 자료의 변경은 별도의 지정이 없는 한 처음 검토 및 승인을 수행한 동일한 조직에서 검토되고 승인되어야 한다. 지정된 조직은 그들의 검토 및 승인의 근거가 되는 적절한 관련 정보에 접할 수 있어야 하며 문서의 변경 상태는 그 문서 또는 적절한 첨부물에 표시되어야 한다.

　변경이 시스템이나 제품의 다른 부분에 끼칠 수 있는 영향을 고려하여야 한다. 변경이 실행되기 전, 조직의 다른 부분에 대한 변경의 효과를 평가하고 해당할 경우 관련자에게 통보하는 조치가 필요하다. 변경에 대해 영향을 받는 부서의 인원에게 계획적으로 회람하여 변경으로부터 발생할 수 있는 문제점을 사전에 방지할 수 있다.

　승인된 변경의 기록은 변경의 내용과 영향 받을 문서의 확인, 날짜와 서명, 변경 실시 시기의 명시를 포함해야 한다.

　전산문서나 자료는 승인되지 않은 변경을 방지하기 위해 '읽기 전용' 사본을 만들어 그 문서를 필요로 하는 모든 사람이 열람할 수 있도록 하되 변경할 수는 없도록 해야 한다.

마. 폐지문서 등의 보존

　효력이 상실된 관리 문서의 최소 1부는 명확히 표시하여 안전한 장소에 보관해야 한다. 효력이 상실된 문서를 보관하는 목적은 제품의 최초 설계·계획부터 개발을 거쳐 현재의 상태에 이르기까지 모든 단계에서의 전체적 그림을 제공하기 위한 것이다. 또한 시판 제품에 문제가 발생할 경우 관련 문서를 검토하기 위함이다.

　조직은 의료기기법령에 따라 더 이상 사용하지 않는 관리문서를 하나 이상(원칙적으로 원본) 보관하여야 하며, 적어도 제품 수명주기에 상응하는 기간 동안 보유하여야 한다. 이 기간은 최소한 제조일로부터 5년 이상이어야 하며, 시판 후 2년 이상이어야 한다. 문서의 보관 기간은 다음 사항을 고려하여 결정한다.

　① 의료기기의 보관 수명
　② 의료기기 또는 구성품의 유효기간
　③ 의료기기 안정성 시험에 기초한 주기 또는 기간
　④ 포장재의 안정성
　⑤ 책임을 포함한 법적 고려사항
　⑥ 이식형 의료기기의 경우 체내의 체류기간에서 비롯되는 잔여 위험
　⑦ 멸균의료기기의 경우 무균성을 유지하는 능력

　보관되는 폐지 문서는 물리적(스탬프 등) 또는 전자적(전산화된 데이터베이스 등)으로 적절하게 식별할 수 있어야 한다.

4.2.5 기록관리

가. 품질경영시스템의 효과적인 운영과 요구사항에 적합함을 입증하는 기록을 작성하고 유지하여야 한다.
나. 조직은 기록의 식별, 보관, 보안 및 완전성, 검색, 보존기간 및 처리에 필요한 관리방법을 규정한 절차를 문서화하여야 한다.
다. 조직은 적용되는 법적 요구사항에 따라 기록에 포함된 개인건강정보를 보호하기 위한 방법을 규정하고 실행하여야 한다.
라. 모든 기록은 읽기 쉽고, 즉시 확인할 수 있으며, 검색이 가능해야 한다. 기록에 대한 변경은 식별이 가능하도록 유지되어야 한다.
마. 조직은 기록을 제품의 수명 주기에 상응하는 기간 동안 보유하여야 한다. 이 기간은 최소한 제조일로부터 5년 이상이어야 하며, 시판 후 2년 이상이어야 한다.

해설

가. 기록관리

품질기록은 규정된 요구사항들을 제품이 직·간접적으로 만족시키는지에 대한 증거를 보여야 한다. 이러한 기록들은 기밀사항일 수도 있으므로 적절히 취급되어야 한다. 의료기기 제조업체의 품질기록은 품질경영시스템의 요건들이 실행됨을 보증해야 한다. 만일 그 결과들이 만족되지 않은 것으로 증명된 경우, 품질기록은 그 상황을 수정하기 위해 무엇이 행해졌는지를 나타내야 한다. 기록은 모든 형식 또는 유형의 매체일 수 있으며, 품질 기록은 다음과 같이 크게 3가지 범주로 나눌 수 있다.

1) 생산 전 기록

의료기기에 영향을 미치는 설계 및 개발, 제조 프로세스와 관련된 특정 유형의 모든 기록
㉠ 설계이력 기록, 포장·세척·멸균 등 공정 밸리데이션 기록 등

2) 공정 기록

개별 의료기기 또는 의료기기의 제조 또는 유통과 관련된 기록
㉠ 외주업체 품질 기록, 구매 기록, 제조번호(로트 번호), 시험검사 기록, 멸균 기록, 시설 및 장비의 점검·유지 보수 기록, 환경 모니터링 기록, 제조 및 검사 장비의 교정·점검 기록 등

3) 시스템 기록

품질경영시스템의 효과적 운용을 증명하는 기록
㉠ 경영검토, 고객불만, 내부감사, 개인의 교육에 대한 기록 등

나. 기록관리 절차의 문서화

의료기기 업체에서 수행하는 제조 및 품질관리에 관련된 모든 행위는 문서화(기록)되어야 하며, 쉽게 찾아보고 체계적으로 구별·검색이 가능하도록 보관해야 한다. 또한, 식별코드 부여, 보관·검색 방법, 보존기간 및 처리 등에 대한 구체적인 절차도 문서화해야 한다. 이 기준과 의료기기법령에 따라 조직은

각종 기록의 식별, 수집, 색인, 열람, 파일링(filing), 보관, 유지 및 폐기에 대한 절차를 문서화하여야 하며, 모든 기록은 훼손, 분실 및 화재 등으로부터 안전하게 보호할 수 있는 시설에서 검색이 편리하도록 구분하여 보관하여야 한다.

기록 절차는 해당 여부에 따라 다음 절차를 포함하는 것이 바람직하다.
① 데이터와 발생된 관찰사항을 사실 그대로 입력한다.
② 기록을 미리 작성하거나 사후에 작성하지 않는다.
③ 다른 사람의 서명 또는 그와 동등한 것을 사용하지 않는다.
④ 양식을 사용할 때에는 모든 항목을 확인하고 표시한다.
⑤ 데이터 전송 시 기초 자료를 참조하고 다른 사람이 사본을 확인하도록 한다.
⑥ 모든 항목에 대해 완전성과 정확성을 확인한다.
⑦ 완전성을 보증할 수 있도록 페이지 번호를 기입한다.

다. 개인건강정보 기록관리

조직은 적용되는 법적 요구사항에 따라 기록에 포함된 개인 건강정보를 보호하기 위한 방법을 규정해야 하며, 다른 법령(「의료법」, 「개인정보보호법」)과 상충되는지 여부를 고려해야 한다. 기밀 건강정보를 포함할 수 있는 기록은 다음과 같다.
① 임상보고서 양식
② 고객 불만
③ 의료기기 시스템(예 IVD 기기, 혈당 측정과 같은 모니터링 장치, 혈액분석 및 투석 기계)의 전자 데이터
④ 사용적합성 연구 또는 설계 유효성 확인의 임상 데이터와 맞춤형 의료기기의 생산에 사용된 환자 정보 등

라. 기록의 보관 및 변경

모든 기록은 훼손, 분실 및 화재 등으로부터 안전하게 보호할 수 있는 시설에 검색이 편리하도록 구분하여 보관해야 한다. 기록은 안전하게 보관되고, 승인되지 않은 접근과 변경으로부터 보호되어야 한다. 기록은 적절하게 확인, 수집, 목록화하고 색인 부여 및 파일링하며, 필요시 즉시 이용 가능해야 한다. 기록은 적절한 형태(예 복사본이나 전자매체)로 보관하거나 복사할 수도 있다.

기록을 전자 매체에 보관하는 경우, 기록에 접근하는 데 필요한 장치 및 소프트웨어의 가용성과 전자 데이터의 무결성을 포함하여 기록의 접근성 및 보존기한을 고려해야 한다.

종이가 아닌 전자문서일 경우, 가능한 한 변경 내역의 추적을 위하여 시간 표시, 불변성, 시스템이 생성하는 감사추적 등을 사용한다. 감사추적은 승인된 사용자의 ID, 생성, 삭제, 변경/수정, 시간 및 일자, 링크 및 임베디드 주석 등을 포함한다.

전자미디어에 보관된 기록들에 대해서는 백업 기록을 만들어야 하며, 조직은 전자문서의 중요 자료 입력을 위한 별도의 규정을 다음과 같이 구비할 수 있다.

① 이름과 신원이 기록된 두 번째 인가자는 시간과 날짜를 이용하여 키보드를 통해 데이터 입력을 확인할 수 있다.

② 직접 데이터 캡처를 수행하는 시스템은 유효성 확인된 시스템 기능의 일부로 두 번째 검사를 수행할 수 있다.

데이터 보안, 필요 시 암호화, 데이터 전송 또는 데이터 저장 등의 사이버 보안 측면을 포함하여 ISO 27001에 명시된 정보 보안 요구사항을 참고하고, 수기 기록의 경우 지워지지 않는 필기도구로 하여야 한다.

기록에 실수가 발견되었을 경우 최초 기록사항이 지워지지 않도록 하고, 변경한 사람의 서명과 날짜를 함께 필요시 변경 사유도 같이 기록한다.

마. 기록의 보존

기록 보존기한의 결정은 의료기기의 사용기간 및 수명을 고려(7.1 참조)하는 것 이외에 제조물 책임을 포함한 법적 고려사항 및 기록의 영구보존 필요성 등을 고려하여 결정한다. 기록의 보존 기간을 결정할 때 의료기기의 수명주기를 고려하는 것 이외에도 적용되는 법적 요구사항, 무기한 보존 필요성 또는 타당성 등을 고려하여야 한다.

의료기기법령상 기록 보존기간은 적어도 제품 수명주기에 상응하는 기간 동안으로, 이 기간은 최소한 제조일로부터 5년 이상, 시판 후 2년 이상으로 규정하며, 추적관리대상 의료기기일 경우 특정 기록은 '해당 의료기기를 더 이상 사용할 수 없게 된 때' 등으로 법령에서 보존 기간을 규정하고 있다.

5 경영책임

5.1 경영의지

최고경영자는 품질경영시스템의 개발 및 실행, 그리고 품질경영시스템의 효과성을 유지하기 위한 의지의 증거를 다음을 통하여 제시하여야 한다.
가. 적용되는 법적 요구사항뿐만 아니라 고객 요구사항 충족의 중요성에 대한 내부 의사소통
나. 품질방침 수립
다. 품질목표 수립 보장
라. 경영검토 수행
마. 자원의 이용 가능성 보장

해설

의료기기법령에 따라 의료기기 제조업자는 이 기준에 따른 품질경영시스템을 수립하고 실행하여야 하며, 지속적으로 유지하여야 할 의무(책임)를 가진다.

의료기기 제조업자는 이 기준에서 지칭하는 최고경영자로서 조직 내 의사결정을 내리고, 조치를 승인하며, 조직의 우선순위를 정하여 제품 품질에 대한 책임을 진다. 또한, 최고 경영자는 효과적인 품질경영시스템을 구현하는 데 필요한 자원을 관리하여야 한다. 따라서 최고 경영자는 조직 내에서 자원을 제공할 수 있는 권한이 있으며, 구성하는 직책과 부여되는 책임을 정의하고 문서화하여야 한다.

최고 경영자는 품질경영시스템이 일련의 상호 연관된 프로세스임을 주지하고 효과적인 네트워크로써 프로세스가 운영되도록 보장하여야 한다. 최고 경영자에게는 다음과 같은 사항이 요구된다.

① 법적 요구사항 준수 및 품질경영시스템의 수립 및 유지에 대한 약속을 표명하는 품질방침을 규정하고 헌신하여야 한다.
② 품질경영시스템이 품질방침에 준하여 운영되도록 측정 가능한 목표를 수립한다.
③ 품질경영시스템을 촉진하고 조직의 가치를 품질방침, 품질목표를 통해 전달하여 경영검토에서 확인한다.
④ 직원의 품질경영시스템 교육을 지원하고 솔선수범하며, 자원을 할당한다.
⑤ 품질경영시스템의 주기적 검토를 통해 품질경영시스템이 적합하고 효과적인지 검토하여 문제를 파악하고 필요한 자원을 결정, 조치하고 제공하여 해결한다.

최고경영자의 의지는 다음 사항을 고려해야 한다.
① 프로세스의 순서와 상호작용이 계획된 결과를 효과적으로 달성할 수 있도록 설계되었는지 확인
② 프로세스 입력과 활동, 출력이 명확하게 정의되고 관리되는지 확인
③ 입력 및 출력을 모니터링하여 개별 프로세스가 연계되어 있고 효과적으로 작동하는지 확인

④ 위해 요인을 식별하고 위험을 관리
⑤ 필요한 프로세스 개선이 용이하도록 데이터 분석을 수행
⑥ 프로세스의 책임자를 명확히 하고 책임과 권한을 부여
⑦ 프로세스 목표 달성을 위해 각 프로세스를 관리
⑧ 제3자와 서면 합의서를 작성(7.4 구매 참조)

품질방침은 이해하기 쉬운 말로 표현하여야 하며, 품질목표는 성취 가능하도록 계획되고 정기적으로 검토되어야 한다. 품질방침은 고객의 요구와 기대, 조직의 목표에 따라 유지되어야 한다.

또한 품질경영에 대한 정기적 검토를 수행하여야 한다. 제조자는 매년 또는 분기별 등 일정한 주기로 그동안의 경영실적에 대한 검토를 수행하여 품질경영시스템이 적절하게 유지되는지 평가하고, 필요한 경우 개선을 위한 노력을 기울여야 한다.

5.2 고객 중심

> 최고경영자는 고객 요구사항과 적용되는 법적 요구사항이 결정되고 충족됨을 보장하여야 한다.

해설

조직의 품질경영시스템에 대한 입력사항은 고객 및 규제 요구사항에서 비롯되며, 고객 및 규제기관과의 상호작용을 누가 실제로 담당하는지에 상관없이 이러한 요구사항을 파악하고 필요한 자원을 이용할 수 있도록 하는 것이 최고 경영자의 책임이다. 이러한 문제를 해결하기 위해 다음과 같은 사항을 고려하여야 한다.

〈고객중심 입력사항의 예〉

- 의료기기법령
- 고객불만
- 벤치마킹
- 사용적합성 요구사항을 포함하는 제품 또는 서비스에 대한 고객 요구사항
- 국가 또는 국제 표준
- 피드백
- 시장 동향, 통계 및 예측 정보

상기 입력을 처리하기 위한 활동의 예는 다음과 같다.

〈고객중심 입력사항을 처리하기 위한 활동의 예〉

- 설계 및 개발 프로세스
- 경영검토
- 시정조치 또는 예방조치
- 위험 관리
- 불만조사
- 시장 동향, 통계 및 예측 정보

출력으로 조직은 다음과 같은 의사결정이나 조치 등을 고려할 수 있다.

⟨고객중심 출력사항으로 고려할 수 있는 의사결정 및 조치의 예⟩

- 신제품의 설계 및 개발
- 신규 또는 수정 라벨링
- 위험 관리 보고서/파일
- 품질계획
- 기존 제품의 재설계
- 권고 통지 또는 기타 조치
- 개선
- 정책, 프로세스 또는 절차 개정

최고 경영자는 위험과 기회에 대처하고 예상 결과를 달성하기 위한 해당 조치가 이행되었는지 확인해야 한다. 그렇지 않을 경우, 고객 요구사항이 충족되고 적용되는 규제 요구사항의 준수가 달성될 때까지 PDCA(plan-do-check-act) 접근방식을 지속하고 책임을 부여하여야 한다.

5.3 품질방침

최고경영자는 품질방침이 다음과 같음을 보장하여야 한다.
가. 조직의 목적에 적절할 것
나. 요구사항을 준수하고 품질경영시스템의 효과성을 유지하려는 의지를 포함할 것
다. 품질목표를 수립하고 검토하기 위한 틀을 제공할 것
라. 조직 내에서 의사소통이 이루어지고 이해될 것
마. 지속적인 적절성을 위하여 검토될 것

해설

비즈니스 운영(예 마케팅, 영업, 재무)과 관련된 전반적인 조직 정책을 수립할 때, 조직의 정책이 일관되고 서로 뒷받침하도록 조직의 품질 방침을 고려하는 것이 중요하다. 품질 방침은 품질에 대한 최고 경영자의 약속과 품질이 무엇을 의미하는지에 대한 전반적인 비전을 조직의 비즈니스 및 고객에게 전달하여야 하며, 조직이 자사의 품질 방침을 이행하기 위해 노력하고 있음을 입증하기 위해 조직 및 고객과 직접 관련된 명확한 품질 목표를 파악해야 한다.

최고 경영자가 서명한 품질방침의 사본을 공개적으로 게시하는 것은 직원과 고객 모두에 대한 헌신을 보여주는 한 가지 방법이다.

품질 방침을 게시할 장소를 고려할 때, 조직 내 모든 직원의 접근성을 고려하여야 한다. 일반적인 게시 장소는 제조 현장, 회의실, 휴게실, 직원 배치 및 일상적인 의사소통 장소가 될 수 있다. 또 다른 방법으로는 조직 구성원들을 대상으로 개최되는 의사소통 회의에서 품질방침을 제시하고 논의하는 것이다.

어떤 조직은 모든 발표 파일에서 품질방침을 도입 슬라이드에 넣어 직원의 접근성을 높이고자 한다. 모든 직원들은 품질 방침과 그 정책이 자신에게 어떤 영향을 미치는지 이해하여야 하며, 핵심요소를 상기하고 자신의 업무가 품질 방침을 어떻게 뒷받침하는지 설명할 수 있어야 한다.

품질 방침은 수시로 검토하여 품질 목표를 정확하게 반영하고 있는지 판단하여야 하며, 이 검토는 최소한 경영검토 중에 수행되어야 한다(5.6 참조).

5.4 기획

5.4.1 품질목표

가. 최고경영자는 품질목표가 적용되는 법적 요구사항과 제품에 대한 요구사항을 충족시키는 데 필요한 사항을 포함하고, 조직 내의 관련 기능 및 계층에서 수립됨을 보장하여야 한다.
나. 품질목표는 측정 가능하여야 하고 품질방침과 일관성이 있어야 한다.

해설

품질경영시스템뿐만 아니라 의료기기법령 및 조직에서 제공하는 제품에 대한 요구사항을 충족하기 위해 명확하게 정의된 품질목표를 세워야 한다.

품질목표에 도달하기 위해 최고 경영자가 활동들을 직접 수행할 필요는 없지만, 품질목표를 달성하기 위한 조치를 취할 책임은 최고 경영자에게 있다. 품질목표는 현실적이어야 하며, 다음과 같이 달성 가능하고 측정 가능한 결과이어야 한다.

〈달성 및 측정 가능한 결과의 예〉
- 의료기기 및 관련 서비스에 대한 요구사항(고객, 규제 요구사항 등)을 충족
- 오류(error) 감소
- 내부감사, 시정조치 및 예방조치를 통해 확인된 조치에 대한 마감시간 단축
- 계획된 일정 충족
- 고객 불만 처리 시간 단축

품질 목표를 설정할 때 목표 달성을 위한 기간을 포함하여 규정하여야 하며, 조직 내 역할에 따라 전체 품질 목표를 달성하기 위한 그룹/직무 부서의 목표를 설정하고 특정 활동과 연관시켜야 한다.

조직은 품질경영시스템 문서(품질매뉴얼 또는 별도 문서) 내에 품질목표를 문서화하여야 한다. 품질 목표 설정에 흔히 사용되는 기술 중 하나는 SMART(Specific, Measurable, Achievable, Relevant, Time bound) 기법으로서 구체적이고 측정 가능하고, 달성 가능하며 관련성이 있으며, 시간이 정해진 목표를 설정하는 데 유용하게 사용할 수 있다.

품질 목표 달성에 대한 평가는 정해진 추진 일정에 따르는 프로젝트 관리, 핵심성과지표(KPI)와 같은 실적 평가를 통해서 이루어지거나 또는 피드백 프로세스를 이용한 지속적인 검토와 같은 기타 프로젝트 관리 방법을 통해 이루어질 수 있다.

최고 경영자는 경영검토 회의에서 이러한 품질 목표를 달성하기 위한 진행 상황 및 자원 요구사항을 검토하여야 한다(5.6.1). 또한 품질목표는 품질경영시스템 기획에 대한 입력사항 중 한 가지를 제공한다(5.4.2).

5.4.2 품질경영시스템 기획

최고경영자는 다음 사항을 보장하여야 한다.
가. 품질경영시스템 기획은 품질목표를 달성하기 위한 것뿐만 아니라 4.1항의 요구사항을 충족시킬 수 있도록 수행할 것
나. 품질경영시스템 변경을 계획하고 실행할 때, 품질경영시스템의 완전성이 유지될 것

해설

품질경영시스템의 기획은 전반적인 품질경영시스템과 관련된 계획을 다루며, 이는 품질경영시스템의 개별 요소와 관련된 하위조항에서 요구되는 계획과는 대조적이다.

품질경영시스템 기획은 품질경영시스템의 개발과 도입 초기, 그리고 품질경영시스템을 큰 폭으로 변경할 때 수립된다. 이 기획은 조직의 품질목표 실현을 지원할 수 있으며, 품질경영시스템이 변경 중이거나 변경된 후에도 계속해서 품질경영시스템의 효과성을 지속하는 데 도움이 될 수 있다.

품질경영시스템의 변경 시, 해당 변경이 품질경영시스템의 무결성에 미칠 영향에 대해 위험기반 접근 방법으로 고려하여야 한다. 품질경영시스템 기획에 대한 입력의 예는 다음과 같다.

〈품질경영시스템 기획에 대한 입력의 예〉

- 품질방침
- 품질목표
- 의료기기법령
- 품질경영시스템 표준
- 필요한 변경(경영검토, 시정 및 예방조치에 따른 변경)
- 조직의 목표

이 기준을 만족하는 품질경영시스템 기획에 대한 출력의 예는 다음과 같다.

〈품질경영시스템 기획에 대한 출력의 예〉

- 품질메뉴얼 및 지원문서
- 조치계획
- 품질경영시스템에 미치는 영향과 그에 따라 생성된 산물에 대한 평가
- 격차(GAP) 분석
- 조치 계획의 결과

5.5 책임과 권한 및 의사소통

5.5.1 책임과 권한

가. 최고경영자는 조직 내에서 책임과 권한이 규정되고, 문서화되어 의사소통됨을 보장하여야 한다.
나. 최고경영자는 품질에 영향을 미치는 업무를 관리, 수행 및 검증하는 모든 인원의 상호관계를 문서화하고, 이러한 업무를 수행하는 데 필요한 권한과 독립성을 보장하여야 한다.

> **해 설**

　의료기기법령에 따라 의료기기 제조업자는 이 기준에 따른 품질경영시스템을 수립하고 실행함에 있어 품질에 영향을 미칠 수 있는 구성원에 대하여 책임과 권한, 구성원 간의 상호관계를 정하고 문서화하여야 한다. 이에 따라 의료기기 제조업자, 즉 최고 경영자는 요구사항을 충족하기 위해 직무에 대한 권한을 위임할 수 있으며, 권한의 위임은 일반적으로 직원들의 상호관계를 설명하는 조직도 및 권한의 범위를 포함하는 문서화된 직무기술서를 통해 이루어진다.

　품질경영시스템 프로세스를 도식화하여 수행하여야 할 활동과 관련된 관계자와 프로세스 간의 연계를 보여줄 수 있다. 일부 활동(내부감사, 설계 및 개발 검토)의 경우, 검토대상에 대한 조직의 독립성 외에도 필요한 지식을 갖춘 개인이 참여하는 것이 중요하다.

　권한의 정의를 다루기 위해, 고려해야 할 입력은 다음을 포함할 수 있다.

〈최고경영자 책임과 권한 위임을 위해 고려하여야 할 입력의 예〉

- 부여된 역할 및 책임에 대해 필요한 직원의 역량
- 인적 자원뿐만 아니라 책임 부여에 영향을 미칠 수 있는 가용 자원
- 특정 역할 및 책임을 지정하기 위한 법적 요구사항(예 의료기기법령에 따른 품질책임자의 지정 및 직무수행)
- 관련 역할 및 책임에 대한 직업윤리 강령
- 모든 관련 요구사항 및 책임 과제가 충족되기 위한 필수 자격요건
- 기대성과를 달성하기 위해 적절한 인력이 투입되었는지 확인하기 위한 성과 목표 및 평가 결과
- 제품실현 및 품질경영시스템 요구사항을 달성하는 데 필요한 조직 내의 필수직무와 조직구조
- 상호작용과 권한 또는 직책상의 책임을 정의하는 조직의 구조와 체계

5.5.2 품질책임자

> 최고경영자는 다른 책임과 무관하게 다음 사항을 포함하는 책임과 권한을 갖는 사람을 조직의 구성원 중에서 선임하여야 한다.
> 가. 품질경영시스템에 필요한 프로세스가 문서화됨을 보장
> 나. 최고경영자에게 품질경영시스템의 효과성 및 개선의 필요성에 대해 보고
> 다. 조직 전반에 걸쳐 적용되는 법적 요구사항과 품질경영시스템 요구사항에 대한 인식의 증진을 보장

> **해 설**

　품질책임자는 조직의 품질 전반에 대하여 책임과 권한을 부여받은 자로서, 최고 경영자가 조직의 구성원 중에서 문서로 임명하여 지정하여야 하며 일정 자격을 갖추어야 한다.

　조직의 품질책임자의 직무는 전적으로 품질경영시스템 활동 및 의료기기법령에 따라 요구되어야 하며, 이를 준수하여야 한다.

> **참고** 「의료기기법」 제6조(제조업의 허가)제7항, 제6조의2(품질책임자 준수사항 등), 제13조(제조업자의 의무)제4항, 제15조(수입업허가 등)제6항, 같은 법 시행규칙 제11조(품질책임자의 자격 등), 제12조(품질책임자의 직무범위 등), 제13조(품질책임자 교육 내용·시간 등) 등

조직의 품질책임자는 의료기기법령에서 규정한 직무 외에 다른 업무를 겸임할 수 없다. 다만 품질책임자의 직무에 영향을 주지 아니하는 다른 업무를 수행하는 경우 등 의료기기법령에서 허용한 경우에 한해 조직 내의 다른 업무를 겸임할 수 있다. 즉, 품질책임자가 수행하여야 할 조직 내 다른 직무가 있는 경우 품질경영시스템 내 품질책임자로서의 직무와 다른 직무 사이에 이해 상충이 없어야 한다.

5.5.3 내부 의사소통

> 최고경영자는 조직 내에서 적절한 의사소통 프로세스가 수립되고, 품질경영시스템 효과성에 대하여 의사소통이 이루어지고 있음을 보장하여야 한다.

해설

품질경영시스템이 효과적으로 기능하기 위해서는 개방적이고 적극적인 의사소통이 필수적이다. 최고경영자는 조직 내 직원들이 모든 단계에서 품질경영시스템 및 그 유효성과 관련된 모든 문제에 대해 의사소통하도록 장려하는 프로세스를 수립하여야 한다.

의사소통은 양방향으로 이루어져야 하며 조직에 방향을 제시하고, 직원들에게 질문을 허용하거나 품질경영시스템 개선에 대한 제안을 할 수 있도록 하여야 한다.

최고 경영자는 접수된 질문 또는 제안을 적절히 검토했음을 보여주기 위한 충분한 해설과 함께 피드백을 직원들에게 적시에 제공해야 한다.

품질경영시스템에 관하여 전달되는 정보는 포괄적이어야 하며, 그 정보를 수신하는 직원이 내용을 이해할 수 있는 방식으로 전달되어야 한다. 내부감사 결과(8.2.4), 경영검토(5.6), 외부평가 및 규제심사, 품질경영시스템에 영향을 미치는 외부업계 동향 및 사건 등이 의사소통 정보로 활용되어야 한다. 의사소통 방법의 예는 다음과 같은 것이 있다.

〈의사소통 방법의 예〉

- 게시판(정보를 공고)
- 포커스 그룹
- 제안 상자
- 웹사이트, 문자 메시지, 이메일
- 직원회의(질의응답 포함)
- 직원 설문조사 및 조사 결과
- 품질 경보
- 출력물을 이용한 정보 회람

조직 내에 다양한 활동이나 기능에 익숙한 직원이 있으면 내부 의사소통이 원활하게 이루어질 수 있으며, 개인적인 발전의 일환으로서 한 직무에서 다른 직무로 배치하는 방식으로 강화할 수 있다.

5.6 경영검토

5.6.1 일반 요구사항

가. 조직은 경영검토에 대한 절차를 문서화하여야 한다.
나. 최고경영자는 문서화된 계획된 주기로 품질경영시스템을 검토하여 품질경영시스템의 지속적인 적합성, 적절성 및 효과성을 보장하여야 한다.
다. 경영검토에서는 품질방침 및 품질목표를 포함하여 품질경영시스템의 변경 필요성 및 개선 가능성에 대한 평가가 이루어져야 한다.
라. 경영검토에 관한 기록은 유지하여야 한다.

해 설

가. 경영검토

'경영검토'라 함은 해당 업체 내외에서 수행된 의료기기의 제조 및 품질관리 관련 행위 전반에 대하여 확보된 자료를 통해 주기적으로 GMP 실시 상황이 적절하게 유지되는지 검토하는 것이라 할 수 있다. 조직의 최고 경영자는 품질경영시스템에 관한 가용 데이터를 주기적(최소 1년에 1회 이상)으로 검토하고, 취약점 또는 문제를 해결하고 개선하기 위한 적절한 단계를 수행하여야 한다. 경영검토 주기는 품질경영시스템의 위험에 기반을 두고 품질경영시스템의 상태 및 성숙도를 고려해야 하며, 경영검토의 결과는 문서화해야 한다.

품질경영시스템의 타당성, 적합성 또는 유효성이 저하될 위험성이 있다고 판단될 경우에는 경영검토 주기를 일반적으로 단축하며, 정상상태에 도달하면 연장할 수 있다.

경영검토에는 품질 방침 및 품질 목표에 대한 검토가 포함되며, 품질경영시스템의 타당성, 적합성 및 유효성에 대한 최고 경영자 간의 논의와 분석이 포함될 수 있다. 또한 경영검토를 위한 절차 및 조직은 품질경영시스템에서 미리 정해져 있어야 하며, 이에 따라 검토가 이루어져야 한다.

일반적인 프로세스는 품질책임자가 최소한 경영검토입력(5.6.2)의 목록에 있는 항목을 포함하여 품질경영시스템에서 계획된 주기로 데이터를 수집하고 분석하여 품질경영시스템이 의료기기법령에 적합하고 효과적인지 확인한다.

경영검토 수행방법은 조직의 절차에 맞아야 하며 다음을 고려할 수 있다.

① 의제를 가지고 직접 회의, 회의록 작성, 조치사항을 공식적으로 문서화
② 통신회의나 인터넷 접속에 의한 회의
③ 회사 내의 여러 위치에서의 부분적 검토, 경영진에 보고

경영검토에서 문제점을 나타낼 수 있는 경향에 초점을 두어야 한다. 경영검토 중 발견된 품질경영시스템 변경에 따른 조치 사항을 적기에 실행하고 변경의 유효성을 평가하며, 경영검토 기록은 유지해야 한다.

경영검토는 시스템의 지속적 적합성을 보증하기 위해 수행하는 내부감사에 부가적으로 수행하며 그

지적 사항을 이용한다. 경영검토와 내부감사 모두 정기적으로 수행해야 하며, 품질문제가 확인된 이후의 조치로서만 수행해서는 안 된다.

나. 경영검토 기록

경영검토 기록은 일지, 공식 회의록 등 조직에 적합한 형태로 작성할 수 있으며, 종이 문서나 전자문서의 형태로 작성, 배포, 보존할 수 있다. 경영검토에 참여하는 사람은 반드시 기록하도록 해야 한다. 경영검토의 기록은 검토한 모든 사항과 취해야 할 시정 또는 예방조치, 그러한 조치의 책임자, 조치를 취하는 데 필요한 자원, 완료 목표일자(예측 가능한 경우) 등을 포함해야 한다.

5.6.2 검토 입력

경영검토의 입력사항은 다음의 정보를 포함하여야 하나, 이것들로 한정되는 것은 아니다.
가. 피드백
나. 불만처리
다. 규제 당국에 대한 보고
라. 감사
마. 프로세스의 모니터링 및 측정
바. 제품의 모니터링 및 측정
사. 시정조치
아. 예방조치
자. 이전 경영검토에 따른 후속조치
차. 품질경영시스템에 영향을 줄 수 있는 변경사항
카. 개선을 위한 권고사항
타. 적용되는 신규 또는 개정된 법적 요구사항

해설

품질책임자는 품질경영시스템의 타당성, 적합성 및 효과성과 모든 개선 필요성에 대하여 최고 경영자에게 보고할 책임이 있다(5.5.2). 보고는 입력사항에 규정한 내용을 포함하여야 하며, 문서화된 절차에 명시된 적절한 통계 및 비통계적 기법을 사용하여 분석하여야 한다(8.4).

분석 결과는 최고 경영자가 품질경영시스템의 타당성, 적합성 및 효과성에 대한 의사결정을 내릴 수 있는 형태로 경영검토에서 제시되어야 한다.

조직은 시정, 시정 및 예방조치와 같은 개선 프로세스 관련 정보를 포함하여 경영검토를 위한 입력사항으로 제공하는 절차를 수립해야 한다. 조직은 경영검토를 위해 보고해야 할 중요한 데이터를 정의하고 데이터는 조직의 품질목표에 특정하여야 하며 정기적으로 보고하여야 한다. 단순히 경영검토 프로세스에 다수의 개선 조치(시정 및 예방조치)를 제공하거나 얼마나 많은 수의 개선 조치가 개시되고 종료되었는가는 중요하지 않다. 경영검토 논의는 열거된 입력사항의 운영 측면이 아닌 품질경영시스템의 요구사항으로 정의된 품질경영시스템 프로세스의 타당성, 적합성 및 유효성에 대한 정보에 중점을 두어야 한다.

내부감사 프로세스를 최고 경영자가 검토할 경우 이 시스템의 타당성, 적합성 및 유효성과 관련된 데이터를 다음과 같은 질문으로 검토할 수 있다.

〈경영검토 입력 검토의 예〉
- 모든 품질경영시스템, 법적 요구사항이 적절히 문서화되었는가?
- 이러한 요구사항이 준수되고 있다는 증거가 있는가?
- 품질 목표가 충족되었는가?
- 개선 기회를 파악하였는가?
- 피드백 시스템은 무엇을 제안하는가?
- 내부 또는 외부감사에서 품질경영시스템 프로세스에 대한 부적합성이나 개선 분야가 확인된 적이 있는가?
- 제기된 부적합 사항이 있는가?
- 품질경영시스템에 대한 시정 및 예방조치의 현황은 어떠한가?
- 이전의 경영자 검토 이후의 후속 조치가 있는가?
- 품질경영시스템 프로세스에 영향을 미치거나 영향을 미칠 수 있는 신규 또는 변경사항이 있는가?
- 품질경영시스템 프로세스를 지원하기에 충분한 자원이 있는가?

5.6.3 검토 출력

경영검토의 출력은 검토된 입력사항 그리고 다음과 관련된 모든 결정사항 및 조치를 포함하여 기록되어야 한다.
가. 품질경영시스템 및 프로세스의 적합성, 적절성 및 효과성을 유지하는 데 필요한 개선
나. 고객 요구사항과 관련된 제품 개선
다. 적용되는 신규 또는 개정된 법적 요구사항을 준수하기 위해 필요한 변경사항
라. 자원의 필요성

해설

경영검토 결과의 기록은 품질경영시스템, 제품 개선, 자원, 새로운 또는 개정된 법적 요구사항에 따른 변경과 관련된 의사결정 및 조치를 위해 유지되어야 한다. 이러한 기록은 일반적으로 회의록으로 유지되며, 조직에서 관리하는 형식으로 작성되고 다음과 같이 식별되어야 한다.

〈경영검토 출력 기록의 예〉
- 검토 일자
- 최고 경영자를 포함한 경영검토에 참여한 사람
- 5.6.2(검토입력)에 명시된 입력사항이 제공하는 정보의 검토 요약
- 다음을 위해 채택한 의사결정과 제시된 조치
  - 품질경영시스템 및 그 프로세스 개선
  - 고객 요구사항을 고려한 제품 개선
  - 신규 또는 개선된 법적 요구사항과 관련된 변경 이행
  - 품질경영시스템을 수행하고 그 유효성을 유지하는 데 필요한 자원 결정
  - 적용되는 법적 요구사항 및 고객 요구사항의 충족(6.1)
- 취해야 할 조치에 대한 책임자(5.5.1)와 조치 완료 예정 일자
- 경영검토 기록의 승인 및 배포 기록
- 품질경영시스템의 타당성, 적합성 및 유효성에 관한 진술
- 다음 경영검토에 대한 계획된 주기

6 자원관리

6.1 자원의 확보

조직은 다음에 필요한 자원을 결정하고 확보하여야 한다.
가. 품질경영시스템의 실행 및 그 효과성 유지
나. 적용되는 법적 요구사항 및 고객 요구사항의 충족

해설

자원은 인적자원, 기반시설, 작업환경, 정보, 공급자 또는 파트너, 천연자원 및 재정적 자원이 될 수 있으며, 자원 제공에 대한 책임은 관련 프로세스를 조직 자체가 수행하는지 혹은 외부 당사자가 제공하는지와 상관없이 조직에 있다.

조직의 최고 경영자는 품질 방침 이행, 목표 달성, 고객 및 의료기기법령 준수에 필요한 적절한 자원을 파악하여 제공하여야 한다. 적절한 자원의 제공 및 유지는 품질경영시스템 및 해당 프로세스의 효과적인 수립, 시행, 유지보수 및 관리에 필수적인 전제조건이다. 이러한 자원의 특성과 수량은 조직의 제품과 프로세스의 유형 및 복잡성과 더불어 제품 및 프로세스와 관련된 위험을 기반으로 결정하여야 한다.

〈자원의 예〉

• 인적자원	• 기반시설	• 작업환경
• 정보	• 개인적 지식 및 경험	• 공급자 또는 파트너
• 동력원	• 천연 및 재정적 자원	

조직은 정기적으로 자체 자원 요구사항을 검토하여야 한다. 이는 일반적으로 경영검토의 일환으로 수행되며, 새로운 입찰 또는 계약을 고려할 때 규제 요구사항이 변경되거나 새로운 비즈니스 전략을 고려할 때 수행된다.

6.2 인적자원

가. 제품 품질에 영향을 미치는 업무를 수행하는 인원은 적절한 교육, 훈련, 숙련도 및 경험을 바탕으로 능력을 갖추어야 한다.
나. 조직은 인원이 갖추어야 할 역량을 확립하고, 인원에게 필요한 훈련을 제공하며, 인원의 인식을 보장하기 위한 프로세스를 문서화하여야 한다.
다. 조직은 다음의 사항들을 실행하여야 한다.
　1) 제품 품질에 영향을 미치는 업무를 수행하는 인원에게 필요한 역량을 결정
　2) 필요한 역량을 갖추거나 유지하기 위해 교육 훈련을 제공하거나 그 밖의 조치 실시

3) 취해진 조치의 효과성 평가
4) 조직의 인원들이 자신의 활동에 대한 관련성 및 중요성을 인식하고 있으며, 이들이 어떻게 품질목표의 달성에 기여하는지 인식함을 보장
5) 학력, 교육 훈련, 숙련도 및 경험에 대한 적절한 기록을 유지

해설

가. 인적자원의 확보

조직이 필요로 하는 가장 중요한 자원은 사람이며, 조직은 업무 수행에 필요한 역량을 갖춘 충분한 인력을 확보하여야 한다. 조직은 직원에 대한 역량 요구사항을 규정하고 업무 책임이 부여된 직원의 역량을 결정하며, 취한 조치의 효과성 평가를 비롯하여 직원의 역량을 구축하고 유지하기 위한 프로세스를 문서화해야 한다.

특히 설계 및 개발, 제조되어 고객에게 제공되는 의료기기의 안전성 및 성능에 영향을 미칠 가능성이 있는 분야와 관련하여 직원의 경험, 자격요건, 역량 및 능력을 고려하여야 한다.

나. 자격관리 및 교육훈련

직원 역량을 구축하기 위한 교육 과정과 더불어 필요한 역량을 유지하기 위한 후속 교육 또는 보충 교육 과정을 개발하여야 하며, 교육을 포함하여 취해진 조치의 효과성을 입증하기 위한 적절한 방법 및 요구사항을 결정하여야 한다.

조직은 의료기기의 안전성 및 성능에 영향을 미치는 직책에 요구되는 경험, 자격요건, 역량 및 능력을 결정함으로써 직원의 역량 요구사항을 규정하여야 한다. 조직은 해당 프로세스를 수행하기 위해 직원에게 요구되는 역량에 기초하여 필요한 교육의 특성과 범위를 프로세스를 수행하기 전에 파악하여야 한다. 개인 역량을 결정하기 전, 직무 또는 프로세스를 적절히 수행하지 못할 때의 위험과 직무 수행에 대하여 입증된 능력과 더불어 교육 효과성 수준을 결정할 때의 위험을 고려해야 한다.

〈교육 효과성 수준 결정 시 고려사항의 예〉

- 압출 프로세스는 부적절한 조작이 제품의 안전성 및 성능에 직접적인 영향을 미치는 중요한 프로세스이다.
- 실무 경험이 풍부한 압출 전문가는 압출기의 조작과 더불어 나머지 제조 공정과의 상호작용에 관한 광범위한 교육이 필요하다.
- 압출 전문가는 동일한 압출기일지라도 이전의 경험에만 근거하여 적격 인증을 하지 않아야 한다.
- 전문가의 자격요건과 경험은 그 직무에 대한 전제조건으로 규정되어야 한다.

작업 할당 및 직원 배정(6.2), 경영검토(5.6), 부적합 보고(8.3), 시정조치(8.5.2), 예방조치(8.5.3) 및 내부감사(8.2.4)는 직원의 역량 향상과 개선을 위한 수단, 추가 교육 및 훈련의 필요성을 나타낼 수 있는 영역을 식별할 수 있다.

품질경영시스템 내에서 근무하는 직원은 직무를 적절히 수행하기 위한 일정 수준의 역량 또는 훈련이 필요하다. 일부 작업(화학적 또는 미생물학적 분석, 방사선원 사용, 레이저 조작, 용접 또는 납땜)에는 직원들이 추가적인 자격을 갖추거나 정식 인증을 득해야 할 필요가 있다.

일반적으로 조직은 직원에게 개인의 임무를 적합하게 수행하기 위한 역량 교육을 제공한다. 이러한 교육은 다음을 포함하여야 한다.

〈직원의 역량 교육의 예〉
- 사업의 특성
- 직원의 직무
- 품질방침 및 기타 내부 정책
- 그와 관련된 절차와 지침

교육은 단계적으로 수행할 수 있으며, 일반적으로 필요 및 계획에 따라 후속 교육 또는 보충 교육을 실시한다. 책임자는 품질경영시스템의 절차에 대한 교육을 이수하여야 한다. 일부 위험이 낮은 작업의 경우, 업무 절차의 내용을 숙지하도록 요구하는 수준으로 교육을 제한할 수 있다. 조직은 직원의 역량을 달성 또는 유지하기 위해 실시한 교육 및 기타 조치의 효과성을 평가하여야 한다. 조직은 교육 또는 기타 조치가 제공되는 작업과 관련된 위험을 기반으로 효과성을 다음을 통해 평가할 수 있다.

〈위험 기반 효과성 평가의 예〉
- 교육을 이수한 직원을 대상으로 설문조사를 통해 필요한 정보를 습득했는지 평가
- 객관적인 기준에 따라 숙련된 직원에게 질문하거나 시험하여 역량 평가
- 교육받은 직원의 업무 성과를 평가
- 강사의 교육 효과성 평가를 검토

또한, 조직은 직원의 역량에 대한 기록 및 직원이 이수한 교육과 역량의 증거가 되는 조치 결과를 보관하여야 한다. 직원의 역량을 평가하는 방법은 업무의 위험에 비례하여야 한다. 기록에는 업무를 수행할 수 있는 능력 여부에 대한 명확한 진술이 포함되어야 한다. 일정 기간 후에 달성된 역량이 유지되는지를 확인하여 모든 추가적인 조치, 교육 또는 훈련의 효과성을 재평가하여야 한다. 효과적인 교육을 제공하거나 역량 확보를 위해 적절한 전문 기술, 자격요건 및 실무 경험을 갖춘 직원이 교육 또는 기타 조치를 수행할 수 있다. 기록은 신뢰성을 입증하기 위해 강사(평가자)의 역량도 함께 문서화하여 보관하여야 한다.

제조 및 품질관리에 관련된 모든 인원은 교육훈련에 참여하여야 하며, 개별 인원에 대하여 교육훈련 등 이력을 기록하고 관리하여야 한다.

관련 규격으로 ISO10015 품질경영-교육훈련지침을 참고해 볼 수 있다.

6.3 기반시설

가. 조직은 제품 요구사항에 대한 적합성을 확보하고 제품의 혼입을 방지하며 순차적인 취급을 보장하기 위해 필요한 기반시설에 대한 요구사항을 문서화하여야 한다. 해당되는 경우, 기반시설은 다음을 포함한다.
  1) 건물, 작업 공간 및 관련된 부대시설
  2) 프로세스 장비(하드웨어 및 소프트웨어)
  3) 운송, 통신 또는 정보시스템 등 지원 서비스
나. 조직은 기반시설의 유지보수 활동 또는 이러한 활동의 부족으로 인하여 제품 품질에 영향을 미칠 수 있는 경우, 주기를 포함하여 유지보수 활동에 대한 요구사항을 문서화하여야 한다. 해당되는 경우, 요구사항은 제조, 작업환경관리 그리고 모니터링 및 측정에 사용된 설비에 적용하여야 한다.
다. 이러한 유지활동 기록은 보관하여야 한다.

해설

가. 기반시설의 확보

의료기기법령은 의료기기제조업자가 다음의 제조소 시설을 갖추어 유지하고, 정기적으로 점검하도록 요구하며 시설기준을 규정하여 준수하도록 요구한다.

〈의료기기법령에 따른 제조소 시설〉

- 제조작업을 행하는 작업소
- 원료·자재 및 제품을 보관하는 보관소
- 원료·자재 및 제품의 품질관리를 행하는 시험실
- 제조 및 품질관리에 필요한 시설 및 기구

〈의료기기법령에 따른 제조소 시설 기준〉

- 작업소
  - 쥐·해충·먼지 등을 막을 수 있는 시설을 할 것
  - 멸균을 요하는 제품을 제조하는 작업소의 천장은 먼지가 떨어질 우려가 없도록 마무리 되어야 하고, 바닥과 벽은 매끄럽게 하여 먼지나 오물을 쉽게 제거할 수 있게 하여야 하며, 천장·바닥·벽의 표면은 소독액의 분무세척에 견딜 수 있도록 되어 있을 것
  - 작업대를 두고, 멸균을 요하는 제품을 제조하는 경우에는 멸균시설을 둘 것
- 보관소
  원료·자재 및 제품을 위생적이고 안전하게 보관할 수 있도록 설비할 것

이에 따라 조직은 법적 요구사항 등을 고려하여 적절한 시설, 시설 평면도, 요구되는 유틸리티, 프로세스 장비와 더불어 시설, 장비 및 지원 시스템에 필요한 유지보수를 포함한 제품 및 프로세스 적합성을 지원하는 인프라를 갖추어야 한다.

나. 유지보수 및 관리

조직은 잠재적 문제로 인한 위험을 예방(중요 장비를 미리 유지보수)하거나 예상되는 향후 요구사항에 대비하는 방식을 검토하여야 한다.

장비는 적절한 작동, 유지보수, 조정 및 청소가 용이하도록 설계, 제작하여 올바르게 설치 및 배치하고, 가용 공간, 환경 조건 및 운송 방법을 포함하여 제품을 보존하는 데 필요한 적절한 보관 및 취급 조건(7.5.11)을 명시하여야 한다. 필요한 장소에서 사용할 수 있도록 해당 현장에 제공하거나 기술 서비스를 수행하기 위해 현장에서 적시에 제공할 수 있도록 필요한 기술, 서비스 장비를 명시하여야 한다. 생산, 측정, 설치 및 서비스와 시험 장비의 고유한 한계 또는 허용오차를 문서화하여 조작자가 쉽게 이용할 수 있도록 하여야 한다.

생산, 측정, 시험, 서비스 및 작업 환경을 관리하는 데 사용되는 모든 장비의 유지보수, 청소 및 점검에 대한 문서화된 절차가 이용 가능하여야 한다. 필요한 조정 및 유지보수 간격도 결정되어야 한다. 유지보수 일정은 일반적으로 장비 또는 장비 인근에 게시하거나 즉시 이용할 수 있어야 한다. 유지보수는 일정대로 수행하여야 한다.

조직은 사용하는 건물이 적절한 설계인지 확인하고 청소, 유지보수 및 기타 필요한 작업(방충·방서 등)을 용이하도록 충분한 공간을 확보해야 한다. 취급이 용이하고 수입 자재, 공정 중 배치, 스크랩, 재작업, 수정 또는 수리된 재료, 기타 부적합 재료, 폐기물, 의료기기, 제조 설비, 검사 보조도구, 문서 및 도면 간의 혼동을 방지하기에 충분한 공간을 확보하여 배치하여야 한다.

품질경영시스템의 지원에 사용되는 소프트웨어 시스템을 정기적으로 백업하여야 하며, 데이터 복구 계획을 수립해야 한다.

다. 기록의 보관

작업소의 청소, 주요 장비의 설치 및 유지관리, 각종 기기의 검·교정 기록 등은 매 시행 시마다 작성하여 보관하여야 한다.

6.4 작업환경과 오염관리

6.4.1 작업환경

가. 조직은 제품 요구사항에 대한 적합성을 확보하는 데 필요한 작업환경의 요구 사항을 문서화하여야 한다.
나. 만일 작업환경 조건이 제품 품질에 부정적인 영향을 미칠 수 있는 경우, 작업환경에 대한 요구사항과 환경조건을 모니터링하고 관리하기 위한 절차를 문서화하여야 한다.
다. 조직은 다음 요구사항을 수행하여야 한다.
　1) 작업원이 제품 또는 작업환경과 접촉하여 의료기기의 안전성 및 성능에 영향을 미칠 수 있는 경우, 작업원의 건강, 청결 및 복장에 대한 요구사항을 문서화하여야 한다.
　2) 특별한 환경조건에서 임시로 작업하는 모든 인원은 역량을 갖추고 있거나 역량을 갖춘 인원에 의해 감독되도록 보장하여야 한다.

> **해 설**

가. 작업환경 관리

제품의 품질은 생산 작업환경의 영향을 받을 수 있다. 작업환경에서 제품 품질에 영향을 미칠 수 있는 가장 중요한 요소는 다음과 같다.

① 프로세스 장비
② 구축된 작업환경 내 조건
③ 작업환경 내 직원
④ 저장 조건 및 유통주기 동안의 조건

조직은 작업환경과 관련하여 제품 및 서비스의 적합성에 직접적으로 영향을 미치는 활동에 다음의 사항을 고려할 수 있다.

〈작업환경 고려사항의 예〉
- 작업 위치와 관련된 적절한 제어장치, 매개변수 및 표시기
- 적절한 고객 대기 구역 및 시설
- 직원의 적절한 위생 및 위생시설 유지(세면장 등)
- 직원이 수행하는 비생산 활동(식음료 준비)의 분리
- 잠재적 위해 요인(전자부품에 대한 정전기 방전, 동물유래 물질 취급, 기타 제품 오염 또는 휘발성 화학물질 유출)에 기인하는 위험을 줄이기 위해 시행된 방법/체계

작업환경 관리의 필요성과 관리 범위의 정도는 생산되는 제품의 유형과 외부 환경 요인에 따라 달라질 수 있다. 작업환경의 관리는 작업환경의 조건에 영향을 미치는 활동과 변수를 규제, 조정하고 모니터링하는 것을 의미한다.

작업환경의 특성에 대해 정성화, 정량화된 한계를 규정함으로써 관리 능력이 구현되는 범위를 설명할 수 있다. 필요한 관리 범위는 작업 환경을 구축, 모니터링하고 유지하는 데 필요한 시설공사, 장비, 자원 및 문서의 유형에 영향을 미칠 수 있으며, 환경제어 시스템은 결과(출력물)를 밸리데이션할 수 있는지 확인하고(7.5.6) 시스템이 제대로 작동하는지 확인하기 위해 주기적으로 모니터링하고 문서화하여야 한다. 클린룸과 관련된 환경 미립자 정보는 ISO 14644를 참고할 수 있으며, 생물오염 억제에 관한 정보는 ISO 14698 규격을 참고할 수 있다.

나. 특수 작업환경의 관리

작업 환경이 제품 품질에 영향을 미칠 수 있는 상황에는 다음과 같은 의료기기가 포함될 수 있다.

〈작업환경이 제품 품질에 영향을 미칠 수 있는 상황의 예〉
- 멸균 라벨이 부착되어 공급되는 의료기기("발열물질 없음"이라는 라벨이 부착된 의료기기도 포함)
- 비멸균 상태로 제공되며 사용 전에 멸균 처리하여야 하는 의료기기

- 보관 수명이 한정된 의료기기
- 특수 취급 또는 보관 요구사항이 있는 의료기기
- 전자 마이크로 회로 또는 임베디드 소프트웨어로 인해 정전기 방전(ESD)에 취약한 의료기기
- 미생물 또는 미립자 청정도 또는 기타 환경조건에 따라 그 사용이 영향을 받는 의료기기

작업환경과 관련된 다양한 매개변수는 다음과 같다.

〈작업환경과 관련된 다양한 매개변수의 예〉

- 온도
- 습도
- 공기 유량
- 공기 여과
- 공기 이온화
- 차압
- 조명
- 소음
- 진동
- 수질
- 작업표면 및 프로세스의 청정도
- 작업 환경의 직원 수

제품에 대한 위험 관리 활동의 기록을 통해 환경 제어의 필요성과 범위를 추적할 수 있어야 한다. 환경 조건이 제조 프로세스에 중요한 경우, 조직은 제품이 노출되는 작업 환경에 대한 요구사항을 규정하여야 한다.

공정 밸리데이션을 통해 요구사항이 적절한지 확인하고 경계/조치 수준을 설정하여야 하며, 설비와 작업자에 의한 오염물질의 이동 가능성을 고려하여 작업실에 대한 청정도 기준을 설정할 필요가 있다. 일부 제품의 경우, 제품이 제조 공정을 거치지 않는 시간대(저녁 또는 주말)에도 환경 조건을 지속적으로 모니터링하여 기록하는 등과 같이 환경 노출에 대한 추적성을 확보하는 것이 필요할 수 있다. 일시적으로 해당 구역에 진입하는 사람을 포함하여 모든 직원은 제품에 악영향을 미칠 수 있으므로 적절한 복장을 착용하고 청결과 건강한 상태를 유지하여야 한다. 이는 개개인이 오염을 야기하는 미생물과 미립자를 확산시키기 때문이다. 청정지역으로의 출입 요령, 갱의 절차 등에 대한 교육훈련을 받은 작업원만 해당 지역에서 작업을 수행하도록 절차를 마련하고 이행하여야 한다.

제품에 부정적인 영향을 미칠 수 있는 의학적 질환이 있는 자는 회복될 때까지 작업에서 제외시키거나 해당 영역의 진입을 금지하여야 한다. 또한 직원은 자신의 질환을 상사에게 보고하는 것이 바람직하다. 무균, 사용 전 멸균, 미생물학적 청정도(Class)가 중요한 공정에서 특히 중요하다. 특수 환경 조건(온도 또는 습도에 대해 장기간 노출이 위험할 수 있는 고수준 또는 저수준으로 관리되는 룸 또는 배기 팬이 유해 가스를 허용 수준으로 유지하는 공간) 또는 통제된 환경에서 작업을 수행해야 하는 직원에게는 특수 교육 또는 지도를 제공하여야 한다.

통제된 환경에서의 직무 수행에 대한 교육을 이수하지 않은 제조, 유지보수, 청소 또는 수리에 관련된 모든 직원(일시적 진입하는 직원 포함)은 적절한 유자격자가 감독하는 경우를 제외하고 진입할 수 없다.

6.4.2 오염관리

가. 해당되는 경우, 조직은 작업환경, 작업원 또는 제품의 오염을 방지하기 위하여 오염되었거나 잠재적으로 오염될 가능성이 있는 제품 관리를 위한 방법을 계획하고 문서화하여야 한다.
나. 멸균 의료기기의 경우, 조직은 미생물이나 미립자로 인한 오염관리에 대한 요구사항을 문서화하여야 하며, 조립 또는 포장공정 중 요구되는 청결을 유지하여야 한다.

해 설

가. 오염관리 계획의 문서화

멸균 제품 또는 청정관리가 필요한 제품의 제조과정에서 품질에 영향을 줄 수 있는 작업환경 및 오염관리 조건에 대하여 관리기준을 작성하고, 동 기준에 적합하게 유지되는지 주기적으로 모니터링할 수 있도록 관련 절차를 마련하고 시행하여야 한다.

오염된 제품을 처리할 수 있는 상황의 예는 다음과 같다.
① 제조 과정에서 사용되는 물질의 자연적 오염
② 재사용을 위해 고객으로부터 반품된 오염 제품
③ 서비스 또는 불만 조사를 위해 고객으로부터 반품된 오염 제품

이러한 상황에서 제품, 작업 환경 또는 작업자의 오염을 방지하기 위해 다음과 같은 조치를 고려하여야 한다.
① 오염되거나 잠재적으로 오염될 가능성이 있는 제품의 식별
② 오염 제품을 취급하기 위한 격리 구역 마련
③ 오염되었거나 오염될 가능성이 있는 제품, 작업 표면 또는 작업자에 대한 취급, 청소 및 오염제거 절차 이행

제조하는 제품의 제조공정 중 다른 제품(다른 분야 포함)이나 환경을 오염시킬 우려가 있는 경우에는 제품의 식별, 출입 절차 및 오염 방지 계획, 오염 시 처리 절차, 세척 및 오염 제거 절차 등에 대한 문서화 그리고 교차오염을 방지하기 위하여 제품의 특성을 반영한 검토(동선 차별, 시설 차폐, 공조시설 차별 등)가 필요하다.

나. 멸균의료기기의 오염관리

무균 제품 또는 사용 전에 멸균해야 하는 제품 또는 미생물 및 미립자 오염(발열물질의 오염 포함)이 제조 또는 사용에 중대한 영향을 미치는 제품을 제조할 때에는 미생물 및 미립자 오염 수준에 각별한 주의를 기울여야 한다. 미립자, 미생물(부유균, 낙하균, 표면균, 사용자 손끝균 등)에 대한 요구사항을 명확히 문서화하여야 하며, 위험에 비례하여 관리 수준을 결정하여야 한다. 제품의 세척 및 포장 유효성 확인을 통해 일정 수준 이하로 오염 정도를 유지할 수 있는 것을 입증한 경우, 제조 공정 전반에 걸쳐 환경관리 필요성에 예외가 있을 수도 있다. 그러나 유효성이 확인된 세척 및 포장공정을 제어하기 위한

통제된 환경은 구축되어야 한다.

> **참고** 포장공정 : 여기서 말하는 포장공정은 멸균보호시스템((Sterile Barrier System)을 말한다. "멸균보호시스템(Sterile Barrier System)"이란 미생물의 침입을 방지하고 사용 지점에 제품이 무균 상태로 제공되도록 하는 최소의 포장을 말한다.

7 제품실현

7.1 제품실현의 기획

가. 조직은 제품실현에 필요한 프로세스를 계획하고 개발하여야 한다. 제품실현의 기획은 품질경영시스템의 다른 프로세스 요구사항과 일관성이 있어야 한다.
나. 조직은 제품실현 시, 위험 관리를 위한 하나 이상의 프로세스를 문서화하여야 하며, 위험 관리 활동에 대한 기록은 유지되어야 한다.
다. 해당되는 경우, 조직은 제품실현의 기획에 있어 다음 사항을 결정하여야 한다.
  1) 제품의 품질목표 및 요구사항
  2) 프로세스 수립 및 문서화, 그리고 기반시설 및 작업환경을 포함하여 제품에 대한 특정한 자원 확보의 필요성
  3) 제품 적합 판정 기준과 함께 제품에 요구되는 특정한 검증, 유효성 확인, 모니터링, 측정, 시험검사, 취급, 보관, 유통 및 추적 활동
  4) 제품실현 프로세스 및 그 산출물이 요구사항에 충족함을 입증하기 위해 필요한 기록
라. 이러한 기획의 출력은 조직의 운영방식에 적절한 형태로 문서화되어야 한다.

해설

가. 프로세스의 계획 및 개발

조직은 품질경영시스템에 따라 생산되는 의료기기가 안전하고 의도한 바와 같이 작동하도록 제품실현 계획을 수립하여야 한다. 제품실현 기획의 목적은 조직이 제품실현 활동에 성공하도록 프로세스와 요구사항에 대한 명확한 이해를 제공하는 데 있다. 제품실현 기획의 출력물은 누가 품질 목표, 프로세스, 기록을 비롯한 문서 및 자원에 대한 요구사항을 규정하는 책임자인지를 정의해야 한다.

제품의 품질 확보를 위해 제조공정의 유효성 확인, 모니터링, 검증, 적합 판정, 취급, 보관, 유통, 추적활동에 대한 기준 및 절차 등이 결정되어야 한다. 제품 실현 활동은 의료기기의 안전성과 성능에 직접적인 영향을 미치며, 기타 품질경영시스템 프로세스와 일관성이 있어야 한다. 다음의 사항을 포함할 수 있다.

⟨제품실현 기획 시 고려하여야 할 사항의 예⟩
- 필요한 입력사항 명시
- 프로세스에 필요한 결과 결정
- 원하는 결과를 얻는 데 필요한 활동의 순서를 결정하고 문서화
- 직원에 대한 적절한 자원 및 명확한 책임 부여
- 필요한 프로세스 매개변수의 측정 및 모니터링 식별

나. 제품실현의 위험 관리

제품실현에서 위험 관리 프로세스는 다양한 단계에서 수행하는 위험 평가, 위험을 줄이거나 관리하는 활동(통제조치)과 함께 문서화하여야 한다. 위험 관리에서 발생하는 기록의 작성 및 보관방법을 결정하고 실행해야 한다. 위험 관리의 수립과 실행 등은 ISO 14971을 참고할 수 있다.

제품 위험은 일반적으로 제품 수명주기 중 설계 및 개발 단계에서 고려되며 시판 후 제품의 정보가 증가함에 따라 업데이트되어야 한다. 제품의 안전 및 기능 측면의 기대치(일반적인 안전성 및 성능 요구사항, 필수 원칙 및 의료기기법령)에 부응하기 위해 해결될 필요가 있는 위해 요인을 식별하고 관련된 위험을 평가하며, 이러한 위험을 줄이기 위한 완화조치를 명확히 하기 위해 위험 매트릭스(Risk matrix)를 준비할 수 있다. 위험 매트릭스(Risk matrix)는 보통 해당 영역의 전문가가 준비하며, 적절한 배경(임상)을 갖춘 전문가가 위험 평가 준비 또는 검토에 참여하는 것이 중요하다.

또한 제품 실현 전반에 걸쳐 사용되는 프로세스의 위험을 평가하여야 한다. 여기에는 제조 프로세스뿐 아니라 품질경영시스템상의 다른 프로세스도 포함된다. 일반적으로 위험 분석(risk analysis) 프로세스는 다음의 예와 같이 중요 프로세스와 연관된 위해를 식별하고 그 위험을 산정하며, 허용 가능한 잔여 수준으로 완화하는 조치로 이뤄진다.

⟨위험 분석 프로세스의 예⟩
- 감염을 유발하는 제품의 위험이 허용되지 않는 것으로 결정된 경우, 사용 전에 제품을 멸균하여 완화시킬 수 있다. 제품 멸균을 충족하지 못하는 멸균공정상의 위해 요인은 멸균공정 유효성 확인 및 적용 가능한 멸균 규격에 의해 정의된 활동을 수행함으로써 완화시킨다.

이때 위험 평가(risk assessment)는 정적인 문서가 아니라는 점을 인식하는 것이 중요하다. 제품 수명이 다할 때까지 제품 또는 프로세스에 대한 정보가 지속적으로 증가하면 업데이트해야 한다. 위험 평가 프로세스의 예는 다음과 같다.

⟨위험 평가 프로세스의 예⟩
- 제품의 부적합 사항에 대한 고객 불만이 제기된 경우, 불만을 처리하는 직원은 기존의 위험 평가를 참조하여 필요 조치의 계획을 수립하는 데 지원할 수 있어야 한다.
- 확인된 위해 요인/위험에 대한 위험 평가가 없는 경우, 기존 위험 매트릭스에서 확인된 사항을 포함할 수 있도록 업데이트를 고려하여야 한다.
- 프로세스 변경을 수행할 때 변경관리는 변경에 대한 위험 평가를 포함하며, 정기적인 검토를 거쳐 위험 매트릭스를 업데이트하여야 한다.

위험 관리 활동을 완전하게 하려면 생산 후 단계의 정보(8.2.1 피드백 또는 8.2.2 불만처리 참조)를 고려하고 위험 관리 파일에 포함시켜야 한다. 위험 관리 문서는 관리문서로 유지되어야 하며 승인된 절차에 따라 작성하고 변경사항을 개정하여야 하며, 정기적인 검토를 거쳐야 한다.

다. 의료기기 사이버 보안 관리

1) 사이버 보안 필요성

유·무선 통신 기능이 포함된 의료기기의 사용이 증가하면서 해킹, 정보 유출 등 의료기기 사이버 보안 위협 사례도 꾸준히 보고되고 있으며, 이는 개인의료정보의 유출뿐만 아니라 의료기기의 오작동을 발생시켜 환자의 생명에 위해를 줄 수 있다.

2) 적용 범위

소프트웨어(펌웨어 포함)나 프로그램 가능한 로직을 포함하는 의료기기 또는 그 자체로 의료기기인 소프트웨어(모바일 의료용 앱 포함)에 적용된다.

※ 유·무선 통신(Wi-Fi, 블루투스, USB, LAN 등)을 사용하거나 통신 경로가 존재하는 의료기기

3) 위험 관리 프로세스를 통한 사이버 보안 관리

① 제조업자는 의료기기의 수명주기 전반(시판 전·후)에 걸쳐 사이버 보안 위험을 평가하고 낮추기 위한 위험 관리를 적용해야 한다.

※ 즉, 위험 관리 프로세스를 추가적인 고려사항과 함께 사이버 보안으로 확대하는 것을 권장한다.

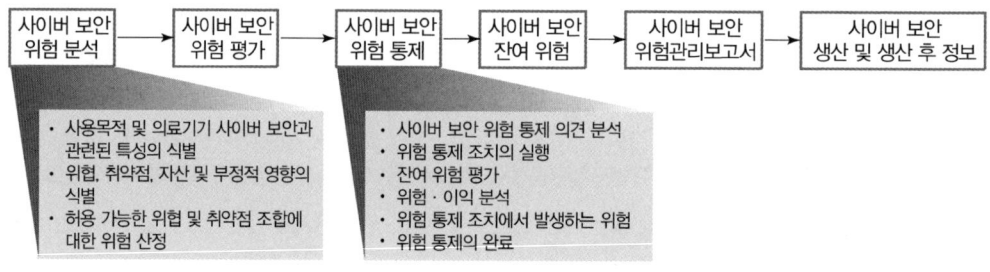

| 그림 2-3 | 의료기기 사이버 보안 위험 관리 절차

② 의료기기 사이버 보안은 제조자, 사용자, 규제당국 등을 포함한 이해관계자 간에 공유된 책임이며, 모든 이해관계자는 사이버 보안 위험과 위협에 대해 지속적인 모니터링, 평가, 완화, 의사소통 및 대응 등을 위한 협력 자세가 필요하다.

③ 의료기기 수명주기의 시판 전 설계 단계에서 사이버 보안을 고려하면 사이버 보안 위험에 대한 보다 선제적이고 강력한 완화를 가져올 수 있다.

※ 의료기기 제품설계 시 고려해야 하는 사이버 보안 요구사항은 「의료기기의 사이버 보안 허가·심사 가이드라인」을 참고할 수 있다.

④ 마찬가지로 의료기기 시판 후 단계에 대한 선제적인 위험기반 접근법은 사이버 보안을 완화하고 환자에게 미치는 영향을 추가로 줄일 수 있다.

4) 사이버 보안 취약점 대응 프로세스

의료기기 제조업자는 의료기기 시판 후 알려지거나 예측할 수 있는 취약점에 대한 선제 대응을 위해 사이버 보안 취약점 대응 프로세스를 수립하고 이행해야 한다.

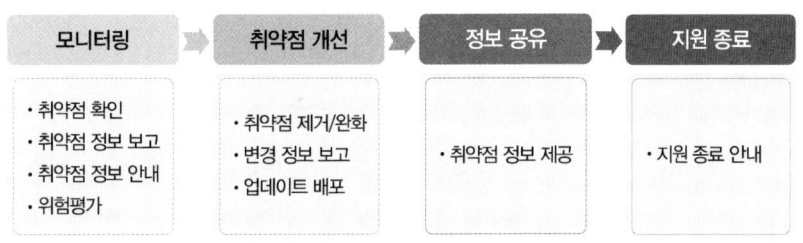

| 그림 2-4 | 사이버 보안 취약점 대응 프로세스

가) 모니터링 단계

① 취약점 확인 : 취약점 발견자 신고 접수 또는 자체적인 취약점 검증 연구를 통해 의료기기 시판 후 발생할 수 있는 사이버 보안 취약점을 확인
② 취약점 정보 보고 : 취약점에 대한 정보 및 조치 계획을 규제당국에 보고
③ 취약점 정보 안내 : 의료기기 사용자에게 해당 의료기기의 정보, 사용자가 취해야 할 조치 사항 등을 포함한 안내문 통지
④ 위험 평가 : 확인된 취약점에 대한 악용 가능성 및 환자의 위해 심각도를 평가하여 위험이 허용 가능한 수준인지 또는 허용 불가능한 수준인지 결정
※ 취약점의 악용 가능성을 평가하는 것은 다양한 요인을 고려해야 하며 취약점 악용 확률에 대한 데이터가 존재하지 않기 때문에 위해의 심각도만 고려할 수 있음

나) 취약점 개선 단계

① 취약점 제거/완화 : 위험을 허용 가능한 수준으로 줄이기 위해 확인된 취약점을 제거 또는 완화하여야 하며, 이를 위해 소프트웨어 업데이트가 필요할 시 그에 따른 버전을 관리
② 변경정보 보고 : 변경 대상 및 정도에 따라 연차보고 또는 의료기기 변경 허가·인증을 통해 식약처장에게 보고
③ 업데이트 배포 : 무결성과 신뢰성이 검증된 업데이트 파일을 배포하고 의료기기 사용자에게 업데이트에 대하여 안내
※ 원격 업데이트, 사용자 업데이트, 방문 서비스를 통해 수행

다) 정보공유 단계

취약점 정보 제공 : 의료기기의 보안과 관련된 정보는 의료기기가 안전하게 사용될 수 있도록 그 정보가 필요한 사람과 공유

라) 지원 종료 단계

지원 종료 안내 : 판매 종료 및 지원 종료 관련 정책에 대하여 의료기기 사용자가 인지할 수 있도록 주기적으로 안내문을 통지

라. 제품실현 기획의 출력물

제품실현을 위한 기획은 제품사양(Specification)과 품질경영시스템 요구사항(공정과 품질보증)을 규정하거나 제품표준서(DMR, Device Master Record)로 작성하여 유지할 수 있다. 이러한 제품실현 기획의 출력물로 작성되는 문서는 각 조직의 운영 방법에 적합한 형태로 문서화되어야 한다.

7.2 고객 관련 프로세스

7.2.1 제품과 관련된 요구사항의 결정

> 조직은 다음 사항을 결정하여야 한다.
> 가. 인도 및 인도 후 활동에 대한 요구사항을 포함한, 고객이 규정한 요구사항
> 나. 고객이 언급하지는 않았으나, 이미 알려져 있는 명시된 사용 또는 의도된 사용을 위해 필요한 요구사항
> 다. 제품과 관련하여 적용되는 법적 요구사항
> 라. 의료기기의 명시된 성능 및 안전한 사용을 보장하기 위해 필요한 사용자 교육
> 마. 그 밖에 조직이 결정한 추가 요구사항

해설

조직은 제품의 사양(specification)뿐만 아니라 법적인 요구사항, 사용목적 및 성능 요구사항, 기타 운송조건, 설치 및 유지보수 방법, 지불 조건이나 예상하지 못한 고객 요구사항을 포함하여 고객 주문, 계약 등으로 기대되는 모든 요건을 이해하고 있어야 하며, 적합하게 실현하도록 검토해야 한다. 또한, 제품 및 서비스 요구사항은 다음과 같은 추가 요인을 포함할 수 있다.

〈제품 요구사항의 예〉
- 제품이 출시되는 국가 또는 지역의 해당 의료기기 허가 또는 제조소(시설) 등록 등을 포함한 법적 요구사항
- 의도된 용도
- 성능 기대치
- 인도(납품) 일정
- 명시되지 않은 고객 기대치

의료기기의 사용목적, 합리적으로 예측할 수 있는 오용 및 사용 방법을 알 수 있도록 문서화가 필요하다. 이는 신제품 설계 및 개발에 특히 중요하며, 의도된 용도와 합리적으로 예측 가능한 오용은 위험 관리 활동에도 포함되어야 한다(위험 관리 활동은 7.1 참조).

의료기기의 명시된 성능 및 안전한 사용을 보장하기 위하여 어떤 사용자 교육훈련이 필요한지를 결정하고 문서화하여야 한다. 사용자 교육은 조직이 고객을 대상으로 실시하는 교육과 조직이 내부 직원에게 제공하는 내부 교육 모두가 해당될 수 있다.

7.2.2 제품과 관련된 요구사항의 검토

가. 조직은 제품과 관련된 요구사항을 검토하여야 한다. 이러한 검토는 조직이 고객에게 제품을 공급하기로 약속하기 전에 수행되어야 하며 다음 사항을 보장하여야 한다.
  1) 제품의 요구사항을 정하고 문서화할 것
  2) 이전에 제시된 것과 다른 계약 또는 주문 요구사항이 해결될 것
  3) 적용되는 법적 요구사항이 충족될 것
  4) 7.2.1항에 따라 결정된 사용자 교육이 가능하거나 가능하도록 계획될 것
  5) 조직은 정해진 요구사항을 충족시킬 능력을 가지고 있을 것
나. 검토 결과 및 검토에 따라 수반되는 조치 기록은 유지되어야 한다.
다. 고객이 요구사항을 문서화하여 제시하지 않는 경우, 조직은 수락 전에 고객 요구사항을 확인하여야 한다.
라. 제품 요구사항이 변경되는 경우 조직은 관련 문서를 변경하고 관련된 인원이 변경된 요구사항을 인식하도록 하여야 한다.

해설

가. 요구사항의 검토

조직에 있어 제품 및 설계·개발 프로세스에 대한 요구사항의 결정은 품질경영시스템을 수립, 유지하고 개선할 때 중요한 활동이다.

고객은 제품 정보를 검토하고 조직과 의사소통(온라인, 전화 또는 대면 방식)하여 제품 요구사항을 결정하고 주문을 확인한다. 어떤 조직은 고객과의 직접적인 접촉을 통해 제품 요구사항을 결정하고 주문을 확인하는 반면, 어떤 조직은 자사 웹사이트 또는 고객과 의사소통하는 다른 간접적인 의사소통 방법에 의존할 수 있다.

모든 거래가 웹사이트에서 이루어질 경우, 결제를 확인하기 전에 계약사항에 대해 효과적인 방법으로 검토할 수 있는 수단을 웹사이트 시스템 내에 구축할 수 있다.

조직은 고객의 주문 또는 계약의 모든 부분을 검토(계약검토)하여 이를 충족할 수 있는지 확인하여야 한다. 거래의 일부가 조직과 고객 간에 직접 이루어지는 경우, 계약검토는 다양한 방식(전화 확인, 견적대 주문 확인)으로 수행할 수 있으며 확인 및 검토되어야 할 사항은 다음과 같은 것이 있다.

〈확인 및 검토되어야 하는 제품과 관련된 요구사항의 예〉

- 공급망 내의 제품 위치
- 현재 생산능력
- 부품 또는 원재료의 가용성
- 제품을 고객의 납기일까지 인도할 수 있는지 여부
- 일정에 고려해야 할 외부 당사자에 의해 관리되는 프로세스가 있는지 여부
- 법적 요구사항 충족 여부[예 의료기기 관련 법규, 의료기기 품목에 대한 법적 요구사항, 제조와 관련된 요구사항, 취급 및 보관(언어, 유통, 위임 대리인 지정 등)]

의료기기에 명시된 성능과 안전한 사용을 보장하기 위한 사용자 교육훈련을 정의하고 그러한 교육훈련이 가능하거나 가능하도록 계획을 수립하여야 한다.

나. 검토 및 조치에 관한 기록

고객의 요구사항을 미리 정해진 절차서에 따라 검토하고 필요한 조치를 취해야 하며, 이에 관한 모든 기록을 유지해야 한다. 요구사항 중 일반적인 작업 프로세스로 처리할 수 없거나 비현실적 또는 달성하는 것이 불가능한 요구사항이 있을 경우, 고객과 함께 해결하여야 하며 양 당사자가 수정사항에 동의해야 한다. 따라서 조직과 고객 간의 원활한 의사소통은 모든 의견 차이를 방지하고 필요시 의견 차이를 해결하는 데 필수적이다.

의사소통 프로세스를 개발하고, 고객과의 의견 차이를 식별하고 해결하기 위해 고객과 연락할 담당자를 문서화하여 명시하여야 한다. 검토 기록은 검토자의 서명, 날짜와 함께 간단히 표시할 수 있다. 더 복잡한 검토가 필요할 경우, 검토 결과를 남기는 방법은 조직에 따라 다를 수 있으나 기록에는 최소한 주요 세부사항을 포함해야 한다. 검토 결과에 따른 기록은 보존되어야 한다.

다. 구두 요구사항의 처리

구두로 제시된 고객의 요구사항을 정확히 확인하고 문서화해야 한다. 우편이나 팩스·이메일 등 서면 또는 전자 주문으로 접수되는 고객의 요구사항과 이에 대한 조치를 문서화하는 것은 어렵지 않지만 전화 또는 구두로 접수한 요구사항은 이를 문서화하기 위한 특별한 규정이 필요할 수 있다.

고객의 요구사항 및 이에 대한 검토와 조치에 대한 기록을 문서화하는 방법은 다양하다. 이러한 주문사항을 문서화하는 방법으로 다음과 같은 예가 있을 수 있다.

① 접수자에게 사전에 정해진 양식을 제공하여 전화 주문 시 접수자가 기록하고 그 내용을 고객에게 다시 읽어주어 확인을 구하는 방법
② 전화 또는 구두로 접수한 내용을 정해진 양식에 기록하여 다시 고객에게 팩스나 이메일 또는 구두로 재확인을 받는 방법

라. 요구사항의 변경에 대한 조치

제품에 대한 요구사항이 변경되는 경우, 관련 기준서 및 절차서 등을 수정하고 관련 작업자가 이를 알 수 있도록 공지나 교육 등을 실시해야 한다.

어떠한 이유로든 주문 또는 입찰에 대한 변경이 발생할 경우, 변경사항을 원래 주문/입찰과 동일한 방식으로 검토하여 합의하여야 한다. 변경을 수용하는 경우 이를 변경사항에 영향을 받는 조직의 모든 구성원에게 알리는 것이 중요하며, 변경에 영향을 받는 문서가 있을 경우에는 그러한 문서도 수정되어야 한다.

7.2.3 의사소통

가. 조직은 다음 사항과 관련하여 고객과의 의사소통을 위한 방법을 계획하고, 문서화하여야 한다.
  1) 제품정보
  2) 수정사항을 포함한 문의, 계약 또는 주문 처리
  3) 불만을 포함한 고객 피드백
  4) 권고문
나. 조직은 적용되는 법적 요구사항에 따라 규제 당국과 의사소통하여야 한다.

해 설

가. 고객과의 의사소통

조직은 제품 정보, 문의, 계약, 권고 통지, 고객 불만 또는 피드백에 대해 고객과 연락을 책임지는 담당자를 명시해야 한다. 고객에게 알릴 필요가 있는 권고문 처리에 대한 정보는 8.2.3(규제당국에 보고) 및 8.3.3(인도 후에 확인된 부적합 제품의 대응 조치) 항목을 참고할 수 있다. 제품 요구사항은 중간 출력물(구성요소, 중간 조립품) 또는 제공 서비스(청소 또는 유지보수)와 같은 추가 요인을 포함할 수 있다.

고객과의 의사소통은 조직이 최종 사용자에 대한 추적성을 확립하거나 확인할 수 있는 능력에 영향을 미칠 수도 있다. 이는 특정 추적성(7.5.9) 및 의료기기법령에 따른 추적관리 대상 의료기기의 경우에 특히 중요하다.

일반적으로 제품 관련 문의, 불만을 포함한 피드백 관리와 효율적인 고객과의 의사소통을 위해 창구를 일원화할 필요가 있으며, 제품의 표시사항에 고객이 제조업자에게 연락할 수 있는 연락처(전화, 이메일, 홈페이지 등)를 표시하는 것이 좋은 방법이 될 것이다. 또한 권고문을 고객에게 어떻게 전달할 것인지 내부적으로 절차서에 반영하여야 한다.

나. 규제당국과의 의사소통

조직이 자사 제품을 시판하기 위한 각 시장의 법령체계를 파악하여 규제 당국의 요구사항에 적합하게 운영하기 위한 준비를 하는 것이 매우 중요하다.

조직은 시판 전 단계(의료기기법령에 따른 의료기기 신고·허가·인증 및 의료기기 제조 및 품질관리기준 적합성인정 등) 및 생산 또는 시판 후 단계(의료기기법령에 따른 생산 및 수입실적 보고, 부작용 보고 등)에 이르는 의료기기의 수명 전반에 걸쳐 식품의약품안전처 등의 관련 규제기관과의 의사소통에 대한 책임과 권한을 규정해야 한다.

7.3 설계 및 개발

7.3.1 일반사항

조직은 설계 및 개발에 대한 절차를 문서화하여야 한다.

해설

가. 폭포식(waterfall) 설계 모델의 설계관리

설계 및 개발에 대한 일반적인 업무 추진 절차를 마련하고, 추진 계획에 따라 수행한다. 여기에서의 단계 및 절차는 일반적인 사항을 의미하므로 개별 개발 제품에 대한 계획 절차가 아니라 조직의 내부적인 연구개발 프로세스의 전반적인 업무수행 절차서인 상위문서를 갖추어야 한다.

바람직한 설계 및 개발 프로세스는 설계 및 개발을 위한 필수사항으로 출력에 대한 체계적인 평가를 포함한다. 핵심은 고객 요구사항에 기초하여 설계 및 개발 출력이 설계 및 개발 입력사항을 만족하는 데 있다.

설계 및 개발 활동에 대한 체계적인 검토를 수행하여 입력사항과 출력사항에 대한 일치 여부 등을 평가한다. 검토 결과로, 설계 및 개발 입력사항에서 비롯되는 요구사항의 결함 및 제안된 요구사항과 출력물 사이의 불일치를 설계 및 개발 프로세스의 초기에 발견하여 시정할 수 있다.

다음 [그림 2-5]는 설계 및 개발 프로세스의 핵심 개념을 보여주는 전형적인 폭포식 모델이다. 실제로, 이러한 접근방식은 설계자 및 관리자에게 설계 및 개발 프로세스에 대한 이해를 제고하고 향상된 가시성을 제공할 수 있다. 설계자는 사용자 및 환자의 요구사항 대비 출력의 적합 정도에 대한 이해를 높이고, 설계 및 개발 프로세스의 모든 참여자들 간의 의사소통 및 조정을 개선하는 이점을 누릴 수 있다. 관리자는 가시성 향상을 통해 설계 및 개발 프로세스를 보다 효과적으로 총괄하고 문제를 조기에 파악하여 시정하고 자원 할당을 조정할 수 있다. '폭포식 모델'은 설계·개발이 논리적인 순서의 단계에 따라 진행되는 전통적인 모델이다.

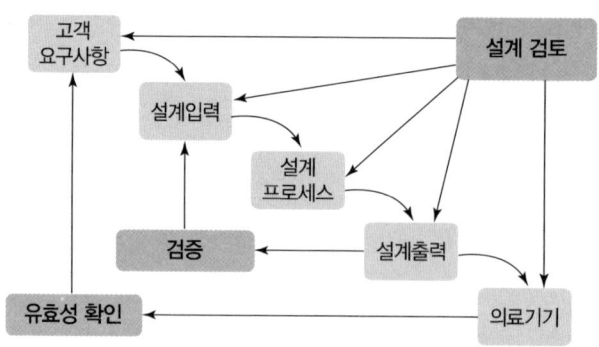

| 그림 2-5 | 설계 및 개발 프로세스 폭포식(waterfall) 모델

기본적으로 고객 및 제품 요구사항을 결정하고, 이러한 요구사항을 만족하는 의료기기를 설계한다. 그 후 설계를 검증하고 유효성 확인을 수행하여 생산으로 이관하고 의료기기를 양산한다.

실무적으로는, 프로세스의 각 단계와 그 전 단계 사이에 피드백이 필요하며 이에 따라 제품개발이 반복적인 특성을 나타낸다. 하지만 '폭포식 모델'에서는 설계 및 개발 프로세스에서 설계관리가 미치는 영향력을 보다 분명하게 하기 위해 이러한 상세 내용을 생략하였다.

설계 및 개발 입력과 출력 검증의 중요성은 예를 들어 설명할 수 있다. 설계 및 개발 입력을 검토하여 수용할 수 있다고 판단되면, 해당 입력을 의료기기 설계로 변환하는 반복 프로세스가 시작된다. 첫 번째 단계는 입력을 시스템 또는 상위 수준의 규격(specifications)으로 변환하는 것이다. 이렇게 만들어진 규격은 이 설계 및 개발의 결과가 된다. 만들어진 규격이 입력에 부합하는지 확인되면, 동 규격은 설계 및 개발 프로세스에서 다음 단계의 설계 및 개발 입력이 된다. 이러한 기본 기법을 설계 및 개발 과정 내내 반복적으로 적용한다. 각 입력은 출력으로 전환되고 각 출력은 입력에 부합하는지 확인되며, 이는 프로세스의 다음 단계의 입력이 된다. 이러한 방식으로, 설계 및 개발의 입력은 요구사항에 부합하는 의료기기 설계로 변환된다.

설계 및 개발 검토의 중요성 또한 예를 들어 설명할 수 있다. 설계 및 개발 검토는 설계 및 개발 과정의 전략적 지점에서 수행되어야 한다. 예를 들어, 출력으로 전환되기 전에 입력이 적절한지 확인하기 위해 검토를 실시한다. 다른 예로는 모의 사용시험 또는 임상 평가를 위한 시제품을 제작하기 전에 출력이 적절한지 확인하기 위해 검토를 실시한다. 이 외에 의료기기를 생산으로 이관하기 전에 검토를 실시한다. 일반적으로 특정 활동이나 단계가 적합하게 완료되었으며, 다음 활동이나 단계를 시작할 수 있다는 것을 보증하기 위해 실시하는 것이 설계 및 개발 검토이다.

폭포식 모델에서 나타나듯이 설계 및 개발 유효성 확인은 설계 및 개발 프로세스에 따라 만든 의료기기가 실제로 사용자의 요구사항 및 의도된 용도를 충족하는지 여부를 평가하는 것이다. 다만 폭포식 모델이 설계관리에 유용한 도구일지라도, 실제 상황에서는 그 유용성이 제한적이다. 이 모델은 좀 더 간단한 의료기기의 설계 및 개발에 적용되며, 보다 복잡한 의료기기의 경우 의료기기 산업계에서 널리 사용되는 대표적인 설계 및 개발 프로세스는 '동시 엔지니어링'이다.

기존 폭포식 모델에서 엔지니어링 부서는 설계 및 개발 프로세스를 완료한 뒤 제품 사양을 생산부서에 공식적으로 전달하고, 다른 부서가 제품을 제조·서비스하는 프로세스를 개발한다. 그러므로 이 경우 설계자의 의도와 생산 현장에서의 실제 결과물이 일치하지 않는 경우도 종종 있으며, 결과적으로 낮은 생산 수율, 제품의 재작업 또는 재설계, 예상치 못한 높은 제품 서비스 비용 상승과 같은 바람직하지 않은 결과가 초래될 수 있다.

나. 동시 엔지니어링(Concurrent engineering) 설계모델의 설계관리

동시 엔지니어링은 설계 및 개발 과정 전반에 걸쳐 생산 및 서비스 직원이 개입하여 의료기기 및 관련 프로세스의 특성에 대해 상호적으로 최적화시킬 수 있다. 궁극적으로 동시 엔지니어링은 개발 시간 단축과 생산 원가 절감을 통해 제품 품질을 향상시킬 수 있다.

동시 엔지니어링은 다양한 실무와 기술을 포괄한다. 설계관리의 관점에서 동시 엔지니어링은 설계 및 개발과 생산 간의 구분을 모호하게 할 수 있으나, 동시 엔지니어링은 생산 공정의 개발이 제조활동이 아닌 설계 및 개발 과정이라는 점을 강조한다.

다른 한편으로, 전체 의료기기 사양이 승인되기 전에 의료기기의 다양한 구성요소가 실제 생산에 들어갈 수 있다. 따라서 동시 엔지니어링이나 다른 복잡한 설계 및 개발 모델은 생산에 앞서 일반적으로 각 구성요소와 프로세스 유효성 확인을 실시하고, 출시 전에 의료기기 전체에 대한 유효성 확인을 실시하는 포괄적인 설계 및 개발에 대한 검토 및 승인 매트릭스가 요구된다.

다. 위험 관리

위험 관리는 위험 식별, 분석, 관리 및 모니터링 작업에 정책, 절차, 업무방식 등을 체계적으로 적용하는 것으로, 위험을 성공적으로 관리하기 위해 경험, 통찰력 및 판단력을 적용하는 업무이다. 설계 및 개발 프로세스에 미치는 영향 때문에 위험 관리가 동 조항의 해설에 포함되어 있다.

위험 관리는 설계 및 개발 입력사항의 식별부터 시작된다. 의료기기의 설계 및 개발 과정이 진행되면서 새로운 위험이 명확해질 수 있으며, 조직은 이러한 위험을 줄여야 한다. 위험 관리 프로세스는 조기에 이러한 위험을 파악하고 관리하기 위해 설계 및 개발 프로세스에 통합되어야 한다. 이러한 위험 관리 프로세스의 예를 다음과 같이 설명할 수 있다.

〈위험 관리의 예〉
- 범용엑스선촬영장치는 환자에 대한 노출 제어 시스템이 탑재되어 있다.
- 제어기능은 탑재된 소프트웨어로 조절한다.
- 위험 관리 프로세스가 설계 및 개발 프로세스의 후반에 이를 때까지 소프트웨어에 의해 제어될 수 없는 몇 가지 고장 모드를 발견하였다.
- 제어 소프트웨어에 대한 위험 분석은 소프트웨어로 제어할 수 없는 몇몇 고장 모드를 찾아내고, 백업 타이머를 추가하는 등 많은 비용이 소요되는 설계 변경을 수행한다.
- 환자에 대한 잠재적 과다 노출 위험을 허용 수준으로 완화시킨다.

라. 기타 설계 및 개발 과정에서 고려해야 할 사항

설계관리의 구현에 필요한 절차 및 작업 지침 외에, 설계 및 개발 과정에서 고려해야 할 의료기기의 안전성 및 성능의 다른 요인에 대해서도 방침 및 절차가 필요할 수 있다.

이들 다른 요인에 대한 방침과 절차의 필요성은 만들고자 하는 의료기기의 종류 및 해당 의료기기 사용과 관련된 위해도에 따라 달라질 것이다. 책임과 권한을 가진 관리자의 필요 여부를 결정하여야 한다. 방침 및 절차가 필요할 수 있는 주제의 예는 다음과 같다.

〈설계 및 개발 과정에서 고려해야 할 요인의 예〉

- 위험 관리
- 의료기기 신뢰성
- 의료기기 내구성
- 소프트웨어 엔지니어링
- 구성 관리
- 의료기기 평가(제3자 인증 포함)
- 문서관리
- 조직의 이력 데이터 이용
- 의료기기 유지보수
- 의료기기 편의성
- 사용적합성(휴먼팩터 엔지니어링)
- 표준의 이용
- 의료기기법령 준수
- 임상 평가
- 외부 관계자 이용

설계 및 개발 관리에 관한 추가 정보는 식품의약품안전처 홈페이지(www.mfds.go.kr)에서 법령·자료 → 공무원지침서·민원인안내서에서 '의료기기 설계관리 가이드라인'을 참고할 수 있다.

7.3.2 설계 및 개발 계획

가. 조직은 제품에 대한 설계 및 개발을 계획하고 관리하여야 한다. 해당되는 경우, 설계 및 개발 계획 문서는 설계 및 개발이 진행됨에 따라 유지되고 갱신되어야 한다.
나. 조직은 설계 및 개발 계획 중에 다음 사항을 문서화하여야 한다.
  1) 설계 및 개발 단계
  2) 각 설계 및 개발 단계에 필요한 검토
  3) 각 설계 및 개발 단계에 적절한 검증, 유효성 확인 및 설계 이관 활동
  4) 설계 및 개발에 대한 책임과 권한
  5) 설계 및 개발 입력에 대한 설계 및 개발 출력의 추적성을 보장하기 위한 방법
  6) 필요한 인원의 역량을 포함한 필요 자원

해 설

가. 설계 및 개발 계획의 수립 및 관리

조직은 문서화된 설계 및 개발의 절차에 따라 각 제품마다 설계 및 개발에 대한 계획을 별도로 수립하고 수행해야 한다. 설계 및 개발계획에는 설계 및 개발 단계의 결정, 각 설계 및 개발 단계에서 검토, 검증 및 유효성 확인의 적절성 결정 등을 포함하여야 한다.

조직은 설계 및 개발에 대한 책임과 권한을 가진 자를 명확히 하여야 한다. 일반적으로, 조직 내의 다양한 그룹 또는 직무 부서가 설계 및 개발에 관여함에 따라 조직 전반에 걸쳐 책임/업무 분장이 명확하고 효과적인 의사소통이 중요하다.

설계 및 개발이 진행됨에 따라 계획에는 해당 계획이 업데이트되었음을 입증할 근거가 있어야 한다. 설계 및 개발 프로세스가 적절히 통제되고 의료기기의 품질 목표가 충족되는지 확인하기 위한 계획이 필요하며, 설계 및 개발 통제를 포함한 품질 계획 및 제품 실현 요구사항에 대한 조직의 품질경영시스템 조항과 일치하여야 한다.

나. 계획 수립 시 결정 사항

설계 및 개발 계획은 수행 담당자, 수행 방법, 보관해야 할 문서 및 기록을 포함하여 사용할 검토, 검증 및 유효성 확인 방법을 식별해야 한다. 다음의 요소는 일반적으로 설계 및 개발 계획에서 다룬다.

〈설계 및 개발 계획 시 다루어야 할 내용의 예〉
- 설계 및 개발 프로그램의 목표와 목적(개발 대상)에 대한 설명
- 제품이 의도한 시장(적어도 광범위한 예비 평가)
- 품질경영시스템 문서, 절차 그리고 설계 및 개발을 위한 적용 가능한 기록 식별
- 공급자와의 교류 등을 포함하여 설계 및 개발 단계에서 품질보증에 관한 조직의 책임 식별
- 단계별로 수행되어야 할 주요 작업(설계 및 개발 관리의 단계), 각 단계의 성과물(출력물 및 기록)과 각 단계 추진을 위한 개인 또는 조직 차원의 책임(직원 및 자원) 식별
- 정해진 전체 일정 준수를 위한, 주요 단계별 추진 일정
- 검토자 선정, 검토팀 구성, 각 단계별 검토자가 따라야 할 절차를 포함한 설계 및 개발 검토의 구성
- 규격(specifications) 개발, 검증, 유효성 확인 및 생산 관련 활동에 적절한 측정 및 모니터링 요구사항의 파악(7.6 해설 참조)
- 위험 관리 활동
- 공급자 선정

계획을 수립하면 경영진이 설계 및 개발 프로세스를 통제할 수 있으며 예측 가능한 기간 및 기록을 제공할 수 있다. 계획은 설계 및 개발팀 구성원에게 방침, 절차, 목표를 명확하게 전달함으로써 달성할 수 있으며, 품질경영시스템 목표에 대한 적합성을 측정하는 근거를 제공할 수 있다. 필요한 설계 및 개발 검토의 횟수를 결정할 때, 다음의 사항을 고려하여야 한다.

〈설계 및 개발 검토 횟수 결정 시 고려사항의 예〉
- 설계 및 개발에 명확한 단계 또는 자연스러운 단계인가?
- 만약 늦게까지 발견되지 않아 무언가 잘못될 경우, 가능한 결과는 무엇이며 어떤 조치를 취해야 하는가?
- 설계 및 개발 기간은 어느 정도인가?

설계 및 개발에서 생산으로의 이관은 설계와 개발 계획에서 다루어야 한다. 설계·개발 프로세스와 생산 프로세스 개발은 일부 기술(technologies)에서 밀접한 상호관계를 가질 수 있으나, 다른 부분에서는 서로 관계가 없을 수도 있다. 이들 상호관계의 밀접도와 관계없이 설계·개발에서 생산으로의 이관은 설계 및 개발 계획에서 다루어야 한다.

설계 및 개발 출력물은 제조 공정의 변동에도 견딜 수 있어야 하며, 제조 공정은 의도된 바와 같이 기능하고 안전한 제품을 일관되게 안정적으로 생산할 수 있어야 한다. 이러한 이유로 설계·개발 프로세스와 생산 프로세스 개발 활동이 밀접한 상호관계를 갖게 된다.

7.3.3 설계 및 개발 입력

가. 조직은 제품 요구사항과 관련된 입력 사항을 결정하고, 기록을 유지하여야 한다. 이 입력에는 다음 사항이 포함되어야 한다.
  1) 의도된 사용을 위해 필요한 기능, 성능, 사용적합성 및 안전 요구사항
  2) 적용되는 법적 요구사항 및 표준(standards)
  3) 적용되는 위험 관리 출력물
  4) 해당되는 경우, 이전의 유사설계로부터 도출된 정보
  5) 제품 및 프로세스의 설계 및 개발에 필수적인 기타 요구사항
나. 이러한 입력은 적절성이 검토되고 승인되어야 한다.
다. 제품 요구사항은 명확하고 모호하지 않아야 하며 검증되거나 유효성이 확인될 수 있어야 하고, 다른 요구사항과 상충되지 않아야 한다.

해설

가. 설계 입력(Design Input)의 결정

설계 및 개발 입력이란 개발하고자 하는 제품을 어떤 목적으로 어떠한 성능이 발휘되도록 설계·개발할 것인지 결정하기 위한 조사자료 등으로 개발 대상품의 특성에 관한 기준을 수립하기 위한 자료이다. 설계 및 개발 입력은 제조자에 의해 정해지고 검토, 승인되고 기록되어야 한다. 입력의 예는 다음과 같다.

〈설계 및 개발 입력의 예〉

- 제품의 의도된 사용목적
- 사용자와 환자에 대한 요구사항(교육 포함)
- 안전성, 유효성, 생체적합성, 전자파합성 등 법적 요구사항
- 사용할 측정 및 모니터링 장비
- 위험 관리 출력물
- 이전/유사 제품의 설계자료
- 사용적합성
- 성능 요구사항
- 물리적인 특성
- 각 성능별 기준과 허용한계
- 부속기기와의 적합성(호환성)
- 이전/유사 제품의 부작용, 불만 등
- 포장과 라벨링

중요 고려사항은 고객의 요구사항이나 고객의 명시되지 않은 기대치를 파악하는 것도 매우 중요하다. 이것은 설계 및 개발 프로세스에 훨씬 더 중요할 수 있으며, 추가적으로 고려하고 기록해야 하는 기타 요인은 다음과 같다.

〈설계 및 개발 입력단계의 고려사항의 예〉

- 제품 및 서비스에 관한 규제 요구사항
- 벤치마킹 결과
- 포장 및 취급 요구사항
- 조직이 설계 및 개발에 필수적이라고 간주하는 기타 요구사항
- 표준
- 시장조사 및 연구
- 유사한 설계에서 파생된 정보를 포함한 과거의 경험

설계 및 개발 입력사항은 모든 요구사항을 최대한 상세하게 서술하고 명확하며 서로 호환되는지 여부를 검토하여 승인하여야 한다. 호환성이란 조직이 설계 및 개발 입력사항을 최종 승인하기 전에 충돌을

해결하기 위해 적절하게 입력사항의 우선순위를 지정하는 것을 의미한다.

조직은 안전성 및 성능에 대해 의료기기법령을 포함하여 최신 버전 자료를 보유하고 있어야 한다 (4.2.4). 설계 및 개발의 가장 기초적이고 중요한 입력사항은 제조소 내·외 전문가 그룹 등에 의해 검토되고 의사결정 체계에 따라 승인되어야 하며, 설계·개발 입력내용에서 합의되고 변경된 모든 기록은 유지되어야 한다. 고객과 제조자 사이에 합의된 세부사항이 포함되어야 하며, 설계입력 기록은 계약검토, 설계검증 단계나 관련 설계관리 활동에서 완결되지 못할 애매하거나 서로 충돌하는 어떠한 요구사항의 해결책을 포함하여야 한다.

나. 사용적합성(Usability)

추가 요구사항인 사용적합성(Usability)이란 의도된 사용환경에서 의료기기의 사용을 용이하게 함으로써 유효성, 효율성 및 사용자 만족도를 달성하는 사용자 인터페이스의 특징이며, 의료기기 설계 시에는 사용적합성을 고려하여 '사용자 중심'의 의료기기를 개발하여야 한다.

적절한 사용적합성을 확보하기 위한 일련의 활동들[3]을 통해 사용자가 의료기기를 사용함에 있어 사용오류[4] 및 이와 관련된 위험을 감소시키고, 의료기기의 안전성 및 효율성을 높일 수 있다.

인터페이스 관련 설계 및 개발 요구사항은 제품의 사용 방식에 따라 제품이 호환되어야 할 대상을 정의하여야 한다. 사용자 또는 환자 인터페이스는 모든 경우에 중요한 인터페이스이다. 해당 의료기기를 연결해야 할 다른 장치 또는 다른 의료기기와 같이 조직의 통제를 벗어난 외부 시스템과 함께 사용하도록 의도된 경우 요구되는 의료기기의 특성은 인터페이스 관련 요구사항으로 확인되어야 한다. 국내 GMP심사의 경우 사용적합성은 다음 [그림 2-6]과 같이 의료기기 등급별로 차등 시행되므로 품질경영시스템의 운영에 있어 이를 고려하여야 한다.

2019년 7월	2020년 7월	2021년 1월	2021년 7월	2022년 1월	2022년 7월
개정안 시행 ※ 기존 기준 병행	신규 기준 전면 시행 ※ 기존 기준 폐지	[4등급] 사용적합성 요구사항 적용	[3등급] 사용적합성 요구사항 적용	[2등급] 사용적합성 요구사항 적용	[1등급] 사용적합성 요구사항 적용

┃그림 2-6┃ 국내 GMP 사용적합성 적용 시기

사용적합성 활동은 국제적으로 공인된 규격인 IEC 62366 및 이와 동등 이상의 규격에 따라 수행할 수 있으며, 사용자의 안전성 확보를 위하여 위험(risk)을 감소시키는 활동이 수반되므로 위험 관리 활동과 연계하여 수행하여야 한다.

---

[3] 사용적합성 공학이라고 하며, 인간의 행동, 능력, 한계 및 기타 특성에 관한 지식을 의료기기, 시스템 및 작업의 설계에 적용하는 것을 말함
[4] 사용자가 의료기기를 사용하는 동안 제조자의 의도 또는 사용자의 예상과 다른 결과를 야기하는 사용자 행위 또는 생략된 사용자의 행위

조직은 IEC 62366 또는 이와 동등 이상의 규격을 적용하여 사용적합성 활동에 대한 절차를 수립하여야 하며, 사용적합성 활동 수행 후 각 단계별 수행 활동에 대한 기록(사용적합성 공학 파일)을 유지해야 한다. 세부사항은 IEC 62366-1:2015 및 IEC TR 62366-2:2016을 참고할 수 있다. IEC 62366-1:2015에 따른 사용적합성 공학 프로세스는 제5장 의료기기 사용적합성을 참조한다.

7.3.4 설계 및 개발 출력

가. 설계 및 개발 출력은 다음과 같아야 한다.
  1) 설계 및 개발 입력 요구사항을 충족시킬 것
  2) 구매, 생산 및 서비스 제공을 위한 적절한 정보를 제공할 것
  3) 제품 적합판정 기준을 포함하거나 인용할 것
  4) 안전하고 올바른 사용에 필수적인 제품의 특성을 규정할 것
나. 설계 및 개발 프로세스의 출력은 설계 및 개발 입력사항과 비교하여 검증이 가능한 형태로 제공되어야 하며 배포 전에 승인되어야 한다.
다. 설계 및 개발 출력 기록은 유지되어야 한다.

해설

가. 설계 및 개발 출력(Output)의 형태

설계 출력이란 설계 입력 자료를 근거로 설계·개발 업무를 수행하여 만들어진 설계도면, 제품사양서, 시제품, 시방서 등의 설계공정 결과물이다. 조직은 설계 및 개발 프로세스의 결과가 설계 및 개발 입력사항을 충족하는지 확인하여야 하며, 결과는 다음과 같이 다양한 형태일 수 있다.

〈설계 및 개발 출력물 형태의 예〉

- 도면 및 계산
- 포장 및 라벨링 사양
- 프로세스 사양
- 제품 및 프로세스 소프트웨어
- 제조 및 검사 절차
- 모니터링 및 측정 장비 요구사항
- 설치 및 서비스 절차와 재료
- 설계 및 개발 계획에 따라 프로세스가 수행되었음을 입증하는 기록
- 원재료, 부품 및 의료기기에 대한 사양
- 고객 교육자료
- 구성부품, 반제품 및 의료기기
- 품질보증 절차(적합판정 기준 포함)
- 작업환경 요구사항
- 식별 및 추적성 요구사항
- 식품의약품안전처 등 규제 당국에 제출할 서류

조직은 출력물 검증 방법을 결정할 증거를 확보해야 하며, 설계 및 개발 입력 대비 검증이 가능한 형태로 설계 및 개발 출력의 기록을 제공하여야 한다. 설계 및 개발 출력사항은 입력사항과 서로 비교하여 검토가 가능하도록 작성되어야 하며, 개발 절차에 따라 승인되어야 한다.

각 출력은 사용 전 검토·승인되는 것이 중요하다.

나. 출력(Output)의 요건

설계 출력물은 다음과 같아야 한다.

① 설계 및 개발 입력 요구사항을 충족해야 한다. 즉, 입력 사항과 출력 사항을 비교하여 검증할 수 있어야 한다.
② 구매, 생산 및 서비스 제공을 위한 적절한 정보를 제공할 것. 즉, 원자재 구매, 제조공정 및 설치(판매) 등에 관한 기록이 있어야 한다.
③ 생산된 제품이 적합한지 검사할 수 있는 판정 기준을 제공해야 한다. 판정기준은 최종 제품은 물론 공정 중 반제품 및 원·부자재에 관한 사항도 포함한다.
④ 안전하고 올바른 사용에 필수적인 제품의 특성을 규정하여야 한다. 즉, 제품의 사용상 주의사항을 포함한 사용설명서가 제공되어야 한다.

다. 설계개발 출력(Output)의 관리

설계 및 개발 프로세스의 결과인 출력물은 기록으로 관리되어야 하며, 기록관리에 관한 사항은 '4.2.4 기록관리'를 참조한다.

7.3.5 설계 및 개발 검토(review)

가. 다음의 목적을 위하여 설계 및 개발에 대한 체계적인 검토가 계획되고 문서화된 방법에 따라 적절한 단계에서 수행되어야 한다.
  1) 요구사항을 충족시키기 위한 설계 및 개발 결과의 능력에 대한 평가
  2) 필요한 조치의 파악 및 제시
나. 이러한 검토에 참여하는 인원은 검토 중인 설계 및 개발 단계와 관련되는 책임자뿐만 아니라 기타 전문가가 포함되어야 한다.
다. 검토 결과 및 필요한 조치에 대한 기록은 유지되어야 하고, 검토 중인 설계의 식별, 검토에 참여한 인원 그리고 검토 일자를 포함하여야 한다.

해설

설계 및 개발 검토는 설계 및 개발 계획에 명시된 프로세스를 이행하고 다음 사항을 확인하기 위해 수행되는 설계 및 개발 프로세스의 일부이며, 일반적으로 입력단계에서 누락되거나 불완전한 입력 자료는 없는지, 출력물의 완전성 및 검증 단계에서 올바른 검증을 수행했는지 등을 확인하는 단계이다.

〈설계 및 개발 검토 시 고려사항의 예〉
- 각 설계 및 개발 단계의 출력이 설계 및 개발 입력을 충족하였는지 여부
- 문제가 파악되었는지 여부
- 해결책이 마련되었는지 여부

조직은 설계 및 개발 계획에 명시된 대로 설계 및 개발 검토를 수행하여야 하며, 검토는 설계 및 개발 과정의 어느 단계에서든 이루어질 수 있다. 비교적 단순한 제품(메스 또는 나사)의 경우, 검토 횟수를 줄일 수 있으며, 복잡한 제품(소프트웨어)의 경우 고객과의 상담을 포함하여 프로세스 전반에 걸쳐 빈번한 검토가 필요할 수 있다.

설계 및 개발 검토는 단지 설계 및 개발 프로젝트를 직접 수행하는 팀이 수행하는 것이 아니라, 독립적인 검토자와 제품 생산에 관여하는 자도 포함하여야 한다. 즉, 검토는 조직 내의 직원뿐 아니라 고객 및 관련 외부 공급자와 같은 외부 인력을 포함할 수 있으며, 제조, 운영, 판매, 마케팅, 품질, 규제, 임상, 재무, 서비스, 기술지원, 교육 등 관련자가 포함될 수 있다.

검토에서 문제가 드러나는 경우, 이러한 문제를 해결하기 위해 어떤 조치를 취해야 할지 결정하고 조치의 효과는 다음 검토에 포함되어야 한다.

검토 기록은 적절한 방법을 사용하여 보관하여야 한다. 적절한 단계에서 체계적인 검토가 이루어졌는지, 필수 조치와 관련된 문제점이 파악되었는지, 누가 검토에 참여하였는지 등은 검토 기록으로 유지되어야 한다. 복잡한 설계 및 개발 프로젝트는 공식 회의에서 검토할 수 있으며, 회의의 회의록은 기록으로 포함할 수 있다.

조직은 다음의 사항을 수행하였음을 확인할 수 있는지 기록을 유지하여야 한다.

〈설계 및 개발 검토 시 기록되어야 할 사항의 예〉
- 설계 및 개발 프로세스가 요구사항을 충족하는지 여부를 평가하기 위해 적절한 단계에서 설계 및 개발에 대한 체계적인 검토를 실시하였는지
- 제안된 필수 조치와 관련된 문제점을 파악하였는지
- 누가 검토에 참여하였는지
- 설계 및 개발 여러 단계의 책임자가 검토자로 참여하였는지

7.3.6 설계 및 개발 검증(verification)

가. 설계 및 개발 출력이 입력 요구사항을 충족하는지 보장하기 위하여 계획되고 문서화된 방법에 따라 설계 및 개발 검증을 수행하여야 한다.
나. 조직은 검증 방법, 합격 기준 및 해당되는 경우 샘플 크기에 대한 근거와 함께 통계 기법을 포함한 검증 계획을 문서화하여야 한다.
다. 의도된 사용에서 해당 의료기기를 다른 의료기기와 연결 또는 접속하도록 요구한다면, 검증은 그렇게 연결되거나 접속될 때 설계 출력이 설계 입력을 충족한다는 확인을 포함하여야 한다.
라. 검증 결과 및 결론, 필요한 조치에 대한 기록은 유지되어야 한다.

해설

검증은 객관적인 증거 제시를 통해 설계 및 개발 프로세스 초기에 식별된 요구사항을 종료 시의 결과가 프로세스 초기에 식별된 요구사항을 충족함을 확인하는 것이다.

대규모 프로젝트의 경우, 설계 및 개발 프로세스는 종종 단계별로 나뉘며 검증을 단계별로 수행할 수 있고, 검증 계획에는 출력과 입력을 직접 연결하는 추적성 매트릭스가 포함될 수 있다. 제품의 안전성과 성능은 실제 사용 시의 전반적인 환경을 대표할 수 있는 조건하에서 검증되어야 한다. 설계 검증 방법으로 다음과 같은 예를 참조할 수 있다.

〈설계 및 개발 검증 방법의 예〉

- 모의된 사용 조건하에서의 시험
- 포장과 라벨링 검증
- 대체 계산의 실시
- 새로운 설계와 입증된 유사한 설계의 비교
- 동물, 체외, 체내시험과 같은 검증(생체적합성시험)
- 엔지니어링 규격과 도면의 검증
- 배포 전 설계단계별 문서의 검토

대체계산이나 입증된 유사한 설계와의 비교가 설계검증의 방법으로 사용될 경우 대체계산 방법 또는 입증된 유사한 설계의 적절성에 대하여 먼저 검토되어야 한다.

허용 가능한 범위를 포함하여 설계 및 개발 결과에 대한 허용 기준이 정의되어야 한다. 검증 계획에는 생산 요구사항뿐만 아니라 추적성, 검증 방법의 적격성이 포함될 수 있다. 허용 기준에 도달하지 못할 경우, 발생할 수 있는 위험을 고려하여 위험 분석 결과를 통해 허용 기준을 정당화할 수 있다.

검증에 사용되는 제품은 최종 제품을 대표하여야 하며, 샘플 크기에 대한 근거는 통계적 기법에 근거하였다는 정당성을 포함하여야 한다. 검증에 사용할 제품의 수량 및 시험 횟수를 결정할 때 제품 요구사항 및 데이터 분석을 통한 통계적 기법을 사용하여야 한다.

설계·개발 검증을 시험이나 시연으로 수행한다면 제품의 안전성과 성능은 실제 사용 환경을 대표하는 조건하에서 검증되어야 한다. 의료기기를 다른 의료기기와 연결(예 전기 수술기의 본체와 전극) 또는 상호작용하도록(예 CT나 MRI와 연동되는 소프트웨어) 요구된다면, 설계검증은 그렇게 연결되거나 상호작용될 때 설계 출력이 설계 입력을 충족하는지를 보장하여야 한다.

마지막으로 검증 계획은 허용 기준을 만족하지 못할 때 수행되는 활동을 다루어야 한다. 출력이 입력을 만족하지 못하는 것을 검증으로 보여줄 경우, 조직은 어떻게 조치할 것인지 결정하여야 한다. 그리고 조직이 결정한 조치의 효과는 다음 설계 및 개발 검토의 일부가 되어야 한다.

7.3.7 설계 및 개발 유효성 확인(validation)

가. 설계 및 개발 유효성 확인은 결과물인 제품이 의도된 사용 또는 명시된 적용(specified application)에 대한 요구사항에 적합함을 보장하기 위하여, 계획되고 문서화된 방법에 따라 수행되어야 한다.
나. 조직은 유효성 확인의 방법, 합격기준 그리고 해당되는 경우, 샘플 크기에 대한 근거를 포함한 유효성 확인 계획을 문서화하여야 한다.
다. 설계 유효성 확인은 대표 제품에 대해 수행되어야 한다. 대표 제품은 초기 생산 단위, 배치 또는 그와 동등한 제품을 포함한다. 유효성 확인에 사용된 제품 선택 근거는 기록되어야 한다.
라. 설계 및 개발 유효성 확인의 일부로서, 조직은 적용되는 법적 요구사항에 따라 임상시험 또는 성능평가(performance evaluation)를 수행하여야 한다.

마. 임상시험 또는 성능평가(performance evaluation)를 위해 사용된 의료기기는 고객의 사용을 위해 출고된 것으로 간주하지 않는다.
바. 의도된 사용에서 해당 의료기기를 다른 의료기기와 연결 또는 접속하도록 요구된다면, 그렇게 연결하거나 접속할 때 명시된 적용이나 의도된 사용에 대한 제품 요구사항이 충족되었다는 확인을 포함하여 유효성 확인을 하여야 한다.
사. 유효성 확인은 고객의 사용을 위해 제품을 출고하기 전에 완료되어야 한다.
아. 유효성 확인 결과와 결론 및 필요한 조치에 대한 기록은 유지되어야 한다.

해설

설계 및 개발 유효성 확인은 설계출력이 설계입력에 적합함을 보증하는 기술적 문제를 넘어서 제품이 사용자 요구사항에 적합한지, 의료기기의 의도된 용도 또는 적용에 대한 특정 요구사항을 객관적 증거 제시를 통해 확인하는 것이다.

설계 및 개발 유효성 확인 계획에는 검증 단계와 동일하게 생산(기술적) 요구사항뿐만 아니라 추적성, 유효성 확인 방법의 적격성(허용기준 포함), 의도된 사용자, 사용지침, 다른 시스템과의 호환성, 사용 시 주의사항 등이 포함되어야 하며, 허용 가능한 범위를 포함하여 설계 및 개발 결과에 대한 허용 기준이 정의되어야 한다. 허용 기준은 의료기기의 사용 중 실패할 경우에 발생할 수 있는 위험을 고려하여야 하며, 위험 분석 결과를 통해 허용 기준을 정당화할 수 있다.

유효성 확인에 사용되는 제품은 의료기기를 대표해야 한다. 의료기기가 일관된 방식으로 작동되는지를 입증하기 위한 요구사항을 확립해야 하며, 데이터를 분석하는 통계적 방법을 선택할 때 주의를 기울여야 한다. 유효성 확인에 사용할 제품의 수량 및 시험 횟수를 결정할 때 의료기기 요구사항 및 통계 기법을 사용하여야 한다. 유효성 확인 계획은 허용기준이 충족되지 않을 때 취해야 할 조치를 다루어야 한다.

설계 및 개발 유효성 확인에 사용할 의료기기는 최종으로 명시된 조건(유효성 확인을 위하여 제조된 제품의 생산 장비나 프로세스는 상업적 유통, 판매를 위하여 제조된 제품의 생산 장비나 프로세스와 다를 수 있으므로 상업적 판매를 위한 제조의 초기 조건)하에서 생산되어야 한다.

유효성 확인은 실제 또는 모의 사용 조건하에서 수행되며, 의료기기법령에 따라 임상평가를 수반할 수 있다. 최종 제품 및 프로세스 조건에 대표적인 제품을 사용하여 수행하지 않거나 실제 또는 모의 사용 조건하에서 수행하지 않는 경우, 설계 및 개발 유효성 확인은 부적절한 결과를 초래할 수 있다. 연구실 환경에서 생산된 시제품이나 모델을 제작하고 시험하여 제품의 적합성을 결정하는 것은 잘못된 결과를 야기할 수 있기 때문이다. 다만, 최종 단계에서의 유효성 확인이 불가능하거나 현실적이지 않을 경우에는 제품 개발의 초기 단계에서 수행된 것으로 대체할 수 있으며, 최종 제품에 대한 유효성 확인은 제품의 출하 이전에 완료되어야 한다.

일부 국가는 설계 및 개발 유효성 확인의 일환으로 임상평가를 요구하고 있으며, 임상평가는 의료기기가 의도한 대로 작동하는지를 확인하기 위해 다음 중 하나 이상을 포함할 수 있다.

〈임상평가 시 고려사항의 예〉
- 설계 및 개발 대상인 의료기기에 관한 과학 문헌의 중요 분석
- 유사한 의료기기 또는 재료가 임상적으로 안전하다는 증거
- 임상조사 또는 임상시험

의료기기 임상평가와 관련된 추가 정보는 「의료기기법」 제10조, 같은 법 시행규칙 제20조, 「의료기기 임상시험계획 승인에 관한 규정」(식약처 고시), ISO 14155에서 참고할 수 있다.

유효성 확인에서 제품이 요구사항을 충족하지 않는 것으로 확인될 경우, 조직은 이에 대해 취해야 할 조치를 결정하여야 한다. 그리고 조직이 결정하는 조치의 효과는 다음 설계 및 개발 검토의 일부에 포함되어야 한다.

유효성 확인 프로세스의 결과는 변경 및 개선(다음 설계 및 개발 수정, 차세대 제품 및 서비스)으로 이어질 수 있으므로 설계 및 개발 프로세스의 각 단계로 피드백을 전달하여야 한다.

수행한 유효성 확인 방법은 기록하여야 한다. 기록은 설계 및 개발 유효성 확인 계획에 따라 수행되었음을 입증하고, 결과적으로 제품이 의도된 용도에 대한 요구사항을 충족할 수 있음을 입증하여야 하며, 필요한 조치와 함께 기록되어야 한다.

제품이 출고되기 전에 유효성 확인은 완료되어야 한다.

7.3.8 설계 및 개발 이관

가. 조직은 설계 및 개발 출력을 제조로 이관하는 절차를 문서화하여야 한다. 이러한 절차는 설계 및 개발 출력이 최종 생산 사양으로 되기 전에 제조에 적합한 것으로 검증되었고, 생산 능력이 제품 요구사항을 충족할 수 있음을 보장하여야 한다.
나. 이관 결과와 결론은 기록되어야 한다.

해설

생산으로의 이관은 생산 사양(production specifications) 및 절차의 검토 및 승인 후에 이루어져야 한다. 일반적으로 생산 사양은 조립도, 구성품, 구매규격, 작업표준, 제조지시서, 검사/사용적합성 시험 규격 등을 의미한다. 이런 종류의 문서가 의료기기 생산에서 널리 사용되지만 설계 및 개발 정보를 전달하는 다른 적절한 수단이 있을 수 있으며, 조직은 적절한 수단을 유연하게 선택할 수 있다.

제품 실현 계획 시 생산(생산성, 부품/재료 가용성, 생산 설비 요구사항, 직원 교육 등), 잠재적 적합성 평가 요구사항(절차, 방법, 장비)을 고려해야 하며, 이는 설계 이관 시 각 사양(specifications)이 제품 실현과 관련된 특정 프로세스 또는 절차에 올바르게 통합되도록 모든 사양을 포함하여야 한다. 그렇지 않을 경우, 부적절한 원재료 또는 부적절한 구매 수량, 부적절한 제조 방법, 검증되지 않은 프로세스, 명확하지 않은 작업 지침 또는 부정확한 라벨링 등의 사유로 인해 생산 지연 및 부적합 제품이 발생할 수 있다. 사양, 방법 및 절차의 적합성은 프로세스 유효성 확인을 통해 입증할 수 있다(7.5.6).

생산 능력을 확인함에 있어 새로운 제조공정이나 검증되지 않은 제조공정 또는 이미 확립되어 있는 공정이지만 조직이 해당 제조공정에 대한 경험이 전무할 경우 특히 주의하여야 한다.

실험실에서 프로토타입이나 모델을 만들어 사용적합성 시험을 하는 경우, 그 결과를 바탕으로 실제 규모 제조공정의 생산능력에 대한 적절성을 평가하기는 불가능하다. 왜냐하면 생산 규모가 커짐에 따라 설비, 도구, 사람, 작업 절차, 관리·감독 등이 달라질 수 있기 때문이다.

성공적인 설계 및 개발 이관을 위해 적어도 다음과 같은 사항을 고려할 필요가 있다.

〈설계 및 개발 이관 시 고려사항의 예〉
- 생산 사양의 완벽성과 적절성을 정성적으로 평가하는 항목을 설계 및 개발 절차에 포함시킨다.
- 생산 사양을 구성하는 모든 문서와 자료를 검토하고 승인하는 절차를 마련한다.
- 승인받은 생산 사양만을 활용하여 의료기기를 생산한다.

설계 및 개발 이관 시, 이관 계획을 수립하고 조달 활동을 시작하며, 구매 절차에 따라 재료 및 공급자의 적격성을 확인해야 한다. 프로세스 유효성 확인은 이관 전이나 이관 중에 시작할 수 있다.

제품이 제조 공정으로 올바르게 이관되었음이 확인되면 설계 및 개발 이관이 종료된다. 조직은 설계 및 개발 결과가 제조 단계로 효과적으로 이관되기 위해 문서화된 절차와 기록이 유지되고 있는지를 확인하여야 한다.

7.3.9 설계 및 개발 변경의 관리

가. 조직은 설계 및 개발 변경을 관리하는 절차를 문서화하여야 한다. 조직은 의료기기의 기능, 성능, 사용적합성, 안전성, 적용되는 법적 요구사항 및 의도된 사용의 변경 중요성을 결정하여야 한다.
나. 설계 및 개발의 변경을 파악하여야 한다. 변경 실행 전에, 변경사항에 대해서는 다음과 같이 하여야 한다.
  1) 검토
  2) 검증
  3) 해당되는 경우, 유효성 확인
  4) 승인
다. 설계 및 개발 변경의 검토는 구성 부품, 제조 중이거나 이미 인도된 제품, 위험 관리의 입력 또는 출력, 그리고 제품 실현 프로세스에 대한 영향의 평가를 포함하여야 한다.
라. 변경과 변경에 대한 검토 및 필요한 조치에 대한 기록은 유지되어야 한다.

해설

제품 설계는 여러 이유로 변경되거나 수정될 수 있으며, 변경은 설계 개발 단계 중 시판 후 정보를 통해 발생할 수 있다. 제조업자는 기능, 성능, 사용적합성, 안전성 및 의료기기와 그 사용 용도에 적용되는 규제 요구사항 변경의 중요성이 포함되도록 이러한 변경을 관리하는 절차가 문서화하여야 한다.

일반적으로, 설계 및 개발이 변경되는 두 가지 경우가 있다.

① 초기 설계 및 개발 시
② 제품 출하 이후의 경우

조직은 제품의 설계 및 개발에 대한 모든 변경사항이 기록에 포함되도록 하여야 하며, 이러한 변경이 적절히 검토, 검증 및 유효성 확인되었는지, 변경사항을 이행하기 전에 승인되었는지 등에 대해 증거를 제시할 수 있어야 한다. 검토의 일환으로 조직은 모든 해당 부서 및 직원의 의견을 포함하여 구성 부품과 인도된 제품에 대한 변경의 영향을 평가하여야 한다.

설계 및 개발 입력사항이 승인된 후 이루어진 설계 및 개발 변경과 제품 생산 후 결함을 시정하기 위해 이루어진 변경은 문서화하여야 한다. 변경 기록이 쌓이면 제품의 개발 이력을 알아볼 수 있어 제품의 고장에 대한 조사에 매우 유용할 수 있으며, 향후 제품의 설계 및 개발을 용이하게 할 수 있다. 또한 변경 기록은 오류의 반복과 안전하지 못하거나 효과적이지 못한 의료기기의 개발을 방지할 수 있다. 따라서 평가와 문서화는 변경의 중요성과 정비례하여야 한다.

절차는 설계 및 개발 요구사항이 수립 및 승인된 후 제품에 대한 변경이 생산 전과 생산 후 단계에서 적절하게 검토되고, 유효성 확인/검증되고 승인되었는지를 확인하여야 한다. 그렇지 않으면 의료기기가 적절하게 작동할 수 없고 안전하지 못하거나 효과적이지 않을 수 있다. 따라서 설계 및 개발 프로세스 전반에 걸쳐 변경의 전체적인 영향을 파악할 수 있도록 변경을 문서화하고 조직의 관련 부서에 전달하는 것이 중요하며, 다음과 같은 활동을 고려하여야 한다.

〈설계 및 개발 변경 시 고려할 활동의 예〉
- 변경의 식별
- 설계 및 개발 계획을 검토하고 필요에 따라 업데이트
- 위험 관리 및 위험 분석 검토 또는 업데이트
- 사용적합성 검토 또는 사용적합성 공학 파일 업데이트
- 변경의 검토, 검증 및 유효성 확인
- 이행 전 변경사항 검토 및 승인
- 이미 생산되어 인도된 제품과 관련된 고려사항
- 변경 및 관련 활동의 문서화
- 의료기기 파일 및 규제 서류 업데이트
- 변경에 대한 유효성을 지속적으로 확인 및 유지

사양, 방법 또는 절차에 변경이 있을 경우, 조직은 문서화된 절차에 따라 변경 내용을 평가하여 규제 기관에 신규 또는 변경 신청서를 제출해야 하는지 판단해야 한다. 이때 평가의 기록 및 결과는 유지되어야 한다.

7.3.10 설계 및 개발 파일

가. 조직은 각 의료기기 모델 또는 품목에 대한 설계 및 개발 파일을 유지하여야 한다.
나. 이 파일은 설계 및 개발에 대한 요구사항에 대해 적합성을 입증하기 위해 생성된 기록과 설계 및 개발 변경에 대한 기록을 포함하거나 참조하여야 한다.

해설

설계 및 개발 파일은 각 의료기기 또는 의료기기 제품군에 대하여 작성된 공식 문서이며 의료기기의 설계 이력이 설명되어 있다. 이 파일은 제품의 이력을 제공하므로 관리하고 유지하는 것이 중요하다. 설계 및 개발 파일은 설계 및 개발 프로세스에서 생성된 실제 문서의 모음이거나 문서 및 그 보관 위치의 색인일 수 있으며, 설계 이력 파일(DHF, Design History File)로도 알려져 있다. 이 파일에는 설계 및 개발 계획이 수록되어 있으며, 설계 및 개발 절차를 포함하여 설계 및 개발 계획에 대한 적합성을 규명하는 데 필요한 모든 기록을 포함하거나 참조하고 있다.

최종 설계 및 개발 결과는 의료기기, 그 라벨링 및 포장, 의료기기 사양 및 도면, 생산·설치·유지보수 및 서비스에 대한 모든 지침 및 절차를 포함하며, 그중 일부는 의료기기 파일(4.2.3)의 일부일 수 있다.

설계 및 개발 파일은 의료기기가 승인 계획에 따라 개발되었고, 의도한 대로 작동하며 의료기기에 대한 해당 요구사항이 충족되었음을 입증하는 데 필요한 기록을 포함하고 있거나 참조하고 있다. 따라서 조직이 설계 및 개발 프로세스에 대한 통제권을 행사하고 책임감을 부여하여 의료기기가 설계 및 개발 요구사항을 준수할 가능성이 높아질 수 있다.

설계 및 개발 파일은 다음을 포함할 수 있으나, 이에 국한되지는 않는다.

〈설계 및 개발 파일 내용의 예〉

- 의료기기의 안전성 및 그 사양에 대한 적합성과 관련하여 의료기기 또는 유사 의료기기에 적용되는 기술, 연구, 모의 사용, 동물 실험의 결과 및 공개 문헌의 평가 결과
- 다음에 관한 데이터 요약 및 시험 결과와 결론 외에 시험 설계, 전체 시험 또는 임상시험 계획서, 데이터 분석 방법에 대한 자세한 정보
  - 생체적합성
  - 물리적, 화학적, 미생물학적 특성
  - 전기 안전 및 전자파 적합성
  - 안정성/보관 수명
  - 소프트웨어 설계 및 개발 프로세스와 모든 하드웨어 구성, 모든 검증, 유효성 확인 및 시험결과의 요약을 포함하는 소프트웨어 검증 및 유효성 확인
  - 우수시험실운영기준(GLP)의 원칙 적용과 화학물질에 대한 시험 검증 자료
  - 임상평가 보고서
  - 시판 후 임상 추적조사 계획 및 시판 후 추적조사 평가 보고서
  - 규제 전략 및 규제당국 제출 문서

7.4 구매

7.4.1 구매 프로세스

가. 조직은 구매한 제품이 규정된 요구사항에 적합함을 보장하는 절차를 문서화하여야 한다.
나. 조직은 공급자를 평가하고 선정하는 기준을 수립하여야 한다. 기준은 다음 사항을 근거로 하여야 한다.
　1) 조직의 요구사항을 충족하는 제품을 공급할 수 있는 공급자의 능력
　2) 공급자의 성과
　3) 구매한 제품이 의료기기의 품질에 미치는 영향
　4) 의료기기와 관련된 위험에 비례
다. 조직은 공급자에 대한 모니터링 및 재평가 계획을 세워야 한다. 또한 구매한 제품의 요구사항을 충족시키는 공급자의 성과를 모니터링해야 한다. 모니터링 결과는 공급자 재평가 프로세스의 입력으로 제공해야 한다.
라. 구매 요구사항의 불이행은 구매 제품과 관련된 위험, 그리고 적용되는 법적 요구사항 준수와 비례하여 공급자와 함께 처리되어야 한다.
마. 공급자 능력 또는 성과에 대한 평가, 선정, 모니터링 및 재평가 결과와 이러한 활동에 따라 발생하는 모든 필요한 조치 결과에 대한 기록은 유지되어야 한다.

해설

의료기기 완제품을 제조하기 위해서는 원자재, 장비 및 포장재 등을 구매하여야 한다. 원자재 또는 장비에 따라 제품의 품질에 영향을 끼칠 수 있으므로 구매품의 관리는 매우 중요하다고 할 수 있다. 따라서 설계 및 개발 단계에서 정해진 원자재 및 장비 등의 규격(요구사항)에 적합함을 입증할 수 있도록 구매하고, 이를 검증하는 절차서를 마련하여 보증해야 한다.

의료기기법령 준수에 대한 궁극적인 책임이 있는 조직은 책임 및 의무를 위임하거나 계약 또는 다른 방식으로 부여할 수 없다. 이는 의료기기법령을 준수하여야 할 책임을 외부 공급자에게 위임할 수 없음을 의미한다.

조직은 품질에 영향을 주는 구매 제품이 특별히 규정된 요구사항 및 의료기기법령에 적합한지 보증하는 절차를 문서화하여야 한다.

일부 공급자(계약 멸균업체, 계약 연구소, 계약 제조공정 수행자 등)는 의료기기법령 및 이 기준에 따른 GMP 심사 시, 심사 범위에 포함하여 공급자에 대한 심사를 받을 수 있다. 또한, 식품의약품안전처는 공급자가 제공하는 제품에 대한 객관적인 관리 증거가 있는지 확인하기 위해 조직을 조사/감사할 수 있으며, 공급자의 제품과 관련된 객관적인 관리 증거에 접근이 불가능하거나 증거가 제공되지 못하면, 조직은 품질경영시스템 미준수로 판단될 수 있다.

주원료 또는 주요 부품, 제조장비, 시험장비, 직접용기 그리고 포장재료, 표시자재 등 공급자와 공정의 일부를 마친 반제품을 구입해서 사용하는 경우 등 다양한 구매처가 있을 수 있다. 이 경우 수많은 대상을 관리하여야 하므로 품질에 미치는 영향성을 평가하고 이에 따라 방법 및 주기를 세부적으로 정하여 관리하여야 한다.

공급자 관리는 기준 수립, 평가, 선정, 지속적인 모니터링 및 재평가로 이루어진 프로세스이다. 프로세스의 적용방법 등은 서비스 및 프로세스(4.1)를 포함하여 외부 공급자로부터 구입할 수 있는 제품과 관련된 특성 및 위험에 따라 달라진다. 공급자로부터 구입한 제품에 대한 관리를 구축하는 프로세스는 일반적으로 다음과 같은 7단계로 구성된다.

〈공급자 관리 프로세스의 예〉
- 계획
- 잠재적인 공급자 선정
- 공급자 평가 및 승인
- 관리의 최종 승인
- 인도, 측정 및 모니터링
- 시정 및 예방조치 프로세스를 포함한 피드백 및 의사소통
- 재평가

조직이 특정 공급자를 이용하기로 결정할 경우 평가 및 선정에 대한 기준과 근거를 문서화하여야 하며, 공급자 선정에 관하여 필요한 질문은 다음 중 하나 이상을 포함할 수 있다.

〈공급자 선정 시 필요 질문의 예〉
- 필요한 자원(장비 및 지원)을 보유하고 있는가?
- 품질경영시스템을 보유하고 있으며, 품질경영시스템 인증을 득하였는가?
- 신뢰성은 어느 정도인가?
- 원하는 것을 제공할 수 있는가?
- 적절한 역량을 갖추고 있는가?
- 이전에 거래한 적이 있는가?
- 제시된 인도 시간을 수용할 수 있는가?
- 평판이 좋은가?
- 신용등급이 우수한가?
- 공급자의 변화(매각, 소유권 이전, 장소 이전, 장비 도입, 핵심인력의 전직 또는 이동 등)가 있는가?

구매 프로세스(위탁 프로세스를 포함)에서 공급자의 평가, 선정과 관리 방법은 구매품이 제품의 품질에 영향을 미치는 정도와 공급자의 종류에 따라 달라질 수 있다.

〈공급자 종류의 예〉
- OEM(Original Equipment manufacturer)
- 정보기술 서비스
- 조직의 사양에 준하는 재료 공급자
- 임상평가자
- 시험 및 교정 서비스
- 물류 서비스
- 계약 멸균업체
- 설계 및 개발 서비스
- 컨설턴트
- 기성 구성품의 공급자

조직은 공급자의 성과를 모니터링하여 원래의 평가 및 선정 기준 또는 새로운 기준에 지속적으로 부합하는지 확인하여야 하며, 공급자 평가에는 다음 사항을 포함할 수 있다.

〈공급자 평가 시 고려사항의 예〉

- 제공할 제품의 시험
- 과거 실적 기록과 같은 이력 데이터 검토
- 조직의 공급자 품질경영시스템 감사
- 제3자 평가 보고서 검토
- 제3자의 공급자 품질경영시스템 인증

공급자 평가는 공급자의 품질경영시스템에 대한 전반적인 심사에서부터 과거의 데이터(과거의 성과 기록, 인증된 제품과 품질시스템 등록 여부 등)의 참조에 의한 평가와 승인의 과정까지 다양한 방법으로 이루어질 수 있다. 어떤 평가 방법을 사용하든, 조직은 구매하는 제품 또는 활동에 대해 적절하게 평가하여 공급자를 선정했다는 객관적 증거를 확보함으로써 구매 제품 또는 활동에 대해 관리하고 있음을 입증하여야 한다. 또한, 의료기기와 관련된 고객 및 적용되는 의료기기법령을 조직이 충족할 수 있도록 보장하는 능력이 공급자에게 있다는 것을 입증하여야 한다.

조직이 공급자의 성과를 모니터링하는 범위는 제공받을 제품 또는 프로세스가 제품의 안전성 및 성능, 품질경영시스템의 타당성, 적합성 또는 유효성에 얼마나 영향을 끼치는지에 달려 있다. 따라서, 의료기기와 관련된 특성과 위험을 고려해야 한다.

공급자의 성과를 모니터링할 때, 조직은 공급자의 타사 인증 상태, 규정 준수 추이 및 적합성 이력을 고려하여야 하며, 재평가 주기를 정하여야 한다. 재평가 주기는 구매품의 종류, 최초 평가결과 등 다양한 평가지표를 통해 타당한 근거를 확보하여 정하는 것이 바람직하다.

제품이나 서비스가 고객 및 규제 요구사항을 포함한 조직의 규격에 적합하다는 객관적 증거를 얻기 위하여 공급자 방문이 필요할 수 있다. 조직은 외부 프로세스가 관리하에 있고 서비스를 포함한 제품이 조직이 명시한 요구사항에 부합한다는 객관적인 증거를 입수하기 위해 규제기관이 공급자를 방문하는 요구사항을 공급자 모니터링 활동에 포함시켜야 한다. 이러한 요구사항에는 고객 및 적용되는 의료기기법령이 포함될 수 있다.

공급자가 요구사항을 충족하지 못할 경우, 잠재적으로 다음을 포함하여 상황을 관리하고 재발 방지를 위한 적절한 조치를 취해야 한다.

〈공급자가 요구사항을 충족하지 못할 경우 재발 방지의 예〉

- 공급자에게 통지
- 공급자 시정조치 요청 개시
- 검사 시료 크기 확대
- 공급자 교체

공급자 및 구매 제품의 관리에 대한 추가 정보는 GHTF/SG3/N17:2008(구매 제품 및 서비스의 관리에 관한 지침)을 참고할 수 있다.

조직은 구매품이나 공급자에 대한 적절한 평가와 모니터링을 통해 고객 및 의료기기법령에 적합하게 운영할 수 있는 공급자의 능력에 기초하여 공급자를 선정하고, 품질의 유지 및 개선을 위해 관리하고 있다는 객관적인 증거로 공급자를 평가하고 선정한 기록을 작성 및 유지하여야 한다.

7.4.2 구매정보

가. 구매정보에는 해당되는 경우 다음 사항을 포함하여 구매할 제품을 기술하거나 참조해야 한다.
  1) 제품 사양
  2) 제품의 승인, 절차, 프로세스 및 장비에 대한 요구사항
  3) 공급자 인원의 적격성 요구사항
  4) 품질경영시스템 요구사항
나. 조직은 공급자와 의사소통하기 전에, 규정된 구매 요구사항의 적정성을 보장하여야 한다.
다. 구매정보에는 해당되는 경우 공급자가 조직이 규정한 구매 요구사항을 충족하기 위한 구매 제품의 기능에 영향을 미칠 수 있는 어떠한 변경을 실행하기 전에 제품의 변경사항을 조직에게 통보하는 서면합의서가 포함되어야 한다.
라. 조직은 7.5.9항에 규정된 추적성이 요구되는 범위까지 관련 구매정보를 문서와 기록으로 유지하여야 한다.

해설

조직이 필요한 것을 얻기 위해서는 공급자에게 제시하는 정보에 원하는 내역, 공급 시기, 필요한 구체적 관리 및 조치가 명시되어야 한다. 일반적으로, 이 정보는 주문서(사양을 포함한 발주서) 또는 전자통신으로 제공될 수 있다. 구매정보에 포함하도록 요구하는 조항 1)~4)의 세부내용은 외부에서 제공되는 프로세스 및 제품이 고객 및 적용되는 의료기기법령을 지속적으로 충족하는지 등 조직의 능력에 영향을 미치는 정도에 따라 달라질 수 있다.

모든 관련 요구사항을 수립하여 주문 시점에 전달하는 것이 필수적이다. 제품 사양, 도면, 카탈로그 또는 모델 번호 외에 인도 일자 및 장소를 포함한 포장 및 선적 요구사항도 포함될 수 있다. 일부 경우에는 전체 설명이 카탈로그 번호 또는 부품 번호로 처리될 수 있다.

명시되어야 할 기타 요인으로는 라벨링, 분석 증명서(COA, Certification of Analysis) 또는 시험 결과를 포함한 데이터 또는 정보 요구사항 등이 있다.

조직이 요구사항을 설명하는 것은 필수적이지만, 불필요하거나 불명확한 세부내역은 오해와 잘못된 인도로 이어질 수 있으므로 주의가 필요하다.

조직은 국가 또는 국제 표준, 해당 규정 및 시험 방법과 같은 해당 기술 정보를 참조할 수 있으며, 또 다른 접근방식은 발주서에 있는 공급자에게 명확하고 정확하게 정보를 제공하는 것이다. 부정확한 자재 구매를 방지하기 위해 구매정보를 검토하고 승인하는 책임을 적절한 직원에게 분명하게 부여하여야 하며, 올바른 자재를 구매하도록 구매정보에서 참조하는 문서의 개정 상태를 파악하여야 한다.

공급자와의 관계를 원활하게 하기 위해 서면 품질합의서(4.1.5)는 서비스를 비롯한 공급 제품에 대한 적절한 기준을 제공할 수 있다. 품질합의서는 발주서에 제공된 정보(약관, 사양, 기타 문서화된 정보)를 포함하는 다양한 형식 또는 쌍방이 승인하는 별도의 공식 문서가 될 수 있다. 최소한 품질합의서에는 '공급자가 사전 서면 통지 없이 제공하는 제품 또는 프로세스를 변경하지 않을 것'이라는 조항이 포함되어야 한다.

공급자에 의한 적절한 관리가 확실히 이루어지도록 모든 특별한 관리수단(검사, 시험, 검증/유효성 확인, 프로세스 요구사항)을 품질합의서에 명시할 수 있으며, 공급자 인원이 특정 역량 또는 자격요건을 갖추고 있어야 하는 경우에도, 조직은 이와 같은 내용을 품질합의서에 담을 수 있다.

구매정보에 포함될 수 있는 내용은 다음과 같다.

〈구매정보 내용의 예〉

- 기술정보 및 규격
- 시험 및 합격 요건
- 환경적 요구사항
- 특수지침(추적성, 기록 등)
- 제품, 서비스, 외주 가공에 대한 품질 요구사항
- 법적 요구사항
- 검증, 인증 요구사항
- 특수장비에 대한 요구사항
- 계약서의 검토와 갱신 조건

조직은 의료기기법령 및 이 기준의 추적성 요구사항에 따라 구매 문서와 기록을 식별 및 보존할 필요가 있다. 추적이 용이하도록 구매정보 및 기록을 통해 제조 및 품질관리 정보를 추적할 수 있도록 하여야 한다.

구매 문서 및 기록의 검토 및 승인에 관한 책임은 적절한 직원에게 명확하게 할당하여야 하며, 구매 자료에 언급된 문서들의 개정 상태는 식별되어야 한다.

7.4.3 구매품의 검증

가. 조직은 구매한 제품이 규정된 요구사항에 적합함을 보장하는 데 필요한 검사 또는 그 밖의 활동을 수립하고 실행하여야 한다. 검증 활동의 범위는 공급자평가 결과를 근거로 하여 구매 제품과 관련된 위험에 비례하여야 한다.
나. 조직이 구매 제품에 대한 어떤 변경을 알게 될 때, 조직은 이러한 변경이 제품실현 프로세스나 의료기기에 영향을 미치는지 여부를 결정하여야 한다.
다. 조직 또는 조직의 고객이 공급자의 현장에서 구매 제품을 검증하고자 하는 경우, 조직은 구매정보에 의도된 검증 활동 및 제품의 출하 방법을 명시하여야 한다.
라. 검증 기록은 유지하여야 한다.

해설

구매품에 대한 조직의 요구사항이 충족되었는지 확인하여야 하며, 조직이 조치한 관리 수단은 구매품과 관련된 위험에 비례하여야 한다.

대부분의 조직은 구매품 검증 시 주문한 제품이 인도되었는지에 대한 간단한 점검에서 수입검사 과정, 주문사항을 확인하고 검사하기 위한 공급자 시설 방문에 이르기까지 공급자가 제공하는 제품을 주기적으로 관리하고 평가하고 있다.

조직은 서비스를 포함한 외부 제공 프로세스 또는 제품 관련성에 근거하여 공급자 관리 및 평가 활동의 적절한 유형과 범위를 결정하여야 한다.

입고된 제품이 사양에 부합하고 완전하며, 적절한 증명서가 있으며, 손상되지 않았는지 확인하는 방법을 절차에 명시하여야 한다. 또한, 이 절차에는 필요한 증빙 자료(적합인정서, 검사 성적서)가 조직에 제공되는지 확인하는 조항이 포함되어야 한다.

구매 제품이 공급자의 사양에 부합한다고 주장하는 경우, 조직은 제품이 합의된 사양을 충족하는지 확인하여야 한다. 이는 조직의 품질경영시스템 요구사항에 따라 공급자 인증서, 적합성 인증서, 로트 시험 면제, 100% 또는 샘플링 검사 등 다양한 접근방식으로 확인할 수 있다.

조직은 외부 공급자가 제공하는 서비스가 조직의 요구사항을 충족하도록 하여야 할 의무가 있다. 예를 들어 교정 서비스는 조직의 요구사항을 충족하여야 한다.

부적합을 일관성 있는 방법(식별, 분리 및 문서화 포함)으로 지체 없이 처리할 수 있도록 부적합 시의 적절한 조치를 명시하여야 한다.

공급자가 제품을 변경할 때, 의도하지 않은 영향이 없는지 제품을 평가하여야 한다. 이 평가는 설계 및 개발 검증, 설계 및 개발 유효성 확인 또는 프로세스 유효성 확인에 미치는 영향을 함께 고려해야 한다.

이전 입고검사 데이터, 사내 거부이력 또는 고객 불만에 대한 분석은 검사량과 공급자 재평가 필요성에 대한 조직의 결정에 영향을 미칠 수 있다. 이러한 요구사항은 결제 여부와 구매 제품 또는 외부 당사자가 수행한 프로세스의 결과를 조직에서 또는 다른 현장에서 수령하는지(고객으로부터 직접 수령 포함) 여부에 상관없이 조직의 품질경영시스템 내에서 적용되어야 한다.

조직은 입고된 구매품의 검증결과를 문서화하고 검증결과에 따른 판정에 대해 책임과 권한을 갖는 인원이 검토 및 승인을 하여야 한다. 구매품에 대한 검증기록은 추적관리가 요구되는 경우 의료기기법 및 관련 법규에서 요구하는 기간 동안 보존·관리하여야 한다.

7.5 생산 및 서비스 제공

7.5.1 생산 및 서비스 제공 관리

가. 생산 및 서비스 제공은 제품이 사양과 일치함을 보장하기 위해 계획되고 실행되며, 모니터링되고 관리되어야 한다. 해당되는 경우, 생산관리는 다음 사항을 포함하되 다음 사항들로 한정되는 것은 아니다.
  1) 생산 관리 절차 및 방법에 대한 문서
  2) 기반시설의 적격성
  3) 공정 매개변수 및 제품 특성 모니터링 및 측정 실행
  4) 모니터링 및 측정 장비의 사용 가능성과 사용
  5) 기재사항 및 포장 작업을 위하여 정해진 활동의 실행
  6) 제품 출고, 인도 및 인도 후 활동의 실행

나. 조직은 7.5.9항에 규정된 범위까지 추적성을 제공하고, 생산 및 판매 승인된 수량을 식별할 수 있도록 각 의료기기별 또는 의료기기 배치별 기록을 수립·유지하여야 한다. 그 기록은 검증되고 승인되어야 한다.

> **해설**

생산 방법과 결과의 일관성을 보장하기 위해 세부적으로 문서화된 절차를 모든 제조 및 검사 프로세스에 적용해야 한다. 이러한 프로세스에 사용되는 기준물질(reference material) 또는 표준(standards)은 물리적 또는 시각적일 수 있으며, 흐름도 또는 체크리스트 등이 사용될 수 있다. 가령, 사진이나 그림을 통해 허용 가능한 변색 범위를 포함한 제품 샘플이나 이미 알려진 부적합 이미지들이 기준물질(reference material) 등으로 사용될 수 있으며, 이러한 기준물질(reference material) 또는 표준(standards)은 사용 지점에서 적절히 사용할 수 있도록 하여야 한다.

특정 프로세스를 어떻게 관리할지 검토할 때, 조직은 품질 또는 의료기기 법령 준수에 미치는 영향을 고려하여야 한다. 관리하지 않을 경우 품질 또는 의료기기법령 준수에 부정적이거나 잠재적으로 역효과를 초래할 수 있다고 판단되면, 관리가 반드시 필요하다. 관리의 정도 및 세부 수준은 제품 요구사항을 달성함에 있어 해당 프로세스의 중요도(위험 관리 활동의 결과에 근거)에 비례하여야 한다. 따라서 설계 및 개발 단계에서 규명된 제품의 특성에 관한 정보, 작업 절차 등은 관련된 작업원이 언제나 찾아볼 수 있도록 하여야 한다.

조직은 생산 활동에 필요한 기반시설을 검증해야 한다. 기반시설에는 건물, 작업 공간 및 관련 유틸리티, 프로세스 장비 및 지원 서비스가 포함된다(6.3). 이에 따라 제조 공정과 제조 제품 사양을 충족할 수 있도록 공정 장비를 설계하고 선정하여야 한다. 신규 또는 상당히 개조된 장비는 구매 사양을 충족하고 정의된 한계 및 프로세스 작동 한계 내에서 가동할 수 있는지를 확인하여야 한다.

조직은 관련 생산 프로세스(8.2.5)와 필수적인 제품 특성(8.2.6)에 대한 모니터링을 수행해야 한다. 프로세스 모니터링에는 독립적인 변수, 종속적인 변수 모두를 고려하여야 한다. 제품 특성에 영향을 미치는 공정 매개변수를 지정하여 기록하고, 제품 안전성 또는 성능에 영향을 미칠 수 있는 경우는 위험에 비례하여 그 일관성을 평가해야 한다.

조직은 포장 및 기재사항과 관련하여 결정된 요구사항에 따라 관련 활동이 실행되도록 하여야 한다. 다음과 같은 적절한 관리수단을 채택하여 포장 및 기재사항 오류에 따른 위험을 최소화할 수 있다.

〈포장 및 라벨링 관련 위험 발생 시 적절한 관리수단의 예〉

- 포장 및 라벨링 작업을 다른 제조(또는 다른 포장 및 라벨링) 작업과 분리
- 제품과 포장의 정렬 불량 또는 유해한 상호작용을 방지하기 위한 포장 내의 제품 배치에 대한 관리
- 외관이 유사한 제품과 인접한 포장 및 라벨링의 지양
- 생산 라인 식별 사용
- 라인 허가 절차 적용
- 배치 코딩을 포함한 온라인 프린팅
- 사용 전 라벨 내용 검사
- 미사용 배치 코드 자재의 파기, 두루마리 급지 라벨 사용
- 라벨 수량 대조(알려진 라벨 개수 사용과 사용량 조정)
- 전자식 코드 인코더(Electronic Code Encoder)/리더(Reader) 및 라벨 카운터 사용
- 명확한 제품 구분을 위한 설계된 라벨 사용
- 접근 제한 구역에 라벨의 적절한 보관

조직은 개별 배치(단일 의료기기일 수 있음)의 제품 검토 및 추적을 용이하게 하는 기록을 유지하여야 한다. 이러한 기록은 제품 실현 과정 전체에 걸쳐 작성되며 배치 기록(batch records), 의료기기 이력 기록(DHR, device history records), 배치 제조 기록(batch manufacturing records), 로트 이력 기록(lot history records), 로트 기록(lot records) 또는 기타 유사한 용어로 언급할 수 있다. 이런 기록은 흔히 단일 파일로 수집되나 모든 관련 문서를 단일 파일에 포함시키는 것이 불가능할 경우, 기록은 관련 문서와 해당 위치를 명시하여야 하며, 배치 기록은 현재 승인된 버전의 사양(specification)으로 작성하여야 한다.

배치 기록을 구성하는 양식은 오기를 방지하기에 적절한 방법으로 디자인되어 배포되어야 한다. 배치 기록은 고유한 배치 식별이 가능하여야 하며, 개별 제조 배치와 관련이 있어야 한다. 제조 시 배치 기록은 다음의 정보를 포함할 수 있다.

〈배치 기록에 포함할 수 있는 정보의 예〉

- 원재료, 구성품, 중간 제품의 수량과 해당 배치 번호
- 생산(해당될 경우 멸균기록 포함) 각 단계 시작 및 완료일자
- 모든 검사/시험 결과 및 서명
- 모든 시정 사항을 포함한 제품 또는 프로세스 부적합
- 작동 조건(parameter)을 포함한 생산 기록
- 생산한 제품 수량
- 사용된 생산라인 식별
- 제조 사양으로부터의 일탈

생산 활동을 직접 또는 조직을 대신하여 외부 공급자가 수행할 경우, 외부 공급자를 적절히 관리하고 있음을 입증하여야 한다(7.4.1).

7.5.2 제품의 청결

조직은 다음에 해당하는 경우 제품의 청결 또는 제품 오염 관리에 대한 요구사항을 문서화하여야 한다. 다만, 제품이 1) 또는 2)에 적합하게 세척되는 경우 6.4.1항의 요구사항은 세척공정 이전에 적용하지 아니한다.
1) 멸균 또는 사용 이전에 조직에 의하여 세척(clean)되는 제품
2) 멸균 또는 사용 이전에 세척 공정(cleaning process)을 필요로 하는 비멸균 상태로 공급되는 제품
3) 제품이 멸균 또는 사용 이전에 세척될 수 없고, 청결이 사용상 중요한 제품
4) 비멸균 상태로 공급되며, 청결이 사용상 중요한 제품
5) 공정에서의 사용물질(process agents)이 제조과정에서 제품으로부터 제거되는 것

해설

이 조항은 생산 및 서비스 제공관리를 위한 특별 요구사항이다. 따라서 해당 조항이 조직의 품질경영 시스템에 적용되지 않는다면 이 특별요구사항(제품 청결 및 오염관리, 설치 활동, 서비스 활동)은 적용하지 않을 수 있다.

조직은 제품의 청결 또는 제품의 오염관리에 대한 요구사항을 결정하여야 한다(6.3, 6.4). 청결이 필요한 제품은 다음과 같다.

〈청결이 필요한 제품의 예〉

- 멸균 또는 사용 이전에 조직에 의하여 세척(clean)되는 제품
  - 예) 멸균주사침, 혈액저장용기, 관상동맥캐뉼러 등
- 멸균 또는 사용 이전에 세척공정(cleaning process)을 필요로 하는 비멸균 상태로 공급되는 제품
  - 예) 재사용가능채혈침, 체내형 범용 프로브, 합성폴리머 재료, 배액용 튜브 등
- 제품이 멸균 또는 사용 이전에 세척될 수 없고, 청결이 사용상 중요한 제품
  - 예) 흡수성봉합사, 조직수복용 생체재료(필러), 체외진단의료기기 등
- 비멸균 상태로 공급되며, 청결이 사용상 중요한 제품
  - 예) 상처 부위를 세정하기 위해 식염 수 등을 분사하는 주사기, 의료용 스테플, 의료용 세정기, 내시경용 기구, 의료용 개공기구 등
- 공정에서의 사용물질(process agents)이 제조과정에서 제품으로부터 제거되는 것
  - 예) 골접합용 나사 표면에 아노다이징 처리 후 산처리제 및 유기 세척제 제거 등

조직은 제품의 청결 요구사항을 지원하기 위한 프로세스와 문서를 수립하여야 한다(7.1).

제품에 따라 필요한 특정 기반시설, 작업 환경을 포함한 자원을 제공하여야 하며, 제품 적합 판정 기준과 더불어 제품에 따라 요구되는 검증, 유효성 확인, 모니터링, 측정, 검사/시험, 취급, 보관, 유통 및 추적 활동 실행을 이행하여야 한다.

보조물질 또는 제조물질로 알려진 사용물질(process agents)은 의료기기에 포함되는 것을 의도하지 않은 모든 물질이다. 해당 물질에 대한 혼입 및 처리 오류를 방지하기 위해 적절히 식별하고 라벨을 부착해야 한다. 세정제, 이형제, 윤활유와 같이 제조 공정에 사용되거나 제조 공정을 용이하게 하는 재료 또는 물질을 예로 들 수 있다.

7.5.3 설치 활동

> 가. 해당되는 경우, 조직은 의료기기의 설치 및 설치 검증을 위한 허용기준(acceptance criteria)을 문서화하여야 한다.
> 나. 고객이 조직이나 공급자 이외에 외부 관계자에 의한 설치를 허용한 경우, 조직은 의료기기 설치 및 설치 검증을 위한 문서화된 요구사항을 제공하여야 한다.
> 다. 조직 또는 공급자가 수행한 의료기기 설치 및 설치 검증 기록은 유지되어야 한다.

해설

설치는 기반시설(전기 공급, 배관, 폐기물 처리)에 의료기기를 연결하는 것을 포함하여, 사용하고자 하는 장소에 의료기기를 배치하는 활동이다. 설치한 의료기기의 최종 시험은 사용 장소에서 모든 관련 서비스에 연결된 후에 수행한다.

의료기기의 적절한 기능을 보장하기 위해 설치에 대한 책임을 명확히 규정하여야 하며, 설치는 환자에 이식하거나 부착하는 것을 의미하지 않는다.

사용자의 현장에서 의료기기를 조립하거나 설치할 경우, 조직은 설치자에게 올바른 조립, 설치, 시험 또는 교정 안내를 위한 지침을 제공해야 한다. 의료기기의 성능변수를 관리하여야 하는 경우, 조직은 설치하는 자가 의료기기의 정확한 작동을 입증할 수 있도록 지침을 제공하여야 한다. 최종시험을 실시하는 것과 함께 안전 관리 체계, 안전 관리 회로를 바르게 설치할 수 있도록 각별한 주의를 기울여야 한다.

설치자는 설치 또는 시운전 시험 결과를 기록하여야 한다(4.2.5).

계약 또는 보증에 따라 설치의 일부 또는 전부를 조직이 제공하는 경우, 조직의 품질경영시스템은 제공되는 설치 유형 및 범위에 대한 규정을 포함하여야 하고, 다음과 같은 활동을 적절하게 고려하여야 한다.

〈설치 활동 시 고려사항의 예〉

- 조직, 공급자, 유통업체 및 사용자 간의 설치 책임 명료화
- 조직 또는 조직의 공급자에 의해 수행되는 설치 활동의 계획 수립
- 설치를 위한 특수 공구 또는 장비의 유효성 확인
- 설치 및 시험에 사용되는 측정 및 시험장비의 관리
- 예비 부품 또는 부품 목록을 다루는 설치 사용설명서를 포함한 문서의 제공 및 적합성
- 기술 조언 및 지원, 고객 교육, 예비 부품 또는 부품 공급 등을 포함하는 적절한 백업 제공
- 설치 직원의 교육
- 유자격 설치 직원의 제공
- 제품 또는 설치 프로세스 개선에 유용한 정보의 피드백
- 기타 고객 지원 활동

조직은 충족되지 않는 고객 불만 또는 요구사항이 있는지 확인하기 위한 설치 보고서를 받을 수 있는 시스템을 구축하여야 한다. 또한, 이러한 정보를 평가하여 해당되는 품질경영시스템 프로세스에 따라 개선을 위한 시정 및 예방 조치로 격상시켜야 한다.

설치활동에 대한 추가 정보는 식품의약품안전처 홈페이지(www.mfds.go.kr) 법령·자료 → 공무원 지침서·민원인안내서에서 '설치형 의료기기 GMP 가이드라인'을 참고할 수 있다.

7.5.4 서비스 활동

가. 의료기기의 서비스가 규정된 요구사항인 경우, 조직은 서비스 활동 수행과 규정된 요구사항을 충족하는지 검증하기 위한 필요시 서비스 절차, 참고 자료(Reference materials) 및 측정 기준(Reference measurements)을 문서화해야 한다.

나. 조직은 다음과 같은 목적을 위하여 조직 또는 공급자에 의해 수행되는 서비스 활동에 대한 기록을 분석하여야 한다.
 1) 정보가 불만으로 처리되는지 여부를 결정
 2) 해당되는 경우, 개선 프로세스의 입력

다. 조직 또는 공급자가 수행한 서비스 활동 기록은 유지되어야 한다.

> **해설**

제품의 기능이 서비스 또는 유지보수에 따라 좌우되고, 조직이 서비스의 일부 또는 전부를 계약 또는 보증에 따라 제공하는 경우 조직의 품질경영시스템은 제공되는 서비스 유형 및 범위에 대한 규정을 포함하여야 하며, 다음의 활동을 적절하게 고려하여야 한다.

〈서비스 활동 시 고려사항의 예〉

- 조직, 공급자, 유통업체 및 사용자 간의 설치 책임 명료화
- 조직 또는 대리인에 의해 수행되는 서비스 활동의 계획 수립
- 제품 취급 및 서비스를 위한 특수 장비의 설계 및 개발 유효성 확인
- 서비스 및 시험에 사용되는 측정 및 시험장비의 관리
- 예비 부품 또는 부품 목록과 제품의 서비스를 다루는 사용설명서를 포함한 문서의 제공 및 적합성
- 기술 조언 및 지원, 고객 교육, 예비 부품 또는 부품 공급 등을 포함하는 적절한 백업 제공(의료기기가 성능 요구사항 내에서 계속 기능할 수 있도록 원래의 사양에 따라야 한다)
- 서비스 직원의 교육
- 유자격 서비스 직원의 제공
- 제품 또는 서비스 설계의 개선에 유용한 정보의 피드백
- 기타 고객 지원 활동

일부 의료기기는 오염에 노출되지 않았는지 확인하기 위해 서비스 전에 세척하거나 오염을 제거할 필요가 있다(6.4.1, 7.5.2). 이 경우 적절한 승인 절차에 따라 오염을 제거해야 한다. 또한, 이러한 의료기기는 사용자 또는 환자가 잠재적 오염 물질에 노출되지 않도록 서비스 후에 세척해야 할 수도 있다.

조직은 수행된 서비스가 불만인지를 판단하기 위해 서비스 기록을 분석하고 해당 식품의약품안전처 등의 규제 당국에 보고가 필요한 사항인지를 고려하여야 하며, 수리 및 서비스 활동의 품질 데이터를 검토하여 적절한 경우 잠재적인 문제 또는 개선 사항을 파악하고 추세가 부적절하다면 시정 및 예방 조치를 수행하여야 한다.

7.5.5 멸균 의료기기에 대한 특별 요구사항

> 조직은 각 멸균 배치에 사용된 멸균공정의 매개변수(parameter)에 대한 기록을 유지하여야 한다. 멸균기록은 의료기기의 각 생산 배치까지 추적할 수 있어야 한다.

> **해설**

멸균 의료기기의 가장 중요한 프로세스 중 하나인 멸균공정은 단순한 제품 시험검사만으로는 검증할 수 없다. 따라서 멸균공정 수행 당시의 조건, 즉 방법 및 사용 물질, 온도, 시간, 압력 등 각종 매개변수(Parameter)가 매우 중요하다. 멸균공정에 대해 별도로 유효성 확인(Validation)을 해야 하는 이유도 여기에 있다. 일반적으로 의료기기에 적용되는 멸균 공정에 대하여 유지해야 할 공정 변수와 기록은 해당 멸균 프로세스의 유효성 확인 및 일상 관리를 위한 ISO 11135, ISO 11137, ISO 13408, ISO 14160, ISO 14937, ISO 17655, ISO 20857, ISO 25424 등의 관련 국제 표준을 참고할 수 있다.

멸균공정에서 사용된 모든 변수는 반드시 매 멸균공정 수행 시마다 제조번호(lot, batch)별로 기록이 유지되고 추적성이 확보되어야 하며, 멸균변수의 기록은 멸균장비에서 출력되는 기록지로 첨부하는 것이 바람직하다.

7.5.6 생산 및 서비스 제공 프로세스의 유효성 확인(Validation)

가. 조직은 결과로 나타난 출력이 후속되는 모니터링 또는 측정에 의하여 검증될 수 없는 모든 생산 및 서비스 제공 프로세스에 대하여 유효성을 확인하여야 한다. 유효성 확인에는 제품의 사용 또는 서비스 인도 후에만 불일치가 나타나는 모든 프로세스를 포함한다.
나. 유효성 확인은 계획된 결과를 일관성 있게 달성하기 위한 프로세스의 능력을 입증하여야 한다.
다. 조직은 다음을 포함한 프로세스의 유효성 확인 절차를 문서화하여야 한다.
  1) 프로세스의 검토 및 승인을 위한 규정된 기준
  2) 장비 및 인원의 적격성
  3) 특정한 방법, 절차 및 합격 기준의 사용
  4) 해당되는 경우, 샘플 크기에 대한 근거를 포함한 통계적 기법
  5) 기록에 대한 요구사항
  6) 유효성 재확인 기준을 포함한 유효성 재확인(revalidation)
  7) 프로세스에 대한 변경 승인
라. 조직은 생산 및 서비스 제공에 사용되는 컴퓨터 소프트웨어 적용에 대한 유효성 확인을 위한 절차를 문서화하여야 한다. 이러한 소프트웨어 적용은 최초 사용 전에 유효성이 확인되어야 하고, 해당되는 경우 그러한 소프트웨어의 변경 또는 적용 후에도 유효성이 확인되어야 한다. 소프트웨어 유효성 확인 및 유효성 재확인과 관련된 구체적인 접근방법 및 활동들은 제품의 사양에 부합하도록 제품 성능에 미치는 영향을 포함하여 소프트웨어 사용과 관련된 위험에 비례하여야 한다.
마. 유효성 확인 결과와 결론, 그리고 유효성 확인으로 인해 필요한 조치의 기록은 유지되어야 한다.

해설

가. 프로세스 유효성 확인

프로세스 유효성 확인은 결과가 완전하게 검증되지 않은 프로세스가 사양을 충족하는 제품을 일관되게 제공할 수 있도록 조직에서 사용하는 체계 또는 활동이다. 또한, 조직은 조직의 목표에 부합하는 경우 검증할 수 있는 프로세스에 대해 유효성을 확인할 수 있다.

프로세스 밸리데이션은 계획 수립, 특정 공정에 대한 다수의 단계별 평가 실시, 기록 자료의 수집과 해석 등을 포함한다. 이러한 활동은 다음과 같은 4가지 단계로 나누어 진행된다.

① 설계 적격성 확인(DQ, Design Qualification) : 설비의 규격 검토 및 승인
② 설치 적격성 확인(IQ, Installation Qualification) : 사용될 설비의 초기 적격성 확인(qualification) 및 필요한 서비스의 제공
③ 운영 적격성 확인(OQ, Operational Qualification) : 공정이 허용되는 결과를 낼 것이라는 검증과 공정변수의 한계 설정
④ 성과 적격성 확인(PQ, Performance Qualification) : 장기적인 공정 안정성의 확립

일반적으로 유효성 확인되어야 하거나 검증으로 충분히 처리될 수 있는 프로세스 또는 개별적으로 검토가 필요한 프로세스는 다음과 같다.

〈프로세스 유효성 확인, 검증 또는 실행 여부 개별적 검토 대상 공정의 예〉

유효성 확인 대상 공정		검증으로 충분한 공정	개별적 검토 필요 공정
• 멸균 • 용접 • 동결건조 • 멸균보호시스템	• 무균처리 • 성형 • 압출 • 열처리	• 수동 절단 • 용액의 색상, 탁도, PH • 인쇄회로기판의 육안검사 • 와이어링 하니스(wiring harness)의 제조 및 시험	• 수동 조립 • 수치 제어 절단 • 충전

새로운 프로세스를 도입하거나 프로세스를 변경할 때(시정 조치에 따라), 유효성 확인이 필요한지 여부를 판단하기 위해 프로세스를 평가하여야 하며, 프로세스 유효성 확인 계획에는 다음의 고려사항이 포함될 수 있다.

〈유효성 확인 계획 시 고려사항의 예〉
• 사용된 장비의 설정을 포함하는 프로세스 매개변수의 정확도와 가변성
• 품질 요구사항을 준수하는 데 필요한 조작자의 숙련도, 역량 및 지식
• 환경 매개변수를 포함한 모든 프로세스 매개변수의 제어 적합성
• 적절한 경우, 프로세스 및 장비의 적격성 검증
• 프로세스 성능을 처리하기 위한 허용기준 및 프로세스
• 프로세스 유효성 재확인이 필요한 상황 또는 프로세스에 대한 변경 처리

프로세스 유효성 확인에는 다수의 통계 방법과 도구가 사용된다. 조직은 제어 차트, 역량 연구, 설계된 실험, 허용오차 분석, 견고한 설계 방법, 샘플링 계획 및 실수 방지 등의 적용할 적절한 방법을 선택하여야 한다.

시료 크기에 대한 근거는 관련 위험에 근거할 수 있으며 위험 분석과 같은 문서에 의해 뒷받침될 수 있다.

공정물질(process agents) 또는 기타 오염을 제거하기 위한 세척 프로세스가 필요할 수 있다. 세척 프로세스는 문서화된 절차에 따라 오염 제거에 대한 프로세스의 유효성을 확인하여야 한다. 세척 프로세스에 사용되는 프로세스 매개변수는 문서화된 절차에 따라 정기적으로 모니터링하여야 한다. 세척 프로세스의 유효성 확인에 대한 추가 정보는 식품의약품안전처 홈페이지(www.mfds.go.kr) 법령·자료 → 공무원지침서·민원인안내서에서 '의료기기 세척공정 밸리데이션 가이드라인'을 참고할 수 있다.

세척 프로세스의 목적이 오염(미생물, 바이러스, 화학 물질, 방사능) 제거일 경우, 유효성 확인 프로토콜, 유효성 확인 결과 및 최종 조작 절차는 다음의 예와 같이 기술적 지식과 역량을 지닌 사람이 검토하고 승인하여야 한다. 의료기기의 미생물 오염 모니터링에 관한 추가 정보는 ISO 11737-1을 참고할 수 있다.

〈유효성 확인 시 조작자가 기술적 지식과 역량을 갖추어야 하는 예〉

멸균 보호 시스템의 일부로 사용되는 파우치의 고온 밀봉에 대한 조작자의 적격성 검증 시, 밀봉의 견고성에 대한 육안 검사 또는 비파괴 검사가 밀봉 강도에 관한 정보를 제공하지 않을 경우, 밀봉 강도를 보증하기 위해 유효성 확인된 프로세스 절차에 따라 밀봉 프로세스를 수행하도록 교육을 이수하고 자격을 취득한 조작자가 필요하다.

나. 유효성 재확인

조직은 유효성이 확인된 프로세스의 성능이 떨어지는 위험을 관리하기 위해 정기적으로 유효성 재확인이 필요한지 여부를 결정할 수 있으며, 적용되는 규제 요구사항 또는 표준은 특정 프로세스(멸균)의 정기적인 유효성 재확인을 요구할 수 있다.

유효성 재확인의 필요성은 평가하고 문서화하여야 한다. 이 평가에는 품질지표, 제품 변경, 프로세스 변경, 외부 요구사항 변경(규정 또는 표준) 및 기타 이러한 상황 등의 이력 결과가 포함되어야 한다.

최초 유효성 확인의 모든 측면을 반복할 필요가 없을 경우에는 유효성 재확인이 최초 유효성 확인만큼 광범위하지 않아도 된다. 새로운 장비의 영향에 따라 운전 적격성(OQ) 또는 성능 적격성(PQ)의 일부 요소만 반복할 수 있다.

원재료 공급자가 변경된 경우, 새로운 원재료와 프로세스 사이의 상호작용이 완전히 이해되지 않을 수 있으므로 운전 적격성(OQ) 및 성능 적격성(PQ)의 일부를 재작업해야 할 수도 있다.

프로세스 유효성 확인에 대한 추가 정보는 GHTF/SG3/N99-10을 참고할 수 있다.

다. 소프트웨어 유효성 확인

프로세스 제어에 사용되는 컴퓨터 소프트웨어의 유효성 확인은 자동화된 생산 또는 공정 제어 목적으로 구입, 개발, 유지 또는 수정할 수 있다. 컴퓨터 소프트웨어의 유효성 확인에 대한 추가 정보는 GAMP (Good Automated Manufacturing Practice) 지침서 또는 ISO/TR 80002-2를 참고할 수 있다.

7.5.7 멸균과 멸균포장 프로세스의 유효성 확인에 대한 특별 요구사항

가. 조직은 멸균 및 멸균보호시스템에 대한 프로세스 유효성 확인을 위한 절차를 문서화하여야 한다.
나. 멸균 및 멸균보호시스템에 대한 프로세스는 최초 사용 전에 그리고 해당하는 경우, 제품 또는 프로세스 변경 전에 유효성을 확인하여야 한다.
다. 유효성 확인 결과와 결론, 그리고 유효성 확인에 따른 필요한 조치의 기록은 유지되어야 한다.

해설

무균 프로세스를 포함한 멸균 프로세스는 의료기기의 검사 및 시험으로 검증할 수 없는 프로세스이다. 따라서 이러한 프로세스는 문서화된 절차에 따라 수행되고 사용하기 전에 유효성 확인을 하여야 하며, 세밀하게 제어되고 모니터링되어야 한다.

멸균 의료기기의 멸균 프로세스 및 무균 프로세스의 개발, 유효성 확인 및 일상 관리를 다루는 국제

표준을 이용할 수 있다. 멸균 및 무균 공정 유효성 확인에 대한 국제표준 정보는 7.5.5와 동일하다.

적절하게 유효성이 확인되고 정확하게 관리된 멸균 프로세스는 의료기기의 무균성 보장과 연관된 단일 요인은 아니며, 무균성 보장을 위해 수입 원재료 및 후속 보관의 미생물학적 상태와 제조, 조립, 포장하는 환경의 관리도 매우 중요하다. 이러한 추가 관리수단을 문서화된 절차에 명시하여야 한다.

기존 국제표준의 요구사항에 따라 멸균 프로세스는 스크래피, 광우병(BSE), 크로이츠 펠트-야콥병 등과 같이 해면상뇌병증의 원인물질 비활성화를 목적으로 하지 않으므로, 이러한 병원체로 오염될 수 있는 물질을 처리하기 위한 별도 지침을 따라야 한다. 추가 정보는 ISO 22442(동물 조직 및 파생물을 이용한 의료기기)를 참고할 수 있다.

멸균보호시스템, 그 보호 포장 및 관련 포장 프로세스는 사용 시점까지 멸균 제품의 무균성을 유지하기 위해 매우 중요하며, 포장공정을 관리하고 유효성 확인을 하여야 한다. 추가 정보는 ISO 11607-1, ISO 11607-2 및 ISO/TS 16775를 참고할 수 있다.

멸균보호시스템의 프로세스 유효성 확인은 규정된 사양을 충족하는 멸균보호시스템을 지속적으로 생산할 수 있는 프로세스의 재현성, 제어 및 능력을 보여준다. 프로세스 유효성 확인은 사용 시점까지 무균성을 유지하기 위한 유일한 활동은 아니며, 안정성 요구사항이 전체 보관수명 동안 충족되고 멸균 보호 무결성이 규정된 운송, 유통 및 취급의 위해 요인을 통해 유지되는지 입증하기 위해 멸균보호시스템을 유효성 확인하는 것도 중요하다.

프로세스 밸리데이션 중에 발생한 모든 장애 또는 편차는 조사하여야 한다. 확인된 근본 원인을 결론 및 모든 시정 또는 시정조치와 더불어 문서화하여야 한다.

포장 프로세스의 유효성 확인에 대한 추가 정보는 식품의약품안전처 홈페이지(www.mfds.go.kr) 법령·자료 → 공무원 지침서·민원인 안내서에서 '의료기기 포장공정 밸리데이션 가이드라인'을 참고할 수 있다.

7.5.8 식별

가. 조직은 제품 식별을 위한 절차를 문서화하고, 제품실현의 전반에 걸쳐 적절한 방법으로 제품을 식별하여야 한다.
나. 조직은 제품 실현 전반에 걸쳐 모니터링 및 측정 요구사항과 관련하여 제품의 상태를 식별하여야 한다. 제품의 생산, 보관, 설치 및 서비스의 전 과정에서 요구되는 시험 및 검사를 통과하거나 승인된 특채에 따라 출하된 제품만이 출고(dispatch), 사용 또는 설치됨을 보장하도록 제품 상태 식별을 유지하여야 한다.
다. 적용되는 법적 요구사항에 의해 요구되는 경우, 조직은 의료기기에 대해 고유기기식별표시(Unique Device Identification)를 부여하는 시스템을 문서화하여야 한다.
라. 조직은 조직에게 반품된 의료기기가 식별되고 적합한 제품과 구별됨을 보장하기 위한 절차를 문서화하여야 한다.

해설

가. 식별

원재료, 구성요소 및 의료기기와 같은 제품 식별은 다음과 같은 이유로 매우 중요하다.

⟨식별 중요성의 예⟩

- 제조 전반에 걸친 재료 관리
- 추적성 허용
- 제품 소스, 상태 및 안전 요구사항의 입증
- 품질 문제가 발생할 경우 고장 진단이 용이

제품 또는 그 용기의 물리적 위치 표시, 태그 부착 또는 지정하여 제품 식별을 수행할 수 있다. 시각적으로 동일한 부품에서 기능 특성이 다를 경우 다른 색상을 사용할 수 있으며, 대량 생산 제품 또는 연속 공정 제품의 경우 배치 또는 명확한 로트 표시와 첨부 문서로 식별할 수 있다.

의료기기는 배치/로트/일련번호로 식별하는 것이 일반적이다. 원재료 및 구성요소가 식별되어야 하고 의료기기의 배치/일련번호와 관련된 범위는 다음과 같은 요인에 따라 달라질 수 있다.

⟨배치/로트/일련번호 부여 시 고려사항의 예⟩

- 관련 원재료
- 명시된 요구사항
- 설계 및 개발 입력사항
- 의료기기 또는 구성요소의 고장이나 그 안에 사용되는 원재료의 영향
- 소프트웨어 구성 관리
- 의료기기의 유형
- 필요 시, 추적성
- 규제 요구사항

제조소에서 출고된 의료기기가 다시 반품된 경우 정상적인 제품과 구별하여 식별할 수 있도록 표시하여야 하며, 별도의 장소에 보관하는 것이 바람직하다. 의료기기나 구성요소에 적용되는 경우, 제품 식별에 사용되는 모든 표시 재료는 의료기기의 안전성 또는 성능에 유해한 영향을 미치지 않아야 한다.

소프트웨어가 의료기기인 경우, 버전의 구성 관리를 이용한 전자적 수단, 다양한 날짜/시간 스탬프 및 코드에 대한 설명을 통해 추적성을 달성할 수 있다. 상태 식별에는 다음과 같은 표시가 포함될 수 있다.

⟨상태 식별의 예⟩

- "검사 대기 중"과 같은 제품 상태. 콜센터 서비스의 경우, 수신된 메시지의 상태가 처음이면 "메시지 수신"으로 표시될 수 있다. 메시지가 고객에게 전달되면, 상태가 "메시지 전송 완료"로 바뀔 수 있다.
- 요구사항을 완전히 충족하는 것으로 수락
- 추가 분석/결정 대기 중
- 부적합으로 불합격 처리
- 양해하에 확인된 부적합을 수락
- 추가 처리 대기(멸균 대기 등)

나. 의료기기 표준코드(Unique Device Identification)

의료기기법령에 따라 품질경영시스템에 의료기기 표준코드(Unique Device Identification)를 적용 및 사용할 수 있다. 의료기기 표준코드 시스템은 사용 중 안전성과 성능에 영향을 미치는 일부 핵심 특성과 더불어 의료기기를 신속하고 확실하게 식별할 수 있다. 보고 대상 사건을 보다 정확하게 보고할 수 있을 뿐만 아니라 적절하고 보다 집중적인 시정 조치를 취할 수 있다.

의료기기법령에 따라 의료기기 표준코드는 다음과 같이 의료기기 등급별로 시행시기가 예정되어 있으므로 차질 없이 준비하여야 한다.

① 4등급 의료기기의 경우 : 2019년 7월 1일
② 3등급 의료기기의 경우 : 2020년 7월 1일
③ 2등급 의료기기의 경우 : 2021년 7월 1일
④ 1등급 의료기기의 경우 : 2022년 7월 1일

의료기기법령에 따른 의료기기 표준코드에 관한 추가 정보는 식품의약품안전처 홈페이지(www.mfds.go.kr) 법령·자료 → 공무원지침서·민원인안내서에서 '의료기기 표준코드 생성 가이드라인'을 참고할 수 있다.

7.5.9 추적성

7.5.9.1 일반 요구사항

> 조직은 추적성에 대한 절차를 문서화하여야 한다. 이러한 절차는 적용되는 법적 요구사항에 따라 추적성의 범위와 유지되어야 하는 기록을 규정하여야 한다.

해 설

추적성은 제품의 출처 또는 인도 장소에 대한 정보이다. 배치/로트/일련번호 또는 전자식 수단을 이용하여 제품을 식별하면 고객에 대한 순방향과 제조에 사용된 원재료, 구성요소 및 프로세스에 대한 역방향 등 두 가지 방향으로 추적이 가능하다.

전자는 의료기기 사용자(환자 또는 병원)에 대하여 추적할 필요가 있는 경우에 중요하며, 후자는 부적합 제품을 예방하기 위한 품질 문제 조사 및 피드백을 가능하게 한다.

7.5.9.2 추적관리대상 의료기기에 대한 특별 요구사항

> 가. 사용된 부품, 원자재 및 작업 환경 조건으로 인해 의료기기가 규정된 안전 및 성능 요구사항을 충족하지 못하게 될 수 있는 경우, 추적성이 필요한 기록에는 사용된 부품, 원자재 및 작업 환경 조건의 기록을 포함시켜야 한다.
> 나. 조직은 제품 추적이 가능하도록 유통서비스 공급자 또는 판매업자가 의료기기의 판매 기록을 유지하고, 이러한 기록이 조사 시 이용 가능하도록 요구하여야 한다.
> 다. 출고된 제품 인수자의 성명과 주소 기록을 유지하여야 한다.

해 설

동 조항의 원문은 '이식형 의료기기(Implantable Medical Device)'에 적용하도록 규정하고 있으나, 의료기기법령에 따라 추적관리대상 의료기기에 한정하여 적용한다.

「의료기기법령」 및 「추적관리대상 의료기기 지정에 관한 규정」에서는 52개 추적관리대상 의료기기를 지정하여 관리하도록 규정하고 있다. 「추적관리대상 의료기기 지정에 관한 규정」에서 지정하고 있는 추적관리대상 의료기기는 다음과 같다.

〈추적관리대상 의료기기 지정에 관한 규정(식약처 고시 제2023-70호)〉

1. 인체 안에 1년 이상 삽입되는 의료기기
   가. 실리콘겔인공유방
   나. 이식형심장충격기용전극
   다. 인공측두하악골관절
   라. 특수재질인공측두하악골관절
   마. 인공안면아래턱관절
   바. 특수재질인공안면아래턱관절
   사. 대동맥 그라프트 스텐트(복부대동맥 및 흉부대동맥 그라프트 스텐트에 한한다.)
   아. 삭제
   자. 삭제
   차. 심리요법용뇌용전기자극장치(이식형에 한한다)
   카. 발작방지용뇌전기자극장치(이식형에 한한다)
   타. 진동용뇌전기자극장치(이식형에 한한다)
   파. 이식형통증완화전기자극장치
   하. 이식형통증제거용전기자극장치
   거. 이식형전기자극장치용전극(차목부터 하목까지의 의료기기에 사용되는 전극에 한한다)
   너. 보조심장장치
   더. 횡격신경전기자극장치
   러. 중심순환계인공혈관
   머. 비중심순환계인공혈관
   버. 콜라겐사용인공혈관
   서. 헤파린사용인공혈관
   어. 윤상성형용고리
   저. 이식형인슐린주입기
   처. 유헬스케어이식형인슐린주입기
   커. 이식형말초신경무통법전기자극장치
   터. 이식형보행신경근전기자극장치
   퍼. 이식형요실금신경근전기자극장치
   허. 이식형척주측만증신경근전기자극장치
   고. 혼수각성용미주신경전기자극장치
   노. 경동맥동신경자극장치
   도. 이식형전기배뇨억제기
   로. 척수이식배뇨장치
   모. 심장박동기 리드 어댑터
   보. 이식형인공심장박동기수리교체재료
   소. 특수재질인공엉덩이관절
   오. 특수재질인공무릎관절
   조. 특수재질인공어깨관절
   초. 특수재질인공손목관절
   코. 특수재질인공팔꿈치관절
   토. 특수재질인공발목관절
   포. 인공엉덩이관절(관절 접촉면이 모두 금속 재질인 경우에 한한다)
2. 생명유지용 의료기기 중 의료기관 외의 장소에서 사용이 가능한 의료기기
   가. 저출력심장충격기
   나. 고출력심장충격기
   다. 호흡감시기(상시 착용하는 것에 한한다)

추적성은 로트번호, 태그, 바코드, 일련번호, 분석 인증서, 또는 소프트웨어 등을 이용하여 수행할 수 있으며 생산 및 서비스 제공 전반에 걸쳐 검사 또는 시험 기록을 포함하여 제품의 식별을 나타내는 적절한 기록을 보유함으로써 추적성을 확보하여야 한다.

추적성 방법과 추적성 범위는 제품과 관련된 위험에 근거해야 하며, 조직에 적절하고 관련 문서에 설명되어야 한다. 제품 추적성은 기록된 식별을 통해 제품 또는 활동의 이력, 적용 또는 위치를 추적할 수 있어야 한다. 추적성은 일반적으로 그 원인에 대하여 부적합 사항을 추적하고 영향을 받는 나머지 배치의 처리를 결정해야 할 경우에 필요하다. 식별 및 추적성에 관한 추가 정보는 ISO 10007에서 확인할 수 있다. 또한 조직의 역할(의료기기제조업자 등)에 따른 추적관리대상 의료기기의 기록에 관한 사항을 의료기기법령에서 상세하게 규정하고 있어 조직은 식품의약품안전처로부터 관련 자료 제출 요구 등을 받을 수 있다.

추적성은 제품의 공급망 전반에 걸쳐 유지되어야 하므로, 다양한 시장 및 고객에게 의료기기를 제공하는 판매업체의 서면 동의가 있어야 한다.

조직은 운영 시 고유한 식별자(일련번호, 날짜 코드, 배치 코드, 로트번호)를 가진 각 개별 제품별로 추적성을 달성할 수 있다. 직원의 변경, 원재료 변경, 장비 변경, 새롭거나 다른 기계 설정, 프로세스 방법 변경 등에 대한 별도의 식별자가 필요할 수 있으며, 추적성 식별자는 해당 검사 및 재고 기록에 표시되어야 한다(4.2.4).

추적성이 의료기기 처리 또는 이동의 각 단계에 관련된 특정 직원의 식별을 요구하는 상황이 있을 수 있다. 각각 추적해야 할 연속 서비스 기능을 일련의 개별적인 순서로 수행할 수 있으며, 일련번호로 된 문서에 서명을 통해 식별 증거를 기록할 수 있다. 각 개별 식별 증거는 고유하고 추적 가능해야 한다.

7.5.10 고객 자산

> 제품으로 사용하거나 제품화하기 위하여 제공된 고객자산이 제조업자의 관리하에 있거나 제조업자에 의해 사용 중에 있는 경우, 조직은 이를 식별, 검증, 보호하고 안전하게 유지하여야 한다. 고객자산이 분실, 손상되거나 사용하기에 부적절한 것으로 판명된 경우 이를 고객에게 보고하고 기록을 유지하여야 한다.

고객 자산이란 그 소유권이 고객에게 있는 것으로서 제조업체에 대여하거나 사용하도록 지급한 물품 등으로 다음과 같은 예가 있다.

〈고객자산의 예〉
- 측정을 위해 제공된 측정기기
- 추가 처리(멸균 또는 시험)를 위해 제공된 제품
- 제품에 포함하도록 제공된 원재료 또는 구성요소(포장재 포함)
- 조직의 제품과 연계하며 함께 제공되는 제3자의 제품
- 수리, 유지보수 또는 업그레이드를 위해 제공되는 제품
- 지적 재산(사양, 도면 및 사유 정보 포함)

조직은 고객 자산을 관리하는 방법을 고려해야 하며, 생산 또는 서비스 제공의 연속성을 보장하기 위해 특정 비상조치가 필요한지 여부를 고려하여야 한다.

조직은 자산을 보호하기 위해 고객이 소유한 자산, 조직의 관리하에 있는 자산 및 기타 자산과 관련된 책임을 파악하여야 한다.

기밀 건강정보는 고객 자산으로 간주되며(4.2.5), 고객 또는 공급자의 지적 자산 또는 개인 데이터를 보호하기 위한 조치는 다음과 같다.

〈지적 자산 또는 개인 데이터 보호를 위한 조치의 예〉
- 도면, 특허정보, 성능 등을 포함한 지적 자료를 저장하는 특정 위치 또는 파일
- 컴퓨터 파일의 비밀번호 보호 및 다중 프로토콜 인증, 데이터 암호화, 방화벽 등의 보안 기능 추가
- 프로젝트가 종료 시에 고객 또는 공급자 사양 및 데이터 삭제를 요구하는 정책
- 한정된 특정 개인으로 정보에 대한 접근 제한

7.5.11 제품의 보존

가. 조직은 가공, 보관, 취급 그리고 유통 시 요구사항에 대해 제품의 적합성을 보존하기 위한 절차를 문서화하여야 한다.
나. 보존은 의료기기를 구성하는 부품에도 적용하여야 한다.
다. 가공, 보관, 취급 및 유통 과정에서 예상되는 조건 및 위해 요인에 노출될 때, 조직은 다음과 같은 방법으로 제품이 변조, 오염 또는 손상되지 않도록 보호하여야 한다.
  1) 적절한 포장과 운반 용기를 설계하고 구성하여야 한다.
  2) 포장으로만 보존이 되지 않는다면, 필요한 특수 조건에 대한 요구사항을 문서화하여야 한다.
라. 특수 조건이 필요한 경우, 그 조건은 관리되고 기록되어야 한다.

조직은 생산부터 유통 시 등에 이르기까지 제품이 접할 수 있는 환경 조건에 따른 다양한 유형의 인도(delivery)를 고려하여야 한다.

조직의 제품 취급 방법은 장비(정전기 방지 손목 스트랩, 장갑 및 보호복) 및 운송 장치(팔레트, 컨테이너, 컨베이어, 용기, 탱크, 리깅, 파이프라인 및 차량) 제공을 고려해야 할 수 있다. 진동, 충격, 마모, 부식, 온도 변화, 정전기 방전, 복사 또는 취급 및 보관 중에 발생하는 기타 조건으로 인한 손상, 열화 또는 오염 등을 방지할 수 있으며, 취급 장비의 유지보수는 또 하나의 고려 요인이다.

포장재와 포장공정은 제품 손상으로부터 적절한 보호를 제공해야 한다. 보관 및 운반에서 사용 시점까지, 의료기기의 포장재와 운송 및 보관조건(7.3.3)은 손상, 열화 또는 오염에 대한 적절한 보호를 제공하기 위한 것이다. 관련하여 식품의약품안전처에서 발행한 의료기기 운송 유효성 확인 가이드라인을 참고해 볼 수 있다.

조직은 물리적 보안 및 환경 조건(온도 및 습도)을 고려하여 적절한 보관 시설을 제공해야 한다. 보관 시에 정기적으로 제품을 점검하여 잠재적인 열화를 감지할 수 있으며 제품 유효기간, 재고 회전 및 로트 분리에 대한 행정 절차를 고려하여야 한다. 제품 보존 시에 유지 및 관리할 요소는 다음과 같다.

〈보존 시 유지하여야 할 요소의 예〉
- 반도체에 대한 분진 및 정전기 방지 조건
- 제조 위생 조건
- 자연현상으로부터의 보호(바람, 홍수, 극한의 일광)
- 온도/습도 제어
- 깨지기 쉬운 제품에 대한 보호

제조자는 규정된 온·습도, 차광 등 특수조건하에서 보관하거나 사용기한이 설정된 의료기기에 대하여는 취급(제조, 보관 및 출하 등)에 대한 작업 지침을 만들고 이에 따라야 하며, 보관하는 동안 해당 특수조건을 충족하고 있음을 기록·관리하여야 한다.

> **온도 구간범위 설정의 예**
> - 상온 : 15℃ ~ 25℃
> - 실온 : 1℃ ~ 30℃

보관수명 또는 유효기간이 만료된 경우에는 해당 제품을 사용하지 않아야 하므로 보관수명 또는 유효기간이 한정된 제품 또는 보관 및 이송 중에 특수보호가 필요한 제품을 식별하는 것이 중요하다. 따라서 조직은 지정된 보관 조건하에 적용되는 제품 보관수명을 규정하여야 한다.

제조자는 최종 검사 및 시험 후 제품의 품질을 보호할 대책을 세워야 한다. 계약 요구사항인 경우 이 보호는 목적지까지의 납품이 포함되어야 하며, 일부 제품의 경우 납품시한이 중요한 문제가 될 수 있다. 따라서 여러 유형의 납품 방법과 발생 가능한 다양한 환경적 조건을 고려하여야 한다.

7.6 모니터링 및 측정 장비의 관리

가. 조직은 제품이 규정된 요구사항에 적합함을 입증하기 위하여 수행되어야 할 모니터링 및 측정 활동과 필요한 장비를 결정하여야 한다.
나. 조직은 모니터링 및 측정과 관련한 요구사항에 일치하는 방법으로 모니터링 및 측정 활동이 수행됨을 보장하는 절차를 문서화하여야 한다.
다. 유효한 결과를 보장하기 위하여 필요한 경우 측정 장비는 다음과 같아야 한다.
  1) 국제기준 또는 국가기준에서 인정하는 측정표준에 의하여 사용 전 및 일정 주기로 교정 또는 검증할 것. 이러한 표준이 없는 경우 교정 또는 검증에 사용한 근거를 기록할 것
  2) 필요한 경우 조정이나 재조정 할 것. 이러한 조정이나 재조정은 기록할 것
  3) 교정 상태를 결정할 수 있도록 식별할 것
  4) 측정 결과를 무효화시킬 수 있는 조정으로부터 보호할 것
  5) 취급, 보전 및 보관하는 동안 손상이나 열화로부터 보호할 것
라. 조직은 문서화된 절차에 따라 장비를 교정 또는 검증하여야 한다.
마. 조직은 장비가 요구사항에 적합하지 아니한 것으로 판명된 경우, 이전의 측정 결과에 대하여 유효성을 평가하고 기록하여야 한다. 조직은 장비 및 영향을 받은 제품에 대하여 적절한 조치를 취하여야 한다. 교정 및 검증 결과에 대한 기록은 유지되어야 한다.
바. 조직은 규정된 요구사항에 대한 모니터링 및 측정에 컴퓨터 소프트웨어가 사용되는 경우, 컴퓨터 소프트웨어 적용의 유효성 확인에 대한 절차를 문서화하여야 한다. 이는 최초 사용 전에 유효성이 확인되어야 하고, 해당되는 경우 소프트웨어의 변경 또는 적용 후에도 유효성이 재확인되어야 한다. 소프트웨어 유효성 확인 및 유효성 재확인과 관련된 구체적인 접근방법과 활동들은 제품의 사양에 부합하도록 제품 성능에 미치는 영향을 포함하여 소프트웨어 사용과 관련된 위험에 비례하여야 한다.
사. 유효성 확인에 대한 결과와 결론, 그리고 유효성 확인으로 인해 필요한 조치에 대한 기록은 유지되어야 한다.

> **해설**

이 요구사항은 제품이 고객 및 의료기기법령을 충족하는지 확인하기 위해 사용하는 모니터링 및 측정 장비에 대한 신뢰도를 조직에 부여하는 데 있다.

모니터링 및 측정의 개념을 이해하는 것은 매우 중요하다. 모니터링은 일정 기간 동안의 감독, 점검 또는 관찰이며, 측정은 측정 장비를 사용하여 수량, 크기 또는 치수를 측정하는 것이다.

가. 모니터링 및 측정 장비 관리

일부 모니터링 및 측정 장비는 조직이 제공하는 서비스를 포함한 제품의 품질에 영향을 미치지 않을 수도 있다. 따라서, 다음과 같은 사례가 조직의 품질경영시스템에 반드시 포함되어야 하는 것은 아니다.

〈제품 품질에 영향을 미치지 않는 경우〉
- 표시에만 사용되며(라인 압력의 존재 확인에만 사용되는 압력 게이지), 실제 제조 프로세스의 제어에는 사용되지 않은 계측기, 또는 소화기, 스프링클러 시스템의 압력 게이지
- 비즈니스 관리와 관련이 있지만 제품 실현에는 사용되지 않는 계측기(작업 시간을 제어하는 시계, 조작자의 쾌적함을 제어하는 자동온도조절기)
- 프로세스 장비에 부착할 수 있으나 프로세스 관리에 사용되지 않는 계측기

모니터링 및 측정 물질(material)이 정성적 기준을 제공하기 위한 것일 경우, 그 물질의 무결성을 저해하지 않는 장소에 보관하고 유지하여야 한다.

만약 장비가 요구되는 정밀 정확도를 벗어났음이 발견될 경우, 언제 벗어난 것인지를 알아내는 것이 중요하다. 그 장비로 시험을 통과한 제품에 관해 어떤 조치를 취해야 할지 결정할 필요가 있으며, 조치 과정은 부적합 제품의 검토 및 처리와 시정조치에 따라 수립된 절차에 나타나야 한다.

나. 검·교정 관리

제품 실현 전반에 걸쳐 일상적으로 측정하거나 모니터링하는 대상과 관련된 측정 또는 모니터링 범위에 대하여 교정을 수행해야 한다. 일상적인 측정값이 pH 10-12 범위에 있을 때 pH 미터를 4-7의 pH 범위에 대하여 교정하는 것은 의미가 없다.

자체 교정의 경우 조정해야 하는 보정값이 지나치게 차이가 발생하여 해당 측정 결과에 신뢰성을 줄 수 없을 때는 동 장비를 사용할 수 없도록 해야 한다(조정 한계 범위의 설정).

통계적 방법은 측정 불확도가 알려져 있으며 요구되는 측정 능력에 일치하는 방식으로 모니터링 및 측정 장비를 사용하여야 한다.

모니터링 및 측정 장비의 교정은 해당 국가 또는 국제표준에 대하여 추적할 수 있어야 한다. 측정 장비를 교정하는 데 사용되는 기준 계측기는 공인 기관에서 교정하거나 또는 인증된 계측기에 대하여 교정되어야 한다. 내부 개발된 표준으로 검증된 특수 장비를 개발하는 경우 교정이 불가능할 수 있으며, 이 경우 내부 개발 표준을 식별하고 승인하여야 하고 적절한 유효성 확인을 통해 초기 제품사양에 대하여 추적할 수 있어야 한다.

문서화된 절차에는 장비 유형, 고유 식별, 위치, 점검 빈도, 점검 방법 및 허용 기준에 대한 세부 내역이 포함되어야 한다. 모든 모니터링 및 측정 장비에는 현재의 교정 상태를 알 수 있도록 해당 표시(라벨)를 부착하여야 한다. 여기에는 장비명, 관리번호, 최근 교정일자, 차기 교정일자, 확인자 등을 포함하도록 작성한다.

다. 소프트웨어의 활용

제품 또는 프로세스를 모니터링하고 측정하는 소프트웨어 역시 유효성 확인을 하여야 한다. 그 예로는 다음에 사용되는 소프트웨어가 포함된다.

〈교차 및 검증이 필요한 소프트웨어의 예〉
- 좌표 측정기에서 제품 측정
- 멸균 프로세스 매개변수를 분석하고 프로세스 요구사항을 충족하는지 여부를 판단하는 소프트웨어
- 인공심장판막에서 혈류의 동적 측정에 기초하여 역류율을 결정하는데 사용하는 소프트웨어

〈보존 시 유지하여야 할 요소의 예〉
- 반도체에 대한 분진 및 정전기 방지 조건
- 제조 위생 조건
- 자연현상으로부터의 보호(바람, 홍수, 극한의 일광)
- 온도/습도 제어
- 깨지기 쉬운 제품에 대한 보호

모니터링 및 측정 장비에 관한 추가 정보는 ISO 10012에서 확인할 수 있다.

8 측정, 분석 및 개선

8.1 일반 요구사항

가. 조직은 다음에 필요한 모니터링, 측정, 분석 및 개선 프로세스를 계획하고 실행하여야 한다.
1) 제품의 적합성 입증
2) 품질경영시스템의 적합성 보장
3) 품질경영시스템의 효과성 유지
나. 이는 통계적 기법을 포함한 적절한 방법 및 사용 범위에 대한 결정을 포함하여야 한다.

해설

가. 모니터링, 측정, 분석 및 개선의 목적

조직은 자사 제조품목의 품질에 대한 적합성을 입증하고, 전체적인 품질경영시스템의 적합성과 효과성을 보장하고 유지하기 위해 필요한 시설 및 제조환경에 대한 모니터링, 공정검사, 품질 시험검사(분석 포함), 개선 등에 관한 계획을 수립하고 시행해야 한다. 먼저, 제품의 적합성 측면에서 해당 제품이 제조되는 작업장 환경에 대한 모니터링, 공정검사 등이 이에 해당할 것이며, 제품표준서(DMR)에 이 내용에 관해 규정하고 그에 따라 수행해야 한다. 품질경영시스템의 전체적인 측면에서는 개별 품목이 아니라 전반적 품질경영시스템에 대하여 모니터링할 항목, 측정 및 분석 방법을 정하고 그 결과를 검토하여 개선이

필요한 경우 이를 반영하는 거시적 계획과 실행이 필요하다. 이때 모니터링, 측정 및 시험을 외주업체나 제조부서 직원이 수행하는 경우라도 분석, 평가 등은 제3자(품질보증부서 등)가 수행하여 완전성과 독립성을 유지하는 것이 중요하다.

나. 적용 방법

모니터링, 측정한 결괏값은 통계적 방법을 포함한 적절한 분석 방법을 사용할 수 있으므로 그 적용 방법을 결정한 후 일관성 있게 수행하고 허용 범위 등을 결정하여 판정에 활용한다. 통계적 방법은 데이터 수집과 분석, 활용을 위해 일정한 지식과 자원을 필요로 한다. 통계적 기법은 공정능력 및 제품이 규정된 요구사항에 부합하는지를 제시하는 데 유용하며, 어떤 데이터가 수집되는지를 파악하고 고객의 요구사항과 기대를 가장 잘 이해하도록 데이터를 사용하는 데 도움이 된다. 이러한 목적에 유용한 통계적 방법은 다음과 같은 기법들이 있다.

① 그래픽 방법(히스토그램, 순차도, 산포도, 파레토도, 특성요인도 등) : 문제점을 진단하고, 진전된 통계적 진단을 위한 적절한 접근 방법 제시
② 관리도 : 모든 형태의 제품(하드웨어, 소프트웨어, 처리된 물질과 서비스)에 대한 제조 및 측정 공정의 모니터링 관리
③ 실험계획법 : 공정 및 제품 성능 변수 파악, 결정 및 최적 정량 결정
④ 회귀분석 : 공정, 제품 설계 변경 시 공정이나 제품의 정량적 모델 제시
⑤ 편차분석(관측된 변동 분리) : 관리도의 샘플 설계, 제품 특성과 반출, 편차 구성요소의 크기에 따른 품질개선 노력의 우선순위 책정 등에 사용되는 편차 구성성분 평가 가능
⑥ 샘플링과 허용 기준
⑦ 생산 전 단계에서의 검체 채취
⑧ 검사 및 시험을 위한 통계적 방법

측정, 분석 및 개선에 관한 추가 정보는 식품의약품안전처 홈페이지(www.mfds.go.kr) 법령·자료
※ 공무원지침서·민원인안내서에서 '의료기기 GMP 시정 및 예방 조치 항목 심사지침(공무원 지침)' 또는 GHTF/SG3/N18문서에서 확인할 수 있으며, 통계적 기법에 대한 부가적 정보는 ISO/TR 10017을 참조한다.

8.2 모니터링 및 측정

8.2.1 피드백

가. 품질경영시스템 효과성 측정의 하나로, 조직은 고객 요구사항을 충족시켰는지 여부에 대한 정보를 수집하고 모니터링하여야 한다.
나. 이러한 정보의 획득 및 활용 방법을 문서화하여야 한다.
다. 조직은 피드백 프로세스를 위한 절차를 문서화하여야 한다. 이 피드백 프로세스는 생산뿐만 아니라 생산 후 활동으로부터 자료를 수집하기 위한 조항을 포함하여야 한다.
라. 피드백 프로세스에서 수집된 정보는 제품 요구사항뿐만 아니라 제품실현 또는 개선 프로세스를 모니터링하고 유지하기 위하여 위험 관리의 잠재적 입력으로 사용되어야 한다.
마. 적용되는 법적 요구사항에서 조직이 생산 후 활동으로부터 정보를 수집하도록 요구할 경우, 해당 정보에 대한 검토는 피드백 프로세스의 일부가 되어야 한다.

해설

조직은 고객의 요구사항에 대한 접수, 검토 및 조치사항 등에 대하여 피드백 프로세스를 문서화하고 고객 요구 충족 여부를 모니터링하여야 한다. 설문조사, 방문조사 등 적절한 방법을 결정하고 그 결과에 대해 어떻게 활용할 것인지 절차를 마련할 필요가 있다.

생산 및 생산 후 활동에서 수집된 데이터는 이전에 예상치 못한 위해 상황을 파악하거나 위해성의 심각도 또는 발생 빈도를 예측할 수 있다.

조직은 의료기기의 위험 관리 파일을 검토하고 필요시 최신으로 유지하기 위해 업데이트하여야 하며, 이는 수집된 데이터의 중요도와 의료기기의 전반적인 위험/이익 비율에 미치는 영향에 따라 임시 또는 정기적으로 이루어질 수 있다.

제조자는 제품의 안전성 및 유효성과 관련된 정보에 대하여 의료기기법령에서 정하는 바에 따라 식품의약품안전처장에게 보고하고 필요한 안전대책을 강구하여야 한다. 필요한 안전대책으로는 사용중단을 포함한 경보, 회수조치 등이 고려될 수 있다.

8.2.2 불만처리

가. 조직은 적용되는 법적 요구사항에 따라 적절한 시기에 불만을 처리하기 위한 절차를 문서화하여야 한다. 이러한 절차는 최소한 다음의 요구사항과 책임사항을 포함하여야 한다.
  1) 정보 수신 및 기록
  2) 피드백이 불만인지 여부를 결정하기 위한 정보의 평가
  3) 불만 조사
  4) 정보를 해당 규제 당국에 보고해야 할 필요성에 대한 결정
  5) 불만 관련 제품의 처리
  6) 시정 또는 시정 조치를 실시해야 할 필요성에 대한 결정
나. 조사하지 않는 불만이 있는 경우, 정당한 이유가 문서화되어야 한다. 불만 처리 프로세스에 의한 모든 시정 및 시정조치 결과는 문서화되어야 한다.

다. 조사 결과 조직 외부의 활동이 불만의 원인이 되었다고 판명된 경우 조직 내·외부 간에 관련 정보를 교환하여야 한다.
라. 불만처리 기록은 유지되어야 한다.

해설

사용자, 의료기관, 유통업체, 공급자, 공개문헌, 일반 대중 또는 규제당국 등에서 불만사항이 접수될 수 있으며 적절한 시기에 불만사항을 처리할 수 있도록 절차를 마련하여야 한다. 문서화된 절차 수립 시 조직은 다음과 같은 사항을 고려하여야 한다.

〈불만처리에 관한 문서화된 절차 고려사항의 예〉
- 의료기기법령에 따라 적시에 불만 사항을 처리할 수 있는지 여부
- 불만 사항으로 조사하지 않은 이유에 대한 파악 여부
- 불만으로 인한 시정 또는 시정조치가 식별 가능한지 여부

접수된 피드백이 불만인지 여부를 판단하기 위해 초기 기록 검토 및 평가가 필요하다. 이 평가는 불만 조사를 의미하지 않는다. 평가에서 불만이 아니라고 결정되면 정당한 이유를 기록하여야 하며, 조직이 접수한 모든 고객 보고서를 평가하여야 한다.

조직은 조직 내의 다른 부서를 고객으로 간주할 수 있으며, 내부 불만은 고객 불만으로 간주하여 적절히 처리할 수 있다.

조사가 필요한지 여부를 결정하기 위한 별도의 결정이 있어야 하며, 불만과 조사보고서를 적절히 식별하고 연계할 수 있는 경우에는 중복 조사가 필요하지 않을 수 있다.

불만에 필요한 정보를 입수할 수 없거나 적시에 입수할 수 없는 상황도 있다. 조직은 정보를 얻기 위해 기울인 타당한 노력을 문서로 뒷받침하여야 하며, 합리적이고 성실한 노력이 이루어졌다면 인정될 수 있다. 불만 정보를 얻기 위한 노력은 불만과 관련된 위험에 비례하여야 한다. 불만이 8.2.3에 명시된 법적 요구사항에 따라 부작용 보고 대상 또는 권고문 보고 대상에 해당되는지 세 번째 평가를 수행하여 판단하여야 한다.

조직은 의료기기에 대한 모든 서면 및 구두 고객 불만을 수집하고 관리하는 담당자를 공식적으로(역할 또는 직책으로) 지정하여야 하며, 특히 부상, 사망 또는 위해 요인과 관련된 모든 불만을 즉각적으로 검토할 수 있는 권한이 있어야 한다. 불만 평가 시, 조직은 다음과 같은 사항을 고려해야 한다.

〈불만 평가 시 고려사항의 예〉
- 의료기기가 그 사양을 충족하는지 여부
- 의료기기가 그 사양을 충족하지만 사용 시 문제를 발생하는지 여부
- 의료기기를 환자의 치료 또는 진단에 사용하였는지 여부
- 사망, 부상 또는 질병이 관련되었는지 여부
- 의료기기와 보고된 사건 또는 유해사례 간의 관계가 있는지 여부

불만조사는 조직을 대신하여 외부 당사자가 수행할 수 있으며, 외부 당사자는 조직의 다른 부서나 본사 내의 별도의 조직일 수 있다. 상대방이 누구든지 간에, 불만을 적절히 조사하고 해결하는 데 필요한 양방향 의사소통이 이루어지도록 조치하여야 한다. 이는 일반적으로 외부 당사자와의 계약 또는 품질 협약에 따라 제공된다.

문서화된 불만 시스템은 다음을 다루어야 한다.

〈문서화된 불만 시스템 내용의 예〉
- 시스템 운영에 대한 책임 설정
- 불만 평가
- 불만의 주요 원인을 파악할 수 있도록 기록 및 통계 요약 작성
- 취해진 모든 시정조치
- 고객의 반품 및 불량 재고를 식별하고 처분(오염 제거에 주의를 기울여야 함)
- 고객 의사소통 및 기타 관련 기록의 보관(보존기간을 결정하여야 함)

불만조사 기록에는 일반적으로 다음의 사항을 포함하며, 불만이 적절히 검토되었는지 입증하기 위한 충분한 정보를 포함하여야 한다. 불만조사 기록에는 기밀, 개인정보 등이 포함될 수 있다. 따라서, 이러한 기록의 보관 및 취급은 의료기기법령을 충족하기 위해 조직 내에 문서화된 절차(4.2.5)에서 적절히 다루어야 한다.

〈불만조사 기록에 포함되어야 하는 일반적인 내용의 예〉
- 의료기기의 명칭
- UDI, 의료기기 관리번호
- 불만의 성격
- 제품과 관련된 생산 부적합 사항의 검토 요약
- 모든 변경이 제품에 미치는 영향 평가 기록 요약
- 조사 결과
- 조치를 취하지 않은 경우, 정당한 사유
- 조사자 이름
- 불만 제기자에 대한 회신 내용
- 불만 접수 일자
- 불만 제기인의 이름과 주소
- 배치 기록을 포함하는 제조 기록 검토 요약
- 반품된 제품 또는 유사 제품의 시험 기록 요약
- 조사의 일부로서 수행된 기타 활동 요약
- 실시된 시정 및 시정조치 사항
- 조사 일자
- 해당될 경우, 규제기관에 보고

위험 관리 활동의 검토 및 갱신에 불만사항을 고려하여야 한다. 새로운 위해 요인 또는 고장은 제품 불만 또는 고객 피드백을 통해 식별할 수 있으며, 불만율이 증가하거나 불만의 심각도가 위험 관리 파일에 문서화된 것과 다를 수 있다. 따라서 위험 관리 문서는 취해야 할 위험 관리 조치의 필요성을 평가하기 위해 적시에 갱신하여야 한다. 새로운 위해 요인 또는 고장의 식별이 조직이 즉각적인 조치를 취할 위험 허용기준을 초과하지 않을 수 있지만, 추이와 업데이트는 모니터링 목적을 위해 중요하다.

조사결과 조직 외부의 활동이 불만의 원인이 되었다고 판명된 경우 조직 내·외부 간에 관련 정보를 교환하여야 한다.

8.2.3 규제 당국에 보고

가. 적용되는 법적 요구사항에 따라 부작용 보고 대상 또는 권고문 발행 보고 대상에 해당되는 불만이라면, 조직은 규제 당국에 이를 보고하는 절차를 문서화하여야 한다.
나. 규제 당국에 보고한 기록은 유지되어야 한다.

해설

조직은 의료기기법령에 따라 의료기기의 사용(제품의 안전성 및 유효성과 관련된 새로운 자료)을 모니터링하고 다음과 같이 사용 중 특정 경험(부작용, 이상사례 등)을 인지한 날부터 정해진 날까지 식품의약품안전처(규제 당국)에 보고하여야 한다.

〈규제당국에 부작용 보고 대상 및 기한〉

구분	보고 기한
사망이나 생명에 위협을 주는 부작용을 초래한 경우	7일 이내 보고(이 경우 상세한 내용을 최초 보고일부터 8일 이내에 추가로 보고해야 함)
입원 또는 입원 연장이 필요한 경우 회복이 불가능하거나 심각한 불구 또는 기능 저하를 초래하는 경우 선천적 기형 또는 이상을 초래하는 경우	15일 이내 보고
기타 중대한 정보 또는 그 밖의 이상사례로서 식약처장이 보고를 지시한 경우	30일 이내 보고

규제 당국에 보고하는 것과 관련하여 「의료기기법 시행규칙」 제27조제1항제9호(제조업자 준수사항), 제33조제1항제14호(수입업자 준수사항), 「의료기기 부작용 등 안전성 정보 관리에 관한 규정」(식약처 고시) 제5조 등을 참고할 수 있다.

의료기기의 부작용 등에 대하여 식품의약품안전처에 보고하는 과정에서 해당 부작용으로 인해 출고한 의료기기가 인체에 위해를 끼치거나 끼칠 위험이 있다는 사실을 알게 되었을 때, 조직은 식품의약품안전처에 회수 계획 등을 보고하여야 한다(8.3.3).

또한, 의료기기법령은 조직이 출고한 의료기기의 사용과 관련하여 의료기관이나 소비자에게 주의사항 등을 알리려는 경우 해당 의료기기의 정보, 사용자가 취할 조치 등을 포함한 안내문(권고문)을 첨부하여 식품의약품안전처(규제 당국)에 보고하여야 한다고 규정하고 있다. 안내문 통지를 완료한 경우에도 식품의약품안전처(규제 당국)에 보고서를 제출토록 하고 있음에 유의하여야 한다.

조직은 의료기기법령에서 규정한 사항을 준수하여 해당 안내문(권고문)을 발행하는 적절한 절차를 문서화하여야 하며, 보고한 기록은 유지하여야 한다.

8.2.4 내부감사

가. 조직은 품질경영시스템이 다음과 같은지 결정하기 위하여 계획된 주기로 내부감사를 실시하여야 한다.
  1) 계획되고 문서화된 결정사항, 이 기준 요구사항, 조직이 설정한 품질경영시스템 요구사항, 그리고 적용되는 법적 요구사항에 적합한지 여부
  2) 효과적으로 실행되고 유지되는지 여부
나. 조직은 감사 계획 및 실시, 감사 결과의 기록 및 보고에 대한 책임과 요구사항에 대하여 절차를 문서화하여야 한다.
다. 감사프로그램은 감사 대상 프로세스 및 분야의 상태와 중요성뿐만 아니라 이전 감사의 결과를 고려하여 계획되어야 하며, 조직은 감사 기준, 범위, 주기 및 방법을 정하고 기록하여야 한다. 감사 프로세스의 객관성 및 공정성이 보장되도록 감사자를 선정하고 감사를 실시하여야 한다. 감사자는 자신의 업무에 대하여 감사를 실시하여서는 아니 된다. 감사가 수행된 프로세스 및 감사 대상 분야, 결론을 포함한 감사 및 감사 결과에 대한 기록은 유지되어야 한다.
라. 감사 대상 업무에 책임을 지는 관리자는 발견된 부적합 및 원인을 제거하기 위한 필요한 시정 및 시정 조치가 지체 없이 취해질 수 있도록 보장하여야 한다. 후속 조치는 취해진 조치의 검증 및 검증 결과의 보고를 포함하여야 한다.

해 설

조직은 내부감사 시 의료기기법령 및 의료기기 제조 및 품질관리기준 준수에 관한 적합성을 확보하기 위한 절차를 검토하고 효과적으로 이행되는지 여부를 확인하여야 한다.

내부감사와 대조적으로, 경영검토는 품질방침이 이행되고 있으며 조직이 품질목표를 달성하기 위해 노력하고 있는지, 품질경영시스템이 타당하고 적절하며 효과적인지 등을 확인하는 것으로, 내부 감사보다 광범위한 검토이다.

> 「의료기기법시행규칙」[별표 2] 시설과 제조 및 품질관리체계의 기준
> 2. 제조 및 품질관리체계의 기준
>   마. 품질검사 등
>   1) 내부품질검사
>   제조업자는 이 기준의 적합성 유지를 위하여 내부품질감사의 계획 및 실행을 위한 절차를 문서로 작성하고 정기적으로 수행하여야 하며, 그 수행결과는 제조 및 품질관리에 활용하여야 한다.

조직은 효과적인 내부감사를 수행하는 것이 품질경영시스템의 효과적인 운영에 중요하다는 점을 이해하여야 한다. 이때 조직은 감사 및 불만, 서비스 기록과 같은 기타 정보를 활용하여 프로세스의 보증을 위한 피드백을 마무리할 수 있다.

내부감사 프로그램 계획은 연관된 위험을 근거로 특정 부분에 대하여 더욱 강조하여 수행하거나 수행 주기를 변경할 수 있다. 내부감사를 계획할 때는 전체 분야에 대해서 중요성 및 이전 감사결과 등을 고려하여 일정 주기로 전 분야가 감사될 수 있도록 하여야 한다. 제품 또는 프로세스에 대한 주요 변경은 특정 영역 또는 일련의 요구사항에 대한 집중적인 감사를 필요로 할 수 있으며, 특정 제품의 설계 및 개발 프로세스에 대한 집중적인 감사를 수행할 수 있다.

특정 부분에 집중적으로 수행한 감사는 종합적인 감사만큼 효과적일 수 있으며, 이러한 감사 접근방식은 취약 분야 또는 기타 우려 분야에 대한 각별한 주의 또는 반복적인 주의를 기울여 유연하게 운영될 수 있다.

감사 결과는 발견된 결함을 포함하여 서면 보고서(4.2.5)에 기록하고, 감사 결과에 대응하기에 적절한 목표 일자를 포함시켜 과도한 지연을 방지하여야 하며, 내부감사에서 발생하는 정보는 경영검토의 입력사항(5.6.2)으로 활용되어야 한다.

내부감사 책임자는 감사 결과 발견된 지적사항에 대하여 원인을 파악·분석하고 원인이 제거될 수 있는 적절한 조치를 취하도록 해당 부서에 요구할 권한이 관련 규정에 따라 보장되어야 한다. 지적사항에 대한 후속조치는 적절한 기한을 정하여 취하도록 하고, 필요한 경우 유효성 확인이 수행되어야 한다.

내부감사는 정기감사 이외에 다음과 같은 목적으로 특별감사를 실시할 수 있다.

〈특별감사를 수행할 수 있는 예〉
- 조직의 품질경영시스템이 명시된 요구사항을 지속적으로 충족하고 있으며, 필요한 경우 계약 관계의 업무 내에서 이행되고 있는지를 확인하는 경우
- 직무 영역에서 상당한 변화가 있는 경우(조직개편 또는 절차 개정 등)
- 부적합성으로 인해 위험하거나 위험한 것으로 의심되는 제품의 안전성, 성능 또는 신뢰성을 조사하는 경우
- 필요한 시정조치가 수행되었으며 효과적이었는지 확인하는 경우

내부감사는 일부 또는 전체를 자격이 부여된 감사자에게 위임할 수 있다. 감사자는 해당 업무로부터 독립적이어야 하며, 감사자의 역량에 관한 정보는 ISO 17021-3을 참고할 수 있다.

8.2.5 프로세스의 모니터링 및 측정

조직은 품질경영시스템 프로세스에 대한 모니터링 및 해당되는 경우 측정을 위한 적절한 방법을 적용하여야 한다. 이러한 방법은 해당 프로세스가 계획된 결과를 달성할 수 있음을 입증하여야 한다. 계획된 결과가 달성되지 못한 경우 제품의 적합성이 보장될 수 있도록 적절한 시정 및 시정조치가 이루어져야 한다.

해설

프로세스의 모니터링 및 측정의 적합한 방법을 결정할 때, 조직은 제품 요구사항에 대한 준수와 품질경영시스템의 타당성, 적합성 및 유효성에 미치는 영향과 관련된 각 프로세스의 적절한 모니터링 또는 측정 유형 및 범위를 고려하는 것이 바람직하다.

계획단계에서 데이터 소스, 데이터 요소 및 허용 기준이 명시되고 나면, 조직은 적합 또는 부적합을 결정하기 위해 측정, 모니터링 및 분석 프로세스를 수행해야 한다.

구입(기성품) 또는 맞춤 개발 여부에 상관없이 측정, 모니터링 및 분석에 사용된 소프트웨어는 의도된 용도에 대해 유효성 확인이 되어야 한다.

측정은 데이터 요소(수량, 품질)의 값을 결정하는 일련의 작업이다. 제품, 프로세스 및 품질경영시스템 측정에서 수집되는 데이터는 제품 수명 전반에 걸쳐 수집되며, 조직은 필요한 관련 정밀도 및 정확도와 함께 측정 빈도를 정의하여야 한다. 또한 조직은 수집된 데이터가 최신이며, 관련이 있는지 확인하여야 한다.

모니터링은 측정의 체계적이고 주기적인 수집이다. 조직은 계획 단계에서 모니터링할 데이터의 내용, 시기 및 방법을 정의하여야 한다. 추가 조치를 위해 분석할 수 있도록 데이터를 정의하여야 하며, 데이터 소스 및 요소 유형에 따라 데이터 모니터링은 연속이거나 주기적일 수 있다.

모니터링 프로세스의 지속적인 적합성에 대하여 정기적으로 검토하여야 한다. 측정 데이터는 품질 기록으로 유지되어야 한다.

조직은 데이터를 검색할 수 있고 분석에 적합하며, 품질경영시스템 및 의료기기법령을 준수하는 형태로 유지하여야 한다. 프로세스의 모니터링 및 측정은 다음의 절차로 진행될 수 있다.

〈일반적인 프로세스의 모니터링 및 측정 절차의 예〉
- 측정에 필요한 정밀도 및 정확도와 함께 측정 빈도 정의
- 모니터링할 데이터의 내용, 시기 및 방법 정의
- 모니터링 프로세스의 지속적인 적합성에 대하여 정기적으로 검토
- 검색에 용이하고 분석에 적합하며 품질경영시스템 및 규제 요구사항을 충족하는 품질 기록 형태로 기록

모니터링 과정에서 계획된 결과에 미치지 못한 경우에는 적절한 시정 및 사후조치가 이루어짐으로써 제품의 적합성이 보장되어야 한다. 프로세스의 모니터링 및 측정의 예는 다음과 같다.

〈프로세스의 모니터링 및 측정의 예〉
- 영업부서에서 프로세스의 모니터링 및 측정을 위해 고객 설문조사를 실시함
- 설문조사에서 특정 제품의 포장에 대한 일반적인 불만이 다수 확인됨
- 반품 제품 및 서비스 보고서 등의 다른 경로를 통해 수집한 데이터로 추가 조사 및 검토 실시
- 현재 포장 구성이 의료기기의 오용, 안전하지 않은 사용 또는 손상이 발생할 가능성이 있음을 확인함
- 시정조치 프로세스를 통해 포장 구성의 문제점을 개선

8.2.6 제품의 모니터링 및 측정

가. 조직은 제품에 대한 요구사항이 충족됨을 검증하기 위하여 제품의 특성을 모니터링 및 측정하여야 한다. 이는 계획되고 문서화된 결정사항 및 문서화된 절차에 따라 제품 실현 프로세스의 적절한 단계에서 수행되어야 한다.
나. 합격 판정 기준에 적합하다는 증거를 유지하여야 한다. 제품 출하를 승인한 사람의 신원이 기록되어야 한다. 해당되는 경우, 측정 활동에 사용된 시험 장비가 식별되도록 기록하여야 한다.
다. 계획되고 문서화된 사항이 만족스럽게 완료되기 전에 제품의 출고 또는 서비스가 제공되어서는 아니 된다.
라. 추적관리대상 의료기기의 경우, 조직은 모든 검사 또는 시험을 수행하는 인원의 신원을 식별하고 기록해야 한다.

해설

공정검사 및 시험은 원자재의 입고부터 최종 제품의 출고 사이에 해당하는 모든 활동을 포함한다. 공정검사 및 시험결과는 프로세스 제어 및 부적합 제품의 조기 식별을 위해 사용할 수 있다. 최종 검사에는 제품의 최종 출고에 기반을 두는 활동(조사, 검사, 측정 또는 시험)이 포함되며, 이전에 수행한 검사 및 시험 결과의 기록도 검토할 수 있다.

최종 검사 및 시험에 관한 특정 요구사항은 모든 출고 기준을 포함하여야 하며, 이는 의료기기의 유형과 목적에 직접적으로 관련되어야 한다. 최종 검사 및 시험은 이전의 검사 및 시험을 통해 확인되지 않은 모든 기준에 대한 적합성의 객관적인 증거를 제공하여야 한다. 최종 시험은 로트 또는 배치에서 선택된 의료기기를 사용하여 모의 또는 실제 사용 조건하에서 수행할 수 있다.

조립되거나 설치된 의료기기의 경우, 조립/설치 완료 후 추가 검사 및 시험을 수행하여야 한다. 이러한 경우에는 조직이 검사 및 시험 활동을 수행할 수 없지만 예상되는 결과, 검사 및 시험 절차에 관한 모든 필요한 정보에 대하여 활용 가능하도록 확보하여야 한다.

조직은 제품이 요구사항에 부합하는지 확인하기 위한 측정 방법 선택과 고객 요구사항에 대하여 다음을 고려하여야 한다.

〈제품 요구사항 확인 방법 결정 시 고려사항의 예〉

- 제품 특성, 측정 유형, 측정 수단, 필요한 정확도 및 기술 결정
- 필요한 장비, 소프트웨어 및 장비
- 제품 실현 프로세스에서 적합한 측정 시점 및 위치
- 측정할 특성과 사용할 문서 및 허용 기준
- 각 지점에서 측정할 특성의 관찰 또는 확인을 위한 고객 설정 지점
- 규제 당국이 관찰하거나 수행하는 검사 또는 시험
- 조직이 의도하거나 고객 또는 규제 기관이 요구하는 경우, 적절한 자격을 갖춘 제3자에게 품질경영시스템 활동을 위임하는 시기 및 방식
- 인력, 자재, 제품 프로세스 및 품질경영시스템에 대한 적격성 검증
- 검증 활동이 완료되어 수락되었는지 확인하기 위한 최종 점검
- 필요한 제품 측정 결과에 대한 기록

조직의 검사 및 시험 기록은 품질에 대한 요구사항을 충족함에 있어 제조 중이거나 제조가 완료된 제품의 평가를 용이하게 하여야 한다. 모니터링 및 측정의 기록은 다음과 같아야 한다.

〈모니터링 및 측정 기록 시 주의사항의 예〉

- 사용된 검사/시험 절차 및 개정 버전을 식별할 수 있어야 함
- 사용된 시험 장비를 식별할 수 있어야 함
- 시험 데이터가 포함되어야 함
- 검사 또는 시험 담당자가 서명하고 날짜를 기입할 수 있어야 함
- 검사된 제품의 수와 승인된 제품의 수를 명확하게 식별할 수 있어야 함
- 검사 또는 시험에 부적합한 제품의 처분과 부적합 사유가 기록되어야 함

의료기기법령에 따른 추적관리 대상인 경우, 조직은 검사 및 시험 기록 이외에 불합격 조사와 시정 조치 및 예방 조치가 용이하도록 검사 또는 시험을 수행하는 직원의 신원을 기록한다.

조직은 멸균제품 등 사용기간(유효기간) 동안 의료기기의 특성이나 성능이 설정한 한계 이내로 유지되는지 "안정성 시험"을 통해 입증하여야 한다. 사용기간(유효기간) 동안 운송, 저장, 사용 중 노출될 수 있는 실제 조건에 의료기기를 노출시켜 그 기간 동안 안정성이 유지되는지 가속노화시험 이외에 장기보존시험으로 확인하는 것이 바람직하다.

조직이 시험방법, 검체, 측정시기 등을 적절하게 선정하여 수행하고 있는지 GMP 심사 시 장기보존시험의 적정성을 확인할 수 있다.

〈장비보존시험을 통한 사용기한 연장의 예〉
- 최초 "가속노화시험(Accerlerated aging testing)에서 24개월의 사용기한을 확보하였으나, 동시에 "장기보존시험(Real-time testing)"을 실시하여 36개월에서도 적합함을 입증하였음
- 제품의 안전성 및 유효성에 영향을 미치는 변경이 없으며 제조소의 품질관리체계 내에서 보증·관리되는 경우, 규제당국에 기술문서 및 변경허가를 신청하여 승인받은 후 사용기한 연장이 가능함

※ 안정성 시험에 대한 상세 내용은 「의료기기의 안정성시험 기준」(식약처 고시)을 참고할 수 있다.

8.3 부적합 제품의 관리

8.3.1 일반 사항

가. 조직은 의도하지 않은 사용 또는 인도를 방지하기 위하여 요구사항에 적합하지 않은 제품이 식별되고 관리됨을 보장하여야 한다. 조직은 부적합 제품의 식별, 문서화, 분리, 평가 및 처리에 대한 관리 및 관련 책임과 권한을 규정하는 절차를 문서화하여야 한다.
나. 부적합의 평가에는 부적합에 대한 책임이 있는 외주업체의 조사와 통보 필요 여부에 대한 결정을 포함하여야 한다.
다. 평가, 조사 및 결정의 근거를 포함하여 부적합 상태와 취해진 모든 후속조치에 대한 기록은 유지되어야 한다.

해설

조직은 고객 및 의료기기법령을 충족하는 의료기기를 지속적으로 제공할 수 있도록 품질경영시스템을 구현하고 유지할 책임이 있다. 부적합은 요구사항을 제대로 이행하지 못하는 것이며, 요구사항의 적합성에 대한 검토 요구사항을 제품, 프로세스 또는 품질경영시스템에 연관시킬 수 있다는 점이 중요하다.

부적합이 식별되면 조직은 중대성, 관련 위험 및 재발 가능성을 결정하여야 한다. 만약 식별된 부적합의 재발 가능성이 적거나 위험이 거의 없다고 판단할 경우, 조직은 시정이 가능하다. 의료기기가 제조중 또는 고객에게 인도된 후에 조직의 품질경영시스템 내에서 부적합이 재발하는 경우, 어느 경우든 재발 방지 목적으로 시정조치를 실시하여야 한다.

부적합 제품은 조직이 수령 또는 인수한 부적합 제품뿐만 아니라 조직의 자체 시설에서 발생하는 부적합 제품을 포함한다.

품질경영시스템의 범위 내에서 관찰된 부적합을 제거하기 위해 취하는 조치는 시정 조치로 간주된다. 그러나 이러한 부적합이 발생하지 않은 경우 다른 품질경영시스템 내에 적용된 유사한 조치는 예방 조치로 간주될 수 있다. 조치를 분류하는 방법에 상관없이 부적합의 처리는 위험기반 접근방법을 기반으로 적용해야 한다. 부적합을 적시에 파악하고 처분하기 위해 프로세스의 모든 단계에서 조직의 직원들에게 부적합 사항을 보고할 권한과 책임을 부여하여야 하며, 절차를 문서화하여야 한다. 조직의 최고 경영자는 확인된 부적합의 검토 및 처분을 위한 효과적인 프로세스 수립을 보장하여야 한다. 부적합 제품 관리 시 조직이 수립하고 유지하여야 하는 절차는 다음과 같다.

〈부적합 제품 관리 시 수립·유지하여야 하는 절차의 예〉
- 부적합 사항과 관련된 제품의 품질 결정
- 적합, 부적합 제품을 구별할 수 있는 식별
- 부적합 사항과 원인 문서화
- 부적합의 특성 평가(부적합에 책임이 있는 외주업체의 조사와 통보 여부 검토 포함)
- 부적합 제품의 처리를 위한 대안 고려
- 처리를 결정하고 기록
- 처리의 결정과 일치하는 부적합 제품의 후속조치(물리적 분리) 관리
- 고객을 포함하여 부적합에 영향을 받는 타인에 대한 통지

부적합이 결정되면, 조직은 시정조치뿐만 아니라 시정의 필요성을 판단하여야 한다. 시정은 폐기, 수리, 재작업 또는 조정을 의미하고 부적합의 제거와 관련이 있는 반면에 시정조치는 부적합 원인의 제거와 관련이 있다(8.5.2).

부적합 제품을 사용, 수락 또는 출시할 경우, 조직은 부적합 제품을 시정한 다음 제품을 재평가하거나 그대로 제품을 사용하도록 결정할 수 있다. 부적합 제품에 대한 정보는 필요시 부적합 원인을 파악하고 시정하여 재발을 방지할 수 있도록 모든 관련 직원에게 제공되어야 하며 위험 관리 활동의 검토 및 갱신이 필요할 수 있다.

오염의 위험(미생물, 바이러스, 화학 물질, 방사성 물질)이 있는 반품 제품의 경우 위험 물질에 대한 규제 요구사항을 고려하여야 하며, 폐기물로 지정된 부적합 제품의 처분에 대하여 관리 수단을 구축하여야 한다. 모든 반품들은 정식으로 적합품으로 인정될 때까지는 부적합품으로 간주하여야 하며, 명확한 식별, 혼동 방지, 생산 시스템 재투입 방지, 안전한 폐기를 보장하여야 한다. 평가, 조사 및 결정의 근거를 포함하여 부적합 상태와 취해진 모든 후속조치에 대한 기록은 유지되어야 한다.

8.3.2 인도 전 확인된 부적합 제품에 대한 대응 조치

가. 조직은 부적합 제품을 다음의 방법으로 처리하여야 한다.
   1) 발견된 부적합의 제거를 위한 조치 실시
   2) 본래 의도된 사용 또는 적용을 배제하는 조치의 실시
   3) 특채하에 사용, 출고 또는 수락을 승인
나. 조직은 타당한 근거가 제시되고, 승인되고, 적용되는 법적 요구사항을 충족하는 경우에만 특채가 허용됨을 보장하여야 한다. 특채에 의한 수락 및 특채 승인자를 식별할 수 있도록 기록을 유지하여야 한다.

해설

조직은 모든 부적합 결과를 처리하는 프로세스를 갖추어야 하며 부적합 결과는 검증, 유효성 확인, 검사 또는 시험을 수행한 후 식별할 수 있다. 부적합 결과를 관리하고 적절히 문서화된 정보를 유지하는 데 사용하는 방법과 기법은 조직에 적합해야 한다. 일부 고객은 부적합 결과를 통지하도록 요구할 수 있다. 공식적인 부적합 보고서 또는 고객 불만 양식 등을 사용하면 어떠한 조치가 취해지는지 쉽게 파악할 수 있다. 이 정보는 복잡할 필요가 없지만 상세하고 서술적이어야 한다.

만약 조직이 부적합 제품을 사용하도록 결정한 경우, 특채를 허용할 수 있다. 특채를 허용할 경우, 조직은 부적합 사항이 법적 요구사항에 상충하지 않는 경우에만 특채가 가능하도록 검토되어야 한다. 각 특채 승인자를 식별할 수 있도록 기록으로 유지하여야 하며, 이 기록은 규제 요구사항이 완전히 충족되었음을 입증하는 정보를 포함하여야 한다. 동일한 부적합 사항으로 인한 특채를 반복하여 적용하는 것은 원칙적으로 허용되지 않는다.

8.3.3 인도 후 확인된 부적합 제품에 대한 대응 조치

가. 부적합 제품이 인도 또는 사용 후에 발견될 경우 조직은 부적합으로 인한 영향 또는 잠재적 영향에 대한 적절한 조치를 취하여야 한다. 취해진 조치에 대한 기록은 유지되어야 한다.
나. 조직은 적용되는 법적 요구사항에 따라 권고문 발행 절차를 문서화하여야 한다. 이러한 절차는 언제든지 실행 가능하여야 한다. 권고문 발행과 관련된 조치 기록은 유지되어야 한다.

해설

이미 출하된 제품에서 발견된 부적합을 처리하기 위한 절차는 다음과 같은 조치를 포함할 수 있다.

〈이미 출하된 제품에서 발견된 부적합 처리 절차의 예〉

- 제품 판매 중지
- 고객에게 조언 제공(점검, 교체 등)
- 제품 유통 중지
- 제품의 물리적 반환 또는 파기 요청

조직은 의료기기 사용목적과 부적합 관련 위해 요인의 성격 및 중대성, 그리고 환자의 생명을 위협하거나 규제 요구사항을 충족하지 못할 가능성에 따라 조치의 긴급성 및 범위를 결정하고 권고문 또는 의료

기기법령에 따른 안내문 등을 발행하며 식품의약품안전처를 포함한 규제 당국에 보고할 필요가 있는지 여부를 결정하여야 한다. 위험에 따라 해당 규제기관이 개입하고 일반 대중에게 문제를 인식시킬 필요가 있을 수 있다.

서비스 제공 중 또는 서비스 제공 후에 부적합을 감지할 가능성이 있으며, 문제의 재발 가능성을 줄이기 위해 서비스 제공을 개정할 수 있도록 시정조치를 수행할 수 있다.

권고문 또는 의료기기법령에 따른 안내문 등을 작성, 승인하고 발행하기 위한 조직 내부의 절차는 다음을 명시하여야 한다.

〈권고문 작성, 승인, 발행 절차에 포함되어야 하는 내용의 예〉
- 주요 직원의 부재 시에도 절차를 수행할 수 있는 방식
- 조치를 개시할 권한 및 영향을 받은 제품을 결정하는 방법
- 반품된 제품의 처분(재작업, 재포장, 스크랩)을 결정하는 시스템
- 의사소통 시스템, 식품의약품안전처 등의 규제당국, 고객 간의 의사소통 방법

권고문 또는 의료기기법령에 따른 안내문 등은 다음을 제공하여야 한다.

〈권고문에 포함되어야 하는 내용의 예〉
- 의료기기의 설명과 모델 명칭
- 권고문 발행 주체의 담당자 및 연락처
- 관련 의료기기의 일련번호, UDI 또는 기타 식별번호(배치 또는 로트번호)
- 결과적으로 사용자가 취하여야 할 조치
- 잠재적 위해 요인에 대한 모든 통지
- 권고문 발행 사유(안전성 정보 세부 내용)

인도 후 또는 사용을 시작한 후에 부적합 제품이 발견되었을 때 취해진 조치를 "회수"라고 한다. 의료기기법령은 조직이 출고한 의료기기가 품질 불량 등으로 인체에 위해를 끼치거나 끼칠 위험이 있다는 사실을 알게 되었을 때, 조직이 식품의약품안전처에 회수 계획서를 제출하고 회수를 실시하는 등의 조치를 하도록 요구하고 있다. 회수 기준 및 절차 등과 관련하여 「의료기기법 시행규칙」 제52조(위해 의료기기의 회수기준 및 절차 등), 제53조(회수계획의 공포 등), 제54조(회수 대상 의료기기의 폐기 등), 제57조(회수·폐기 및 공표 명령 등)을 참고한다.

부적합품에 대한 정보는 모든 관련자에게 제공되어 필요시 부적합의 원인 파악과 시정, 재발 방지를 위한 조치를 취할 수 있도록 하여야 한다. 부적합품에 관한 정보는 위험 관리 활동의 검토와 갱신을 필요로 할 수 있다.

의료기기가 부적합으로 반품되는 경우, 회수 조치 등의 진행상황을 모니터링하여야 한다. 조직에 실제로 반품되거나 현지에서 폐기 또는 시정된 제품의 수량을 파악하여야 하며, 의료기기법령에 따라 식품의약품안전처와 의사소통할 필요가 있다(8.2.3).

8.3.4 재작업

가. 조직은 제품에 재작업으로 인해 발생 가능한 부정적인 영향을 고려하여 문서화된 절차에 따라 재작업을 수행하여야 한다. 이러한 절차는 최초 절차와 동일한 검토 및 승인을 받아야 한다.
나. 재작업 완료 후, 제품이 적용되는 합격기준과 법적 요구사항을 충족하였음을 보장하기 위하여 검증되어야 한다.
다. 재작업에 대한 기록은 유지되어야 한다.

해설

재작업의 관리는 부적합 제품 처리의 중요한 한 부분이다. 재작업 완료 후, 제품이 '적용되는 합격기준과 법적 요구사항을 충족하였음을 보장하기 위하여 검증'되도록 개정되었으며, '재작업의 기록이 유지'되도록 개정되었다.

제품들을 재작업하는 것은 작업 지침, 장비, 시험검사 방법 등을 포함한 문서화된 절차에 따라야 한다. 재작업은 최초 작업지침서와 동일한 권한 및 승인을 통해 재작업 공정을 문서화하여야 한다.

재작업 작업으로 인한 모든 부정적인 영향에 대하여 검토하고 문서화하여야 한다. 재작업된 제품은 기존 사양을 만족하여야 한다. 재작업에 의해서 무효가 된 이전의 모든 검사 및 시험은 다시 실시하거나 기존 검사 및 시험의 결과들이 아직도 적용되는지를 확인해야 한다.

부적합 제품을 미리 정해진 절차에 따라 재가공(Reprocess)하여 시정된 경우, 법적 요구사항에 적합한지 재검증되어야 한다.

이 조항은 재작업이 반복되는지 여부에 상관없이 재작업이 제품에 미치는 모든 부작용을 결정할 것을 요구하고 있다. 재작업이 제품에 미치는 잠재적인 유해 영향을 감안할 때, 모든 재작업에서 제품에 미치는 모든 부작용에 대한 결정이 이루어지도록 하는 데 취지가 있다. 따라서 재작업은 기존의 동일한 검토 및 승인 과정을 거친 절차에 따라 수행되어야 한다.

8.4 데이터의 분석

가. 조직은 품질경영시스템의 적합성과 적절성 및 효과성을 입증하기 위하여 적절한 데이터를 결정, 수집 및 분석하는 절차를 문서화하여야 한다. 이 절차는 통계적 기법 및 그 기법의 적용 범위와 함께 적절한 방법에 대한 결정을 포함하여야 한다.
나. 데이터의 분석은 모니터링 및 측정의 결과로부터 그리고 다른 관련 출처로부터 생성된 데이터를 포함하여야 하고, 최소한 다음 입력사항을 포함하여야 한다.
  1) 피드백
  2) 제품 요구사항에 대한 적합성
  3) 개선에 대한 기회를 포함한 프로세스 및 제품의 특성과 경향
  4) 공급자
  5) 감사
  6) 해당되는 경우, 서비스 보고서

다. 데이터 분석 결과 품질경영시스템이 적합, 적절 또는 효과적이지 않다고 밝혀지면, 조직은 8.5항에서 요구되듯이 개선을 위한 입력으로 이 분석을 사용하여야 한다.
라. 데이터 분석 결과에 대한 기록은 유지되어야 한다.

> **해설**

조직은 계획 중에 개발된 기준에 대한 데이터 분석을 위한 문서화된 절차를 수립하여야 한다.

분석은 부적합 또는 잠재적 부적합을 파악하거나 추가 조사 영역을 파악하기 위해 수행하며, 품질경영시스템 프로세스의 타당성, 적합성 및 유효성을 입증하고 제품이 고객 요구 및 의료기기법령을 준수하는지 확인하는 데 사용한다. 분석은 결론을 도출하기 위한 측정 데이터의 체계적 검토와 평가이다. 분석은 부적합 또는 잠재적 부적합을 파악하거나 추가조사를 위하여 수행한다.

또한, 품질경영시스템 프로세스의 타당성, 적합성 및 유효성을 입증하고 제품이 고객 및 규제 요구사항을 충족하는지 확인하는 데 사용할 수 있다.

분석 도구, 전문가, 프로세스 소유자 또는 독립 검토자를 활용하여 분석을 수행할 수 있으며, 분석 결과는 기록되어야 한다.

측정할 대상을 결정한 후에, 변동성을 파악하기 위한 통계 기법을 파악해야 하며, 이는 조직이 효과성과 효율성을 유지하거나 개선하는 데 도움이 된다. 통계 기법은 의사결정에 도움이 되도록 가용 데이터의 효과적인 이용을 촉진하고 변동성을 식별, 측정, 분석, 해석, 모델링하는 데 도움이 된다. 부적합 분석의 경우 적절한 통계 및 비통계적 기법을 적용할 수 있으며, 그중 통계적 기법은 다음과 같다.

〈통계적 기법의 예〉

- SPC(Statistical Process Control) 차트
- 데이터 트렌딩
- 실험 설계(DOC-Design of Experiments) 및 변동 분석
- 도식법(히스토그램, 산포도 등)
- 파레토 분석
- 성형 및 비선형 회귀 분석

비통계적 기법은 다음과 같다.

〈비통계적 기법의 예〉

- 경영검토
- 안전위원회(내/외부)
- FMEA(Failure Mode and Effect Analysis)
- 5-Why 분석
- FTA(Fault Tree Analysis)
- 특성요인도

분석은 다양한 시점 또는 조직의 다양한 직급에서 이루어질 수 있다. 특정량의 분석 및 잠재적 고장 조사(불일치 증거가 있는 경우)가 각각의 데이터 소스에 대하여 수행될 수 있다. 데이터 소스 내의 분석 외에 부적합성 또는 잠재적 부적합성의 범위와 중대성을 파악하기 위한 데이터 소스 전반에 걸친 분석도 이루어져야 한다.

서로 다른 곳에서 수집한 데이터를 취합하는 것을 수평적 분석이라고 할 수 있다. 수평적 분석은 추가 개선이 이루어지지 않더라도 데이터 분석에서 제안된 조치가 적절한지 여부를 판단할 수 있으며 데이터 분석이 부적합 또는 잠재적 부적합으로 확대되었는지 여부에 상관없이 개선이 이루어질 수 있는 추가 정보를 제공할 수 있다. 측정 및 분석 결과는 다음 그림과 같이 다른 시나리오로 이어진다.

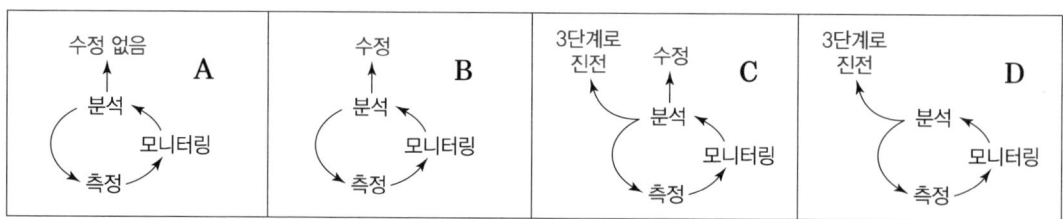

| 그림 2-7 | 측정 및 분석의 결과

설계 및 개발 절차의 문서화 요구사항에 공급자 변경이 발생하는 경우 공급자의 이름과 번호를 기록하도록 규정하고 있다는 상황을 예로 들면 각 시나리오는 측정 및 분석의 다양한 결과를 보여주는 다음과 같은 예로 설명할 수 있다.

시나리오 A	• 시정이 필요하지 않으므로 측정 및 모니터링을 계속 진행한다. • 어떤 시정을 실시하거나 부적합 처리를 개선 단계로 확대하기 위한 결정은 아니다.	
사례	부적합	공급자 번호가 연구 보고서에 포함되지 않았다(그러나 공급자 이름은 문서화되어 있다).
	주요 측정 및 분석 결과	• 분석 결과는 이 절차가 적절하고 연구절차상의 사용자에게 잘 알려져 있음을 보여준다. • 문제 검토에 따르면 이는 일회성인 것처럼 보인다. • 이 요구사항의 취지는 편의성만을 위한 것이다.
	결론	• 초기 시정은 없다. • 공급자가 이름으로 문서화되어 있으므로 추적성이 유지되기 때문에 연구 보고서를 업데이트할 필요가 없다. • 개선 단계(3단계)로 확대하지 않는다.

시나리오 B	• 시정이 필요하며, 측정 및 모니터링을 계속한다. • 시정을 실시하되 부적합의 처리를 개선 단계(8.1절의 3단계 참조)로 확대하지 않는다.	
사례	부적합	공급자 이름과 번호가 연구 보고서에 포함되지 않았다.
	주요 측정 및 분석 결과	• 분석 결과는 이 절차가 적절하고 연구절차상의 사용자에게 잘 알려져 있음을 보여준다. • 문제 검토에 따르면 이는 일회성인 것처럼 보인다. • 이 요구사항의 취지는 공급자의 추적성을 보장하기 위한 것이며, 연구 보고서가 업데이트되지 않으면 이를 상실할 수 있다.
	결론	• 초기 시정을 실시하여 공급자 이름과 번호를 사용하여 연구 보고서를 업데이트한다. • 개선 단계(3단계)로 확대하지 않는다.

시나리오 C		• 시정 및 개선 단계의 추가 조사로 단계적 확대한다. • 이 결정은 초기 시정을 수행하기 위한 것이다. • 그러나 적절한 시정 조치를 결정하기 위해 수행된 분석 결과로 추가 조사를 위해 개선 단계(8.1절의 3단계)로 단계적 확대가 필요하다.
사례	부적합	공급자 이름과 번호가 연구 보고서에 포함되지 않았다.
	주요 측정 및 분석 결과	• 분석 결과는 이 절차가 적절하지 않으며 연구절차상의 사용자에게 잘 알려져 있지 않음을 보여 준다. • 이 문제는 여러 보고서에서 확인되었다. • 일부 경우에는 공급자에 대한 추적성을 다른 수단을 통해 확립될 수 있으며, 다른 경우에는 그렇지 않을 수 있다.
	결론	• 초기 시정을 실시하여 공급자를 식별할 수 있는 경우 공급자 이름과 번호를 사용하여 연구 보고서를 업데이트한다. • 시정조치를 위해 개선 단계(3단계)로 확대한다.
시나리오 D		• 개선 단계의 추가 조사를 위한 단계적 확대를 진행한다. • 이 시점에 필요한 조치를 결정하기에 충분한 정보가 없다는 결정을 내린다. 따라서 조사가 개선 단계(8.1절의 3단계)로 확대되었다.
사례	부적합	공급자 이름과 번호가 연구 보고서에 포함되지 않았다.
	주요 측정 및 분석 결과	• 분석 결과는 이 절차가 적절하지 않으며 연구절차상의 사용자에게 잘 알려져 있지 않음을 보여 준다. • 이 문제는 여러 보고서에서 확인되었다. • 어떤 경우에도 공급자에 대한 추적성을 다른 수단을 통해 확보할 수 없다.
	결론	• 초기 시정은 없다. • 공급자를 모르며, 따라서 이 시점에서 초기 시정을 실시할 수 없다. • 시정 조치를 위해 개선 단계(3단계)로 확대한다.

문서화된 절차는 개선 단계(8.1절의 3단계)로 단계적 확대가 필요한 경우를 명확하게 명시하고 정의하여야 한다. 조직에는 일부 주요 데이터(불만 처리, 부적합 처리, 변경관리 프로세스)에 관한 직무 그룹 또는 프로세스가 있을 수 있으며 특정 활동을 단계적 확대 없이 이행할 수 있다. 조직은 위험의 중대성으로 인해 지체 없이 곧바로 개선 단계로 확대될 수 있는 사건을 사전에 정의할 수도 있다.

시정을 이행하지 않거나 단계적 확대가 필요하지 않고 시정에 착수하는 경우, 누적된 정보에 따라 개선 단계로 단계적 확대가 필요한지 결정하는 데이터(추세 등)의 모니터링 및 분석이 필요할 수 있다. 문제가 개선 단계(3단계)로 확대될 때마다, 입수한 모든 정보는 개선 활동에 대한 입력사항이 되어야 한다.

8.5 개선

8.5.1 일반 요구사항

> 조직은 품질방침, 품질목표, 감사 결과, 시판 후 감시, 데이터분석, 시정조치 및 예방조치, 경영검토 등의 활용을 통하여 품질경영시스템의 지속적인 적합성, 적절성과 효과성뿐만 아니라 의료기기 안전성 및 성능을 보장하고 유지하는 데 필요한 모든 변경을 식별하고 실행하여야 한다.

해설

시정조치 또는 예방조치 프로세스의 개선 단계는 부적합 또는 잠재적 부적합을 제거하거나 완화하도록 설계되었다. 개선 활동은 특정 부적합이나 잠재적 부적합에 따라 달라지며, 측정 및 분석(2단계)의 이전 데이터는 개선(3단계) 프로세스의 입력사항으로 활용하여야 한다(8.1).

다음 [그림 2-8]과 같은 개선 단계와 다음에 설명된 활동을 문서화해야 한다. 일반적으로 개선은 조직이 순차적으로 또는 동시에 수행할 수 있는 다음과 같은 활동을 포함할 수 있다.

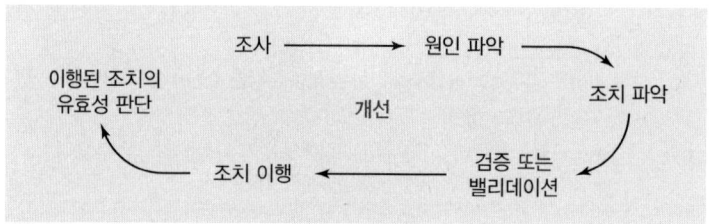

| 그림 2-8 | 개선 활동 추진 단계

〈개선 활동의 예〉

- 조사 : 보고된 부적합의 철저한 조사
- 원인 파악 : 원인을 규명하는 심층 분석
- 조치 파악 : 문제 해결에 적절한 조치의 파악
- 검증 또는 밸리데이션 : 식별된 조치의 모든 필요한 검증 또는 유효성 확인 완료
- 조치 이행 : 식별된 조치를 수행
- 조치의 유효성 확인 : 구현된 조치가 문제를 해결했는지 확인

조사의 목적은 가급적 기존 또는 잠재적 부적합의 근본 원인을 파악하여 권장 해결책을 제시하는 데 있으며, 조사의 규모/범위는 부적합의 산정된 위험에 상응하여야 한다.

이 기준은 조사를 수행하기 전에 계획을 문서화하여야 한다고 명시되어 있으며, 계획에는 다음이 포함되어야 한다.

〈조사 계획에 포함되어야 하는 내용의 예〉

- 문제로 제기된 부적합에 대한 설명
- 조사팀과 그 의무
- 자원, 기간
- 조사 범위
- 수행할 활동에 대한 설명
- 방법 및 도구

조사는 다음의 주의사항을 고려하여야 한다.

〈조사 시 주의사항의 예〉

- 부적합 또는 잠재적 부적합의 범위를 결정하여야 함
- 사건의 여러 원인이 있을 가능성을 인정하고 조사가 조기에 중단되지 않도록 하여야 함
- 증상을 근본 원인과 구분하여야 하며, 근본 원인을 해결하기 위해 주력하여야 함
- 지나치게 철저한 조사는 부적합 사항의 시정조치 기간을 너무 지연시키거나 불필요한 추가 비용을 초래할 수 있으므로 조사에 대한 종결점을 정하여야 함
  ※ 지금까지 밝혀진 원인을 제거하면 80%의 시정효과를 거두어 중요한 원인을 식별할 수 있다(파레토 규칙).
- 관련 위험 관리 활동의 결과를 고려하여야 함
- 증거 위주의 조사가 수행되어야 함
- 사건의 중대성, 발생 가능성, 파급성을 고려하여야 함

조사는 데이터 수집을 포함하여야 하며, 이전에 수행되었던 모든 분석, 평가 및 조사에 근거하여야 한다. 조사자가 조사의 맥락과 범위를 이해할 수 있도록 관찰된 효과/부적합 또는 이미 규명된 원인을 식별, 정의하고 추가로 문서화할 것을 요구하여야 한다. 다음과 같은 경우가 필요할 수 있다.

〈조사 데이터에 포함할 수 있는 내용의 예〉

- 제공된 정보의 검토 및 명료화
- 시스템 문제인지 비시스템 문제인지를 검토
- 프로세스 소유/조작자 또는 기타 관련 당사자 인터뷰
- 시설 또는 사건 환경을 조사
- 수평적 분석에서 입수한 추가 정보의 검토
- 필요시 추가 증거 수집
- 문서 검토

사건이 새로운 문제인지 또는 예를 들어 비효율적인 해결책을 취하여 이전과 같은 문제가 재발한 것인지 판단하기 위해 과거의 조사를 검토하여야 한다. 다음 질문은 이러한 결정을 내리는 데 도움이 된다.

〈과거의 조사 검토 시 고려할 사항의 예〉

- 부적합이 단일 데이터 소스에 기인하는가?
- 현재의 부적합 사항이 다른 데이터 소스의 부적합 사항과 관련이 있는가?
- 여러 데이터 소스가 동일한 부적합성을 식별하고 있는가?
- 다른 부적합성이 여기서 조사된 문제에 영향을 미치는가?

조사에 사용되는 다수 도구들은 사건과 그 사건의 증상 사이의 인과관계에 의존한다. 증상이 아닌 원인을 식별하기 위해 다음 사항을 고려하여야 한다.

〈증상이 아닌 원인을 식별하기 위해 고려할 사항의 예〉
- 원인과 결과에 대한 명확한 설명이 있다. 원인과 바람직하지 않은 결과 사이의 연관성을 설명하여야 한다.
- 원인에 대한 각 설명은 원치 않는 효과에 기여하는 복합 조건을 설명하여야 한다.

조치를 취할 기존 요구사항이 있는 경우에만 조치 불이행이 원인으로 간주된다. 조치를 취해야 할 요구사항은 절차에 따른 것일 수 있으며, 규정, 표준 또는 실무 지침이나 기타 합리적으로 예상되는 조치에 따른 것일 수도 있다. 일반적인 도구와 기법은 다음과 같다.

〈일반적인 도구와 기법의 예〉
- 특성 요인도
- Fishbone/Ishikawa 특성 요인도
- Is/Is Not
- 5-Why 분석
- 변경 분석
- 파레토 차트
- 위험 분석 기법

조사 결과에는 다음이 포함되어야 한다.

〈조사 결과에 포함되어야 할 내용의 예〉
- 명확하게 정의된 문제 진술
- 정보의 검토/평가 결과
- 원인 또는 기여 요인을 해결하는 해결책
- 수집, 검토 또는 평가된 정보
- 원인 또는 기여 요인의 식별

발견된 부적합 또는 잠재적 부적합의 원인 또는 기여 요인을 즉시 파악하여 재발 방지를 위한 시정조치를 취하거나 발생 예방을 위한 예방조치를 취하여야 한다. 원인을 식별하는 프로세스는 조사의 결과로 시작하여야 하며, 모든 분석 결과는 부적합을 초래하는 가장 근본적인 원인에 대한 명확한 진술이어야 한다. 관련 데이터 평가 시 다음 사항을 고려하여야 한다.

〈데이터 평가 시 고려할 사항의 예〉
- 문서화된 증거로 뒷받침되는 원인과 결과의 체계적인 생성
- 증상이 아닌 원인 파악
- 중요하거나 근본적인 원인 및 그 문제와의 관계를 평가
- 적절할 경우, 하나 이상의 근본 원인을 파악

부적합 또는 잠재적 부적합의 원인 또는 기여 요인은 다음과 같다.

〈부적합 또는 잠재적 부적합의 원인 또는 기여 요인의 예〉
- 수입 재료, 프로세스, 도구, 장비 또는 제품이 가공, 보관 또는 처리되는 시설의 장애 또는 오작동
- 부적절하거나 존재하지 않는 절차 및 문서
- 부적절한 일정
- 부적절한 작업 조건
- 프로세스 변동성
- 부적절한 프로세스 제어
- 교육 결여
- 부적절한 자원(인력 또는 재료)

조직의 다양한 직급에 있는 경영자는 개선 단계의 승인 또는 보고의 승인을 통해 각각의 개선 조치에 관여하여야 한다. 경영검토는 최고 경영자가 타당하고 적합하며, 효과적이며, 식별된 개선 조치를 통해 품질경영시스템의 타당성, 적합성 및 유효성을 유지하기 위한 개선 프로세스를 수행하는 총체적인 체계이다.

조직은 안전 관련 문제 또는 기타 고위험 문제를 신속하게 제기할 수 있는 체계/절차를 갖추고 있어야 한다. 이러한 문제는 데이터 소스, 개선 단계에서 식별할 수 있거나 또는 품질경영시스템에 대한 기타 외부 소스에서 비롯될 수 있다. 신속한 단계적 확대 체계 외에도, 조직은 이행되는 프로세스와 조치가 효과적인지 확인하기 위해 측정, 분석 및 개선 프로세스에 대한 경영진 및 직원의 책임을 정의하여야 한다. 이를 위하여 다양한 직급의 경영진이 개별 데이터 소스의 측정 및 분석 활동, 개선 프로세스의 조사, 조치, 실현 등과 같은 정보 또는 데이터에 대한 정보를 항상 입수할 수 있는 체계가 필요하다.

8.5.2 시정조치

가. 조직은 부적합의 재발 방지를 위하여 부적합의 원인을 제거하기 위한 조치를 취하여야 한다.
나. 필요한 시정조치는 지체 없이 취하여야 한다. 시정조치는 당면한 부적합의 영향에 비례하여야 한다.
다. 문서화된 절차에는 다음을 위한 요구사항을 정하여야 한다.
 1) 부적합의 검토(고객 불만 포함)
 2) 부적합 원인의 결정
 3) 부적합의 재발 방지를 보장하기 위한 조치의 필요성에 대한 평가
 4) 필요한 조치의 계획 및 문서화, 해당되는 경우 문서 개정을 포함한 조치의 실행
 5) 시정조치가 의료기기의 안전성 및 성능 또는 적용되는 법적 요구사항을 충족시키는 데 부정적 영향을 미치지 않음을 검증
 6) 취해진 시정조치의 효과성에 대한 검토
라. 모든 조사 결과와 취해진 조치에 대한 기록은 유지되어야 한다.

해설

시정조치는 이미 일어난 부적합 사항의 재발 방지를 위하여 취해야 하는 조치이다. 원인이 파악되고 나면, 조직은 필요한 시정조치를 식별하고 문서화하여야 한다. 시정조치는 지체 없이 수행하여야 하며, 부적합의 영향에 비례하여야 한다. 검토는 다기능적 접근방식[5]이 유용할 수 있다. 문서화된 절차에는 다음의 요구사항을 정의하여야 한다.

〈시정조치 문서화의 예〉

- 부적합 검토(단지 고객 불만만이 아닌 모든 불만을 포함)
- 부적합 원인의 결정
- 부적합의 재발 방지를 보장하기 위한 조치의 필요성에 대한 검토 및 평가
- 필요한 조치의 계획 및 문서화, 해당되는 경우 문서 개정을 포함한 조치의 실행
- 해당 규제 요구사항 또는 의료기기의 안전성 및 성능을 충족할 수 있는 능력에 시정 조치가 악영향을 미치지 않음을 검증

---

[5] 조직의 경영, 설계, 제조(생산), 품질, 영업, 구매, 외부전문가 등 다양한 분야의 전문가들이 함께 의사소통하여 문제에 대해 능동적으로 접근하는 방식

시정조치의 목적은 시스템 문제를 해결하는 것이다. 단순히 직원 교육에 대한 절차를 개정하는 것은 시스템의 원인을 해결하기에 충분하지 않을 수 있다. 시정조치 항목에는 다음이 포함될 수 있다.

〈시정조치 항목의 예〉

- 조치에 대한 상세한 설명의 개발
- 실행에 대한 역할 및 책임 정의
- 허용기준을 포함한 조치의 검증 또는 유효성 확인 절차
- 시정조치 후 모니터링의 시작점 식별
- 규제 요구사항 검토(허가, 인증 등)
- 필요한 자원(IT, 인프라 등)의 파악
- 시기를 포함한 일정
- 허용기준에 대한 유효성 확인을 위한 방법 또는 데이터의 식별

시정조치의 정도는 문제의 위험성, 문제 규모와 특성, 그리고 제품의 품질에 영향을 주는 정도에 따라 달라진다. 시정조치는 일반적으로 [그림 2-9]와 같은 절차에 따라 진행한다.

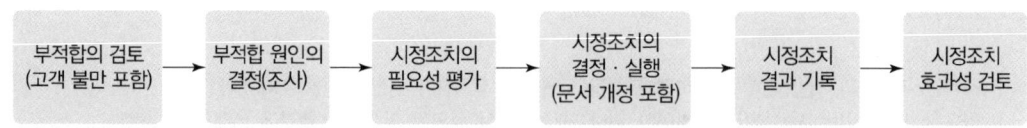

┃그림 2-9┃ 시정조치 업무 흐름도

부적합의 원인을 파악하는 조사 단계는 조치의 적절성을 규명하고 결정하기 위한 작업에 대해, 문서 보관 단계는 예정된 내부감사의 불이행과 같이 다소 중대하지 않은 부적합에 비해 의료기기의 고장과 관련된 부적합에 대하여 훨씬 더 광범위하여야 한다.

시정조치는 지체 없이 수행되어야 한다. 부적합의 위험과 관련하여 문제의 위험이 높을 경우(심각도가 높거나 발생 가능성이 높을 경우), 구현 시간을 단축하기에 적절한 시급성으로 조치를 취해야 한다.

조직의 담당자는 시정조치에 대해 과도한 지연이 발생하지 않으며 제한된 자원이 충분한지 확인 및 검토하여야 한다. 위험이 높거나 역량 또는 충분한 자원이 없을 경우, 최고 경영자의 추가 조치를 위해 이를 단계적으로 확대하는 근거로 활용할 수 있다. 즉, 조직이 위험에 비례하여 허용할 수 있는 조치의 지연을 결정해야 한다는 점이다.

조치를 이행하기 전에 조직은 확인된 조치를 적절히 검증하고 변경 관리 프로세스에 따라 승인하여야 한다. 또한, 공정 유효성 확인 또는 유효성 재확인이 필요한 경우에 요구될 수 있으며, 사용자 요구사항 또는 사용목적이 변경된 경우에도 설계 유효성 확인이 요구될 수 있다. 검증 활동은 제안된 조치(문서, 훈련 또는 기타 활동)의 모든 요소가 요구사항을 충족하도록 보장한다. 이러한 활동은 시정조치의 대상인 제품 또는 프로세스의 설계 및 개발에 정통한 자가 수행하여야 한다.

유효성 확인 활동은 부적합을 제거하는 시정조치의 효과성을 확인하는 데이터와 정보를 생성한다. 검증/유효성 확인 활동을 계획할 때 고려하여야 할 항목은 다음과 같다.

⟨검증/유효성 확인 활동 계획 시 고려하여야 할 항목의 예⟩
- 조치가 식별된 근본 원인을 제거하는가?
- 조치가 영향을 받은 모든 제품/프로세스를 포함하는가?
- 조치가 최종 제품에 악영향을 미치는가?
- 계획된 일정에 따라 적시에 조치를 마무리할 수 있는가(자원, 자재/키트, 물류, 통신 등)?
- 이전에 확립된 위험의 정도에 상응하는 조치를 시행하고 있는가?
- 새로운 위험 또는 부적합이 조치로부터 파생되는가?

구현 시 다음 항목을 고려할 수 있다.

⟨구현 시 고려하여야 할 항목의 예⟩
- 관련 당사자
- 구현 또는 변경하여야 할 프로세스
- 인식 제고를 위한 의사소통
- 조치 구현 일정
- 기록하여야 할 적절한 정보
- 필요한 재료
- 역량 확보에 필요한 교육
- 사용할 도구
- 조치가 효과적인지 검증하는 기준

조직은 취해진 조치가 효과적인지 확인하고 새로운 문제나 우려사항이 없는지 확인하여야 한다. 다음과 같은 질문을 프로세스 전반에 걸쳐 적절한 시기에 검토하고 최종 검토에서 재고하여야 한다.

⟨최종 검토 시 고려하여야 할 질문의 예⟩
- 문제가 포괄적으로 식별되었는가?
- 문제의 범위가 파악되었는가(영향을 받는 장치의 범위, 환자 결과, 프로세스, 생산라인, 조작자)?
- 문제의 근본 원인/기여 요인을 파악하고 해결했는가?
- 개선조치를 정의, 계획, 문서화, 검증하고 구현했는가?

조치가 효과적이지 않다고 판단하면 개선 활동을 다시 시작하여야 하며, 조직에서 조치가 새로운 문제 또는 새로운 부적합을 유발하는 것을 발견한 경우 데이터 수집 및 분석 활동을 개시하여 추가 개선을 고려하여야 한다.

8.5.3 예방조치

가. 조직은 부적합의 발생 방지를 위하여 잠재적 부적합의 원인을 제거하기 위한 예방조치를 결정하여야 한다. 예방조치는 잠재적인 문제의 영향에 대하여 비례하여야 한다.
나. 문서화된 절차에는 다음 요구사항이 규정되어야 한다.
   1) 잠재적 부적합 및 그 원인 결정
   2) 부적합의 발생을 방지하기 위한 조치의 필요성에 대한 평가
   3) 필요한 조치의 계획과 문서화, 그리고 해당되는 경우 문서 개정을 포함한 조치의 결정 및 실행
   4) 예방조치가 의료기기의 안전성 및 성능 또는 적용되는 법적 요구사항을 충족시키는 데 부정적 영향을 미치지 않음을 검증
   5) 해당되는 경우, 취해진 예방조치의 효과성에 대한 검토
다. 모든 조사 및 취해진 조치의 결과의 기록은 유지되어야 한다.

> **해설**

'예방조치(Preventive Action)'란 잠재적 부적합 또는 기타 바람직하지 않은 상황의 발생을 방지하기 위하여 잠재적 부적합의 원인을 제거하기 위한 조치를 말한다. 즉, 예방조치의 목적은 부적합을 사전에 방지하는 데 있다.

기록 분석 결과 혹은 기타 정보의 결과로서 잠재적 부적합이 발견되면 예방조치를 취해야 한다. 예방조치의 정도는 문제가 지닌 위험의 크기, 규모, 특성 및 제품 품질에 대한 영향에 따라 달라질 수 있다. 예방조치는 제품 또는 프로세스에 대한 변경을 포함할 수 있으며, 설계 및 개발 변경의 관리에 관한 7.3.9의 요구사항과 프로세스 변경 관리에 관한 4.1.4의 요구사항을 각각 적용하여야 한다.

예방조치의 처리 절차는 [그림 2-10]처럼 시정조치와 유사하다. 시정조치와 다른 점은 부적합이 아직 발생하지 않았지만 조치하지 않을 경우 부적합이 발생할 수 있다는 점이다. 취해진 예방조치는 반드시 기록해야 한다.

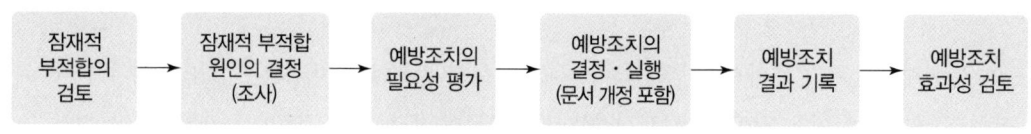

▌그림 2-10▌ 예방조치 업무 흐름도

예방조치를 수행하기 위한 정보는 다음을 포함할 수 있다.

〈예방조치를 수행하기 위한 정보의 예〉

- 위험 관리 프로세스
- SPC(Statistical Process Control)
- 공급자와의 문제(7.4.1)
- 프로세스 측정
- 사양을 벗어나지 않은 추이를 나타내는 결과 식별

측정 결과로 도출된 데이터 값이 부적합한 상태는 아니나 그 데이터 값이 시간의 흐름에 따라 부적합을 예견할 수 있는 상태로 방향성을 지니는 경우, 부적합이 발생되기 전에 상응하는 조치를 취하는 것이 효과적이다. 예방조치의 검증은 부적합을 유도하는 조건을 채택하고 부적합이 발생하지 않음을 확인하여 달성할 수 있다.

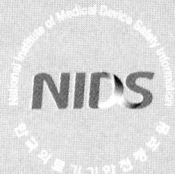

제 3 장

위험 관리

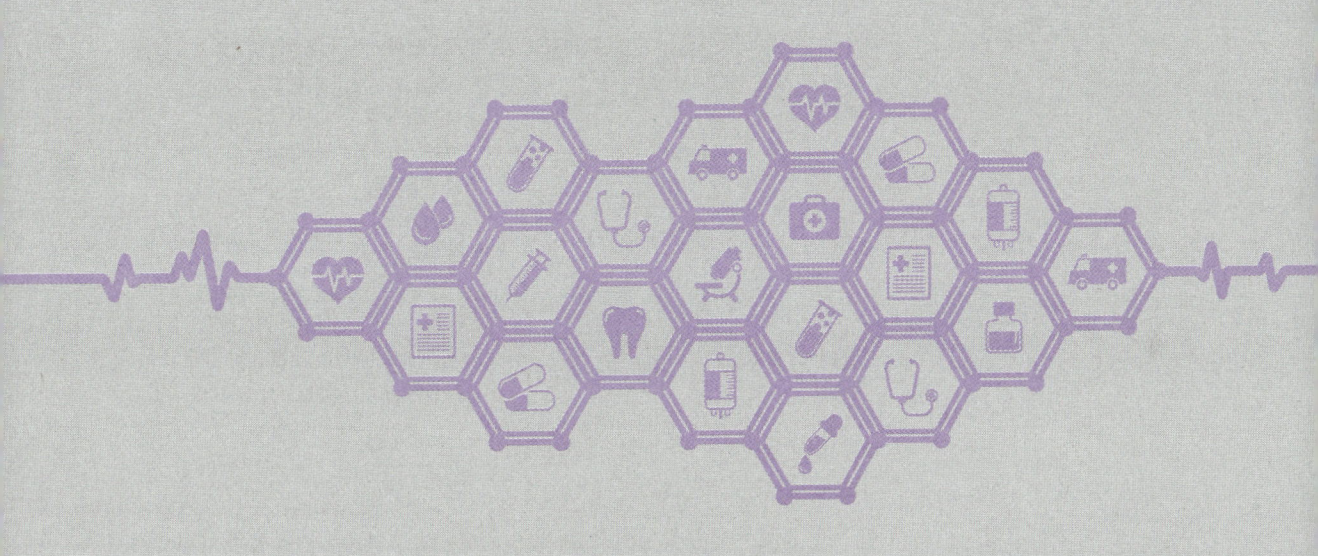

1. 의료기기 위험 관리 개요
2. 위험 관리와 국제표준
3. 위험 관리 추진 절차 및 방법
4. 위험 관리 결과의 문서화

03 위험 관리

학습목표 → 의료기기의 안전성 및 유효성을 보장하기 위하여 「의료기기법」 및 ISO 14971 국제규격에서 요구하는 의료기기의 위험 관리 관련 요구사항을 파악하고, 위험요소를 제거 및 최소화할 수 있는 능력을 배양한다.

NCS 연계 →

목차	분류 번호	능력단위	능력단위 요소	수준
1. 의료기기 위험 관리 개요	1903090108_15v1	의료기기 품질 위험 관리	위험 관리 관련 규격 검토하기	5
2. 위험 관리와 국제 표준	1903090108_15v1	의료기기 품질 위험 관리	위험 관리 관련 규격 검토하기	5
3. 위험 관리 추진 절차 및 방법	1903090108_15v1	의료기기 품질 위험 관리	위험 관리 수행하기	5
4. 위험 관리 결과의 문서화	1903090108_15v1	의료기기 품질 위험 관리	위험 관리 계획서 작성하기	5
			위험 관리 결과보고서 작성하기	
			위험 관리 파일 개정하기	

핵심 용어 → 위험, 위험 관리, 위험 분석, 위해, 위해 요인, 위해상황, 위험산정, 위험 통제, 위험 평가, 잔여위험

1. 의료기기 위험 관리 개요

1.1 위험 관리의 개념과 정의

가. 위험 관리의 개념

 국내에서 드럼세탁기가 기존의 수직형 세탁기를 제치고 판매량이 급증하던 시절 일반 가정에 설치되어 있던 드럼세탁기에 어린이가 갇혀 질식사하는 사고가 연속적으로 발생해 온 사회가 시끌벅적한 적이 있었다. 이에 세탁기 제조업체는 드럼세탁기를 사용하지 않을 때는 도어가 닫히지 않도록 하는 '어린이 보호 안전캡'을 제작하여 고객들에게 무상으로 제공하고, 세탁기 도어 전면에 안전사고 예방을 위한 경고

스티커를 추가로 부착하여 소비자들의 주의를 환기하는 캠페인을 한 적이 있다. 이렇게 위험 관리는 의료기기뿐만 아니라, 좀 더 안전하고 효율적인 제품을 만들고자 하는 품질관리의 일부분이다.

최첨단 기술을 적용하여 제작 및 관리하는 비행기도 추락하고, 최신 과학기술의 집합체라 할 수 있는 우주 로켓도 폭발하는 사고가 발생하기도 한다. 의료기기도 이러한 안전사고가 예외가 아니므로 의료기기의 설계, 생산, 유통, 사용은 물론 사용 후 폐기 등의 전 과정에서 위험요소를 제거하거나 감소시켜 의료기기의 안전성을 확보해야 한다. 이와 같이 좀 더 안전하고 위험성이 적도록 지속적으로 수행하는 업무를 처리하는 것을 위험 관리라 한다.

이와 같이 의료기기 위험 관리는 의료기기 사용으로 인한 위험을 해결하기 위한 프로세스와 함께 품질경영 시스템을 유지해야 한다. 제조업체들은 두 가지의 관리 시스템을 별도로 유지할 수 있으나, 이들을 하나로 통합하여 비용을 줄이고 중복성을 제거함으로써 보다 효과적인 관리 시스템을 구축할 수 있다. 특히 안전의 중요성을 감안할 때, 특별히 안전 문제를 다루는 일부 핵심 조치들을 파악하고, 이에 따른 적절한 입력 사항과 피드백이 품질경영 시스템에 포함되도록 만드는 것이 유용하다.

이와 같이 위험 관리는 GMP(Good Manufacturing Practice) 시스템의 일부이다. 특히 국제규격인 ISO 14971은 의료기기/의료 시스템 제조업체를 대상으로 개발된 기준으로, 의료기기의 위험 관리 시스템 및 절차를 개발하고 유지하기 위해 반드시 적용해야 하는 규격이다.

의료기기 위험 관리는 안전 문제를 파악하고 다루는 데 적용하도록 설계 및 개발 프로세스, 생산, 유통, 설치 서비스 그리고 폐기하는 과정까지 전 주기에 걸쳐 수행되어야 한다.

나. 위험 관리의 정의

의료기기 위험 관리 적용을 위한 ISO 14971:2019 국제규격에 따르면 위험이란 '위해의 발생 가능성과 그 심각도의 조합'으로 정의되어 있다. 관리(Management)는 ISO 9000 규격에 의하면 '조직을 지휘하고 관리하는 조정 활동'으로 정의되어 있다. 하지만 이때의 관리는 조직을 경영하는 개념과는 의미가 조금은 다르므로, 어학사전에 정의된 관리(管理)의 개념에 따라 '어떤 일을 맡아 처리하거나 시설이나 물건의 유지, 개량 따위의 일을 맡아 하는 것'으로 해석하는 것이 적절하다.

또한, 위험 관리란 ISO 14971:2019 규격에서 '위험을 분석, 평가, 통제하고 모니터링하는 업무에 대한 관리 정책, 절차 및 실무를 체계적으로 적용하는 것'이라고 정의되어 있다. 그리고 「의료기기 제조 및 품질관리 기준」에는 "의료기기의 설계, 생산, 유통, 사용 등 전 과정에서 발생할 수 있는 모든 위험을 분석, 평가하고 이를 허용 가능한 수준으로 관리하는 선진화된 안전관리 시스템을 말한다."라고 정의되어 있다.

이를 종합하여 보면, 의료기기 위험 관리란 의료기기를 사용 및 취급하는 전 과정에서 예기치 못한 사고 발생 시 나타날 수 있는 부정적인 영향을 최소화하기 위해 최적의 위험 처리 방법을 선택, 수행하는 활동이라 할 수 있다.

1.2 위험 관리의 필요성

의료기술의 발달로 인류는 각종 질병과 사고로부터 고통과 통증을 치유하고, 예방 의학의 출현으로 수명 연장이 가능한 세상에 살고 있다. 이러한 의료기술은 다양한 첨단 의료기기의 발전과 더불어 더욱 발달하고 있지만, 우리는 아직도 의료기기 오작동 또는 오사용으로 인한 의료사고가 발생했다는 등의 좋지 않은 소식을 접하고 있다.

우리가 사용하는 의료기기 역시 사용하지 않는다면 어떠한 위험도 발생하지 않겠지만, 현재의 의료 환경이 다양하고 복잡해지는 등 최신기술이 적용되면서 과거에는 의사의 능력에 전적으로 의존하던 것들이 의료기기의 사용이나 성능에 따라 달라지므로 의료기기의 필요성과 중요성이 커지게 되었다. 그만큼 의료기기에 의한 위험 발생 가능성도 높아졌다. 이렇게 우리가 직면하는 위험들은 첫째, 위해가 발생할 가능성과 둘째, 위해의 심각성으로 구성된다. 따라서 해당 위해가 발생할 가능성이 높거나 해당 위해의 심각성이 크면 위험의 크기가 커지고 둘 중 하나라도 작아지면 위험의 크기는 줄어들게 된다.

위험 관리는 이 두 가지 중의 하나 또는 둘 다를 줄이도록 통제 활동을 수행하는 것이다. 현대 사회는 자동차로 인해 발생할 수 있는 위험을 줄이기 위해 육교 설치 등 도로 인프라 구축, 교통신호 준수, 주기적인 자동차 정비 등을 수행하고 있다. 이는 발생 가능성을 줄이는 통제 활동이고, 운전자를 보호하는 에어백 설치, 다리 난간 설치 등은 교통사고로 인한 심각성을 낮추기 위한 통제 활동으로 볼 수 있다. 하지만 일반적으로 발생 가능성을 줄이는 방법이 실질적인 위험 관리 수단으로 여겨지고 있다.

가. 위험 관리 실행의 필요성

이러한 위험 관리 활동 수준에 따라 제품의 안전성과 국제 품질경쟁력이 좌우되고 있으며, 다음과 같은 이유로 실행의 필요성이 더욱 가중되고 있다.

1) 제품의 결함 및 의료기기로 인한 피해 책임 법률의 강화

제품의 결함으로 인해 소비자가 피해를 입었을 때 제품을 만든 제조업체의 손해배상 책임을 규정한 「제조물책임(PL)법」의 시행은 물론 환자의 사망 또는 중대한 부작용을 발생시킬 수 있는 의료기기의 제조업자·수입업자에게는 인체에 30일 이상 연속적으로 유지되는 것을 목적으로 인체에 삽입해 사용하는 의료기기에 한해서 책임보험 또는 배상책임공제 가입을 의무화하는 「의료기기법」이 신설('21. 7. 20.)되어 시행('22. 7. 21.)되고 있다. 이는 국내 제조업체도 선진 외국과 마찬가지로 자사 제품의 품질과 안전성에 대한 관리 책임이 더욱 커졌다.

2) 소비자의 안전 욕구 증가

생활수준 향상, 인구 고령화 등에 따라 소비자의 웰빙과 안전 욕구가 날로 증대되고 있다. 이와 함께 의료기기의 결함으로 인한 피해보상에 대한 소비자의 적극적 대응도 계속 늘어나고 있다.

3) 품질경쟁력 강화 필요

「제조물책임법」의 시행과 소비자의 안전 욕구가 갈수록 커지고 있는 환경 등 품질 경쟁력 강화 없이는 의료기기 제조업체가 안정적으로 기업 활동을 영위하고 수익을 창출하는 데 어려움이 있다. 이제 의료기기 업체는 엄격한 품질관리 없이는 지속적인 경영이 어렵게 되고 있는 것이다.

4) 위험 관리 기반의 품질경영 필요

의료기기의 설계, 생산, 유통, 사용 등 전 과정에서 발생할 수 있는 화학적, 물리적, 생물학적, 전기·기계적, 환경적 등 모든 위험요소를 분석·평가하고, 이를 허용 가능한 수준으로 관리함으로써 제품의 안전성을 사전에 확보해야 하며, 엄격한 품질관리는 위험 관리 기반의 GMP 운영으로 실현할 수 있다. 즉, 위험 관리 없이는 제대로 된 품질관리가 사실상 불가능한 것이다.

5) 수출을 위한 전제조건

세계 의료기기 시장을 주도하고 있는 미국, 유럽연합, 일본 등 선진국에서 이미 GMP를 위험 관리 중심으로 운영하고 있으며, 품목허가 시 위험 분석보고서를 첨부하도록 의무화하였고, CE 등 심사 시에도 위험 관리 없이는 인증을 받을 수 없다.

국내에서도 4등급 품목부터 제조허가 시 국제표준화기술문서(STED)를 적용하여 위험 관리 보고서를 제출하도록 의무화하고 있고, 점차 3등급에서 2등급까지 확대할 예정이다. 따라서 위험 관리 없이는 수출은 물론 이제는 국내 판매도 할 수 없게 되는 것이다.

나. GMP 품질경영 시스템과 위험 관리의 연계

국내 의료기기 제조업체는 위험 관리 규격인 ISO 14971:2019(국내 KS P ISO 14971:2019)에 따라 개발 및 제조하고자 하는 제품의 의도된 목적, 제조 방법, 작동 원리에 따른 위험 관리 프로세스를 어떻게 적용할지를 알아야 한다. 이 규격에 따라 의료기기의 위험을 분석하고, 고장모드영향분석(FMEA, Failure Mode and Effective Analysis) 등의 평가방법을 통해 위험을 통제(Control)하기 위한 적용 가능한 최선의 방법을 시도하며, 해당 제품의 수명주기 전반에 걸쳐 잔여 위험들을 평가하여 위험 관리를 수행해야 한다.

위험 관리는 보고서를 작성하는 것으로 완료되는 것이 아니라, 생산 및 생산 후 기간 동안 지속적으로 새로운 위험 또는 유사 사고 및 사건들에 대한 판매 후 정보를 감시하는 방법을 유지·관리해야 한다.

위험 관리의 목적은 의료기기를 설계함에 있어서 해당 의료기기가 야기할 수 있는 위험요소를 사전에 파악하는 한편 이러한 위해요소를 사전에 차단하여 의료기기의 신뢰성을 높이고 지속적으로 관리하는 노력이라고 할 수 있다.

미국 FDA는 가이던스 문서를 통하여 ISO 14971에 따른 위험 관리를 수행하고 그 보고서를 제출하도록 하고 있다. 따라서 품질경영 시스템의 모든 절차에서 위험 관리 활동을 적용하는 것은 제조자의 의무 사항이라 할 수 있다. 특히, 품질경영 시스템의 설계관리 부분에서는 위험 관리를 통하여 설계관리를 수행하도록 하고 있다.

위험 관리 절차는 우리나라와 미국을 포함하여 대부분의 국가에서 ISO 14971 국제규격을 준용하도록 하고 있다. ISO 14971에 의하면 위험 관리는 위험 관리 계획을 준비하고, 계획에 따라 의료기기에 존재하거나 내재되어 있는 위험요인을 찾아내는 과정인 위험 분석을 실시하며, 식별된 각 위험요인에 대한 위험을 산정하고 산정된 위험이 위험감소를 수행하여야 하는지를 결정하는 위험 평가를 실시한다. 또한 잔여 위험에 대한 이익/위험 분석을 한다. 잔여위험은 그 허용 기준을 수립하고, 허용 기준 내에 있는지에 대한 평가를 실시해야 한다.

모든 위험 관리의 절차에 대한 계획과 결과는 위험 관리 파일에 기록되어야 한다. 위험 관리는 의료기기 개발부터 폐기까지 전 주기에 걸쳐 품질경영 시스템 내에서 함께 수행되어야 한다.

1.3 위험 관리의 도입과 국제 동향

위험 관리는 오래전부터 금융산업 등에서부터 적용되어 왔으며, 자동차 산업 등 기타 산업군에서도 적극적으로 활용되어 왔다.

의료기기 산업의 위험 관리 활동은 1994년 위험 분석 규격이 유럽의 표준화 규격(Harmonized Standard)으로 제정되면서부터 그 적용이 본격적으로 공식화되었다.

미국 FDA에서도 필수 요구사항으로 채택되어 GMP 심사 시는 물론 510(k), PMA 등록문서에서도 해당 제품의 위험 분석 자료를 요구하고 있으며, 일본, 오스트레일리아, 캐나다 등 의료기기 선진국들은 이미 일상적인 단계까지 적용하고 있다.

국내에서도 GMP 제도의 의무화와 더불어 위험 관리가 의료기기 품질경영시스템의 중요한 부분으로 인식되어 도입 및 발전되고 있다.

가. 국내 도입 과정 및 근거

「약사법」관리하에 있던 의료기기 산업을 관리하기 위해 2003년 5월 29일「의료기기법」이 제정·공포되었고, 2004년 5월 30일 시행되었다.

식품의약품안전청에서 2005년 3월 16일자로「의료기기 제조·수입 및 품질관리 기준」을 최초로 제정(식약청 고시 제2005-14호)하여 GMP 기준을 고시하여 2007년 5월 31일부터 GMP 제도가 의무화되었다. 이 기준에 따라 의료기기 품질경영시스템의 하나로 위험 관리 체계를 구축하고, 이를 GMP 적합심사 시 확인하도록 하여 의료기기 GMP 제도가 전면 의무화되었다.

GMP 제도의 의무화는 의료기기 국제표준 품질시스템인 ISO 13485 국제규격을 준용하여 의료기기 산업의 품질경영체계를 국제적 수준으로 조화시키기 위한 것으로, ISO 14971 국제규격에 따른 위험 관리 적용은 국제 기준에 적합한 의료기기 제조를 통해 국내 제조, 판매는 물론 해외 수출에서 국제 경쟁력을 배양하기 위해 도입되었다.

국내 의료기기 산업에 위험 관리가 도입된 절차 및 과정은 GMP 제도의 도입 초기 식약처(당시 식약청)에서 공포한 「의료기기 GMP 기준 중 위험 관리 및 밸리데이션 적용 및 심사지침」(2007. 5. 30)을 통해 자세히 알 수 있다. 이 지침에 의하면 1등급 의료기기 중 인체 질병 등의 진단(측정)에 사용되지 않는 것은 제조업체가 적용의 제외가 정당함을 입증하는 경우 위험 관리를 적용하지 아니할 수 있으며, 그 외 품목은 모두 적용해야 한다고 명시하고 있다. 또한, 위험 관리의 적용 시점은 GMP 제도가 전면 의무화된 2007년 5월 31일부터라고 밝히고 있다.

다만, 고난이도 품질관리 기법인 만큼 GMP 적용 시행 초기 6개월간(2007. 5. 31.~11. 30.)은 행정지도 중심으로 심사하고, 잠재적 위해성이 상대적으로 낮은 1 · 2등급 품목은 다음 〈표 3-1〉과 같이 단계별로 적용하되 가급적 시행 초기부터 완전 적용을 권장한다고 했다.

식약처는 2006년 '의료기기 위해 요인 확인, 위험 분석, 위험 평가, 위험 관리 체계 구축' 용역 연구사업을 통해 엑스선 진단장치, 초음파 진단장치, 힙-조인트 임플란트, 치과용 임플란트 등(4개 품목)에 대한 위험 관리보고서 사례집을 시범적으로 발행했고, 2007년부터 위험 관리 용역사업을 통해 23개 제품에 대한 품목별 작성 가이드라인을 위험도가 높은 3 · 4등급과 사용 빈도가 높은 제품 위주로 발간하였다.

〈표 3-1〉 고난이도 품질기준의 단계별 적용

구분	등급별 구분	1단계 '07. 5. 31.~'08. 5. 30.(1년) 도입기	2단계 '08. 5. 31.~'09. 5. 30.(1년) 심화기	3단계 '09. 5. 31.~ 완숙기
위험 관리	1·2등급	계획·기준·절차 수립 →	실행 →	시정 및 예방조치
	3·4등급	완전 적용		
소프트웨어 밸리데이션	1·2등급	설계·개발 적용 →	생산·공정 적용 →	전체 시스템 적용
	3·4등급	완전 적용		
멸균 밸리데이션	모든 등급 (1~4등급)	완전 적용		

* 출처 : 식품의약안전처, 「의료기기 GMP 기준 중 위험 관리 및 밸리데이션 적용 및 심사지침」(의료기기품질팀-5613호, 2007.5.30.)

식약처는 의료기기 위험 관리 가이드라인, 그리고 의료기기 업체와 의료기기 사용자를 위한 위험 관리 정보지와 각종 홍보물 자료를 지속적으로 발간하여 위험 관리의 중요성을 홍보하고 실행을 촉구하고 있다.

한편, 「의료기기의 전기 · 기계적 안전에 관한 공통기준규격」이 IEC 60601-1 국제 규격의 3판을 적용함에 따라 전기 사용 의료기기의 위험 관리 활동이 더욱 강화되었고, 2014년도부터 4등급 의료기기는 국제표준화기술문서(STED, Summary Technical Documentation)를 도입하여 의료기기 허가 시 위험 분석 자료를 제출하도록 요구하고 있다.

나. 위험 관리의 국제 동향

위험 관리는 선진국에서도 오랜 역사에 비해 정확한 적용이 어려워 실질적 적용에 있어 다양한 방향성을 보이고 있지만, 단순히 위험 관리 계획서와 보고서만을 작성하는 것뿐만 아니라 GMP 품질경영시스템과 연계한 시스템적인 접근 방법으로 발전하고 있다.

의료기기의 국제적인 규제 조화 및 통합을 촉진하기 위해 구성한 국제의료기기규제 당국자포럼(IMDRF, International Medical Device Regulators Forum)의 전신인 국제 의료기기조화기구(GHTF, Global Harmonization Task Force)에서 의료기기의 위험 관리 적용을 위한 가이드라인을 발행하여 ISO 14971 위험 관리 규격을 근간으로 위험 관리를 수행하도록 권고하였다. 유럽을 비롯한 미국, 캐나다 등 의료기기 선진 국가들은 이미 ISO 14971 규격이 제정되기 수년 전부터 위험 관리를 국가 규정으로 정하여 시행해 왔다.

1) 유럽(CE)의 위험 관리

유럽은 1997년 EN 1441:1997에 따른 위험 분석의 단계를 통해 CE 의료기기 허가의 주체가 되는 기술문서(TCF, Technical Construction File)의 주요 요소로 위험 관리를 설정하여 평가해 왔다. ISO 14971:2000이 편찬된 이듬해인 2001년에 EN ISO 14971:2001을 유럽의 통합규격(Harmonized Standard)으로 채택하였으며, 현재는 ISO 14971:2007년을 더욱 엄격하게 수정한 EN ISO 14971:2012 규격을 제정하여 가장 앞서가는 위험 관리 경영을 요구하고 있다.

유럽의 의료기기법령인 MDD(93/42/EEC)는 위험 관리의 필요성에 대해서는 다음과 같이 말하고 있다.

> 위험 관리에서 가장 적합한 해결방안을 선택하는데, 제조업자는 반드시 다음 기본사항들을 표시된 순서대로 적용해야 한다.
> 가) 가능한 최대범위의 위험성을 제거하거나 줄인다(근본적 안전설계).
> 나) 적합한 보호 한도를 선정해야 하는 시점을 찾아야 한다(제조공정에서의 예방).
> 다) 추가 위험성에 대해 사용자에게 알린다(안전성 정보의 제공).

또한, 최근 개정된 유럽 의료기기법규 MDR(Medical Devices Regulation) 2017/745/EC에서는 의료기기에 대한 높은 품질 및 안전 기준을 설정하여 이러한 제품과 관련된 일반적인 안전 문제를 충족하는 것이 목적이라고 밝혀 그간 의료기기로 인한 의료사고로 인해 위험 관리를 강조하고자 개정되었음을 강조하고 있다.

의료기기 CE 마킹 제조자들은 EN ISO 14971:2019 규격과 더불어 2017/745 및 2017/746이 조화된 유럽 버전의 위험관리인 EN ISO 14971:2019/A11:2021 규격을 적용하도록 요구하고 있으며, 이는 의료기기의 심사 주체인 제3자 인증기관(NB, Notified Body)과 각 국가의 보건성이 최초, 갱신 및 주기적인 사후 심사를 통해 점검하고 있다.

> **참고** 유럽 Harmonized Standard 목록표의 위험 관리 규격
> (http://ec.europa.eu/enterprise/newapproach/standardization/harmstds/reflist/meddevic.html)

2) 미국(FDA)의 위험 관리

미국의 품질시스템 규정(QSR, Quality System Regulation)은 위험 분석과 위험 평가 및 위험 관리의 요건을 혼합한 위험 기반의 결정을 요구하고 있다. 즉, QSR의 서문에서부터 "제조업체들은 설계의 정상과 결함 상태에서 발생 가능성이 있는 위험에 대해 정의해야 한다. 만일 어떠한 위험성이라도 허용 불가 판정이 된다면, 허용 가능한 수준으로 만들어야 한다."라고 기술하고 있다.

즉, 미국의 QSR은 설계 전 그리고 설계의 최종 단계 동안 위험 분석을 요구하고 있으며, 소프트웨어 유효성 확인(S/W Validation)에 대한 위험 관리도 추가적으로 요구하고 있다. 이를 위한 위험 관리 초안을 2004년 5월에 제정하고 2005년 5월에 위험 평가지침서를 제정하였다.

의료기기 제조자는 설계 및 사용자 오류에서 야기된 예상 위험요소를 의료기기가 정상 혹은 비정상적인 상황에서 모두 식별하고 평가할 수 있어야 하며, 이렇게 평가된 위험이 허용할 수 없는 것으로 판단되는 경우, 적합한 수단으로 해당 위험을 허용할 수 있는 수준으로 완화시키도록 요구하고 있다. 또한, QSR은 의료기기 제조자로 하여금 시정 및 예방 조치(CAPA, Corrective and Preventive Actions) 시스템을 수립할 것과 고객 불만 분석을 통하여 사후조치를 취할 것을 요구하고 있다. 특히 부적합품 보고, 시정 및 예방조치 활동의 활성화는 위험 분석·평가·통제된 내용이 제대로 적용되었는지 확인할 수 있는 지표이자, 새로운 위험 분석을 위한 기반이 된다.

이러한 개념은 ISO 14971 국제규격의 위험 관리 프로세스와 거의 동일하다. 적용범위와 용어 사용의 차이만 있을 뿐 위험 관리의 큰 틀은 다르지 않다. 그 결과 현재 미국 FDA에서는 ISO 14971을 자신들의 위험 관리를 적용하는 데 자주 인용하여 사용하고 있다. 다만, 국내 의료기기 위험 관리 현황과 비교하여 다른 점은 미국의 의료기기 사용자들은 의료기기 위험 관리에 적극적인 관심을 갖는 풍토의 차이가 있는 것이다.

일반적으로 국내에서는 사용자가 의료기기 사용 시 위험에 노출되었을 때, 어떻게 대처해야 할지 모르는 경우가 많고, 심지어 제조업체에 통보하지 않는 등 의료기기 사용자들의 위험 관리에 대한 이해와 관심이 부족하다.

이렇듯, 미국 FDA에서 요구하는 의료기기 위험 관리는 크게 ISO 14971 기반의 의료기기 위험 관리와 큰 차이는 없지만, 주목해야 할 것은 의료기기 위험 관리가 제조업체들만의 몫이 아니라 의료기기 사용자들도 위험 관리에 대한 관심을 갖고 충분한 의견 제시를 함으로써 함께 만들어가는 시스템이라는 것이다. 이러한 이유로 위험 관리 활동에 "Human Factor Engineering"의 반영이 요구되기도 한다.

FDA 심사자들은 판매 전 통지 혹은 승인을 위한 기술문서에 위험 관리 활동의 결과가 포함되도록 하고 있으며, GMP 심사에도 위험 관리를 대폭 강화하고 심사 결과에 따른 Warning Letter 발행도 위험 관리를 중심으로 관리하고 있다.

FDA QSR(Quality Systems Regulation)

- ······ the importance of a process, and the risk associated with the failure of the device, ······
- FDA has deleted the term "hazard analysis" and replaced It with the term "risk analysis."
- When conducting a risk analysis, manufacturers are expected to identify possible hazards associated with the design in both normal and fault conditions.

미국 FDA 품질시스템 규정

- ······ 프로세스의 중요성 및 의료기기 고장과 관련된 위험 ······
- FDA는 "위해분석" 용어를 "위험 분석" 용어로 대체한다.
- 위험 분석으로 수행할 때, 제조업체는 일반 상태 및 고장 상태의 설계와 연관된 가능한 위해를 식별할 수 있어야 한다.

3) 캐나다(MDSAP)의 위험 관리

캐나다의 의료기기법인 CMDR:1998의 제정과 함께 EN 46001 Series(ISO 13485 이전 규격)를 의료기기 품질시스템에 적용하였고, 이는 ISO 13485 의료기기 품질경영시스템 국제규격을 준용하는 것으로 변경되었다. ISO 13485 적용과 더불어 GHTF의 규정에 따라 위험 관리의 적용을 다음과 같이 실시하게 되었다.

Canadian Medical Device Regulation(1998)

Section 10. A medical device shall be designed and manufactured to be safe, and to this end the manufacturer shall, ···.
(a) identify the risks inherent in the device;
(b) if the risks can be eliminated, eliminate them;
(c) if the risks cannot be eliminated,
　ⅰ) reduce the risks to the extent possible,
　ⅱ) provide for protection appropriate to those risks, including the provision of alarms
　ⅲ) provide, .. , information relative to the risks that remain;
(d) minimize the hazard from potential failures during the projected useful life of the device

캐나다 의료기기 규정(CMDR, 1998)

10장. 의료기기 제조업체는 안전하게 설계 및 제조하여야 하며, 이를 위해 의료기기 제조업체는 다음과 같이 하여야 한다.
(a) 의료기기 고유의 위험을 식별한다.
(b) 만일 위험이 제거 가능하다면, 제거하도록 한다.
(c) 만일 위험을 제거할 수 없다면,
　ⅰ) 가능한 수준까지 위험을 감소시킨다.
　ⅱ) 경고 표시 제공과 같이 예상되는 위험에 적절한 보호방법을 제공한다.
　ⅲ) 남겨진 위험과 관련된 정보······ 등을 제공한다.
(d) 의료기기의 예정된 수명 기간 동안 발생하는 잠재적 실패로부터 발생하는 위해를 최소화한다.

캐나다에서의 의료기기 위험관리는 국제 표준 ISO 14971을 기반으로 현재는 CSA ISO 14971:21(Adopted ISO 14971:2019, 3판, 2019-12) 및 CSA ISO/TR 24971:21(Adopted ISO/TR 24971:2020, 2판, 2020-06)를 준용하고 있다.

4) 일본(JPAL)의 위험 관리

약사법하에 의료기기를 관리하고 있는 일본도 품질시스템에 ISO 13485:2003 규격을 준용하여 위험 관리를 도입하였고, 2003년에 JIS-T-14971을 제정하여 2007년 4월 1일부터 위험 관리를 전면 의무화하여 시행하고 있다.

2023년 10월 1일부터 시행 중인 JIS T 14971:2020은 국제 표준인 ISO 14971:2019과 일치된 내용으로 2020년 10월 1일에 개정되었다. 이 규격은 소프트웨어 및 체외진단용 의료기기를 포함한 의료기기의 위험관리의 용어, 원칙 및 프로세스에 대해 규정하고 있으며, TR-T 24971:2020은 JIS-T 14971:2020에 따라 의료기가 위험관리 시스템을 개발, 시행 및 유지하기 위한 지침을 제시하고 있다.

2 위험 관리와 국제표준

2.1 위험 관리에서 국제표준의 역할과 적용

가. 국제표준의 역할

의료기기 위험 관리는 앞서 설명한 바와 같이 일반적으로 ISO 14971 국제규격을 기반으로 수행하여야 하지만, 최근에는 IEC 60601-1 3판의 적용에 따라 전기 사용 의료기기의 위험 관리에 대한 요구사항이 이슈가 되고 있다. 이렇듯 ISO 14971과 같은 국제표준은 의료기기 위험 관리에 중요한 역할을 담당하고 있다. 원리적으로 이러한 표준들은 위해 요인 및 위험상황의 식별, 위험예측, 위험 평가, 그리고 위험 통제 수단 명시 등을 포함하는 일종의 위험 관리 기법을 적용하여 개발한다. 의료기기 개발 프로세스 및 위험 관리 유형의 사용 방법에 관한 자세한 정보는 ISO/IEC 지침 51 및 ISO/IEC 지침 63 등의 문서를 통해 참고할 수 있다.

국제표준은 해당 분야의 전문가들이 개발하며, 여기에는 일반적으로 통용되는 최신 내용이 수록된다. 이와 같이 국제표준은 위험 관리에서 중요한 역할을 담당한다. 위험 관리에서 제조자는 무엇보다 설계 대상 의료기기와 그 용도, 그리고 해당 기기와 관련된 위해 요인/위험상황 등을 우선적으로 고려해야 한다. 제조자는 개별 요구사항이 규정된 많은 표준들을 확인하여 위해 요인/위험상황과 관련된 위험을 관리하는 데 도움을 받을 수 있다. 이와 같이 관련된 표준의 요구사항 및 준거 기준을 충족하는 의료기기의 경우, 상반되는 객관적 증거가 존재하지 않는 한 앞에서 언급한 위해 요인/위험상황과 관련된 잔여 위험을 허용 가능한 것으로 간주할 수 있다.

객관적인 증거와 상반되는 일부 잠재적인 출처로는 유해사례 보고서, 제품 리콜 및 결함 조치 요구서 등을 들 수 있다. 엔지니어링 또는 분석 과정, 특정 출력 한계, 경고문 또는 설계시방 등과 같은 국제표준의 요구사항은 표준제정위원이 특정 위험 상황에서 이미 식별을 거쳐 위험 통제가 필요하다고 평가한 위험에 대처하고자 설정해 놓은 위험 통제 수단으로 간주할 수 있다. 대부분의 경우, 표준제정위원이 위험 관리 요소들을 조사 및 정리하여 제조자에게 적합성 수립에 필요한 설계 요구사항 및 시험 방법의 형태로 제공한다.

위험 관리 활동을 수행할 경우 제조자는 표준 제정위원의 작업 결과를 이용할 수 있으므로, 표준 요구사항을 도출하고자 분석을 반복할 필요가 없다. 따라서 국제표준은 위험허용과 관련하여 전 세계적인 평가 과정을 통해 수없이 많은 검토와 논평 및 의결을 거쳐 타당성이 입증된 귀중한 정보를 제공하고 있는 것이다. 따라서 이들 국제표준을 적극적으로 활용하는 것이 개발비용과 시간을 단축하고 안전한 제품을 조기에 시장에 출시할 수 있는 지름길이 될 것이다.

나. 국제표준의 적용

국제표준을 실행할 경우, 특정 위험상황에서 허용 가능한 위험 요구사항을 설정(예 안전 한계치)할 수 있으며 제조자는 위험 관리에서 다음과 같은 방법으로 이 요구사항을 적용할 수 있다.

① 국제표준에 특정 합격 판정 기준과 함께 특별 위해 요인 또는 위험상황에 대한 기술 요구사항이 규정되어 있을 경우, 이 요구사항을 준수하면 상반되는 객관적인 증거가 존재하지 않는 한 잔여 위험이 허용 수준으로 감소하였음을 입증한 것으로 간주할 수 있다. 예를 들어, IEC 60601-1; 의료용 전자기기-제1부 : 기본 안전 및 필수 성능에 관한 일반 요구사항에 관한 표준에서는 누설 전류로 인한 위험이 허용할 수 있는 수준이 되기 위해서는 반드시 누설 전류를 통제하도록 하고 있다. IEC 60601-1:2005 8.7에는 규정된 조건에 따라 측정을 실시할 경우, 허용 가능한 위험 수준이라고 간주하는 누설 전류 한계치가 수록되어 있다. 이 경우 다음과 같은 단계를 밟아야 한다.

  ㉮ 가급적 완벽하게 ISO 14971:2019의 5.3 및 5.4를 충족하여 안전과 관련된 특징을 식별하고, 기기와 연관된 위해 요인 및 위해상황을 식별한다.
  ㉯ 국제표준에 확실하게 규정된 특정 의료기기 관련위해 요인 및 위해상황을 식별한다.
  ㉰ 국제표준에 확실하게 규정된 위해 요인 및 위해상황이 식별될 경우, 제조자는 선택 여부에 따라 이와 같이 식별된 위험을 추정(ISO 14971:2019의 6.)하는 대신, 국제표준에 규정된 요구사항을 기준으로 위험추정 및 위험 평가가 완료되었음을 입증할 수 있다.
  ㉱ 제조자는 가급적이면 표준의 요구사항을 충족하는 설계시방을 식별하여, 이를 위험 통제 수단으로 삼아야 한다(ISO 14971:2019의 7.1). 그러나 일부 국제 표준에서는 특정 위험 통제 수단을 모두 식별하는 것에 한계가 있다. 그 한 가지 예로는 의료기기의 전자파 적합성에 관한 시험 표준인 IEC 60601-1-2; 의료용 전기기기-제1-2부 : 기본 안전 및 필수성능에 관한 일반 요구사항-보조표준 : 전자파 적합성-요구사항 및 시험규격이 있다.
  ㉲ 위험상황에 따른 위험 통제 수단의 실행 여부는 설계문서를 통해 검증할 수 있다. 위험 통제 수단의 유효성 여부는 의료기기가 국제표준의 관련 요구사항을 충족한다고 입증하는 시험 및

시험 결과를 통해 검증할 수 있다.

㈏ 관련 요구사항이 충족될 경우, 이와 연관된 잔여 위험은 허용 가능한 것으로 간주할 수 있다.

② 국제표준에 기술 요구사항 및 이와 연관된 시험과 시험 승인기준이 철저하게 규정되어 있지 않을 경우, 상황은 더욱 복잡해진다. 일부 사례에서는 표준에 제조자가 실증된 위해 요인 또는 위험상황에 대해 특정 시험을 실시하도록 규정되어 있지만, 시험 승인기준이 명시되어 있지 않은 경우도 있다(㈎ IEC 60601-2-16; 의료용 전자기기-제2-16부 : 혈액 투석 및 혈액 여과기기 등의 기본안전 및 필수 성능에 관한 개별 요구사항). 이외의 일부 사례에서도, 표준에 제조자가 위험 분석을 통해 특정 위해 요인 또는 위험상황을 조사하도록 규정되어 있는 경우가 있다(㈎ IEC 60601-1:2005의 10.2). 대안을 채택할 수 있는 범위가 지나치게 광범위하기 때문에 위험 관리 프로세스에서 이와 같은 표준의 사용 방법에 관해 특정 지침을 제시한다는 것은 불가능하다. 그러나 제조자에게는 특정 의료기기의 위험 관리에 이 같은 표준들을 활용하도록 권장한다.

③ 특정 의료기기에 대한 위해 요인 또는 위험상황은 식별되지만 어떤 표준에서도 구체적으로 검토가 이루어지지 않은 경우, 제조자는 위험 관리 프로세스를 통해 이와 같은 위해 요인 또는 위험상황을 검토해야 한다. 제조자는 위험을 추정해서 평가하고, 필요에 따라서는 이 같은 위험을 통제해야 한다(ISO 14971:2019의 5.5와 6항 및 7항).

2.2 ISO 14971 국제표준의 제정과 개정 동향

가. ISO 14971 표준의 탄생과 발전

의료기기에 적용하는 위험 관리 관련 규격은 1997년 유럽에서 EN 1441 규격을 제정하여 먼저 사용하기 시작했다. 그러나 EN 1441:1997 규격은 설계 단계의 위험 관리에 한정되어 생산 도중의 관리 및 시장으로부터 피드백되는 정보에 대한 관리가 부족한 단점이 있었다. 이에 국제표준화기구(ISO)는 2000년 12월 ISO 14971:2000 규격을 발행함으로써 EN 1441 규격의 단점을 보완하였고, 유럽에서는 이듬해인 2001년에 EN ISO 14971:2001 규격을 유럽의 통합규격으로 채택하였다. 그 뒤 2003년도에는 ISO 14971:2000판의 부속서를 수정·보완한 ISO 14971:2000/Amd.1:2003 규격이 발행되었다.

ISO 14971 규격은 2000년 12월 초판 제정 이후 수년간 선진국을 비롯한 전 세계의 의료기기 업체들이 적용하는 과정에 초기 규격의 문제점들이 등장하면서 그동안의 규격의 사용상 문제점들을 해결하고자 새롭게 2007년 3월 1일 2판으로 전면 개정한 ISO 14971:2007 규격이 발행되어 현재 국내에서는 이를 일반적으로 적용하고 있다. 그러나 2019년 12월 ISO 14971:2019 규격이 3판으로 발행되었으며 ISO TR 24971:2020 기술규격이 2020년 6월에 발행되어 기존 규격(ISO 14971:2007)에 있던 부속서를 포함한 ISO 14971 규격을 적용하기 위한 가이드라인이 국제 기술문서로 제정되었다. 이에 따라 국내 제조업체도 최신 규격인 ISO 14971:2019 규격을 적용하여 위험 관리를 수행하여야 하며, 구체적인 방법 및 사례는 이 규격의 가이드라인인 ISO TR 24971:2020 규격을 참조할 수 있다.

또한, 국내에는 적용하고 있지 않지만 유럽으로 수출 또는 CE 마킹을 하고자 하는 업체는 EN ISO 14971:2012 규격을 적용하여야 한다. 이 규격은 국제규격인 ISO 14971:2007의 전문 및 본문을 모두 인용하지만, 부속서 Z에서 국제규격인 2007년판과 다른 사항을 요구하고 있다.

일례로 위험 평가의 결과로 경제적 문제를 고려하는 ALARP(As Low As Reasonably Practicable) 개념을 허용하지 않고, 경제적 문제가 아닌 기술적으로 가능하다면 최대한 위험을 낮추어야 한다는 AFAP(As Far As Possible) 수준을 요구한다. 위험 통제의 방법으로 안전성 정보를 제공하는 것만으로는 위험도가 낮아졌다고 인정하지 않으므로 근본적으로 설계 또는 제조공정에서 위험을 감소시키는 대안을 마련하여야 하며, 발견 및 발생된 모든 위험은 통제조치를 통하여 수용 가능한 수준으로 위험이 감소되었다 하더라도 주관적인 평가를 배제하기 위하여 이익/위험 분석을 요구하는 등 더욱 강화된 위험 관리를 요구하고 있다. 하지만 최근 유럽에서도 ISO 14971:2019 규격 3판이 EN ISO 14971:2019로 발행되었으며, 유럽 표준화 위원회(CEN)는 의료 분야와 관련된 두 개의 유럽 규정 2017/745 및 2017/746이 조화된 유럽 버전 EN ISO 14971:2019/A11:2021로 개정되었다. 현재는 EN ISO 14971:2019와 EN ISO 14971:2019/A11:2021이 2022년 5월 조화 규격(harmonised standards) 목록으로 등재되어 요구되고 있다.

이러한 국제표준의 제정과 개정은 국내 업체도 더욱 강화된 위험관리 활동이 필요하게 된 것이며, ISO 14971의 변천 과정은 다음과 같다.

① EN 1441:1997 Medical devices. Risk analysis(1997. 10. 22.) : 유럽 지역규격 위험 분석 EN 1441:1997

② ISO 14971:2000 Medical device-Application of risk management to medical device (2000. 12. 15.) : 국제규격 위험 관리 ISO 14971:2000 제정(1판)

③ ISO 14971:2000/Amd.1:2003(2003. 3. 1.) : 위험 관리 ISO 14971:2000 개정 증보판(1.1판)

④ ISO 14971:2007 Medical devices-Application of risk management to medical devices (2007. 3. 1.) : 위험 관리 ISO 14971:2007 개정(2판)

⑤ EN ISO 14971:2012 Medical devices-Application of risk management to medical devices(ISO 14971:2007, Corrected version 2007-10-01)(2012. 5. 16.) : 유럽 지역규격 위험 관리 ISO 14971:2007 수정판

⑥ ISO TR 24971:2013 Medical devices-Guidance on the application of ISO 14971(2013. 7.) : ISO 14971 규격의 적용을 위한 가이드라인 제정(1판)

⑦ ISO 14971:2019 Medical devices-Application of risk management to medical devices (2019. 12.) : 위험 관리 ISO 14971:2019 개정(3판)

⑧ ISO TR 24971:2020 Medical devices-Guidance on the application of ISO 14971(2020. 6.) : ISO 14971:2019 규격의 적용을 위한 가이드라인 개정(2판)

⑨ EN ISO 14971:2019(2019. 8. 5.), EN ISO 14971:2019/A11:2021(2021. 10. 27.) Medical devices-Application of risk management to medical devices(ISO 14971:2019) : MDR 및 IVDR 2022년 5월 조화규격 등재

나. ISO 14971:2019 주요 변경사항

2007년도에 발행된 ISO 14971:2007(개정 2판) 및 EN ISO 14971:2012 규격에 비해 2019년도에 개정된 ISO 14971:2019(개정 3판)의 변경된 주요 내용은 다음과 같다.

1) 조항 번호 체계 변경 및 신규 조항 추가

다음 [그림 3-1]과 같이 신규 조항이 추가되어 전체 조항 번호의 체계가 변경되었다.

ISO 14971:2007 / EN ISO 14971:2012
Introduction
1. Scope
2. Terms and Definition
3. General Requirements for Risk Management
   1. Risk Management Process
   2. Management Responsibilities
   3. Qualification of Personnel
   4. Risk management Plan
   5. Risk management File
4. Risk analysis
   1. Risk Analysis Process
   2. Intended use and identification of characteristics related to the safety of the medical device
   3. Identification of hazards
   4. Estimation of the risk
5. Risk evafustion
6. Risk Control
   1. Risk Reduction
   2. Risk control option analysis
   3. Implementation of risk control measure(s)
   4. Residual risk evaluation
   5. Risk/benefit analysis
   6. Risks arising from risk control messures
   7. Completeness of risk Control
7. Evatustion of overall repidual risk acceptablilty
8. Risk management report
9. Production and post-production activities

(EN) ISO 14971:2019
Introduction
1. Scope
2. Normative References
3. Terms and Definition
4. General Requirements for Risk Management
   1. Risk Management Process
   2. Management Responsibilities
   3. Qualification of Personnel
   4. Risk management Plan
   5. Risk management File
5. Risk analysis
   1. Risk analysis process
   2. Intended use and reasonably foreseeable misuse
   3. intended use and identification of characteristics related ot the safety
   4. identifieation of hazards and hazard situations
   5. Risk estimation
6. Risk evafustion
7. Risk Control
   1. Risk control option analysis
   2. Implementation of risk control measure(s)
   3. Residual risk evaluation
   4. Risk/benefit analysis
   5. Risks arising from risk control messures
   6. Completeness of risk Control
8. Evaluation of overall residual risk
9. Risk management review
10. Production and post-production activities
    1. General
    2. Infomation collection
    3. Information review
    4. Actions

* 출처 : SZU KOREA 뉴스레터, 2020. 3. 26.

┃그림 3-1┃ 신·구 규격 조항체계 비교

① 2항에 인용규격(Normative References)이 추가되어 전체적인 목차 순서가 변경됨
② 5.2항 의도된 용도 및 합리적으로 예측 가능한 사용 오류(Intended use and reasonably foreseeable misuse)에 대한 고려와 문서화 요구 조항이 추가됨

③ 변경된 조항번호 체계를 사용자가 이용하기 쉽도록 부속서 B의 표 B.1에 ISO 14971:2007 규격과 개정 3판 ISO 14971:2019 규격의 조항번호를 비교하여 기재함

2) 용어의 정의 추가 및 개정(ISO/IEC 63:2019 참고)

새롭게 추가된 용어의 정의는 다음과 같다.

① 이득(benefit) : 의료기기를 사용했을 때 나타나는 개인의 건강에 대한 긍정적인 영향이나 원하는 결과 또는 환자 관리 또는 공중 보건에 대한 긍정적인 영향

비고 이득은 임상적 결과와 환자의 생활 품질 및 진단과 관련된 결과에 대한 긍정적 영향, 임상 결과에 미치는 진단 기기의 긍정적 영향 또는 공중 보건에 대한 긍정적 영향 등을 포함할 수 있다.

② 합리적으로 예측 가능한 오용(reasonably foreseeable misuse) : 제품이나 시스템을 제조자가 의도한 방법이 아니라 충분히 예측 가능한 인간 행동으로부터 기인할 수 있는 방법으로 사용하는 것

비고 1 충분히 예측 가능한 인간 행동은 일반인 사용자 및 전문적 사용자를 포함한 모든 형태의 사용자 행동을 포함한다.

비고 2 합리적으로 예측 가능한 오용은 의도적일 수도 있고 비의도적일 수도 있다.

* 출처 : ISO/IEC Guide 63:2019, 3.8

③ 최신 기술(State of the art) : 관련 과학, 기술 및 경험의 통합된 발견에 근거하여 제품, 프로세스 및 서비스와 관련되어 일정 시점에 기술 능력의 발전 단계

비고 최신 기술은 기술 및 의학에서 우수 사례라고 현재적이며 일반적으로 수용되는 것을 의미한다. 최신 기술이 반드시 기술적으로 가장 진보된 해법을 의미하지는 않는다. 여기에서 기술되는 최신 기술은 간혹 "일반적으로 수용되는 최신 기술"을 의미한다.

* 출처 : ISO/IEC Guide 63:2019, 3.18

기존에 정의되어 있었으나 이번에 개정된 용어의 정의는 다음과 같다.

① 부속 문서(accompanying documentation) : 의료기기와 함께 제공되는 재료로서 사용 또는 특히 안전과 관련하여 의료기기의 설치, 사용, 유지보수, 분해 및 폐기에 책임이 있는 사람들을 위한 정보를 담고 있는 재료

비고 1 부속 문서는 사용설명서, 기술설명서, 설치설명서, 요약된 안내서 등으로 구성될 수 있다.

비고 2 부속 문서는 반드시 인쇄된 문서일 필요는 없으며 청각, 시각 또는 촉각 자료와 멀티미디어 형식을 포함할 수 있다.

② 체외진단용 의료기기(in vitro diagnostic medical device)/IVD 의료기기(IVD medical device) : 기기를 단독으로 사용하거나 조합으로 사용되는 기기로서 진단이나 감시 또는 적합성 판단을 위한 정보를 제공하기 위해 인체로부터 단독 또는 주로 추출된 표본을 검사하도록 제조자가 의도한

기기로서 시약과 교정기, 통제물질, 표본 용기, 소프트웨어 및 관련된 기기나 장치 및 기타 물질들을 의미함

* 출처 : ISO 18113-1:2009, 3.27 비고가 삭제됨

③ 제조자(manufacturer) : 그 설계 그리고/또는 제조를 자신이 직접 수행하든지 아니면 다른 사람이 수행하든지에 관계없이 의료기기를 자신의 이름으로 시장에서 이용 가능하게 할 목적을 가지고 설계 그리고/또는 제조에 책임을 지고 있는 자연인 또는 법인

비고 1 자연인 또는 법인은 해당 지역에서 법적 기관(RA)에 의해 그 책임이 다른 사람에게 부과되지 않는 이상 의료기기를 이용 가능하게 할 또는 판매할 의도가 있는 국가 또는 지역에서 의료기기에 대해 적용 가능한 법적 요구사항에 적합함을 보장할 궁극적인 법적 책임을 가진다.

비고 2 제조자의 책임은 다른 GHTF 문서에 기술되어 있다. 이러한 책임은 시장 출하 전 요구사항과 사고 보고 및 시정조치 통보와 같은 시장 출하 이후의 요구사항 모두를 만족시켜야 한다.

비고 3 "설계 및/또는 제조"는 의료기기의 명세 개발, 생산, 가공, 조립, 처리, 포장, 재포장, 라벨링, 재라벨링, 멸균, 설치 또는 재제조나 또는 다른 기기들을 의료용 목적으로 조합하는 것을 포함할 수도 있다.

비고 4 다른 사람에 의해 이미 시장에 공급된 의료기기를 사용 설명에 따라 개별 환자를 위해 조립하거나 개조한 사람은 그러한 조립이나 개조한 의료기기가 의도한 사용을 변경하지 않는다면 제조자가 아니다.

비고 5 최초 제조자를 대신하여 행동하지 않으면서 의료기기의 사용 목적을 변경하거나 의료기기를 변경하고 자신의 이름으로 그 의료기기를 시장에서 이용 가능하도록 하는 사람은 변경된 의료기기의 제조자로 고려되어야 한다.

비고 6 기존의 라벨링을 가리거나 변경하지 않고 의료기기나 그 포장에 자신의 주소 및 상세 연락처만을 추가하는 지정 대리인이나 유통업자 또는 수입업자는 제조자로 고려되지 않는다.

비고 7 액세서리가 의료기기 법적 요구사항의 대상이 되는 범위까지 그 액세서리를 설계 그리고/또는 제조에 책임이 있는 사람은 제조자로 고려되어야 한다.

* 출처 : ISO/IEC Guide 63:2019, 3.6

④ 사용 오류(use error) : 제조자가 의도했거나 또는 사용자가 기대한 것과는 다른 결과를 초래하는, 의료기기를 사용하는 사용자의 행위나 행위의 누락

비고 1 사용 오류는 작업을 완료하기 위한 사용자의 능력 부족도 포함한다.

비고 2 사용 오류는 사용자나 사용자 인터페이스, 작업 또는 사용 환경 특성 사이의 부조화로부터 기인할 수 있다.

비고 3 사용자는 사용 오류가 발생했다는 것을 인지할 수도 있고 인지하지 못할 수도 있다.

비고 4 예측하지 못한 환자의 생리학적 반응은 그 자체로는 사용 오류로 간주되지 않는다.

비고 5 예측하지 못한 결과를 초래하는 의료기기의 오동작은 사용 오류로 간주되지 않는다.

* 출처 : IEC 62366-1:2015, 3.21 비고 6을 삭제함

3) 위험/이득 분석 용어 수정

이익(benefit)을 우선하고 집중하기 위해 위험/이익 분석(Risk-benefit analysis)을 이익/위험 분석(Benefit-risk analysis)으로 위험(risk)과 이익(benefit)의 순서를 변경하였다.

위험/이익 분석(Risk-benefit analysis) → 이익/위험 분석(Benefit-risk analysis)으로 변경되었다.

4) 위험 관리 프로세스(Risk management process)에 데이터 및 시스템 보안 관리 포함

데이터 및 시스템 보안 위험이란 예를 들어 데이터 손실이나 통제되지 않은 데이터 접속, 진단 정보의 손상 또는 손실, 소프트웨어의 손상 등으로 의료기기가 오작동되어 위해가 발생하는 것을 말한다. 이러한 데이터 및 시스템 보안에 관련된 위험도 의료기기에 연관된 위험으로 포함하여 위험 관리 프로세스를 적용할 것을 추가적으로 요구하고 있다.

의료기기와 관련된 보안 위험을 관리하기 위해 별도의 프로세스가 필요하다는 것은 아니지만 보안 위험을 평가하고 통제하기 위해 필요한 요구사항을 제공하는 해당 표준이 있는 경우 사용적합성에 대해서는 IEC 62366-1, 생물학적 평가에 대해서는 ISO 10993-1, 전기 기계적 위험에 대해서는 IEC 6060-1과 같이 ISO 14971 규격과 함께 결합하여 사용할 수 있다.

5) 위험 관리 계획에 전체 잔여위험 평가방법과 그 기준을 제시하도록 요구

모든 위험 통제 조치를 수행한 후에 제조자는 모든 잔여위험의 전체적인 영향을 종합적으로 평가해야 한다. 평가 방법과 전체 잔여위험의 허용 기준은 이 평가를 수행하기 전에 결정하여 8.의 요구사항에 따른 전체 잔여위험의 평가를 객관적으로 수행하기 위하여 위험 관리 계획에 포함하도록 추가되었다.

전체 잔여위험을 평가하기 위한 방법은 고려 대상인 의료기기 및 유사 의료기기에 대해 정보 및 문헌을 수집하고 검토하는 것을 포함할 수 있으며, 적용 기술과 임상 전문지식을 갖춘 전문가로 구성된 교차기능 팀의 판단을 포함할 수 있다. 위험 관리 계획 수립 및 위험 허용 가능성을 위한 기준 설정에 대한 지침은 ISO/TR 24971을 참조한다.

6) 모든 잔여위험이 평가되고 수용 가능하다고 판단된 이후 잔여위험들을 공표

모든 위험 통제 조치가 실행되고 검증된 이후에, 제조자는 의료기기에 의해 제기된 전체 잔여위험을 의도한 사용의 이득과 관련된 모든 잔여위험들의 기여도를 고려하며 위험 관리 계획에서 규정한 전체 잔여위험 평가 방법 및 허용 가능성 기준을 이용하여 평가하여야 한다.

개별 잔여위험은 제조자의 위험허용 가능성 기준을 초과하지 않는다 하더라도 전체 잔여위험이 기준을 초과할 수 있다. 특히 복잡한 시스템과 많은 수의 위험을 내포한 의료기기의 경우 그러하다. 위험 관리

계획에서 규정된 전체 잔여위험을 평가하기 위한 방법은 전체 잔여위험을 의료기기의 이득과 비교하는 것을 포함한다. 이는 특히 고위험이지만 이득이 큰 의료기기를 시장에 출시해야 하는지 결정하는 것과 관련이 있다.

전체 잔여위험이 허용 가능한 것으로 판정되는 경우에 주요한 잔여위험을 사용자에게 안내하여야 하며, 그러한 잔여위험을 공개하기 위해 부속 문서에 필요한 정보를 포함시킬 것을 강조하고 있다. 즉, 허용 가능한 경우에만 잔여위험에 대해 관련 정보를 사용자에게 제공하여 사용자가 의료기기 사용 여부에 대하여 정보를 가지고 결정을 할 수 있도록 할 책임이 있다. 그러므로 제조자는 부속 문서에 잔여위험에 대한 적절한 정보를 포함시켜야 한다. 하지만 어떤 정보를 얼마나 많이 제공할 것인지는 제조자가 결정할 사항이다. 만약 전체 잔여위험이 의도한 사용의 이득과 관련하여 허용 가능하지 않은 것으로 판정되면 제조자는 추가적인 위험 통제 조치의 실행(7.1로 회귀) 또는 의료기기 또는 의료기기의 의도한 사용의 변경을 고려하여야 한다. 그렇지 않으면 전체 잔여위험은 여전히 허용 불가능한 것이 된다. 전체 잔여위험 평가와 잔여위험 공개에 대한 지침은 ISO/TR 24971을 참조한다.

7) 판매 이전에 위험 관리 계획의 실행을 검토하고, 그 결과를 기록하여 관리

8.의 위험 관리 보고서(Risk Management Report)가 9. 위험 관리 검토(Risk Management Review)로 변경되었다. 위험 관리 보고서가 위험 관리 계획에 따라 위험 관리가 적절하게 수행되어 전체 잔여위험이 허용 가능하다는 것과 생산 및 생산 후 단계에서 위험 정보를 수집 및 검토할 수 있는 방법이 마련되어 있다는 것을 보증하여야 한다. 이러한 검토의 결과는 종전 규격과 같이 위험 관리 보고서로 기록 및 관리되어야 한다는 내용은 변함이 없다. 다만 이러한 위험 관리 검토가 의료기기의 시장 출시 이전에 수행되어야 한다는 것을 강조하고 있다.

8) 생산 및 생산 후 활동 요구사항을 명확화하여 재구성

위험 관리는 의료기기가 양산에 들어갈 때도 중단되어서는 안 된다. 설계 및 개발 과정에서 수행된 위험 관리 활동이 실제 의료기기의 생산 및 생산 후 사용으로부터 발생되는 모든 정보를 포함하거나 대체할 수는 없으므로, 제조자는 생산 및 생산 후 정보를 수집하고 검토하여 안전과의 관련성을 평가해야 한다. 이러한 요구사항과 피드백에 대응하고 변화하는 규제 요구사항에 대응하기 위하여 생산 및 생산 후의 활동에 대한 요구사항이 이번 제3판에서 한층 더 세부적으로 설명되었다.

생산 및 생산 후 활동에 대한 요구사항은 10.1 일반 요구사항, 10.2 정보 수집, 10.3 정보 검토, 10.4 조치 등으로 세분화되었다. 일반적으로 인정되는 최신 기술 및 공급망의 피드백을 포함하여 더 많은 정보의 출처가 제시되었다. 공급망은 부품이나 하부 시스템 공급자는 물론 제3자가 공급한 소프트웨어도 포함한다.

제조자는 새롭게 발표되거나 개정되는 표준을 포함하여 일반적으로 수용되는 최신 기술을 고려하여야 한다. 정보가 안전과 관련된 것으로 판단되면 위험 관리 프로세스는 의료기기 변경을 위한 입력과 또한

프로세스 자체를 개선하기 위한 입력으로 고려할 것을 요구한다. 효과적인 생산 및 생산 후 활동의 수행으로 위험 관리 프로세스가 진정으로 의료기기의 지속적인 안전을 보장하기 위해 반복적으로 수행되는 폐쇄회로 프로세스가 되도록 요구한다.

9) 정보 제공을 위한 상당수의 부속서가 ISO TR 24971로 이동

기존 제2판에 있던 부속서의 대부분이 ISO 14971 규격의 가이드라인인 ISO TR 24971 기술규격으로 이동되었다. 그중 부속서 I(생물학적 위해 요인의 위험 분석 프로세스에 대한 지침)은 ISO 10993-1 규격이 존재하므로 삭제되었다.

부속서 C(안전에 영향을 줄 수 있는 의료기기의 특성을 식별하는 데 사용할 수 있는 질문), 부속서 D(의료기기에 적용되는 위험 개념), 부속서 F(위험 관리 계획), 부속서 G(위험 관리 기법에 대한 정보), 부속서 H(체외진단용 의료기기를 위한 위험 관리 지침), 부속서 J(안전성을 위한 정보 및 잔여위험에 관한 정보)는 ISO TR 24971 규격으로 이동되어 제3판에서는 삭제되었으며, 부속서 E(위해 요인, 예측 가능한 일련의 사례 및 위해 상황의 예)는 부속서 C(기본적인 위험 개념)로 변경되었다.

이러한 부속서의 변경사항을 포함한 전체적인 변경 내용의 이해를 위해 부속서 B에 다음 〈표 3-2〉와 같이 개정 전후 각 조항의 연관성을 설명하여, 개정된 규격의 사용자가 쉽게 개정판을 적용하도록 제공되었다.

〈표 3-2〉 ISO 14971:2007과 ISO 14971:2019의 각 조항의 관련성

ISO 14971:2007	ISO 14971:2019
개요	개요
1 적용 범위	1 적용 범위
(새로운 절)	2 인용표준
2 용어와 정의	3 용어와 정의
2.1 부속 문서	3.1 부속 문서
(새로운 정의)	3.2 이득
2.2 위해	3.3 위해
2.3 위해 요인	3.4 위해 요인
2.4 위해 상황	3.5 위해 상황
2.5 의도한 용도/의도한 목적	3.6 의도한 용도/의도한 목적
2.6 체외진단용 의료기기/IVD 의료기기	3.7 체외진단용 의료기기/IVD 의료기기
2.7 수명 주기	3.8 수명 주기
2.8 제조자	3.9 제조자
2.9 의료기기	3.10 의료기기
2.10 객관적 증거	3.11 객관적 증거
2.11 생산 후	3.12 생산 후
2.12 절차	3.13 절차

ISO 14971:2007	ISO 14971:2019
2.13 프로세스	3.14 프로세스
(새로운 정의)	3.15 합리적으로 예측 가능한 오용
2.14 기록	3.16 기록
2.15 잔여위험	3.17 잔여위험
2.16 위험	3.18 위험
2.17 위험 분석	3.19 위험 분석
2.18 위험사정	3.20 위험사정
2.19 위험 통제	3.21 위험 통제
2.20 위험산정	3.22 위험산정
2.21 위험 평가	3.23 위험 평가
2.22 위험 관리	3.24 위험 관리
2.23 위험 관리 파일	3.25 위험 관리 파일
2.24 안전성	3.26 안전성
2.25 심각성	3.27 심각성
(새로운 정의)	3.28 최신 기술
2.26 최고 경영자	3.29 최고 경영자
2.27 사용 오류	3.30 사용 오류
2.28 검증	3.31 검증
3 위험 관리 일반 요구사항	4 위험 관리 시스템 일반 요구사항
3.1 위험 관리 프로세스	4.1 위험 관리 프로세스
3.2 경영책임	4.2 경영책임
3.3 인원의 자격	4.3 인원의 능력
3.4 위험 관리 계획	4.4 위험 관리 계획
3.5 위험 관리 파일	4.5 위험 관리 파일
4 위험 분석	5 위험 분석
4.1 위험 분석 프로세스	5.1 위험 분석 프로세스
4.2 의도한 사용 및 의료기기의 안전성과 관련된 특성의 식별	5.2 의도한 사용 및 합리적으로 예측 가능한 오용
	5.3 안전성과 관련된 특성의 식별
4.3 위해 요인 식별	5.4 위해 요인 및 위해 상황 식별
4.4 각 위해 상황에 대한 위험 산정	5.5 위험 산정
5 위험 평가	6 위험 평가
6 위험 통제	7 위험 통제
6.1 위험감소	(하위 조항 삭제)
6.2 위험 통제 대안 분석	7.1 위험 통제 대안 분석
6.3 위험 통제 조치의 실행	7.2 위험 통제 조치의 실행
6.4 잔여위험 평가	7.3 잔여위험 평가
6.5 위험/이득 분석	7.4 이득/위험 분석
6.6 위험 통제 조치로부터 발생하는 위험	7.5 위험 통제 조치로부터 발생하는 위험

ISO 14971:2007	ISO 14971:2019
6.7 위험 통제의 완전성	7.6 위험 통제의 완전성
7 전체 잔여위험 허용 가능성 평가	8 전체 잔여위험의 평가
8 위험 관리 보고서	9 위험 관리 검토
9 생산 및 생산 후 정보	10 생산 및 생산 후 활동
	10.1 일반 사항
	10.2 정보 수집
	10.3 정보 검토
	10.4 조치
부속서 A 요구사항에 대한 이론적 근거	부속서 A 요구사항에 대한 이론적 근거
부속서 B 위험 관리에 대한 위험 관리 프로세스 개요	부속서 B 의료기기에 대한 위험 관리 프로세스
부속서 C 안전에 영향을 줄 수 있는 의료기기의 특성을 식별하는 데 사용할 수 있는 질문	ISO/TR 24971로 이동됨
부속서 D 의료기기에 적용되는 위험 개념	
부속서 E 위해 요인, 예측 가능한 일련의 사례 및 위해상황의 예	부속서 C 기본적인 위험 개념
부속서 F 위험 관리 계획	
부속서 G 위험 관리 기법에 대한 정보	ISO/TR 24971로 이동됨
부속서 H 체외 진단용 의료기기를 위한 위험 관리 지침	
부속서 I 생물학적 위해 요인의 위험 분석 프로세스에 대한 지침	(부속서 삭제됨)
부속서 J 안전성을 위한 정보 및 잔여위험에 관한 정보	ISO/TR 24971로 이동됨

다. EN ISO 14971 최신 개정 동향

유럽은 지난 2010년 영국 드퓨이(Depuy)사의 인공 엉덩이관절 제품 불량에 따른 연조직 괴사 사건, 2011년 프랑스 의료기기 업체 PIP의 여성 유방 확대용 실리콘에 사용된 공업용 실리콘 젤 파문 등 잇단 대형 의료기기 스캔들을 겪으면서 의료기기 관리제도가 문제로 떠오르게 되었다. 이후 CE 및 품질경영 시스템을 인증하던 NB 기관의 대폭적인 정비와 법적 규제를 강화하고 있다. 이에 따라 기업에서 주관적으로 판정하고 형식적으로 수행하던 위험 관리 활동을 강화하여 제품의 안전성을 높이고자 관련 규정을 개정하였다. 즉, 국제표준인 ISO 14971:2007 규격을 기본으로 하지만 유럽의 의료기기법령인 MDD 93/42/EEC의 요구사항을 충족하도록 ISO 14971 규격을 운용하는 방법을 강화한 EN ISO 14971:2012 규격을 2012년 8월 발행하여 유럽연합 회원국에 적용하도록 하고 있다.

이것은 유럽의 지역 규격이므로 국내에서 적용할 사항은 아니지만 유럽으로 수출을 하거나 진출하고자 하는 의료기기 업체는 CE 인증을 위해 반드시 준수해야 할 사항으로 2007년판과 비교하여 다른 점을 추가한 부속서 Z를 참조하여 알아보도록 한다.

1) 경미한 위험의 처리

ISO 14971 규격은 제조업자가 판단한 경미한 위험은 위험 평가 및 위험 통제 등 위험 관리 활동을 무시할 수 있다고 언급되어 있지만, MDD 93/42/EEC의 부속서 Ⅰ의 섹션 1과 2에서 모든 위험은 그 크기에 상관없이 가능한 줄여야 한다고 요구하고 있다. 따라서 아무리 경미한 위험이라도 제조업자가 인지하게 된 모든 위험은 최대한 위험을 없애기 위해 고려되어야 한다.

2) 위험 허용에 대한 제조업자의 재량권

ISO 14971은 제조업자가 위험 허용에 대한 기준치를 결정할 자유가 있으며, 허용 불가능한 위험은 이득/위험 분석을 해야 한다고 밝히고 있다. 반면 MDD 93/42/EEC의 부속서 Ⅰ의 섹션 1과 2는 모든 위험을 가능한 축소시켜야 하고, 허용(Acceptability) 평가와 상관없이 모든 개별 위험과 함께 전체 잔여위험에 대한 이득/위험 분석을 하도록 요구하고 있다. 따라서 발견된 모든 위험은 허용 여부와 관계없이 ISO 14971 규격과 달리 이득/위험 분석을 수행하여야 하며, 전체 잔여위험 평가 시 함께 고려하여야 한다.

3) ALARP(AFAD) 개념의 위험 축소

ISO 14971 규격은 '실제 가능한 최소한(ALARP)'의 개념으로 위험을 축소하는, 경제성을 고려한 ALARP 영역을 인정하고 있다. 하지만 MDD 93/42/EEC의 부속서 Ⅰ의 섹션 2는 경제성을 고려하지 말고 '가능한 한(AFAP)' 위험을 축소시킬 것을 요구하는 AFAP 개념을 도입하여 ALARP 개념을 적용할 수 없다.

4) 이익/위험 분석이 필요한지에 대한 재량권

ISO 14971은 위험 관리계획에서 수립된 기준을 적용하여 잔여위험이 허용될 수 없는 것으로 평가되고 더 이상 위험 관리를 실행하는 것이 비현실적일 경우 이득/위험 분석을 수행한다고 규정되어 있다. 또한, 전체 잔여위험도 허용할 수 없는 것으로 평가되는 경우에만 이득/위험 분석을 수행하여 이득이 크다고 분석되는 경우, 해당 위험을 허용하는 것으로 결정할 수 있다고 하여 모든 위험에 대해 이득/위험 분석을 수행할 것을 요구하지는 않는다.

하지만 MDD 93/42/EEC의 부속서 Ⅰ의 섹션 1에 따르면 위험 관리계획에 수립된 기준의 적용과 관계없이 어떠한 경우에도 발견 및 인식된 모든 위험은 이득/위험 분석을 실시하도록 요구하고 있다. 따라서 제조업자는 개별 위험에 대하여 이득/위험 분석을 실시하는 것은 물론 모든 경우에 대하여 전체 잔여위험에 대한 이득/위험 분석을 실시하여야 한다.

5) 위험 통제 조치에 대한 재량권

ISO 14971의 6.2에서는 'a) 설계에 의한 고유의 안전성, b) 의료기기 자체 또는 제조 공정에서의 예방조치, c) 안전성에 관한 정보'의 위험 통제 대안 중에서 하나 혹은 그 이상의 것을 우선순위에 따라 사용하여야 함을 규정하고 있지만, 이 세 가지 대안의 적용과 관련해서는 업체의 재량으로 간주하고 있다 (예) 첫 번째 대안을 사용하였다면 두 번째 및 세 번째 대안의 적용 여부). 또한, 6.4에서는 통제 대안의 하나를 적용하여 위험이 허용 가능한 것으로 판정되는 경우, 추가적인 위험 통제 조치를 취할 필요가 없다고 명시하고 있다. 그러나 MDD 93/42/EEC의 부속서 Ⅰ의 섹션 2에서는 위험 통제 대안을 점증적으로 적용하여 가장 적절한 해결책을 선택할 것을 요구하고 있다. 따라서 가능한 모든 통제 대안을 적용해야 하고, 첫 번째나 두 번째 통제 대안이 위험을 허용 수준으로 축소하는 경우라 할지라도 안전성을 개선하는 노력을 중단해서는 안 된다.

6) 첫 번째 위험 통제에 대한 일탈

ISO 14971의 6.2항에서는 위에서 설명한 바와 같이 세 가지의 위험 통제 대안 중에서 하나 또는 그 이상의 것을 우선순위에 따라 적용하라고 규정하고 있다. 그러나 MDD 93/42/EEC의 부속서 Ⅰ의 섹션 2에서는 위험을 가능한 많이 제거 또는 감소시킬 것을 규정하여 본질적으로 안전한 설계 및 구조를 요구하고 있다. 따라서 세 가지 대안 중 'a) 설계에 의한 고유의 안전성'을 확보하는 대안을 최우선으로 적용하여야 한다.

7) 잔여위험에 영향을 미치는 사용자 정보

ISO 14971의 2.15와 6.4에서는 잔여위험을 위험 통제 조치 후에도 남아 있는 위험이라고 정의한다. 그리고 6.2에서는 안전성 정보의 공개를 통제 대안으로 간주한다. 하지만 MDD 93/42/EEC의 부속서 Ⅰ의 섹션 2에서는 잔여위험을 모두 사용자에게 알려야 한다고 규정하고 있으며, 반면 이러한 안전성 정보의 공개로는 더 이상 위험(잔여위험)을 줄이지 못하다고 규정하고 있다. 따라서 제조업자는 안전성 정보를 사용자에게 알려야 하지만 이로 인해 위험이 감소(특히 발생 빈도)되었다고 선언해서는 안 된다.

이와 같은 EN ISO 14971:2012 규격의 주요 특징은 의료기기의 위험을 줄이기 위해 경제성을 고려하지 않는 AFAP 개념의 도입과 기업이 주관적으로 결정한 허용 가능한 경미한 위험도 최대한 위험을 낮추어야 하며, 이득/위험 분석을 해야 한다는 것, 예방조치나 안전성 정보에 의한 위험 관리가 아닌 근본적인 설계 및 구조적으로 안전한 의료기기를 요구하는 점, 그리고 너무나 쉽게 안전성 정보를 사용자에게 제공하였다는 것으로 위험 통제 의무를 다했다는 업계의 관행을 인정하지 않는다는 것이다. 따라서 유럽으로 진출하고자 하는 업체에게는 더욱 까다로운 규제가 될 것이며, 단순히 위험 관리계획서와 보고서만을 작성하는 수준에 머물러 있는 국내 업체에도 언젠가 다가올 장벽이 될 것이므로 형식적이지 않은, 실질적인 위험 관리 활동을 수행하여야 할 것이다.

최근 유럽에서는 ISO 14971:2019 규격 3판이 EN ISO 14971:2019로 발행되었으며, EN ISO 14971:2019/A11:2021은 부속서 ZA, ZB 추가를 통해 MDR(2017/745)와 IVDR(2017/746)이 조화된 유럽 버전으로 개정되었다. 현재는 ISO 14971:2019, EN ISO 14971:2019/A11:2021이 2022년 5월 조화 규격(harmonised standards) 목록으로 등재되어 시행되고 있다.

2.3 ISO 14971 규격과 국제표준의 병용

의료기기의 위험 관리 적용을 위한 ISO 14971 규격은 IEC 60601-1(전기적 안전성), ISO 13485(품질경영시스템), IEC 62366-1(사용성 공학의 적용), ISO 10993(생물학적 평가), 그리고 IEC 62304(의료기기 소프트웨어) 등을 포함한 다수의 주요 의료기기 표준을 참조로 위험 관리 원칙의 적용과 실행을 요구하고 있다. 또한 IEC/TR 80002(의료기기 소프트웨어의 ISO 14971 적용 가이드)와 같은 새로운 표준들이 제·개정되고 있다. 이와 같이 ISO 14971 국제표준은 수년간 의료기기 관련 기준들과 조화하면서 개선 및 발전하였으며, 의료기기에 대한 위험 관리를 실행하기 위해 선진국들의 많은 제조자들에 의해 사용되어 왔다.

국내에서는 IEC 60601-1 규격의 3판 적용과 관련하여 이전 규격은 의료기기의 안전에 관한 기본적인 요구사항만이 있었지만 3판에서는 규격 내용 전 범위에 위험성 관리를 포함시켰으며, 제조업체로 하여금 ISO 14971을 뒷받침하여 위험성 관리 프로세스를 수행할 것을 요구하고 있다. 또한 국내의 GMP기준으로 2020년 7월 1일부터 전면 적용되고 있는 ISO 13485:2016 3판에서는 의료기기의 전 수명주기는 물론 품질경영 시스템의 모든 프로세스에서 위험 관리를 근거로 업무를 수행할 것을 강력하게 요구하고 있다.

따라서 ISO 13458 품질경영 시스템 규격에 따라 ISO 14971 규격을 조화시키는 문서화된 품질관리 및 위험 관리 시스템 없이는 IEC 60601-1의 요건을 만족시키고 인증을 획득하는 것은 불가능한 것으로, 관련 규격을 모두 조화시켜 충족시키는 공동 체계를 수립 및 유지해야 한다. 즉, 하나의 규격만을 이해하고 이를 실행하는 것은 품질의 집의 한쪽 기둥만을 세우는 것으로 최종적인 목적을 달성할 수 없다.

다음에 예시된 국제표준을 ISO 14971과 병용하는 경우가 있을 수 있다. 이와 같은 경우는 다음과 같은 두 가지 방법 중 하나를 통해 수행할 수 있다.

① 국제표준은 해당 표준의 실행 시 그 일부로서 ISO 14971 표준을 적용하도록 요구한다. 예를 들면, 소프트웨어 수명 주기 프로세스에 관한 IEC 62304 표준이 그렇다.
② 국제표준은 의도적으로 위험 관리 내에 사용된다. 예를 들어, 사용성 공학에 관한 IEC 62366 표준, 생물학적 평가에 관한 ISO 10993 시리즈 표준이 그렇다.

이들 두 가지의 어떠한 경우든 의료기기에서 위험 허용 수준을 달성하기 위해 국제 표준을 적절하게 사용하려면, 해당 표준과 ISO 14971 사이의 상호연계성에 유의하여야 한다. 다음에 이와 같은 이상적인 상황을 설명하는 세 가지 사례가 예시되어 있다.

가. IEC 62304 의료기기 소프트웨어-소프트웨어 수명 주기 프로세스

IEC 62304와 ISO 14971 사이의 관계는 IEC 62304의 머리말에 잘 나타나 있다.

의료기기 소프트웨어는 그 기본 토대가 품질경영시스템(IEC 62304:2006의 4.1 참조) 및 위험 관리 프로세스(IEC 62304:2006의 4.2 참조)를 통해 개발되고 또 유지·관리되는 것으로 간주한다. 위험 관리 프로세스는 국제표준 ISO 14971을 통해 이미 충분히 규정되어 있다. 그러므로 IEC 62304는 이를 이용하여 단순히 ISO 14971을 규범으로서 참조한다. 특히, 소프트웨어가 위해 요인과 관련하여 기여하는 요인을 식별하는 영역에서는 소프트웨어에 간단한 위험 관리 요소를 일부 추가하여야 한다. 이와 같은 요소는 IEC 62304:2006의 7에 소프트웨어 위험 관리 프로세스로 요약되어 있다.

소프트웨어가 위해 요인에 기여하는지 여부는 위험 관리 프로세스 중 위해 요인 식별 활동을 통해 판명된다. 소프트웨어가 기여요인인지 여부를 판명할 때는 소프트웨어에 의해 직접적으로 유발될 수 있는 위해 요인을 감안해야 한다. 예를 들어, 잘못된 정보 제공으로 적절하지 못한 투약이 이루어질 수 있다. 위험을 통제하기 위해 소프트웨어를 사용하려는 결정은 위험 관리 프로세스의 위험 통제 활동을 통해 결정된다. 본 표준에 규정된 소프트웨어 위험 관리 프로세스는 ISO 14971에 따라 의료기기의 위험 관리 프로세스에 포함한다.

IEC 62304는 ISO 14971을 규범으로서 참조하고 있으며, 특히 다음과 같은 사항을 규정한다.

① ISO 14971의 규정에 따라 위험 관리 방안에 부합하는 소프트웨어 개발계획(IEC 62304:2006 5.1)
② ISO 14971에 근거한 소프트웨어 위험 관리 프로세스(IEC 62304:2006 7)

나. IEC 62366 의료기기에 대한 사용성 공학 적용

IEC 62366-1:2015(국내 KS P IEC 62366-1)의 그림 A.4에 예시된 흐름도는 병렬로 연계된 두 가지 규격의 관계 및 상호 연결을 나타내고 있다. ISO 14971의 참조 외에도 IEC 62366-1:2015에는 ISO 14971에 따라 사용성 공학을 기반으로 위험 관리를 보완하고, 또 이와 상호작용할 수 있는 조항이 식별되어 있다.

IEC 62366-1:2015의 5.3에는 다음과 같이 규정되어 있다. "제조자는 의료기기의 사용과 관련된 환자, 사용자 또는 그 밖의 다른 사람들에게 영향을 줄 수 있는 알려지거나 예측 가능한 위해 요인 및 위해 상황을 식별해야 한다. 이 식별은 ISO 14971:2007, 4.3 및 4.4의 첫 번째 단락에 따라 실행한 위험 분석의 일부로 수행해야 한다(위험 분석의 일부)."

또한 사용자 인터페이스의 사용성 총괄 평가 수행을 규정한 IEC 62366-1:2015의 5.9에는 위험 관리의 일부로 수행할 수 있는 몇 가지 활동들을 참조할 수 있도록 하고 있다.

다. ISO 10993-1 의료기기에 관한 생물학적 평가

ISO 10993-1의 소개란에는 기기에 따른 전반적인 평가 및 개발의 일부로서 위험 관리를 통해 의료기기의 생물학적 평가 지침서의 역할을 하는 것이 그 취지라고 명시되어 있다.

ISO 10993-1(국내 KS P ISO 10993-1:2018)의 부속서(Annex) B에서는 의료기기와 연관된 생물학적 위해 요인의 식별, 위험 추정 및 평가, 위험 통제, 그리고 위험 통제 수단의 유효성 확인 등에 관한 위험 관리 방안의 적용 지침에 ISO 14971을 적용하고 있다.

이 접근 방법은 필요한 만큼 추가 시험도 취사 선택하고, 모든 출처의 기존 데이터를 검토, 평가하여 결합함으로써 각 의료기기의 안전한 사용과 관련된 생물학적 응답을 전체적으로 평가할 수 있도록 한다.

ISO 10993-1:2018은 ISO 14971에 기술된 위험 관리 내에서 표준 자체를 명확히 구성하고 있다. 생물학적 평가를 제품 위험에 사용된 방식과 유사한 방식으로 실시해야 하며, 여기에는 다음과 같은 사항을 포함하여야 한다.

① 위험 분석(위해 요인 및 이와 관련된 위험은 무엇인가?)
② 위험 평가(허용 가능한 위험인가?)
③ 위험 통제(위험은 어떻게 통제하는가?)
④ 전반적 잔여이득/위험 평가

ISO 14971에 규정된 과정에 이어서 기존 데이터를 통한 전반적 잔여위험 평가에서 위험으로 식별된 내용이 허용 가능한 것으로 결론이 날 경우, 위험 통제를 추가로 실행할 필요는 없다. 그렇지 않을 경우, 적절한 조치를 취해 평가를 계속 진행하거나 또는 위험을 완화해야 한다.

이 평가는 위해 요인으로 식별된 결과물로 생물학적 평가보고서가 될 수 있으며, ISO 10993-1의 생물학적 안전성 시험 항목에는 다음과 같은 사항이 포함된다. 다만 ISO 10993-1 생물학적 안전성 시험 항목과 약간 상이하다.

〈생물학적 안전성 시험 항목의 예〉

- 세포독성
- 발열성시험
- 생분해시험
- 유전독성시험
- 생식/발생독성시험
- 자극성/피내반응시험
- 혈액적합성시험
- 감작성
- 이식시험
- 아급성독성시험
- 발암성시험
- 전신독성시험(급성)
- 만성독성시험

특정 의료기기의 재료가 위에 열거한 조건을 유발할 수 있는지 그 여부를 판명할 때 사용하는 방법으로는 다음과 같은 사항을 들 수 있다.

① 화학적 특성 및 평가
② 조사보고서 검토
③ 시험(체외/체내, 비임상)
④ 현장 경험
⑤ 피폭 수준은 허용 가능한가?

ISO 10993-1에 따라 전문 평가사는 생물학적 위해 요인과 연관된 전반적 잔여위험이 허용 가능한지 그 여부를 판명할 수 있을 정도로 가용 정보 데이터가 충분한가를 판단해야 한다. 이 결론이 생물학적 평가보고서에 기록되어 위험 관리 파일의 한 요소가 된다.

3 위험 관리 추진 절차 및 방법

3.1 위험 관리 프로세스의 수립

의료기기 제조업체는 의료기기의 전 수명 주기에 걸쳐서 의료기기와 관련된 위해 요인을 식별하고 관련 위험을 산정하고 평가하며 이 위험들을 통제하고 통제 수단의 효율성을 감시하기 위한 지속적인 프로세스를 갖출 것을 ISO 14971:2019 4.1에서 요구하고 있다. 또한, ISO 13485:2016의 7에 따라 문서화된 제품 실현 프로세스에 그 위험 관리 프로세스를 적절히 포함할 것을 요구하고 있다. 즉, 의료기기의 위험 관리 활동을 수행하기 위해서는 먼저 위험 관리 프로세스를 수립하여야 하며 이것은 문서로 작성되어야 하고 지속적으로 유지 및 관리되어야 한다.

ISO 14971:2019 4.1에 따르면 위험 관리 프로세스에는 다음과 같은 요소를 포함하도록 요구되고 있다.

① 위험 분석
② 위험 평가
③ 위험 통제
④ 생산 및 생산 후 정보

이는 위험 관리 프로세스가 의료기기의 설계와 생산(해당하는 경우 멸균, 포장 및 라벨링 포함)단계에서의 위험 분석, 평가 및 통제뿐만 아니라 생산 후 단계까지의 포함을 요구하는 것이다. 즉, 생산 후 정보의 수집은 위험 관리 프로세스의 필수적인 요구사항이다. 또한 제조업체가 품질경영 시스템을 도입한 경우, 위험 관리 프로세스는 그 전체가 품질경영 시스템과 통합되어 관리되어야 한다.

위험 관리 활동이 의료기기에 대해 상당히 독립적으로 평가된다 하더라도, 위험 관리 프로세스에 포함되어야 하는 기본 요소들이 존재한다. 이러한 요소를 포함하여 위험 관리 프로세스가 정확히 이행되고 있는지 또는 어떠한 취약점은 없는지 확인하고, 개선과 변화를 위해 위험 관리 활동에 대한 주기적인 검토를 수행하여야 한다.

KS P ISO 14971:2019 부속서 B에 의한 [그림 3-2]는 일반적인 위험 관리 프로세스를 보여주고 있다. 다음 [그림 3-2]와 같이 위험 관리 프로세스는 반복적인 것으로 각 위험을 순차적으로 처리하고 만약 위험 통제 조치가 새로운 위해 요인을 유발하거나 새로운 정보가 입력되면 다시 그 이전의 단계로 되돌아가는 것이다.

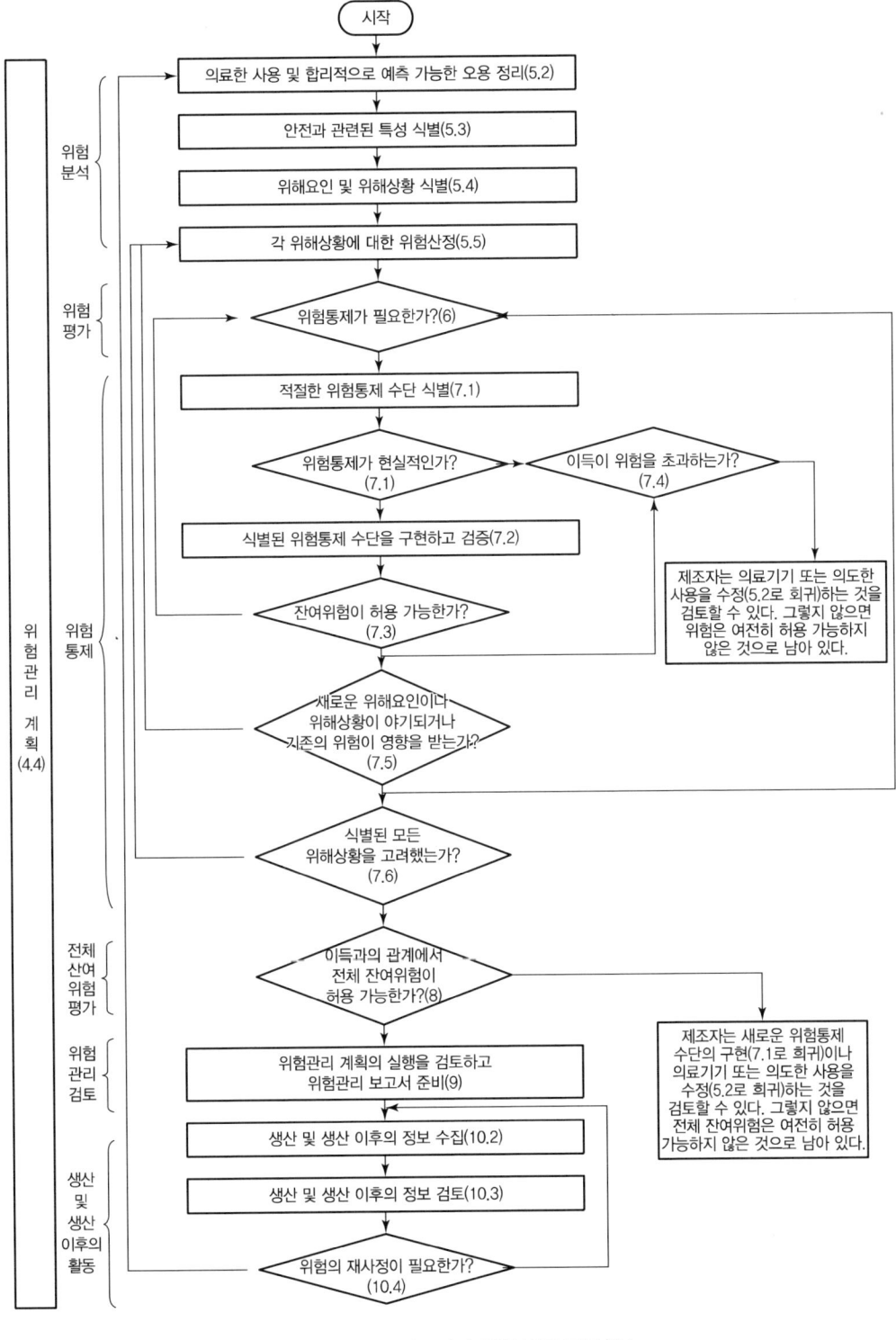

┃그림 3-2 ┃ 의료기기 위험 관리 프로세스

가. 위험 관리 프로세스의 문서화

의료기기의 상업적인 판매에 앞서 제조자는 위험 관리 프로세스를 수립하고 이러한 프로세스를 수행하여 다음 사항을 보증하기 위한 문서와 기록을 갖추어야 한다.
① 위험 관리 계획이 적절하게 수행됨
② 전체 잔여위험이 허용 가능함
③ 생산 및 생산 후 단계에서의 정보를 수집하고 검토하기 위한 적절한 방법이 마련되어 있음

최근 개정된 ISO 13485:2016 국제표준에서는 위험 관리 프로세스를 의료기기의 전 수명주기로 적용을 확대하고, 품질경영시스템은 필요한 적절한 프로세스 관리를 위하여 위험기반 접근방법(Risk Based Approach)의 적용을 요구하고 있다. 특히, '7.1 제품 실현의 기획'에서는 제품실현을 위해 위험 관리에 대한 하나 이상의 프로세스를 문서화할 것을 요구하고 있으며, 위험 관리 활동을 기록으로 유지하도록 강조하고 있다. 따라서 종전의 설계단계에서의 위험 분석 프로세스뿐만 아니라 전 수명주기에 걸쳐 위험 관리 활동을 누가, 언제, 어떻게 수행할 것인지 문서화하여야 하며, 그러한 활동의 결과로 누가, 어떤 기록을 언제까지 작성 및 유지할 것인지 결정되어 있어야 한다.

위험 관리 프로세스의 수립을 위하여 먼저 의료기기 수명주기별 또는 품질경영 시스템 단계별로 위험 관리 활동을 수행하는 절차를 문서화한다. 이 절차서에는 위험 관리 프로세스에 대한 최고경영자의 의무를 포함하여 책임자의 책임과 권한을 명시하고 위험 관리 업무를 담당할 인원의 자격 요건과 이의 유지·관리방법, 그리고 필요하다면 외부의 전문가를 어떻게 참여시키는지를 포함하여야 한다. 또한 위험 관리 계획의 수립과 위험 분석 프로세스의 추진 절차, 그리고 이러한 위험 관리 활동의 결과가 출력되어야 할 기록 및 그 기록을 작성하는 서식을 포함하도록 한다.

위험 관리 활동의 결과로 작성되는 위험 관리 계획서와 보고서를 포함하는 위험 관리 파일은 위험 관리 프로세스의 완결성을 증명하기 위하여 식별된 위해 요인별로 다음 내용의 추적조사가 가능하도록 문서화하여야 한다.
① 위험 분석
② 위험 평가
③ 위험 통제 조치의 실행 및 검증
④ 잔여위험 평가 결과

특히, 위험 분석의 실행과 그 결과에 대한 문서화에는 최소한 다음 내용을 포함할 것을 ISO 14971:2019의 5.1에서 요구하고 있다.
① 분석된 의료기기의 설명 및 식별
② 위험 분석을 이행한 인원 및 조직의 신원
③ 위험 분석의 적용범위와 일자

문서화하도록 요구하는 위의 세 가지 사항은 추적성을 보증하기 위한 기본 최소 데이터 세트(데이터 처리상 단위로 취급되는 일련의 기록)이며, 경영 검토와 내부 감사를 위해서도 중요하다. 즉, 문서화된 위험 관리 출력물은 위험 분석 범위의 어느 것이 포함되는가를 명확히 하고 그 완결성을 증명할 수 있는 최소한의 요구사항이다.

나. 프로세스 단계별 위험 관리 적용

의료기기의 위험 관리는 제품의 기획에서부터 설계 및 제조과정은 물론 보관 및 유통과 사용 과정 그리고 사용 후 최종 폐기에 이르기까지의 제품 수명의 모든 프로세스에 걸쳐 수행할 것을 ISO 14971 규격에서 요구하고 있다. 특히, 다음과 같은 품질경영시스템 단계에서 위험 관리를 적용하여야 한다.

1) 설계입력에서의 위험 관리

설계입력 단계에서는 의료기기의 사용목적과 성능에 따른 각 특성과 안전성에 따른 위험 분석의 결과를 고려하여야 한다. 예를 들어 혈관에 이식하는 의료기기의 경우, 의료기기 원자재가 혈액에 닿아 영향을 미칠 수 있는 위험요소가 있으며, 그 위험을 식별하고 식별된 생물학적 위험을 측정 및 평가하여야 한다. 이러한 위험 분석에서 발견된 생물학적 위험에 대한 항목은 제품의 설계입력에 반영되고 허용 기준을 설정하게 된다. 위험 분석에는 GHTF의 Essential Principles를 이용한 분석, FMEA(Failure Mode Effect Analysis), FTA(Fault Tree Analysis) 기법 등을 이용할 수 있다.

2) 설계출력에서의 위험 관리

설계출력에서 의료기기의 특성에 대한 설계규격이 설정되면 그에 따른 위험 관리에 대한 결과가 충족됨을 보여주는 것이다. 예를 들어, 혈관에 이식하는 의료기기의 설계출력으로 생물학적 안전성에 대한 특성을 설계규격으로 설정하고 그 기준에 적합함을 보인다면, 관련 규격인 ISO 10993 국제표준에 적합함을 시험으로 평가하여 잔여위험의 허용 기준을 확인함으로써 위험을 관리하는 것이다.

3) 설계검토에서의 위험 관리

설계검토에서는 설계 부분에서 수행된 위험 관리 결과로 산출된 잔여위험에 대한 적합성을 평가하고 이득/위험결정을 검토하게 된다.

4) 설계검증에서의 위험 관리

설계검증으로 분석된 위험이 적절하게 감소되거나 예방 조치되었음을 보여야 한다.

5) 설계 유효성 확인(Validation)에서의 위험 관리

설계증명으로 임상시험을 수행할 때 임상시험을 수행하기 전에 적합한 위험 관리가 수행되었음을 나타내야 한다. 또한, 임상시험과 관련하여 필요한 위험 분석을 실시하여야 한다. 임상시험은 예상된 잔여위험의 적합성을 평가할 수 있는 수준의 환자 수를 반영하여야 한다.

6) 설계변경에서의 위험 관리

모든 설계변경을 실행하기 전에 그 변경사항과 관련하여 위험 분석 등 위험 관리를 수행하여야 하고, 그 변경사항으로 인한 위험이 수용 가능한지를 결정하여야 한다.

7) 생산 및 공정상의 위험 관리

제조공정 중의 장비, 작업 과정, 환경, 작업자 등은 모두 위험요소의 출처가 될 수 있다. 생산 및 제조공정 중의 위험요소는 설계 입력 시 이미 분석되어야 한다. 생산 및 제조공정의 위험 분석은 HACCP(Hazard Analysis and Critical Control Points), PFMEA(Process Failure Mode Effect Analysis), HAZOP(Hazard and Operability Study), FTA, PAT(Process Analytical Technology) 등의 도구를 사용할 수 있다.

제조공정별로 실수나 잘못된 경우 발생할 수 있는 결과와 그 영향을 분석하여 그에 따른 위험의 정도를 산정하고, 위험을 감소시키고 예방하는 조치를 취하여야 한다. 공정 유효성 확인(Process Validation)에는 위험 관리 결과를 반영하여 밸리데이션 상태를 검토하고 유효성 재확인(Revalidation) 필요 여부를 결정한다.

8) 판매 후의 위험 관리

제품이 허가되어 판매된 후에도 위험 관리는 지속적으로 이루어진다. 모니터링 과정 중에서 제품 및 제품 사용과 관련하여 위험을 분석·평가하고 그 결과를 판매 전에 수행한 위험 관리 파일과 비교하여 추가된 사항을 위험 관리 파일에 포함시켜 필요한 사항을 수정하여야 한다.

허가받은 상태의 위험 관리 파일을 기본으로 설정하고 판매 후 기본으로 설정한 수준의 위험이 유지되는지, 그리고 예측하지 않은 위험이 발생하는지 등을 관리하여야 한다. 판매 후 품질경영 시스템에서 위험 관리가 적용되는 대표적인 프로세스로서 시정 및 예방조치(CAPA) 프로세스를 예로 들 수 있다.

9) 시정 및 예방조치(CAPA)에서의 위험 관리

대부분의 국가에서 의료기기 제조자에게 CAPA 시스템을 품질경영 시스템에 정의, 구축, 문서화, 유지하도록 의무화하고 있다. 제품의 판매 후 발견되거나 잠재적인 문제점을 찾아내고, 그 원인을 결정하고 수정하며, 다시는 발생하지 않도록 시정 또는 예방조치를 하는 등 다음의 절차를 거친다.

① 1단계 : 문제를 정의하고 문서화한다.
② 2단계 : 문제의 근원을 결정하기 위해 부적합 사항을 검토하여 위험요소와 측정된 위험을 정한다. 문제의 발생 빈도, 심한 정도, 문제의 여파 정도 등을 고려한다.
③ 3단계 : 문제의 근원을 결정한다. 문제의 근원을 결정하는 데에는 Process mapping, Ishikawa Diagram, Pareto Chart, Hazard Analysis, FMEA(Failure Mode & Effect Analysis), Five Whys, Fault Tree Analysis 등의 위험 분석을 활용한다.
④ 4단계 : CAPA와 활용 계획을 수립한다. 그 절차와 방법 및 결과가 모두 문서화되어야 한다.

⑤ 5단계 : 문제의 근원이 적합하게 해결된 것을 증명한다. 객관적인 통계 또는 데이터를 사용하고 문제근원에 대한 위험 관리가 적합하게 이루어졌는가를 검토한다.

3.2 위험 관리 중점요소 및 평가

위험 관리는 식별된 위험이 허용기준 이내에 있는지를 평가하는 절차이다. 위험 평가의 결과는 품질경영시스템의 설계입력에 반영되고 설계출력의 결과물이 될 수 있다. 위험 평가의 모든 자료는 PMA 및 IDE 등 사전 허가를 위한 평가 자료로 제출될 수 있다. 의료기기 위험 평가에 사용되는 도구는 구체적인 절차 또는 시험 방법을 말한다. 각 절차와 시험 방법은 국제규격 및 국가규격, 가이드라인 등에 따라 수행된다. 위험 평가 시 대표적으로 고려되는 분야는 다음과 같다.

가. 생물학적 위험(Biological Risk)평가

의료기기를 사용하면서 인체에 영향을 미칠 수 있는 잠재적인 생물학적 위험요소를 분석하고 측정하고 허용 여부를 평가하는 것을 말한다. 여기에는 독성학적 위험 평가를 포함한다. ISO 10993에 따라 수행되며, 각 시험 방법에 대한 각 국가의 국가규격 및 가이드라인이 있다.

나. 화학적 위험(Chemical Risk)평가

의료기기 원자재 및 완제품의 화학적 위험요소를 평가하는 것을 말한다. 위해성분 함유 여부, 위해성분의 잔류량 측정 및 허용 기준, 복합 제품 중 의약품 또는 생물학적 제제의 활성물질에 대한 화학적 안전성 평가방법이 포함된다. 각 시험 방법에 대한 ISO, IEC 등 국제규격, 각 국가의 국가규격, 국가약전 및 가이드라인이 있다.

다. 감염 및 미생물 오염 위험(Infection and Microbial Contamination Risk)평가

의료기기는 사용 대상인 환자와 사용자 등 의료기기에 노출되는 사람에게 감염의 위험을 최대한 줄일 수 있도록 설계되어야 한다. 최대한 사용 방법을 간단하게 하여 사람의 손이 최대한 적게 접촉하고, 제조 과정 중 감염될 가능성을 줄이고 제조과정 중의 감염에 대한 위험을 평가하여야 한다.

생물학적 제제를 사용하는 의료기기의 경우에는 제조 과정 중 바이러스 불활화 과정 등 적합한 절차를 취하고 관련 위험을 평가하여야 한다.

라. 방사선 위험(Radiation Risk)평가

방사선을 방출하는 의료기기의 경우 사용목적에 필요한 의도된 방사선 이외에는 사용자와 환자에게 방출되는 방사선량을 최대한 낮추어야 한다.

마. 전기적 위험(Electrical Risk)평가

전기를 사용하는 의료기기의 경우 전기적 쇼크 등 의료기기 사용에 있어 전기적 위험이 평가되어야 한다. 또한 전자파 장애 관련 위험도 평가되어야 한다.

바. 기계적 위험(Mechanical Risk)평가

의료기기의 사용 및 작동에 있어서 의료기기 부품에 연결된 부분, 움직이는 부분, 진동되는 부분 등에 대한 위험을 평가하여야 한다.

사. 성능평가를 통한 위험 평가

동물모델을 이용한 성능평가 시험 및 임상평가에서 생물학적, 임상적, 사용 방법에 대한 위험 평가를 수행할 수 있다.

아. 사용적합성 및 사용자 위험(Usability, User Risk)평가

의료기기 설계에서의 사용적합성은 의료기기를 사용할 때 사람이 경험하는 위험요소를 줄이고 사람이 그 의료기기를 사용할 때 최대한의 성능이 발휘될 수 있도록 하는 것이다.

의료기기의 사용적합성은 IEC 62366 국제표준을 적용하여 수행하도록 요구되고 있으며 ISO 13485: 2016 규격에서도 설계입력과 설계변경 요구사항으로 사용적합성(Usability)을 고려하도록 추가되었다.

미국 FDA는 의료기기 설계에 휴먼 팩터 엔지니어링을 사용함으로써 사람에 의한 사용 실수(휴먼 에러)의 위험을 줄이고 의료기기 사용방법을 쉽게 이해할 수 있으며, 환자의 현재 상태를 쉽게 이해할 수 있고 사용방법이 직관적이고 쉬우며, 사용방법에 대한 훈련 과정을 줄이고 의료기기 조절방법 및 디스플레이가 쉬우며, 효과적인 알람 시스템, 수리와 유지의 용이함 등의 이익을 얻을 수 있다고 했다. FDA는 설계관리와 위험 관리에서 위험 분석 시 휴먼 팩터 분석을 요구한다. 휴먼 팩터 분석 결과 사용자 실수에 대한 보통 이상의 위험이 분석된 경우나 이미 판매 중인 의료기기가 사용자 실수로 문제점이 발생되어 CAPA를 실시한 경우, 휴먼 팩터 시험을 실시하도록 요구하고 있다.

3.3 위험 분석 기법

위험 관리는 의료기기 산업보다 자동차, 조선, 금융 산업 등에서 먼저 수행 및 연구되어 왔다. 따라서 위험을 식별하고 이를 분석 및 평가하는 위험 분석 기법 또한 선행 학자 및 전문가들에 의해 여러 가지가 연구·개발되었다.

의료기기는 ISO 14971 규격 자체를 의료기기의 위험을 식별하고 분석 및 평가 등을 위한 중요한 기법으로 활용하여야 하지만, 위험 발생 빈도를 예측하거나 생산 및 생산 후 정보의 분석을 위해서 통계적 기법을 비롯한 위험 분석 기법을 적용하여야 한다. 더구나 다른 산업의 제품과 융합되는 의료기기(휴대폰

과 결합된 혈당 체크기 등) 및 첨단 전기·전자 기술을 접목하는 신기술 의료기기의 경우 ISO 14971 규격만으로 모든 위험을 분석하고 평가하기에는 부족하다. 또한, 위험 관리 활동 시 단순히 의료기기 자체의 안전성을 확보하여야 한다는 법적인 요건만 충족하는 것이 아니라 높아진 소비자의 안전의식을 제고하고 기업의 영속성을 위하여 위험성이 적은 안전한 의료기기를 개발 및 판매하기 위해서 좀더 전문적인 위험 분석 기법을 적용해야 할 필요가 있다.

이에 현재까지 개발 및 적용되고 있는 위험 관리 기법을 다음 〈표 3-3〉 및 〈표 3-4〉와 같이 소개하고 ISO 14971 규격 등에서 소개하고 있는 몇 가지 위험 분석 기법을 간략히 설명한다.

위험 분석을 위해 적절한 기법을 선택하고 적용하는 방법은 IEC 60300-3-9 국제 표준을 참조하고, 이의 적용을 위해서는 별도의 전문적인 학습이 필요할 수 있다.

〈표 3-3〉 위험 분석에 사용되는 일반적인 기법

기법	설명 및 용도	비고
사상나무분석(ETA)	여러 가지 초기 사고로부터 가능한 결과까지 귀납적 추리를 이용하는 위험성 규명 및 빈도 분석 기법	IEC60300-3-9 A.4
고장모드 영향분석(FMEA)/ 고장모드 영향 치명도분석 (FMECA)	주어진 품목에 대하여 다른 부품이나 시스템에 영향을 미치는 모든 고장 유형을 분석하는 근본적인 위험성 규명 및 빈도 분석 기법	IEC 60812 IEC 60300-3-9 A.2
결함나무분석(FTA)	• 바람직하지 않은 고장에서부터 시작하여 그것들이 발생할 수 있는 모든 방식을 결정하는 위험성 규명 및 빈도 분석 기법 • 회화적으로 표현됨	IEC 61025 IEC 60300-3-9 A.3
위해 요인 및 운용성 연구 (HAZOP)	• 시스템의 각 부분을 체계적으로 평가하는 기초 위험성 규명 기법 • 설계 의도로부터 벗어난 어떤 편차가 발생하여 그것들이 문제를 일으키는가를 보기 위하여 시스템의 각 부품을 체계적으로 평가하는 근본적인 위험성 규명 기법	IEC 61882 IEC 60300-3-9 A.1
인간신뢰도분석(HRA)	인간이 시스템 성능에 미치는 영향을 분석하고 인간 과오가 신뢰성에 미치는 영향을 평가하는 빈도 분석 기법	IEC60300-3-9 A.6
예비위해 요인분석(PHA)	위험성을 규명하고 그들의 치명도를 평가하기 위하여 초기 설계 단계에서 사용될 수 있는 위험성 규명 및 빈도 분석 기법	IEC60300-3-9 A.5
신뢰성 블록 다이어그램 (RBD)	전체적인 시스템 신뢰성을 평가하기 위하여 시스템 및 그 중복성에 대한 모형을 창출하는 빈도 분석 기법	TEC 1078

〈표 3-4〉 위험 분석에 사용되는 추가적인 기법

기법	설명 및 용도
범주평정(Category rating)	위험 우선순위 그룹을 결정하기 위하여 분류된 범주에 따른 리스크를 평정하는 방법
점검표(Checklist)	• 고려될 필요가 있는 전형적인 위험물질이나 잠재적 사고 근원에 대한 목록을 제공하는 위험성 규명 기법 • 규정이나 표주에 적합한가를 평가할 수 있음
공통유형 고장분석 (Common mode failure analysis)	시스템 내에서 여러 부분 또는 부품의 동시 고장이 가능한지 또는 그 전반적인 영향은 어떠한지 평가하는 방법

기법	설명 및 용도
결과모형(Consequence models)	• 사람, 재산 또는 환경에 대한 고장의 영향 추정 • 간소화된 분석적 접근 방법과 복잡한 컴퓨터 모형 모두 이용할 수 있음
델파이기법(Delphi technique)	빈도 분석, 결과 모형 및 위험 추정을 지원하는 전문가 의견을 통합하는 방법
위험성지수(Hazard Indices)	여러 가지 시스템 선택 사항을 평가하고 덜 위험한 것을 규명하는 데 사용되는 빈도 분석 기법
몬테 카를로(Monte comparisons) 시뮬레이션 및 기타 시뮬레이션 기법	입력 상태나 가정 사항의 변화를 평가하기 위하여 시스템 모형을 사용하는 빈도 분석 기법
쌍대비교(Paired comparisons)	한 번에 단 한 쌍의 위험을 검토하고 평가하여 위험을 추정하고 순위를 정하는 방법
과거 자료의 검토	잠재적 문제 영역을 규명하고, 사고와 신뢰성 자료에 근거하는 빈도 분석에 정보를 제공하는 데 사용될 수 있는 위험성 규명 기법
내밀분석(Snake analysis)	미예측된 사상 발생의 원인이 되는 잠재 경로를 규명하는 방법

가. 고장모드 영향분석(FMEA, Failure Mode and Effect Analysis)

고장모드 영향분석(FMEA)은 주로 개별적인 부품의 고장 형태의 결과를 체계적으로 식별 및 평가하는 정성적인 기법이다. 이는 "만일 ……이라면 출력으로 발생하는 것은 무엇인가?"하는 식의 질문을 사용한 귀납적인 기법이다. 부품들을 한 번에 하나씩 분석하여 일반적으로 단일 고장 상태를 파악한다. 이는 상향식 형태로, 아래 단계에서 시작하여 다음의 높은 기능 시스템 수준으로 진행하는 과정에 따라 분석을 한다.

FMEA는 결과의 심각성 정도, 그와 관련된 발생 확률 및 탐지 가능성 등의 조사를 포함하도록 확장할 수 있고, 그럴 경우에는 이른바 고장모드, 영향 및 치명도분석(FMECA, Failure Mode, Effect and Criticality Analysis)이 된다. 그러한 분석을 사용하기 위해서는 의료기기의 구성을 상세하게 알 필요가 있다. 또한 FMEA는 사람의 오류를 다루는 데도 유용한 기법이다. 위험 요인을 식별하는 데 활용될 수도 있고, 따라서 결함나무분석(FTA, Fault Tree Analysis)의 입력으로서의 가치가 있다.

이 기법의 단점은 중복성 문제 및 수리 또는 예방적인 보전 조치의 포함, 단일 고장 상태에 제한적으로 적용되는 것 등의 처리에 따른 어려움으로부터 발생한다.

고장모드 및 영향분석의 절차에 관한 상세 정보는 IEC 60812를 참고한다.

나. 결함나무분석(FTA, Fault Tree Analysis)

결함나무분석은 주로 다른 기법으로부터 식별된 위험 요인을 분석하는 수단으로서 바람직하지 않은 결과에 대한 가정, 이른바 '정상 고장'으로부터 시작한다.

정상 고장에서부터 시작하는 연역적인 방법으로 바람직하지 않은 결과를 유발하는 다음 하위 기능 시스템의 잠재적인 원인 또는 고장 형태를 식별한다. 바람직하지 않은 시스템의 동작을 하위 시스템 수준까지 단계적으로 식별함으로써 바람직한 시스템 수준으로 인도할 수 있는데, 하위는 보통 부품 고장 형태가 된다. 이는 그 시퀀스들이 대개 가정한 결과로 유도한다는 것을 나타낸다. 따라서 이는 법의학적 목적에 유용함이 증명된 바 있다.

결과는 고장 형태의 나무 형식 그림으로 표현한다. 나무의 각 수준에서 조합된 고장 형태들이 논리 연산자(AND, OR 등)로 기술된다. 나무에서 식별되는 고장 형태는 하드웨어 고장, 사람에 의한 오류와 관련된 사건이거나 또는 바람직하지 않은 사건으로 인도하는 기타의 사건들이 된다. 그들은 단일 고장 상태에 한정되지는 않는다.

FTA는 체계적인 접근법을 허용하여 사람과의 상호작용 등을 포함한 다양한 요소들의 분석을 동시에 허용할 만큼 충분히 유연성이 있다.

FTA는 주로 고장 확률 예측을 제공하는 도구로서 위험 분석에 활용된다. 그림으로 표현하기 때문에 시스템 특성 및 포함된 요소들을 이해하기 쉽지만, 나무가 커지면 고장 나무를 처리하는 데 컴퓨터 시스템이 필요할 수도 있다. 이러한 면이 고장 나무의 검증을 어렵게 한다.

다. 위해 요인 및 운용성 연구(HAZOP, Hazard and Operability Study)

위해 요인 및 운용성 연구(HAZOP)는 FMEA와 유사하다. HAZOP는 사고가 설계 또는 운용 의도의 일탈에 의해 유발된다고 가정하는 이론을 근간으로 한다. 이는 위해 요인 및 운용성 문제를 식별하는 체계적인 기법이다. 이는 원래 화학 공정 산업에서 사용하기 위하여 개발된 것이다.

화학 산업에서의 HAZOP 연구 활용이 설계 의도로부터의 편차에 초점을 맞추고 있다고 한다면, 의료기기 개발자에 대해서도 또 다른 적용이 가능하다. HAZOP는 의료기기의 동작(설계 의도로서 질병의 진단, 처치, 경감을 위하여 사용되는 기존의 방법/공정들) 또는 의료기기의 기능에 중대한 영향을 미치는 의료기기의 제조 공정 또는 보전(멸균 등)에 적용할 수 있다.

HAZOP의 두 가지 특별한 기능은 다음과 같다.
① 의료기기의 설계와 응용을 포괄하는 전문가 팀을 활용한다.
② 정상 사용으로부터의 편차를 식별하는 데 도움을 줄 수 있도록 안내어('없음', '일부' 등)를 사용한다.

이 기법의 목표는 다음과 같다.
① 의료기기에 대한 전체적인 설명 및 의도하는 사용 방법을 산출한다.
② 정상 동작 상태와 의도된 설계 간의 편차가 어떻게 발생하는가를 발견하기 위하여 의도된 사용/의도된 사용목적의 모든 부분을 체계적으로 검토한다.
③ 그러한 편차의 결과를 식별하고 이들 결과가 위험 요인 또는 운용성 문제로 연결될 수 있는지를 판정한다.

의료기기 제조공정에 적용될 때 마지막 목표는 의료기기 특성이 제조공정에 의존하는 경우에 특히 유용하다.

라. 사상나무분석(ETA, Event Tree Analysis)

초기 사고의 안전도를 사용하여 시스템의 안전도를 표시하는 시스템 모델의 하나이며, 귀납적이기는 하지만 정량적인 해석 수법으로 사고가 발생된 경우 가능한 결과와 필요하다면 초기 사고 발생의 확률을 규명하는 데 사용되는 기법이다. 종래 간과되기 쉬운 사건, 사고의 확대 요인의 분석 등에 적합하다.

사상나무분석은 공학적 사고 감소 특성을 가지는 설비에 대하여, 사고의 발생에 이어 특정 결과의 발생을 초래하는 고장 연쇄를 규명하는 데 광범위하게 사용된다. 일반적으로 연쇄적인 각 사고는 성공이거나 고장이라고 가정한다. 사고나무의 확률은 조건부 확률임에 주의하여야 한다. 예를 들어, 스프링클러 기능의 확률은 정상 상태에서 시험에 의하여 얻은 확률이 아니라 폭발에 의한 화재 조건하에서 기능을 하는 확률이다.

ETA는 기본적 질문이 "만약 ……하다면 무엇이 발생하는가?(What happens if ……?)"인 귀납적 유형의 분석이다. ETA는 다양한 감소 시스템의 기능 실패와 궁극적으로 위험한 사고 사이의 관련성을 명확한 방식으로 제공한다.

ETA의 작성은 일반적으로 왼쪽에서부터 오른쪽으로 하며, 사고 또는 사건을 표시하는 절점(Panel Point)에 있어서 성공 사건은 위쪽으로, 실패 사건은 아래쪽으로 분기(分岐)하여 작성한다. 분기마다 발생 확률(안전도와 불안전도)이 표시되며, 마지막으로 각각을 곱한 합계로 시스템의 안전도를 계산한다.

이러한 ETA는 단일 개시 사건의 발생 이후, FTA를 이용하는 심층 분석을 필요로 하는 사고(즉, 사상나무의 정상 사건) 규명에 매우 유용하다. 포괄적인 위험 평가를 가능하게 하기 위해서는 모든 잠재적 초기 사고가 규명될 필요가 있다. 더구나 사상나무에 의해서는 시스템의 성공이나 고장 상태만이 다루어지기 때문에, 지연된 성공이나 회복된 사고를 통합하는 것이 어렵다.

ETA는 위험한 상황을 초래하는 연쇄 사고의 위험성 규명과 확률 추정 모두에 사용될 수 있다.

마. 예비위해 요인분석(PHA, Preliminary Hazard Analysis)

예비위해 요인분석은 주어진 활동, 설비 또는 시스템에 대하여 위해를 일으킬 수 있는 위험, 위험성 상황 및 사고를 규명하기 위한 귀납적 분석 방법이다.

PHA는 설계 상세나 운용 절차에 대한 정보가 거의 없는 프로젝트의 개발 초기에 가장 일반적으로 수행되며, 심층 연구의 선구라고 할 수 있다.

PHA는 상황적 요인 때문에 더 광범위한 기법이 사용될 수 없는 경우에는 현존하는 시스템이나 위험성의 우선순위를 분석하는 데 유용할 수 있다.

PHA는 다음과 같은 특성을 고려하여 위험성 및 일반적인 위험 상황의 목록을 만든다.

① 사용되거나 생산되는 물질과 그들의 반응성
② 사용되는 장비
③ 운용 환경
④ 공정 배치

⑤ 시스템 부품 간 인터페이스 등

이 방법은 일어난 확률의 규명, 발생할 수 있는 가능한 상해나 건강상의 손상 정도에 대한 정성적인 평가, 가능한 치료 대책의 규명으로 완성된다.

PHA는 필요하다면 어떤 새로운 위험성이든 탐지하고 보정하기 위하여 설계, 구성 및 시험 단계 동안에 갱신되어야 한다. 얻어진 결과는 표나 나무와 같은 서로 다른 방식으로 표현할 수 있다.

바. 인간신뢰도평가(HRA, Human Reliability Assessment)

인간신뢰도평가는 작업자와 보전 기술자가 시스템 성능에 미치는 영향을 다루며, 안전성 및 생산성에 미치는 영향을 평가하는 데 사용될 수 있다.

의료기기를 제조하기 위한 수많은 공정은 인간의 과오(실수)에 대한 가능성을 포함하며, 특히 작업자가 결정을 내리는 데 활용할 수 있는 시간이 짧은 경우에 더욱 그러하다. 과오로 인한 문제가 심각해질 만큼 커질 가능성은 그리 많지는 않다. 그러나 인간의 행동은 사고로 발전하는 초기 결함을 방지할 수 있는 유일한 수단이 될 수 있다.

HRA는 발생할 수 있는 다음과 같은 다양한 유형의 과오 행동을 규명한다.

- 생략 과오. 필요한 행동을 수행하는 데 실패
- 실행 과오
  - 필요한 행동을 적절히 수행하는 데 실패
  - 너무 크거나 너무 적은 힘으로 또는 요구되는 정확도 없이 수행된 행동
  - 부적절한 시간에 수행된 행동
  - 부적절한 순서로 수행된 행동
- 요구되는 행동 대신 또는 추가로 수행된 불필요한 행동이나 쓸데없는 행동

HRA는 또한 과오의 회복 기회, 즉 이전의 과오를 회복할 수 있는 행동을 규명한다. HRA는 일반적으로 신뢰성 공학이나 심리학 그리고 인간공학 영역 출신의 연구자 및 실행자의 혼합 학문이다.

HRA의 중요성은 치명적 인간 과오가 파국적 연쇄 사고에 기여한 다양한 사건에 의하여 예시되어 왔다. 그러한 사고는 오직 시스템의 하드웨어 및 소프트웨어에만 초점을 맞추는 위험 평가에 대한 경고이다. 그것은 사람에 의한 과오가 기여하는 요인의 확률을 무시하는 위험의 예를 보여준다. 더욱이 HRA는 생산성을 손상시킬 수 있는 과오를 밝혀, 작업자 및 보전 요원에 의해 회복될 수 있는 이러한 과오나 다른 고장(하드웨어 및 소프트웨어)의 방식을 드러내는 데 유용하다.

HRA는 다음의 단계를 포함할 수도 있다.

① 직무분석
② 인간 과오 규명
③ 인간 신뢰성 정량화

HRA의 실행 각 단계는 다음과 같이 대표적인 분석 방법을 포함하여 추가로 설명한다. 직무분석 및 인간 과오 규명은 보통 구상 및 정의 단계나 설계 및 개발 단계의 초기 동안에 시작되어야 하며, 시스템의 나중 단계 동안에 수정되고 갱신되어야 한다.

1) 직무분석(TA, Task Analysis)

HRA에서 TA의 목적은 인간 과오 규명과 인간 신뢰도 정량화를 수행하기 위하여 분석되어야 하는 직무를 충분히 상세하게 설명하고 특성화하는 것이다. 직무분석은 인간 기계의 인터페이스 평가나 절차 설계와 같은, 다른 목적을 위하여 수행될 수도 있다.

2) 인간 과오 규명(HEI, Human Error Identify)

이 단계는 업무를 수행할 때 가능한 과오 행동을 규명하고 설명한다. 인간 과오 규명은 과오 행동의 가능한 결과 및 원인을 규명하며 인간 과오 확률을 저감시키고, 회복 기회를 개선하며, 과오 행동의 결과를 저감시키기 위한 대책의 제안을 포함할 수도 있다. 따라서 HEI의 결과는 정량화되지 않더라도 위험 관리에 가치 있는 입력 사항을 제공한다.

3) 인간 신뢰성 정량화(HRQ, Human Reliability Quantify)

HRQ의 목적은 올바른 직무 수행의 확률이나 과오 행동의 확률을 추정하는 것이다. 몇몇 HRQ 기법은 바람직하지 않은 특정한 고장 연쇄나 그 확률 또는 빈도를 추정하기 위한 단계를 포함할 수도 있다. HRQ에 대한 내용은 IEC TC 59에서 IEC 60300-3-8 규격으로 제정 중에 있으므로 이를 참조한다.

3.4 일반적 추진 절차 및 방법

의료기기는 일반적으로 ISO 14971 국제표준을 근거로 하는 위험 관리 활동을 요구한다. 의료기기의 의도된 용도 및 특성이나 설계 및 제조 환경과 국가 및 지역별 법적 요구사항에 따라 여러 가지 위험 분석기법을 적용할 수도 있지만 의료기기는 일반적으로 다음과 같은 방법과 절차로 위험 관리를 수행한다.

가. 위험 관리 추진 방법

1) 의료기기 위험 관리는 ISO 14971을 기반으로 한다.

국제 표준인 ISO 14971 규격은 특히 의료기기 제조자들을 대상으로 개발된 규격으로, 우리나라와 미국을 포함하여 대부분의 국가에서 ISO 14971 국제규격을 준용하도록 하고 있다. 즉, ISO 14971 국제규격은 의료기기 산업에 있어서 위험 관리 시스템 및 절차를 개발하고 유지하는 기준이 되고 있다. 이러한 위험 관리는 GMP 요구사항의 일부이기도 하다.

ISO 14971을 제대로 이행하고 있는 회사들은 여러 사업적·경제적 이득을 얻을 수 있다. ISO 14971 국제규격의 사용은 설계가 실제로 시작되기 전에 사용 의도에 대한 명확하고 완벽한 정의를 구하고, 개발 단계 막바지에 발생할 재작업이나 재설계 기간의 지연 등을 방지함으로써 전체 개발 기간을 단축시키게 된다. 모든 제조 이후 정보들이 의료기기 안전에 미치는 영향에 대해 평가될 때 제품 안전과 효과성은 더욱 향상될 것이다. 이 규격의 적용으로 인하여 무엇보다 규격에서는 제조업자가 의료기기의 주요 위험 관리 기능을 확인하고 모니터링하도록 요구하고 있다. 이로 인하여 위험성 컨트롤 측정의 지속적인 효과에 대한 정보를 분석하고 방향을 설정할 수 있으며, 제조업자들은 보다 강화되고 개선된 설계 개발 프로세스의 변화를 이룰 수 있을 것이다.

2) 위험 관리는 생산하는 품목에 적합하게 계획되어야 한다.

의료기기 제조업체는 개발 및 제조하고자 하는 제품의 의도된 목적, 제조 방법, 작동 원리 등 제품의 특성에 따라 해당하는 위험 관리 프로세스를 어떻게 적용할지를 결정하여야 하며, 해당 제품의 특성에 따라 발생 가능한 위험을 분석하고, FMEA 등의 위험 분석 기법을 통해 위험을 통제하기 위한 적용 가능한 최선의 방법을 시도하고 해당 제품의 수명주기 전반에 걸쳐 잔여위험들을 평가하는 위험 관리를 수행해야 한다. 즉, 의료기기 제조업체가 개발 및 제조하고자 하는 제품의 특성에 따라 설계, 개발, 생산, 유통, 폐기 등 전 수명주기에 걸쳐 위험 관리 계획을 수립하고 기록함으로써, 실제 제조과정에서 위험 관리를 위한 이정표를 제공하고 안전을 위해 필수적인 요소들이 누락되는 것을 막을 수 있도록 하여야 한다.

나. 위험 관리 추진 절차

의료기기 위험 관리는 일반적으로 ISO 14971 규격에서 요구하는 바와 같이 [그림 3-3]과 같은 절차로 수행한다.

1) 위험을 분석한다.

개발 및 제조하고자 하는 의료기기의 용도, 안전과 관련된 특성, 다양한 위해 요인, 가능한 위해상황 등을 분석한다.

2) 위험을 평가한다.

위험 관리 계획에서 정의된 기준을 사용하여 앞서 식별한 위험을 감소시킬 필요성이 있는지 여부를 결정한다.

3) 위험을 통제한다.

안전을 위해 위험을 감소시켜야 할 경우, 위험 감소 방법과 필요한 실행조치를 선택하여 조치한다. 이렇게 해도 남아 있는 위험이 있는지 여부와 잔여위험에 대한 이득/위험을 분석하고, 위험을 감소시키기 위한 통제조치로 인해 새로운 위험이 추가로 발생하지 않는지를 검토한다.

4) 위험 관리 결과의 검토 및 보고서 작성

앞의 위험 관리 과정을 모두 거친 후 상업적 판매를 하기 전에 위험 관리 계획이 적절하게 수행되었는지, 전체 잔여위험이 허용 가능한지, 생산 및 생산 후 단계에서 위험정보를 수집하고 검토하기 위한 적절한 방법이 있는지 검토하고 이러한 결과를 위험 관리보고서에 기록 및 관리한다.

5) 생산 및 생산 후 위험 관리

제품 생산 및 생산 이후에도 위험정보를 지속적으로 수집, 검토하기 위한 시스템을 마련하고 모니터링한 자료를 분석하여 위험 관리보고서를 정기적 또는 수시로 갱신한다. 생산 후 모니터링 계획에는 자사 제품뿐만 아니라 타사 및 동종 제품에 대한 안전성 정보의 수집 방법도 포함되어야 한다.

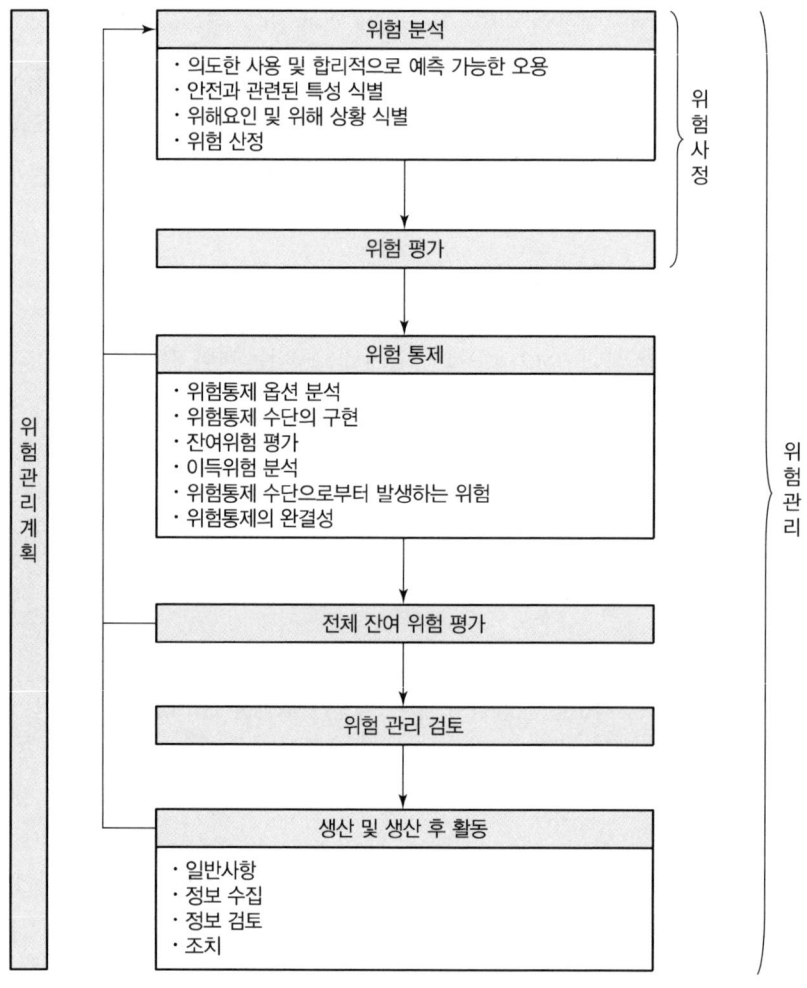

┃그림 3-3┃ 의료기기의 위험 관리 추진 절차

3.5 ISO 14971 규격에 따른 추진실무

의료기기의 위험 관리 추진방법은 앞서 설명한 바와 같이 일반적으로 ISO 14971(국내 KS P ISO 14971) 국제표준을 적용하여 수행한다. 따라서 일회용 멸균 의료기기를 예로 들어 ISO 14971:2019 규격의 요구사항을 이해하고, 이에 따른 위험 관리 추진 사례를 설명한다. 다만, ISO 14971 규격에 따른 추진단계로 명시하지 않은 추진 조직의 구성 및 계획서 작성은 ISO 14971 규격에서 요구하는 내용만을 설명한다.

가. 위험 관리 추진조직의 구성

의료기기의 위험 관리는 일반적으로 각 제품별로 분석활동을 수행한다. 따라서 개별 제품을 신규로 개발하거나 기존 제품에 대한 이슈가 발생할 때마다 추진조직을 TFT(Task Force Team)형태로 구성하여 운영할 수도 있고, 상시 조직으로 구성하여 필요시마다 활동을 추진할 수도 있다. 이는 각 회사별 사정과 특성에 따라 결정하면 되지만 추진조직의 구성원에 대한 자격과 책임자 및 경영자에 대한 책임은 ISO 14971 국제 표준에서 다음과 같이 요구하고 있으므로 이를 준수하여야 한다.

> **4.2 경영책임(Management responsibilities)**
> 최고경영자는 위험 관리 프로세스에 대한 의지에 대한 증거를 다음을 통해 제시하여야 한다.
> - 적절한 자원의 제공
> - 위험 관리에 자격을 갖춘 인원의 배정
>
> 최고 경영자는 위험 허용 기준을 수립하기 위한 방침을 결정하고 문서화해야 한다. 이 방침은 허용 기준이 적용 가능한 국가 또는 지역 법령 및 관련된 국제 표준에 기반을 두고 있으며 일반적으로 인정된 최신 기술과 알려진 이해관계자의 관심 사항 등 가용한 정보를 참조하고 있음을 보장하기 위한 토대를 제공해야 한다.
>
> **비고 1** 위험 허용 가능성을 위한 기준을 수립하기 위한 제조자의 방침은 합리적으로 실행 가능한 수준까지 위험을 감소시키거나 합리적으로 달성 가능한 수준까지 위험을 감소시킴 또는 이득–위험 비율에 부정적인 영향을 미치지 않으면서 가능한 수준까지 위험을 감소시킴과 같이 위험 통제를 위한 접근방법을 규정할 수 있다. 그러한 방침의 결정에 대한 지침은 ISO/TR 24971을 참조한다.
>
> 최고 경영자는 위험 관리 프로세스의 지속적인 효과성을 보장하기 위해 계획된 주기로 위험 관리 프로세스의 적절성을 검토하여야 하며 모든 결정 및 수행된 조치를 문서화해야 한다. 만약 제조자가 품질경영시스템을 수립하고 있다면 이러한 검토는 품질경영시스템 검토의 일부가 될 수 있다.
>
> **비고 2** 생산 및 생산 후 정보의 검토 결과는 위험 관리 프로세스 적절성 검토의 입력이 될 수 있다.
> **비고 3** 이 항에 기술된 문서는 제조자의 품질경영시스템에 의해 생성된 문서에 통합될 수 있으며, 이 표준들은 위험 관리 파일에서 참조할 수 있다.
>
> 적합 여부는 적절한 문서를 검사함으로써 확인한다.

먼저, 위험 관리 활동의 관리책임에 대한 요구사항으로 효과적인 위험 관리를 위하여 ISO 14971:2019 4.2항에서 최고경영자의 의무를 강조하고 있다. 최고경영자는 위험 관리 프로세스에 대한 전반적 지휘 책임을 가져야 하는데, 특히 다음과 같은 사유로 관리 책임이 중요하다.

① 적절한 자원이 없는 경우, 위험 관리 활동이 본 국제표준의 다른 요구사항들을 준수하는 것조차 효율적이지 못하게 된다.
② 위험 관리는 전문분야이며, 위험 관리기법의 훈련을 받은 사람들의 참여를 요구한다.
③ 본 국제표준이 허용 가능한 위험의 수준을 정하지 않기 때문에, 최고경영자는 허용 가능한 위험을 어떻게 결정할 것인가에 대한 방침을 수립하여야 한다.
④ 위험 관리는 점진적으로 변화하는 프로세스로서 그것이 정확히 이행되고 있는지, 또는 어떠한 취약점은 없는지 확인하고, 또한 개선과 변화를 위해 위험 관리활동에 대한 주기적인 검토가 이루어져야 한다.

최고경영자를 비롯하여 해당 제품의 개발 및 생산, 판매에 대한 책임을 갖는 경영진은 위험 관리 활동 및 그 결과에 대한 책임을 가져야 한다. 따라서 위험 관리 활동에 대한 문서화된 절차서는 물론 위험 관리파일의 작성과 관리에 대한 검토와 승인을 이러한 책임 있는 경영진에 의해 수행되도록 조직을 구성하여야 한다. 또한, 위험 분석 및 평가를 수행하는 인원은 해당 제품에 대한 이해를 비롯하여 위험 분석 기법 등의 전문적 지식을 필요로 한다. ISO 14971:2019 4.3항에서 이에 대하여 다음과 같이 요구하고 있다.

> **4.3 직원의 능력(Competence of personnel)**
> 위험 관리 업무를 수행하는 인원은 그들에게 주어진 업무에 적합한 교육, 훈련, 숙련도 및 경험을 바탕으로 적격해야 한다. 해당하는 경우 이러한 인원은 특정 의료기기 (또는 유사 의료기기) 및 그 사용, 관련 기술 또는 채택된 위험 관리 기법 등에 대한 지식 및 경험을 가지고 있어야 한다. 적절한 기록은 유지되어야 한다.
> **비고** 위험 관리 업무는 자신들의 전문 지식을 갖춘 여러 기능의 대표자들에 의해 수행할 수도 있다.
> 적합 여부는 적절한 기록을 검사함으로써 확인한다.

추진조직에는 위험 관리 업무를 수행하기 위해 필요한 전문가가 포함되는 것이 가장 중요하다. 위험 관리 프로세스는 다음과 같은 지식을 갖춘 전문가를 요구한다.
① 의료기기의 구조는 어떻게 되어 있는지
② 의료기기는 어떻게 작동하는지
③ 의료기기는 어떻게 생산되는지
④ 실제 의료기기는 어떻게 사용되는지
⑤ 위험 관리 프로세스는 어떻게 적용되는지

일반적으로 추진조직은 각각 그들의 전문지식을 제공하는 다양한 기능 혹은 훈련된 여러 전문가를 필요로 한다. 이러한 조직의 효율적 구성을 위해 위험 관리 임무를 수행하는 개인들 간의 균형과 상호관계를 고려하여야 한다. 객관적 증거를 마련하기 위해 교육훈련 절차에 따른 적당한 자격 요구사항의 기록이 필요하다. 위험 관리 추진조직은 위 요구사항과 같이 각자 자신들의 전문지식을 가진 여러 기능(팀) 대표자들이 위험 분석 기법 등의 교육훈련을 받고 구성하는 것이 바람직하며, 검토 과정에서 외부 전문가나 사용자를 위험 관리 활동에 참여시키는 것도 고려할 수 있다.

나. 위험 관리 계획의 수립

위험 관리 추진조직이 구성되면 다음과 같은 ISO 14971 국제규격의 요구사항을 근거로 하여 위험 관리 계획을 수립한다. 위험 관리 계획은 다음과 같은 이유로 필요하다.

① 우수한 위험 관리를 위해서는 조직적 접근이 필수적이다.
② 계획은 위험 관리를 위한 이정표를 제공한다.
③ 계획은 객관성을 높여주고 필수 요소들이 망각되는 것을 막아준다.

> **4.4 위험 관리 계획(Risk management plan)**
> 위험 관리 활동은 계획되어야 한다. 고려하고 있는 특정 의료기기에 대해 제조자는 위험 관리 프로세스에 따라 위험 관리 계획을 수립하고 문서화해야 한다. 위험 관리 계획은 위험 관리 파일의 일부가 되어야 한다.
> 이 계획은 최소한 다음의 사항을 포함해야 한다.
> - 계획된 위험 관리 활동의 범위, 계획의 각 요소들이 적용될 수 있는 의료기기와 수명 주기 단계를 식별하고 설명
> - 책임과 권한의 배정
> - 위험 관리 활동의 검토에 대한 요구사항
> - 위해의 발생가능성을 산정할 수 없는 경우 위험을 수용하기 위한 기준을 포함하여 허용 가능 위험을 결정하기 위한 제조자의 방침에 기반한 위험 허용 가능성에 대한 기준
>   **비고 1** 위험 허용 가능성을 위한 기준은 위험 관리 프로세스의 궁극적인 효과를 위해 필수적이다. 각 개별 위험 관리 계획에 대해 제조자는 특정 의료기기에 대한 적절한 위험 허용 가능성 기준을 수립할 필요가 있다.
> - 전체 잔여위험을 평가하기 위한 방법 및 허용 가능한 위험을 결정하기 위한 제조자의 방침에 근거한 전체 잔여위험의 허용 가능성에 대한 기준
>   **비고 2** 전체 잔여위험을 평가하기 위한 방법은 고려 대상인 의료기기 및 유사 의료기기에 대해 정보 및 문헌을 수집하고 검토하는 것을 포함할 수 있으며 적용 기술과 임상 전문지식을 갖춘 전문가로 구성된 교차-기능 팀의 판단을 포함할 수 있다.
> - 위험 통제 조치의 이행 및 효과성 검증을 위한 활동
> - 관련 생산 및 생산 후의 정보를 수집하고 검토하는 것과 관련된 활동
>   **비고 3** 위험 관리 계획 수립 및 위험 허용 가능성을 위한 기준 설정에 대한 지침은 ISO/TR 24971을 참조한다.
>   **비고 4** 계획의 모든 부분을 동시에 수립할 필요는 없다. 계획 또는 그 일부는 시간이 지남에 따라 개발될 수도 있다.
> 만약 계획이 의료기기 수명 주기 동안 변경된다면 변경 기록은 위험 관리 파일 안에 유지되어야 한다.
> 적합 여부는 위험 관리 파일을 검사함으로써 확인한다.

ISO 14971:2019 4.4항에서 위험 관리 계획에 포함하도록 요구하는 내용은 다음과 같은 이유 때문에 필요하다.

① 계획의 적용범위에는 두 개의 뚜렷한 요소가 있다. 하나는 의도된 의료기기를 식별하고, 다른 하나는 계획의 각 요소에서 다루는 수명주기의 단계를 식별하는 것이다. 적용범위를 정의함으로써 제조자는 모든 위험 관리 활동을 수립하기 위한 기반을 설정하게 된다.
② 책임이 누락되는 것을 방지하기 위하여 책임과 권한을 배정할 필요가 있다.

③ 일반적으로 인식된 관리 책임의 하나로 위험 관리와 같은 활동의 검토가 포함되어 있다.
④ 위험 허용기준은 위험 관리에 있어서 필수적인 것이며, 위험 분석이 개시되기 전까지 결정되어야 한다. 그렇게 함으로써 제6항의 위험 평가 절차가 객관적인 것이 될 수 있다.
⑤ 검증은 필수적인 활동으로서 7.2항에서 요구하고 있다. 이 활동에 대한 계획을 세우는 것은 필수 자원이 요구될 때 사용 가능하게 하는 것을 보증한다. 검증 계획이 세워지지 않으면 검증의 중요한 부분이 소홀히 될 수 있다.
⑥ 생산 및 생산 후 정보를 위험 관리 프로세스에 피드백하기 위한 공식적이고 적절한 조치로, 생산 및 생산 후 정보들을 획득하기 위한 Device Specific Method를 수립하여야 한다.

변경기록을 유지하도록 요구하는 것은 특정 의료기기의 위험 관리 프로세스에 대한 감사와 점검을 용이하게 하기 위한 것이다.

의료기기 제조업체는 ISO 14971 요구사항에 따라 다음 항목을 포함하는 위험 관리 계획을 수립 및 기록하여야 한다.

① 위험 관리 활동의 계획 범위로서, 계획의 각 요소가 적용되는 의료기기와 그 수명주기의 각 단계를 식별하고 기술한 것
② 책임과 권한의 배정
③ 위험 관리활동의 검토 요구사항
④ 위해의 발생 가능성이 산정될 수 없을 때, 허용 가능한 위험을 결정하기 위한 제조자의 정책을 기반으로 허용 위험에 대한 기준을 포함한 위험 허용기준
⑤ 검증 활동
⑥ 관련된 생산 및 생산 후 정보의 수집과 검토에 관련되는 활동

다. 의도된 용도 및 합리적으로 예측 가능한 오용

ISO 14971:2007 개정 2판인 구 규격의 경우 위험 관리의 첫 번째 단계가 4.2항에 따라 의도된 용도 및 의료기기의 안전성과 관련된 특성을 부속서 C를 참조하여 분석하는 것부터 시작하였다. 그러나 개정 3판인 ISO 14971:2019 규격에서는 이 단계를 다시 5.2항과 5.3항으로 세분화하였다. 즉, 위험 관리의 첫 번째 단계는 다음과 같은 ISO 14971:2019 규격의 5.2항에 따라 위험 관리 대상 의료기기의 의도된 용도와 합리적으로 예측할 수 있는 잘못된 사용 사례를 정리하는 것부터 시작한다.

> **5.2 의도된 용도 및 합리적으로 예측 가능한 오용(Intended use and reasonably foreseeable misuse)**
> 제조자는 고려되고 있는 특정 의료기기의 의도한 용도를 문서화해야 한다.
> 의도한 용도는 의도된 의학적 적응증, 환자 집단, 적용하는 신체 부위나 조직의 형태, 사용자 프로파일, 사용 환경 및 동작 원리 등과 같은 정보를 고려해야 한다.
> 제조자는 또한 합리적으로 예측 가능한 오용을 문서화해야 한다.

이러한 문서화는 위험 관리 파일 안에 유지되어야 한다.
비고 1 사용 명세(IEC 62366-1:2015의 3.23 참조)는 의도한 사용을 결정하기 위한 입력이 될 수 있다.
비고 2 의도한 사용을 결정하는 데 고려해야 할 요소들과 합리적으로 예측 가능한 오용에 대한 설명은 ISO/TR 24971을 참조한다.
적합 여부는 위험 관리 파일을 검사함으로써 확인한다.

첫 번째 단계는 제조자가 고려하고 있는 의료기기의 의도된 용도를 문서화하도록 요구한다. 의도된 용도는 IEC 62366-1 규격에서 요구하고 있는 사용사양서(Use specification)를 참고하여 작성할 수 있다. 또한 해당 의료기기를 사용하는데 있어 예상 가능한 사용 오류를 문서화한다. 즉, 위험 관리를 위한 첫 번째는 대상 의료기기에 대하여 제조자가 의도된 용도와 합리적으로 예측 가능한 사용 오류에 대해 상세히 분석하고 기록하는 것으로부터 시작한다.

의도된 용도에는 의학적 적응증, 환자 집단, 적용 신체부위, 사용자 프로파일, 사용환경, 작동원리 같은 정보를 고려하여 작성한다. 예를 들어 제조자는 해당 의료기기의 의도된 사용자가 누구인지, 즉 일반 사용자인지 또는 훈련을 받은 의료전문가가 의료기기를 사용하게 될 것인지를 생각하여야 한다.

일회용 멸균 의료기기의 경우, 다음과 같이 ISO/TR 24971을 참조하여 개발 및 제조하고자 하는 의료기기의 의도된 용도와 합리적으로 예측 가능한 사용 오류를 정리할 수 있다.

	의도된 용도	예측 가능한 사용 오류
의도된 적응증	관련질환 : 당뇨병 등	
의도된 환자집단	• 연령대 : 성인(20~80세) • 성별 : 남/여 모두 • 국적 및 인종 : 대한민국 외 전 세계	• 영아에게 사용 • 의도된 환자가 아닌 자에게 사용
의도된 적용부위	• 피부 • 피하지방 • 근육	뼈에 사용
의도된 사용자	• 전문 의료인(의사, 간호사, 간호조무사) • 설명 : 전문 자격을 갖추고 치료 및 처치를 할 수 있는 자 • 성별 : 남/여 모두	• 전문 지식이 없는 일반인이 사용 • 미 자격자의 사용
사용 환경	• 장소 : 전문 의료기관(병, 의원) • 온도 : 상온(5~35℃) • 습도 : 상습(45~85%) • 조명 : 조도 200~600lx	• 감염 및 오염의 우려가 있는 장소에서의 사용 • 사용한 기기를 멸균하여 재사용 • 사용한 기기를 멸균하지 않고 재사용
⋮	⋮	⋮

라. 안전성과 관련 특성의 식별

두 번째 단계는 제조자로 하여금 의료기기의 안전성에 영향을 미치는 모든 특성에 대해 생각하도록 요구한다. 첫 번째 단계에서 정리한 고려 대상 의료기기의 의도된 용도와 예측 가능한 사용 오류를 바탕으로 다음과 같은 ISO 14971:2019 규격의 5.3항에 따라 그 제품의 안전성에 관련된 특성은 ISO/TR 24971:2020 규격의 부속서 A(안전과 관련된 위험 및 특성 식별)를 참조하여 분석한다.

> **5.3 안전과 관련된 특성 식별(Identification of characteristics related to safety)**
> 고려되고 있는 특정 의료기기에 대해 제조자는 의료기기의 안전에 영향을 미칠 수 있는 정성적 및 정량적 특성을 식별하고 문서화해야 한다. 해당하는 경우 제조자는 그러한 특성의 한계를 규정해야 한다. 이러한 문서화는 위험 관리 파일 안에 유지되어야 한다.
> **비고 1** 안전에 영향을 미칠 수 있는 의료기기 특성을 식별하는 데 지침이 될 수 있는 질문 목록은 ISO/TR 24971을 참조한다.
> **비고 2** 허용할 수 없는 위험을 초래할 수 있는 의료기기의 임상 성능의 상실 또는 저하와 관련된 특성은 종종 필수 성능이라고 언급된다(예 IEC 60601-1 참조).
> 적합 여부는 위험 관리 파일을 검사함으로써 확인한다.

이러한 분석에서는 제조자가 의도하지 않은 상황이나 그 의료기기를 최초로 설계할 때 예측하지 않은 상황에서도 그것이 사용될 수 있다는 것을 감안하여야 한다. 제조자가 자신의 의료기기의 사용으로 인해 초래될 수 있는 위해 요인을 사전에 분석하고자 노력하는 것이 중요하다.

ISO/TR 24971의 부속서 A는 의료기기의 특성과 그것이 사용되는 환경을 설명하는 데에 도움을 주기 위한 것이다. 이 목록이 전부가 아님을 아무리 강조해도 지나치지 않는다. 모든 제조자들은 분석의 대상이 된 의료기기에 대해 그 안전성 관련 특성을 판단하는 데에 독창성을 발휘하여야 한다. 부속서 A에 있는 목록은 '어떻게 잘못될 수 있는가'를 생각하도록 자극하는 것이 되어야 한다. 제조자는 의료기기의 안전성에 영향을 줄 수 있는 정성적·정량적 특성과 그에 알맞은 정의된 한계를 파악하고 문서화한다.

일회용 멸균 의료기기의 경우, 다음과 같이 부속서 A.2의 질문 목록에 따라 제품 특성을 고려하여 개발 및 제조하고자 하는 의료기기의 안전에 관련된 특성을 정리한다.

ISO 14971:2007 Annex C.2.8
C.2.8 의료기기가 소독되어 공급되는가? 사용자가 소독하도록 되어 있는가? 또는 다른 미생물학적 관리가 가능한가?
• 제조자에 의해 멸균처리 • 1회 사용 • 멸균 포장 • 유효기간 3년 • EO 가스 멸균처리 등

마. 위해 요인 및 위해상황의 식별

위험 관리 세 번째 단계로 다음과 같은 ISO 14971:2019 5.4항에 따라 고려 대상 의료기기의 예상 가능한 위해 요인과 그에 따른 위해상황을 식별하고 문서화한다.

> **5.4 위해 요인 및 위해상황의 식별(Identification of hazards and hazardous situations)**
> 제조자는 정상상태 및 고장상태 모두에 대해 의도한 용도, 합리적으로 예측가능한 오용 및 안전과 관련된 특성 등에 기초하여 의료기기와 관련된 알려진 위해 요인과 예측 가능한 위해 요인을 식별하고 문서화해야 한다.
> 각 식별된 위해 요인에 대해 제조자는 위해 상황을 초래할 수 있는 합리적으로 예측 가능한 사건의 순서 또는 조합을 고려해야 하며 그 결과로 초래되는 위해 상황을 식별하고 문서화해야 한다.
> **비고 1** 일련의 사건은 예를 들어 운송, 저장, 설치, 유지보수, 주기적 검사, 해체 및 폐기와 같이 수명 주기의 모든 단계에서 시작될 수 있다.

비고 2 위해 요인과 위해 상황 및 위해 사이의 관계에 대한 설명은 부속서 C를 참조한다.
비고 3 위험 분석은 다른 위해 상황을 초래할 수 있는 단일 위해 요인과 관련된 서로 다른 일련의 사건 또는 조합의 검사를 포함한다 각각의 위해 상황은 서로 다른 위해를 초래할 수 있다.
비고 4 이전에 인지되지 않았던 위해 상황을 식별할 때는 특정 상황을 다루는 위험 분석을 위한 체계적인 기법이 이용될 수 있다. 이용 가능한 기법들에 대한 지침은 ISO/TR 24971을 참조한다.
문서는 위험 관리 파일 안에 유지되어야 한다. 적합 여부는 위험 관리 파일을 검사함으로써 확인한다.

제조자는 해당 의료기기의 정상 및 비정상 상태 모두에서 예측되는 위해 요인을 알아내는 데에 있어서 체계적으로 찾아낼 것을 요구한다. 그 식별은 위의 5.3항에서 분석한 안전성 관련 특성을 기초로 한 것이어야 한다. 각 식별된 위해 요인에 대해 위해상황을 초래할 수 있는 예측 가능한 사건의 순서 또는 조합을 고려하여 그 결과로 초래되는 위해상황을 식별하고 문서화하여야 한다. 일련의 사건은 운송, 저장, 설치, 유지보수, 주기적 점검, 해체 및 폐기와 같이 전 수명주기에 걸쳐 발생하는 모든 것을 포함하여야 한다. 하나의 위해 요인이 하나 이상의 위해를 초래할 수 있고, 하나 이상의 일련의 사례가 하나의 위해 상황을 야기할 수 있다는 것을 기억해야 한다. 제조자는 새로운 위해상황을 식별하기 위하여 특정 상황에 대한 위험 분석 기법을 사용할 수 있다. 이용 가능한 기법에 대한 지침은 ISO/TR 24971을 참조한다.

ISO 14971:2019 부속서 C는 의료기기와 관련된 정상 및 비정상 상태에서 일반적으로 알려지고 예측 가능한 위해 요인을 다음 〈표 3-5〉와 같이 제공한다.

〈표 3-5〉 위해 요인의 예(ISO 14971:2019 부속서 C의 도표 C.1 의거)

에너지 위해 요인	생물학적/화학적 위해 요인	성능 관련 위해 요인
• 음향에너지 • 전기 에너지 • 물리적 에너지 • 방사에너지 • 열에너지	• 생물학적 물질 • 화학물질 • 면역물질	• 데이터 • 공급 • 진단정보 • 기능성

일회용 멸균의료기기의 경우 부속서 C의 도표 C.2 보기를 참조하여 다음과 같이 예측 가능한 일련의 사건 및 상황의 사례를 작성한다. 이후 제조자 경험과 부작용 보고에 관한 자료, 간행물 및 기타 정보에 있는 다른 제조자들의 경험들도 검토하여 사건 및 상황을 확대·식별한다.

일반적 범주	사건 및 상황의 예
요구사항	• 일회용을 재사용함 • 용량표시가 맞지 않음
제조 프로세스	• 제조 프로세스의 부적절한 관리로 오염 • 원재료의 변경 • 하청업체의 불충분한 관리
운송 및 저장	• 부적절한 포장으로 오염 • 부적절한 보관환경으로 열화

일반적 범주	사건 및 상황의 예
세척, 소독 및 멸균	• 검증 절차 미흡 • 부적절한 세척, 소독 또는 멸균처리로 오염
사용적합성	• 미숙련된 사용자의 사용 • 재사용과 연관된 위해 요인에 대한 불충분한 경고 • 다른 부품 또는 소모품과 호환이 되지 않음

위험은 일단 위해상황이 식별되어야 사정(Assessment)되고 관리될 수 있다. 위해 요인을 위해상황으로 변형시킬 수 있는 합리적으로 예측 가능한 일련의 사례들을 문서화함으로써 이것을 체계적으로 수행할 수 있게 된다.

부속서 C의 도표 C.3은 전형적인 위해 요인을 나열하고 위해 요인, 예측 가능한 일련의 사례위해 상황 및 그에 연결되어 발생 가능한 위해 간의 관계를 보여주는 사례로써 제조자들이 위해 요인과 위해상황을 식별할 수 있도록 도와준다. 일회용 멸균의료기기의 경우 부속서 C의 도표 C.3 보기를 참조하여 다음과 같이 발생 가능한 위해 요인과 위해상황 및 이로 인해 초래될 수 있는 위해를 작성할 수 있다.

위해 요인	예측 가능한 일련의 사건	위해상황	위해
생물학적 (미생물 감염)	• 일회용을 재사용함 • 포장이 손상된 제품을 사용	세균이 환자에게 투입됨	세균 감염
기능 (작동 안 됨)	• 부품이 열화되어 작동 안 됨 • 제품에 크랙이 발생함	• 약물 투입시기가 늦어짐 • 약물 누수로 치료용량 부족 • 환자에게 공기가 주입됨	• 경색 • 조직 손상 • 질병 악화
측정 (부정확한 정보)	• 사용자 계측 오류 • 용량표시가 잘못됨	• 부적절한 포장으로 오염 • 부적절한 보관환경으로 열화	• 세균 감염 • 질병 악화

바. 위험 산정

위험 분석의 마지막 단계로 식별된 각 위해상황에 대해 가용정보 또는 데이터를 활용하여 다음 ISO 14971:2019 5.5항에 따라 위험을 산정하고 산정한 결과를 문서화한다.

> **5.5 위험산정(Risk estimation)**
> 식별된 각 위해 상황에 대해 제조자는 가용 정보 또는 데이터를 활용하여 관련된 위험을 산정하여야 한다. 위해의 발생 가능성을 산정할 수 없는 위해 상황에 대해서는 위험 평가 및 위험 통제에서 이용할 수 있도록 발생 가능한 결과들을 목록으로 작성하여야 한다. 이러한 활동의 결과들은 위험 관리 파일 안에 기록되어야 한다.
> 위해의 발생 가능성이나 위해의 심각성을 정성적 또는 정량적으로 분류하기 위해 사용된 시스템은 위험 관리 파일 안에 기록되어야 한다.
> 비고 1 위험 산정은 위해의 발생가능성과 위해의 심각성에 대한 분석을 포함한다. 적용 분야에 따라 위험 산정 프로세스의 단지 특정 요소만이 세부적으로 고려될 필요가 있을 수도 있다. 예를 들어 위해가 아주 작은 경우 초기의 위해 요인과 결과 분석으로 충분할 수도 있고 또는 충분하지 않은 정보나 데이터만 이용할 수 있는 경우에는 발생 가능성에 대한 보수적인 산정이 위험에 대해 어느 정도 암시를 줄 수도 있다. ISO/TR 24971을 참조한다.
> 비고 2 위험 산정은 정성적일 수도 있고 정량적일 수도 있다. 시스템적 오류에 기인한 것으로 포함한 위험 산정 방법을 ISO/TR 24971에서 찾을 수 있다. ISO/TR 24971는 또한 체외진단용 의료기기의 위험 산정을 위한 유용한 정보도 제공한다.

> **비고 3** 위험 산정을 위한 정보 또는 데이터는 예를 들어 다음으로부터 획득할 수 있다.
> - 발행된 표준
> - 과학적 또는 기술적 연구
> - 누구나 접근 가능한 사고보고서를 포함하여 이미 사용 중인 유사 의료기기로부터의 시장 데이터
> - 특정 사용자를 활용한 사용적합성 시험
> - 임상증거
> - 관련 조사 또는 시뮬레이션 결과
> - 전문가 의견
> - 체외진단용 의료기기에 대한 외부 품질 평가 제도
>
> 적합 여부는 위험 관리 파일을 검사함으로써 확인한다.

위험산정은 위험 분석의 마지막 단계이다. 본 단계의 어려움은 위험의 산정이 조사 대상인 모든 위해상황에 따라 다르고 모든 의료기기에 따라 다르다는 것이다. 따라서 본 세부 조항은 일반적인 것을 기술한다. 위해 요인은 의료기기가 정상적으로 기능할 때와 비정상적으로 기능할 때 양자에서 발생할 수 있으므로, 두 상황 모두를 면밀하게 분석하여야 한다. 실제로 위험의 두 요소인 가능성 및 결과를 별도로 분석하여야 한다. 제조자가 위해의 심각성 정도 또는 그 발생 가능성을 분류하는 데에 있어서 체계적인 방법을 사용한다면, 그 분류 체계를 명확히 나타내서 이를 위험 관리 파일에 기록하여야 한다. 이는 제조자로 하여금 동등한 위험들을 지속적으로 다룰 수 있게 하고, 제조자가 그렇게 했다는 것을 증명하는 자료가 되기도 한다. 어떤 위해상황은 체계적인 결함 또는 일련의 사례에 의해 발생하기도 한다. 체계적 결함의 가능성을 측정하는 것에 관한 합의된 견해는 없다. 위해의 발생 가능성이 측정될 수 없는 경우 위해 요인은 여전히 다루어져야 하며, 그 결과로 발생하는 위해상황을 별도로 목록화하여 제조자가 그러한 위해상황들로 인한 위험을 줄여서 관리할 수 있도록 해 준다.

ISO TR 24971:2020 5.5항은 위험산정을 위한 지침 및 사례를 제시한 것으로 위험 차트와 위험 매트릭스가 예시로써 광범위하게 제시되지만, 이 국제표준은 그것만을 사용할 것을 요구하지는 않는다.

위험을 산정하는 방법은 여러 가지가 있다. ISO 14971 규격에서는 특정한 방법의 사용을 요구하지 않지만, 적절한 데이터가 있으면 정량적 위험산정을 권장한다. 그러나 적절한 데이터가 없을 때에는 정성적 방법의 위험산정만으로 가능하다.

위험의 개념은 다음과 같은 두 개 요소의 결합이다.

① 위해 요인의 발생 가능성
② 그 위해 요인의 결과, 즉 그것이 얼마나 심각한 것인가 하는 것

위험산정은 예를 들어 다음의 것들을 관찰하여야 한다.
① 사례 또는 사건의 시작 단계(ISO 14971:2019 C.2 참조)
② 위해 상황의 발생을 초래할 수 있는 일련의 사례
③ 그러한 상황의 발생 가능성

④ 그 위해 상황이 위해를 초래할 가능성
⑤ 초래될 수 있는 위해의 성질

위험은 위험 통제에 대한 결정을 손쉽게 할 수 있는 용어로 표현되어야 한다. 예를 들어, 실제의 사용을 반영하는 위해와 발생 가능성의 크기 및 단위 등을 사용하는 것이다. 위험을 분석하기 위해서는 그것의 구성요소, 즉 발생 가능성과 심각성을 별도로 분석하여야 한다.

1) 발생 가능성 산정

발생 가능성은 사실상 연속적인 것이지만, 실제에서는 분리된 여러 개의 수준들을 사용할 수 있다. 이 경우 그 산정에서의 예상 신뢰도에 기초하여 얼마나 많은 발생 가능성 수준을 필요로 하는가를 결정한다. 더 큰 신뢰도에서는 더 많은 수의 발생 가능성 수준들을 사용할 수 있다. 결정을 내리기 위해서는 적어도 세 개의 수준은 사용하여야 한다. 그 수준은 서술적(예 의료기기의 수명 기간 중 발생하지 않을 것으로 기대, 수차례 발생할 것, 빈번히 발생할 것 등)이거나 상징적(P1, P2 등)인 것으로 표현할 수 있지만, 특히 효율적인 방법은 각 수준별로 일정 범위의 수치로 값을 부여하는 것이다.

발생 가능성 측정은 위해 요인에 노출되는 개념이다. 예를 들어, 위해 요인에 노출되지 않으면 아무런 위해도 있을 수 없다. 따라서 위해 요인의 발생 가능성은 노출의 정도와 범위를 감안하여야 한다. 이는 다음 질문들에 대한 답변에도 해당한다.

① 고장이 없이도 위해상황이 발생하는가?
② 결함이 있을 때에 위해상황이 발생하는가?
③ 그 위해상황은 다중결함 상태에서만 발생하는가?
④ 그 위해상황이 위해를 초래할 가능성은 있는가?

위해상황이 위해로 이어질 가능성은 의료기기의 수명주기 및 시장에서 판매 및 사용되고 있는 의료기기의 수량에 영향을 받는다. 발생 가능성 산정을 위해 다음과 같은 일곱 가지 접근법이 일반적으로 사용된다.

① 관련된 역사적 정보의 사용
② 분석적 또는 모의시험 기법을 동원한 발생 가능성 예측
③ 경험적 정보의 사용
④ 신뢰도 산정
⑤ 생산 정보
⑥ 생산 후 정보
⑦ 전문가 판단의 이용

이러한 접근법은 하나 또는 여러 개를 함께 사용할 수 있지만, 한 가지 이상의 접근법을 이용하여야 한다. 복수의 접근법은 상호 독립적인 점검의 역할을 하게 되어 결과물에 대한 신뢰도를 증가시키게 된다. 이러한 접근법들이 사용될 수 없거나 충분하지 않으면, 전문가의 판단에만 의존할 수도 있다.

2) 심각성 산정

잠재적 위해 요인의 심각성을 분류하기 위해 제조자는 의료기기에 적당한 기술용어를 사용하여야 한다. 심각성은 사실상 하나의 연속적인 것이다. 그러나 실제에 있어서 심각성 수준에 대해 구분된 기호나 숫자를 사용하는 것은 분석을 단순하게 해줄 수 있다. 그러한 경우 제조자는 얼마나 많은 수준(카테고리)이 필요할 것인가와 그것을 어떻게 정의할 것인가를 결정하여야 한다. 예를 들어 심각성의 수준은 의학적 관여가 불필요함, 의학적 관여가 요구됨, 입원이 필요함, 사망의 원인이 됨 등으로 서술적으로 표현할 수 있다. 이를 S1, S2 등으로 기호화할 수도 있으나, 이 경우에는 각 기호에 대해 명확한 정의를 하여야 한다. 어느 경우에나 심각성은 발생 가능성 요소를 전혀 감안하지 않는 것이어야 한다.

3) 위험 매트릭스 작성

위해의 발생 가능성은 정량적으로, 그 위해의 심각성은 정성적인 방법으로 혼합하여 기술하는 N-by-M 매트릭스를 사용하는 것이 일반적이다. 다음 [그림 3-4]에서 보는 것과 같이 각 위해 상황에서의 위해의 발생 가능성을 X축에, 그 위해의 심각성을 Y축으로 보여주는 도표에 점으로 표시하여 위험의 크기를 산정한다.

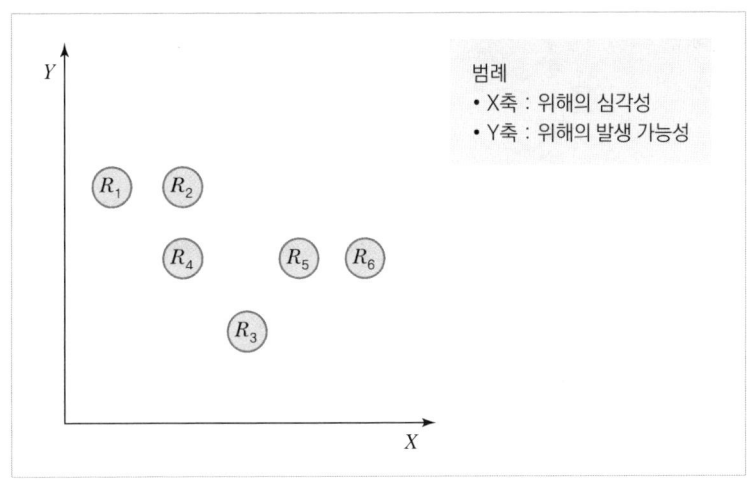

| 그림 3-4 | ISO TR 24971:2020 그림 2. 위험도 예시

발생 가능성은 사용 횟수, 사용 시간, 생산 수량 등의 정량적 데이터를 근거로 다음과 같은 요소를 검토하여 몇 단계로 산정된 N 수준으로 정의한다.

① 특정 의료기기를 얼마나 자주 사용하는가?
② 그 의료기기의 수명은 얼마나 되는가?
③ 사용자와 사용자의 수는 누가 결정하는가?
④ 사용자/환자의 수는 몇 명인가?
⑤ 사용자/환자가 어떠한 여건에 얼마나 긴 시간 동안 노출되는가?

반면 M 수준의 심각성은 상댓값에 대한 판단은 하지만 수치에 의한 등급 부여는 하지 않는다. 실제로 심각성에 대한 정량적 표시는 거의 하지 않는데, 이는 사망의 값을 영구불구의 값 또는 외과적 시술이 필요한 상해의 값으로 비교하기가 어렵기 때문이다.

ISO TR 24971:2020에서는 3×3의 정성적 매트릭스와 5×5의 준정량적 매트릭스의 예를 설명하고 있다. 일반적으로 많이 사용하는 5×5 수준의 준정량적 발생 가능성 수준의 예와 정성적인 심각성 수준의 예를 다음 〈표 3-6〉과 〈표 3-7〉로 보여준다.

〈표 3-6〉 다섯 개의 준정량적 발생 가능성 수준의 예

일반용어	발생 가능성 범위의 예
자주	$\geq 10^{-3}$
더러	$< 10^{-3}$ and $\geq 10^{-4}$
가끔	$< 10^{-4}$ and $\geq 10^{-5}$
드문	$< 10^{-5}$ and $\geq 10^{-6}$
있을 것 같지 않음	$< 10^{-6}$

〈표 3-7〉 다섯 개의 정성적 심각성 수준의 예

일반용어	가능한 기술
비극적	환자의 사망
위독	영구적 손상 또는 치명적 상해를 초래
심각	전문적 의료시술이 필요한 상해 또는 손상을 초래
심각하지 않는	전문적 의료시술이 필요 없는 일시적인 상해 또는 손상을 초래
무시해도 좋음	불편 또는 일시적 곤란

예제로 설명하고 있는 일회용 멸균의료기기의 경우, 이와 같은 절차에 따라 Step 2에서 식별한 각 위해 요인을 위해 상황별로 과학적 근거 또는 생산 후 정보를 이용하여 다음과 같이 발생 가능성과 심각성 수준을 결정하였다.

위해 상황 (hazardous situation)	위해 (harm)	발생 가능성 수준 (probability)	심각성 수준 (severity)
• 과도한 포장으로 EO 가스의 배기가 완전하지 못함 • 멸균 포장의 간소화로 유효성을 보장하기 어려움	피부자극, 조직손상, 혈액 용혈현상 등	• 가능성 있는(4) • 가끔(3)	위독(4)

EO 가스의 위해를 확인하기 위한 과학적 근거는 다음과 같이 공식적으로 인정된 과학문헌이나 공급자의 MSDS(Material Safety Data Sheet) 등의 기술 데이터를 활용할 수 있다.

> **EO 가스의 위해 : 국제암연구기구(IARC) 인체 발암성 물질로 분류**
> - 신경계 독성 : 오심, 구토, 흉통, 무력, 두통, 근육 수축, 발작
> - 피부 독성 : 결막염, 백내장, 각막비후, 중독성 표피괴사, 부종, 수포화
> - 기타 독성 : 백혈병, 복막 중피종, 염색체 이상 발생 우려

사. 위험 평가

위험산정이 끝나면 다음과 같은 ISO 14971:2019 6항에 따라 식별된 각 위해 상황에 대하여, 제조자는 위험 관리계획에서 정의된 기준을 사용하여 위험 감소가 필요한지를 결정한다. 만약 위험 감소가 불필요한 경우에는 ISO 14971:2019 7.1항부터 7.5항의 요구사항은 적용하지 않고 7.6항으로 진행한다.

> **6. 위험 평가(Risk Evaluation)**
> 제조자는 각각의 식별된 위해 상황에 대해 산정된 위험을 평가하고 위험 관리 계획에서 규정된 위험 허용 가능성에 대한 기준을 이용하여 위험이 허용 가능한지 여부를 결정하여야 한다.
> 만약 위험이 허용 가능하다면 이 위해 상황에 대해서는 7.1부터 7.5까지의 요구사항은 적용할 필요가 없으며(즉 7.6으로 바로 진행) 산정된 위험은 잔여위험으로 다룬다.
> 만약 위험이 허용가능하지 않다면 제조자는 7.1부터 7.6까지 기술된 위험 통제 활동을 수행하여야 한다.
> 위험 평가의 결과는 위험 관리 파일 안에 기록되어야 한다.
> 적합 여부는 위험 관리 파일을 검사함으로써 확인한다.

ISO 14971 규격은 허용 가능한 위험 기준에 대하여 언급하지 않는다. 이는 제조업체가 결정할 사항으로 명시하고 있으며, 허용 가능한 위험을 판정하는 다음과 같은 방법을 설명하고 있다.

① 실행되면, 특정 부류의 의료기기 또는 특정의 위험에 관한 허용 가능성 판단이 이루어졌음을 나타낼 수 있는 요구사항들에 대해 기술하는 해당 표준들을 사용하는 것
② 이미 사용 중인 의료기기에 의해 명백해진 위험 수준을 비교하는 것
③ 특히 새로운 기술이나 새롭게 시도되는 용도에 대해 임상연구 정보를 평가하는 것
④ 설계 당시에 존재하는 기술이나 사례 등 최신기술과 이용할 수 있는 기타 정보들을 참고하는 것

여기서 최신기술은 현재 일반적으로 인정받는 뛰어난 사례라는 의미로 사용되었다. 특정의 의료기기에 대해 최신기술이 무엇인지는 여러 가지 방법으로 판단할 수 있다. 예를 들면, 아래와 같은 방법이 있지만 최신기술은 반드시 기술적으로 가장 앞선 해법을 의미하는 것은 아니다.

① 동일하거나 유사한 기기에 대해 사용된 표준
② 동일하거나 유사한 유형의 다른 기기에 사용된 우수 사례
③ 인정된 과학적 조사 결과

위험의 인지는 경험적으로 결정된 위험 산정과는 가끔 다르다는 것이 잘 알려져 있다. 그러므로 어떠한 위험이 허용 가능한지를 결정할 때, 광범위한 관련자들의 의견을 고려하여야 한다. 대중 의견의 기대를

충족시키려면 어떤 위험들에 대해서는 가중치를 줄 필요가 있다. 어떤 경우, 단 하나의 대안으로 식별된 당사자들의 관심사가 사회적 가치를 반영하는 것이라는 점을 고려할 수도 있고, 제조자가 위에 나열된 방법들을 사용할 때 이러한 관심사들을 감안해 결정할 수도 있다.

허용기준을 적용하는 방법 중의 하나는 [그림 3-5]와 같은 매트릭스에서 위해의 발생 가능성과 심각성의 조합이 허용 가능한지 그렇지 않은지를 표시하는 것이다.

- 발생 가능성(Frequency)

등급	위험 발생 가능성	정의
5	자주 발생	연간 생산량 중 30개 이상 발생
4	있음 직함	연간 생산량 중 30개 이하 발생
3	가끔 발생	연간 생산량 중 10개 이하 발생
2	별로 발생하지 않음	연간 생산량 중 5개 이하 발생
1	발생 가능성 없음	연간 생산량 중 1개 이하 발생

- 심각성(Severity)

등급	위험 발생 가능성	정의
5	비극적	사망으로 전개
4	위독	영구적 장애 혹은 생명을 위협하는 부상 초래
3	심각	전문적인 의학적 치료가 필요한 장애 혹은 부상 초래
2	심각하지 않음	전문적인 의학적 치료가 필요하지 않는 일시적 장애 혹은 부상 초래
1	무시해도 좋음	불편함 혹은 일시적인 불만족

- 위험허용 기준

자주 발생(5)	5	10	15	20	25
있음 직함(4)	4	8	12	16	20
가끔 발생(3)	3	6	9	12	15
별로 발생하지 않음(2)	2	4	6	8	10
발생 가능성 없음(1)	1	2	3	4	5※
	무시해도 좋음 (1)	심각하지 않음 (2)	심각 (3)	위독 (4)	비극적 (5)

※ 널리 허용 가능한 영역 : Green zone, 위험도 10 이하 , 허용할 수 없는 영역 : Red zone, 위험도 12 이상

| 그림 3-5 | 위험 평가 매트릭스

위험산정 단계에서 위해의 발생 가능성과 심각성에 대한 객관적인 산정을 하면 업체 및 경영자의 위험 관리 정책에 따라 위험 관리 계획에서 수립한 위험허용기준을 적용하여 다음과 같이 위험을 평가한다. 이때 [그림 3-5]와 같은 위험 평가 매트릭스에 표시하여 허용 여부를 결정한다.

위험 평가(risk evaluation)	위험의 수용 여부 판단(risk acceptability)	위험 감소의 필요성 여부 판단
• 발생 가능성(4)×심각성(4) = 위험(16) • 발생 가능성(3)×심각성(4) = 위험(12)	허용할 수 없는 수준으로 판단	위험 감소 조치 필요

아. 위험 통제조치 대안 분석

위험 평가 결과 위험의 감소가 필요한 경우 ISO 14971:2019 7.1항부터 7.5항에 기술된 바와 같이 위험 통제 활동을 수행하여야 한다. 먼저 위험감소를 위한 적절한 위험 통제 수단을 다음의 ISO 14971:2019 7.1항에 따라 결정한다.

> **7. 위험 통제(Risk control)**
> **7.1 위험 통제 대안 분석(Risk control option analysis)**
> • 제조자는 위험을 허용 가능한 수준으로 감소시키기 위한 적절한 위험 통제 조치를 결정하여야 한다.
> • 제조자는 다음의 위험 통제 조치 중 하나 이상의 것을 나열된 우선순위에 따라 사용하여야 한다.
>   - 고유하게 안전한 설계 및 생산
>   - 의료기기 자체 또는 제조 공정에서의 예방조치
>   - 안전성에 관한 정보 및 해당하는 경우 사용자 훈련
> **비고 1** 위험 통제 조치를 선택할 때의 우선순위에 대한 이론적 근거는 A.2.7.1을 참조한다.
> **비고 2** 위험 통제 조치는 위해의 심각성 또는 위해의 발생가능성을 감소시키거나 두 가지 모두를 감소시킬 수 있다.
> **비고 3** 안전성에 대한 정보 제공 지침은 ISO/TR 24971을 참조한다.
> • 관련 표준을 위험 통제 대안 분석의 일부로 적용되어야 한다.
> **비고 4** 많은 표준들은 의료기기에 대한 고유 안전성, 보호 수단 및 안전을 위한 정보 등을 다루고 있다. 추가적으로 일부 의료기기 표준들은 위험 관리 프로세스의 요소들을(예 전자기 적합성, 사용성, 생물학적 평가)을 통합하고 있다. 위험 관리에서 국제 표준의 역할에 대한 정보는 ISO/TR 24971을 참조한다.
> • 선택된 위험 통제 조치는 위험 관리 파일 안에 기록되어야 한다.
> • 만약 위험 통제 대안 분석 과정에서 요구되는 위험의 감소가 현실적이지 않다고 제조자가 결정한 경우 제조자는 잔여위험의 이득/위험 분석을 수행하여야 한다(6.5로 진행).
> • 적합 여부는 위험 관리 파일을 검사함으로써 확인한다.

위험감소 조치가 필요한 것으로 결정된 위해 요인은 ISO 14971:2019 부속서 A의 A.2.7.1에 따라 위험 통제 대안을 수립한다. 위험을 감소시키기 위한 위험 통제 대안은 ISO 14971:2019 7.1항에 따라 다음과 같은 세 가지의 접근법이 있는데, 이것을 단독으로 또는 서로 결합하여 사용할 수 있다. 설계자와 엔지니어는 어떻게 합리적이고 실제적인 방식으로 위험을 허용 가능한 수준까지 감소시킬 수 있는지에 대한 여러 대안들을 검토하여야 한다.

① 다음과 같이 고유의 안전성을 가지도록 설계하는 것
  ㉮ 특정 위해 요인의 제거
  ㉯ 그 위해 요인의 발생 가능성 감소
  ㉰ 그 위해 요인의 심각성 감소

② 다음과 같이 예방조치를 추가하는 것
   ㉮ 자동 차단 또는 안전밸브의 사용
   ㉯ 사용자에게 위해상황을 경고하는 시각 또는 청각 경보장치의 사용
③ 다음과 같이 안전성 정보를 제공하는 것
   ㉮ 의료기기의 라벨에 경고문 삽입
   ㉯ 의료기기의 사용 제한 또는 사용 환경의 제한
   ㉰ 부적절한 사용과 발생 가능한 위해 요인에 관한 의사 전달, 또는 기타 위험을 감소시키는 데 도움이 되는 정보
   ㉱ 독극물 또는 위해물질을 다룰 때 장갑과 보호안경 등 개인 보호장비 사용
   ㉲ 위해 요인을 감소시키기 위한 조치에 관한 설명의 삽입
   ㉳ 오류를 발견할 수 있는 기능 또는 능력을 향상시키기 위해 사용자를 위한 훈련의 제공
   ㉴ 필요한 유지보수 사항 및 유지보수 간격, 최장 제품 보수 기간, 의료기기의 적절한 처분 방법 등에 대한 상세한 설명

위의 ①부터 ③까지의 접근 방법은 위험감소에 관해 일반적으로 인정된 효과에 따른 우선순위이다. 이와 같은 방법에 따라 일반적으로 사용되는 위험 통제 조치의 몇 가지 예를 〈표 3-8〉에서 보여준다. 어떤 대안을 사용할 것인지에 대한 결정은 제품과 제조공정의 특성에 의한다.

〈표 3-8〉 위험 통제 조치의 몇 가지 사례

제품/특성	기기	위해 요인	고유의 안전설계	예방조치	안전성을 위한 정보
일회용 의료기기	카테터	생물학적 (교차)오염	사용 후 자체 소멸	최초 사용 후 명확한 표시	재사용에 대한 경고 및 재사용으로부터 발생 가능한 부정적 결과에 대한 경고
능동 이식용	심장박동 조절장치	전기 자기장	전기 이외의 드라이브와 컨트롤 사용	차동 증폭기와 추가 필터 알고리즘 사용	공동으로 직면한 위해 상황에 대한 경고
IVD 의료기기	혈액분석기	방법 편의로 인한 부정확한 결과	추적 가능 측정기 부여	추적 가능한 정확성, 통제 능력 부여	지정된 값으로부터 지나치게 벗어나는 사용자에 대한 안내
소프트웨어	환자기록관리	잘못된 데이터	완결성 높은 소프트웨어	검사합계의 사용	사용자에 대한 화면상 경고
증기멸균기	생체검사기기, 수술용 겸자	고온 (재료의 강하)	고온에 부적합한 재질 사용	압력과 온도의 모니터링과 기록	포장 및 하역 지시사항

이와 같은 방법론에 따라 사례로 설명하고 있는 일회용 멸균의료기기에 대한 위험 통제 수단을 다음과 같이 선택하였다.

위험 통제 수단	위험 통제 방법	위험 통제조치 이행
설계 공정상 통제	멸균포장 설계 (by ISO 11607-1)	• 포장 밸리데이션 • 유효수명(가속노화) 시험
제조 공정상 통제	EO 가스 잔류량 보증 (by ISO 10993-7)	멸균공정 밸리데이션(EO 가스 잔류량 시험)
안전정보 제공	선택 안함	

이때 위험 통제 대안을 잘못 결정하거나 근본적 대안보다 임시방편적으로 선택할 경우, 위험이 감소되지도 않을 뿐만 아니라 새로운 위험이 발생할 수도 있다. 특히, 제조공정에 대한 잘못된 통제 조치는 다음과 같이 의료기기의 안전성 요구사항을 위태롭게 할 수 있다.

① 찌꺼기나 원하지 않는 미립자를 발생시킴
② 표면 코팅, 인장력, 내구성, 균질성 등 중요한 물리적 및 화학적 재료 특성에 영향을 미침
③ 중요한 오차한계를 벗어남
④ 부품의 용접, 접착 또는 결합의 무결성을 손상시킴

따라서 올바른 위험 통제 대안을 결정하는 것이 위험 관리 활동의 중요한 점이라 할 수 있다. [그림 3-6]은 위험 통제 활동의 올바른 예를 보여주고 있다.

위해 요인	위해상황	위해	위험 통제조치	위험 통제조치의 실행	...
전원전압	냉각펌프의 누수로 인한 전원 합선	화재	안전성 정보	사용설명서("사용하지 않을 시 전원 코드를 분리"라고 기재)	...
전원전압	냉각펌프의 누수로 인한 전원 합선	화재	설계상 통제	냉각펌프를 전원장치 아래에 위치하도록 구조적 설계	...

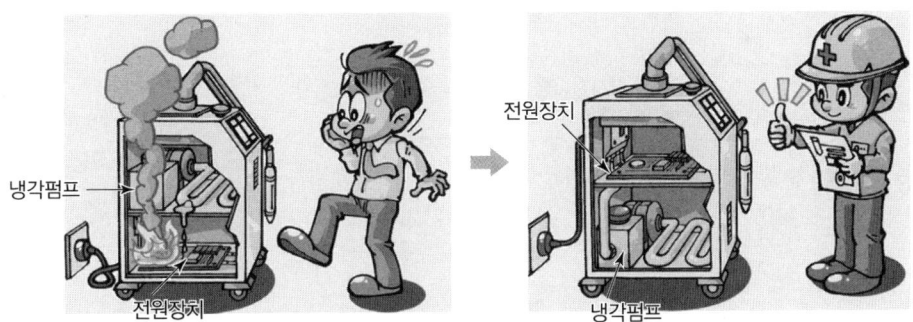

| 그림 3-6 | 위험 통제 대안의 올바른 사례

이러한 위험을 통제하기 위해서는 제조공정의 요소를 파악하는 것이 중요하다. 제조공정에 대해 세심한 주의를 기울임으로써 이러한 위험 중의 일부는 통제될 수 있다. 이러한 경우, 위해 요인 분석 및 중점관리기준(HACCP)과 같은 기법을 사용할 수 있다(ISO TR 24971:2020 B.7 참조).

자. 위험 통제 조치의 실행

올바르게 결정한 위험 통제 대안은 다음의 ISO 14971:2019 7.2항과 같이 실제로 실행되어야 하고, 그 결과 및 효과가 검증되어야 한다. 통제조치의 실행에 대한 검증은 두 가지가 있다. 첫 번째 검증은 위험 통제 조치가 최초 설계에서 실행된 것을 확인하기 위한 것이고, 두 번째 검증은 실행된 조치가 실제로 위험을 감소시켰는지 확인하기 위해 필요하다. 어떤 경우에는 위험 통제 조치의 효과를 확인하기 위해 유효성 확인 연구를 수행할 수도 있다.

> **7.2 위험 통제조치의 실행(Implementation of Rsk Control Measures)**
> 제조자는 7.1에서 선택한 위험 통제 조치를 실행하여야 한다.
> 각 위험 통제 조치실행은 검증되어야 한다. 이러한 검증은 위험 관리 파일 안에 기록되어야 한다.
> **비고 1** 실행에 대한 검증은 품질경영시스템 내에서의 설계 및 개발 검증 또는 공정 검증의 일환으로 수행될 수 있다.
> 위험 통제 수단의 효과성은 검증되어야 한다. 이러한 검증의 결과는 위험 관리 파일 안에 기록되어야 한다.
> **비고 2** 효과성에 대한 검증은 품질경영시스템 내에서 설계 및 개발 유효성 확인의 일환으로 수행될 수 있으며 사용자를 통한 시험을 포함할 수 있다(A.2.7.2 참조).
> **비고 3** 만약 위험감소의 효과성과 설계 및 개발검증이나 공정 검증의 결과 사이의 관계가 알려져 있다면 효과성 검증은 설계 및 개발 검증이나 공정 검증의 일환으로 수행될 수도 있다.
> **보기 1** 의약품 주입기의 주입량 정확도와 같은 특정한 성능 특성에 대한 설계 검증은 안전한 약물 주입량을 보장하는 위험 통제 수단의 효과성 검증으로 이용될 수 있다.
> **보기 2** 공정 검증은 생산 출력물들 간의 변동에서 기인하는 위험과 관련된 위험 통제 수단의 효과성 검증으로 이용될 수 있다.
> **비고 4** 설계개발 검증 및 유효성 확인에 대한 자세한 사항은 ISO 13485를 참조한다. 또한 보다 많은 지침은 ISO/TR 24971을 참조한다.
> 적합 여부는 위험 관리 파일 파일을 검사함으로써 확인한다.

사례로 설명하고 있는 일회용 멸균의료기기는 전 단계에서 결정된 위험 통제 대안을 다음과 같이 실행하였다.

설계 공정	• 멸균포장의 복잡성을 간소화시킴(3중 포장을 2중 포장으로 변경) • 포장재료 및 포장 성능을 검증함	• 포장 밸리데이션 • 유효수명(가속노화) 시험
제조 공정	멸균공정 밸리데이션을 실행하여 멸균 성능 및 EO 가스 잔류량 검증	멸균 밸리데이션(무균시험, EO가스 잔류량 시험)

차. 잔여위험 평가

위험 통제조치를 실행했어도 그 위험 자체가 완전히 소멸되었다고 판단할 수 없는 경우가 대부분이다. 따라서 해당 위험의 발생 가능성을 줄이거나 심각성을 낮추는 위험 통제 조치를 통해 어느 정도 위험이 감소되었는지 다음과 같이 ISO 14971:2019 7.3항에 따라 잔여위험을 평가하여야 한다. 즉, 위험 통제 조치를 수행한 후에도 남아 있는 잔여위험을 5.5항에 따라 산정하고 6항의 절차에 따라 평가한다.

7.3 잔여위험 평가(Residual risk evaluation)
위험 통제 수단이 실행된 이후에 제조자는 위험 관리 계획에서 결정된 위험 허용 가능성 기준을 이용하여 잔여위험을 평가하여야 한다. 이러한 평가의 결과들은 위험 관리 파일 안에 기록되어야 한다.
이러한 기준에 따라 잔여위험이 허용 불가능한 것으로 판정되면 추가적인 위험 통제 조치가 고려되어야 한다(7.1로 회귀).
적합 여부는 위험 관리 파일을 검사함으로써 확인한다.

해당 위험이 위험 관리 계획에서 설정한 기준보다 낮지 않으면, 제조자는 추가 위험 통제조치를 위해 7.5항으로 회귀하여야 한다. 이 반복적인 절차는 위험이 위험 관리계획에서 수립한 허용 가능한 수준으로 감소될 때까지 계속되어야 한다. 잔여위험은 이와 같이 평가하여 허용 여부를 판단한다. 사례로 설명하고 있는 일회용 멸균의료기기는 위험 통제조치 후 잔여위험을 다음과 같이 평가하였다.

발생 가능성	심각성	위험 평가	위험의 수용 여부 판단	비고
가끔(3)	위독(4)	발생가능성(3)×심각성(4) = 위험(12)	허용 불가	발생 가능성이 통제 조치로 1단계 감소됨
드문(2)	위독(4)	발생가능성(2)×심각성(4) = 위험(8)	허용 가능	

카. 이득/위험 분석

잔여위험이 허용될 수 없는 것으로 판정되고 더 이상 위험 통제가 비현실적인 경우, 제조자는 의도된 용도에 따른 의료 이득이 잔여위험을 초과하는 지를 판단하기 위해 다음과 같은 ISO 14971:2019 7.4항에 따라 이득/위험 분석을 한다.

7.4 이득/위험 분석(Benefit/Risk Analysis)
위험 관리 계획에서 수립된 기준에 따라 잔여위험이 허용될 수 없는 것으로 판정되고 추가적인 위험 통제가 불가능한 경우, 제조자는 의도한 용도에 따른 이득이 잔여위험을 초과하는지 판단하기 위해 관련 정보와 문헌을 수집하고 검토하여야 한다.
만약 이러한 증거가 이득이 잔여위험을 초과한다는 결론을 뒷받침하지 못하면 제조자는 의료기기 또는 의료기기의 의도한 사용의 변경을 고려하여야 한다. 그렇지 않으면 그 위험은 여전히 허용 불가능한 것이 된다.
만약 이득이 잔여위험을 초과한다면 7.5로 진행한다.
이득/위험 분석 결과는 위험 관리 파일 안에 기록되어야 한다.
비고 이득/분석 수행에 대한 지침은 ISO/TR 24971을 참조한다.
적합 여부는 위험 관리 파일을 검사함으로써 확인한다.

ISO 14971:2007 규격은 모든 위험에 대해 이득/위험 분석을 할 것을 요구하지 않는다. 이득/위험 분석은 위험을 감소시키기 위한 현실적인 모든 조치를 수행했음에도 불구하고 잔여위험이 허용 가능하지 않는 경우에 그 위험을 정당화하기 위해 사용된다. 모든 위험 통제 조치를 수행한 후에도 그 위험이 허용 가능한 것으로 판단되지 않는다면, 그 의료기기가 위해보다는 이득을 더 많이 가져다줄 것인지 여부를 판단하기 위해 이득/위험 분석을 한다. 만약, 모든 현실적 위험 통제 조치들이 위험 관리 계획에서 요구하는 위험허용기준을 만족시키지 못할 때에는 그 설계는 폐기되어야 한다. 그러나 어떤 경우 그 제품을 사용함으로써 얻어지는 이득이 그 위험보다 클 때에는 그 위험의 정당성도 인정받을 수 있다.

이득이 위험을 초과하는가는 경험이 풍부하고 지식이 많은 사람들이 판단하여야 한다. 잔여위험의 허용 가능성 판단에 있어 중요한 고려사항은 예측하는 의학적 이득이 그 위험에 대한 노출이나 잔여위험이 적은 다른 설계에 의한 해법이나 진료상의 대안에 의해 달성될 수 있는가 하는 것이다. 이득에 대해 검토하기 전에 위험을 현실적으로 더 이상 감소할 수 있는지에 대한 충분한 검토를 수행하여야 한다.

1) 이득 산정

어떤 의료기기의 이득은 그것을 사용함으로써 기대되는 건강의 증진 가능성 및 그 정도와 연관되어 있다. 이득은 다음과 같은 것들을 파악함으로써 산정할 수 있다.

① 진료에서 사용될 때 기대되는 기능
② 그러한 기능으로부터 기대되는 임상적 결과
③ 다른 치료 대안의 위험과 이득에 관련된 요소들

이득 산정의 신뢰성은 위에서 언급한 요소들과 관련한 증거물의 신뢰성에 심각하게 의존한다. 이것은 가능한 결과들의 범위와 고려해야 할 다음과 같은 요인들을 검토하여 산정하여야 한다.

① 다른 결과를 비교하는 것이 어려울 것이다. 예를 들어, 고통과 이동능력의 상실 중 어느 것이 더 불리한 것인가? 서로 다른 결과들은 초기 문제와는 매우 다른 부작용들로부터 초래될 수도 있다.
② 일정하지 않은 결과를 고려하는 것은 쉬운 일이 아니다. 이는 회복시간과 장기 효과 둘 다에서 나타날 수 있다.

이득 산정의 어려움 때문에 일반적으로 가정을 단순화할 필요가 있다. 따라서 각 대안에 대해 가장 발생 가능성이 높을 것으로 생각되는 결과물과 가장 바람직하거나 가장 바람직하지 않은 결과물을 비교하는 것이 일반적으로 가장 좋은 방법일 수 있다.

심각한 위험이 존재하는 경우, 이득 산정에서의 불확실성이 높으면 대용물에 대한 연구나 임상적 조사를 통해 그 기대 성능 또는 기대 효과를 가능한 한 빨리 확인할 필요가 있다. 이득/위험의 균형이 예측한 것과 같다는 것을 확인하고 환자가 커다란 잔여위험에 대책 없이 노출되지 않도록 하는 것이 매우 중요하다. ISO 14155-1과 ISO 14155-2에서 의료기기의 임상 조사 결과와 수행에 대한 절차를 참조한다.

2) 이득/위험 판단 기준

이득/위험 판단에 참여하는 사람들은 그들이 하는 결정의 기술적, 임상적, 규제적, 경제적, 사회적 및 정치적 배경을 이해하고 고려해야 할 책임이 있다. 이는 해당 법령이나 표준에 규정된 기본 요구사항을 해석하는 것과 관련이 있는데, 문제가 되는 제품을 사용하는 것이기 때문이다. 이러한 판단기준은 제품의 특성에 의한 성격이 강하므로 일반적으로 적용할 수 있는 지침이나 기준은 있을 수 없다. 그러나 어떤 제품이나 위험을 다루는 법률에서 정해진 안전성 요구사항은 준수되어야 한다. 의료 이득과 잔여위험 간의 균형이 합당한지를 증명하기 위해서는 법적으로 인정된 절차에 따라 임상적 조사가 필요할 수도 있다.

3) 이득/위험 비교

이득과 위험을 직접 비교하는 것은 동일한 척도를 사용하는 경우에만 유효하다. 동일한 척도를 사용한 경우에는 이득과 위험의 비교에 대한 정량적 평가가 가능하다. 간접적 이득/위험 비교는 동일한 척도를 사용하지 않으므로 정성적 평가만 가능하다. 정량적이든 정성적이든 이득/위험 비교에 있어서는 다음 사항을 참조한다.

① 위해 요인 및 대상 제품의 분류에 관한 문헌을 찾아보는 것은 이득과 위험 간의 비율에 대해 의미 있는 통찰을 할 수 있다.

② 고이득/고위험을 가진 의료기기는 보통 의학적 이득을 주는 최고의 기술을 의미하기는 하지만, 상해 또는 질병의 위험을 완전히 제거하지는 못한다. 따라서 정확한 이득/위험 분석을 위해서는 의학의 실태와 관련된 현행 기술에 대한 이해가 필요하다. 이득/위험 비교는 판매되고 있는 다른 제품과 비교하는 형식으로도 표현할 수 있다.

③ 어느 기기가 허용 가능한 이득/위험 기준을 충족시켰다는 것을 확인하기 위해서는 가끔 임상시험이 요구되는 경우가 있다. 임상시험은 이득과 위험을 정량화할 수 있다. 또한, 사회에서의 허용 가능성 판단은 임상적 검토, 즉 환자, 사용자, 의사에 대한 연구에서 비교할 수도 있다.

④ 고이득/고위험 의료기기에 대해서는 그것을 사용하기 전에 사용자, 환자 및 의료진이 이득/위험에 대한 판단을 할 수 있도록 제품 라벨에 필요한 정보를 기록하여야 한다.

⑤ 고이득/고위험 의료기기에 대해서는 법에서 요구하는 전형적인 추가 요구사항들이 있고, 그 요구사항들은 의료기기가 판매되기 전에 충족되어야 한다.

이득/위험 분석이 요구되는 신제품이나 개선된 제품을 출시하기 전에, 제조자는 이득/위험 결정과 관계된 정보 중 입수 가능한 것들을 요약하여 해당 근거와 함께 이득/위험 판단에 대한 결론을 자세히 기록하여야 한다. 임상 데이터에 대한 문헌 검색 지침은 ISO 14155-1의 부속서 A를 참조한다.

이득/위험 결정의 예로 고주파 외과기기의 회귀전극을 환자에게 부적절하게 부착시킨 경우 화상이 발생할 수 있다. 관련 제품의 기준에 적합하면 그러한 화상의 발생 가능성이 줄어들기는 하지만 화상의 위험성은 여전히 존재한다. 그럼에도 불구하고, 고주파 외과기기를 사용함에 따른 의료 이득은 다른 외과적 기법과 비교할 때 화상이라는 잔여위험을 초과한다. 또한 인공 귀는 일단 이식이 되면 간단히 교체될 수 없다. 이것은 수명이 다할 때까지 이식된 상태로 있어서 몇 년간 또는 심지어 수십 년간 확실히 작동을 해야 한다. 이는 젊은 성인 또는 어린이의 경우 특히 중요하다. 특정의 기계적 고장에 대비하여 이러한 부품들의 장기 작동시험을 실행할 수 있다. 그러나 몇 십 년간 지속되어야 하는 부품들의 신뢰성을 증명하는 것은 현실적인 일이 아니다. 따라서 기기의 고장에 따른 위험을 포함한 전체 잔여위험은 청각 능력의 향상으로 주어지는 이득과 비교하여 그 비중이 가려져야 한다. 전체 잔여위험은 부품에 대한 신뢰를 산정한 값과 그 산정한 값에 대한 신뢰도에 의존한다. 어느 경우에는 잔여위험이 이득보다 크지만 다른 경우에는 이득이 위험을 초과할 수 있다. 이와 같은 절차에 따라 잔여위험 평가 결과가 수용할 수 없을 경우 의료 이득이 잔여위험을 초과하는지 여부를 판단하여 잔여위험 평가 결과가 수용할 수 있을 경우 다음 단계로 이동하지만, 이득이 적다고 판단되는 경우 위험 통제조치 대안 분석 단계(7.1항)로 회귀하여 새로운 위험 통제 대안을 모색하여야 한다.

타. 위험 통제 조치로부터 발생하는 위험

위험 통제 조치로 의도한 위험은 감소될 수 있지만, 이러한 통제조치로 인해 새로운 위해 요인 또는 위해상황이 추가로 발생할 수 있다. 또한 이전의 위험 통제로 감소되었던 다른 위해 요인이 이번의 통제조치로 인한 영향으로 다시 위험이 증가될 수도 있다. 따라서 다음과 같이 ISO 14971:2019 7.5항에 따라 위험 통제 조치로 인해 새로운 또는 증가된 위험이 있는지 확인하여야 한다.

> **7.5 위험 통제조치로부터 발생하는 위험(Risks arising from risk control measures)**
> 제조자는 다음 사항과 관련하여 위험 통제 조치의 효과를 검토하여야 한다.
> - 새로운 위해 요인 또는 위해 상황 야기
> - 이전에 식별된 위해 상황에 대해 산정된 위험이 위험 통제 조치의 도입으로 영향을 받음
>
> 새로운 또는 증가된 모든 위험은 5.5부터 7.4에 따라 관리되어야 한다.
> 이러한 검토의 결과는 위험 관리 파일 안에 기록되어야 한다.
> 적합 여부는 위험 관리 파일을 검사함으로써 확인한다.

새로운 위해 요인이나 증가된 위험이 있다면 5.4 위해 요인 및 위해상황 식별로 되돌아가 위험 재산정(5.5항)부터 이득/위험 분석(7.4항)까지 다시 수행하여야 한다. 이러한 검토의 결과는 위험 관리 파일에 기록하여야 한다.

사례로 설명하고 있는 일회용 멸균의료기기의 경우 위험 통제 조치의 실행에 따라 다음과 같이 새로운 위험이 발생하는지 검토하였다.

위험 통제조치	위험 통제 수단으로부터 발생하는 위험
멸균포장 재설계	설계상 포장 수준의 간소화로 제품 유효기간 동안의 멸균 상태 유지에 대한 위해 요인 발생함
포장/멸균 밸리데이션	추가적으로 발생하는 위해 요인 없음

파. 위험 통제의 완료

제조자는 식별된 모든 위해 요인의 위험이 다음의 ISO 14971:2019 7.6항과 같이 모두 검토하였음을 보여주어야 한다. 이것은 복잡하게 얽힌 위험 분석에서 모든 위험이 허용 가능한 수준이 되었다는 것을 보증하기 위한 것이다. 이러한 활동의 결과는 위험 관리 파일에 기록하여야 한다.

> **7.6 위험 통제의 완전성(Completeness of risk control)**
> 제조자는 식별된 모든 위해 상황으로부터의 위험이 고려되었고 모든 위험 통제 활동이 완료되었음을 보장하기 위해 위험 통제 활동을 검토하여야 한다. 이러한 검토의 결과는 위험 관리 파일 안에 기록되어야 한다.
> 적합 여부는 위험 관리 파일을 검사함으로써 확인한다.

사례로 설명하고 있는 일회용 멸균의료기기의 경우 이러한 검토의 결과를 위험 관리 보고서에 기재하고 'EO 가스 잔류량 시험성적서', '포장/멸균 밸리데이션 보고서' 등을 위험 관리 파일로 첨부한다.

하. 전체 잔여위험 평가

모든 위험 통제조치가 이행되고 검증된 후, 제조자는 위험 관리 계획에서 정의된 기준을 활용하여 그 의료기기에서 제기된 전체 잔여위험이 허용 가능한지 여부를 다음의 ISO 14971:2019 8항의 요구사항에 따라 결정하여야 한다.

> **8. 전체 잔여위험 평가(Evaluation of overall residual risk)**
> 모든 위험 통제 조치가 실행되고 검증된 이후에, 제조자는 의료기기에 의해 제기된 전체 잔여위험을 의도한 사용의 이득과 관련된 모든 잔여위험들의 기여도를 고려하며 위험 관리 계획에서 규정한 전체 잔여위험 평가 방법 및 허용 가능성 기준[4.4 e) 참조]을 이용하여 평가하여야 한다.
> 전체 잔여위험이 허용 가능한 것으로 판정되면 제조자는 주요한 잔여위험을 사용자에게 안내하여야 하며 그러한 잔여위험을 공개하기 위해 부속 문서에 필요한 정보를 포함시켜야 한다.
> **비고 1** 주요한 잔여위험 공개에 대한 이론적 근거는 A.2.8에 기술되어 있다.
> **비고 2** 전체 잔여위험 평가와 잔여위험 공개에 대한 지침은 ISO/TR 24971을 참조한다.
> 만약 전체 잔여위험이 의도한 사용의 이득과 관련하여 허용 가능하지 않은 것으로 판정되면 제조자는 추가적인 위험 통제 조치의 실행(7.1로 회귀) 또는 의료기기 또는 의료기기의 의도한 사용의 변경을 고려하여야 한다. 그렇지 않으면 전체 잔여위험은 여전히 허용 불가능한 것이 된다.
> 전체 잔여위험 평가 결과는 위험 관리 파일 안에 기록되어야 한다.
> 적합 여부는 위험 관리 파일 및 부속 문서를 검사함으로써 확인한다.

전체 잔여위험 평가는 잔여위험을 넓은 견지에서 볼 때의 문제이다. 개별 잔여위험은 그렇지 않더라도 전체 잔여위험은 제조자가 설정한 위험 허용기준을 초과할 수도 있다. 이는 복잡한 시스템이나 많은 위험을 내포한 의료기기라면 더욱 중요하다. 위험 관리 계획상 전체 잔여위험이 허용기준을 상회한다 하더라도, 제조자는 고위험의, 그러나 고도로 유익한 의료기기를 판매해야 할 것인가를 결정하기 위해 전체 이득/위험 분석을 할 수도 있다. 이러한 경우 사용자에게 심각한 잔여위험에 대해 알려주는 것이 중요하다. 따라서 제조자는 제품의 설명서나 부속 문서에 이러한 정보를 기재하여야 한다. 전체 잔여위험 평가는 지식과 경험 및 그러한 임무를 수행할 권한을 가진 사람에 의해 수행되어야 한다. 의료기기에 관한 풍부한 지식과 경험을 가진 사용 전문가를 참여시키는 것이 바람직하다.

전체 잔여위험 평가를 위한 우선적인 방법이 있는 것은 아니며, 제조자가 적절한 방법을 결정할 책임이 있다. 앞서 설명한 위험 분석 기법을 포함하여 전체 잔여위험의 허용 가능성을 분석할 수 있는 방법 몇 가지를 다음과 같이 간략하게 설명한다.

1) 사상나무분석(ETA, Event Tree Analysis)

특정 일련의 사례는 몇 개의 개별 위험을 야기하고, 그 개별 위험이 전체 잔여위험을 초래하는 데 영향을 미칠 수 있다. 예를 들어, 일회용 기기를 재사용하는 것은 재감염, 독성물질의 검출, 시간 경과로 인한 기계 고장, 그리고 생물학적으로 적합하지 않는 잔여물과 연관될 수 있다. 사상나무는 이러한 위험을 분석하는 적절한 도구가 될 수 있다. 전체 잔여위험이 허용 가능한지 여부를 결정하기 위해서 개별 잔여위험을 함께 고려하여야 한다.

2) 상충하는 요구사항에 대한 검토

개별 위험에 대한 위험 통제조치로 서로 상충하는 요소들이 생기기도 한다. 예를 들어, 의식이 없는 환자가 환자용 침대에서 떨어질 위험에 대한 경고는 "의식이 없는 환자를 보호자가 방치하지 말 것"이라는 것이지만, 이것은 보호자를 X선에 노출되지 않도록 "X선 촬영 시 환자로부터 떨어져야 한다"라는 경고와 상충할 수 있다.

3) 결함나무분석(FTA, Fault Tree Analysis)

환자나 사용자에 대한 위해 요인은 다른 위해상황으로부터 발생할 수 있다. 그러한 경우, 전체 잔여위험을 판정하는 데에 사용되는 위해의 발생 가능성은 개별 발생 가능성의 결합으로 만들어진다. 결함나무분석은 위해의 복합 발생 가능성의 원인을 찾는 적절한 방법이 될 수 있다.

4) 경고의 검토

하나의 경고는 그 자체로 적당한 위험 감소 효과를 준다. 그러나 너무 많은 경고는 개별 경고의 효과를 감소시킬 수 있다. 경고에 대한 지나친 의존과 그러한 지나친 의존이 위험감소와 전체 잔여위험에 영향을 미치는지를 평가하기 위한 분석이 필요하다.

5) 사용법의 검토

의료기기의 사용설명서를 전부 검토하면 정보가 일관성이 없거나 따라 하기에 너무 어려운 것을 발견할 수 있다.

6) 위험 비교

다른 방법은 의료기기의 개별 잔여위험을 기존의 유사기기와 비교하는 것이다(예 사용 시의 다른 배경을 고려할 위험 대 위험). 주의할 것은 그러한 비교에 있어서 기존의 기기들의 부작용에 관한 최신 정보를 이용하여야 한다는 것이다.

7) 사용 전문가에 의한 검토

의료기기 사용에 따른 환자의 이득을 산정하는 것은 그 기기를 사용할 수 있다는 것을 보여주기 위해 필요하다. 그중 하나는 해당 기기의 개발에 직접 관여하지 않은 사용 전문가로부터 전체 잔여위험에 대한 의견을 받는 것이다. 그 사용 전문가는 그 기기를 대표적인 진료 환경에서 사용함으로써 사용 가능성 등의 다른 면도 고려하면서 전체 잔여위험을 평가할 것이다. 즉, 진료 환경에서 전문가가 직접 사용해보는 평가는 그 기기의 허용 가능성도 확인해줄 수 있다.

예제의 일회용 멸균의료기기의 경우 사용 전문가의 검토를 받아 다음과 같이 전체 잔여위험의 발생 가능성과 심각성을 산정하여 위험 관리 계획에서 정해진 기준으로 전체 잔여위험이 허용 가능한지 여부를 결정한다.

> 전체 잔여위험의 발생 가능성(2) × 심각성(4) = 위험(8) → 허용 가능 위험으로 결정(acceptable)

거. 위험 관리 검토

양산전 최종단계로 지금까지 수행한 위험 관리활동이 계획대로 수행되었는지, 최종적으로 전체 잔여위험이 허용 가능한지, 그리고 상업적 판매 이후 정보를 수집하고 검토하기 위한 적절한 방법이 마련되어 있는지 검토하는 단계로 다음의 ISO 14971:2019 9항에 따라 검토결과는 위험 관리 보고서에 기록한다.

> **9. 위험 관리 검토(Risk management review)**
> 의료기기의 상업적 판매에 앞서 제조자는 위험 관리 계획의 수행을 검토하여야 한다. 이 검토는 적어도 다음의 사항을 보증하여야 한다.
> - 위험 관리 계획이 적절하게 수행됨
> - 전체 잔여위험이 허용 가능함
> - 생산 및 생산 후 단계에서의 정보를 수집하고 검토하기 위한 적절한 방법이 마련되어 있음
>
> 이러한 검토의 결과는 위험 관리 보고서로 기록되고 관리되어야 하며 위험 관리 파일에 포함되어야 한다.
> 검토 책임은 위험 관리 계획안에서 적절한 권한을 가진 사람에게 할당되어야 한다[4.4 b) 참조].
> 적합 여부는 위험 관리 파일을 검사함으로써 확인한다.

위험 관리보고서는 위험 관리 파일의 핵심으로, 위험 관리 활동의 최종 결과 검토를 요약한다는 목적이 있다. 위험 관리 활동을 수행하고 검토 및 참조한 자료를 첨부하여 식약처 「위험 관리 계획서 및 보고서 작성 가이드」 및 「의료기기 위험 관리 품목별 가이드라인」 또는 다음 장의 '위험 관리 결과의 문서화'를 참조하여 최초의 위험 관리보고서를 작성한다.

작성된 보고서는 위험 관리 절차서 또는 위험 관리 계획에 따라 사전에 정의된 승인자의 승인을 득하여 유지 및 관리한다.

너. 생산 및 생산 후 활동

의료기기가 생산에 들어가더라도 위험 관리가 중단되어서는 안 된다는 것은 아무리 강조하여도 지나치지 않다. 기획 및 설계단계에서 위험 관리보고서를 작성하는 모든 단계를 실행한 이후에도 다음의 ISO 14971:2019 10항에 따라 제조자는 그 의료기기 또는 유사기기에 관한 생산 및 생산 이후의 정보를 수집하고 검토하기 위한 시스템을 수립하고 유지하여야 한다.

10. 생산 및 생산 후 활동(Production and post-production activities)

10.1 일반사항
제조자는 생산 및 생산 후 단계에서 의료기기와 관련된 정보를 능동적으로 수집하여 검토하기 위한 시스템을 수립하고 문서화 및 유지하여야 한다. 이러한 시스템을 수립할 때 제조자는 정보를 수집하고 처리하기 위한 적절한 방법을 고려하여야 한다.
비고 1 ISO 13485의 7.3.3, 8.2.1, 8.4 및 8.5도 참조한다.
비고 2 생산 및 생산 후 활동에 대한 가이드는 ISO/TR 24971을 참조한다.
적합 여부는 적절한 문서를 검사함으로써 확인한다.

10.2 정보수집
해당하는 경우 제조자는 다음을 수집하여야 한다.
- 생산 과정 및 생산 공정감시 과정에서 생성된 정보
- 사용자에 의해 생성된 정보
- 의료기기의 설치, 사용 및 유지보수에 책임이 있는 사람들에 의해 생성된 정보
- 공급 사슬에 의해 생성된 정보
- 일반 대중에게 공개된 정보
- 일반적으로 수용되는 최신 기술과 관련된 정보

비고 일반적으로 수용되는 최신 기술과 관련된 정보는 신규 또는 개정된 표준, 고려하고 있는 의료기기의 적용에 특정되는 공표된 검증된 데이터, 대체 의료기기 그리고/또는 치료방법의 이용 가능성 및 기타 정보를 포함할 수 있다(ISO/TR 24971도 참조한다).

제조자는 시장에 있는 유사한 의료기기 및 유사한 다른 기기에 관한 일반적으로 이용가능한 정보도 능동적으로 수집하고 검토할 필요성에 대해서도 고려하여야 한다.
적합 여부는 적절한 문서를 검사함으로써 확인한다.

10.3 정보 검토
제조자는 수집된 정보를, 특히 다음과 관련하여 안전과의 잠재적 관련성에 대해 평가하여야 한다.
- 이전에 인지하지 못했던 위해 요인이나 위해 상황의 존재 여부
- 위해 상황으로부터 발생하는 산정된 위험이 더 이상 허용가능하지 않은지 여부
- 전체 잔여위험이 의도한 사용의 이득과 비교했을 때 더 이상 허용가능하지 않은지 여부
- 일반적으로 수용되는 최신 기술이 변경되었는지 여부

검토 결과는 위험 관리 파일에 기록되어야 한다.
적합 여부는 위험 관리 파일을 검사함으로써 확인한다.

10.4 조치
만약 수집된 정보가 안전과 관련된 것으로 결정된다면 다음의 조치를 취해야 한다.
- 특정 의료기기 관련
  - 제조자는 위험 관리 파일을 검토하여 위험의 재사정 및/또는 새로운 위험의 사정이 필요한지 여부를 결정하여야 한다.
  - 만약 잔여위험이 더 이상 허용 가능하지 않다면 이전에 구현된 위험 통제 수단에 미치는 영향을 평가하여야 하며 의료기기의 수정을 위한 입력으로 고려되어야 한다.
  - 제조자는 판매되고 있는 의료기기와 관련한 조치의 필요성을 고려하여야 한다.
  - 모든 결정과 조치는 위험 관리 파일에 기록되어야 한다.
- 위험 관리 프로세스 관련
  - 제조자는 이전에 수행된 위험 관리 활동에 미치는 영향을 평가하여야 한다.
  - 이러한 평가 결과는 최고경영자에 의한 위험 관리 프로세스의 적절성 검토 입력으로 고려되어야 한다(4.2 참조).

비고 생산 후 감시의 일부 측면은 일부 국가의 규제 대상이다. 그러한 경우 추가적인 조치가 필요할 수도 있다(예 예측적 생산 후 평가).
적합 여부는 위험 관리 파일과 기타 적절한 문서를 검사함으로써 확인한다.

ISO 14971:2019 규격은 종전 2007판에 비해 생산 이후의 위험 관리 활동에 대하여 요구사항이 구체적으로 세분화되었다. 일반 요구사항으로 생산 및 생산 후 단계에서 해당 의료기기와 관련된 정보를 능동적으로 수집하고 분석 및 검토하기 위한 시스템을 문서로 수립하여 유지하여야 한다는 조항에서부터 정보의 수집대상과 수집된 정보를 검토 및 평가하는 방법과 마지막으로 검토한 결과에 따른 조치 요구사항으로 해당 의료기기에 대한 조치와 더불어 위험 관리 프로세스에 대한 조치까지 요구하고 있다. 일반적으로 의료기기에 대한 물리적 표현이 없을 경우, 아이디어만 가지고 위험 관리가 시작되는 경우도 있다. 위험산정은 설계 과정을 거치면서 점점 정교하게 되고, 기능을 갖춘 샘플이 제작되면 보다 정밀하게 된다. 위험 관리에 사용될 수 있는 정보는 생산 또는 품질 기록 등 어떠한 곳에서도 나올 수 있다. 그러나 아무리 많은 샘플도 사용자가 갖고 있는 실제 의료기기 하나를 대신할 수는 없다. 따라서 제조자는 생산 및 생산 후 정보를 모니터링하여 추가적인 위험 관리 필요성을 결정할 수 있는 정보와 데이터를 수집하여야 한다.

제조자는 수집된 정보를 바탕으로 최신기술을 검토하여 그것을 현실적으로 적용할 수 있는지를 검토하고, 그 결과를 위험 관리 프로세스를 개선하는 데 사용해야 한다. 생산 후 정보로 인해 위험 관리 프로세스가 실제로 반복적으로 작동하는 폐회로 프로세스가 되는 것이다. 중요한 위험 관리 정보는 의료기기의 제조가 시작되면서부터 나오게 되고, 실제로 사용을 하면서 예상치 못한 새로운 위험들이 발생하게 된다. 이러한 생산 및 생산 후 정보를 지속적으로 모니터링하여 새롭게 알려지지 않은 위해 요인 또는 위해상황을 검토하고, 위험 통제 조치를 실행하여 허용 여부를 결정하여야 한다.

이러한 체계는 품질관리(GMP)시스템을 기반으로 위험 관리 활동이 지속되도록 위험 관리시스템을 갖추도록 요구한다. 이러한 활동의 결과로 최초로 작성된 위험 관리 보고서는 그것으로 완료된 것이 아니라 정기적으로 또는 수시로 갱신되어야 하는 것이다.

4 위험 관리 결과의 문서화

4.1 위험 관리 파일

위험 관리에서 생성되는 기록 및 기타 문서들을 위험 관리 파일이라고 한다. 위험 관리 파일을 구성하는 기록과 기타 문서들은 어떠한 형태나 방식에 의해서도 작성이 가능하며, 제조자의 품질경영시스템에서 요구되는 다른 문서나 파일의 일부가 될 수도 있다. 예를 들어 위험 관리 파일은 위험 관리 절차서, 계획서, 보고서, FMEA 보고서 등의 형태로 구성될 수 있으며, 설계 파일의 일부로 관리될 수도 있다. 위험 관리 파일의 모든 기록과 기타 문서들을 실제로 가지고 있을 필요는 없지만, 적어도 필요한 모든 문서를 참조할 수 있도록 위치와 방법을 담고 있어야 한다. 제조자는 위험 관리 파일에서 참조된 정보들을 적절한 시기에 모아서 정리할 수 있어야 한다.

위험 관리 파일은 고려 대상인 특정 의료기기별로 위험 관리 파일을 수립하고 유지하여야 한다. 이러한 위험 관리 파일은 위험 관리 실행의 증거일 뿐만 아니라 다음과 같이 식별된 각 위해 요인에 대해 위험 관리 프로세스가 적용되었음을 입증하기 위하여 추적성이 확보되어야 한다.

① 위험 분석
② 위험 평가
③ 위험 통제조치의 실행 및 검증
④ 어떤 잔여위험의 허용 가능성에 대한 판단

위험 관리에서는 완결성이 매우 중요하다. 완료되지 않은 임무는 식별된 어떤 위해 요인이 통제되지 않아서 누군가에게 위해가 가해질 수 있음을 의미한다. 그러한 문제는 위험 관리의 어느 한 단계, 예를 들어 식별되지 않은 위해 요인, 시정되지 않은 위험, 규정되지 않은 위험 통제조치, 이행되지 않은 위험 통제조치 또는 효과 없는 위험 통제 조치 등에서의 미완결성을 초래할 수 있다. 위험 관리 프로세스의 완결성을 이루기 위해 문서화가 필요하다.

4.2 위험 관리계획서 작성

위험 관리계획서는 위험 관리 활동을 위한 계획 단계로서, 해당 품목에 대한 위험 관리 프로세스를 수립하고 위험의 허용기준을 설정하는 것이 목적이다. 계획서에는 해당 의료기기의 개요와 적용범위를 설정하고 제품 수명주기를 적용하여 각 품목별 위험 관리계획의 개괄적인 설명과 함께 위험 관리 활동계획의 각 요소를 설정해야 한다.

이 계획서는 최소한 다음 사항을 포함하여야 한다.

① 위험 관리 활동의 계획 범위로서, 계획의 각 요소가 적용되는 의료기기와 그 수명 주기의 각 단계를 식별하고 기술한 것
② 책임과 권한의 배정
③ 위험 관리 활동의 검토 요구사항
④ 위해의 발생 가능성이 산정될 수 없을 때, 허용 가능한 위험을 결정하기 위한 제조자의 정책을 기반으로 허용 위험에 대한 기준을 포함한 위험 허용기준
⑤ 검증 활동
⑥ 관련된 생산 및 생산 후 정보의 수집과 검토에 관련되는 활동

계획의 모든 부분이 동시에 수립되어야 하는 것은 아니다. 계획 또는 그 일부분은 시간을 두고 작성할 수 있다. 위험 허용기준은 위험 관리 프로세스의 궁극적 효과에 있어서 매우 중요하다. 제조자는 각 위험 관리 계획에 대한 위험 허용기준을 적절하게 설정하여야 한다. 허용기준은 여러 가지 방법 중 다음과 같은 방법으로 설정할 수 있다.

① 위해의 발생 가능성과 위해의 심각성의 조합 중 어떤 것은 허용 가능하고 어떤 것은 허용 가능하지 않은지를 매트릭스로 나타내는 방법
② 매트릭스를 더 세분화하고(예 무시 가능, 위험을 최소화하여 허용 가능) 위험이 허용 가능하다고 판단하기 전에 우선 그 위험을 합리적으로 실현 가능한 낮은 수준(ALARP)으로 낮출 것을 요구하는 방법

어느 방법을 채택하든 위험 허용기준에 대한 제조자의 정책에 따라 결정되어야 한다. 따라서 해당 국가 또는 지역 법령과 국제표준에 기반을 두어야 하며, 일반적으로 인정된 최신 기술과 관련 당사자의 관심사항 등 이용할 수 있는 정보들을 참조하여야 한다.

위험 관리 계획의 구조 및 세부수준은 의료기기와 연계된 위험의 수준에 상응하는 것이어야 한다. 제조자는 의료기기의 특성에 따라 시간 계획, 위험 분석 도구, 특정 위험 허용기준에 대한 이론적 근거 등과 같은 다른 항목을 추가할 수 있으나 위험 관리 계획서에 반드시 포함되어야 할 사항은 다음과 같다.

① 계획의 적용범위
② 용어 및 정의
③ 일반적인 제품설명(대상 품목 및 등급 표기)
④ 의료기기 각 수명주기의 단계 식별 및 서술
⑤ 책임과 권한
⑥ 위험 관리 활동 검토 요구사항
⑦ 검증활동
⑧ 위험허용기준(Criteria for Risk Acceptability)
⑨ 관련된 생산 후 정보를 입수하는 방법

위험 관리 계획이 의료기기 수명주기 동안에 변경되는 경우, 위험 관리 파일에 그 변경에 관한 기록이 작성 및 유지되어야 한다. 위험 관리계획서의 작성사례는 식약처 「위험 관리계획서 및 보고서 작성 가이드」 및 「의료기기 위험 관리 품목별 가이드라인」을 참조하여 다음과 같은 순서 및 방법으로 작성한다.

가. 계획의 적용범위

위험 관리 활동의 계획 범위로서 해당하는 의료기기를 선정하고 위험 관리 프로세스의 모든 요소가 제조자가 정의한 제품 수명주기까지 상세히 계획함을 기술하도록 한다. 위험 관리 프로세스의 일부 요소는 설계 및 개발 통제와 같이 제조자가 설정한 제품실현 프로세스(제품실현의 기획에서부터 모니터링 및 측정장비의 관리까지 GMP 기준/ISO 13485:2016 7. 참조)에서 발생한다. 나머지 요소들은 제품의 사용 종결 시까지의 다른 수명주기 단계에서 발생할 것이다. 위험 관리 계획은 특정의 제품에 대해 명시적으로, 또는 다른 문서를 참조함으로써 이러한 상세한 계획을 제공하는 것이다.

모든 위험 관리 활동은 계획에 따른 것이어야 하지만, 제조자는 수명주기의 서로 다른 부분들을 다루는 몇 개의 서로 다른 계획을 가질 수 있다. 각 계획의 적용범위가 어떤 것인지를 명확히 하여 전체 수명주기가 대상에 해당함을 확인할 수 있도록 한다.

> **〈작성 예시〉**
> 본 위험 관리계획서는 제품(○○○○○) 제작/생산에서 요구하는 법적 및 규격 요구사항과 제품 설계/개발 단계에서 생산 및 생산 후 정보관리까지의 위험 관리 계획에 대한 내용을 포함한다.
> ① 법적인 요구사항
> - 「의료기기법」, 「의료기기법 시행규칙」
> - 「의료기기 제조 및 품질관리 기준」
> ② 규격 요구사항
> - ISO 13485:2016(Medical Device Quality Management System)
> - ISO 14971:2019(Medical Device Risk Management)
> - ISO 10993 Series(Biological Evaluation of Medical Device)
> - Do it By Design Introduction ot Human Factors in Medical Device
> - MEDDEV 2.12.1 Guidelines on a medical device vigilance system
> - MEDDEV 2.7.1 Clinical Evaluation
> - ISO 11737-1(Sterilization of medical devices-Microbiological methods-Part 1 : Determination of population of microorganisms on products)
> - ISO 11737-1(Sterilization of medical devices-Microbiological methods-Part 2 : Tests of sterility performed in the validation of a sterilization process)
> - ISO 14644(Clean rooms and associated controlled environments-Classification of airborne molecular contamination)

나. 용어 및 정의

위험 관리 활동 내에서 사용되는 용어를 정리하고 이에 대한 정의를 설명하여 이해의 오류를 최소화하도록 한다. 계획서에 사용된 용어를 ISO 14971:2019 규격의 용어 및 정의를 참고하여 작성한다. 업체에 따라 다르게 적용할 수 있으며 업체의 현실에 맞게 작성하는 것이 적절하다. 그러나 계획서 또는 보고서에서 동일한 용어의 정의를 반복하여 기재하는 것은 무의미할 수도 있다. 사내의 위험 관리 절차서에 용어 및 정의가 기술되어 있거나 ISO 14971 규격의 용어의 정의를 그대로 인용할 경우 혼란이 야기되지 않는다면 사내의 '위험 관리 절차서' 또는 해당 품목의 '위험 관리계획서'나 ISO 14971 규격에서 정의하는 바에 따른다고 기술하고 용어의 정의 기재를 생략할 수도 있다.

> **〈작성 예시〉**
> 본 계획서에서 사용하는 주요 용어의 정의는 다음과 같다.
> - 위해(harm) : 사람의 건강에 대한 물리적 상해(injury)나 손상(damage), 또는 재산이나 환경에 대한 손상
> - 위해 요인(hazard) : 위해의 잠재적 발생 원천
> - 위해 상황(hazardous situation) : 사람, 재산 또는 환경이 하나 이상의 위해 요인에 노출되는 상태
> - 위험(risk) : 위해의 발생 가능성과 그 위해의 심각성의 조합

- 의도된 용도(intended use), 의도된 목적(intended purpose) : 제조자가 제공하는 사양, 지시서 및 정보에 따라 의도된 제품, 프로세스 또는 서비스의 사용
- 수명주기(life-cycle) : 최초 개발 단계에서 최종 폐기까지 의료기기 수명의 모든 단계
- 잔여위험(residual risk) : 위험 통제조치가 취해진 후에도 남아 있는 위험
- 위험 분석(risk analysis) : 위해 요인을 식별하고 위험을 산정하기 위해 가용정보를 체계적으로 사용하는 것
- 위험사정(risk assessment) : 위험 분석과 위험 평가를 포함하는 전반적 과정
- 위험 통제(risk control) : 위험을 규정된 수준 이하로 감소시키거나 유지하도록 하는 결정과 조치가 이루어지는 과정
- 위험산정(risk estimation) : 위해의 발생 가능성과 그 위해의 심각성의 값을 정하기 위해 사용되는 과정
- 위험 평가(risk evaluation) : 위험의 허용 가능성을 결정하기 위해, 정해진 위험 기준과 산정된 위험을 비교하는 과정
- 위험 관리(risk management) : 위험을 분석, 평가, 통제하고 모니터링하는 업무에 대한 관리정책, 절차 및 실무의 체계적 적용
- 위험 관리파일(risk management file) : 위험 관리에 의해 생성되는 기록 및 기타 문서들
- 안전성(safety) : 허용할 수 없는 위험이 전혀 없음
- 심각성(severity) : 위해 요인으로 인해 발생 가능한 결과들의 크기
- 사용 오류(use error) : 제조자가 의도하거나 사용자에 의해 기대되는 의료기기의 반응과 다른 결과를 초래하는 행위(act) 또는 행위의 누락(omission)

다. 일반적인 제품설명(대상 품목 및 등급 표기)

특정의 제품에 대해 명시적으로 기재하고 이와 관련된 기술문서 사항을 언급하여 위험 관리활동에서 논의되는 제품의 일반적 사항을 제시하도록 한다. 단, 제조회사의 제품표준서, 기술문서, 품질경영계획서 상의 문서번호를 기재하여 개략적으로 표기할 수 있다. 일반적인 설명 부분에서는 위험 관리 계획의 대상 품목과 등급을 표기하고 기술문서 작성 시 포함되는 일반 사항들을 열거하도록 하여 대상 품목에 대한 국내 제조품목 허가상의 내용을 미리 인지, 검토, 관리하도록 해야 한다. 또는 의료기기 기술문서에 해당하는 항목(제품명, 제품등급, 형상 및 구조, 원자재, 성능, 사용목적, 제조 방법, 멸균 방법 및 조건, 원자재의 시험기준 및 시험방법, 반제품의 시험기준 및 시험 방법, 완제품의 시험기준 및 시험 방법, 제품의 기재사항)들을 나열하여 제품의 정확한 설명 및 특성을 파악해야 한다.

〈작성 예시〉
- 품목군 : (c)치과재료
- 제품명 : 치과용 골이식재(상품명 : ○○○○○○)
- 품목분류번호 : C12070
- 등급 : 4등급
- 모델명 : [제품표준서 000-00-00000 참조]
- 형상 및 구조 : [제품표준서 000-00-00000 참조]
- 제품의 구성 및 특징 : [제품표준서 000-00-00000 참조]
- 성능, 사용목적 : [제품표준서 000-00-00000 참조]
- 원자재 : [제품표준서 000-00-00000 참조]
- 제조 방법 : [제품표준서 000-00-00000 참조]
- 사용 방법 : [제품표준서 000-00-00000 참조]
- 저장 방법 및 사용기간 : 직사광선을 피하여 보관, 사용기간 : 1년
- 시험규격 : [제품표준서 000-00-00000 참조]
- 기재사항 : [제품표준서 000-00-00000 참조]

라. 의료기기 각 수명주기의 단계 식별 및 서술

의료기기에 대한 위험 관리 활동이 필요한 수명주기의 각 단계를 [그림 3-7]과 같이 식별하고 기술하도록 한다.

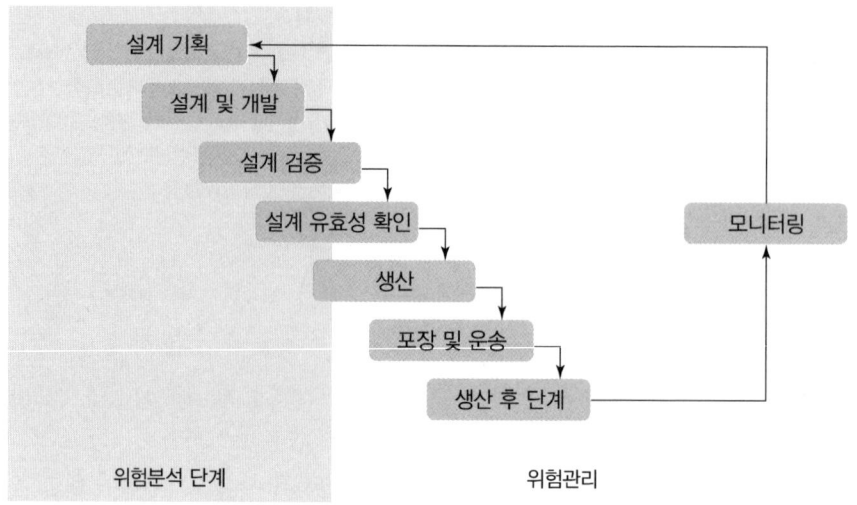

| 그림 3-7 | 작성 예시 : 의료기기 수명주기의 단계 식별

ISO 14971, ISO 13485, GHTF/SG3/N15R8, 위험 관리계획서/보고서 작성 가이드 등의 규격 및 문서를 확인하여 제품 수명주기에서 위험 관리 활동이 필요한 단계를 추가로 기술할 수 있다.

1) 설계기획

설계 및 개발 단계에서 위험요소를 분석하며 발견된 각 위험에 대해서는 정상 및 고장조건 모두에서 위험을 추정한다. 위험 평가 후 위험감소 여부를 결정하여 결과는 설계입력의 일부분으로 사용한다. 설계 및 개발 기획단계의 모든 수행 및 검토는 개발부장과 품질책임자, 임상요원 등의 설계 및 개발 기획단계에 필요한 기술적 전문가로 구성한다.

2) 설계 및 개발

설계 및 개발은 의도된 용도 및 기능적, 성능적 안전 및 규제 요구사항을 포함한다. 관련 기준 또는 감시 데이터베이스, 제품사용적합성 시험보고서 등의 확인을 통해 예상 가능한 위험요인에 대한 사전 목록이 도출된다. 위험요인은 위험 관리 조치 결과인 위험 관리 수단으로 설계 및 개발 과정에 제공되어야 한다.

3) 설계 검증

발견된 위험에 대해 위험 관리 수단의 도입, 위험 관리 수단의 효과 검증, 최종 결과가 수용 기준을 충족시키고 있다는 객관적인 자료를 만들어내야 한다.

4) 설계 유효성 확인

의료기기가 의도된 사용을 충족시키며, 전체적인 잔여위험이 허용 가능 기준에 부합하는지 확인해야 한다. 신뢰성을 높이기 위해 충분한 이용 규모와 의도된 사용의 수를 포함하여 모의 사용적합성 시험을 설계한다.

5) 생산

생산, 측정 및 모니터 장비는 프로세스와 관련된 위험을 참조하여 장비의 적합성, 청소, 유지보수 및 교정주기 등을 수립한다. 작업환경 및 직원은 위험 관리 수단에 의해 통제받으며, 문서화하여 주기적으로 평가해야 한다. 공정 유효성 확인은 위험 관리의 결과에 따라 영향을 받으며, 확인을 실시할 경우 FTA, FMEA, HAZOP, HACCP, PAT과 같은 위험 관리기법을 사용한다.

6) 포장 및 운송

출하 후 사용상의 위험요소, 기기의 노화 등으로 인한 위험요소를 확인하기 위한 정보를 수집한다.

7) 생산 후 단계

생산 후 고객 만족 기록, 전문가 설문조사, 최신 규격 검토, 유사제품에 대한 안전성 정보 수집 등을 통하여 정보를 입수한다.

8) 모니터링

생산 후 정보를 꾸준히 수집하여 새로운 위해 요인이 없는지 모니터링하며, 새로운 위해 요인이 발견될 시 다시 피드백하여 위험 관리 활동을 수행한다.

마. 책임과 권한

위험 관리 활동의 수행 및 책임을 위한 조직의 구성, 역할, 인원의 배정을 포함하도록 한다. 예를 들어 검토자, 전문가, 독립적 검증전문가, 승인 권한자 등이다. 위험 관리 계획은 각 항목에 대하여 각각의 위험 관리활동을 이행할 책임자를 정하고 그 역할 수행을 점검하는 것이다. 각 구성원의 역할 부여를 통해 위험 관리 활동 진행의 책임, 이행 검토를 확인할 수 있다.

〈작성 예시 Ⅰ〉

위험 관리	작성자	검토자	승인자	관련 기록
위험 관리 계획서	홍○○	김○○	조○○	계획서
위험 분석				
위험 평가				
⋮				

⟨작성 예시 II⟩

담당자	책임과 권한	비고
개발팀장	위험 관리계획서 작성 ...	...
품질책임자	위험 관리계획서 승인 ...	...

바. 위험 관리 활동 검토를 위한 요구사항

위험 관리 계획은 특정 의료기기에 대해 관리 및 검토가 어떻게 그리고 언제 행해질 것인지를 상세히 기술하도록 한다. 기술 방법은 위험 관리 수명주기별 또는 위험 관리 프로세스별로 요구사항을 기재할 수 있다. 위험 관리 활동 검토 요구사항은 품질관리GMP시스템 검토 요구사항(예 GMP기준/ISO 13485:2016 7.3.5 설계 및 개발 검토)의 일부분이 되기도 한다.

⟨작성 예시 I⟩ 위험 관리 수명주기별 관리 예시

연번	단계(Step)	검토 요구사항
1	설계 및 개발 입력	설계&개발 기획에서 사용된 객관적인 자료를 통해 위험상태(정상/고장조건)를 식별 시 개발팀에 의해 설계 변경 등의 위험 감소를 추진 및 평가
2	설계 및 개발 출력	...

⟨작성 예시 II⟩ 위험 관리 프로세스별 관리 예시

단계	활동 내용	담당 또는 책임자	검토 시기
1	의도된 용도와 안전에 관한 특성 식별	위험 관리팀 전원	기술시방서 작성 단계
2	위해 요인의 식별	...	...

사. 검증 활동

위험 관리계획서에서 검증 활동은 위험 통제 조치에 대한 검증 활동을 어떻게 이행할 것인가에 대하여 설명하는 항목으로, ISO 14971 요구사항에 따라 위험 통제 조치가 설계에서 실행된 것을 확인하고, 실행된 조치가 실제로 위험을 감소시킴을 확인하는 두 가지 검증활동을 포함하여야 한다.

검증활동은 위험 통제 조치 활동에 중점을 두고 계획하는 것이 적절하다. 위험 통제 조치가 최종 설계에서 실행된 것을 확인하고, 위험 통제 조치의 효율성을 검증하기 위하여 ISO 14971:2019 국제규격 외에도 임상정보, 사용 가능성 검토, 시험 및 실증의 실시, 대체 계산 방법 수행, 유사 의료기기와의 비교 등을 실시할 수 있다. 검증활동은 의료기기 위험 분석, 위험 평가, 위험 통제, 전체 잔여위험 평가, 생산 후 정보, 최종 확인의 6단계로 구분하여 각 담당자를 설정하여 언제 어떻게 검증을 할 것인가를 먼저 구체적으로 설정하여 이를 위험 관리 파일에 기록하여야 한다. 위험 관리 계획은 명시적으로 검증 활동을 정할 수도 있고, 또는 다른 검증 활동을 위한 계획을 참조할 수도 있다.

<작성 예시>
제품에 대한 위험 관리는 최초 제품의 설계에서부터 제품생산 및 제품의 수명기간까지 다음 표와 같이 위험 관리 활동을 수행한다.

분류	단계별 설명	Reference	결과물	책임자
위험계획	위험활동을 위한 사전 계획 수립 및 위험수락 기준 설정	ISO14971:2019	위험 관리 계획서	개발책임자
위험 분석	의도된 용도 및 의료기기의 안전성과 관련된 특성 및 위해 요인의 식별, 위험 산정	• ISO 14971:2019 • 임상정보 • 설계 FMEA • 고객 설문	위험 관리 보고서	개발책임자
위험 평가	위험 허용 가능성 판정	• ISO 14971:2019 • 위험 관리계획서	위험 관리 보고서	개발책임자
위험 통제	• 위험 통제수단 분석 • 위험 통제수단의 실행 • 위험 통제수단의 검증	• ISO 14971:2019 • ISO 13485:2016	위험 관리 보고서	개발책임자
전체 잔여위험 평가	잔여위험의 수용 가능성	• 위험 관리계획서 • 공정 FMEA	위험 관리 보고서	개발책임자
생산 및 생산 후 정보	• 생산 후 정보수집 방법 • 생산 후 정보의 분석 • 생산 후 정보의 검증 • 위험의 재사정 검토	• 고객피드백규정 (000-00-000) • 시정 및 예방조치 보고서 • 내부감사보고서	위험 관리 보고서	품질책임자

아. 위험 허용기준

의료기기의 위험 허용기준은 산정하는 객관적 근거를 확보하는 것이 중요하다. 기본적으로 위험 허용기준은 심각성과 발생 가능성의 매트릭스로 나타내고 있으며, ISO TR 24971:2020 규격을 이용할 수 있다. 국제규격 외에도 다양한 객관적 기준을 통해 발생 가능성과 심각성의 분류를 명확히 해야 한다. 발생 가능성의 크기에는 사용 횟수에 따른 위해의 발생 가능성, 기기에 따른 위해의 발생 가능성, 그리고 사용시간에 따른 위해의 발생 가능성 등이 포함되고 있다. 따라서 발생빈도의 정의와 계량 단위를 명기하는 것이 적절하다. 발생 가능성과 심각성의 단계는 최소 3단계 이상으로 설정하여야 하며, 발생 가능성 및 심각성의 등급 분류에 대한 객관적인 근거를 바탕으로 이루어졌음을 기술하여야 한다. 위험 허용기준은 3단계(허용 가능한 영역, ALARP 영역, 수용 불가능한 영역), 또는 2단계(허용 가능한 영역, 수용 불가능한 영역)로 설정할 수 있으며, 객관적인 근거를 바탕으로 설정하였음을 기술하여야 한다.

1) 위험의 추정

파악된 각 위해 요인에 대해 정상 상태 및 결함 상태의 위험을 이용 가능한 정보나 데이터를 이용하여 추정한다. 위험은 심각성, 발생 가능성의 2가지를 조합하여 추정한다. 위험의 크기는 다음과 같이 결정한다.

> ※ 위험 = 심각성 × 발생 가능성

발생 가능성의 객관적인 근거 설정의 자료는 다음과 같다.
① 해당 제품에 대한 위험 관리, 사용에 대한 설문조사
② 타 제조업체 카탈로그, 임상논문 등
③ 관련 미국 FDA 리콜 사례
④ 관련 국제/국내규격
⑤ 각종 시험성적서 등

심각성의 경우, ISO TR 24971:2020에서 제시하는 다섯 개의 정성적 심각성을 수준의 예를 사용하였다.

2) 발생 가능성(Probability)의 평가기준

구분	발생 가능성	빈도	발생 예시
1	발생 가능성 없음 (Improbable)	결코 발생하지 않음 ($<10^4$)	성능에 관한 문제 (부적합 제품, 이차상 발생, 공정 누락)
2	별로 발생하지 않음 (Remote)	수명 내 한 번 있을 것 같은 ($<10^3$~10^4)	멸균에 관한 문제 (제품 오염, 멸균 미준수)
3	가끔 발생 (Occasional)	1000번 시술 시 한 번 있을 것 같은 ($<10^2$~10^3)	세척에 관한 문제 (미세척, 불순물, 부스러기)
4	발생 가능성 많음 (Probable)	1000번 시술 시 한 번 있을 것 같은 ($<10^1$~10^2)	라벨에 관한 문제 (부정확한 라벨 표기, 라벨 인쇄 불량)
5	자주 발생 (Frequent)	매 시술 시마다 있을 것 같은 ($>10^2$)	포장에 관한 문제 (운반 시 포장 파손, 포장 불량)

3) 심각성(Severity)의 평가기준

구분	심각성	정의	증상
1	무시할 수 있는 (Negligible)	불편함 혹은 일시적인 불만족	불편함, 일시적 불쾌감
2	경미한 (Minor)	전문적인 의학적 치료가 필요하지 않은 일시적 장애 혹은 부상 초래	부종, 홍반
3	심각한 (Serious)	전문적인 의학적 치료가 필요한 장애 혹은 부상 초래	통증, 염증
4	위독한 (Critical)	영구적 장애 초래	안면마비
5	대참변의 (Catastrophic)	생명을 위협하는 부상 초래	신경손상

4) 위험 허용기준

위험수준을 위해 심각성과 발생 가능성을 조합하여 도식적으로 평가한다. 위험 평가를 위한 입력 데이터가 종종 아주 정확하지는 않기 때문에 그 결과가 입력 데이터보다 더 정확할 수는 없다. 대부분의 경우 정확한 수치들보다 카테고리(범위)들이 더 적절하다. 위험수준은 허용 판정을 위해 결정한다.

위험 관리는 허용할 만한 위험을 규정하지 않으며, 허용할 수 있는 위험을 결정한다. 위험은 다음 세 가지 영역으로 분류된다.

가) BAR(허용 가능) 영역

다른 위험과 비교하여 의료기기를 사용함에 따른 이득을 생각하면 위험이 낮다면 위험은 무시할 만하다. 그런 경우에 위험은 허용이 가능하며 위험 관리를 적극적으로 추구할 필요는 없다.

나) NACC(허용할 수 없는) 영역

감소시킬 수 없는 위험은 항상 허용할 수 없는 것으로 판정한다.

위험 평가 결과	판정	세부 설명	비고
1~11	Broadly Acceptable Region(BAR)	낮은 위험, 수용 가능한 위험	Green zone
12~25	Intolerable Zone(NACC)	허용할 수 없는 위험	Red zone

5) 위험 허용판정

위해 요인이 식별되고 예측되면 각각에 대해 위험감소를 진행시키며 판정한다. 현실적으로 위험을 낮추는 것이 불가능한 경우 이득과 위험을 비교하여 판정한다. 모든 위험이 허용 가능하다고 밝혀지면 전체적인 잔여위험을 평가하여 이득/위험 균형이 유지되는지를 확인해야 한다.

발생 가능성 \ 심각성	무시할 수 있는 (1)	경미한 (2)	심각한 (3)	치명적인 (4)	대참변의 (5)
자주 일어나는 듯(5)	5	10	15	20	25
일어날 듯한(4)	4	8	12	16	20
가끔 발생하는(3)	3	6	9	12	15
희박한(2)	2	4	6	8	10
일어나지 않을 듯한(1)	1	2	3	4	5

※ 위의 표는 위험을 2가지 영역으로 구분할 수 있다.
- 널리 허용 가능한 영역(Green Zone, 위험도 11 이하)
- 허용할 수 없는 영역(Red Zone, 위험도 12 이상)

6) 후속조치
   ① 위험 평가의 결과가 Green Zone(1~11등급)인 경우 위험은 허용 가능하나 가능한 낮은 수준으로 감소시키도록 노력해야 한다.
   ② 위험 감소 측정 후, 또 다른 위험이 발생할 경우에는 위험은 재평가되어야 한다.
   ③ 위험이 Red Zone(12~25등급)인 경우에는 적합한 조치를 통해 줄여져야 하며, 재평가를 실행해야 한다.

자. 관련된 생산 및 생산 후 정보를 입수하는 방법

생산 및 생산 후 정보를 입수하는 방법은 수립된 품질경영시스템 절차의 일부일 수도 있으며, 사용자, 수리요원, 훈련요원, 사고보고, 고객의 의견 청취 등의 다양한 출처로부터 정보를 수집하는 일반적인 절차를 수립해야 한다. 대부분의 경우 품질경영시스템 절차를 참조하는 것으로 충분할 수도 있으나, 어떤 제품 특정 요구사항들은 직접 위험 관리 계획에 추가되어야 한다.

생산 및 생산 후 단계에서 제조자는 해당 의료기기 또는 생산 중인 유사 의료기기에 관한 정보를 수집하여 시스템적으로 유지 및 관리하여야 한다. 이를 위한 내부 시스템의 절차를 언급할 수 있으며, 주로 고객 불만 처리, 시정 및 예방조치 및 해외 사건 사고에 대한 점검 방법 등을 제시할 수 있다.

위험 관리 계획은 위험 분석을 기초로 하여 그 기기에 대해 어떠한 종류의 시판 후 감독이 적합할 것인가에 대한 결정이 내려졌는지를 자세히 기록해야 한다. 예를 들어, 반응적 감독이 적합할 것인지 아니면 사전 연구가 필요한 것인지의 여부이다. 예측되는 임상연구의 자세한 내용이 기록되어야 한다.

〈작성 예시〉
1) 자체적인 위험 분석 정보의 수집
   제품의 품질에 영향을 줄 수 있는 모든 사항에 대하여 품질규정에 따라 모니터링을 실시하여 위험에 대한 정보를 수집한다.
   1.1) 생산에 대한 모니터링
      생산관리규정(000-00-00)에 의거한 생산의 실시 및 생산 완료 후 품질 양식에 따른 적합성 확인
   1.2) 공정에 대한 모니터링
      밸리데이션 업무규정(000-00-00)에 의거한 밸리데이션 실시 및 정기적인 검증활동을 통한 공정 적합성 확인
   1.3) 원자재에 대한 모니터링
      검사 및 시험규정(000-00-00)에 따라 원자재의 입고검사를 통한 적합성 확인
   1.4) 제품에 대한 모니터링
      자료수집 및 분석규정(000-00-00)에 의거한 제품실현 프로세스의 단계에서 검사기준서(000-00-00)에 따라 제품의 모니터링을 실시하여 제품 요구사항이 충족된다는 것을 검증
   1.5) 출하에 대한 모니터링
      검사 및 시험규정(000-00-00)에 따라 제품의 출고 전 출고검사를 통한 적합성 확인
   1.6) 내부감사
      내부감사규정(000-00-00)에 따라 정기적인 위험 관리활동

2) 외부(고객)로부터의 위험 분석 정보 수집
   2.1) 고객 피드백 접수
      고객 피드백규정(000-00-00)에 따라 고객으로부터 접수된 불만 또는 제안에 대하여 분석 시행 및 시정 예방조치 실시

2.2) 고객을 통한 제품의 정보수집
　　고객 피드백규정(000-00-00)에 따라 정기적인 설문조사 실시 및 고객 피드백에 대한 만족도 조사를 통한 정보수집 및 시정 예방조치

3) 관련 국제/국내규격 모니터링
　① ISO 13779-1:2008 Implants for surgery-Hydroxyapatite-Part 1 : Ceramic hydroxyapatite
　② ISO 13779-2:2008 Implants for surgery-Hydroxyapatite-Part 2 : Coatings of hydroxyapatite
　③ ISO 13779-3:2008 Implants for surgery-Hydroxyapatite-Part 3 : Chemical analysis and characterization of crystallinity and phase purity
　④ ISO 13779-4:2002 Implants for surgery-Hydroxyapatite-Part 4 : Determination of coating adhesion strength
　⑤ ISO 22794:2007 Dentistry-Implantable materials for bone filling and augmentation in oral and maxillofacial surgery-Contents of a technical file
　⑥ ISO 6872:2008 Dentistry-Ceramic materials
　⑦ ISO 10993-14:2001 Biological evaluation of medical devices-Part 14 : Identification and quantification of degradation products from ceramics
　⑧ ISO 12891-4:2000 Retrieval and analysis of surgical implants-Part 4 : Analysis of retrieved ceramic surgical implants
　⑨ ASTM F1926/F1926M-08 Standard Test Method for Evaluation of the Environmental Stability of Calcium Phosphate Granules, Fabricated Forms, and Coatings
　⑩ ASTM F1088-04ae1 Standard Specification for Beta-Tricalcium Phosphate for Surgical Implantation
　⑪ ASTM F981-04 Standard Practice for Assessment of Compatibility of Biomaterials for Surgical Implants with Respect to Effect of Materials on Muscle and Bone
　⑫ ASTM F1609-08 Standard Specification for Calcium Phosphate Coatings for Implantable Materials
　⑬ ASTM F1185-03 Standard Specification for Composition of Hydroxylapatite for Surgical Implants
　⑭ ASTM F1581-08e1 Standard Specification for Composition of Anorganic Bone for Surgical Implants
　⑮ ASTM F1926/F1926M-08 Standard Test Method for Evaluation of the Environmental Stability of Calcium Phosphate Granules, Fabricated Forms, and Coatings

4) 유사 의료기기 시장 보고 및 관련 리콜 사례 모니터링
　① 식품의약품안전처(www.kfda.go.kr) : 국내 의료기기 정보
　② MHRA(www.mhra.gov.uk) : 유럽 의료기기 정보
　③ FDA(www.fda.gov) : 미국 의료기기 정보

5) 위험의 반영
　자체적인 관리 및 외부로부터 발견된 위험에 대하여 위험 관리 파일에 반영하고 유지·관리되도록 한다.
　5.1) 영업팀은 서비스관리절차(000-00-000), 부적합품관리절차(000-00-000)에 따라 고객 불만이 발생되면 영업팀에서는 고객 불만사항을 접수하고 QA팀에 통보한다.
　5.2) 영업팀은 고객만족도절차(000-00-000)에 따라 설문지 배포를 통해 고객 요구사항을 접수하고 분석한다.
　5.3) 생산팀은 생산실적 분석을 실시하고 파악되지 않은 위해 요인을 검토한다.
　5.4) QA팀은 고객 불만 사항이 접수되면 서비스관리 절차(000-00-000), 부적합품관리절차(000-00-000), 시정 및 예방 조치절차(000-00-000)에 따라 원인 분석 및 시정조치를 통하여 재발 방지 대책을 수립한다.
　5.5) 개발팀은 자주 발생되거나 심각한 고객 불만 사항이 발생될 경우 설계관리절차(000-00-000)에 따라 제품 개선 조치를 취한다.
　5.6) 개발팀은 관련 유사제품에 대한 부작용 사례를 조사한다.

4.3 위험 관리보고서 작성

위험 관리보고서는 위험 관리 활동을 수행한 결과물로 최소한 다음과 같은 사항을 검토했음을 보증하여야 한다.
① 위험 관리 계획이 적절히 수행되었다는 것
② 전체 잔여위험이 허용 가능하다는 것
③ 관련 생산 및 생산 후 정보를 입수하기 위한 적절한 방법이 마련되어 있다는 것

이러한 검토의 결과는 위험 관리보고서에 기록되어야 하고 관련 증거자료 및 검토 결과 자료가 위험 관리 파일에 포함되어야 한다. 검토는 위험 관리 계획에 적합한 자격을 가진 사람들이 수행해야 하며, 최종 보고서는 권한을 가진 사람이 승인해야 한다.

위험 관리보고서는 일반적으로 다음과 같은 순서로 작성한다.
① 개요
② 용어 및 정의
③ 일반적인 제품 설명(대상 품목 및 등급 표기)
④ 위험 분석 흐름도
⑤ 위험 분석(Risk Analysis)
⑥ 위험 평가(Risk Evaluation)
⑦ 위험 통제(Risk Control)
⑧ 전체 잔여위험 허용 가능성 평가
⑨ 위험 관리보고서
⑩ 생산 및 생산 후 정보 입수를 위한 방법
※ 첨부 : FMEA 보고서

위험 관리보고서는 개발 단계에서의 최초 작성 시에는 해당 제품에 대한 생산 및 생산 후 정보를 포함할 수 없지만, 동종 또는 유사기기의 부작용 등 안전성 정보를 조사하여 위험 관리 활동에 반영하는 것이 좋다. 생산 이후부터는 해당 제품의 생산 및 생산 후 정보를 반영하여 주기적으로 갱신해야 하고, 해당 제품의 부작용이나 안전성 등에 문제가 있는 경우에는 이를 감소 및 제거하기 위한 위험 관리 활동을 수행한 내용을 반영하여 수시로 갱신해야 한다. 즉, 위험 관리 보고서는 한 번 작성되었다고 끝난 것이 아니라 지속적으로 유지 및 관리해야 하는 품질문서 중 하나이다.

위험 관리보고서의 작성 사례는 식약처 「위험 관리 계획서 및 보고서 작성 가이드」 및 「의료기기 위험 관리 품목별 가이드라인」을 참조하여 다음과 같은 순서 및 방법으로 작성한다.

가. 개요 및 목적

위험 관리보고서는 위험 관리활동에 있어서 관련된 품목과 일반적인 사항에 대해 기술해야 하며, 보고서의 작성 목적이 포함되어야 한다. 또한 위험 관리계획서에 따라 위험 관리 활동의 개요와 그 목적을 설명하는 것으로 위험 관리 제품명, 목적, 책임과 권한 등을 작성한다.

> **〈작성 예시〉**
>
> AAAA(이하 '당사'라 한다)에서 제조, 판매하는 다음의 제품에 대하여 적용한 위험 관리 보고서이다.
> 이 보고서는 본 제품의 개발 초기 단계부터 생산 및 생산 후 단계에서 발생할 수 있는 모든 위해 요인을 식별하고, 위험 산정, 평가, 통제, 검증하여 위험을 체계적으로 관리함을 보증하고, 제품의 신뢰성을 유지하며 최소화된 위험을 바탕으로 본 제품의 안전한 사용을 보증하는 데 목적이 있다.
> 이 보고서는 당사의 위험 관리규정(000-0000)과 ISO 14971:2007 규격 및 XXXX 제품의 위험 관리계획서(0000-000)에 따라 수행한 위험 관리 활동의 결과를 작성하였으며, 사용자 및 관련법령의 요구사항에 따라 안전하고 유효한 제품을 지속적으로 개발 및 개선하고자 본 위험 관리보고서는 생산 후의 안전성 정보와 모니터링 결과 등에 따라 지속적으로 보완하고 개정할 것이다.
>
> 1) 적용 제품
>
> | 품목군 | 의료용 ××××(품목 및 품목별 등급에 관한 규정 참조) | | |
> |---|---|---|---|
> | 상품명 | BBBB 상품 | 분류번호 | Bxxxxx-01 |
> | 제품명 | 의료기기 ×××× | 등급 | 3 |
> | 모델명 | ○○○○-○○ | | |
> | 제조회사 | AAAA | | |
> | 제조국 | 대한민국, (주소) | | |
>
> 2) 수행 기간 : 2016년 ××월 ××일~2017년 ××월 ××일
> 3) 위험 분석 수행 내역
>
> | 단계 | 수행 업무 | 수행자 | 검토자 | 승인자 |
> |---|---|---|---|---|
> | 위험 분석 | • 의도된 용도 및 의료기기의 안전성과 관련된 특성들의 식별과 의도된 용도 파악
• 위해 요인의 식별
• 위험산정 | 개발담당자 | 관련부서장 | 개발책임자 |
> | 위험 평가 | 위험 분석 단계에서 도출된 위험 요인들을 발생빈도, 심각도의 수준을 결정하여 위험도 분석 | 개발담당자 | 관련부서장 | 개발책임자 |
> | 위험 통제 | 위험 평가 단계에서 파악된 위험성이 높은 위험요인들에 대하여 통제조치방법을 모색하고 실시 | 개발담당자 | 관련부서장 | 개발책임자 |
> | 잔여위험 허용 가능성 평가 | 위험 통제를 실시한 위험 요인들 중 여전히 위험성이 높은 잔여위험 요인이 있는지 검토 | 개발담당자 | 관련부서장 | 개발책임자 |
> | 위험 관리보고서 | 전반적으로 수행된 위험 관리 활동 내용의 검토 | 개발담당자 | 관련부서장 | 개발책임자 |
> | 생산 및 생산 후 정보 | 생산 후 사후관리까지 지속적인 제품의 F/B정보 수집 및 개선안 수립, 추진 | 생산/영업담당자 | 관련부서장 | 품질책임자 |
>
> 4) 위험 분석업무 수행자 : ○○팀 팀장, ○○팀장
> 5) 위험 분석업무 승인자 : ○○○
> 6) 위험 관리보고서 승인일자 : 2017년 ××월 ××일

7) 참고문헌
- ISO 13485:2016(Medical Device Quality Management System)
- ISO 14971:2019(Medical Device Risk Management)
- ISO 10993 Series(Biological Evaluation of Medical Device)
- EN 552(Sterilization of Medical Devices-Validation and routine control of sterilization by irradiation)
- ISO 11737-1(Sterilization of medical devices-Microbiological methods-Part 1 : Determination of population of microorganisms on products)
- ISO 11737-2(Sterilization of medical devices-Microbiological methods-Part 2 : Tests of sterility performed in the validation of a sterilization process)
- ISO 14644(Clean rooms and associated controlled environments - Classification of airborne molecular contamination)

나. 용어 및 정의

위험 관리 보고서에 사용되는 용어는 ISO 14971:2019 규격의 용어 및 정의를 참고하여 작성한다. 이때 위험 관리계획서 등과 동일 내용의 반복적인 작성을 피하기 위하여 사내의 위험 관리규정이나 ISO 14971 또는 해당 품목의 위험 관리계획서에 기술한 용어의 정의에 따른다고 기재하고 작성을 생략할 수도 있다.

〈작성 예시〉
본 보고서에서 사용하는 주요 용어의 정의는 위험 관리계획서와 ISO 14971:2019 국제규격 3항의 용어 및 정의에 따른다.

다. 일반적인 제품설명

위험 관리 대상 제품에 대해 명시적으로 언급하고 이와 관련된 기술문서 사항을 언급하여 위험 관리 활동에서 논의되는 일반적 사항을 기재한다. 단, 제조회사의 제품표준서, 기술문서, 품질경영계획서상의 문서번호를 기재하여 개략적으로 표기할 수 있다.

〈작성 예시〉
1) 대상 제품
  1.1) 품목군 : 치과 재료
  1.2) 품목명 : 치과용 ×××(4등급)
  1.3) 품목분류번호 : C12070
  1.4) 모델명 : ○○○○○○외 7종
2) 형상·구조 및 치수
3) 원자재 또는 성분 및 분량
4) 제조 방법
5) 성능 및 사용목적
6) 사용 방법
7) 저장 방법 및 사용기간
8) 원자재의 시험기준 및 시험 방법

9) 반제품의 시험기준 및 시험 방법
10) 완제품의 시험기준 및 시험 방법
11) 기재사항
※ 위험 관리계획서와 위험 관리보고서 중 최소한 하나의 파일에는 기술문서 내용 전체가 포함되도록 한다.

라. 위험 관리 흐름도

의료기기 위험 관리 절차는 ISO 14971:2019 부속서 [그림 B.1]의 흐름도를 따르는 것이 일반적이다. 즉, 의료기기 위험 관리는 [그림 3-8]과 같이 ISO 14971:2019 흐름도에 따라 위험 분석, 위험 평가, 위험 통제, 전체 잔여위험 평가, 생산 및 생산 후 정보의 5단계 동안 위험 관리를 어떠한 순서로 실행할 것인가를 한눈에 볼 수 있는 표로 제시한다.

위험 관리는 이러한 흐름도를 바탕으로 각 단계마다 실행되어야 하는 위험 관리에 대하여 명확하게 계획을 세우고 수행한 결과를 기록해야 한다. 위험 관리 절차는 반복적인 것으로 각 단계별로 순차적으로 처리하고 만약 위험 통제조치가 새로운 위해 요인을 발생시키거나 새로운 정보가 입력되면 다시 그 이전 단계로 되돌아가는 위험 관리 사이클을 준수하도록 한다.

마. 위험 분석

해당 제품의 의도된 용도 및 의료기기의 안전성 특성 식별 단계에서 요구되는 기록에 추가하여 다음과 같은 실행과 그 결과를 문서화하는 것이 적절하다.

① 분석된 의료기기의 설명과 식별
② 위험 분석을 이행한 인원 및 조직의 신원
③ 위험 분석의 적용범위와 일자

〈작성 예시〉

위험 분석 단계	직위	성명	분석 일자	적용범위
의도된 용도 및 의료기기의 안전성과 관련된 특성 식별	개발팀장	김○○	200×.×.×.	…
위해 요인의 식별	개발팀 품질팀장	이○○ 양○○	200×.×.×.	FDA 리콜 등
각 위해 상황에서의 위험 산정	개발팀장	김○○	200×.×.×.	…

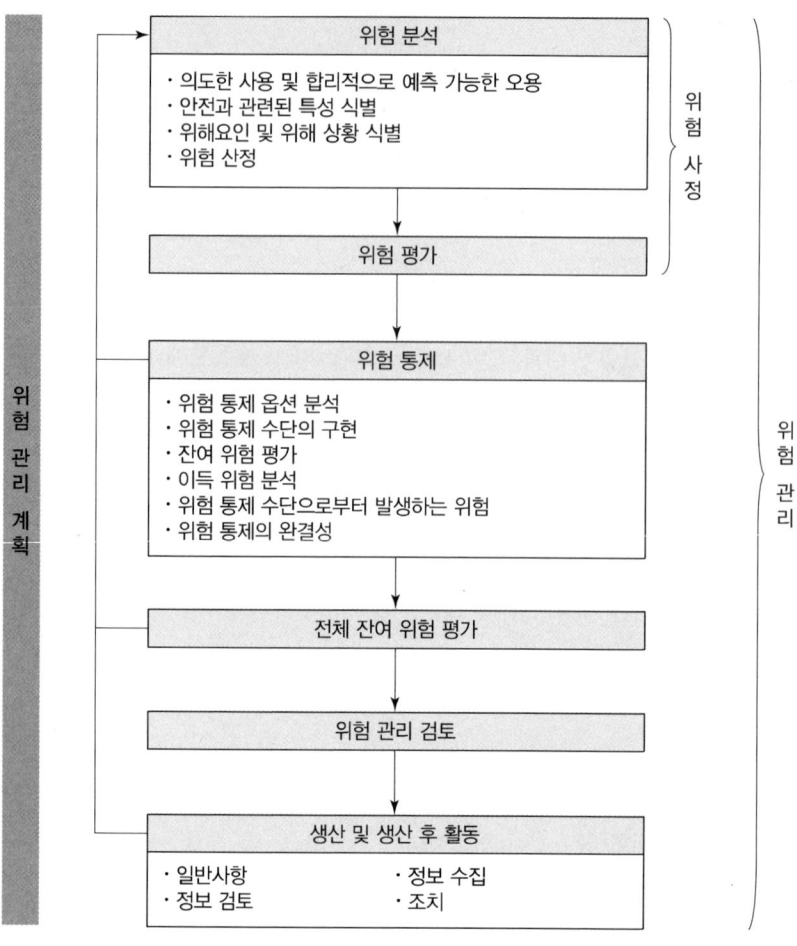

그림 3-8 작성 예시 : 의료기기의 위험 관리 흐름도

1) 의도된 용도 및 합리적으로 예측 가능한 오용 식별

이 단계는 의료기기 위험 관리의 첫 단계로서 대상 의료기기의 의도된 용도 및 의도되지 않은 용도, 목적, 합리적으로 예측 가능한 잘못된 사용에 대하여 기술한다.

ISO 14971:2019 5.2항에 따라 의도된 용도는 의학적 적응증, 적용 환자, 적용 신체부위, 사용자 프로파일, 사용환경 및 동작원리 등을 기술한다. 이는 IEC 62366-1 규격에서 요구하는 사용사양서(Use specification)의 입력으로 활용할 수 있다.

⟨작성 예시⟩

	의도된 용도	예측 가능한 사용 오류
의도된 적응증	관련질환 : 당뇨병 등	
의도된 환자집단	• 연령대 : 성인(20~80세) • 성별 : 남/여 모두 • 국적 및 인종 : 대한민국 외 전 세계	• 영아에게 사용 • 의도된 환자가 아닌 자에게 사용
의도된 적용부위	• 피부 • 피하지방 • 근육	뼈에 사용
의도된 사용자	• 전문 의료인(의사, 간호사, 간호조무사) • 전문 자격을 갖추고 치료 및 처치를 할 수 있는 자 • 성별 : 남/여 모두	• 전문 지식이 없는 일반인이 사용 • 미 자격자의 사용
사용 환경	• 장소 : 전문 의료기관(병, 의원) • 온도 : 상온(5~35℃) • 습도 : 상습(45~85%) • 조명 : 조도 200~600lx	• 감염 및 오염의 우려가 있는 장소에서의 사용 • 사용한 기기를 멸균하여 재사용 • 사용한 기기를 멸균하지 않고 재사용
⋮	⋮	⋮

2) 안전과 관련된 특성 식별

첫 번째 단계에서 정리한 고려 대상 의료기기의 의도된 용도와 예측 가능한 사용 오류를 바탕으로 다음과 같이 ISO 14971:2019 규격의 5.3항에 따라 그 제품의 안전성에 관련된 특성은 ISO/TR 24971:2020 규격의 부속서 A(안전과 관련된 위험 및 특성 식별)를 참조하여 기술한다. 기술하는 방법은 ISO/TR 24971:2020 부속서 A.2의 질문 리스트를 참고하여 각 질문에 대한 적용 여부 및 특성을 기재한다.

ISO 14971:2019 규격의 5.3항에 "고려되고 있는 특정 의료기기에 대하여 제조자는 의료기기의 안전에 영향을 미칠 수 있는 정성적 및 정량적 특성을 식별하고 문서화하여야 한다"라고 요구하고 있다. 따라서 문서에서 A(적용), N/A(비적용)의 구분을 통해 질문 사항에 대한 적용 여부를 판단하고 A(적용) 또는 N/A(비적용)의 판단 근거를 기재함으로써 안전성에 영향을 미칠 수 있는 의료기기의 모든 특성을 기재하도록 한다.

⟨작성 예시⟩

ISO TR 24971 질문리스트		A or N/A	제품의 적용 내용 또는 특성
A2.1 의도된 용도는 무엇이고 의료기기는 어떻게 사용됩니까?			
	(1) 의료기기로서의 역할은 무엇인가? (진단, 예방, 모니터링, 치료 등)	A	골절된 뼈의 치료
	(2) 사용 목적은? (환자집단, 사용자 프로필, 사용 환경)	A	• 골절된 성인환자(18~80세) • 요구된 기술과 교육을 이수한 전문의료인 • 전문 의료기관의 수술실
	(3) 금기사항은?	A	당뇨환자, 골다공증환자…

ISO TR 24971 질문리스트	A or N/A	제품의 적용 내용 또는 특성
(4) 생명유지기기인가?	N/A	
(5) 고장 시 특별한 조치가 필요한가?	A	고정물이 빠지는 경우 등 재 시술 필요
(6) 보안 위반 시 의료기기 성능에 영향이 있는가?	N/A	
A2.2 체내이식용 의료기기인가?	A	체내삽입용, 일회용, 장기간 사용(30일 이상)
…		…

3) 위해 요인 및 위해상황 식별

ISO 14971:2019 부속서 C에 따라 의료기기의 정상 및 고장 상태에서 이미 알고 있으며 예측 가능한 위해 요인들을 기록한다. 각 위해 요인이 식별된 의료기기에 적용이 가능한지 여부를 A(적용) 또는 N/A(비적용)로 구분하고, 각 위해 요인들이 발생할 수 있는 상황이 의료기기의 정상 및 고장 상태 중 어떤 상태에서 발생하는지 또는 정상과 고장 상태 동시에 발생하는지를 식별하여 기록한다. 이때 식별된 위해 요인들은 추적성을 위해 식별번호를 부여한다.

〈작성 예시〉

				C1-1. 에너지 위해 요인			
위해 식별번호	위해 요인	예	적용 여부	잠재적인 위해 요인		사용자 또는 환자에게 발생 가능한 손상	관련 자료
				정상	고장		
C1-1-1	전자기 에너지	전원 전압	A		●	감전, 제품 고장	관련규격
C1-1-2		외장 누설전류	A		●	감전	관련규격
C1-1-3		보호접지 누설전류	A		●	감전	관련규격
C1-1-4		환자 누설전류	A		●	감전	관련규격
C1-1-5		전기장	A		●	감전, 제품 고장	관련규격
C1-1-6		자기장	A		●	감전, 제품 고장	관련규격
	방사 에너지	이온화방사	N/A				
		비이온화방사	N/A				
C1-1-7	열에너지	고온	A		●	제품 고장	관련규격, 논문
		저온	N/A				

4) 각 위해상황에서의 위험 산정

ISO TR 24971:2020 5.5항에 따라 위해상황을 초래할 수 있는 예측 가능한 사건들을 조합하여 각 위해 요인에 대해 위험을 산정한다. ISO TR 24971:2020 부속서 B의 위험 분석기법 중에서 FMEA(고장모드 영향분석)등의 기법을 적용하여 작성하는 것이 바람직하다.

〈작성 예시〉

각 위해 상황에 따른 위험 산정은 발생 가능성과 심각성의 곱으로 산정한다.
- 발생 가능성 산정 : 발생 가능성을 산정할 때 우선적으로 고려한 것은 실제 사례의 유무이며, 관련 법규 또는 규격에 언급된 요구사항에 위배되는 상황과 브레인스토밍을 통해 상황을 가상화한 발생 가능 정도, 현재까지 접수된 고객 불만 사항 및 고객 설문을 검토하였다.
  (첨부 1) 실제 사례 유무를 검토한 부작용 보고
  (첨부 2) 학술논문/도서정보 탐색
  (첨부 3) 의료기기 사용 시 위험성 등에 대한 설문조사 분석 시트(sheet)
- 심각성 산정 : 심각성의 산정은 고객 불만 사항 및 고객 설문과 같은 실제 사례를 바탕으로 산정하였다. 또한 가상화한 경우는 위험 분석팀의 토의를 거쳐 각 위해의 심각성을 산정하였다.
- 식별된 위해 요인에 대한 위험 산정 결과는 다음 표와 같다.

위해 식별번호	위해 요인	예측 가능한 일련의 사례	위해상황	위해	심각도	발생 빈도
C1-2-1	박테리아	• 멸균 공정문제(멸균가스문제 등) • 포장이 파손된 경우(운송 중 보관문제 등) • 사용자가 유효기간이 지난 제품 사용	멸균파괴로 균의 혈관 투입	박테리아 감염, 가려움, 합병증	4	2
C1-2-2	바이러스	• 멸균 공정문제(멸균가스문제 등) • 포장이 파손된 경우(운송 중 보관문제 등) • 사용자가 유효기간이 지난 제품 사용	멸균파괴로 균의 혈관 투입	박테리아 감염, 가려움, 합병증	4	2
C1-2-3	재감염 또는 교차감염	• 라벨링 제거(포장 중 미부착 등) • 사용자 부주의(재 사용 확인 여부)	타인의 혈액, 감염요소들의 투입, 투입 약들의 혼합반입	박테리아 감염 등, AIDS, 질병전염	4	2
C1-2-4	화학제품의 독성원료	• 부적합한 원재료 사용(원재료 성분) • 크린공정 문제(공정과정 청결 문제)	생체에 적합하지 않은 물질투입 및 투입약과 반응문제	박테리아 감염, 가려움, 합병증	4	2

바. 위험 평가

위험 평가 단계에서는 각각의 식별된 위해에 대한 발생 가능성과 심각성의 곱을 통하여 위험도를 산출하고, 산출된 위험이 계획서에서 정의된 위험 허용기준에 맞춰 위험감소가 필요한지를 평가하여 결정한다. 위험의 평가결과는 Acceptable, ALARP, Unacceptable 3단계로 구분할 수 있고, 2단계(Acceptable, Unacceptable)만으로 구분할 수도 있다. ISO 14971, ISO 13485, GHTF/SG3/N15R8, 그리고 식약처 「위험 관리 계획서/보고서 작성 가이드」, 의료기기 위험 관리 홍보물 등의 규격 및 문서를 위험 평가의 참조자료로 활용할 수 있다.

<작성 예시>
- 산정된 위해 요인에 대한 위험 평가

위해 요인	위해상황	위해	심각성	발생 가능성	위험	결과	위해식별
에너지	기기 자체 전류 누설	감전, Shock	4	3	12	ALARP	RA-05
	과도한 전원 입력	감전/화재	4	3	12	ALARP	RA-06
	제품 표면의 고열	사용자 놀람/화재	3	3	9	ACC	-
	심한 외부 충격	기기 파손	3	3	9	ACC	-
	큰 전자기장에 노출	기기 고장	3	3	9	ACC	-
	외부 진동	기기 고장	3	3	9	ACC	-
	외부 자장에 노출	기기 고장	3	3	9	ACC	-

- 위험 평가 결과

발생 가능성 \ 심각성	무시할 수 있는 (1)	경미한 (2)	심각한 (3)	치명적인 (4)	대참변의 (5)
자주 일어나는 듯 (5)					
일어날 듯한 (4)			3건		
가끔 발생하는 (3)	1건	7건	7건		
희박한 (2)				18건	16건
일어나지 않을 듯한 (1)					

위험 평가 결과, B/ACC 영역 1건, ALARP 영역 51건, N/ACC 영역 0건으로 나타났다.

사. 위험 통제

위험 평가 결과 위험감소가 요구되는 경우, 위해 요인을 허용 가능한 수준까지 감소시키기 위해 위험 통제 활동을 수행한다. 위험 통제 결과는 위험 통제 대안 분석, 위험 통제 조치 실행, 잔여위험 평가, 이득/위험 분석, 위험 통제 조치로부터 발생하는 위험, 위험 통제의 완료의 순서로 작성한다.

1) 위험 통제 대안 분석

위험을 허용 가능한 수준까지 감소시키기 위해 발생 가능성 및 심각성을 감소시키기 위한 적절한 대안을 파악하고 실행 가능성 등을 분석한다. 위험 통제 대안은 다음과 같이 ISO 14971 규격에서 제시한 우선순위에 따라 하나 혹은 그 이상인 것을 선택하여 순차적으로 실시하고 수행한 결과를 기록한다.

가) 순위 : 설계에 의한 고유의 안전성
  ① 식약처의 규격이나 해외 국제규격 등을 검토하여 근원적 위해 요인이 발생하지 않는 제품의 설계를 통한 통제 조치
  ② Field에서 사용 시 발생될 수 있는 위해 사항을 파악하고 위해 요인에 대한 안전장치의 설계를 통한 위험 통제 조치
  ③ 설계 검증을 통한 제품의 안전성을 확보하는 위험 통제 조치

나) 순위 : 의료기기 자체 또는 제조공정에서의 예방조치
  ① 설계 요구사항에 부합하는 작업표준서, 검사지침서, 작업환경의 관리를 통해 발생할 수 있는 위험을 예방하는 통제 조치
  ② 위험이 발생할 수 있는 특수공정에 대한 유효성 확인(공정 밸리데이션)을 통한 공정변수의 관리로 위험 발생을 예방하는 통제 조치
  ③ 작업인원에 대한 교육을 통해 공정 중 발생 수 있는 휴먼 에러 등을 최소화하는 위험 통제 조치

다) 순위 : 안전성 정보의 제공
  ① 사용자가 의도된 용도 이외의 방법으로 사용함으로써 발생될 수 있는 위험을 인식시킴으로써 사용 중 발생할 수 있는 위험을 예방하는 위험 통제 조치
  ② 사용설명서, 정비 매뉴얼 등의 첨부문서, 그리고 제품에 부착하는 라벨과 경고 표시 등을 통하여 사용자에게 위험요소를 인식하도록 하여 발생 가능성을 감소시키는 통제 조치

〈작성 예시〉

위해 식별 No : E1-1-1		
식별된 위해 요인 : 전원전압		
	위험 통제 수단	담당 팀
설계	(1) (2) (3) 국제규격 IEC에 따른 전원입력 안정화 설계와 검증	개발팀 품질관리팀
의료기기 자체, 공정에서의 예방	(2) (3) 입고 원자재 성능검사 실시 (1) (2) (3) 최종검사 시 전원입력시험, 내전압시험 등 실시	품질보증팀 생산팀
안정성에 관한 정보	(1) (2) (3) 사용자 교육 및 사용설명서	품질보증팀 마케팅팀

2) 위험 통제 조치의 실행

위에 따라서 선택된 위해요소에 대한 위험 통제 조치를 실행하고 그 효과성을 검증하여 위험 관리보고서에 기록한다. 위험 통제 조치의 실행에 따른 성적서, 보고서 등의 자료는 위험 관리 파일로 관리하여야 한다.

<작성 예시>
1) 개발 및 설계의 위험 통제 조치
- IEC 60601-1 등 국제규격, 「의료기기의 전기·기계적 안전에 관한 공통 기준규격」(식약처 고시)에 따른 설계도, 회로도 등
- 유사 및 동등 기기의 부작용 등 안전성 정보와 사용자 설문조사 결과 등을 반영한 설계입력에 의한 설계 출력물(설계도면, 안전장치, 포장 방법, 표시 라벨, 사용설명서, 정비지침서 등)
- 원재료, 부품, 완제품 시험성적서, 공급업체 평가서 등

2) 의료기기 자체 또는 제조공정에서의 예방
- 공정 밸리데이션 수행 및 밸리데이션 상태의 모니터링
- 공정 중 검사, 완제품 최종검사, 출고 시 출하검사의 실시
- 안전성·유효성 관련 의료기기의 정기적·비정기적 시험의 수행
- 제조설비 유지관리, 작업장(클린룸 등) 환경의 점검 및 유지
- 보관, 운송, 저장에 관한 담당자의 교육 및 점검
- 외주 및 공급업체의 주기적 또는 수시 평가 실시

3) 의료기기 자체 또는 제조공정에서의 예방
- 라벨링, 사용설명서에 제품의 안전성에 관한 최대한의 정보를 기재
- 실제 사용자에 대한 안전성 교육 및 사용 실태 지도·점검

3) 잔여위험 평가

모든 위험 통제 조치가 실시되고 검증된 후 위험 관리 계획에서 정의된 위험허용기준을 사용하여 해당 의료기기에서 식별된 전체 잔여위험이 허용 가능한지 여부를 결정하고 기록한다. 이때 다음의 작성 예시와 같이 위험 통제 결과를 FMEA 보고서에 일목요연하게 정리할 수도 있다.

<작성 예시>

위해 식별	위험 통제조치	위험 통제 조치의 실행	잔여위험 평가			결과	위험/ 이득분석	추가발생 위험	통제 완료	효과성 검증
			심각도	발생 가능성	위험					
RA-08	제조공정	멸균 Validation 실시 포장 Validation 실시	4	1	4	ACC	-	No	Yes	
RA-09	안전성 정보	사용자설명서, 라벨링	4	1	4	ACC	-	No	Yes	

4) 이득/위험 분석

위험 관리 계획에서 수립된 기준에 따라 잔여위험이 허용될 수 없는 것으로 판정되고 더 이상 위험 통제가 비현실적인 경우, 제조자는 의도된 용도에 따른 의료 이득이 잔여위험을 초과하는지를 판단하기 위해 관련 정보와 문헌들을 수집하여 검토하여야 한다. 이러한 증거가 의료 이득이 잔여위험을 초과한다는 것을 입증하지 못하면 위험은 여전히 허용될 수 없는 것이 된다. 의료 이득이 잔여위험을 초과하는 것으로 증명된 경우, 제조자는 잔여위험을 공개에 필요한 안전성 정보 중 어떤 것을 제공할 것인지를 결정하여야 한다. 만약 모든 현실적 위험 통제 조치들이 위험 관리 계획에서 요구하는 위험 허용 기준을 만족시키지 못할 때에는 그 설계를 중단해야 한다.

〈작성 예시〉
본 ×××× 의료기기는 위험 통제에 의해 잔여위험이 허용할 만한 위험수준으로 판단되어 이득/위험 분석 단계는 생략한다.

5) 위험 통제 조치로부터 발생하는 위험

식별된 위험의 감소를 위하여 선택 및 수행된 위험 통제 조치는 새로운 위해 요인 또는 위해상황을 발생시킬 수 있고, 이전에 산정된 다른 위해 요인의 위험도가 반대로 증가하는 부정적 영향을 미칠 수 있다. 만약, 새로운 위해 요인이 발생하거나 부정적 영향이 발견 되었다면 위험산정, 위험 평가, 위험 통제, 이득/위험 분석의 과정을 다시 한 번 실행하여 그 요인이 통제가 되었는지를 확인하여야 한다.

〈작성 예시〉
본 ×××× 의료기기는 위험 통제 조치에 의해 추가로 발생되는 위험이 없는 것으로 판단된다.

6) 위험 통제의 완료

위험 통제의 완료는 모든 위험 관리 활동을 정상적으로 수행하여 개별적으로 식별된 위해 요인에 대한 위험이 허용 가능한 수준으로 감소되어 위험 통제가 확실하게 완료되었음을 검토하고 기록으로 확인하는 것이다.

〈작성 예시〉
위험 통제 조치 실시 후 21개의 위해요소가 BAR 영역으로 널리 허용 가능한 수준으로 감소되었다. 또한 위험 통제 조치로 인해 발생한 새로운 위해 요인 및 위해 상황은 야기되지 않았다. 따라서 식별된 모든 위험이 고려되었음을 보증한다.

아. 전체적인 잔여위험 허용 가능성 평가

모든 위험 통제 조치가 실시되고 검증된 후 위험 관리 계획에서 정의된 위험 허용기준을 사용하여 해당 의료기기에 식별된 전체 잔여위험이 허용 가능한지 여부를 결정하고 기록한다. 전체 잔여위험은 다음과 같이 3가지의 허용 가능 여부 질문을 통해 최종 점검을 할 수 있다.

① 모든 위험 관리 조치를 구현 및 검증한 이후에 전체적인 잔여위험을 허용할 수 있는지에 대한 여부
② 만약 허용할 수 없다면, 전체적인 잔여위험을 과대평가하고 있는지를 결정하기 위하여 의도된 사용/의도된 사용목적의 의학적 이점들에 관한 데이터와 문헌을 수집하고 검토하는 사항의 여부
③ 이러한 의학적 증거들이 의학적 이득이 전체적 잔여위험을 증가하는 사실을 지지하는지의 여부

<작성 예시>

검토 사항	검토 결과
1. 포괄적인 잔여위험이 허용되었는가?	수락되었음
2. 포괄적인 잔여위험이 허용 불가의 경우 의학적인 이점이 잔여위험을 능가하는지 알아보기 위해 의도된 사용/의도된 사용목적의 의학적 이점들에 관한 데이터와 문헌을 수집하고 검토하여야 한다.	해당 사항 없음
3. 만일 이 증거가 의학적인 이점들이 잔여위험들을 능가한다는 결론을 뒷받침하지 못한다면, 위험은 여전히 허용 불가이다.	해당 사항 없음

이외 다음과 같이 간략하게 FMEA 보고서에 전체 잔여위험 허용가능성 평가결과를 작성할 수도 있다.

위해 식별	잔여위험 평가			결과	위험/ 이득분석	추가발생 위험	통제 완료	전체 잔여위험 허용 가능성 평가
	심각도	발생 가능성	위험					
RA-08	4	1	4	ACC	-	No	Yes	허용 가능
RA-09	4	1	4	ACC	-	No	Yes	허용 가능

자. 위험 관리 검토 및 보고서 작성

위험 관리 절차의 최종 검토 결과를 요약하기 위하여 의료기기의 판매 전 위험 관리 절차를 검토하고 위험 관리보고서를 작성 및 기록하여 다음의 사항을 보증한다.

① 위험 관리 계획이 적절히 수행되었다는 것
② 전체 잔여위험이 허용 가능하다는 것
③ 관련 생산 및 생산 후 정보를 입수하기 위한 적절한 방법이 마련되었다는 것

<작성 예시>

1) 위험 관리계획 수행
위험 관리계획서에 수립된 '위험 관리 활동 검토를 위한 요구사항'은 생산 및 생산 후 정보의 단계를 제외하고 지정된 담당 또는 책임자에 의해 완수되었다. 생산 및 생산 후 정보는 본 위험 관리보고서 이후 수행된다.
위험 관리 프로세스의 각 단계별로 지정되어 있는 수행책임자는 [설계 및 개발 절차서]와 [위험 관리계획서]에 의하여 수행 결과를 제시하였다. 또한 검토를 통해 결과의 완료를 승인하였다.

2) 전체 잔여위험 허용
지금까지 진행된 일련의 위험 관리 프로세스는 충분한 위해 요인의 식별과 위험 통제 조치를 통해 제품의 안전성을 도모할 수 있게 되었다. 개별 잔여위험의 통제 조치는 전체 잔여위험의 수준을 감소시키는 데 주요한 작용을 하였다.

3) 생산 및 생산 후 정보 입수를 위한 방법
설계된 제품이 적절한 절차를 통해 생산부서에 이관되는 시점부터 본 위험 관리 프로젝트의 큰 변혁을 지나게 된다. 지금까지의 위험 관리 활동이 예측과 과거 사례에 비추어 추정하는 수준이었다면, 생산 후 시판 단계는 실제 발생하는 가장 현실적이고 중요한 단계라 할 수 있다. 이러한 중요한 과정에 있어 적절한 입수 방법과 입수된 정보를 효율적으로 처리하는 절차는 필수 불가결한 것이다.
당사는 품질경영시스템을 운용하고 있다. 품질경영시스템은 식품의약품안전처의 「의료기기 제조 및 품질관리 기준」과 ISO 13485:2003 국제표준을 근간으로 하고 그 밖에 이와 동등한 수준의 다양한 시스템을 통합하여 활용하고 있다.

이러한 품질경영시스템에는 시판 후 모니터링과 고객만족의 보증, 부작용 및 안전성 정보의 수집과 관계당국으로의 보고 등이 절차로 문서화되어 있다. 당사는 [고객불만처리 절차서], [부적합품 처리 절차서], [시정 및 예방조치 절차서], [부작용 등 안전성 정보관리 절차서], [위험 관리 절차서] 등과 동 품목의 [위험 관리계획서]에 의거하여 시판 후 발생하는 위험에 대하여 조치를 해 나갈 것이다.

차. 생산 및 생산 후 활동

의료기기는 설계에서부터 위험 관리를 실시했다 할지라도 사용상 문제에 관하여 발생하는 위험이 나타날 수 있고, 의도하지 않은 위험요인이 발생할 수 있다. 이에 시판 후에도 정기적으로 고객 설문조사와 리콜 자료 및 CAPA 자료를 통하여 지속적인 위험 관리시스템을 구축하고 유지하고 있음을 기록한다.

위험 관리보고서가 최초로 작성된 이후 해당 의료기기의 제조 및 판매에 따라 생산 및 생산 후 정보를 수집 및 분석하여 추가적인 위험 관리의 필요성 등을 결정하고 이에 따른 수행 결과를 위험 관리보고서에 반영하여 주기적으로 갱신한다. 또한, 신규 또는 수정된 국제표준 등 해당 의료기기와 관련된 위험 관리 관련 요구사항에 따라 최신 내용으로 갱신한다.

〈작성 예시〉
1) 품질책임자는 생산 후 정보를 A/S 요원, 사용관리자, 사용자, 판매영업소를 통하여 위험 관리 정보를 수집하고 위험 요인이 발견되면 위험 관리회의를 소집한다.
2) 위험 관리 회의에서 위험 요인이 식별되면 해당 부서에 위험 요인을 삭제 또는 경감시키고 잔여위험 평가(ISO 14971 2007. 3.1. 부속서 A.2.6.4)를 함으로써 계속 위험 관리 감시활동을 한다.
3) 생산 후 정보 입수 방법
   3.1) 생산 후 정보 입수는 다음 각 절차서에 따라 수행한다.
   • 피드백 : 고객만족도조사 절차서(0000-00-000)에 따라 매년 12월 고객만족도 조사 실시
   • 내부감사 : 내부품질감사 절차서(0000-00-000)에 따라 연 계획에 따라 실시
      (……)
      (상세내용 추가 기재)
   3.2) 생산 및 생산 후 정보를 수집하고 검토하기 위한 시스템을 수립할 때의 고려 사항
   • 제품의 운용자, 사용자로부터 생성되는 정보들을 수집하고 가공하도록 하는 구조
   • 새로운 혹은 수정된 표준
   • 시판된 유사 의료기기에 관해 공개된 정보를 수집하고 검토
   • 수집된 정보들이 안전성과 관련되어 있을 가능성을 알아보기 위해 특히, 아래의 사항에 관한 평가를 한다.
      ① 이전에 인식되지 않은 위해 요인 또는 위해 상황이 존재하는, 혹은
         (……)
         (상세내용 추가 기재)
4) 연도별 시장판매 기록

분류	2007년 하반기	합계
판매 수량	… 대	… 대
클레임	… 건	… 건
A/S	… 건	… 건

5) 고객 불만 및 A/S 보고서
   - 고객 불만(claim) : 없음
6) 의료사고 : 없음
7) 고객설문지 : 고객만족도조사 절차서에 따라서 연 1회 만족도를 조사하여 반영
8) 유사 기기에 관한 정보
   8.1) 회사명 : (주) KKKKKK, 모델명 : TTT-TTTT
   8.2) 회사명 : (주) SSSSSS, 모델명 : UUUU-UU

4.4 위험 관리 파일 개정 및 관리

위험 관리 파일은 품목별 위험 관리 활동을 기획한 위험 관리계획서와 이 계획서에 따라 수행한 위험 통제 등의 결과를 기록한 위험 관리보고서가 대표적이다. 또한, 이러한 위험 관리 활동을 수행하기 위하여 문서화된 절차서와 위험 통제 조치의 수행 내역 및 조치 결과를 검증한 시험성적서는 물론 위험 분석을 위해 적용한 FMEA 보고서, ETA 분석그림, FTA 분석자료, 전문가의 의견 취합을 위해 델파이 기법(Delphi Technique)을 적용한 브레인스토밍 회의록 등이 있다. 그 외 안전성 보증을 위한 위험 내포 공정의 밸리데이션 파일과 재료나 기기의 생체적합성을 분석·검증한 BSA(Biocompatibility Safety Assessment) 보고서 등이 있다.

이러한 위험 관리 파일은 한번 작성된 것으로 끝난 것이 아니다. 위험 관리시스템에 따라 생산 및 생산 후 정보를 모니터링하고, 그 결과에 따라 새롭게 발생되는 위험을 식별해야 하며, 이를 감소시키기 위한 위험 관리 활동을 지속해야 한다. 또한, 설계 및 제조공정의 변경과 사용자의 오·남용 등으로 증가되는 위험을 통제하여 해당 제품의 생산 및 판매가 중단되는 시점까지 의료기기의 위험을 최소화하기 위한 위험 관리 활동을 지속하게 된다. 따라서 이러한 추가적인 위험 관리 활동의 결과를 위험 관리 파일에 반영하여 지속적으로 갱신해야 한다. 이는 위험 관리 활동의 실행 주기에 따라 정기적으로 갱신해야 할 것과 새로운 위험이나 부작용이 발생하여 이를 감소 및 제거하는 활동을 수행한 결과를 작성하는 비정기적인 갱신으로 구분할 수 있다. 즉, 모든 위험 관리 파일은 한번 작성된 것으로 끝난 것이 아니고 해당 제품의 생산 및 판매, 사용이 종료되는 시점까지 정기적으로 또는 비정기적으로 수행한 위험 관리 활동의 결과를 반영하여 갱신해야 하는 것이다.

가. 위험 관리 파일의 정기적 개정

앞서 설명한 것처럼 위험 관리 파일은 한번 작성되었다고 끝난 것이 아니라 해당 의료기기가 생산 및 판매가 중단될 때까지 주기적으로 갱신되어야 한다. 하지만 ISO 14971은 물론 ISO 13485 국제규격 등 GMP 기준에서 어느 정도의 주기로 위험 관리 파일을 갱신해야 하는지에 대해 정해져 있지는 않다. 따라서 해당 의료기기의 특성에 따른 위험의 정도, 관리 자원의 상태에 따라 적절한 주기를 설정하여 정기적으로 갱신한다고 사내의 위험 관리절차서 또는 위험 관리계획서와 보고서 등의 위험 관리 파일에

명시해야 한다. 위험 관리 파일의 핵심인 위험 관리보고서는 최초 작성 이후 생산 및 생산 후 정보를 수집하여 1년 주기로 정기적인 갱신을 수행하는 것이 일반적이다. 또한, 위험 관리와 관련된 밸리데이션 보고서 등의 기타 위험 관리 파일이나 안전성을 확인하기 위한 성능시험 등도 일정 주기를 정하여 정기적으로 갱신한다.

나. 위험 관리 파일의 비정기적 개정

위험 관리 파일은 이렇게 주기를 정한 정기적인 갱신 이외에 새로운 위험이나 부작용 등이 발생하는 경우 수시로 비정기적 갱신을 실행해야 한다.

IMDRF의 전신인 GHTF에서 2005년에 발간한 「품질경영시스템에서의 위험 관리 원칙과 실행」 (GHTF/SG3/N15R8; 2005) 지침서의 7.7항 설계 및 개발 변경 관리에서 의료기기는 전 수명주기 동안 변화 및 변경이 발생할 수 있으며, 이러한 변화 중 일부는 새로운 위험을 초래하거나 기존의 위험을 감소 또는 증가시킬 수 있다고 밝히고 있다. 이에 다음과 같은 변화 또는 변경이 발생하는 경우, 원래의 위험 평가의 재평가를 비롯한 위험 통제 조치의 변경 등 위험 관리 활동을 수행하고, 그 결과를 반영하여 위험 관리 파일을 갱신하도록 요구하고 있다.

① 재료의 변경(동일한 재료라 할지라도 공급업체의 변경도 포함)
② 하나의 설비에서 다른 공정으로의 대체
③ 사소한 변경이 공정에 누적된 효과
④ 공급업체의 변경
⑤ 공급업체의 요구에 의한 변경
⑥ 의도된 용도 또는 의도된 사용자의 변경
⑦ 시스템의 일부인 장치 또는 시스템 중 하나의 특성이 변경되는 경우 시스템 전체에 대한 평가가 필요

이러한 변경이 실행되기 전에 개별 잔여위험뿐만 아니라 전체 잔여위험을 정의하고 허용할 수 있도록 위험 관리를 수행하는 것이 중요하다.

또한, 동 지침서 13항 시정 및 예방조치(CAPA)에서는 위험 관리가 CAPA 활동과 연계되어야 한다고 프로세스 흐름도로 설명하고 있다. 즉, CAPA 검토의 결과는 이전에 인식할 수 없었던 위험과 위험 통제 수단의 효과를 검증하게 된다. 이러한 정보는 위험 관리 활동의 유효성을 결정하고 확인된 문제를 해결하며, 재발을 방지하기 위해 취해야 할 조치를 결정하는 데 활용되어야 한다고 요구하고 있다. 예를 들어, 의료기기와 관련된 안전성 문제가 담긴 서비스보고서가 접수되면 클레임으로 판단하고 불만처리 절차에 따라 검토하고 조사하여 다음과 같은 잠재적 원인에 의한 변화를 확인하고 위험 관리를 재실행해야 한다.

① 기기의 예상하지 못한 영향
② 공정 변경에 대한 부적절한 평가

③ 충분하지 못한 재밸리데이션
④ 재밸리데이션의 미실시
⑤ 부적절한 위험 통제 조치
⑥ 변경에 따라 평가되지 않은 위험 통제 조치

그 밖에도 위험 관리와 관련된 새로운 또는 법령이나 규격 등의 수정, 예상하지 못한 새로운 위험의 식별, 산정된 위험이나 부작용이라 할지라도 예상을 뛰어넘는 위험도의 증가 사례가 발생하거나 시판된 유사 제품에 대한 위험정보를 입수한 경우 이의 재발 또는 발생을 예방하기 위하여 수시로 위험 관리 활동이 수행되어야 하고 그 결과를 반영하여 위험 관리보고서 등의 위험 관리 파일도 비정기적으로 갱신되어야 한다.

다. 위험 관리 파일의 관리

의료기기 제조업체는 위험 관리와 관련된 법률의 변경 및 국제규격 등의 최신 요구사항과 해당 의료기기의 새로운 개선 등에 따라 항상 최신의 위해 요인을 다루도록 위험 관리 활동을 지속해야 하고, 이를 반영한 최신의 위험 관리 파일을 작성하고 유지 및 관리해야 한다.

위험 관리계획서와 위험 관리보고서는 위험 관리 활동의 결과로 작성 및 유지되어야 하지만 관리 방식이 동일하지는 않다. 위험 관리계획서의 갱신차수 및 시기와 위험 관리 보고서의 갱신차수 및 시기가 동일하지는 않다는 것이다. 이는 다른 위험 관리 파일별로 그 갱신 내용과 횟수 및 갱신 시기가 서로 다를 수 있으며 이것이 정상적인 것이다. 다만, 하나의 위험 관리 파일이 갱신될 경우 이와 연관성이 있어 영향을 받는 다른 위험 관리 파일은 동시에 또는 순차적으로 갱신될 수도 있다. 예를 들어, 위험 허용 수준의 변경 등을 위해 위험 관리계획서가 변경되었다면 새로운 허용수준에 적합한지 검토하기 위하여 위험 관리보고서를 이에 따라 갱신해야 한다. 그렇지만 새로운 위험의 출현으로 위험 분석 및 평가, 통제 등의 조치를 기존의 허용기준 등에 따라 시행하여 위험 관리 활동을 했다면 위험 관리보고서는 당연히 그 결과를 반영하여 갱신되어야 하지만 위험 관리계획서까지 갱신해야 할 필요는 없는 것이다.

위험 관리 활동의 결과는 위험 관리 파일로 증명되어야 한다. 따라서 안전한 의료기기의 설계 및 제조, 사용을 위해 의료기기 제조업체가 수행한 위험 관리 활동은 위험 관리 보고서는 물론 관련 위험 관리 파일로 보여줄 수 있어야 한다. 또한, 해당 의료기기의 제조 및 판매가 중단되어 더 이상 사용하지 않는 경우에도 법적으로 요구하는 기간 이상(「의료기기법」에 의하면 효력을 다한 품질문서는 최소 1부를 제품의 수명기간 동안 또는 제품 출고 후 2년 이상 보관하여야 하며, 최소한 그 기간은 5년 이상으로 규정하고 있다) 동안 보관 및 관리해야 한다.

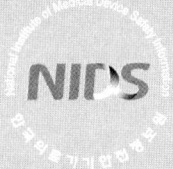

NIDS National Institute of Medical Device Safety Information

제 **4** 장

밸리데이션

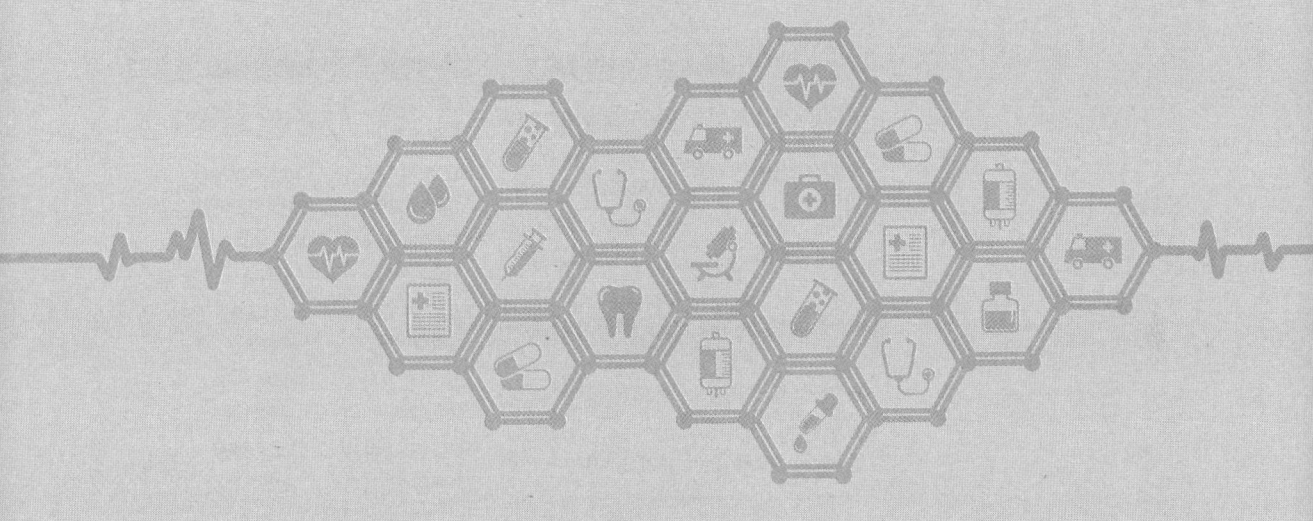

1. 밸리데이션 총론
2. 밸리데이션 추진 절차 및 방법
3. 클린룸 밸리데이션
4. 세척공정 밸리데이션
5. 포장공정 밸리데이션
6. 멸균공정 밸리데이션
7. 운송 밸리데이션
8. 소프트웨어 밸리데이션
9. 밸리데이션 결과의 문서화

04 밸리데이션

학습목표 → 의료기기의 안전성 및 유효성을 보장하기 위하여 의료기기를 제조하거나 측정 및 시험하기 위해 사용되는 설비 및 공정이 사전에 결정된 요구사항을 충족하는 의료기기 또는 결과를 지속적으로 유지한다는 것을 문서화하고 통계적 방법을 통하여 검증하는 능력을 배양한다.

NCS 연계 →

목차	분류 번호	능력단위	능력단위 요소	수준
1. 밸리데이션 총론	1903090107_15v1	의료기기 공정 유효성 확인	관련 문서 검토하기	5
2. 밸리데이션 추진 절차 및 방법	1903090107_15v1	의료기기 공정 유효성 확인	유효성 확인 계획서 작성하기	5
3. 클린룸 밸리데이션	1903090107_15v1	의료기기 공정 유효성 확인	유효성 확인 수행하기	5
4. 세척공정 밸리데이션	1903090107_15v1	의료기기 공정 유효성 확인	유효성 확인 수행하기	5
5. 포장공정 밸리데이션	1903090107_15v1	의료기기 공정 유효성 확인	유효성 확인 수행하기	5
6. 멸균공정 밸리데이션	1903090107_15v1	의료기기 공정 유효성 확인	유효성 확인 수행하기	5
7. 소프트웨어 밸리데이션	1903090107_15v1	의료기기 공정 유효성 확인	유효성 확인 수행하기	5
8. 밸리데이션 결과의 문서화	1903090107_15v1	의료기기 공정 유효성 확인	유효성 확인 결과보고서 작성하기	5

핵심 용어 → 밸리데이션(Validation), 유효성 확인, 설계 적격성 확인(DQ), 설치 적격성 확인(IQ), 운영 적격성 확인(OQ), 성능 적격성 확인(PQ), 유효성 확인 프로토콜, 검증, 일탈

1. 밸리데이션 총론

1.1 밸리데이션 개요

가. 밸리데이션의 개념 이해

의료기기는 단순한 수동식 도구부터 복잡한 컴퓨터로 제어되는 로봇수술기구, 이식형 나사, 인공장기, 혈당측정스트립, 진단용 영상시스템과 같이 넓은 범위의 기술까지 다양한 제조공정을 포괄하고 있다. 이러한 의료기기의 성능과 안전성 등 품질은 이를 사용하는 환자뿐만 아니라 사용자와 그 관련자에게 커다란 영향을 미친다. 그러므로 의료기기를 제조하는 기업은 우수한 품질의 제품을 생산하여 국민의 건강과 생명을 지키는 사회적 책임을 다하여야 한다. 하지만 의료기기를 제조하는 과정에서 발생한 결함이 제조과정에서 검출되지 못하고 완성품이 되거나 또는 환자나 시술자가 사용한 이후에 제품의 부적합으로 나타날 경우 치명적인 부작용을 초래할 수 있다. 이처럼 의료기기는 품질 및 안전성과 신뢰성이 필수적으로 요구되며, 이를 보증하기 위한 수단으로서 주요하게 요구되는 것이 밸리데이션(Validation)이라 할 수 있다.

밸리데이션이란 의료기기 제조자가 제조하는 제품에 내재된 조작, 공정, 기계설비, 원재료, 동작이나 시스템이 실제로 사전에 설정된 기준에 부합하는 결과를 얻는다는 것을 검증하고 문서화하는 일련의 행위라 할 수 있다. 이러한 밸리데이션은 시정 및 예방조치가 효과적이고 완성품에 부정적 영향을 주지 않도록 보장하기 위해 필요한 조치를 검증 또는 유효성을 확인하는 데 필요하다. 또한 의료기기의 허가를 위한 GMP 적합인정의 필수요건으로 각종 밸리데이션이 요구되고 있으며, 미국 및 유럽 등으로 수출되는 제품의 경우에는 밸리데이션이 확인되지 않은 공정 및 위험은 승인되지 않으므로, 적절한 밸리데이션 실행과 유지관리가 중요한 개념으로 부각되고 있다.

공정 밸리데이션(Process Validation)이란 의료기기가 제조되는 어떤 공정을 면밀히 조사함으로써 그 공정의 결과물(부품, 반제품, 완성품이나 서비스 등)을 실질적으로 보증하는 의료기기 산업분야의 품질보증 활동의 하나이다. 이는 이미 규정된 결과물의 요구사항을 파괴시험으로 보증할 수밖에 없는 경우에는 더욱 중요하다. 이에 따라 의료기기 제조업체들에게 GMP 심사에서 의료기기의 특성에 따라 위험관리(Risk Management)와 멸균 등 공정 밸리데이션 및 S/W 밸리데이션에 대한 요구사항이 강화되고 있지만, 밸리데이션이 무엇인지 또 어떻게 하는 것인지에 대해 한마디로 설명하기란 쉽지 않다.

의료기기는 위험등급에 따라 다르지만 미국 FDA로부터 GMP 승인을 받고자 할 때 각종 밸리데이션 데이터가 필수적이며, 이를 실시하기 위해서는 엄청난 시간과 기술이 필요하다는 것은 잘 알려진 사실이다. 그 이유는 의료기기의 품질을 확보하기 위한 GMP의 목적은 밸리데이션에 의해 달성되며, "밸리데이션이 없는 GMP는 사상누각과 같다"라고 할 만큼 밸리데이션은 GMP의 핵심이기 때문이다.

미국 FDA의 cGMP(current GMP) 전제조건으로 "GMP 시설 및 각종 기준의 완비와 기준의 준수뿐만이 아니라 모든 공정에 있어 제조방법과 시험방법의 신뢰성을 확인하는 근거 및 타당성을 뒷받침하는 밸리데이션이 확립되어 있지 않은 GMP의 운영·관리는 GMP로 인정할 수 없다"라고 하는 것에서도 이를 확인할 수 있다. 즉, WHO 등 국제기구와 선진국의 의료기기 품질보증 시스템에서는 밸리데이션을 요구하고 있으며 이에 중점을 두어 GMP를 운영하고 있다.

밸리데이션의 역사를 보면 FDA(1963년), WHO(1969년), 일본(1974년)이 GMP를 제정·공포할 당시에는 GMP에 밸리데이션에 관한 요구사항이 존재하지 않았다. 그러나 이후 밸리데이션 요건을 추가하여 GMP를 개정하였고, 다음과 같이 밸리데이션 지침도 발표하여 적극적으로 실행하고 있다.

① WHO : Good Manufacturing Practices-Guidelines on the Validation of Manufacturing Processes(1996)
② GHTF : Quality Management Systems-Process Validation Guidance(2004)
③ FDA : Guideline on General Principles of Process Validation(2011)

국내에서도 2005년부터 3년간의 적용 유예기간을 거쳐 2007년 5월 30일자로 GMP 적합 인정제도가 완전 의무화되어 3년마다 정기심사를 통해 GMP 적합인정을 갱신하도록 하였고, 이를 통해 의료기기의 품질관리 요구수준이 글로벌화되었다. 또한, 국제규격인 ISO 13485 규격을 근간으로 하는 GMP 기준 중 국내 의료기기 제조업체에게 바로 적용하기 어려운 위험 관리 및 밸리데이션 요구사항에 대해 「의료기기 GMP 기준 중 위험 관리 및 밸리데이션 적용 및 심사지침」을 식약처에서 발표하였다.

현재는 이러한 단계적 적용의 유예 없이 모든 품목 및 업체에서 밸리데이션에 관한 GMP 기준을 모두 적용해야 한다. 이에 식약처는 2007년 「의료기기 멸균 밸리데이션 가이드라인」과 「의료기기 소프트웨어 밸리데이션 가이드라인」 발간을 시작으로 2012년 12월 「의료기기 세척공정 밸리데이션 가이드라인」과 2013년 3월 「의료기기 포장공정 밸리데이션 가이드라인」 등을 발간하여 밸리데이션의 적극적인 실시를 요구하고 있다.

밸리데이션은 품질목표의 설정과 달성 여부를 검증하는 것으로 품질목표에 적합한 제품의 설계에서부터 시작된다.

> **참고** EO 가스로 멸균하여 출고되는 일회용 멸균 의료기기의 경우, 품질목표는 무균성의 확보에 있다. 무균성의 확보는 미생물의 수에 대해 의료기기의 경우, 통상 '10^{-6}개/unit 이하의 무균성을 보증한다는 것(멸균보증수준 : SAL, Sterility Assurance Level)'으로 설정될 것이다.

이렇게 품질목표를 설정하면 설정한 목표에 영향을 미치는 자재, 설비, 공정 및 인원 등을 대상으로 검사 및 검증을 실시하여 단계별 요구조건 달성 확인이 어려운, 다시 말해 파괴검사나 실제 사용만으로 품질을 확인할 수밖에 없는 경우 또는 검증이 가능하지만 검증에 소요되는 비용이 비현실적인 경우를 결정하는 밸리데이션의 첫 단계를 시작한다.

일반적으로 멸균공정은 대표적으로 밸리데이션이 요구되는 공정이다. 멸균공정을 거친 제품이나 멸균 대기 중인 완성품은 외형상으로 구분되지 않고, 멸균공정을 완료했어도 품질목표인 무균성을 검사하기 위해서는 무균 포장재를 제거하여 균주 배양시험 등으로 검증할 수밖에 없다. 이렇게 검사를 한 제품은 제품으로서 의도한 용도로 사용할 수 없는 폐품이 되기 때문에 밸리데이션으로 무균성을 보증해야 하는 것이다.

의료기기 GMP 품질시스템의 밸리데이션은 제조공정뿐만 아니라 설계 및 시험검사 등을 포함하는 의료기기의 전 생애주기(Life Cycle)에 걸쳐 요구되는 광의의 개념이다. 즉, 의료기기의 제조공정 외에도 각종 절차 또는 방법과 시스템 및 설계의 결과물 또한 밸리데이션의 대상이 된다.

밸리데이션은 설계물의 적합성을 검증하는 설계 밸리데이션(Design Validation), 설정된 품질목표의 충족 여부를 확인하는 멸균 밸리데이션을 포함한 공정 밸리데이션, 의료기기를 구동하는 소프트웨어, 생산 및 서비스 제공 또는 모니터링 및 측정에 사용되는 컴퓨터 소프트웨어 또는 품질경영시스템에 사용되는 컴퓨터 소프트웨어의 완전성을 검증하는 소프트웨어 밸리데이션(Software Validation) 그리고 시험방법의 적절성을 확인하는 시험법 밸리데이션(Method Validation) 등으로 구분된다.

현재는 밸리데이션과 공정 밸리데이션을 거의 동일한 의미로 사용하는 경우가 많은데, 이는 일정 기준 이상의 품질수준을 갖는 의료기기를 생산하는 데 제조 공정이 차지하는 비중과 중요성이 크기 때문이다.

밸리데이션이라는 개념의 적용 영역은 지속적으로 확대되고 있다. 2012년부터는 유럽 시장에 진입하고자 하는 모든 의료기기에 대해 밸리데이션이 의무화되었으며, 유럽의 의약품 GMP 가이드에서는 납품업체의 선정 또는 평가 업무에도 밸리데이션 개념을 적용하고 있다. 의료기기로도 그 적용이 확대될 것으로 예측된다.

결국, 의료기기의 품질에 직·간접적으로 영향을 주는 업무 절차와 시스템은 밸리데이션을 통해 그 절차 또는 시스템의 적합성과 효과성, 일관성, 설정된 품질목표 달성 가능성을 보증하는 방식이 GMP 기준으로 확산 적용되므로, 이런 점을 고려한 품질보증시스템과 설계관리 절차의 개발 및 적용이 필요하다.

임시적으로 운영되었던 국제의료기기규제조화단체(GHTF, Global Harmonization Task Force)를 기반으로 상설기구인 국제의료기기규제당국자포럼(IMDRF, International Medical Device Regulators Forum)이 2011년 설립되었다. 이를 통해 국제의료기기 규제의 조화와 융합을 지속적으로 주도하고 있으며, 한국도 2017년 11월에 10번째로 정식회원국이 되었다. 특히, IMDRF는 의료기기단일심사프로그램(MDSAP)을 운영하여 MDSAP 인증 시 참여 회원국(캐나다, 호주, 브라질, 미국, 일본)의 GMP 전부 또는 일부를 면제받을 수 있도록 하고 있다.

다시 말해 선진국의 GMP 시스템은 곧 밸리데이션 시스템이며, 밸리데이션 시스템은 MDSAP을 비롯한 국제 의료기기 규제의 핵심 조화 요소 중 하나이다. GMP 시스템을 제대로 운영하기 위해서는 MDSAP과 같은 다자간 상호인증을 받기 위해 밸리데이션을 수행하는 GMP 시스템이 국제수준과 동일하여야 한다.

나. 밸리데이션의 정의

밸리데이션이라는 용어는 세계 각국별로 각각 규정되어 천차만별이다. 밸리데이션에 대한 우리말 용어는 「의료기기법 시행규칙」 [별표 2](시설과 제조 및 품질관리체계의 기준)에 따른 「의료기기 제조 및 품질관리 기준」 [별표 2]의 의료기기 적합성 인정등 심사 기준(이하 GMP 기준이라 함) 7.3.7항 및 7.5.6항에서 '유효성 확인'으로 규정되어 있다. 그러나 ISO 13485 규격의 원전인 ISO 9001 규격을 번역하여 한국 산업규격으로 제정한 KS Q ISO 9001:2015 규격에서는 '실현성 확인/타당성 확인'으로 적용하고 있어 밸리데이션이라는 단어가 일관성 있게 표준화하여 사용되지 않음을 확인할 수 있다.

한편, 일본은 발음 그대로 'バリデーション'(바리데숀)으로, 중국은 '험증(驗證)', 대만은 '확효(確效)'라고 정해서 사용하고 있다.

본 교재에서는 가급적 'Validation'을 별도로 번역하지 않고 영문 그대로 사용하거나 또는 한글로 '밸리데이션'이라고 작성할 것이다. 하지만, 「의료기기법」에서 정의하고 있는 '유효성 확인'이란 용어도 문맥상으로 필요시 사용할 것이다. 즉, 유효성을 확인 한다는 의미는 밸리데이션을 수행한다는 것으로 이해하면 된다. 한편, 일부에서는 밸리데이션을 유효성 평가라고 번역하여 사용하는 경우도 있다.

밸리데이션의 정의는 WHO-GMP에서는 '어떤 조작, 공정, 기계설비, 원재료, 동작 또는 시스템이 실제로 기대되는 결과(Expected Result)를 얻는다는 것을 검증(Proving)하고 문서화(Documented)하는 행위'라고 하며, GHTF의 Process Validation Guidance의 개요에서는 '공정 유효성 확인이란 한 공정을 면밀히 조사함으로써 그 공정(제품, 서비스 또는 다른 결과)의 결과물이 실질적으로 보증되었음을 나타내는 의료기기 산업분야에서 사용되는 용어'라고 하고 있다.

또한, 미국 FDA의 21 CFR(Code of Federal Regulations) PART 820.3에서는 다음과 같이 정의하고 있다.

① 밸리데이션 : 의도된 사용에 대한 특별한 요구사항들이 지속적으로 충족될 수 있는지에 대한 객관적 증거를 검사나 제공에 의하여 확인하는 것
② 공정 밸리데이션 : 공정이 사전에 규정된 시방을 충족시키는 결과나 제품을 지속적으로 유지한다는 객관적인 증거를 수립하는 것
③ 설계 밸리데이션 : 제품시방이 사용자 요구와 의도된 사용에 부합함을 객관적인 증거로서 확보하는 것

KS Q ISO 9000:2015에서는 밸리데이션을 '실현성 확인/타당성 확인'이라고 번역하면서 그 정의는 "특정하게 의도된 용도 또는 적용에 대한 요구사항이 충족되었음을 객관적인 증거의 제시를 통하여 확인하는 것"이라 하고 있으며, '실현성이 확인된'이라는 단어는 부합하는 상태를 지정하기 위해 사용한다. 실현성 확인을 위한 사용 조건은 '실제 또는 모의 상황일 수 있다'라고 주석을 달고 있다.

위에서 설명한 밸리데이션의 개념과 정의를 정리하여 밸리데이션이란 무엇인가를 간단히 설명하면 "공정, 장비 또는 시스템이 의도한 대로 적절히 기능하고 있는지를 확인하기 위하여 이들을 체계적으로

조사·시험하여 문서화하는 것"이라고 할 수 있다. "밸리데이션되었다"라는 것은 품질규격에 적합한 제품이 일관되게 제조된다는 것이 증명되어 정식으로 제조공정, 장비, 또는 시스템이 운영할 수 있도록 승인된 것을 말한다. 밸리데이션을 실시함으로써 직접적으로 공정이 개선되는 것은 아니다. 밸리데이션은 완벽한 준비를 위한 리허설 또는 검증된 조리법(Recipe)이라고 생각하면 된다.

공정 밸리데이션은 지금까지 IQ/OQ/PQ라 불리는 단계별 검증절차가 일반화되어 왔으며, GHTF 가이드라인 및 2016년 개정된 WHO 가이드라인에서도 IQ/OQ/PQ를 명확히 정의하여 단계별 검증절차로 규정하였으므로, 공정 밸리데이션은 IQ/OQ/PQ 각각에 대하여 수행하는 것이 바람직하다고 할 수 있다.

1.2 밸리데이션의 필요성

가. 밸리데이션의 의의

GMP 시스템은 조직의 완비, 책임체제의 확립, 기준의 제정·준수, 기록 등이 중요하다고 규정하고 있으나, 이것만으로는 제조관리가 충분하다고 할 수 없다. 이것은 GMP 시스템의 한 측면에 불과하다.

미국 FDA 「Guideline on General Principles of Process Validation」에는 다음과 같이 규정되어 있다.

> 품질보증의 기본원칙은 사용목적에 적합한 제품을 제조하는 데 있으며, 그 원칙은 다음과 같이 말할 수 있다.
> - 품질, 안전성 및 유효성은 제품 중에 설계되어 만들어지지 않으면 아니 된다.
> - 품질은 최종 제품의 검사·시험만으로는 보증할 수 없다.
> - 제조공정의 각 단계는 최종 제품이 모든 품질규격 및 설계규격에 합치되도록 최대한의 관리를 하여야 한다.

밸리데이션은 이러한 품질보증의 목표에 도달하기 위한 열쇠와 같은 것이다. 제조공정과 그 관리에 있어서 신중하게 설계하고 밸리데이션함으로써 의료기기 제조자는 생산되는 모든 제조단위가 제품규격에 지속적으로 적합하게 된다는 강한 확신을 가질 수 있다. 또한 공정을 밸리데이션하면 반제품 및 완제품의 시험에 과도하게 의존할 필요도 없어진다. 이러한 밸리데이션은 다음과 같은 세 가지 측면의 의미가 있다.

① 품질보증을 위한 과학기술적인 측면
② 국제적인 품질보증의 규정으로서의 측면
③ 국내 의료기기법규로서의 측면

이 중 과학기술적인 측면에서의 결함으로 인한 의료사고의 한 예를 들어보겠다. 이 사건은 미국에서부터 밸리데이션을 도입하는 계기가 되었다. 1970년대 미국에서 LVP(대용량 비경구 약품)의 미생물 오염으로 인한 사망사고가 발생했다. 제조회사는 LVP를 충전한 다음 Autoclave에서 멸균하여 무균시험에서 적합 판정을 받고 출하했는데, 그 제품을 투여한 환자가 사망하는 사고가 연이어 발생했다.

그 원인을 조사한 결과 가열 멸균한 후 바이알을 냉각할 때 냉각수의 일부가 감압된 바이알 속으로 들어갔기 때문이라는 것이 판명되었다. 제품에서의 무균시험은 샘플링 검사였고, 오염된 바이알을 검출할 수 없었다. 이 사고의 문제점은 다음과 같다.

① 고온에서 멸균한 바이알이 냉각되면 감압이 된다.
② 바이알과 고무마개 사이에는 간극이 생길 수 있다.
③ 냉각수는 멸균용수로만 쓰는 것이 아니므로 냉각수에 미생물이 존재한다.
④ 미생물은 조건만 맞으면 증식할 가능성이 있다는 과학적인 사실을 간과한 것이다.

제조상의 품질 사고이지만 근본적인 원인은 멸균기 및 용기의 설계, 멸균 조작법의 설정 등 기술상의 문제이다. 이것은 비단 의약품에서부터 밸리데이션이 요구된 사례이지만 이와 유사한 의료기기의 사고 사례는 수없이 많다.

이러한 의료사고를 방지하고 우수한 품질의 의료기기를 제조·공급하기 위해 최종 제품이 규격에 적합해야 하는 것은 물론 제조공정에서도 품질이 확보된다는 것을 보증해야 한다는 데 착안하여 밸리데이션 개념이 규격화된 것이다.

나. 밸리데이션의 필요성 및 효과

1) 제조 변동 요인의 배제

의료기기의 제조공정에는 많은 요인이 관여하고 있고 과학기술의 진보와 더불어 방법이나 설비·기기 또한 점점 더 정교하고 복잡해지고 있다. 따라서 변동 요인이 많아지면 그 방법과 공정 또는 조작법의 신뢰성을 확보하기 위해 각각의 요인에 대해서 또는 공정 전체로서 초기의 목적대로 기능하고 있다는 것을 과학적으로 검증하고 확인하여야 한다. 즉, 모든 표준을 설정할 때 검토의 단계, 시험 제조(Pilot Production)의 단계, 생산 준비의 단계에서 그리고 설비·기기에 있어서는 설계·설치 및 가동의 단계를 통해 원재료, 기계설비, 작업표준, 시험방법 등에 포함되어 있는 변동 요인을 파악하여 그 영향을 받지 않도록 변동 요인을 최소화하고 관리 포인트를 명확히 해야 한다. 이를 위한 체계적 확인 시스템이 바로 밸리데이션이다.

2) GMP의 기반 구축

GMP에서는 관리조직의 정비, 제(諸) 기준의 설정, 설정 기기의 완비 등을 규정하고 있는데, 그 전제로서 다음과 같은 사항들이 명확해야 한다.

① 어떠한 설비·기기를 설치하는 것이 적절한가?
② 어떠한 제조방법 또는 시험·검사방법을 설정하는가?
③ 관리 포인트는 무엇인가?
④ 설비·기기, 제조방법, 시험방법이 최적이라는 것을 어떻게 확인하는가?
⑤ 목표로 하는 품질기준은 적정한가?

이러한 사항들이 밸리데이션의 정의에서 말하는 '기대되는 결과'에 해당하는 것으로서 충분히 검토되고 과학적·기술적인 근거와 타당성을 가지고 정해져야 한다.

3) 설계·설치 및 가동의 확인

설비·기기나 제조공정은 본래 소기의 품질특성을 가진 제품을 제조하는 데 적절하도록 설계되고, 설계대로 제작되며, 설계한 의도대로 가동되는 것이 당연한 일인데도 불구하고 실제는 그렇게 되지 않는 경우가 있다. 설비의 설계나 제작에는 본래 이러한 위험성이 따른다. 설비나 공정이 설계대로 가동되지 않으면 규격에 맞는 품질이 제조된다고 말할 수 없다. 이와 같이 밸리데이션은 당연한 것이면서도 때로는 실제 확인하지 않는 경우가 있으므로, 밸리데이션을 실시함으로써 미리 설정되어 있는 판정 기준에 맞는 결과를 일관되게 도출하고 검증 및 확인하여 공정의 신뢰성을 확보한다.

4) 품질시험의 보증한계 관리

제품의 품질을 보증하기 위해서는 제품을 밸리데이션된 시험·검사방법(Validated Test Method)에 따라 시험하여 규격에 적합할 것, 신뢰성 있는 공정에서 제조되고 있을 것의 두 가지가 만족해야 한다.

시험·검사방법은 정확도(Accuracy) 및 정밀도(Precision)에 한계가 있기 때문에 시험·검사에 적합하다는 것만으로는 품질보증이 충분하지 않다. 또 최종 제품에 대한 시험만으로는 제품의 물리적·기계적·화학적·미생물학적 특성에 영향을 미치는 변동사항을 모두 검출하기에 불충분하다. 이러한 부족한 점을 보완하기 위해 제조공정의 각 단계에서 규격에 맞는 제품이 제조되고 있음을 보증할 수 있는 공정 관리가 이루어져야 하는데, 이것이 공정 밸리데이션이다.

5) 국제기준의 요건

GMP는 1963년 미국 FDA가 cGMP를 제정·공포한 이후 1969년 WHO가 총회에서 GMP를 발표하고, 가맹국에 대해 이를 채택하여 의약품 제조산업에 처음 적용되기 시작했다. 이후 WHO, 미국 FDA, 유럽연합, 동남아시아국가연합(ASEAN)이 GMP를 개정하여 밸리데이션을 규정하고 있으며, 국제적으로 통용되는 의약품의 품질보증을 위해 밸리데이션이 필수 요건이 되고 있다.

국내 의료기기 산업의 경우, ISO 13485:2003판을 근거로 GMP 기준이 개정되면서 밸리데이션이 본격적으로 요구되었다. 미국은 ISO 13485 국제규격과는 무관한 독자적인 cGMP 요건으로 의료기기의 밸리데이션을 요구하고 있다. 미국, 유럽, 캐나다, 일본, 오스트레일리아 등의 5개국은 의료기기 규제와 산업 간의 협력을 위한 국제의료기기 규제조화단체(GHTF) 설립을 1992년에 논의하고, 1993년 1월 정식으로 출범하면서 의료기기에 대한 국제적 Validation Guidance를 Study Group 3팀에서 발표하여 공정 밸리데이션에 대한 가이드라인을 국제적으로 정립한바 있으며, 이후 국제의료기기 규제당국자포럼(IMDRF)으로 계승되었다. 이에 따라 밸리데이션은 의료기기의 품질보증과 국제적인 무역거래에서 필수 요건이 되고 있다.

6) 경제적인 효과

밸리데이션을 실시함으로써 다음과 같이 직·간접적인 경제적 효과를 얻을 수 있다.

가) 직접적인 원가 절감
① 제조공정에서 공정관리를 위해 매 제조 단위마다 파괴검사를 하는 물적·시간적 손실을 방지할 수 있다.
② 제조공정의 균질성을 입증하기 위하여 최종 완제품에 대해 광범위하게 검체를 취해 시험할 필요가 없다.
③ 멸균공정에서는 멸균 시마다 온도센서 및 생물학적 지표를 사용하여 집중적인 모니터를 할 필요가 없어진다.

나) 간접적인 원가 절감
① 부적합으로 인한 제품의 폐기, 재작업, 재시험 등의 횟수를 줄일 수 있다.
② 제조공정과 검사 결과의 차이에 대한 조사 시간의 낭비를 없애고, 신속하게 출하할 수 있다.
③ 제품의 클레임이나 리콜 가능성을 최소한으로 줄일 수 있다.

1.3 밸리데이션 종류

가. 실행 대상에 따른 분류

밸리데이션은 일반적으로 그 실행 대상으로 구분하여 크게 다음 네 가지로 나눌 수 있다.

1) 공정 밸리데이션

FDA '공정 Validation 지침'에서 규정하고 있는 바와 같이 "어떤 공정이 미리 설정한 규격과 품질특성에 적합한 제품을 일관되게 생산할 수 있다는 것을 확실하게 보증할 수 있고 그 결과를 문서화하는 것"을 말한다.

공정 밸리데이션에는 멸균(Sterilization), 클린룸(Cleanroom), 포장(Sealing, 브리스타패킹), 용접(Welding), 세척(Cleaning), 사출(Injection molding), 배합(Formulations), 압출(Extrusion), 혼합(Mixing), 충진(Filling) 등과 같이 제조공정에 관련된 밸리데이션이 있다.

2) 시험방법 밸리데이션

의료기기의 품질이나 성능 확인에 사용하는 시험검사 방법이 그 의도에 부합된다는 것, 즉 시험법의 오차로 인한 판정 오류의 확률이 허용되는 정도라는 것을 과학적으로 입증하는 것이다.

시험방법 밸리데이션의 주된 목적은 공인규격에 기재된 방법이든 아니든 선정된 시험법이 재현성이 있고, 의도한 목적에 부합되는 신뢰성이 있는 결과를 얻는다는 것을 보증하는 데 있다. 이를 위해서 그 방법을 실시하는 조건과 의도하는 목적이 적정한 조건하에서 정해져야 한다.

공정 밸리데이션이 신뢰성이 있는 결론을 얻을 수 있으려면 이것을 확인·검증하는 수단인 시험방법이 과학적으로 타당성이 있는 측정기기 및 방법으로 실시되어야 하기 때문에 시험법 밸리데이션도 공정 밸리데이션 못지않게 중요하다.

시험방법 밸리데이션은 시험방법, 검·교정(Calibration) 등이 있으며, 다음과 같은 전형적인 시험법의 특성(Parameter)들을 설정하는 데 쓰인다. 이 특성들은 어느 시험에나 모두 필요한 것은 아니며 시험 대상물에 따라 필요로 하는 것과 그렇지 않은 것으로 구분된다.

가) 특이성(Specificity)

불순물, 분해물, 배합성분 등의 혼재 상태에서 분석대상 물질을 선택적으로 정확하게 측정할 수 있는 능력을 말한다. 시험방법의 특이성이 부족할 경우, 다른 보조적인 시험방법으로 보완될 수 있다. 특이성은 시험방법의 식별 능력을 나타내며, 선택성(Selectivity)이라고도 한다. 이는 시험방법의 가장 기본적인 분석 중 하나로서 모든 시험방법에서 타당성이 입증되어야 한다.

나) 정확성(Accuracy)

측정값이 이미 알고 있는 참값이나 표준값에 근접한 정도를 말한다.

다) 정밀성(Precision)

균일한 검체로부터 여러 번 채취하여 얻은 검체를 정해진 조건에 따라 측정하였을 때, 각각의 측정값 사이의 근접성(분산정도)을 말한다. 정밀성은 반복성(병행정밀성), 실험실 내 정밀성 및 실험실 간 정밀성의 세 가지로 검토될 수 있다.

① 반복성(병행정밀성, Repeatability) : 동일 실험실 내에서 동일한 시험자가 동일한 장치와 기구, 동일 제조번호와 시약, 기타 동일 조작 조건하에서 균일한 검체로부터 얻은 복수의 검체를 짧은 시간 차로 반복분석 실험하여 얻은 측정값들 사이의 근접성을 말한다. Intra-assay precision이라고도 한다.

② 실험실 내 정밀성(Intermediate Precision) : 동일 실험실 내에서 다른 실험일, 다른 시험자, 다른 기구 또는 장비 등을 이용하여 분석 실험하여 얻은 측정값들 사이의 근접성을 말한다.

③ 실험실 간 정밀성(Reproducibility) : 일반적으로 표준화된 시험방법을 사용한 공동연구에 적용되는데, 서로 다른 실험실에서 하나의 동일한 검체로부터 얻은 측정값들 사이의 근접성을 말한다.

라) 검출한계(Detection Limit)

검체 중에 존재하는 분석 대상 물질의 검출 가능한 최소량을 말하며, 반드시 정량일 필요가 없다.

마) 정량한계(Quantitation Limit)

적절한 정밀성과 정확성을 가진 정량값으로 표현할 수 있는 검체 중 분석 대상 물질의 최소량을 말한다. 분석 대상 물질을 미량으로 함유하는 검체의 정량시험이나, 특히 불순물, 분해생성물 결정에 사용되는 정량시험의 밸리데이션 파라미터이다.

바) 직선성(Linearity)

검체 중 분석대상물질의 양(또는 농도)에 비례하여 일정 범위 내에 직선적인 측정값을 얻어낼 수 있는 능력을 말한다.

사) 범위(Range)

적절한 정밀성, 정확성 및 직선성을 충분히 제시할 수 있는 검체 중 분석 대상물질 양(또는 농도)의 하한값 및 상한값 사이의 영역을 말한다.

아) 완건성(Robustness)

시험방법의 조건이 일부 의도적으로 변경되었을 때 측정값이 영향을 받지 않는지에 대한 척도를 말한다. 시험방법이 통상 사용되는 동안 그 시험방법을 얼마나 신뢰할 수 있는 지에 대한 파라미터이다.

3) 소프트웨어 밸리데이션

최근 의료기기 제조업체는 제조관리, 품질관리, 재고관리 등에 컴퓨터를 많이 활용하고 있다. 또한 컴퓨터와 연결되거나 자체적인 소프트웨어로 구동되는 의료기기가 늘고 있는 추세이다. 이러한 컴퓨터 및 소프트웨어와 관련하여 일어날 수 있는 문제점으로는 프로그램 논리(프로그램 수정을 포함)에 의한 것과 보안 관리에 관한 것이 있다. 소프트웨어 밸리데이션은 이러한 문제점을 방지하는 대책이 취해졌는지를 확인하는 것을 말한다.

소프트웨어 밸리데이션은 공정 밸리데이션으로 분류할 수도 있다. 일반적으로 사용되는 기계가공 PLC (programmable logic controller : 프로그램이 가능한 컴퓨터를 사용한 자동제어장치, 자동계산시험장치, 판단기능을 가진 것)에 대해서는 공정 밸리데이션의 실행 절차인 DQ/IQ/OQ/PQ 단계로 밸리데이션을 실시할 수도 있기 때문이다. 소프트웨어 밸리데이션은 프로그램을 문서화하여 Input에 대응하는 Output이 정확히 이루어지는지를 확인하며, 이 결과를 문서로 작성하여 보관해야 한다.

4) 제조지원시스템 밸리데이션

제조지원시스템에는 제조설비시스템, 공조시스템, 청정 환경 및 품질경영시스템에서의 컴퓨터 소프트웨어의 적용 등이 포함된다. 제조설비의 밸리데이션은 의료기기를 제조하기 위한 설비의 용도와 적합성, CAPA를 DQ 단계에서 검토하여 선정하고, 선정된 설비는 설치적격성 평가(IQ)를 통해 설치 상태를 검사하며, 시운전으로 운전시험(OQ)하여 최종 성능시험을 실시하는 밸리데이션이다. 이를 통해 설비의 초기 고장률을 줄이고, 초기 시험가동에 소요되는 시간과 자재를 줄이며, 적절한 양산 운전조건을 설정하여 설비의 성능과 가동률이 향상되고, 돌발적인 고장을 예방하는 효과는 물론 설비 밸리데이션 수행 과정을 통해 작업(운전)자의 기술력이 향상되는 효과가 있다.

공조 및 청정시스템의 밸리데이션은 제조환경이 의료기기의 품질과 성능에 영향을 미칠 때 공정 밸리데이션 실시 방법과 같이 관리할 환경 특성을 설정하고, 이것을 토대로 전체 환경 시스템을 국제규격에 맞는 청정도로 유지하기 위하여 공조 또는 청정설비의 DQ, IQ, OQ, PQ를 실시한다.

한편, ISO 13485:2016 4.1.6항에서는 품질경영시스템에 사용되는 컴퓨터 소프트웨어의 애플리케이션을 밸리데이션해야 한다고 명시되어 있다. 이러한 소프트웨어는 품질경영시스템을 구현, 모니터링, 측정 및 분석하는 데 사용될 수 있다. 그 적용 분야는 제품의 설계 및 개발, 시험, 생산, 라벨링, 유통, 재고관리, 문서관리, 데이터 관리, 불만 처리, 장비 교정 및 유지보수, 시정조치 또는 예방조치까지 광범위하며 그 예시는 다음과 같다.

① 전사적자원관리(ERP) 플랫폼의 요소
② 문서 및 기록 관리
③ CAD(Computer Aided Design)
④ 초기 구상에서 최종 해체 및 폐기에 이르는 제품 수명 활동 관리
⑤ 프로젝트 관리
⑥ 자동화된 생산/검사 프로세스의 정보 관리
⑦ 불만, 부적합, 시정 조치 또는 예방 조치의 관리 및 기록
⑧ 내부 감사의 관리 및 기록
⑨ 외부 감사에 기인하는 활동의 관리
⑩ 측정 기기의 교정 관리
⑪ 유지보수 활동 관리
⑫ QMS의 성과에 관한 데이터 분석
⑬ 포장라벨 및 UDI 관련 프로그램

이러한 맥락에서 소프트웨어 밸리데이션의 중요한 측면은 소프트웨어를 사용하는 방식(그 적용)이 적합하고 결과가 요구사항을 충족한다는 것을 입증하는 것이다. 예를 들어, 스프레드시트는 데이터 분석의 일환으로 데이터를 입력할 때 특정 계산을 수행하도록 프로그램 할 수 있다. 이때 계산 결과를 검증하고 의도치 않은 변경으로부터 스프레드시트를 보호해야 한다.

그러나 다음 사항은 컴퓨터 소프트웨어에서 요구되는 밸리데이션의 범주에 포함되지 않는다.
① 조직이 사용하지만 QMS 또는 제품 요구사항에 대한 적합성이나 의료기기에 대한 해당 요구사항의 준수와 무관한 소프트웨어(예 회계에 사용되는 소프트웨어)
② 의료기기의 품질, 성능 또는 안전성에 영향을 미치지 않는 사무 작업용 소프트웨어(예 워드 프로세서 소프트웨어)

QMS에 사용되는 소프트웨어 애플리케이션의 밸리데이션에 대한 지침은 ISO/TR 80002-2에서 추가 정보를 확인할 수 있다.

나. 실행 시기에 따른 분류

밸리데이션은 실시 시기에 따라 다음과 같이 분류할 수 있다.

1) 예측적 밸리데이션(Prospective validation)

연구 결과 등에 의거하여 새로 제조하거나 유사 품목에 대한 과거의 제조 경험에 의하여 변동된 제조 프로세스에 따라 생산되는 의료기기의 경우, 그러한 변동요인(자재 변경, 공정 변경, 신규 설비 적용 등)이 제품의 특성에 영향을 미칠 수 있는 경우, 그 변동요인에 대한 허용조건이 품질기준에 적합한 의료기기를 항상 일정하게 제조하는 데 타당한지를 시판 이전에 수행하는 밸리데이션이다.

2) 동시적 밸리데이션(Concurrent/Ongoing validation)

실제로 의료기기를 생산하면서 실시하는 것으로, 변동요인이 허용조건 내에 있다는 것을 공정관리 등으로 확인하는 것을 말한다. 이는 생산량이 매우 작아서 1년 또는 수년에 1로트만 생산하거나 1로트의 생산 공정이 수개월에 걸치는 경우에 적용한다. 생산하면서 실시하는 밸리데이션의 경우, 최초 몇 로트에 대해서는 가능한 한 광범위하게 모니터링하고 그 결과를 평가하여 동시적 밸리데이션을 실시할 항목을 정한다.

3) 재밸리데이션(Revalidation)

공정의 변경 또는 제조 작업환경의 변화가 있는 경우에 공정의 성질과 제품의 품질에 나쁜 영향을 미치지 않는다는 것을 확인하기 위해 실시한다. 이는 제품의 품질에 영향을 미칠 만한 변경이 있을 때 실시하는 '변경 시 재밸리데이션'과 사전에 계획에 따라서 실시하는 '정기적 재밸리데이션'으로 구분한다.

가) 변경 시 재밸리데이션(Validation after Change)

의료기기의 품질에 영향을 미치는 원자재, 제조방법, 공정·공법, 설비·기기 및 지원 시스템(작업환경, 공조 설비 등)에 변경이 있을 때 실시한다. 이러한 변경이 있을 때는 재밸리데이션을 할 필요가 있는 것인가를 판단하고, 만약 해야 한다면 어느 정도까지 실시할 것인가를 결정해야 한다.

나) 정기적 재밸리데이션(Periodic Revalidation)

경험이 풍부한 작업원이 표준작업방법으로 작업하더라도 제조공정이 서서히 변할 수 있으며, 설비·기기의 노후도 공정을 서서히 변화시키는 원인이 된다. 따라서 의도적인 변경이 없는 경우에도 계획에 따라 일정한 주기로 재밸리데이션을 할 필요가 있다. 작업을 하면서 실시하는 점에서는 동시적 밸리데이션이라고 할 수 있다.

정기적 재밸리데이션을 실시할 것인지의 여부는 공정이 관리 상태에 있다는 것을 검증할 목적으로 지금까지의 데이터, 즉 전회(前回) 밸리데이션 이후의 반제품 및 완제품의 시험결과를 검토한 데이터가 어떤 경향을 보이는가를 판단하여 평가한다. 재밸리데이션은 앞에서 설명한 변경 시 및 정기적인 것 외에 공정이나 품질에 이상이 자주 발생할 때도 실시한다.

4) 회고적 밸리데이션(Retrospective validation)

신제품 생산을 개시하거나 새로운 설비를 설치할 때는 예측적 밸리데이션을 실행하지만, 회고적 밸리데이션은 기업에 새롭게 밸리데이션이 도입되었을 때 또는 정기적 재밸리데이션의 실시 시기 및 실시 항목을 정하기 위하여 기존 제품의 제조기록 및 시험 데이터를 통계학적 방법으로 해석하기 위한 것이다.

회고적 밸리데이션은 설계, 제조방법, 시설에 변경이 없다는 것을 전제로 하여 과거의 제조 실적을 검토하는데, 과거의 많은 제조 실적과 시험 성적(반제품, 완제품)들을 모아서 단순히 '추인(追認)'하는 것은 아니다.

과거의 데이터는 단순히 규격에 '적합'이라는 표현이 아니라 가능한 한 정량적으로 수치화하고, 그것을 객관성이 있도록 통계적 기법으로 해석하는 것이 필요하다. 제조과정 중의 문제점이나 규격 부적합의 기록을 해석하여 공정 변동 요인의 한계치를 결정하고 경향을 해석함으로써 공정의 변동 요인이 허용범위 내에 있는지의 여부를 확인한다. 통계적 품질관리의 기법으로는 관리도를 가장 많이 사용하는데, 이것은 생산현장에서 일상적인 데이터를 관리도에 출력하여 관리한계($\pm 3\sigma$) 밖으로 데이터가 나왔을 때는 원인을 조사해서 조치를 취하는 등의 관리 목적으로 사용한다.

제조 실적이 많은 기존의 비멸균 의료기기는 성능이나 품질의 균일성에 관한 과거의 데이터를 통계학적으로 해석함으로써 유용성이 높은 결과를 얻는 경우가 많지만, 멸균 의료기기의 경우에는 회고적 밸리데이션을 적용하지 않는 것이 바람직하다.

참고로 밸리데이션을 실시하는 시기는 다음과 같이 정리할 수 있다.

가) 당해 제조업체에서 새로운 의료기기의 제조를 시작할 때

이때는 신제품의 개발 후반에서 필요한 공정 밸리데이션을 실시하여 공정을 확정하는 것이 이상적이며, 임상시험용 의료기기의 제조 및 파일럿 규모의 제조에서부터 양산을 위한 실생산 설비의 공정까지 포함된다.

나) 의료기기의 품질에 크게 영향을 미치는 변경이 있을 때

제조설비, 제조방법, 시험방법, 원자재 등이 변경되어 제품의 품질에 영향을 크게 미치는 변경이 있는 경우 실시한다.

다) 제품의 공정관리 및 품질관리를 위해서 필요하다고 인정할 때

공정 이상 또는 품질 이상이 발생하여 안정적인 제품 생산을 위해 밸리데이션이 필요할 때 실시한다.

2. 밸리데이션 추진 절차 및 방법

2.1 밸리데이션 실행 대상

가. 공정 밸리데이션 실행 대상의 결정

의료기기 업체는 GMP 기준 7.5.6항에 따라 의료기기 제조에 사용되는 프로세스를 평가하고 '프로세스의 결과로 나타난 출력이 검증될 수 없거나 검증되지 않는 경우', 그리고 '결과적으로 제품이 사용 중 또는 서비스가 인도된 후에만 불일치가 나타나는 경우'의 프로세스를 결정해야 한다. 프로세스가 검증될 수 없는 경우는 다음을 포함한다.

① 제조공정이 요구되는 결과나 제품을 생산함을 보여주기 위해 임상적 또는 파괴시험이 필요한 경우
② 정기적인 제품시험을 하더라도 완성 제품에 생길 수 있는 안전 및 효과상의 변이 사항을 완전히 확인할 수 없는 경우
③ 정기적인 제품시험을 하더라도 완제품에 대해서는 만족할 만한 안전성 효과를 얻기에 불충분할 경우

밸리데이션이 필요하지 않다고 결정한 경우, 제조업체의 결정을 뒷받침할 수 있는 근거를 문서화해야 한다. 문서화는 밸리데이션의 필요성을 결정한 승인된 기록을 구비하거나, 위험 관리 활동과 연계하여 위험 관리 보고서에서 "위험도가 낮아 밸리데이션의 필요성이 적다"라는 기록으로 문서화하는 방법 등을 모색한다.

밸리데이션의 필요성을 결정하는 방법으로 다음과 같이 중요도를 상세히 분류하여 점수를 부여하고, 중요도가 높게 평가된 공정에 밸리데이션을 실시해야 한다는 견해가 있으며, 그 중요도는 다음과 같다.

① 위험성(제품 품질의 불량이 일으키는 위험도) : 인체에 대한 위험도가 클수록 점수가 높다.
② 제조공정(공정의 복잡성, 조작의 숙련도, 제조환경의 특수성) : 공정이 복잡할수록 점수가 높다.
③ 검출방법(불량품 검출의 난이도) : 시험에 의하여 불량을 검출할 가능성이 적을수록 점수가 높다.

이와 같은 방법으로 중요도를 분석한 결과로 중요도가 높은 공정부터 밸리데이션을 실시한다는 것이다.

부적합품에 대한 재작업 방법 역시 밸리데이션의 필요성을 결정하기 위하여 반드시 검토되어야 한다. 재작업은 제품의 안전성과 유효성에 나쁜 영향을 미칠 우려가 있으며, 이러한 가능성은 특정 방법이 사용되기 이전에 제거되어야 한다.

의료기기 제조업체는 제품, 프로세스, 그리고 제품과 프로세스 사이의 상호 작용에 대한 지식에 기초하여 밸리데이션의 필요성을 결정해야 한다. 미국 FDA는 밸리데이션 또는 재밸리데이션을 위하여 검토 및 평가가 요구되는 연관된 프로세스 활동을 다음과 같이 제시하고 있다.

- 안정성 시험 불합격
- 폐기
- 불만 및 부작용 보고
- 샘플 수집/분석
- 재시험
- 리콜
- 부적합 조사 결과
- 재검사
- 선별
- 과도한 보증/서비스 보고서
- 불합격
- 수리
- 품질 문제로 인한 반품

다음의 [그림 4-1]은 GHTF의 Process Validation Guidance에서 어떤 공정에 대하여 밸리데이션을 실행할 것인지 결정하는 데 적용하는 모델이다.

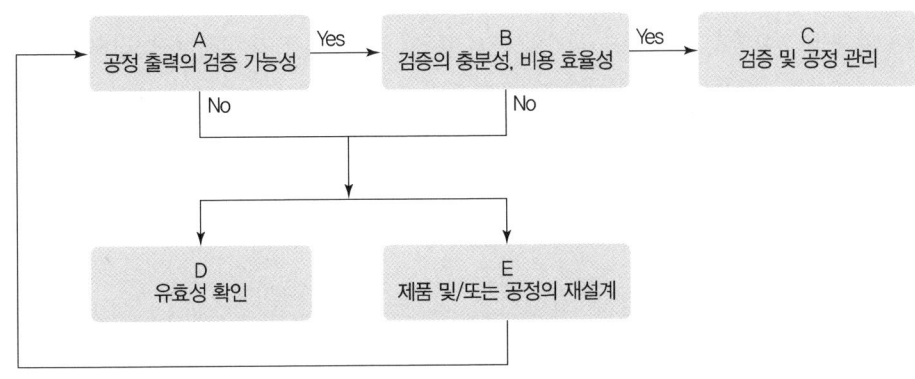

┃그림 4-1┃ 공정 밸리데이션 결정 흐름도

이 모델은 의료기기 제조자가 어떤 공정이 밸리데이션이 필요한지를 결정할 때 따를 수 있는 모델을 보여준다. 이 모델에서의 공정은 가장 단순한 단계를 가정한 것으로 대부분의 공정은 대규모 또는 복잡한 하위 공정들을 포함한 형태일 수 있다.

각 공정은 공정 변수와 요구되는 출력을 나타낸 규격을 가지고 있다. 의료기기 업체는 먼저 이러한 공정의 출력이 모니터링 및 측정에 의하여 검증될 수 있는지를 검토한다.

① 만약 그 결과가 긍정적이면 검증만으로도 수용할 수 없는 위험의 제거가 충분하고 비용이 효율적인지 검토한다.

② 만약 그렇다면 밸리데이션을 실행할 필요는 없으며 검증만으로 공정관리를 수행하면 된다.

③ 그러나 ① 단계에서 해당 공정의 출력이 검증될 수 없거나, ② 단계에서 검증만으로 위험의 제거가 충분하지 않거나, 검증 비용이 과다하다면 해당 공정에 대한 밸리데이션을 수행하는 것으로 결정해야 한다.

④ 이때, 선택적으로 밸리데이션의 필요성을 줄이기 위해 제품 또는 공정을 개선하거나 편차를 감소시키기 위해 제품 또는 공정을 재설계할 수도 있다. 제품과 공정을 재설계함으로써 단순한 검증만으로도 만족할 만한 결정을 내릴 수 있을 정도로 위험 또는 비용을 줄일 수 있는 방법도 존재한다.

⑤ 이렇게 제품 또는 공정을 재설계한 경우 개선된 공정의 출력에 대해 검증이 가능한지 다시 검토하도록 한다.

밸리데이션 활동이 수행된 프로세스에 대한 모든 변경은 재밸리데이션의 필요성을 파악하기 위하여 반드시 검토되어야 한다. 즉, 이전 공정에서는 검증과 관리만이 필요했지만 제조공정이 변경됨으로 인해 공정 밸리데이션이 필요할 수도 있다. 프로세스에 대한 모든 변경은 적절하게 검토하고 문서화하며, 모든 관련 부서가 시기적절하게 의사소통해야 한다.

나. 일반적으로 밸리데이션이 요구되는 사례

어느 나라의 의료기기 규제기관도 밸리데이션이 요구되는 공정들을 규정하기 위한 기준을 공식적으로 공표하지는 않지만, 필요한 정보는 주요 국가의 규제기관이 주관하거나 참여한 여러 국내외 포럼, 기술위원회, 세미나, 워크숍, 컨퍼런스, 관련 문헌 등을 통하여 제시되고 있다. 다음에 제시된 공정은 해당되는 모든 프로세스를 포함하도록 의도되지는 않았지만, 대부분의 국가에서 밸리데이션을 요구하는 것으로 인정되고 있다.

- 시험방법(Test Methods)
- 검·교정(Calibration)
- 사출(Injection Molding)
- 침지(Dipping)
- 동결 건조(Lyophilization)
- 플라스틱 접착(Plastic Bonding)
- 공조시스템(Air Systems)
- 설비(Utilities)
- 세척(Cleaning)
- 멸균(Sterilization)
- 웨이브/수동 납땜(Wave/Hand Soldering)
- 소프트웨어로 통제되는 프로세스(Software Controlled Processes)
- 배합(Formulations)
- 유일 여과(Unique Filtration)
- 압출(Extrusion)
- 혼합(Mixing)
- 접착(Sealing)
- 용접(Welding)
- 정수시스템(Water Systems)
- 위생처리(Sanitation)
- 무균조작(Aseptic)
- 충진(Filling)
- 포장(Packaging)

GHTF의 Process Validation Guidance는 유효성 확인이 필요한 공정으로 반드시 유효성 확인이 되어야 하는 공정, 검증만으로 충분한 공정, 공정이 검증 가능하지만 사업적 목적에 의해 유효성 확인을 선택할 수 있는 공정으로 구분하고 다음과 같이 대표적인 예를 보여주고 있다.

1) 반드시 밸리데이션이 필요한 공정

- 멸균 공정
- 무균충진 공정
- 냉동건조 공정
- 도금 공정
- 클린룸의 공조 상태
- 멸균포장 밀봉 공정
- 열처리 공정
- 플라스틱 사출성형 공정

2) 검증만으로 충분한 공정

- 수동 절단 공정
- PCB 육안 검사
- 색상, 혼탁도, 용액의 산도(pH) 측정
- 배선 작업설비 제조 및 검사

3) 밸리데이션의 필요성 결정 시 선택이 가능한 공정

- 특정한 세척 공정
- 특정한 충진 공정
- 특정한 사람에 의한 조립되는 공정
- 특정한 수치로 제어되는 절단 공정

또한 GHTF의 Process Validation Guidance에서는 공정의 출력을 검증할 수 있어도 그 공정에 사용되는 소프트웨어는 그 사용목적에 따라 유효성이 확인되어야 한다는 소프트웨어 밸리데이션의 필요성에 대해서도 언급하고 있다.

밸리데이션의 실행 여부는 위와 같이 의료기기 제조업체의 결정에 달려 있지만, 실행하지 않는다고 결정할 경우 이에 대한 객관적 증거자료를 제시하지 못하면 당해 업체의 GMP 시스템은 인정받을 수 없음을 인지해야 할 것이다.

2.2 밸리데이션 중점 고려사항

공정 밸리데이션을 실행할 때 중점적으로 고려해야 할 내용은 다음의 세 가지이다.

가. 품질목표의 설정

일반적으로 의료기기에서 기대되는 결과로 표현할 수 있는 품질목표는 다음과 같다.

① 의료기기 기준규격에의 적합성
② 성능 및 효능·효과의 균일성
③ 변질, 고장, 교차오염 방지
④ 오작동, 오용, 남용으로 인한 위해성 방지

멸균 의료기기를 예로 들면 '무균성'은 품질목표 중의 하나로, 무균성이 '무균시험에 적합'을 요구하는 정도라면 현재의 샘플링검사에 의한 무균시험법은 검출력에 한계가 있기 때문에 쉽게 무균으로 판정될 가능성이 있다. 무균시험법에 적합했다고 해서 '무균'이라고 말할 수 있는 것이 아니라, 그 제조단위가 밸리데이션된 공정에서 제조되고, 무균시험에서 적합하다는 두 요건이 갖추어져야 비로소 '무균성을 달성했다'라고 할 수 있다.

밸리데이션의 목적은 공정이 완전하게 기능하고 있다는 것을 증명하는 것이므로 밸리데이션된 공정에서 표준작업방법에 따라 제조된 무균제품을 시험하여 '무균'으로 판정한다는 것은 밸리데이션의 목적과는 모순되는 것이다.

다시 말해, 밸리데이션된 공정에서 밸리데이션된 작업표준으로 제조된 제품에 대해서는 무균시험을 할 필요가 없다는 이론이 생기는 것이다.

이러한 관점에서 미국 FDA는 1987년 지침을 만든 후 충분히 밸리데이션된 공정에서 제조하고 최종 멸균을 했을 경우 최종 완제품에 대한 무균시험을 하지 않고 제조공정관리 데이터를 근거로 하여 출하할 수 있도록 했으며, 이것이 'Parametric Release'이다. 그러나 이를 위한 전제조건으로서 최종 멸균공정은 다음과 같은 점에서 충분히 밸리데이션되어 있어야 한다.

① 미생물의 부하로 봐서 멸균한 후 미생물을 6log 감소하는 데 충분한 보증이 이루어질 것
② 열분포 시험, 각 적재 패턴에서의 열투과 시험, 미생물 부하조사, 열저항성의 기지(旣知) 시험균을 사용한 미생물 치사율조사 등의 멸균공정 밸리데이션이 되어 있을 것
③ 시간, 온도, 압력의 정확성을 확인하고, 특히 냉각시간 및 승온시간을 확인할 것. 또한, 가장 중요한 Parameter가 정확히 작동하지 않았을 때는 자동적으로 피멸균물이 부적합, 폐기되는 시스템으로 되어 있을 것
④ 용기의 밀봉성이 밸리데이션되어 있고, 제조 중에는 물론 출하 후 유효기간 중에는 미생물의 침입·오염이 없다는 것이 증명되어 있을 것
⑤ 미생물 부하시험이 멸균 전 각 제조단위에 대해 조사되어 있을 것
⑥ 아포형성균이 발견된 경우는 밸리데이션할 때의 사용균과 비교할 것
⑦ 밸리데이션할 때의 사용균과 비교해서 열저항성이 더 강한 균이 발견되면 그 제조단위는 비무균이라고 판단할 것
⑧ 성능이 확인된 화학적 지표(CI, Chemical Iindicator) 및 생물학적 지표(BI, Biological Indicator)를 사용하여 공정을 밸리데이션할 것

CI는 온도, 시간에 대한 응답성, 안정성으로 성능 확인에 이용하지만 멸균에 의한 미생물의 치사율 조사의 목적으로는 사용하지 않는다.

BI에 관한 기록으로는 제조단위, 미생물명, 유래, D값, 포자 수(농도), 유효기한, 보존 조건 등이 기록되어 있어야 하며, 멸균공정의 치사율 평가 및 작동을 확인하는 목적으로 사용한다. BI를 사용하여 조사한 중요한 파라미터가 정상으로 작동하지 않는다고 판단되면 그 제조단위는 비무균으로 판단해야 한다.

밸리데이션에서의 목표 설정은 '무균으로 한다'라는 말과 같이 막연한 표현이 아니라 '단위당 미생물의 양을 10^{-6}(1,000,000개 중의 생존 미생물 수 1개) 이하로 한다'와 같이 정량적으로 표현하여 검증하는 데 있다. 이때의 목표치가 국제적으로 통용되는 값이어야 품질목표가 될 수 있다.

미생물의 특성(대수증식, 대수감소)에 의하여 과학적으로 증명 가능하고 또 무한소(無限小)라고 해도 좋을 값으로서 제품 중 미생물의 존재 확률을 $1×10^{-6}$/unit 이하로 하는 것이 현재 무균성 보증의 국제적 수준이다. 그렇다고 해서 멸균 의료기기 중에 $1×10^{-6}$/unit 이하의 미생물이 존재해도 된다는 의미는 아닙니다. $1×10^{-6}$/unit이라는 숫자는 무균성 증명의 수단으로 볼 때 '추정 가능한 보증수준'을 의미한다.

내열성균의 D값[생균 수를 1/10로 감소시키는 데 요하는 시간(분)]을 D=1(분)이라고 가정하여 고압증기멸균을 하면 10^{-6} 이하를 달성할 수 있다. 통상의 상재균(常在菌)은 이것보다도 한 자릿수 이상 얕은 D값을 나타내며, 실제는 이보다 훨씬 낮은 값(높은 무균성)이 멸균에 의하여 보증되고 있다. 이 값은 멸균에 의한 미생물의 사멸시간(thermal death time)으로부터 산출된 것이며, 최종 멸균을 거친 것에 대해서는 무균성이 보증되고 있다고 볼 수 있다.

그러나 사용자가 멸균하는 의료기기의 경우는 제조 환경과 사용 환경이 다르므로 가장 가혹한 조건(worst case)을 설정하여 당해 제품의 멸균 방법에 대한 가이드라인을 제시해야 한다.

나. 목표의 검증

밸리데이션에 있어서 '품질목표'와 그 '검증'은 동전의 양면과 같은 관계에 있으므로 별도로 생각할 수 없으며, 기대되는 목표를 명확히 하는 동시에 검증 방법도 합리적으로 확립해야 한다. 목표치에 영향을 주는 원재료, 공정, 환경, 제품 등 모두가 '검증'의 대상이 되는 것이다.

예를 들면 멸균제품의 무균시험법에서는 검체 채취 방법과 검체 수, 배지의 종류, 직접법과 멤브레인 필터법, 발육 저해 물질의 제거 방법, 배양온도, 배양일수, 재시험과 같은 변수들이 있기 때문에 무균시험을 하는 것만으로는 미생물의 오염확률 '10^{-6}개 이하'를 검증하기가 불가능하다. 즉, 시험 또는 검사할 때의 환경 등 조건에 따라 적합성의 변동이 발생하므로 시험이나 검사에 적합하다고 해서 품질목표를 달성했다고 보증할 수는 없다.

무균시험을 위한 시험실의 설비 및 관리는 무균제품 제조를 위한 설비 및 관리상태보다 좋아야 한다. 시험의 정밀도가 제조의 정밀도보다 떨어지는 경우 무균시험에서 오양성(誤陽性, False Positive)이 일어날 가능성이 있으며, 이 경우 현실적으로는 시험에서의 오양성인지 제품이 실제로 양성인지를 판단하기가 곤란하다.

시험이 잘못되어 양성으로 나타난 것이라고 판단하여 반복해서 시험하게 되면, 무균시험법은 겨우 100mL 중 1~10개가 있는 미생물을 검출할 수 있을 정도로 검출 정밀도가 좋지 않으므로 크게 오염되지 않는 한 양성이 음성으로 나타나 적합으로 될 수도 있다. 즉, 오염된 제품이 부적합이 되는 것이 아니라 적합품으로 잘못 판단될 수도 있다는 것이다. 다른 예로 청정실 환경 제어에 중요한 HEPA 필터의 Leak Test가 있다. HEPA 필터는 0.3㎛ 이상의 입자를 99.97% 이상 포집할 수 있는 고성능 필터이며, 제조업체가 DOP 시험을 하여 성능이 확인된 것을 출고한다. 그렇다고 하여 사용 장소에 설치된 HEPA 필터가 완전히 그 기능을 발휘한다는 보증은 없다. 그 이유는 다음과 같다.

① 수송이나 설치할 때 손상이 생길 수 있다.
② HEPA 필터 자체는 완전하더라도 개스킷 등 부착 부위에 누출이 생길 수 있다.
③ 설치할 때는 완전해도 사용 중에 기계의 진동, 온도 등의 영향으로 HEPA 필터 자체 또는 그 부착 부위에 누출이 생길 수 있다.

따라서 HEPA 필터를 설치할 때는 물론 정기적인 누출 검사가 필요하며, 누출이 감지될 경우 보수해야 한다. 그리고 밸리데이션은 제조공정 또는 설비·기기에서 실제로 일어날 것이라 예상되는 '최악의 경우', 즉 공정 허용조건의 하한 및 상한에서도 품질규격에 적합하다는 것을 확인할 필요가 있는데, 이것을 '가혹시험'이라고 한다.

다. 문서화

밸리데이션은 GMP의 과학기술적인 측면이며, '문서화'는 자연과학에서 그 방법론으로 '가설의 검증'을 하는 것과 같은 의미를 가지고 있다. 밸리데이션에서는 기대되는 목표치와 검증 방법이 명확하고 그 결과가 문서화되어야 한다. 즉, 밸리데이션은 미리 정해진 규격에 적합한지를 검증하기 위한 계획, 실시, 결과 및 평가방법 등을 문서화한 것이다.

문서 작성은 밸리데이션에 국한되지 않는 GMP의 기본적 요건이다. 밸리데이션에서 문서화하는 목적은 계획적인 실시 및 결과를 적절하게(과학적 근거와 타당성을 가지고) 평가했다는 증거를 남기기 위함이다. 계획서 작성에서 자칫 빠뜨리기 쉬운 것은 결과 해석 방법을 미리 명확히 규정해둬야 한다는 점이다. 이는 얻어진 데이터를 본 후에 유리한 계산법을 선택하거나 잘못된 통계적 방법을 이용해서 합격으로 판정하는 것을 방지한다는 의미에서 매우 중요하다. 따라서 계획서에는 결과에 대한 평가방법으로 계산 방법을 명기하거나 근거가 되는 문헌 등을 첨부하거나, 목록화(list-up)하여야 한다.

또한 밸리데이션 방법이나 판정기준은 독자적으로 설정하지 않아야 하며, 될 수 있는 한도까지 조사하여 국제적 기준에 적합하도록 해야 한다. 특히, 멸균 분야는 거의 국제적으로 확립된 분야이므로 ISO 등과 같은 국제적 기준에 못 미치는 설정은 일반적으로 허용되지 않는다.

그러나 문서화는 단순히 문서로 만드는 데 뜻이 있는 것이 아니라 WHO의 GMP 정의에서 "Documented Evidence"라고 표현한 것처럼 문서화된 증거, 즉 타당성의 근거를 문서로 정리하는 것이 되어야 한다.

밸리데이션 과정을 문서화함으로써 다음의 영역이 가능해진다.
① 계획과 평가의 정확성을 기할 수 있다.
② 이론의 정확성·일관성을 확립할 수 있다.
③ Validation과 표준작업지침서와의 관련을 명확히 한다.
④ 기술의 축적과 계승을 용이하게 한다.
⑤ 국제적으로 통용되는 기술로서의 역할을 할 수 있게 된다.

밸리데이션에서 문서화가 중요하기 때문에 여러 가지 서류 양식이 필요하다. 몇 가지 예를 들면 다음과 같다.
① 밸리데이션 종합계획서(VMP, Validation Master Plan)
② 밸리데이션 실행계획서(Validation Protocol)

③ 밸리데이션 실행보고서(Validation Report)
④ 검·교정 자료(Calibration Data Sheet)

문서화에 대한 자세한 내용은 마지막 부분에서 다루게 될 것이므로 이를 참조한다.

2.3 밸리데이션 시스템의 수립

밸리데이션을 추진하기에 앞서 먼저 밸리데이션 시스템을 수립해야 한다. 밸리데이션 업무 수행 절차를 확립하기 위해 표준작업지침서(SOP)를 포함한 각종 문서를 만들어 놓아야 한다.

문서의 종류와 내용은 회사별 여건과 상황에 따라 다를 수 있다. 예를 들어, 모든 설비의 적격성 평가를 직접 수행하고자 하는 회사라면, 적격성 평가 항목별로 진행 절차와 프로토콜 및 보고서 형식 등 각종 사항을 규정한 절차서가 필요할 것이다.

하지만 일부 적격성 평가나 밸리데이션에 대해 외부업체(컨설턴트 또는 협력업체)를 활용하는 회사인 경우 외부에 맡길 영역과 내부에서 담당할 영역을 분명히 구분하고, 외부업체의 선정 절차를 명확히 규정하며 외부 업체가 수행한 업무의 확인, 점검, 승인, 인수 등에 관한 사항을 확립해야 한다.

외부업체를 활용할 때는 분명히 생각해야 할 사항이 있다. 납품업체(Equipment Supplier), 시공업체, 컨설턴트를 밸리데이션 업무에 활용할 수 있지만 이때 결과물, 프로그램 관리, 문서의 품질 수준에 대한 궁극적인 책임은 발주자인 제조업체에게 있다.

특히, 설비의 적격성 평가를 납품업체에게 맡길 때는 특별한 주의가 필요하다. 미국 FDA의「공정 밸리데이션 일반 원칙에 관한 지침서(Guidelines on General Principles of Process Validation)」에서도 지적하고 있듯이, 설비 납품업체의 주장(Representations)에만 근거하여 설비의 적격성을 평가하는 것은 일반적으로 충분하지 않다. 납품업체가 실시한 적격성 평가와 문서는 여기서 말하는 "납품업체의 주장"에 해당한다고 볼 수 있다.

더불어 미국 FDA CDRH의「의료기기 품질시스템 매뉴얼(Medical Device Quality System Manuals)」은 납품업체가 실시하는 적격성 평가의 한계를 다음과 같이 더 자세하게 설명하고 있다.

> 설비 제작업체가 자체 시설에서 적격성 평가를 실시하고 결과를 분석하여 공정 설비를 의료기기 제조업체에 납품할 준비가 되었다고 판단할 수 있다. 일종의 가이드로 삼고 기초 데이터를 확보하여 자체 적격성 평가를 보완하기 위해 의료기기 제조업체는 제작업체의 적격성 평가 문서를 확보해야 한다. 하지만 설비 공급업체의 주장과 시험 결과에만 의존하는 것은 일반적으로 충분하지 않다. 설비의 평가, 챌린지 시험을 실시하고 그 설비가 특정 의료기기 제조에 적합한지 결정할 궁극적인 책임은 의료기기 제조업체에게 있다.

결국 외부업체를 활용한다면 어떤 영역을 어떤 식으로 맡기며, 그 성과를 어떤 식으로 평가하여 인수하고 자체 시스템과 어떻게 연계시킬지 명확히 정해 놓아야 한다.

이와 같은 회사의 방침과 여건에 따라 '밸리데이션 시스템'의 세부 사항이 달라진다. 모든 밸리데이션 활동을 자체적으로 한다면 '밸리데이션 시스템' 구축을 위해 최소한 다음의 문서를 갖추어야 한다. 단, 다음의 문서 목록은 하나의 예에 불과하며, 이외에도 다양한 절차서가 필요할 수 있다. 또한 다른 영역의 절차서(예 변경 관리, 연간 품질 검토, 신제품 도입 등)에 밸리데이션 시스템과의 연결고리가 포함되어야 한다.

가. 밸리데이션 절차서

① 밸리데이션 조직의 구성 및 운영 방안
② 위험도 분석(밸리데이션 현황, 프로젝트/설비 위험성 등)
③ 밸리데이션 종합계획서의 작성 및 관리(VMP, VP)
④ 설계 적격성 평가 추진 절차
⑤ 설치 적격성 평가 추진 절차
⑥ 운전 적격성 평가 추진 절차
⑦ 성능 적격성 평가 추진 절차
⑧ 재밸리데이션 추진 절차
⑨ 밸리데이션 문서 및 기록의 보관 관리

나. 밸리데이션 종합계획서(Validation Master Plan)

다. 각종 프로토콜 및 보고서 서식(절차서의 일부로 포함)

외부업체를 활용할 경우 그에 관한 절차서를 별도로 만들거나 아니면 외부업체를 활용하여 진행하는 방식으로 밸리데이션 절차서를 만들 수 있다. 문서화된 밸리데이션 시스템에는 마지막으로 물적 자원과 인적 자원이 구비되어 있어야 한다. 밸리데이션 시스템을 뒷받침할 자원이 없다면 그 시스템은 한낱 종이 쪽지에 불과하다. 사람도 없고 장비도 없이 모든 밸리데이션 활동을 직접 하겠다고 밸리데이션 시스템을 만들면 어떻게 되겠는가?

밸리데이션 시스템을 구축하려면 일반적으로 시간, 돈, 사람 등 상당한 자원이 필요하다. 문제는 대부분의 경영자가 밸리데이션에 투입되는 물적·인적 자원을 '투자(Investment)'가 아닌 어쩔 수 없는 '비용(Cost)'으로 생각한다는 점이다. 법적 기준 때문에 할 수 없이 해야 하는 것으로 생각한다.

기계를 사는 것은 누구나 '투자'라고 생각한다. 하지만 그 기계의 가치를 높이는 활동(예 밸리데이션(기본적인 적격성 평가는 물론이고 최적의 기계 사용 조건을 설정하기 위한 연구개발 활동 포함), 운전/유지관리 절차 개발 및 지침서 작성 등)은 '비용'으로 생각하는 경향이 있다.

1억 원짜리 기계가 있다고 하면, 그 기계의 진짜 '가치(Value)'는 바로 그런 활동에 따라 달라진다. 기계의 '가격(Price)'이 1억 원이라고 해도 어떻게 활용하느냐에 따라 1천만 원짜리가 될 수도 있고, 2억 원의 가치를 지닌 것이 될 수도 있다. 그리고 그 가치의 수준은 눈에 보이지 않는 활동에 의해 결정된다.

2.4 밸리데이션 실행 절차 및 유의사항

가. 밸리데이션의 일반적 실행 절차

공정 밸리데이션의 범위는 제품 품질에 어떤 방식으로든 영향을 줄 가능성이 있는 모든 부분이다. 그러나 위험 관리(Risk Management)를 통해 과학적 지식과 경험을 바탕으로 밸리데이션의 수준을 달리 할 수 있다. 예를 들어, 멸균이나 무균 충전처럼 제품 품질에 직접적이고 중요한 영향을 주는 공정은 별도로 밸리데이션 계획을 수립하여 강도 높게 진행해야 할 것이다. 그러나 제품 품질에 미치는 영향이 다소 낮은 공정들은 개별적으로 진행하지 않고 전체적으로 계획을 세워 한꺼번에 진행할 수도 있다. 마찬가지로 시설 또는 장비의 적격성 평가도 중요도에 따라 수준을 다르게 정할 수 있다.

우수한 품질의 의료기기를 제조하려면 먼저 제품 품질과 제조공정의 설계 확인이 과학적 근거와 타당성을 가지고 엄밀하게 이루어져야 한다. 이러한 설계 적격성 평가(DQ, Design Qualification)는 공정 밸리데이션의 최초 단계로, 적합한 설비의 선택 또는 운전 조건 설정을 위한 공정 밸리데이션 과정의 일부로 활용된다. 하지만 이 과정에서는 공정 밸리데이션의 일반적인 절차를 소개하고, 설계 적격성 평가에 대한 방법론 등은 언급하지 않을 것이므로 별도의 설계 밸리데이션 과정을 참조하기 바란다.

하나의 설비, 공정 또는 방법이 소기의 목적을 달성하고 있는지를 검증·확인하는 공정 밸리데이션은 보편적으로 다음과 같은 절차로 실시한다.

① 밸리데이션의 실시 대상을 선택하고 목적을 분명히 한다.
② 목표로 하는 품질기준을 설정한다.
③ 공정의 특성을 확인하고 가동 조건을 결정한다.
④ 실시계획서를 작성한다.
⑤ 시험하거나 적격성 평가를 한다. 이때 최소한 3개 제조단위(또는 3회 반복)를 실시하며, '최악의 조건'에서도 성능이 발휘되는지 확인한다. 또한 시험 및 적격성 평가 시행 전에 사용할 계측기기를 검·교정하고 보정한다.
⑥ 실행한 데이터를 수집하여 정리하고 분석한다.
⑦ 결과를 종합적으로 평가하고 문서화한다.

결과가 만족하지 않을 때는 조건을 재설정하여 위의 과정을 반복한다. 이와 같이 공정 수행 결과를 종합적으로 평가했을 때 최신 과학기술 수준에 비추어 만족한 결과가 얻어졌다고 판단되면 그 시스템은 '밸리데이션(Validation)되었다'라고 할 수 있다.

공정 밸리데이션은 일반적으로 다음과 같은 단계로 수행하게 된다.

① 밸리데이션 실행 준비
  ㉮ 밸리데이션팀 구성
  ㉯ 밸리데이션 종합계획서 작성(VMP)

㉔ 프로토콜 작성(IQ, OQ, PQ 프로토콜 개발) 및 밸리데이션 실행계획 수립
② 설치 적격성평가(IQ) : 특수공정 수행을 위한 제조설비의 설치 및 필요 자원의 가용성 확인
③ 운전 적격성평가(OQ) : 설치된 설비의 시운전 및 공정변수 범위의 확정
④ 해당하는 경우, 소프트웨어 밸리데이션 실행
⑤ 성능 적격성평가(PQ) : 공정 결과물에 대한 시험 및 결과의 통계적 분석 등으로 공정 능력 증명
⑥ 밸리데이션 활동 및 결과의 문서화
　　　㉮ 설치 적격성평가 보고서 작성(IQ Report)
　　　㉯ 운전 적격성평가 보고서 작성(OQ Report)
　　　㉰ 성능 적격성평가 보고서 작성(PQ Report)
　　　㉱ 최종 보고서 작성(Validation Final Report)
⑦ 밸리데이션 활동의 승인 : 밸리데이션 상태 유지 및 재밸리데이션

나. 적격성 평가 실행 시 유의사항

　공정 밸리데이션은 일반적으로 설치, 운전, 성능 적격성 평가 활동 순으로 수행하는데, 이러한 적격성 평가 활동은 해당 공정 그 자체와 해당 공정을 관리하는 모든 시스템의 유효성을 확인해야 한다. 적격성 평가 활동 시 다음 사항을 유의한다.

① 적격성 평가를 위한 모든 검증/시험은 각 프로토콜에 설명된 절차에 따라 실행하여야 하며, 임의로 검증/시험방법을 변경해서는 안 된다.
② 검증/시험 결과에 따라 프로토콜에 수집하도록 명시된 검증/시험 데이터를 주의 깊고 정확하게 사실을 반영하도록 수집한다.
③ 데이터는 규정된 시험성적서 또는 적격성 평가 프로토콜의 기록양식에 작성하여 수집하고 적절한 검토 의견을 기록한다. 데이터와 검토 의견 등이 규정되지 않은 메모 또는 노트 형태로 기재하여 수집하는 것은 허용되지 않는다. 수집된 데이터나 기록은 작성일자, 작성자 및 작성자의 서명이 있어야 한다. 수기로 작성된 기록은 읽기에 명료하여야 한다.
④ 검증/시험은 재현성(Reproducibility)을 입증하도록 충분한 횟수로 반복하여 실행하여야 한다. 특히 개정된 ISO 13485:2016 7.5.6 d)항에서는 해당되는 경우, 샘플크기에 대한 근거와 함께 통계적 기법을 밸리데이션 절차 또는 프로토콜에 포함할 것을 요구하고 있다. 이에 따라 통계학적인 처리(변동성, 공정 능력 검증 등)를 위해서 안정된 결과로 수행한 다량의 데이터가 필요할 수 있다.
⑤ 각 프로토콜에서 규정한 검증/시험의 실행 시 사용되는 계측/시험설비는 사전에 자체적인 검·교정 절차에 따라 검·교정하고 그 상태를 유지해야 한다.
⑥ 검증/시험 결과는 공정변수의 상한 및 하한치에서의 상태와 가장 최악의 조건이 포함되어야 한다.
⑦ 이러한 시험 결과들은 미리 정한 프로토콜의 허용기준의 달성 또는 성취 여부를 평가해야 한다. 이 때 허용기준은 개별 시험데이터에 대한 기준과 더불어 반복적인 시험데이터의 통계값(CV 또는 Cpk

등)에 대한 기준이 있을 수 있다. 허용기준에 부합되지 않을 경우 이것을 '일탈'로 취급한다. 이러한 일탈 사항은 일탈보고서 등으로 문서화하여야 하며, 밸리데이션 책임자는 실패의 원인을 확인하기 위해 일탈 사항을 검토하고 기록된 일탈을 평가한다.

⑧ 일탈은 허용 가능한지 아니면 허용 불가능한지가 명백하게 평가되어야 하며, 일탈의 성격이 GMP 준수, 설비의 올바른 운전, 공정의 재현성/신뢰성 확보 또는 제품의 품질 및 환자의 안전에 위험하다면 허용되어서는 안 된다.

⑨ 일탈을 해결하기 위해 허용기준을 포함한 적절한 처리 방법이 규정되어야 하며, 필요할 경우 추가적인 시험을 실시한다. 일탈을 처리한 내용은 실행일자와 일탈 처리에 대한 책임자의 서명이 있어야 한다.

⑩ 조치의 결과 허용기준에 부합될 경우, 해당 검증/시험은 'PASS'로 수용되고 일탈은 '종결'된 것으로 처리한다.

⑪ 조치의 결과가 허용기준에 부합되지 못할 경우, 그 검증/시험은 'FAIL'로 평가되고, 일탈은 '미해결' 상태가 된다. 그럴 경우 밸리데이션 책임자는 '미해결' 일탈이 '허용' 또는 '허용 불가'한지를 평가해야 한다.

⑫ 일반적으로 밸리데이션/적격성 평가 프로토콜의 실행 중 사전에 결정한 시험들을 생략하는 경우는 없다. 그러나 분명히 설비에 없는 전기회로 연결 확인시험 등과 같이 시험규격이 명백히 잘못된 시험은 생략될 수 있다. 이럴 경우 해당 시험 보고서에 "해당 사항 없음"이라고 쓰고 시험자의 서명과 날짜를 기입한다. 또한 "해당 사항 없음"이라는 것에 대한 적당한 설명을 기재해야 한다.

⑬ 정해진 시험을 수행하기 불가능할 경우(예 대응하는 환경이 적절한 시험 실시에 적합하지 않거나, 필요한 장비가 즉시 허용할 수 없거나, 또는 정한 시험규정이 변경되었거나, 어떠한 여건 때문에 예정된 일정 내에 시험이 불가능할 경우), 그 대응하는 시험 결과는 'FAIL'로 하며 '일탈'로 처리한다. 이러한 내용은 시험자의 서명과 날짜와 함께 문서화되고 적절하게 설명되어야 한다. 그리고 위에서 언급한 일탈 처리 절차에 따라 처리한다.

⑭ 일탈에 대한 처리 내용 등을 포함한 모든 시험 결과와 처리되지 못한 미해결 일탈들에 대해 밸리데이션 책임자는 허용 여부를 평가하여 종합적으로 밸리데이션/적격성 평가 결과를 판정하여야 한다. 프로토콜에서 정한 시험 결과들 또는 결과들의 통계값(CV 또는 Cpk 등)이 허용기준에 적합할 때 대상 공정은 "적격하다" 또는 "유효하다"라고 종합적인 판정을 할 수 있다. 반대로 허용 불가능한 미해결 일탈이 있다는 밸리데이션 책임자의 최종 평가가 있을 경우 대상 공정은 "적격하지 않다" 또는 "유효하지 않다"라고 종합적인 판정을 해야 한다.

⑮ 최종 평가 후 각각의 밸리데이션/적격성 평가는 문서로 작성되어 검토되고 공식적으로 승인된다. 이러한 최종 승인은 밸리데이션 책임자에 의해 이루어져야 한다. IQ, OQ, PQ 적격성 평가의 단계별 실행결과보고서는 각 단계별로 작성하거나 밸리데이션 최종결과보고서로 종합하여 작성할 수도 있다.

⑯ 공정 밸리데이션 수행 중 설비를 보완하거나 공정을 최적화하기 위해 공정변수 등을 조정할 수 없다. 이렇게 설비가 보완되거나 최적화를 다시 수행한 공정 및 설비는 새로운 밸리데이션 대상 공정이 된다.

2.5 밸리데이션 실행 준비

밸리데이션을 실행하기 위해 사전에 준비를 철저히 할수록 시간과 비용을 절감할 수 있다. 먼저 위에서 언급한 바와 같이 회사의 전체적인 밸리데이션 시스템을 구성하여 밸리데이션 업무규정이나 지침서를 구비하여야 한다. 이후 밸리데이션을 수행할 대상인지 결정하는 프로세스에 의거하여 대상공정을 결정하여 다음과 같이 구체적인 실행 준비를 수행한다.

가. 밸리데이션 추진 조직의 구성

공정 밸리데이션을 성공적으로 실시하기 위해서는 밸리데이션 추진 조직이 필요하다. 팀제를 잘 활용하면 밸리데이션 과정을 충분히 검토하여 프로토콜을 포괄적으로 개발할 수 있고, 최종 결과물에 대한 문서화가 용이하며, 밸리데이션을 수행하기가 수월하다. 밸리데이션 팀은 "잘못될 수 있는 것"을 조언해야 한다. 또한 팀은 주요한 기능적 영역에 대하여 중요한 신규 및 변경된 제품과 공정에 관한 협의를 사전에 가능하도록 하고 협력을 도모할 수 있을 것이다.

경영자는 밸리데이션 책임자를 임명하고, 밸리데이션 책임자는 연구·개발, 생산, 품질관리 및 공무·보전 부문의 인원으로 팀을 구성한다. 테마별로 프로젝트를 추진하는 것과 같은 활동으로 전문 분야의 사람들이 합심하여 실시하고 전문가의 입장에서 해석하여 밸리데이션을 완성하도록 한다.

밸리데이션은 그 공정이나 방법에 관계되는 설계공학, 분석화학, 미생물학, 통계학, 재료공학, 화학공학, 기계공학, 계측공학 등의 지식을 필요로 하는데, 한 회사가 이러한 모든 분야의 전문가를 확보하고 있는 경우는 거의 없으므로 설비·기기의 제조업체, 협력업체 등 사외의 경험자 또는 전문가를 참여시켜 실시하는 것이 좋다.

GHTF의 공정 밸리데이션 지침서에 의하면 밸리데이션 팀의 구성원을 다음과 같은 분야의 전문가 또는 대표자를 포함하도록 예시하고 있다.

① 품질보증
② 엔지니어
③ 생산
④ 회사 조직 및 제품의 형태에 따라 다음과 같은 분야도 포함될 수 있음

- 실험실
- 연구 개발
- 임상 엔지니어링
- 기술 서비스
- 인허가 담당
- 구매/기획

이 조직은 밸리데이션 시스템과 프로그램을 전반적으로 관리하고 운영한다. 실제 밸리데이션 활동을 직접 수행할 수도 있고, 그렇지 않을 수도 있다. 회사의 상황과 여건에 따라 결정할 문제이다. 하지만 이 조직의 기본 역할은 밸리데이션 시스템의 개발과 운영·관리여야 한다. 수많은 밸리데이션 활동을 한 부서 또는 소수의 사람이 모두 수행할 수는 없으며, 그렇게 해서도 안 된다.

밸리데이션 활동은 실제 업무와 긴밀히 연계되어 있으며, 실무자의 참여는 필수적이다. 예를 들어, 운전 적격성 평가를 할 때는 실제 운전 작업자가 많은 부분을 직접 실행해야 한다. 실제 작업자나 시험자가 아닌 제3자가 한다면 "확립된 절차의 객관적 평가"라 할 수 없기 때문이다.

결국 '밸리데이션 팀(조직)'은 품질목표를 달성하기 위해 다른 업무영역(예 연구개발, 품질관리, 생산, 문서관리, 시설관리 등)과 긴밀한 관계를 유지하며 전반적인 관리와 운영을 담당한다. 밸리데이션 조직은 '엔지니어링' 부서가 아니다. '매니저'이자 '코디네이터' 역할을 하는 곳이다. 비유하자면 오케스트라의 '지휘자'라 할 수 있다. 밸리데이션 조직을 구성할 때는 다음 사항을 고려할 필요가 있다.

① 전체 품질보증 시스템 안에서 밸리데이션 조직이 담당하는 역할과 책임
② 다른 품질보증 영역(예 연구개발, 생산, 문서관리, 시설관리 등)과 밸리데이션 영역의 상호 관계(예 연간 품질 검토와 밸리데이션, 변경 관리와 밸리데이션, 신규시설 또는 설비 도입과 밸리데이션 등)

밸리데이션 팀의 기본 업무는 다음과 같이 정할 수 있다.
① 밸리데이션 시스템 및 프로그램 개발, 유지관리(예 SOP)
② 밸리데이션 종합계획 문서 개발, 유지관리(VMP)
③ 밸리데이션 실행계획 문서 개발, 유지관리(Protocols) : 직접 프로토콜을 작성하거나 다른 부서(실행 부서)로 하여금 프로토콜을 작성하도록 관리
④ 밸리데이션 업무 성과 평가 및 사후 관리 : 각종 보고서 취합 또는 작성, 사후 조치(예 밸리데이션 종합계획서 갱신 등)
⑤ 밸리데이션 업무 성과를 경영자에게 보고
⑥ 밸리데이션 문서의 보관 및 관리(GMP 기준에 의거 최소 5년간 보관)

밸리데이션 조직의 구성원은 회사의 규모와 수행하고자 하는 프로젝트에 따라 약간 다를 수도 있으나 일반적으로 밸리데이션 책임자, 코디네이터, 프로젝트 책임자, 프로젝트 담당자, 기술 및 엔지니어로 구성할 수 있는데, 이것이 정석일 수는 없다. 참고로 구성원의 역할에 대해 간략하게 설명하면 다음과 같다.

① 밸리데이션 책임자 : 밸리데이션 프로젝트가 진행되는 동안 관련 회의를 주도하며, 추진 결과를 상급자에게 보고하고 프로젝트 관련자들이 맡은 임무를 수행할 수 있도록 지원 및 격려한다.
② 코디네이터 : 품질보증부 부서장이 책임자가 되거나 코디네이터로 참여하여 품질 규격 등의 결정에 GMP 및 관련 기준에 대해 조언하고 결정하며, 밸리데이션 책임자 또는 프로젝트 담당자와 협조하여 밸리데이션이 원만하게 진행되도록 조정하고 협력을 유도한다.

③ 프로젝트 책임자 : 시설 또는 설비를 사용하는 부서장이 책임자가 되며, 밸리데이션의 목적을 완전히 이해하고 모든 밸리데이션이 진행될 수 있도록 밸리데이션 팀의 활동을 주도한다.
④ 프로젝트 담당자 : 시설 또는 장비를 사용하는 해당 부서의 담당자가 되며, 밸리데이션 프로젝트팀의 실무(시험 및 적격성 평가)를 담당 추진한다.
⑤ 기술 및 엔지니어 : 시설 또는 설비의 기술적인 사항을 지원한다.

밸리데이션팀의 구성과 임무 및 역할은 실시 대상 및 수행 프로젝트의 규모, 회사의 형편에 따라 적절하게 구성하여야 한다. 팀 구성이 필요 없이 기존 조직에서 역할을 분담하여 추진할 수도 있고, 작은 기업이라면 밸리데이션 추진자가 한 명만 있을 수 있고, 큰 기업이라면 밸리데이션 업무를 전담하는 여러 사람으로 상설 팀을 구성할 수도 있다.

이렇게 밸리데이션 추진 조직을 프로젝트마다 별도의 TFT로 운영할 것인가 또는 상시 조직으로, 아니면 기존 조직을 탄력적으로 운영할 것인가의 결정은 전적으로 제조업체의 결정에 달려 있으며, 회사의 특성과 자원에 적합한 구조로 구성하여 운영할 수 있다.

나. 밸리데이션 종합계획서(VMP, Validation Master Plan) 작성

밸리데이션팀이 구성되면 다음 단계로 접근 방법을 계획하고, 요구사항을 결정한다. 대부분의 업체들은 밸리데이션이 필요한 공정과 밸리데이션 추진 일정, 재밸리데이션의 시기 등을 정의한 밸리데이션 종합계획서(VMP)를 작성한다.

※ GHTF의 지침서에서는 MVP(Master Validation Plan)를 작성한다.

이 문서는 해당 제품 또는 회사 전체 공정의 밸리데이션 활동을 종합적으로 정리 및 계획한 문서이다. 문서에는 밸리데이션의 목적과 적용범위를 명확히 언급하고 밸리데이션되어야 할 공정, 밸리데이션 추진 사항, 재밸리데이션의 시기 등을 명시한다. 이러한 밸리데이션 기본 계획을 수립하고 밸리데이션의 목적과 적용 범위를 명확히 언급하고 파악한 후 프로토콜 개발을 시작할 수 있다.

다. 프로토콜 추진(Protocol Development)

밸리데이션을 수행하기 위한 세부적인 프로토콜은 공정이 적절히 밸리데이션 되었다는 것을 보증하는데 필수적인 사항이다. 통상 프로토콜에 포함하는 사항은 다음과 같다.
① 밸리데이션을 수행할 공정의 파악
② 해당 공정에서 제조되는 제품의 파악
③ 성공적인 밸리데이션을 위한 객관적이고 측정 가능한 기준
④ 밸리데이션 수행 범위 및 기간
⑤ 대상 공정의 근무 방법, 작업자, 사용 설비 파악
⑥ 공정 설비에 필요한 유틸리티 및 그 유틸리티의 품질 분석

⑦ 작업자의 자격 및 요구되는 작업자의 자질
⑧ 상세한 공정 수행 방법(작업표준/기준)
⑨ 제품, 부품, 원자재 등의 관련 시방 및 규격
⑩ 밸리데이션 실행 과정 동안 선행되는 공정의 특별한 관리 파악
⑪ 모니터링해야 할 제품 특성 및 모니터링 방법
⑫ 제품을 평가하기 위한 제품평가기준 및 부적합에 대한 정의
⑬ 객관적이고 측정 가능한 공정의 기준과 제품평가기준 사이에 불일치가 있는 경우에 대한 정의
⑭ 데이터 수집 및 분석을 위한 통계적 방법
⑮ 공정 설비에 대한 유지 및 보수에 대한 고려 사항
⑯ 재밸리데이션 실행의 기준

밸리데이션 프로토콜에서 수행할 절차 및 수집할 데이터와 데이터를 분석할 방법(통계적 기법) 및 수락 기준을 개발하여 문서화하여야 한다.

프로토콜은 공정 밸리데이션 주요 활동의 세 단계인 IQ, OQ, PQ 각각에 대하여 개발하여 작성할 수도 있고, 이를 모두 하나의 문서로도 작성할 수도 있다. 세 단계의 적격성 평가를 위한 프로토콜은 다음과 같은 공정 또는 제품의 요구사항을 근거로 개발한다.

① 무엇을 검증/측정할 것인지 결정
② 어떻게 검증/측정할 것인지 결정
③ 얼마나 많이 검증/측정할 것인지 결정(시료 크기에 대한 근거와 함께 통계적 기법)
④ 언제 검증/측정할 것인지 결정
⑤ 합격/불합격 기준에 대한 정의
⑥ 요구되는 문서의 정의

무엇을 측정할 것인가라는 질문의 해결을 위하여 제품의 요구사항과 주요 매개변수를 정확하게 알 필요가 있다. 도금 두께, 열처리 경도, 밀봉 강도, 성형 압력, 인장강도, 외관 결함 등은 측정 가능한 매개변수의 예다.

샘플링 방법, 실험 계획법, 다구치 기법, 응답표면연구 등은 얼마나 많이 측정해야 하는가에 대한 답을 주는 통계적으로 유효한 기법들이다. 또한 ISO, IEC, ASTM, KS, JIS 등 국제 또는 국가표준에 의한 표준시험 방법들을 활용하면 특정 공정변수를 어떻게 측정해야 하는지에 대한 정보를 얻을 수 있다. 이러한 시험 방법들은 실제 환경에서 반복 재현성을 보증하는 것이 중요하다. 객관적으로 입증되지 않은 시험방법을 채택하면 이 시험방법에 대한 밸리데이션이 선행되어야 할 수도 있다.

프로토콜은 공정 밸리데이션의 여러 단계를 수행하는 동안 발생할 수 있는 불일치를 해결하는 방안을 제시해야 한다. 서로 모순되게 수립된 프로토콜은 최종 결과를 보증할 수 없게 될 수도 있다. 각 단계별로

편차 또는 상호 모순이 없는지 검토하고 평가하여 최종 결과에 대하여 적합 또는 부적합으로 결론이 도출될 수 있어야 한다. 따라서 프로토콜은 수정이 필요할 수 있고, 이러한 수정은 전체적인 공정 밸리데이션의 관점에서 객관성을 확보해야 한다.

개발된 각 단계별 프로토콜은 밸리데이션 추진계획서(PVP, Process Validation Plan)로 작성하여 IQ, OQ, PQ 단계별 실행 계획의 내용으로 기재하거나 밸리데이션 추진계획서(PVP)의 별도문서로 첨부할 수 있다.

제품 및 공정의 모든 요구사항과 제품규격에 기초한 상하 한계치는 공정의 결과에 대해 적합/부적합 판정 기준을 정하는 데 기준이 된다. 반면, 사전에 이러한 프로토콜을 결정하지 않고 밸리데이션 수행 결과에 따라 판정 기준을 수립하려 한다면 공정 능력의 왜곡으로 제품의 품질을 보증할 수 없는 잘못된 판단을 할 수 있다.

2.6 설치 적격성 평가(IQ, Installation Qualification)

어떤 공정이 밸리데이션이 필요한 것으로 결정된 경우, 해당 공정의 각 설비의 설치 적격성 평가(IQ) 단계부터 실무적인 실행이 시작된다.

설치 적격성 평가 또는 설치 적격성 확인이라고 하는 IQ의 정의를 GHTF의 가이드라인에서 살펴보면 "공정의 설비와 보조 시스템 설비의 모든 주요 부분이 의료기기 제조업체가 승인한 규격에 일치하고 설비 공급자의 권고사항이 적절하게 고려되었다는 것을 객관적 증거로 입증하는 활동"이라고 설명하고 있다. 단순히 말해서 IQ는 올바른 설비를 올바르게 설치했는가를 확인하는 것이다.

IQ 대상은 시설 또는 설비의 '제작' 및 '설치' 상태이며, 실행 목적은 시설 또는 설비가 '승인된 설계 문서', '제작업체의 권고 사항', '사용자의 기준'에 맞게 제작 및 설치되었는지 평가하는 것이다.

IQ의 또 다른 목적은 해당 시설 또는 설비의 운전 및 유지관리(교정, 수리 포함)에 필요한 정보를 확보하는 것이다. 따라서 이에 필요한 문서와 평가기준을 확보해야 하는데, IQ 실행 시 평가 기준은 '승인된 설계 문서', '제작업체의 권고 사항', '사용자의 기준'이며, 평가 기준인 '승인된 설계 문서'에 대비하여 해당 시설 또는 설비의 제작 상태와 설치 상태를 평가한다.

이때 평가방법과 수준은 시설 또는 설비의 특성에 따라 다양하지만, 한 가지 원칙은 설비 제작업체의 주장을 그대로 인정하고 받아들이는 것으로는 충분하지 않다는 점이다. 일반적으로 IQ 단계에서는 평가 기준으로 해당 설비 제작업자의 권고사항을 사용하지만 의료기기 제조업체는 이 설비를 서로 다른 목적을 위하여, 또는 서로 다른 운전 범위 및 조건으로 서로 다르게 사용할 수 있기 때문이다.

IQ 단계에서는 수락의 기준을 규정하고, 시험 또는 검증 결과가 모든 기준에 충족되어야 한다. 만약 일탈이 발견되면 그 원인을 분석하여 시정조치(설비의 재설치 및 조정 등)를 하고, 시정이 이루어진 경우에는 확인시험 또는 검증을 하여 시정이 적절했고 문제를 해결했다는 증거를 첨부하여 결과를 문서화한다.

IQ 단계의 중요한 고려사항은 다음과 같다.
① 장비의 설계적 특징(성능규격, 윤활주기, 세정 요구사항 등)
② 설치 조건(유틸리티, 기능성 등)
③ 교정주기, 예방점검, 세정주기
④ 안전에 관한 특징
⑤ 설비 제작도면, 정비 및 사용매뉴얼
⑥ 소프트웨어 문서
⑦ 예비부품 목록
⑧ 환경조건(청정실의 요구사항, 온도, 습도, 진동 등)

간혹 이러한 활동들이 설비의 인도 전에 설비 공급자의 공장에서 수행되기도 한다. 설비 공급자는 그 설비가 공급될 준비가 되었는지를 결정하기 위해 공급자의 시설에서 시험을 실시하고 결과를 분석할 수도 있다. 이러한 경우 설치 적격성 평가를 위해 설비 공급자의 적격성확인 결과의 복사본을 첨부하여 활용할 수 있다. 그러나 단지 설비 공급자의 유효성 확인 결과만을 전적으로 의지하는 것은 일반적으로 부족하다. 각 의료기기 제조업체는 설비를 평가하기 위하여 시운전 및 시험하여 그 설비가 제조업체의 작업환경 내에서 특정한 의료기기 제조에 적합한지 결정할 최종 책임이 있다. 이러한 평가에 따라 설비나 공정을 변경할 필요가 발생하기도 한다.

2.7 운전 적격성 평가(OQ, Operational Qualification)

운전 적격성 평가 또는 운영 적격성 확인(OQ)이란 GHTF의 가이드라인에 따라 "공정관리 한계와 활동 수준을 사전에 결정된 모든 요구사항에 충족되는 제품을 생산하는 객관적 증거로 입증하는 활동"으로 정의되고 있다. 운전 적격성 평가(OQ)는 밸리데이션 대상 설비 및 보조 시스템이 규정된 한계나 허용치 내에서 일관되게 운전되는지 확인하는 일종의 시운전이다.

OQ의 목적은 시설 또는 설비가 예상 운전 변수 범위 안에서 목적한 바에 따라 작동하는지 평가하는 것으로, OQ의 평가 기준은 '예상 운전 변수 범위'와 '운전 절차'가 된다. 따라서 '운전 절차'가 미리 설정되어 있어야 한다. 앞서 설치 적격성 평가를 통해 운전에 관한 정보(예 운전 매뉴얼)를 확보했을 것이므로, OQ를 시작하기에 앞서 해당 시설 또는 설비의 운전 담당자를 지정하고 교육하며, 예정 운전절차(지침서 초안)도 설정해 놓아야 한다. 또한 예상 운전 변수와 그 범위도 미리 설정되어 있어야 한다.

OQ의 평가 대상도 시설 또는 설비의 운전 절차와 예상 운전 변수이다. 평가 항목과 방법은 시설이나 설비의 특성에 따라 다양하게 설정할 수 있으며, '최악의 조건'도 포함해야 한다. 결국 정상적인 운전 절차를 확인하고 중요 운전 변수 범위의 타당성을 평가하는 데 목적을 두어야 한다.

OQ 단계는 특정한 공정이 모든 예측 가능한 공정 변수들의 조건하에서 사전에 규정된 모든 요구사항들에 적합한 공정 결과물이 나올 것이라는 것을 보증하기 위해 한계치 시험 등을 통하여 운전변수의 한계치를 검증하는 것이다. 따라서 OQ 단계에서는 다음 사항을 고려한 최악의 조건을 포함하여 실제적인 생산 조건을 시뮬레이션한다. 시험 및 실험은 신뢰할 수 있고 의미가 있는 결과를 보장할 수 있도록 충분히 반복해야 한다.

① 공정관리의 한계치(시간, 온도, 압력, 라인 속도 등 설정 조건)
② 소프트웨어 매개변수
③ 원자재의 규격
④ 공정 운영 절차
⑤ 자재 취급 요구사항
⑥ 공정 변경 관리
⑦ 훈련
⑧ 공정의 단기 안정성 및 능력[범위(latitude) 연구 또는 관리도]
⑨ 잠재적 고장 형태, 활동 수준 및 최악의 경우 조건[고장모드 영향분석(FMEA), 결함나무분석(FTA)]

이 단계에서는 주요 공정변수들과 공정변수 별로 적정한 관리 범위들을 수립하기 위한 선별실험 및 공정 최적화를 위한 실험계획법, 신뢰성 시험 등과 같은 통계적으로 입증된 기법을 사용할 수 있다.

OQ 단계에서 시험해야 할 공정변수의 예로는 사출기의 온도와 압력 변수, 믹서 속도의 균일성, 포장기의 온도, 속도 및 압력, 그리고 멸균기의 온도와 압력 등이 있다.

설비는 간혹 회고적으로 적격성 평가가 될 수 있다. 일부 제조업체가 설비가 수년 전에 설치되었고 그동안 아무런 문제없이 잘 가동되었다는 이유로 적격성 평가를 이미 수행한 것으로 갈음하는 관행은 수용될 수 없다. 따라서 GMP 시스템 도입 이전의 설비는 회고적 밸리데이션 방법으로 확인하는 것이 바람직하다.

2.8 성능 적격성 평가(PQ, Performance Qualification)

성능 적격성 확인 또는 성능 적격성 평가(PQ)란 "예상 조건하에서 공정이 사전에 결정된 모든 요구사항에 충족되는 제품을 지속적으로 생산한다는 것을 객관적 증거로 입증하는 활동"이라고 GHTF의 공정 밸리데이션 가이던스에서 정의하고 있다.

이 단계의 주요 목적은 정상적인 운영 상태에서 수용 가능한 제품을 일관되게 생산한다는 것을 입증하는 것이다. 즉, PQ는 공정의 효과성과 재현성을 입증하기 위하여 수행한다.

PQ는 설비가 OQ 단계에서 수락 가능한 것으로 확인된 이후 공정 시방을 수립하고 공정의 결과물을 객관적으로 검증된 시험 또는 실험 방법을 적용할 수 있을 때 수행한다. 각각의 제조 프로세스는 적절한 실험 없이는 제품, 공정, 그리고 설비들 사이의 유사성에 의존하여 수락할 수 있는 것이 아니므로 통상 각각의 제조 공정을 별도로 평가하고 유효성을 확인(밸리데이션)해야 한다.

PQ는 중요한 제품 품질 특성에 영향을 미치는 변동성을 확인하고 실험한다. 이러한 실험을 수행할 때, OQ에서 결정한 공정변수의 관리 범위 내에서 가능한 최악의 조건들을 모두 포함하여 실제로 일상적인 제조환경에서 일어날 수 있는 경우에 대해 검증해야 한다.

PQ는 실제로 일상적인 제조 상황을 가정하여 실시해야 하며, 공정 출력물의 정상적인 편차 범위를 결정하기 위하여 공정 및 제품 데이터를 분석한다. 출력의 정상적인 범위의 결정은 공정이 관리 상태에서 운영되고 있는지와 특정한 출력을 지속적으로 적합하게 생산하는 능력이 있는지를 결정하는 데 중요하다.

공정 결과물의 검토는 OQ 단계에서 수립한 문서화된 표준 운전절차에 따라 각 운전 변수의 상한치와 하한치에서 출력된 공정 결과물을 시험하여 그 결과가 사전에 결정된 요구사항에 적합한지 통계적으로 검증한다. 따라서 PQ 실험은 의미 있고 일관성 있는 결과를 보장하기에 충분한 횟수로 반복해야 한다. 적절한 반복 횟수는 각 업체가 스스로 결정해야 하지만, 이러한 결정은 단지 데이터와 통계적 근거에 의하여 뒷받침될 경우에만 유효하다. 미국 FDA는 PQ 과정에서 최소 3회의 성공적이고 반복된 실험을 요구하지만, 통계학적인 측면에서는 최소 5회 이상의 실험 데이터가 있어야 객관적이라 할 수 있다.

PQ 단계에서 고려할 사항은 다음과 같다.

① OQ에서 수립된 실제 제품, 공정변수 및 절차
② 제품의 수용 가능성(Acceptability)
③ OQ에서 수립된 바에 따른 공정능력 보증
④ 공정 재현성, 장기간 공정의 안정성

OQ 및 PQ의 중요한 출력 중 하나는 공정관리를 위한 지속적인 감시 및 유지를 위한 공정 특성의 개발이다. PQ 단계에서 개발할 공정 특성에는 다음과 같은 예가 있다.

• 온도	• 습도
• 전기적 공급의 편차	• 진동
• 환경의 오염도	• 공정 용수 순도
• 조도	• 인적 요인(교육, 환경공학적 요소, 스트레스 등)
• 재료의 편차성	• 설비의 노후 및 파손

품질에 영향을 주는 이러한 공정 특성의 편차가 발생하지 않도록 적절한 조치를 해야 한다. 제어 가능한 편차의 원인을 제거하는 것이 공정 출력물의 편차를 줄이고 출력물이 지속적으로 규격을 만족한다는 높은 수준의 신뢰성을 보증하는 것이 최종적인 공정 밸리데이션의 목적을 달성하는 것이다.

예를 들어 전선의 길이, 분주 용량, 멸균포장의 밀봉강도 같은 측정 가능한 특성들의 경우 평균을 최적화하고 편차를 줄이는 것이 목표로서 평균의 최적화란 용량의 경우 공정 중심에 오도록 하는 것이나,

밀봉강도의 경우에는 평균을 최대화하거나 유해 물질 방출의 경우 평균을 최소화하는 것을 의미할 수 있다. 어떤 경우라도 모든 데이터가 규격 내에 있음을 보증하기 위하여 편차의 감소가 요구되고, 편차의 감소를 위해서는 안정되고 능력 있는 공정이 요구된다.

[그림 4-2]는 불안정한 공정을 보여준다. 이 공정은 계속 변화하고 있다. 평균은 상하로 이동하고 있으며 편차 또한 증감하고 있다. 이러한 이동 때문에 전체적인 편차가 증가한다. [그림 4-3]에서와 같은 안정된 공정이 요구된다. 안정된 공정은 균일한 성능을 가져와 전체적인 편차는 줄고 그 공정은 더욱 예측 가능해지지만 요구되는 것이 안정성만이 아니다. 일관된 수행이 달성되었다면, 잔여하고 있는 편차가 상한과 하한의 규격 한계치 내에 안전하게 적합하도록 만들어야만 공정이 안정되고 능력 있는 공정이라고 말할 수 있으며, [그림 4-4]와 같이 지속적인 양질의 제품 생산을 기대할 수 있다.

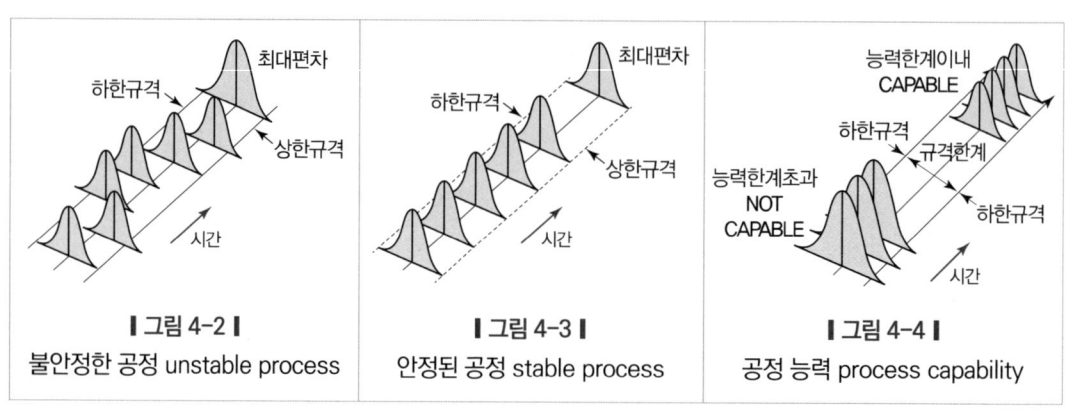

| 그림 4-2 |
불안정한 공정 unstable process

| 그림 4-3 |
안정된 공정 stable process

| 그림 4-4 |
공정 능력 process capability

공정능력(Process Capability)이란 "관리상태에 있는 안정된 공정이 만들어 낼 수 있는 품질 능력"을 말하며, 공정능력조사(Capability Study)는 공정이 안정되고 사전에 결정된 요구사항에 적합한 공정 결과물을 지속적으로 만들 수 있는 능력이 있는지의 여부를 결정하는 데 사용된다.

관리도(Control Chart)는 공정이 안정적이거나 일관성이 있음을 입증하기 위해 공정능력조사의 일부로 사용된다. 조사를 위해 일정 기간 동안 샘플을 수집하고, 각 기간마다 평균 및 범위를 추정하여 관리도에 플롯한다. 이러한 관리도는 공정이 '안정적(Stable)'인지 여부를 결정하고 공정의 변화를 감지하는 데 사용된다. 예를 들어, 연속된 5개 단위로 구성된 샘플을 주기적으로 선택하여 하나의 군으로 구분할 경우 각 군마다 샘플의 평균값 및 범위를 계산하여 관리도에 플롯한다.

평균값의 플롯은 공정의 평균(Mean Value)이 변경되는지, 범위의 플롯은 공정의 변동(Variation)이 변경되는지 여부를 결정하는 데 사용된다. 변경이 발생했는지 확인하는 데 도움이 되도록 관리 한계(Control Limit)를 계산하여 관리도에 추가한다. 관리 상한(UCL, Upper Control Limit)과 관리 하한(LCL, Lower Control Limit)은 공정이 변경되지 않은 경우, 평균 또는 범위가 변화할 수 있는 최대의 경계를 나타낸다. 관리 한계 밖에 플롯된 포인트는 공정이 변경되었음을 나타낸다. 관리도를 통해 변경이 식별되면 변경 원인을 조사해야 한다. 관리도는 공정시프트의 원인이 되는 주요 입력 변수를 식별하고 변동을 줄이는 데 도움이 된다.

관리도는 공정이 안정적이거나 일관성이 있음을 입증하기 위해 공정능력조사의 일부로 사용된다. 이 때 공정능력(Process capability) 결정하기 위해서 데이터들을 단일 히스토그램과 결합하여 사용한다. 공정이 '능력이 있는지(capable)' 결정하기 위해 몇 가지 '공정능력지수'를 사용하여 규격 한계 내에서 히스토그램이 얼마나 잘 맞는지 측정한다. Cp는 변동을 평가하는 데 사용되며 Cpk는 변동과 함께 공정의 중심 위치를 평가하는 데 사용된다.

이 두 지수는 공정이 요구사항을 충족시키는 지 여부를 결정하는 데 함께 사용된다. 요구되는 지수의 값은 제조업체가 수용할 수 있는 결함의 심각도(major, minor, critical)에 따라 다르다. 공정능력조사는 공정의 결과가 요구하는 규격을 일관되게 충족함을 입증하기 위해 공정밸리데이션의 마지막 단계에서 최종적인 결론을 도출하기 위해 자주 사용된다. 공정능력조사는 공정이 좋은 제품을 지속적으로 생산할 수 있는 능력을 평가하는 반면, 그러한 공정을 획득하는 데에는 큰 도움은 되지 않는다. 변동을 줄이고 안정적인 공정을 달성하기 위해 여러 가지 기법이 사용되며, 이는 GHTF의 공정밸리데이션 가이던스 [Annex A] Statistical methods and tools for process validation에 기술되어 있다.

공정능력지수(Cpk, Process Capability Index) 분석을 통한 PQ의 결과 도출을 예로 들면 다음과 같다.

① 일상적인 제조환경하에서 공정 변수의 관리 한계 내에서 공정을 수행한다.
② 출력된 공정결과물에서 적정한 수의 시료를 샘플링하고 사전에 검증된 방법에 따라 시험한다(샘플 수가 많을수록 통계결과의 신뢰수준이 높으며, 샘플수가 작을 때 (n<15)는 Normal Probability Plots로 데이터 분포의 정규성을 확인할 필요가 있다).
③ 시험 결과 도출된 데이터들로부터 평균(x), 표준편차(s)를 구한다.
④ 평균과 표준편차와 공정결과물의 상한규격(SU)과 하한규격(SL)으로부터 Cpk값을 구한다.

$$C_{pk} = \min(\frac{S_U - \mu}{3\sigma}, \frac{\mu - S_L}{3\sigma})$$

⑤ ①~④의 과정을 반복(최소 3회 이상)한다.
⑥ 계산된 각 Cpk값이 PQ 프로토콜에서 요구하는 Cpk 수준 이상인지를 확인한다(예 Cpk>1.33).
⑦ 이상으로부터 PQ의 결론을 도출한다.

2.9 밸리데이션 결과의 문서화

밸리데이션된 공정에 대해서는 모니터링과 통제를 위한 문서화가 요구된다. 문서에는 밸리데이션 활동의 최종 결론을 포함하여 IQ, OQ, PQ 단계를 마무리하는 밸리데이션 활동의 마지막 단계인 최종 보고서를 작성한다.

이 보고서에는 각 단계별 프로토콜과 결과를 요약하고 시험자료를 참조한다. 이를 근거로 하여 대상 공정이 밸리데이션 되었는지 결론을 도출하고, 공정 특성의 관리 범위를 설정하여 명시한다. 또한 재밸리데이션에 대해서도 향후 계획이 명시되어 있어야 한다. 이 최종 보고서는 밸리데이션 추진팀과 책임자에 의해 검토되고 승인되어야 한다. 세부적인 문서화 방법은 2.10을 참고하도록 한다.

2.10 밸리데이션 상태의 유지 및 관리

밸리데이션 실행 및 문서화로 모든 것이 종료되는 것은 아니다. 밸리데이션 활동으로 확정된 공정변수가 설정된 범위를 벗어나지는 않는지 밸리데이션된 공정을 운용하면서 지속적으로 모니터링하고 감시하며 이상이 발생하면 필요한 조치 및 재밸리데이션을 수행하여야 한다.

가. 모니터링 및 관리

밸리데이션이 성공적으로 수행되어 공정변수 등이 확정되면 업체는 필요에 따라 자격이 인증된 인원에게 밸리데이션된 공정을 수행하도록 배정하여 수립된 변수 내에서 공정이 유지됨을 보증하도록 공정의 경향을 감시하게 한다.

모니터링과 통제의 유형과 주기는 해당 공정의 특성에 근거하여 제조업체가 결정하며, 명시된 요구사항이 계속하여 충족되고 있는지를 보장하기 위하여 주기적으로 재확인하여야 한다.

모니터링 및 감시 결과는 해당 공정의 작업일지 또는 공정관리 시트에 기록하여 문서화한다. 밸리데이션된 공정의 생산 기록은 해당되는 경우, 공정설비 및 그 공정을 수행한 인원이 식별되도록 공정 수행기록을 유지한다.

공정관리 중에 이상이 발생하거나 또는 품질특성들에 대해 모니터링하고 있는 자료가 부정적인 경향을 보이는 경우 그 원인을 반드시 조사하여 시정조치를 취하고 결과를 기록하여 관리한다. 시정조치의 결과에 따라 유효성 재확인을 검토할 수도 있다.

나. 재밸리데이션(유효성 재확인, Revalidation)

밸리데이션된 공정이라도 원재료 및 공정에 다양한 변화가 발생할 수 있으며, 설비는 시간의 경과에 따라 점차 노후하여 성능이 저하되는 변화가 발생하게 된다. 이러한 변화는 멸균공정에서처럼 결과로 감지되지 않거나 부적합품이 발생하는 시점에서 고려할 수 있다. 이런 변화들은 공정의 밸리데이션 상태에 축적되어 영향을 미칠 수 있다. 주기적인 재밸리데이션은 그러한 공정의 특성에 따라 고려하여야 한다.

이러한 주기적인 변화를 점검하기 위한 Revalidation은 실행주기의 설정이 요구되므로 이를 밸리데이션 종합계획서에 명시하거나 최종 보고서에 포함하여야 한다.

공정 변수, 절차, 설비, 인원, 환경 등을 포함한 공정 또는 제품 등의 모든 변경은 그 변경의 영향 정도를 확인하기 위하여 검증된 후 변경이 이루어져야 한다. 검증 결과 재밸리데이션이 필요한 경우 실행해야 한다. 그 밖에 재밸리데이션은 다음과 같은 상황일 경우 실시할 수 있다.

① 품질 또는 밸리데이션 상태에 영향을 주는 실제 공정의 변화
② 부정적인 경향의 품질 지표
③ 공정에 영향을 미치는 제품 설계의 변경
④ 한 시설에서 다른 시설로 공정의 이전
⑤ 공정 적용의 변경

재밸리데이션의 필요성은 평가되고 문서화되어야 한다. 이러한 평가는 품질지표, 제품 변경, 공정 변경, 외부 요구사항(법률 및 표준) 및 다른 환경에서의 변화로부터의 결과를 포함하고 있어야 한다.

재밸리데이션 실행 시 최초의 밸리데이션 단계에서 수행했던 모든 과정을 재확인할 필요는 없다. 재밸리데이션이 요구되는 상황이 초기에 밸리데이션을 한 모든 분야가 반복되어야 하는 과정이 필요하지 않다면 재밸리데이션을 최초의 밸리데이션만큼 광범위하게 수행할 필요는 없다.

예를 들어, 제조설비나 공정의 다른 사항이 변경되지 않고 원자재 공급자가 변경되었다면 설비의 설치에 관한 IQ 단계는 변동이 없으므로 종전 IQ 결과를 인용하여 생략할 수 있다. 다만, 새로운 원자재로 인한 공정변수나 성능에 변화가 있을 수 있으므로 OQ 및 PQ의 일부분을 다시 확인해야 한다. 반면 밸리데이션된 공정의 설비 부품을 신규로 구매하여 교체한다면 밸리데이션의 IQ 부분을 분명히 재확인해야 한다. 그러나 OQ 단계의 대부분은 변동이 없을 것이며, 단지 PQ의 일부 요소가 새 부품의 영향에 따라 재확인할 필요가 있을 수 있다.

또 다른 예로, 동일한 성능 및 규격의 설비를 추가적으로 증설했다면 IQ 단계를 수행해야 하지만 OQ 단계는 종전 설비의 OQ 단계 수행 결과를 참조하여 생략할 수 있다. 이러한 밸리데이션 과정의 간략화나 생략된 사유는 객관적으로 문서화되어야 한다.

다. 밸리데이션 이력 데이터의 활용

공정 밸리데이션은 제품 또는 해당 공정과 관련된 생산, 검사, 품질기록의 데이터를 근거로 활용할 수도 있다. 이러한 데이터는 제조기록 일지, 로트/배치 기록, 관리도, 시험 및 검사 결과, 고객 피드백, 현장의 고장 보고서, 서비스 보고서 및 감사 보고서 등에서 찾을 수 있다. 하지만 이러한 데이터가 적절하지 않거나 적합한 분석에 따른 방법으로 수집되지 않는다면, 기록 데이터에 기초한 밸리데이션은 완전하게 실행될 수 없다. 합격/불합격이라는 판정만으로 수집된 계수형 제조기록 데이터는 일반적으로 적합하지 않다.

만일 기록 데이터가 적절하거나 공정의 특성을 반영하는 대표적인 것으로 판단된다면, 공정이 관리 상태 내에서 운영되어 왔는지, 사전에 결정된 요구사항을 충족시키는 제품을 일관되게 생산했는지의 여부를 결정하는 자료로서 분석을 수행할 수 있다. 공정 밸리데이션 수행 후 모니터링 과정에서 통계적으로 유효한 계량형 관리 데이터를 체계적으로 수집한다면 추후에 수행하게 될 정기적 재밸리데이션의 시간 및 경비요소를 절감할 수 있다.

따라서 모니터링 시 체계적으로 데이터를 수집하도록 공정관리 계획을 수립하고 실행할 필요가 있다. 이러한 데이터의 수집과 분석 및 관리 방법은 별도의 통계적 기법에 대한 학습을 필요로 한다.

3 클린룸 밸리데이션

3.1 개요

일반적인 공정 밸리데이션의 추진절차 및 방법에 따라 의료기기 제조환경 중의 하나인 클린룸에 대한 밸리데이션을 실행하는 과정을 예로 설명하고자 한다. 참고로 이는 식약처에서 발간한 「의료기기 제조시설 청정도 관리 가이드라인(2020. 10)」에서 발췌하였음을 밝힌다.

의료기기 제품의 청결 또는 오염의 정도가 해당 의료기기의 안전한 사용에 영향을 주는 경우가 있다. 이러한 제품의 청정도 관리가 필요한 의료기기의 예는 다음과 같다.

① 멸균 또는 사용 이전에 제조업자에 의하여 세척(clean)되는 제품
    ㉔ 멸균주사침, 혈액저장용기, 관상동맥캐뉼러 등
② 멸균 또는 사용 이전에 세척공정(cleaning process)을 필요로 하는 비멸균 상태로 공급되는 제품
    ㉔ 재사용가능 채혈침, 치과용임플란트가이드, 체내형 범용 프로브, 합성 폴리머 재료, 배액용 튜브 또는 그와 유사한 튜빙용 제품류 등
③ 제품이 멸균 또는 사용 이전에 세척될 수 없고, 청결이 사용상 중요한 제품
    ㉔ 흡수성 봉합사, 조직수복용 생체재료(필러), 체외진단 시약 등
④ 비멸균 상태로 공급되며, 그 청결이 사용상 중요한 제품
    ㉔ 상처부위를 세정하기 위해 식염수 등을 분사하는 주사기, 수액 세트, 의료용 스태플, 의료용 세정기, 내시경용 기구, 의료용 개공기구, 창상피복제 등
⑤ 공정에서의 사용물질(process agents)이 제조과정에서 제거되는 것
    ㉔ 골접합용 나사 표면에 아노다이징 처리 후 산처리제 및 유기 세척제 제거 등

의료기기의 청정도를 보증하기 위해 의료기기 제품 내의 미립자 및 미생물 오염정도를 관리할 필요성이 있다. 이러한 제품을 구현하기 위해서는 청정한 환경에서 제조한 후에 청정한 상태를 유지할 수 있도록 포장되어야 한다. 청정한 환경을 구현하기 위해 클린룸(청정실)이라는 특수한 환경을 갖추게 되었다.

청정실(클린룸, Cleanroom)은 공기 부유입자 농도가 관리되는 장소로 입자의 유입, 생성 및 유지되는 것을 관리하도록 설계·시공 및 운영되는 장소를 말한다. 청정실은 제품 생산 시 오염 가능성을 최소화하고, 양질의 제품이 공급될 수 있도록 제조공정의 품질을 보증하기 위한 시설이다.

※ 입자에 의한 오염은 제조공정 중 제품에 혼입되어 품질 불량 초래

청정실은 공기 중 부유입자 농도에 따라 청정도 등급을 부여하여 관리되며 필요에 따라 온도, 습도, 압력, 정전기, 미생물 등의 항목들도 청정실 내에서 관리될 수 있다.

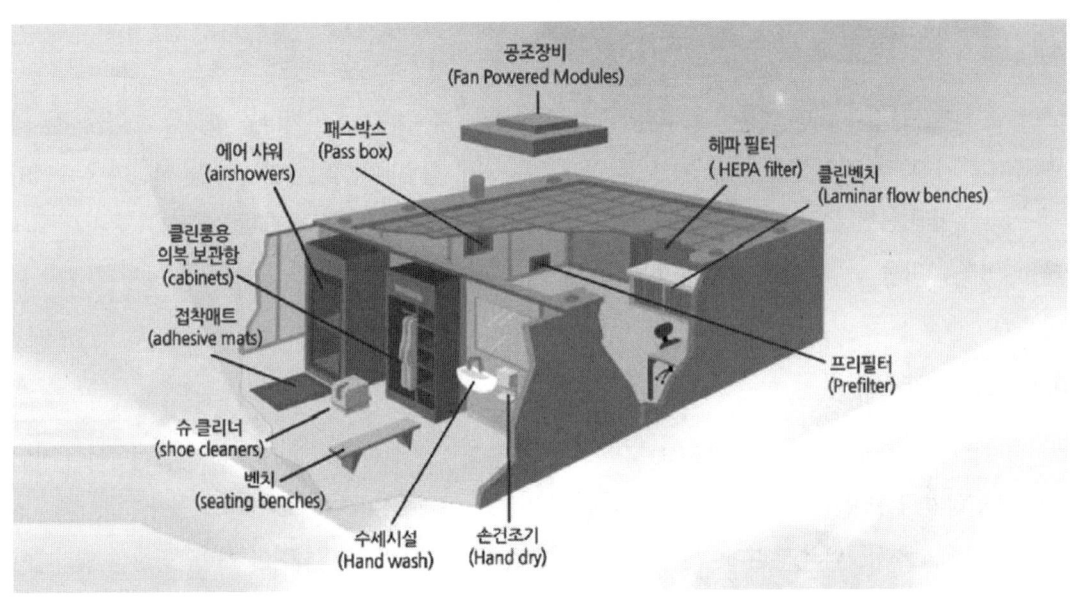

❘ 그림 4-5 ❘ 청정실의 기본구조

이러한 클린룸(청정실)의 운영관련 국제기준으로 ISO 14644와 ISO 14698이 있다.

① ISO 14644는 청정실 및 관련 제어환경에 관한 요구사항으로 공기 청정도 등급 분류, 시험방법 등 14개의 세부기준으로 구성된다.

② ISO 14698은 청정실 및 관련 제어환경 중 미생물 오염관리에 관한 요구사항으로 2개의 세부기준으로 구성된다.

대부분 국가는 자국의 법령에서 작업환경과 오염관리, 제품 오염 관리가 요구되고 있으며, 제품에 따라 품질 보증을 위한 방법으로 클린룸(청정실)을 운영하고 있다.

<표 4-1> 주요 국가별 청정실(클린룸) 관련 규정 요구사항

구분	미국	유럽	캐나다	호주	일본
기본 근거법령	Federal Food, Drug and Cosmetic Act	COUNCIL DIRECTIVE 93/42/EEC, 98/79/EEC	Canadian Medical Devices Regulations (CMDR)	Therapeutic Goods Act, Therapeutic Goods Regulations	의약품, 의료기기 등의 품질, 확보 등에 관한 법률(법률 145호)
GMP 관리기준	QSR (21 CFR 820)	EN ISO 13485	CAS-ISO 13485 (ISO 13485 + CMDR법규)	ISO 13485	후생노동성령 제169호 (ISO 13485 + MHLW법규)
관련 조항	21 CFR Part 820.70 제품 및 생산관리 (c) 환경관리 (e) 오염관리	6.4 작업환경 및 오염관리 7.5.2 제품 청결	6.4 작업환경 및 오염관리 7.5.2 제품 청결	6.4 작업환경 및 오염관리 7.5.2 제품 청결	제4절 자원의 관리 감독, 제25조 작업환경, 제5절 제품실현, 제41조 제품의 청결관리

이러한 관련 규정과 해당 제품이 요구하는 청정도 기준에 충족하는 작업환경을 확보하기 위해서는 외부 공기를 여과하여 작업실로 공급하기 위한 공기조화 장치, 클린벤치 및 클린부스 등 시설이 필수적이다. 이러한 클린룸(청정실)이 요구사항에 적합함을 유지하면서 운영되는 것에 대한 실증적인 증거가 필요하며, 이것이 바로 클린룸 밸리데이션이다.

3.2 일반사항

제5장에서 정한 청정도 기준에 충족하도록 작업환경을 확보하기 위해서는 외부 공기를 여과하여 작업실로 공급하기 위한 공기조화장치, 클린벤치 및 클린부스 등 시설이 필수적이다.

청정실 또는 청정구역의 밸리데이션은 시설과 실제 운영상황 등을 반영하여야 하며, 청정실 밸리데이션 계획서와 밸리데이션 결과보고서를 작성하는 것으로 완료된다. 청정실 밸리데이션(유효성 확인)은 일반적으로 5단계로 진행된다.

가. 청정실 밸리데이션 계획서 작성

청정실 내 장비 및 설비 내용, 배치도, 동선 등 청정실 전체 시스템에 대한 설명과 청정도 적용 기준, 등급, 시험 방법, 검토 방법, 모니터링 방법, 리밸리데이션 방법 등의 내용이 포함된다.

나. 설치 적격성(IQ) 평가(준공상태)

청정실 시공이 완료되었으나 생산장비와 작업자가 없는 상태에서 기계, 설비 및 시스템이 설정된 기준에 맞게 설치되었는지 현장에서 검증한 내용이 포함된다.
※ 문서, 설치, 배관, 교정, 시험장비, 구성품 등의 시험항목이 포함될 수 있다.

다. 운전 적격성(OQ) 평가(비운전상태)

시공이 완료되고 모든 설비가 설치되었지만 작업자가 없는 상태로 기계, 설비 및 시스템이 의도한 대로 가동하는지 검증한 내용이 포함된다.

※ 가동 준비 상태, 풍량 및 환기 횟수, 공기의 흐름, 소음, 필터 누설, 차압 시험 등의 시험항목이 포함될 수 있다.

라. 성능 적격성(PQ) 평가(운전상태)

청정실이나 청정구역 내부에 장비의 기능이 정상적으로 작동되고, 작업자가 있는 상태로 제품을 품질기준에 맞게 제조할 수 있는지 검증한 내용이 포함된다.

※ 온도, 습도, 조도, 차압, 부유입자, 부유균, 낙하균, 표면균, 작업자 손끝 균 등의 시험항목이 포함될 수 있다.

마. 청정실 밸리데이션 결과보고서 작성

적격성 평가를 통해 밸리데이션 계획서의 각 항목별 시험결과, 검토 및 적부판정을 기록하고, 객관적으로 확인할 수 있는 개별 성적서, 교정 성적서 등을 첨부하여 작성한다.

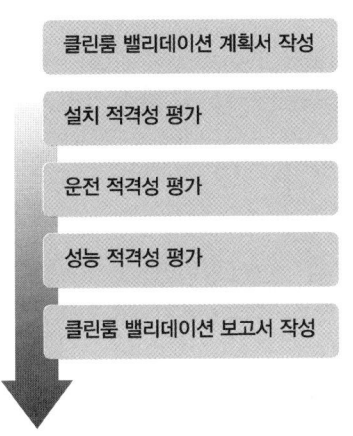

┃그림 4-6┃ 청정실 밸리데이션의 절차

3.3 청정실 밸리데이션 계획서 작성

청정실 밸리데이션 계획서는 제조업체의 청정실과 관련된 절차서를 참조하여 작성한다. 청정실 밸리데이션 계획서 작성 시, 다음과 같은 항목이 포함된다.

① 개요 : 문서제목, 문서번호, 작성일자, 제조업체 정보, 분류(신규/변경), 청정실 위치, 청정실 내에서 수행하는 작업내용 등의 정보를 포함한다.
② 목적 : 청정실 밸리데이션 및 관련된 모든 활동을 문서화한다는 내용을 포함한다.
③ 적용범위 : 청정실 제조공정에 대하여 적용하며, 밸리데이션의 종류를 작성한다.

④ 참고문헌 : 청정실 밸리데이션 계획서 작성 시, 참고한 규격이나 절차서를 작성한다.
⑤ 책임과 권한 : 청정실 밸리데이션을 수행하는 담당자의 책임과 권한을 정의한다. 만약, 일부분이 외부 위탁하여 수행하는 경우 책임과 권한 항목에 반드시 기재하고 관련된 자료를 보고서에 첨부한다.
⑥ 용어의 정의 : 청정실 밸리데이션 계획서의 목적과 관련된 용어를 정의한다.
⑦ 청정실 전체 시스템의 설명
  ㉮ 청정실에서 수행하는 작업공정과 공정내용, 작업공정에서 사용하는 장비, 관련된 절차서를 기재한다.
  ㉯ 공기조화시스템의 사양과 설비에 관한 특성을 기재한다.
  ㉰ 작업공정 및 장비 배치도를 기재한다.
  ㉱ 동선(인적, 물적) 계획을 기재한다.
⑧ 밸리데이션 방법 및 적합 기준
  ㉮ 부유입자, 압력, 부유균, 낙하균, 표면균, 작업자 손끝 균 등 관련된 절차서의 내용과 청정실 유지 조건이 부합함을 검증한다.
  ㉯ 설치, 운전, 성능 적격성 평가를 수행을 보장해야 한다.
⑨ 시험항목 : 유효성 확인을 위해 ISO 14644 등의 관련 규격과 제조업체의 청정실과 관련된 절차서를 참조하여 설치, 운전, 성능 적격성 평가를 위한 시험항목을 설정한다.
  ㉮ 설치 적격성 평가 : 문서(도면, 성적서 등), 시설(공조기, 필터 등), 교정(파티클카운터, 차압계 등), 시험장비 등
  ㉯ 운전 적격성 평가 : 가동 준비상태, 풍량파악 및 환기횟수, 공기의 흐름, 소음 등
  ㉰ 성능 적격성 평가 : 온도, 습도, 조도, 차압, 부유입자, 부유균, 낙하균, 작업대 표면균, 작업자 손끝 균 등
⑩ 결과 검토 방법
  ㉮ 설정된 시험항목의 결과를 통해 청정실 관리의 유효성을 확인한다.
  ㉯ 시험 및 평가결과는 적합, 부적합 판정 기준 내에 있어야 하며 기준을 벗어난 경우, 공정 등 원인을 분석하여 개선하여야 한다.
  ㉰ 추후 보고서에는 다음과 같은 사항들이 포함되어야 한다.
    ⓐ 시험기관 명칭, 주소, 시험일자, 관련 규격
    ⓑ 청정실과 청정구역의 실제 위치와 모든 샘플링 위치 표기
      ※ 필요한 경우 인접한 장소를 포함할 수 있으며, 샘플링 위치 표기 시 도식적 표현이 유용하다.
    ⓒ ISO 등급 번호, 청정실 가동상태, 관찰대상 입자크기
    ⓓ 시험과 관련된 특이사항, 시험장비명, 검교정 성적서, 시험방법 등
    ⓔ 모든 샘플링 위치에서 측정한 입자농도 등 시험결과

⑪ 관리 및 모니터링 : 청정실 유지를 위한 준수사항, 작업 동안 조사할 사항, 비정상적 조건일 경우 조치사항, 청소방법과 기록, 감시 및 기록 항목과 방법과 양식, 공기조화시스템의 유지보수 방법과 기록 등이 포함되도록 작성한다.
⑫ 리밸리데이션 : 청정실 내 변경사항이 있는 경우 또는 정기적으로 리밸리데이션 수행이 보장되어야 한다.
※ 청정실 내 변경사항 : 작업내용 변경, 장비나 설비의 구입, 변경, 이동

3.4 설치 적격성 평가(IQ) 항목 및 고려사항

청정실 설치 적격성 평가는 준공상태(As-built)에서 청정실 구조, 공기조화시스템, 필터 등의 설비 및 장비가 파악 및 조사되며, 모든 설치된 설비가 계획된 요건을 만족하는 것이 중요하다.
※ 각 시험별 세부 시험보고서 등은 별첨 등으로 포함될 수 있다.
① 문서 확인 : 문서화되었는지 확인한다.
② 청정실 구조 : 설계한 대로 시공되었는지 확인한다.
③ 청정실 내 시설 및 장비 : 규격에 맞게 설치되었는지, 해당 규격품이 사용되었는지 확인한다.

3.5 운전 적격성 평가(OQ) 항목 및 고려사항

청정실 운전 적격성 평가는 비운전 상태(At-rest)에서 공기조화 시스템, 청정실 설비 등을 가동하여 가장 어려운 조건(Worst Case)에서 설정된 허용 기준과 부합하는지 확인하는 것이 중요하다.
① 각 시험별 세부 시험보고서 등은 별첨 등으로 포함될 수 있다.
  ㉮ 문서 확인 : 문서화되었는지 확인한다.
  ㉯ 기류시험 : 풍속의 균일도와 공급되는 풍량을 측정한다.
② 측정장비, 측정위치 등은 사진이나 도식적 표현이 유용하다.
  ㉮ 기류방향 및 가시화 : 청정실 내부 공기 흐름을 확인한다.
③ 구역 간 압력차, 풍량, 온도시험이 완료된 후 실시한다.
  ㉮ 소음 : 작업자가 정상적인 활동을 할 수 있는지 측정한다.
④ 측정장비, 측정위치 등은 사진이나 도식적 표현이 유용하다.
  ㉮ 필터 누설시험 : 설치 필터 누설 여부를 확인한다.
⑤ 시험 전 필터 외관에 손상이 없어야 한다.
⑥ 에어로졸 농도는 10~100mg/m^3 범위이어야 한다.

3.6 성능 적격성 평가(PQ) 항목 및 고려사항

청정실 성능 적격성 평가는 운전 상태(Operational)에서 기계, 설비 또는 시스템이 설정된 기준에 맞게 제품을 제조할 수 있는지 확인하는 것이 중요하다.

① 각 시험별 세부 시험보고서 등은 별첨 등으로 포함될 수 있다.
　㉮ 문서 확인 : 문서화되었는지 확인한다.
　㉯ 부유 입자의 농도 측정 시험 : 공기 부유 입자의 농도를 측정하여 설정된 청정실의 공기 청정도 등급을 확인한다.
② 샘플링 위치 수, 부유입자 농도한계, 샘플부피(체적) 등은 ISO 14644-1 부속서 A에 따라 결정한다.
　㉮ 구역 간 압력차 시험 : 청정실과 외부 환경, 청정실 내 분리된 구역사이의 명시된 압력차를 유지하는지 확인한다.
③ 청정실 시설의 모든 공기조화시스템이 연속 가동되어야 한다.
④ 청정실에 설치되어 있는 모든 문이 닫혀 있고, 시험 중 이동하는 사람이 없어야 한다.
⑤ 압력차 시험전에 급기량과 배기량이 설계값을 만족해야 한다.
　㉮ 온·습도 시험 : 공기의 온·습도 수준을 유지하는지 청정실 공조 시스템의 성능을 확인하기 위해 실시한다.
⑥ 기류시험(균일도)을 완료하고 공조시스템의 제어 상태를 조정한 후 실시한다.
　㉮ 미생물 시험 : 미생물의 오염도를 측정한다.
　※ 자세한 절차 및 방법은 ISO 14698-1을 참고한다.

3.7 청정실 밸리데이션 결과보고서 작성 및 고려사항

청정실 밸리데이션 결과 보고서는 계획서의 각 항목별 내용을 확인하고 객관적으로 확인할 수 있는 개별 성적서, 교정 성적서 등을 자료를 포함하여야 하며, 문서 이력 등도 관리되어야 한다.

청정실 밸리데이션 계획서에서 제시된 내용을 모두 포함한다.

① 개요 : 문서제목, 문서번호, 작성일자, 업체정보, 종류(최초, 변경, 정기 등), 청정실 위치, 청정실 내 수행작업 내용 등의 정보를 작성한다.
② 목적 : 청정실 밸리데이션 계획서에 따라 청정실의 유효성을 평가하기 위한 목적임을 보장한다.
③ 적용범위 : 청정실 제조공정에 대하여 적용하며, 밸리데이션의 종류를 작성한다.
④ 참고문헌 : 청정실 밸리데이션 계획서 작성 시, 참고한 규격이나 절차서를 작성한다.
⑤ 책임과 권한 : 청정실 밸리데이션 계획서와 동일하여야 한다.
⑥ 용어의 정의 : 청정실 밸리데이션 계획서와 동일하여야 한다.

⑦ 청정실 전체 시스템의 설명 : 청정실 밸리데이션 계획서와 동일하여야 하며, 청정실 공정 및 사용장비, 공조시스템, 공정 및 장비 배치도 등이 포함되어야 한다.
⑧ 유효성 평가 방법 및 적합 기준 : 청정실 밸리데이션 계획서와 동일하여야 한다.
⑨ 시험결과 : 청정실 밸리데이션 계획서에 작성된 시험항목 및 방법에 따라 수행한 결과를 작성한다.
⑩ 결과 검토
　㉮ 청정실 공정 승인 : 유효성 확인 결과를 적합이나 부적합으로 평가하여, 평가일자와 함께 작성한다.
　㉯ 공정의 안정성 확인 : 향후 3계절간 측정하여, 청정실 공정이 관리기준의 70% 수준 이내로 안정될 경우 주기적으로 수행하도록 작성한다.
⑪ 관리 및 모니터링 : 청정실 관리 항목은 계획서와 동일하게 작성하며, 모니터링 항목은 밸리데이션 결과에 따라 일상 모니터링에 적용할 수 있도록 경계수준과 행동수준을 결정하여 보고서에 작성한다.
⑫ 리밸리데이션 : 청정실 내 변경사항이 발생한 경우로 작업내용 변경, 공정일탈(차압, 부유입자, 균수 등), 장비 및 설비의 구입·교체·이동 또는 정기적인 밸리데이션의 수행 내용을 작성한다.

3.8 청정실 재밸리데이션 고려사항

밸리데이션된 공정의 성능이 떨어지는 위험을 관리하기 위해 재밸리데이션이 필요하며, 재밸리데이션은 다음의 경우에 수행될 수 있다.
① 청정실 내 변경사항이 있는 경우
　㉮ 청정실 이동 또는 변경
　㉯ 장비나 설비의 설치, 교체 또는 이동
　㉰ 청정실 내 작업공정 변경
　㉱ 제조구역 및 유틸리티 변경
　㉲ 기타 변경 → 관련된 적격성 평가 수행
　　• 공정일탈(공정 변수가 기준값을 벗어나는 경우)
　　• 모니터링 결과(부정적인 경향이 발견되는 경우)
② 청정실 내 변경사항이 없는 경우
　㉮ 정기적인 문서 검토를 통해 변경사항이 없음을 확인(일반적으로 매년 실시)
　　• 최초 또는 이전 밸리데이션 결과 확인
　　• 모니터링 결과(차압, 균수, 부유입자 등) 확인
　㉯ 정해진 주기로 밸리데이션 수행 → 최초 또는 이전 밸리데이션 항목과 동일하게 수행

재밸리데이션 주기는 위험기반 평가 및 모니터링 범위 및 결과에 따라 설정할 수 있으며, 규정된 제한 범위 이내로 청정도가 유지되는 경우 수행 주기는 확대될 수 있다.

제조업자는 관련 문서 및 기록 등을 검토하여 재밸리데이션 수행 여부 및 수행 범위를 결정하여야 하며, 최초 밸리데이션의 모든 평가를 반복할 필요가 없는 경우 관련된 적격성 평가만 수행할 수 있다.

밸리데이션과 동일하게 재밸리데이션 절차는 문서화하여야 하며, 결과 및 필요한 조치의 기록을 유지하여야 한다.

4 세척공정 밸리데이션

4.1 개요

일반적인 공정 밸리데이션의 추진절차 및 방법에 따라 의료기기 제조공정 중의 하나인 세척공정에 대한 밸리데이션을 실행하는 과정을 예로 설명하고자 한다. 참고로 이는 식약처에서 발간한 「의료기기 세척공정 밸리데이션 가이드라인(2013. 12)」에서 발췌하였음을 밝힌다.

세척공정은 의료기기 생산공정의 하나로서 제조 과정 중 사용되는 물질 또는 세척제 및 미생물 오염이나 특정한 오염물질을 제거하거나 의료기기에 잔류하는 정도를 허용 가능한 수준 이하로 감소시키기 위하여 의료기기를 세척하거나 장비 또는 설비를 세척하는 경우에 필요하다.

세척공정이 필요한 경우 의료기기 제조업체는 GMP 기준에 따라 제조하는 제품의 청결 및 오염 관리의 조건을 규정하여 세척공정 결과의 적합 기준을 정하고 이에 대한 문서화된 절차, 표준작업지침서(SOP), 참조 자료 및 측정 절차 등을 필요에 따라 수립해야 한다.

밸리데이션은 후속되는 모니터링 또는 시험 등의 검증 활동만으로 해당 공정의 수행 결과를 보증할 수 없는 경우에 수행하게 되므로, 세척공정의 진행 과정이 각각의 단계에서 검사 등으로 확인되거나 최종 완제품의 품질에 미치는 영향이 미미할 경우 밸리데이션이 필요하지 않을 수 있다. 따라서 세척공정의 밸리데이션 수행에 앞서 세척공정 밸리데이션의 필요성을 확인해야 한다. 세척공정의 검증 또는 밸리데이션 수행 여부 결정은 제품의 설계입력 및 설계출력의 설계관리 과정 중 위험 분석을 통하여 결정할 수 있으며, 그 과정은 앞서 설명한 [그림 4-1]의 결정 흐름도를 참조한다.

세척공정 밸리데이션은 의료기기 제품실현을 위한 공정 밸리데이션의 한 종류로서, 수행하는 절차 및 방법은 앞서 설명한 공정 밸리데이션의 프로세스와 동일하다. 세척공정 밸리데이션은 사용하려는 세척공정이 요구되는 세척 결과에 적합하고 규격에 적합한 의료기기를 제조하여 의료기기 사용목적 발휘에 안전성 및 성능에 영향을 미치지 않는 공정임을 증명하는 것이며, 그 사항을 문서화하는 것이다. 즉, 세척공정의 결과가 의료기기의 제조공정에 영향을 주지 않으며, 제조에 사용된 물질이나 세척제와 미생물 등의 오염물질이 의료기기에 허용 가능한 수준 이하로 일관성 있게 감소되었음을 증명하는 과학적인 데이터를 문서로 보여주어야 하는 것이다.

4.2 준비

세척공정 밸리데이션 수행을 위해 먼저 문서화된 시스템을 갖추어야 한다. 다음으로 세척 밸리데이션을 계획하고 감독하기 위한 프로젝트팀의 구성을 고려한다. 팀을 구성하여 수행하는 방법은 세척공정 밸리데이션을 충분히 검토할 수 있고, 포괄적으로 모든 사항을 포함하는 프로토콜을 마련할 수 있으며, 최종 결과물의 문서화가 용이하고 문서화에 따른 이행을 보증하게 된다.

밸리데이션 팀은 '잘못될 수 있는 것'을 조언하고 주요 기능적 영역에 대한 중요한 신규 및 변경된 제품과 세척공정에 관한 협의가 조기에 이루어질 수 있게 하고 구성원 간의 협력을 강화할 수 있다.

세척공정 밸리데이션팀의 구성원은 다음과 같은 분야의 전문가 또는 대표자를 포함할 수 있다.

① 밸리데이션 전문가 : 절차 수립 및 관리 등
② 품질보증 : 분석 방법의 승인 및 적용 등
③ 엔지니어링 : 설비 및 장비 설계 데이터의 변경 및 평가 등
④ 생산부서 : SOP 작성 및 교육 등
⑤ 연구개발 : 밸리데이션 방법, 세척제 선택, 세척공정의 선택 등
⑥ 인허가 담당 : 허가 당국의 세척공정 밸리데이션의 요구사항 및 자료의 요건 등
※ 회사 조직 및 제품 형태에 따라 실험실, 기술 서비스, 임상공학, 구매/기획의 분야도 포함 가능

일단 세척공정 밸리데이션팀이 구성되면 다음 단계로 접근 방법을 계획하고 요구사항을 결정한다. 일반적으로 세척공정 밸리데이션을 포함하여 밸리데이션이 수행되어야 할 공정과 밸리데이션 수행 일정, 재밸리데이션 시기의 상관관계 등을 정의한 밸리데이션 종합계획(Master Validation Plan)을 수립한다.

밸리데이션 종합계획에는 목적, 세척장비 및 설비, 세척제, 세척시약, 담당자별 책임 사항, 세척 대상 제품, 세척절차, 세척 후 의료기기에 남아있는 잔류물 허용기준, 잔류물의 분석 방법, 분석을 위한 표본채취 방법 및 절차, 표본을 이용한 잔류물의 회수시험(Recovery Test), 세척공정 설계, 데이터 분석, 변경 사항 및 일탈 사항 관리 및 유지, 참고 사항 및 문헌 등의 내용이 포함된다.

밸리데이션 종합계획이 수립되어 밸리데이션의 목적과 범위를 명확히 언급하고 파악하면 세척공정 밸리데이션의 프로토콜 개발을 시작한다.

세척공정 밸리데이션 활동의 검토를 위한 체크리스트에 포함될 수 있는 항목은 다음과 같다.

① 세척공정 밸리데이션을 위한 다기능 프로젝트팀의 구성
② 접근 방법의 기획 및 요구사항의 규정
③ 세척공정 파악 및 설명

④ 공정 매개변수 및 요구되는 출력을 명기
⑤ 검증 및(또는) 세척공정 밸리데이션 수행을 결정
⑥ 세척공정 밸리데이션 종합계획 수립
⑦ 세척공정 밸리데이션 방법 및 도구 선택
⑧ 세척공정 밸리데이션 프로토콜 작성
⑨ IQ, OQ, PQ 수행 및 결과를 문서화
⑩ 지속적인 세척공정 관리 결정
⑪ 세척공정을 지속적으로 관리

4.3 프로토콜 개발

세척공정 밸리데이션을 수행하기 위한 세부적인 프로토콜은 공정의 유효성이 적합하게 확인되었다는 것을 보증하는 데 필수적으로 필요하다. 세척공정 밸리데이션 프로토콜은 다음과 같은 요소를 포함하도록 한다.

① 세척공정이 적용되는 제품의 파악
② 성공적인 세척공정 밸리데이션을 위한 목적 및 측정 가능한 기준
③ 세척공정 밸리데이션의 범위 및 기간
④ 세척공정에서 이용되는 근무 교대 방법(Shifts)
⑤ 세척공정 장비의 승인 및 작업자의 자격 인정
⑥ 세척장비 유지 보수에 대한 고려
⑦ 세척공정 장비 및 설비에 필요한 유틸리티와 그 유틸리티의 품질 파악
⑧ 작업자 및 작업자의 자격에 대한 파악 : 세척공정 작업자, 밸리데이션의 책임자, 수행자, 승인 책임자 등을 지정
⑨ 세척공정과 절차에 대한 완벽한 설명 및 SOP
⑩ 세척공정 검토 및 승인에 있어 규정된 기준
⑪ 제품, 구성품, 제조 원자재 등의 관련 규격
⑫ 세척공정 밸리데이션 방법 및 세부 절차 : 시험을 위한 표본채취 절차, 분석 방법, 분석 방법의 민감도 등을 포함
⑬ 세척공정 밸리데이션 기록 요구사항
⑭ 세척공정 밸리데이션 동안 선행되는 공정의 특별한 관리 또는 상태
⑮ 모니터링해야 할 세척공정 매개변수와 관리 및 모니터링 방법
⑯ 모니터링해야 할 제품의 특징 및 모니터링 방법
⑰ 제품 평가에 사용되는 모든 주관적 기준

⑱ 측정 가능한 기준과 주관적 기준에 부적합 사항에 대한 정의
⑲ 데이터의 수집 및 분석을 위한 통계적 방법
⑳ 재밸리데이션 수행의 기준
㉑ 재밸리데이션 주기 및 방법

IQ, OQ, PQ 세 단계에서 공정 및 제품의 요구사항을 근거로 하여 다음의 사항을 포함하여야 한다.
① 무엇을 검증/측정할 것인가에 대한 결정
② 어떻게 검증/측정할 것인가에 대한 결정
③ 얼마나 많이 검증/측정할 것인가에 대한 결정(예 통계적 중요성)
④ 언제 검증/측정할 것인가에 대한 결정
⑤ 합격/불합격 기준 정의
⑥ 요구되는 문서의 정의

제품의 요구사항과 주요 매개변수를 정확하게 알아야 무엇을 측정할 것인지를 결정할 수 있다. 제품 샘플의 외관 결함, 세척 수 및 세척용매에 대한 시험, 세척제 잔류량 시험 등은 측정 가능한 매개변수의 예이다.

샘플링, 실험계획법, 다구치 기법, 응답표면연구, 부품 교체 등은 어느 정도의 측정을 할 것인가에 대한 해답을 주는 통계적으로 유효한 기법들이다.

국제 또는 국가규격에서 제시하는 표준화된 시험방법의 활용은 특정 매개변수를 어떻게 측정하여야 하는지에 대한 지침을 제공할 것이다. 또한 시험 방법이 실제 사용 조건에서 동일하게 반복될 수 있음을 보증하는 것이 중요하다.

세척공정 밸리데이션의 각 단계를 수행하는 동안 불일치의 해결 방법을 프로토콜에 명시하여야 한다. 수립된 프로토콜에서 어떤 일탈 사항은 결과를 부정하는 것이 아닐 수도 있다. 각 일탈 사항은 기술되고 평가되어야 하며, 그 결과에 대한 적합 또는 부적합의 결론이 도출되어야 한다. 결론적으로 세척공정 관리 절차는 수정이 요구될 수도 있고, 이러한 수정은 전체 공정의 일부로서 밸리데이션을 수행하여야 한다.

모든 제품 및 세척공정 요구사항과 각 요구사항에 대한 제품규격과 표준화된 규격에 기초한 상하 한계치는 적합/부적합의 기준을 설정하는 데 도움을 준다. 세척공정이 위탁되는 경우에는 계약서에 문서화된 자세한 세척 절차를 포함시켜야 하며, 세척 담당자가 받아야 할 교육 등 세척공정 및 밸리데이션과 관련한 품질경영시스템 유지를 위한 요구사항 및 의무사항을 명시하여야 한다.

4.4 설치 적격성평가(IQ)

IQ는 세척장비 및 설비가 사용목적대로 제조자의 규격에 적합하게 설치됐는지 여부를 의미한다. 중요한 IQ 고려 사항은 다음과 같다.

① 장비 및 설비의 설계적 특성(구성물 원자재의 세척 능력 등) : 설비의 설계적 특성을 파악한다. 수동, 반자동 또는 전자동 세척 시스템별 설비의 설계적 특성을 파악하고, 세척을 수행하는 작업자는 시스템에 따른 특별한 세척 방법을 훈련받아야 한다. 작업자가 세척 설비 시스템의 설계적 특성에 따른 세척 절차와 잠재적으로 발생할 수 있는 문제점을 어느 정도 인지하고 있는지에 대한 평가가 필요할 수 있다.
② 설치 조건(와이어링, 유틸리티, 기능성 등)
③ 교정, 예방 보전, 세척 일정 : 세척장비 및 설비를 사용하는 세척 절차 사이의 일정 및 기간 조절 등이 세척공정의 효율성에 영향을 미치는 경우에는 그 사항을 밸리데이션에 포함시켜야 한다. 세척장비 및 설비를 세척에 사용 중이거나 사용하지 않는 모든 경우에 있어서 미생물 오염이 발생하지 않도록 예방조치가 필요하다. 세척장비 및 설비에 미생물의 증식이 가능하지 않는 조건을 명시하고 그 예방적인 조치를 증명한다.
④ 안전에 관한 특징
⑤ 공급자 문서, 프린트, 도면 및 매뉴얼
⑥ 소프트웨어 문서
⑦ 예비 부품 목록
⑧ 환경조건(청정실 요구사항, 온도, 습도 등)

간혹 IQ는 장비 및 설비의 선적 이전에 장비 및 설비 공급자의 공장에서 수행된다. 장비 및 설비 공급자는 장비 및 설비가 공급이 가능한 상태임을 결정하기 위해 공급자의 시설에서 시험을 실시하고 그 결과를 분석할 수도 있다. 기본 데이터를 마련하고 설치 적격성 확인을 보완하기 위하여 공급자의 적격성 확인 시험 사본이 지침서로 이용될 수 있다. 그러나 일반적으로 장비 공급자의 밸리데이션 결과만을 전적으로 사용하기는 불충분하다. 각 의료기기 제조자는 세척 장비 및 설비를 평가 시운전하고 시험하며 그 장비가 특정한 의료기기 세척에 적합한지를 결정할 최종 책임이 있다. 이러한 평가에 따라 장비 또는 공정을 변경할 필요가 발생하기도 한다.

의료기기의 특성상 제품의 생산 및 세척장비의 세척이 필요한 경우에는 세척이 어렵고 위험도가 높은 제품을 생산하는 장비에 대하여는 한 제품만 제조하도록 지정하여 관리할 수 있다.

4.5 운전 적격성평가(OQ)

이 단계에서는 모든 예측 가능한 세척 조건에서 규정된 모든 요구사항에 적합한 제품으로 세척된다는 것을 보증하기 위해 세척공정 매개변수들이 시험되어야 한다. 예를 들어, 최악의 조건 시험(Worst Case Testing)이 있다. 세척공정이 정해진 공정 절차 기준 내에서 운영되어 모든 규격을 만족시키는 세척 결과를 나타냄을 보증하는 것이다. 일상적인 생산 및 세척공정관리 동안 다양한 활동 수준에서 제조공정의 조절을 위해 세척공정 매개변수 및(또는) 제품규격을 측정하며 관리 상태를 유지하는 것이 바람직하다. 이러한 활동 수준은 세척공정의 안정성 및 최악 조건 상태로의 접근을 피할 수 있는 능력을 결정하기 위하여 세척공정 밸리데이션 동안 평가하고 수립하며 문서화해야 한다. 세척공정 밸리데이션의 OQ 고려 사항은 다음과 같다.

① 세척공정 관리 한계치(시간, 온도, 압력, 라인 속도, 설정 조건 등)
② 소프트웨어 매개변수
③ 원자재 규격
④ 세척공정 운영 절차
⑤ 원자재 취급 요구사항
⑥ 세척공정 변경 관리
⑦ 훈련
⑧ 세척공정의 단기간 안정성 및 능력(범위 연구 또는 관리도)
⑨ 세척공정의 재현성, 장기간 세척공정의 안정성
⑩ 잠재적 세척 실패의 형태, 활동 수준 및 최악 조건 상태[고장모드 영향분석(FMEA), 결함나무분석(FTA)]
⑪ 주요 세척공정 매개변수들을 설정하기 위한 선별실험(Screening Experiments) 및 공정 최적화를 위한 통계적으로 계획된 실험법과 같은 통계적으로 입증된 기법의 이용

4.6 성능 적격성평가(PQ)

이 단계의 주요 목적은 예상되는 제조 조건에서 세척공정이 수용 가능한 제품을 일관되게 세척한다는 것을 입증하는 것이다. 세척공정이 잔류물을 허용 가능한 수준 이하로 감소시켰음을 PQ 단계에서 최소한 세 번의 연속 세척공정의 시현을 통하여 로트 간 세척공정이 일관된 세척 결과를 보여주는 안정된 공정임을 증명한다. 세척공정 PQ의 고려 사항은 다음과 같다.

① OQ에서 설정한 실제 제품과 세척공정 매개변수 및 절차
② 제품의 수용 가능성
③ OQ에서 설정된 세척공정 능력의 보증

세척공정에 대한 시험은 실제 제조 과정 조건을 모의하여 시험한다. 시험은 OQ 단계에서 수립한 문서화된 표준운영절차에 따라 다양한 활동 수준에 의해 규정된 조건의 범위를 포함하여야 한다. 시험은 결과가 의미 있고 일관성 있음을 보증하도록 여러 번 충분히 반복해야 한다. 세척공정 출력을 위한 정상적인 일탈 범위를 결정하기 위하여 세척공정 및 제품 데이터를 분석한다. 출력의 정상적인 일탈 범위를 인지하는 것은 세척공정이 관리 상태에서 운영되며 규격에 적합한 제품을 지속적으로 생산할 능력이 있는지를 결정하는 데 중요하다.

OQ와 PQ의 출력 중 하나는 지속적인 모니터링과 유지를 위한 특성의 개발이다. 제어 가능한 원인으로 인한 일탈을 식별하도록 세척공정 및 제품 데이터를 분석하여야 한다. 세척공정의 특성 및 민감도에 따라 제어 가능한 원인에는 다음과 같은 사항이 해당될 수 있다.

① 온도
② 습도
③ 전기적 공급의 일탈
④ 진동
⑤ 환경 오염물질
⑥ 세척공정 용수(Process Water)의 순도
⑦ 조도
⑧ 인적 요인(훈련, 인체공학적 요인, 스트레스 등)
⑨ 원자재의 다양성
⑩ 장비 및 설비의 노후 및 파손

일탈의 원인을 제거하기 위해 적절한 조치를 실시한다. 제어 가능한 일탈의 원인을 제거하는 것은 세척공정 출력의 일탈을 줄이고, 그 출력이 지속적으로 규격에 적합함에 대한 신뢰성을 높일 수 있다.

4.7 고려 사항

세척공정 밸리데이션을 위하여 의료기기를 세척하는 장비나 설비를 시험하는 방법과 완제품 의료기기를 대상으로 시험하는 방법 등이 존재한다. 의료기기는 일반적으로 완제품 의료기기를 대상으로 시험하는 방법을 주로 사용한다. 밸리데이션을 위한 방법은 의료기기의 사용방법 및 등급에 따라 달라진다. 예를 들어, 인체에 접촉되거나 이식되는 의료기기의 경우 세척공정은 인체에 접촉되지 않는 의료기기에 비하여 더욱 중요시 되고 세척공정의 절차도 복잡해질 수 있어 밸리데이션의 정도도 달라진다. 인체 접촉 또는 인체에 이식되는 의료기기의 경우, 세척제 및 제조공정 중 사용되는 물질에 대한 세척 밸리데이션 이외에 바이오버든, 엔도톡신, 발열성 물질과 같은 미생물학적 관점에서의 밸리데이션과 세포독성 등 생물학적 안전성의 관점에서의 밸리데이션이 필요하다.

가. 세척제 및 제조공정 잔류물의 시험검사

세척제 사용에 대한 밸리데이션을 위한 시험을 하기 위해서는 세척공정에 사용된 세척제의 잔류물을 허용 가능한 수준 이하로 제거함을 증명하여야 한다.

우선, 세척제로 세척할 경우 잔류할 수 있는 물질의 종류를 파악하여야 하는데 이를 위해서는 세척제의 구성성분을 알고 있어야 한다. 세척제 제조자는 세척제 구성성분과 구성성분의 반응성 및 독성에 관한 정보와 세척제의 유효기간, 세척제 잔류물의 샘플링과 검출분석 방법, 회수시험의 허용기준 등을 제공할 수 있도록 한다. 그 외에 세척제의 로트 추적성, 시험분석 결과, 세척제의 일관성 있는 제조 능력, 세척제 선택에 대한 자문, 품질관리심사에 대한 협력, 잔류물 검출 방법 밸리데이션 정보, 그 세척제를 이용한 세척기술의 밸리데이션 정보를 제공할 수 있다면 대상 세척제를 이용한 세척공정 밸리데이션에 도움이 될 수 있다.

의료기기에 남아 있는 세척제 및 제조공정물질의 잔류물 검출 방법으로 특정한 잔류물 분석에 사용할 수 있는 HPLC(High Performance Liquid Chromatography), UPLC(Ultra Performance Liquid Chromatography), GC/MS(Gas Chromatograhpy-Mass Spectroscopy), UV Spectroscopy, IC(Ion Chromatography) 등이 있고, 불특정한 잔류물을 검출할 수 있는 TOC(Total Organic Carbon), pH, 용출물시험 등의 방법이 있다. 이때 사용되는 분석 방법에 대한 정확도, 정밀도, 직선도, 재현도, 특이도, 선택도, 검출한계 등도 함께 설정되어야 한다.

의료기기 또는 장비 및 설비의 표면에서 세척제 또는 제조공정 물질의 잔류물의 샘플을 채취하기 위해서는 간접채취 방법인 의료기기를 물 또는 용매로 헹구어 채취하거나 직접채취 방법인 의료기기 표면을 물리적으로 직접 닦아내는 방법(스왑 방법) 등이 사용된다. 물이나 용매로 헹구어 표면의 잔류물 샘플을 취하는 경우에는 연속적으로 실시하여 어느 정도의 물 또는 용매와 용출시간이 완전 용출이 되는 데 소요되는지 결정할 수 있도록 한다. 넓은 표면적의 검체 채취에 사용되거나 직접채취로 접근이 어려운 부위에 사용될 수 있다.

오염물질의 헹굼 용매에 대한 용해성을 고려하여야 하며, 세척제 및 제조공정 물질 잔류물 검출 및 분석에 사용되는 시험방법의 밸리데이션을 수행해야 할 경우도 있다.

특정 잔류물에 대한 회수시험(Recovery Study)을 실시할 경우에는 이미 알려진 잔류물을 의료기기 표면에 허용량 기준의 일정량을 연속적으로 처리하여 정한 샘플채취 방법대로 그 잔류물을 채취하여 정해진 분석 방법대로 분석을 실시한다. 농도대로 샘플링과 분석 결과가 직선도를 보이는지 그 검출한계를 결정할 수 있을 것이다.

나. 미생물학적 측면의 시험검사

인체에 접촉하거나 삽입 및 이식되는 의료기기의 경우에는 완제품인 의료기기뿐만 아니라 의료기기를 제조 및 세척하는 장비의 미생물학적 측면의 시험검사가 필요할 수 있다. 이러한 경우 제품의 제조장비 또는 세척장비의 사용 과정이나 보관 과정 중 미생물의 증식을 최대한 방지하고 이를 증명할 수 있어야 한다. 또한 세척공정을 거친 의료기기에 대한 미생물 오염도가 감소됨을 시험하여야 한다. 바이오버든 시험, 발열성물질 시험, LAL test, 엔도톡신 등을 활용할 수 있다.

다. 잔류물 및 오염물질의 허용기준

세척공정 밸리데이션을 위해서는 세척제 및 제조공정 잔류물질을 포함한 잔류 허용기준 설정이 필요하다. 잔류물 및 오염물질의 잔류 허용기준은 의료기기 완제품의 생물학적 적합성, 미생물학적 시험, 독성 등의 안전성 또는 성능에 영향을 줄 수 있는 모든 잔류물 및 오염물질에 대하여 설정되어야 한다.

잔류물은 잔류물의 검출과 분석 방법을 통해 시험하여 허용기준을 설정할 수 있고, 제조공정 중의 성능에 영향을 줄 수 있는 시험으로 기준을 설정할 수도 있다. 그 예로서 제조공정 중 윤활유 또는 절단가공 용액을 사용하여 절단가공을 한 후 절단된 면을 접착가공할 경우 절단가공 용액을 세척한 뒤 접착가공을 수행하여야 하는데, 절단가공 용액 잔류물이 허용기준 이하로 세척되어야 하며, 접착 후 장력강도를 측정하여 절단 용액 세척의 유효성을 평가할 수 있다. 이러한 경우 접착된 후 장력강도로 허용기준을 설정할 수 있다. 또한, 이미 동일한 제조공정으로 허가되어 안전하게 사용되고 있는 의료기기의 잔류물 기준을 사용할 수 있다.

새로운 의료기기 또는 제조공정인 경우, 제조공정 중 잔류할 수 있는 잔류물을 최악의 조건으로 의료기기에 처리한 후 사용될 세척공정으로 세척한 다음, 그 의료기기를 대상으로 생체적합성 시험, 독성 시험, 성능시험 등 전 임상시험과 임상시험을 거쳐 그 잔류물 정도에 따른 적합성을 평가하고 세척공정 중 평가할 잔류물의 허용기준을 설정할 수 있다. 다른 방법으로는 대상 물질 자체의 전신독성시험 또는 생체적합성 자료를 활용하여 설정하거나 관련 독성 데이터를 활용할 수 없는 경우에는 LD50값을 이용하여 의료기기 표면적(크기), 인체에 접촉되는 기간 등을 고려하여 일일섭취허용량(ADI, Acceptable Daily Intake)을 추산하기도 한다.

잔류물 허용기준을 측정하기 위해 TOC 방법을 사용할 경우에는 고순도의 유기물질이 포함되지 않은 물(Organic Free Water)을 사용하여 의료기기 표면의 잔류물을 용출한다. 세척제의 TOC 양을 알고 있다면 세척제 잔류량의 이론적 표면 농도를 계산할 수 있다.

4.8 결과 보고

세척공정 밸리데이션 활동의 결론 단계에서 최종보고서를 준비한다. 최종보고서는 모든 프로토콜과 그 결과를 요약하고 참고한다.

최종보고서에는 세척공정 밸리데이션 상황과 관련한 결론을 도출하여야 한다. 따라서 최종보고서에는 세척공정이 유효한지의 결론과 잔류물이 허용수준 이하로 감소되었음을 나타내는 데이터, 통계적 분석 방법의 타당성, 세척공정 변경사항에 대한 재밸리데이션 방법 및 승인 절차, 준용규격, 참고문헌 등이 포함되어야 한다.

최종 결과보고서는 세척공정 밸리데이션팀과 경영진이 검토 및 승인한다.

4.9 유지 및 관리

가. 모니터링 및 관리

세척공정이 수립된 매개변수 내에서 유지되고 있음을 보증하기 위해서 세척공정의 경향을 모니터링하고 관리하여야 한다. 품질 특성의 모니터링 자료가 부정적인 경향을 보일 경우, 그 원인을 조사하며 시정조치를 취하고 재밸리데이션을 고려하여야 한다.

나. 재밸리데이션

세척공정 및(또는) 제품에서의 절차, 장비, 인적 자원 등을 포함하는 모든 변경은 그 변경사항의 영향과 고려된 재밸리데이션의 정도를 결정하기 위하여 평가되어야 한다.

원자재 및(또는) 세척공정에 다양한 변경이 발생할 수 있으며, 그 변경이 인식되지 않거나 그 상황에서 중요하지 않은 사항으로 고려될 수 있다. 이러한 변경은 공정의 밸리데이션 상태에 축적되어 영향을 끼칠 수 있다. 주기적인 재밸리데이션은 이러한 상황을 고려하여야 한다.

재밸리데이션은 다음과 같은 조건에서 필요할 수 있다.

① 품질 또는 밸리데이션 상태에 영향을 미치는 세척제 변경 등의 실제 세척공정의 변경
② 품질 지표의 부정적 경향
③ 세척공정에 영향을 미치는 제품 설계의 변경
④ 한 시설에서 다른 시설로의 세척공정 이전
⑤ 세척공정 적용의 변경

재밸리데이션의 필요성은 평가되고 문서화되어야 한다. 이 평가는 품질지표, 제품 변경, 공정 변경, 외부 요구사항(규정 또는 규격) 및 다른 여건 변경의 결과와 그 이력을 포함하여야 한다.

처음에 수행한 밸리데이션의 모든 사항이 반복되어야 하는 상황이 아니라면, 재밸리데이션은 최초 밸리데이션만큼 광범위하지 않을 수 있다.

신규 장비가 이미 밸리데이션된 공정을 위하여 구매될 경우, IQ가 분명히 재밸리데이션되어야 한다. 그러나 대부분의 OQ 측면은 이미 수립되어 있다. 신규 장비에 의한 영향에 따라 PQ의 어떤 요소들은 반복할 필요가 있을 수 있다.

다른 예로 원자재의 공급자가 변경되었다면 공정 및 관련 제품에 대한 변경의 영향이 고려되어야 한다. 새로운 원자재와 세척공정 간의 상호작용이 완전히 이해되지 못했을 때 OQ 및 PQ의 일부분은 다시 행해질 필요가 있을 수 있다.

5 포장공정 밸리데이션

5.1 개요

일반적인 공정 밸리데이션의 추진절차 및 방법에 따라 의료기기 제조공정 중의 하나인 포장공정에 대한 밸리데이션을 실행하는 과정을 예로 설명하고자 한다. 참고로 이는 식약처에서 발간한 「멸균의료기기 포장 품질관리 가이드라인(2021. 12)」에서 발췌하였음을 밝힌다.

의료기기 포장의 주된 기능은 외부로부터 내용물인 제품(의료기기)을 보호하는 것이다. 그러나 포장은 환경 노출로 인해 시간이 지남에 따라 성능이 저하되거나 보관 및 운송 중에 발생하는 정상적인 취급으로 인해 손상될 수 있다.

특히 멸균의료기기는 포장이 손상되거나 성능이 저하되는 경우 제품 하자뿐 아니라 사용자 감염으로 직결되어 사용자의 사용시점 또는 제품의 사용기간까지 멸균 상태를 유지할 수 있는 적절한 포장 재료를 선택하고 관리하는 것이 필수적이다.

결과적으로 멸균의료기기의 포장은 멸균을 가능하게 하고, 의료기기를 물리적으로 보호하며, 사용 시점까지 멸균을 유지하고 무균 전달을 지원할 수 있도록 설계 및 개발, 공정 등에 대한 엄격한 제조 및 품질관리가 필요하다. 이에 따라 우리나라뿐 아니라 미국, 유럽 등의 전 세계 주요 국가에서 멸균의료기기의 포장에 대한 관리를 규제사항으로 요구하고 있다.

5.2 멸균의료기기 포장 개발

의료기기 설계·개발 시 고객 요구사항, 제품의 사용목적, 원재료의 물리적, 화학적 특성, 생체 적합성, 멸균방법 등 다양한 측면을 고려하여 포장을 개발하고 포장공정을 설계한다.

5.3 멸균의료기기 포장 밸리데이션

포장 공정 유효성 확인을 수행하기 위한 계획 수립은 공정의 유효성이 적합하게 확인되었다는 것을 보증하는 데 필수적이며 다음과 같은 요소를 포함하여야 하고, 계획서는 적정한 담당자가 검토 및 승인하여야 한다.

⟨포장 밸리데이션 계획서 요소⟩

- 포장 공정이 적용되는 제품의 파악
- 성공적인 포장 공정 유효성 확인을 위한 목적 및 측정 가능한 기준
- 포장 공정 유효성 확인의 범위 및 기간
- 포장 공정 장비의 승인 및 작업자의 자격인정
- 포장장비의 유지 보수에 대한 고려
- 포장 공정 장비 및 설비에 필요한 유틸리티와 그 유틸리티의 품질 파악
- 작업자 및 작업자의 자격에 대한 파악(포장 공정 작업자, 유효성 확인 책임자,수행자, 승인책임자 등을 지정)
- 포장 공정 및 절차에 대한 완벽한 설명 및 SOP
- 포장 공정의 검토 및 승인에 있어 규정된 기준
- 제품, 구성품, 제조 원자재 등의 관련 규격
- 포장 공정 유효성 확인 방법 및 세부절차(시험을 위한 분석 방법 등을 포함)
- 포장 공정 유효성 확인 기록 요구사항
- 포장 공정 유효성 확인 동안 선행되는 공정의 특별한 관리 또는 상태
- 제품 평가에 사용되는 모든 주관적 기준
- 측정 가능한 기준과 주관적 기준에 부적합 사항에 대한 정의
- 데이터의 수집 및 분석을 위한 통계적 방법
- 유효성 재확인 수행의 기준
- 유효성 재확인 주기 및 방법

포장 공정 유효성 확인은 다음의 흐름에 따라 진행된다.

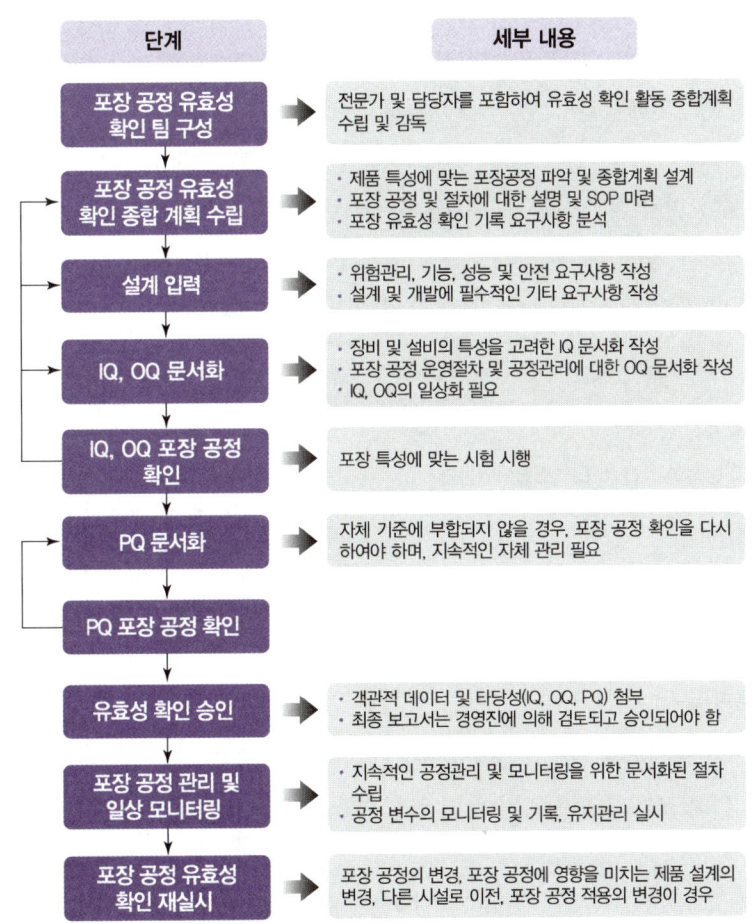

가. IQ(설치 적격성 평가)

IQ에서는 포장 장비가 사용 목적대로 제조자의 규격에 적합하게 설치여부를 의미한다. IQ 활동은 다음의 고려사항을 포함하여 수행되어야 한다.

〈포장 밸리데이션 IQ 요소〉

- 설치 조건(와이어링, 유틸리티, 기능성 등)
- 교정, 예방 보전, 포장 일정
- 안전에 관한 특징
- 공급자 문서, 인쇄물, 도면 및 매뉴얼
- 소프트웨어 또는 펌웨어의 유효성 확인
- 유지보수·청소 절차 및 일정 등
- 공정 매개변수의 관리 및 모니터링(온도, 압력, 에너지 수준, 체류 시간, 토크한계 등)에 대한 검증, 한계 초과 시 알람 등의 경보 및 제어 가능
- 정비(예비) 부품 목록
- 청정도, 온도, 습도, 빛 등의 환경조건
- 교정 절차 및 일정

나. OQ(운영 적격성 평가)

OQ에서는 모든 예측 가능한 포장 조건에서 규정된 모든 요구사항에 적합한 제품으로 포장된다는 것을 보증하기 위해 포장 공정 매개변수가 시험되어야 한다.

최소한 미리 성형된 멸균보호시스템 또는 멸균보호시스템은 공정 매개 변수의 운전 상한 및 하한치 모두(예) 최저 및 최고 온도, 최저 및 최고 압력, 최단 및 최장 체류 시간 등)에서 생산되어야 하며, 생산된 멸균보호시스템이 미리 정의한 합격 기준을 충족하는지 검증해야 한다.

위험 관리프로세스를 통해 분석한 잠재적 포장 실패의 형태, 활동 및 최악 조건 상태에서의 모든 위험 통제 조치가 수립되어 있고 효과적으로 작동하는지 여부를 확인한다.

〈포장 밸리데이션 OQ 요소〉

〈 성형 또는 조립 공정의 경우 〉
- 멸균보호시스템이 완전하게 성형 또는 조립되었는가?
- 의료기기가 멸균보호시스템에 적합한가?
- 중요한 치수에 적합한가?

〈 봉함(Sealing) 공정의 경우 〉
- 규정된 봉함 너비를 만족하여 봉함되었는가?
- 봉함 강도는 적합한가?
- 봉함에 홈이나 틈이 없는가?
- 봉함에 구멍이나 파열이 없는가?
- 개봉 시, 봉함의 재료 박리가 없는가?

다. PQ(성능 적격성 평가)

PQ의 주요 목적은 예상되는 제조 조건에서 포장 공정이 의료기기를 일관되게 포장한다는 것을 입증하는 것이다. 이를 위해 로트 간포장 공정이 일관된 포장 결과를 보여주는 안정된 공정임을 증명한다.

〈포장 밸리데이션 PQ 요소〉

- 실제 제품 또는 가상 제품(단, 유효성 활동에서 제품이 필요하지 않은 근거를 확립할 수 있는 경우는 제외)
- OQ를 통해 수립된 공정 매개변수 및 공정 절차
- 제품 및 포장 요구사항 적합성
- 포장 공정 관리 및 능력 보증
- 포장 공정의 재현성 및 반복성

5.4 포장 밸리데이션 유의사항

포장 공정에 대한 시험은 실제 제조 과정 조건을 모의하여 시험한다. OQ단계에서 수립한 문서화된 표준운영절차에 따라 포장 공정 매개변수(조건)별로 포장 공정을 수행한 후, 제품의 포장에 대한 시험을 하여 포장 공정의 반복성과 재현성을 확보할 수 있는 최적의 포장 공정 매개변수(조건)를 결정하도록 한다. 시험은 결과가 의미 있고 일관성 있음을 보증하도록 여러 번 충분히 반복하여야 한다.

포장 공정 출력을 위한 정상적인 일탈 범위를 결정하기 위하여 포장 공정 및 제품 데이터를 분석한다. 출력의 정상적인 일탈 범위를 인지하는 것은 포장 공정이 관리 상태에서 운영되며 규격에 적합한 제품을 지속적으로 생산할 능력이 있는지를 결정하는 데 중요하다.

OQ와 PQ의 출력 중 하나는 지속적인 모니터링과 유지를 위한 특성의 개발이다. 제어 가능한 원인으로 인한 일탈을 식별하도록 포장 공정 및 제품 데이터를 분석하여야 한다. 포장 공정의 특성 및 민감도에 따라 제어 가능한 원인에는 다음과 같은 사항이 해당될 수 있다.

〈포장 공정의 제어 가능 요인〉

- 온도
- 습도
- 전기적 공급의 일탈
- 진동
- 환경 오염물질
- 인적 요인(훈련, 인체공학적 요인, 스트레스 등)
- 원자재의 다양성
- 장비 및 설비의 노후 및 파손

일탈의 원인을 제거하기 위해서 적절한 조치를 실시한다. 제어 가능한 일탈의 원인을 제거하는 것은 포장 공정 출력의 일탈을 줄이고 그 출력이 지속적으로 규격에 적합함에 대한 신뢰성을 높일 수 있다.

일반적으로 세 번의 성공적인 생산가동에 대하여 평가한다. 한 번의 가동 내에서의 가변성과 서로 다른 가동 사이의 재현성을 입증하기 위해서 적절한 샘플링과 함께 최소한 세 번의 생산가동이 포함되어야 한다. 이러한 생산가동은 정상적인 조건에서 생산해야 하며, 중간에 실패 없이 모두 성공적으로 생산실행 되어야 한다. 충분한 가동 시간과 변경, 중단 및 교대의 영향, 재료의 로트 간 차이 등을 고려한다.

포장 공정에 대한 절차 또는 공정 규격을 수립하여 문서화하고, 이를 PQ에 통합하여 검증한다. 규격화된 공정 변수를 모니터링하고 기록해야 한다.

6 멸균공정 밸리데이션

6.1 개요

일반적인 공정 밸리데이션의 추진절차 및 방법에 따라 의료기기 제조공정 중의 하나인 멸균공정에 대한 밸리데이션을 실행하는 과정을 예로 설명하고자 한다. 참고로 이는 식약처에서 발간한 「의료기기 멸균 유효성 확인 가이드라인(2021. 12.)」에서 발췌하였음을 밝힌다.

의료기기 멸균(Sterilization)이란 의료기기의 내·외부에 존재하는 모든 미생물(바이러스, 세균, 진균, 원생동물 등)을 사멸시키기 위하여 사용되는 유효성이 확인된 공정을 의미한다. 다양한 멸균방법이 있으나 의료기기는 대표적으로 산화에틸렌(EO) 멸균, 습열, 감마, 플라즈마, 건열 멸균방법 등을 사용하며 각 방법마다 장단점이 존재하기에 의료기기 및 포장재의 특성에 따른 적절한 멸균 방법을 선택하여 멸균을 실시할 수 있다.

미생물은 육안으로 식별할 수 없으므로 미생물의 존재량을 직접적으로 측정할 수 없다. 의료기기 멸균 시 제품에 존재하는 수많은 미생물의 사멸속도는 모두 다르며, 시간에 따른 미생물의 생존 확률을 통해 미생물 사멸의 정도를 표현할 수 있다. 이에 따라 미생물의 생존확률을 낮출 수는 있으나 0이 될 수는 없다.

멸균공정 밸리데이션(Validation)은 멸균공정을 수행한 의료기기가 제조업자가 설정한 멸균 보증 수준(SAL)을 지속적으로 달성함을 입증하고 문서화하는 것을 의미하며 의료기기 멸균공정 후 단순한 시험만으로 제품의 모든 부위에서 특정 멸균 보증 수준(SAL)을 지속적으로 달성함을 보증할 수 없기에 일련의 방법을 통해 멸균공정의 밸리데이션을 확인하여야 한다.

6.2 의료기기 멸균공정 개발 및 멸균 밸리데이션

의료기기 설계·개발 시 고객 요구사항, 제품의 사용목적, 원재료의 물리적, 화학적 특성, 생체 적합성 등 다양한 측면을 고려하여 멸균방법을 개발하고 멸균공정을 설계한다.

의료기기의 멸균은 주요 고려요소 중 하나이며, 제품 설계 단계부터 멸균 전 오염 방지, 멸균공정, 멸균 후 무균상태 유지 등 전 과정에서 멸균 관련 종합적인 요소를 고려하여 효과적으로 제품 및 제조공정을 설계하여야 한다. 의료기기 멸균공정은 4가지 제조 변동요소(4M)를 비롯한 다양한 변동요인이 멸균공정 수행 결과에 영향을 미칠 수 있으며 단순한 시험, 검사만으로 모든 변동요인을 고려한 품질의 적합성을 보증할 수 없다.

⟨제조 변동요소 4M⟩

- 장비(Machine, Installation Qualification)
- 인력(Man, 멸균공정 담당자)
- 공정(Method, Operation Qualification)
- 멸균대상(Material, Bioburden)

따라서 멸균공정 수행 후 제품이 형상, 물성, 성능 등 품질에 영향을 받지 않으면서 멸균 보증 수준(SAL)을 지속적으로 만족함을 보증하기 위한 멸균공정을 확보하여야 하며, 이를 위하여 체계적인 일련의 활동을 수행하고 그 결과를 문서화하는 '의료기기 멸균공정 밸리데이션(유효성 확인, Validation)'을 수행하여야 한다.

유효성이 확보된 멸균공정을 적용하여 의료기기를 멸균하더라도 관련 장비의 노화, 인력 및 환경의 변화 등 다양한 요인이 멸균공정의 유효성에 영향을 줄 수 있다. 따라서 멸균공정이 적절하게 수행되는지 지속적으로 모니터링하고, 필요시 의료기기 멸균공정에 대한 유효성 재확인(리밸리데이션)을 실시하여야 한다.

의료기기 멸균공정이 확립되는 흐름은 다음과 같다.

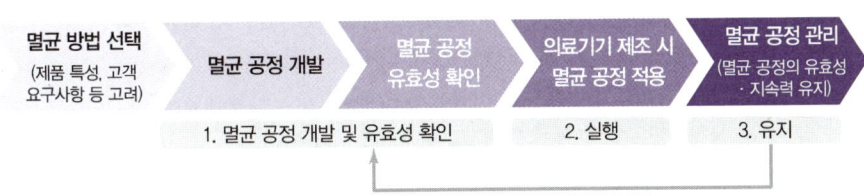

| 그림 4-7 | 멸균공정 확립 흐름도

상기 흐름도에 따라 각 단계별 멸균공정 확립의 절차는 다음과 같다.

① 의료기기 설계 시 고객 요구사항, 제품의 특성, 법적 요구사항 등을 고려하여 제품의 멸균 필요 여부를 결정한다.
② 사용목적, 제품 및 포장재의 물리적·화학적 특성, 유사 의료기기의 멸균공정, 멸균 국제규격 등을 고려하여 적절한 멸균 방법을 선택한다.
③ '멸균공정의 개발 및 유효성 확인'의 절차 및 계획을 수립한다.
　㉮ 의료기기 제조업자는 제품에 적용 가능한 멸균공정을 개발(공정 프로세스, 공정 변수 등)하고, 개발된 공정의 유효성을 객관적 증거로 입증, 문서화하기 위한 절차 및 계획을 수립하여야 한다.
　㉯ 의료기기 제조업자는 다음 사항을 포함하여 절차 및 계획을 수립하여야 한다.
　　• 해당 프로세스(공정)의 검토, 승인을 위한 규정된 기준
　　• 사용되는 장비의 적합성 및 인원의 자격 요건
　　• 유효성 확인 방법, 세부절차 및 합격 기준
　　• 유효성 확인 기록 요건
　　• 유효성 재확인 기준, 주기 등 유효성 재확인 관련 사항
　　• 프로세스에 대한 변경 승인

㉢ 유효성 확인 절차 및 계획은 '멸균공정 유효성 확인 프로토콜(protocol)' 형태로 작성할 수 있다.
④ ③에서 수립한 절차 및 계획에 따라 멸균공정 유효성 확인을 실시한다.
㉮ 의료기기 멸균 밸리데이션은 다음 3가지 단계로 진행된다.
- IQ(설치 적격성 평가) : 멸균을 수행하기 위한 설비 등이 적절히 설치되었는지 확인하는 과정
- OQ(운영 적격성 평가) : 설치된 설비가 원하는 멸균공정을 수행할 수 있는지 확인하는 과정
- PQ(성능 적격성 평가) : 멸균설비가 지정된 공정 매개변수에 맞게 일관성을 가지고 작동하며, 멸균된 제품이 지속적으로 멸균보증수준(SAL)을 만족하는지 증명하는 과정

㉯ 유효성 확인을 실시하면서 각 단계별 확보한 객관적 증거 및 결과를 문서화하여야 하며, 유효성 확인 보고서를 작성하여야 한다.
⑤ 유효성이 확보된 멸균공정을 적용하여 의료기기 멸균을 실시하고, 멸균 적절 여부 등을 모니터링한다(멸균공정 유효성 확인 후 멸균공정이 정상적으로 수행되는지 모니터링하여 멸균공정의 유효성을 유지하여야 한다).
⑥ ③에서 수립한 절차에 따라 유효성 재확인 필요 여부를 주기적으로 검토하고, 필요시 유효성 재확인을 실시한다.
- 원자재, 포장 재질, 제조공정, 설비, 멸균 장소 등의 변경이 발생한 경우, 기존의 유효성 확인된 멸균공정을 적용 시 원하는 멸균보증수준(SAL)을 달성할 수 있음을 보장할 수 없다.
- 따라서 변경 사항에 대해 분석하고 멸균공정의 유효성이 지속적으로 유지되는지 검토하여 유효성 재확인 필요 여부를 판단하여야 한다.
- 유효성 재확인이 필요하다고 판단한 경우 유효성 재확인의 범위를 결정하여 실시할 수 있다.
- 멸균공정 관련 변경 사항이 없다고 하더라도 멸균공정에 대해 제조업체에서 국제 규격 등을 근거로 설정한 주기마다 멸균 유효성 확인의 재수행 필요 여부를 검토하고 그 기록을 유지하여야 한다.
- 주기적으로 유효성 재확인 수행 시 주기 설정에 대한 타당성 있는 근거를 바탕으로 설정하여야 한다.

6.3 멸균공정 개발 및 밸리데이션 유의사항

멸균공정의 유효성 확인을 수행할 때 사용하는 장비(멸균기) 및 계측기는 유효성이 확인된 것을 사용하여야 한다.

제품의 멸균을 위해서는 멸균공정 유효성 확인 외 원자재의 미생물 오염수준 관리 및 조립, 포장 등 의료기기의 제조 환경에 대한 미생물학적 상태 관리도 중요하다. 제품이 멸균되었다고 하더라도 멸균 전 미생물 개수(바이오버든)가 높을 경우 높은 엔도톡신 수치로 인하여 환자에게 발열반응이 일어날 수 있다.

멸균공정의 유효성을 확인하고, 그 결과를 적용하여 멸균공정을 수행하는 것이 의료기기의 멸균 상태를 보증하는 유일한 요소가 아님을 반드시 유의하여야 한다.

멸균공정, 멸균 유효성 확인을 위탁하는 경우 「의료기기법 시행규칙」 [별표 2] 제1호 라목, 「의료기기 제조 및 품질관리 기준」 [별표 2] 4.1.5항 및 7.4항에 따라 의료기기 제조업자는 멸균공정을 수행하는 수탁업체가 멸균공정을 제조자의 요구사항에 맞게 적절하게 수행할 수 있도록 관리·감독을 철저히 하여야 한다.

7 운송 밸리데이션

7.1 운송 밸리데이션의 개요

의료기기는 운송과정에서 예상되는 상황 및 위해 요인에 노출될 경우, 의료기기가 오염 또는 손상되지 않고 보호될 수 있도록 운송에 관한 사양규격 및 절차 등에 대해서 제품의 적합성을 보존하기 위한 품질관리가 필요로 한다.

의료기기 개별 포장의 설계, 운송 박스의 포장 설계, 운송 과정의 설계를 운송 밸리데이션을 통해 유효성이 확보된 방법으로 포장, 운송, 저장이 유지되도록 하기 위하여 관련 절차를 문서화하여야 한다. 이를 통해 제조자는 의료기기 출고 시의 기기가 보유하는 모든 성능 및 안전성 측면이 의료기기 사용자가 운송을 거쳐 기기를 받았을 때 유지됨을 보증할 수 있도록 하여야 한다.

운송 밸리데이션은 수행, 반복 수행으로 나뉜다. 수행에서는 기초적인 운송 매개변수(Parameter)를 설정하고 모의 운송 이후에도 의료기기의 성능이 유지가 되는지 확인한다. 예를 들면, 각 운송단계마다 운송방법, 운송강도, 환경조건 등의 수치화되는 물리적 매개변수를 설정하고 그 매개변수로 기기가 운송되어도 성능, 안전성 측면이 유지되는지를 확인한다. 추후 설정 주기에 따른 반복 수행을 통해 재현성을 확인한다.

실제 운송과정의 지속적인 모니터링을 통해 운송 매개변수의 변경 필요성을 확인하여야 한다. 이 과정에서 운송 매개변수의 재설정이 필요함을 인식하게 되면 수행을 다시 실시하여 새로운 운송 매개 변수를 검증하고, 의료기기의 운송 후 성능 및 안정성 측면이 유지됨을 보증할 수 있다.

7.2 운송 밸리데이션의 적용 범위 및 필요성

「의료기기 제조 및 품질관리기준」(식약처 고시) 요구사항에 따라 의료기기가 의도된 성능 및 유효성에 영향을 미치지 않도록 운송되기 위하여 의료기기의 운송 유효성 확인 시 고려사항과 시험방법을 제시하여 제조업체에서 적용할 수 있도록 도움을 주는 데 목적이 있다.

가. 적용 범위

「의료기기 제조 및 품질관리기준(식약처 고시) [별표 2]의 요구사항 중 4.2.3항 및 7.5.11항에 따라 운송되는 모든 의료기기에 적용할 수 있다.

> 「의료기기 제조 및 품질관리기준」(식약처 고시) [별표 2]
> **4.2.3 의료기기 파일**
>   3) 제조, 포장, 보관, 취급 및 유통에 관한 사양규격 및 절차
> **7.5.11 제품의 보존**
>   가. 조직은 제품을 가공, 보관, 취급, 유통 그리고 유통 시 요구사항에 대해 제품의 적합성을 보존하기 위한 절차를 문서화하여야 한다.
>   다. 조직은 가공, 보관, 취급 및 유통 과정에서 예상되는 조건 및 위해 요인에 노출될 때, 조직은 다음과 같은 방법으로 제품이 변조, 오염 또는 손상되지 않도록 보호하여야 한다.

나. 의료기기 운송 밸리데이션 관련 국제표준

기준 국제규격	규격 명칭
ASTM D4169-23	Standard Practice for Performance Testing of Shipping Containers and Systems
ISTA series	International Safe Transit Association Preshipment Test Procedures
ISO 11607-1:2019	Packaging for terminally sterilized medical devices Part1 Requirements formaterials, sterile barrier ISO 11607-1:2019 systems and packaging systems
ISO 11607-2:2019	Packaging for terminally sterilized medical devices Part2 : Validation requirements for forming, sealing and assembly processes

ASTM D4169 및 ISTA Series는 운송에 대한 요구사항이 규정되어 있는 표준으로, 이 내용은 의료기기 멸균포장 시스템 관련 국제기준인 ISO 11607-1 및 ISO 11607-2의 표준의 필수 요구사항에서 모두 충족시키도록 설계되어야 한다.

① 운송 밸리데이션을 계획하기 위해서는 먼저 모의운송 방법을 결정해야 하며, 모의운송 방법을 결정하기 위해 참고하는 시험규격으로는 크게 ASTM D4169와 ISTA series가 있다.

② ASTM D4169는 운송되는 용기나 시스템에 대한 시험방법이 기술된 표준이다. 특정 분야의 운송에 한정되어 있지 않고 운송경로에 따라 모의운송의 스케줄을 설정하고, 연관된 ASTM 시험 표준에 따라 시험하여 운송 중 발생할 수 있는 제품이나 포장의 파손을 예측하게 하는 표준이다.

③ ISTA 모의운송 방법은 편평한 포장, 길쭉한 장형 포장 등 포장 형태와 무게에 따라 달라지게 되며, 특히 기후조건에 대한 평가가 기술되어 있다는 장점이 있다.

④ ISTA series는 부분모의, 일반모의, 심화모의 시험으로 구분되어 있으며 ASTM D4169는 운송되는 경로가 설정되면 시험 스케줄을 설정할 수 있어 의료기기 운송 밸리데이션을 위한 모의운송 시험방법 선택 시 의료기기업체의 상황에 따라 결정하여 진행할 수 있다.

구분	ASTM D4169	ISTA series
시험의 구분	모의운송 유사도 (화물육상, 철도)	모의운송 수준 (부분, 일반, 심화) 운송대상의 무게 및 형태
프로토콜	관련 ASTM 규격들로 표준 제공	Test block이라는 형태로 각 series별로 제공
인정되는 국가	의료기기의 경우 FDA에서는 ASTM D4169에 대한 시험만 인정	공식적으로 인정되는 국가는 없지만 광범위하게 사용

7.3 운송 밸리데이션 관련 용어

① 면식별(Face identification) : 운송 상자에서 각각의 면에 대한 식별(예 낙하시험 시 면 구분 필요하며, 정육면체의 면을 1번부터 6번까지 구분하고, 코너나 모서리도 구분이 가능하게 함)

② 보증 수준(Assurance level) : ASTM D4169에서 제시하는 것으로써, 운송시뮬레이션 실시 중 발생 확률에 기반한 시험 강도의 수준

③ 운송 단계(Shipping step) : 한 번의 운송 주기 안에 각각의 단계(예 취급단계, 트럭 운송 단계, 항공 운송 단계 등)

④ 운송 상자, 운송 박스(Shipping container-shipping box) : 실제 운송되는 상태의 포장

⑤ 운송 시간(Shipping time) : 제품 출고시점부터 사용자가 수령할 때까지 걸린 시간

⑥ 운송 시뮬레이션(Simulated shipping) : 예상할 수 있는 유통과정을 모의하여 수행하는 과정

⑦ 운송 주기(Shipping period) : 출발지에서 목적지까지 한 번의 운송까지의 기간

⑧ 운송 환경 조건(Shipping environment) : 운송 시 의료기기가 노출될 수 있는 온·습도 조건

⑨ 유효성 확인(Validation) : 제조소의 구조시설을 비롯하여 제조공정, 시스템 등 제조 및 품질관리의 방법이 기대되는 결과를 얻는다는 것을 검증하고 문서화하는 행위

⑩ 포장 무결성(Package integrity) : 멸균 포장의 경우 멸균을 계속 유지할 수 있게 포장 상태가 훼손되지 않아 미생물의 침입을 최소화하는 포장 특성

⑪ Schedule A Handling(취급시험) : ASTM D4169에서 제시하는 것으로써, 운송단위를 운송수단까지 이동 시에 발생하는 상황에 대한 낙하시험

⑫ Schedule B Warehouse Stacking(창고적재시험) : ASTM D4169에서 제시하는 것으로써, 창고에 적재되어 있는 상황에서 발생하는 상황에 대한 압축시험

⑬ Schedule C Vehicle Stacking(차량적재시험) : ASTM D4169에서 제시하는 것으로써, 차량에 적재되어 있는 상황에서 발생하는 상황에 대한 압축시험

⑭ Schedule D Stacked Vibration(적재진동시험) : ASTM D4169에서 제시하는 것으로써, 운송 시 운송수단 내부에 적지 상태에서 발생하는 상황에 대한 진동시험

⑮ Schedule E Vehicle Vibration(차량진동시험) : ASTM D4169에서 제시하는 것으로써, 차량 운송 시 발생하는 상황에 대한 진동시험

⑯ Schedule F Loose-Load Vibration(낱개하중진동시험) : ASTM D4169에서 제시하는 것으로써, 운송단위가 운송 시 발생하는 수직 진동에 대한 시험

⑰ Schedule G Rail Switching(선로전환시험) : ASTM D4169에서 제시하는 것으로써, 트레일 선로전환 시 발생하는 충격에 대한 시험

⑱ Schedule I Low Pressure(저기압시험) : ASTM D4169에서 제시하는 것으로써, 항공운송 또는 산악경로를 통한 운송 시 발생하는 상황에 대한 저기압시험

⑲ Schedule J Concentrated Impact(집중충격시험) : ASTM D4169에서 제시하는 것으로써, 운송 시 발생할 수 있는 상황에 대한 충격시험

7.4 운송 밸리데이션의 수행시기 및 샘플 선정

의료기기 운송 밸리데이션 수행은 하나의 포장단위가 운송되는 과정에서 받을 수 있는 부정적인 영향을 평가하기 위함이다. 따라서 의료기기의 개발 및 공정평가와는 별개로 제품별, 포장방식별, 운송 환경 및 방식별로 실시해야 하며, 위의 방식이 변경되는 경우 유효성 재확인(리밸리데이션) 실시 여부를 검토 및 결정하여야 한다.

대표 샘플 선정 의료기기의 포장 방식이 같고 제품 성능이 같은 세분화된 모델의 경우 대표 샘플을 선정해서 운송 밸리데이션을 진행할 수 있다. 이때 운송 밸리데이션에서 대표 샘플은 기본적으로 크고 무거운 샘플일 경우가 많다. 무거울수록 진동 및 충격에서 제품이 받는 자극은 더 크다. 하지만 제품 특성에 따라 꼭 크고 무거운 샘플이 대표 샘플이 아닐 수도 있다. 대표 샘플 선정에 대한 근거도 운송 밸리데이션 계획서에 제시되어야 한다.

7.5 운송 밸리데이션의 고려사항

운송 밸리데이션 계획서를 작성한 후 내부 승인된 계획서로 시험을 진행한다. 운송 밸리데이션을 위한 시험은 GMP 시스템하에서 제조업자가 스스로 하거나 의료기기법 시행규칙 제8조제2항 및 [별표 2] 제1호 다목에 따라 의료기기 시험검사기관, 의료기기 GMP 적합성 인정을 받은 제조업자에게 위탁하여 실시할 수 있다.

시험검사기관에 시험을 의뢰하는 과정에서 발생하는 운송조건이 운송 밸리데이션의 모의운송 시험 결과에 영향을 주지 않도록 주의해야 한다. 충격 및 진동을 받지 않게 하여 직접 시험검사기관에 가져가야 한다. 직접 맡길 수 없는 경우에는 운송 포장에 한 번 더 충격 보호 포장을 하여야 한다.

모든 시험 순서는 계획된 순차대로 진행되어야 하며, 시험 결과가 부적합일 경우 포장 설계 및 운송 매개변수를 재설계하여 시험해 보고, 합격될 때까지 반복한다. 해당 부적합 내용 및 변경 이력은 밸리데이션 보고서에 기재한다. 운송 밸리데이션의 수행 범위는 위험 기반 접근 방식으로 결정될 수 있다. 이때 제외되는 범위는 과학적 논리로서 설득력 있는 근거가 제시되어야 한다.

7.6 운송 밸리데이션 계획

운송 밸리데이션을 수행하기 위한 계획 수립 시 필요한 절차 및 고려할 사항은 크게 다음의 3단계로 나뉜다.

가. 개별포장 및 운송포장 설계

제품의 개별 포장 및 운송포장은 제품의 의도된 성능 및 안전성이 유지되도록 설계한다. 가혹한 운송 환경을 거치더라도 제품을 보호할 수 있을 정도의 강도로 설계되어야 한다. 개별 포장은 필요한 경우 운송 박스 안에서 운송박스의 지지력을 분담하도록 설계를 한다. 경우에 따라 운송 박스 안에서 충진재 등으로 분리되어 지지력을 분담하지 않게끔 설계되기도 한다. 운송 박스는 개별 박스의 지지력을 고려하여 강한 외부의 힘에도 지지력을 발휘하도록 적절한 강도의 박스를 사용해야 한다.

나. 운송환경 조건 및 운송 단계와 그 매개변수 설정

운송 환경 조건은 의료기기가 운송 중 노출될 수 있는 온·습도의 환경 조건을 설정하는 것이다.

① 운송환경 조건 설정의 예
  ㉮ 국내 여름철의 경우 더울 때 최고 섭씨 40℃ 상대습도 90% 정도의 환경에 노출되고 겨울철의 경우 영하 20℃ 정도에 노출된다. 또한 해외로 수출하는 경우 사막 기후를 지나거나 운송 중 차량 내부 온도를 고려하면 60℃까지 노출되는 경우도 있다.
  ㉯ 또한 극지방이나 러시아 북쪽 지역을 고려한다면 영하 40℃까지 설정할 수도 있다. 시험 계획은 실제로 운송되는 시간 및 온·습도 조건을 고려하여 가장 높은 온·습도 조건과 가장 낮은 온도에 순차적으로 노출시킴으로써 온·습도 전 영역을 포함할 수 있게 시험을 계획한다.
  ㉰ 예를 들면 온·습도 60℃, 90%에서 72시간, 이후 ~20℃에서 72시간과 같은 방식으로 운송 포장된 기기를 노출시킨다. 제품 운송에 걸리는 시간이 대략 72시간으로 추정될 경우, 72시간으로 설정하고 그것보다 더 걸리는 경우는 그에 맞는 시간으로 설정한다.

② 운송 단계와 그 매개변수 설정
　㉮ 운송되는 용기나 시스템에 대한 시험방법이 기술된 표준인 ASTM D4169를 활용하여 운송 환경 조건 및 운송 단계와 그 매개변수를 설정할 수 있다. 포장의 형태와 무게 등의 변수에 따라 시험하여 운송 중 발생할 수 있는 제품이나 포장의 파손을 예측하게 하는 표준이다.
　㉯ 운송수단에 따라서 일반사이클(정의되지 않는 운송)에서 -MIL-STD-2073-2에 따른 비영리 정부 적하물(D4169 Annex A1 참고)까지의 18개 모의운송 스케줄을 구분하게 된다.
　㉰ 18개의 모의운송에서 실제 운송과 가장 유사하다고 판단되는 운송사이클을 선택하여 모의 운송을 계획한다. 선택한 운송사이클의 시험스케줄을 순서대로 모두 실시한다. 특정 운송 방법의 경우 운송사이클(DC) 2번을 통해 제조사가 직접 운송 단계, 시험스케줄을 선택하여 만들 수 있다.
　㉱ 운송 방법과 포장의 형태와 무게 등의 변수에 따라 모의운송 스케줄을 선택할 수 있고 이 중 가장 많은 스케줄을 포함하는 것으로서 DC-13(68.1kg 이하)이 존재한다. 다른 스케줄을 선택할 때는 적절한 응용이 필요하다.
　㉲ 위험요소와 시험스케줄(Hazard elements and test schedules)은 운송 중 발생할 수 있는 물리적 변수를 A부터 J까지의 스케줄로 분류한 것이다. 위험요소를 평가하는 방법은 각각의 스케줄에 명시되어 있으며, 각각의 스케줄이 해당하는 다른 ASTM 규격을 그대로 매칭시키면 된다. 각 위험요소별 스케줄과 해당하는 시험규격은 다음과 같다.

Schedule	Hazard Element	Test method
A	Handling-manual and mechanical 취급시험	ASTM D5276 Test Method for Drop Test of Loaded Containers by Free Fall ASTM D5487 Test Method for Simulated Drop of Loaded Containers by Shock Machines.
B	Warehouse Stacking 창고적재시험	ASTM D642 Test Method for Determining Compressive Resistance of Shipping Containers, Components, and Unit Loads
C	Vehicle Stacking 차량적재시험	ASTM D642 Test Method for Determining Compressive Resistance of Shipping Containers, Components, and Unit Loads
D	Stacked Vibration 적재진동시험	ASTM D4728 Test Method for Random Vibration Testing of Shipping Containers ASTM D999 Test Methods for Vibration Testing of Shipping Containers
E	Vehicle Vibration 차량진동시험	ASTM D4728 Test Method for Random Vibration Testing of Shipping Containers ASTM D999 Test Methods for Vibration Testing of Shipping Containers
F	Loose Load Vibration 낱개하중진동시험	ASTM D999 Test Methods for Vibration Testing of Shipping Containers
G	Simulated Rail Switching 선로전환시험	ASTM D4003 Test Methods for Programmable Horizontal Impact Test for Shipping Containers and Systems ASTM D5277 Test Method for Performing Programmed Horizontal Impacts Using an Inclined Impact Tester

Schedule	Hazard Element	Test method
H	Environmental Hazard 환경위해시험	ASTM D951 Test Method for Water Resistance of Shipping Containers by Spray Method
I	Low Pressure Hazard 저기압시험	ASTM D6653 Test Methods for Determining the Effects of High Altitude on Packaging Systems by Vacuum Method
J	Concentrated Impact 집중충격시험	ASTM D6344 Test Method for Concentrated Impacts to Transport Packages

③ 보증 수준(Assurance level) : 세부적인 운송 단계에 대한 시험 수준을 설정하기 위해 먼저 보증 수준(시험강도의 정도)을 설정해야 한다. 미리 정해둔 보증 수준(Assurance level) 세 개 중 하나이여야 한다. 이것은 제품 가치, 예상되는 손상에서 감내할 수 있는 정도, 운송할 단위의 개수, 운송 환경에 대한 지식, 그 밖의 기준에 근거해 미리 설정해 두어야 한다. 특별한 요구사항이 없다면 Assurance Level Ⅱ로 설정한다. Assurance Level Ⅲ보다 좀 더 가혹한 시험강도이며 Assurance Level Ⅲ, Ⅱ보다 덜한 시험강도이다.

다. 운송 후 성능 및 안전성 시험 항목 및 허용 기준 설정

운송 시뮬레이션 후 의료기기 고유의 성능 및 안전성이 유지되는지 확인해야 하며, 확인을 위한 합격 기준을 설정한다. 합격 기준은 운송박스의 외관, 포장 단계별 개별포장 상태, 기기 성능 및 안전성을 확인하는 세 부분으로 나누어 설정할 수 있다.

① 운송 박스 외관 : 파손, 찢어짐, 뭉개짐이 없어야 한다.
② 포장 단계별 개별포장 : 파손, 찢어짐, 뭉개짐이 없어야 한다. 멸균 포장의 경우 포장 무결성이 확인되어야 한다. 이중, 삼중 포장일 경우 각 포장에 대해서 모두 포장시험을 한다.
③ 기기 성능 및 안전성

㉮ 의료기기 고유의 물리·화학적 특성 및 성능이 유지되어야 한다. 각 시험 항목마다 의료기기 출고 시 보유해야 하는 성능 기준을 운송 이후에도 물리·화학적 시험기준, 성능시험, 안전성 시험기준을 설정하여 모든 시험을 수행한다.

㉯ 예를 들어, 파괴시험 등 제품 및 시험 특성상의 이유로 모든 시험을 다 수행하지 못하는 경우 과학적 논리가 뒷받침되어 제외 근거가 제시되어야 한다. 제외 시험과 그 근거를 설정할 때는 운송 및 온·습도 환경조건에 영향을 받지 않을 만한 시험 항목부터 고려한다.

㉰ 모의운송 후 성능시험을 통해서 제품의 안정성을 검증해야 하는데, 기술문서에 기재된 물리·화학적 시험기준, 성능 시험 및 안전성 시험기준을 문서에 기재된 시험규격의 모든 시험항목을 포함하여 검증하는 것이 원칙이다.

㉱ 시험 개수 : 전수검사가 원칙이나, 필요한 경우 통계적 기법을 활용하여 신뢰할 만한 수준에서 시험 개수를 설정할 수 있다. 샘플링 방법, 근거 및 신뢰수준이 제시되어야 한다. 예를 들면

ISO 2859의 샘플링 기법을 활용할 수도 있으며, 그에 한정되지는 않는다.
- ㉲ 각 포장 및 제품 시험 항목별로 통계학적으로 높은 신뢰도를 줄 수 있는 충분히 많은 양의 샘플을 사용하여야 한다(예 신뢰수준 95% 또는 그 이상).
- ㉳ ISO 2859-1을 활용한 자사 품질관리 기준에 따라 샘플링 수를 산정할 수 있다.

7.7 운송 밸리데이션 모의운송 Flow

순서	구분	방법
1	적하 단위 정의 (Shipping unit)	• 포장의 크기, 중량, 구성형식 기술 • 손으로(manually) 취급할지 기계로(mechanically) 취급할지 결정
2	보증등급(Assurance level) 설정	• Level Ⅰ, Ⅱ, Ⅲ 중 하나 선택 • 보통 level Ⅱ 선택
3	합격기준 설정	① 제품의 손상 없음 ② 포장물이 온전함 ③ ①과 ② 모두
4	운송 사이클(Distribution cycle) 결정	• 예정된 유통 경로와 가장 밀접한 운송 사이클을 선택함 • 정해진 유통 경로가 없다면 DC-1, 유통 경로를 매우 잘 이해하고 있다면 DC-2(자유 설정)
5	시험계획 작성	선택한 운송사이클에 따라서 계획 작성
6	샘플 선택	대표샘플 선택
7	전처리 및 시험수행	Preconditioning (23±1)℃(50±2)%RH Conditioning(ASTM D4332) 낙하, 진동, 충격 등
8	결과 평가 및 문서화	시험성적서 또는 시험보고서대로 시험 결과를 정리
9	모니터링	실제 운송 과정의 모니터링을 통한 피드백 시험을 통해 얻은 제품의 손상과 연관성 확인

8 소프트웨어 밸리데이션

8.1 개요(운송 후 성능 및 안전성 시험 항목 및 허용 기준 설정)

소프트웨어 밸리데이션은 소프트웨어가 사용된 기능에 대한 사용자 요구와 사용 목적이 소프트웨어와 일치함을 객관적인 증거로 입증하는 것으로, 의료기기 소프트웨어 및 자동화 공정 소프트웨어의 품질을 보증하는 데 사용되는 중요한 수단이다. 이러한 소프트웨어 밸리데이션은 의료기기의 유용성과 신뢰도를 증가시켜 결함 발생률, 리콜 및 시정조치 감소, 환자 및 의료기기 취급자에 대한 위험 감소, 의료기기 제조업체에 대한 부담 경감을 위한 것으로, 의료기기에 소프트웨어를 결합시킨 후 실제 또는 모의 사용 환경에서 소프트웨어의 적절한 작동에 대한 점검 및 문서화 활동을 포함한다.

소프트웨어 밸리데이션은 포괄적인 소프트웨어 시험과 소프트웨어 개발 수명주기의 각 단계에서 이미 완료한 다른 검증 작업에 상당히 의존한다. 기획, 검증, 추적성, 형상관리 및 양호한 소프트웨어 엔지니어링의 다양한 요소들은 소프트웨어가 유효하다는 결론 도출에 도움을 주는 중요한 활동이다.

의료기기 소프트웨어의 안전성을 향상시키는 주요 원칙 세 가지는 위험 관리, 품질관리, 소프트웨어 엔지니어링이다. 안전한 의료기기 소프트웨어를 개발하고 유지보수하려면 적절한 소프트웨어 엔지니어링 방법 및 기술에 대한 전체적인 체제로서 품질경영시스템의 일부로 위험 관리를 확립해야 한다. 이러한 세 가지 개념을 조합하면 의료기기 제조업체가 잘 구성되고 일관성 있게 반복 정밀도가 높은 의사결정 프로세스를 사용해 의료기기 소프트웨어의 안전성을 향상시킬 수 있다. 이러한 소프트웨어의 안전성을 확보하기 위한 일반적인 수행절차는 다음의 [그림 4-8]과 같다.

의료기기 소프트웨어의 밸리데이션은 개발, 운용 및 유지보수에 내포된 프로세스, 활동 및 업무를 포함하고, 시스템의 수명을 요구사항의 정의에서부터 제조를 위한 릴리즈(release)에 이르기까지 소프트웨어의 수명 전체를 포괄하는 개념적 구조(life cycle model)에서 의료기기 소프트웨어의 안전한 설계와 유지보수에 필요한 활동 및 업무에 관련된 수명주기 프로세스의 체제를 정의한다.

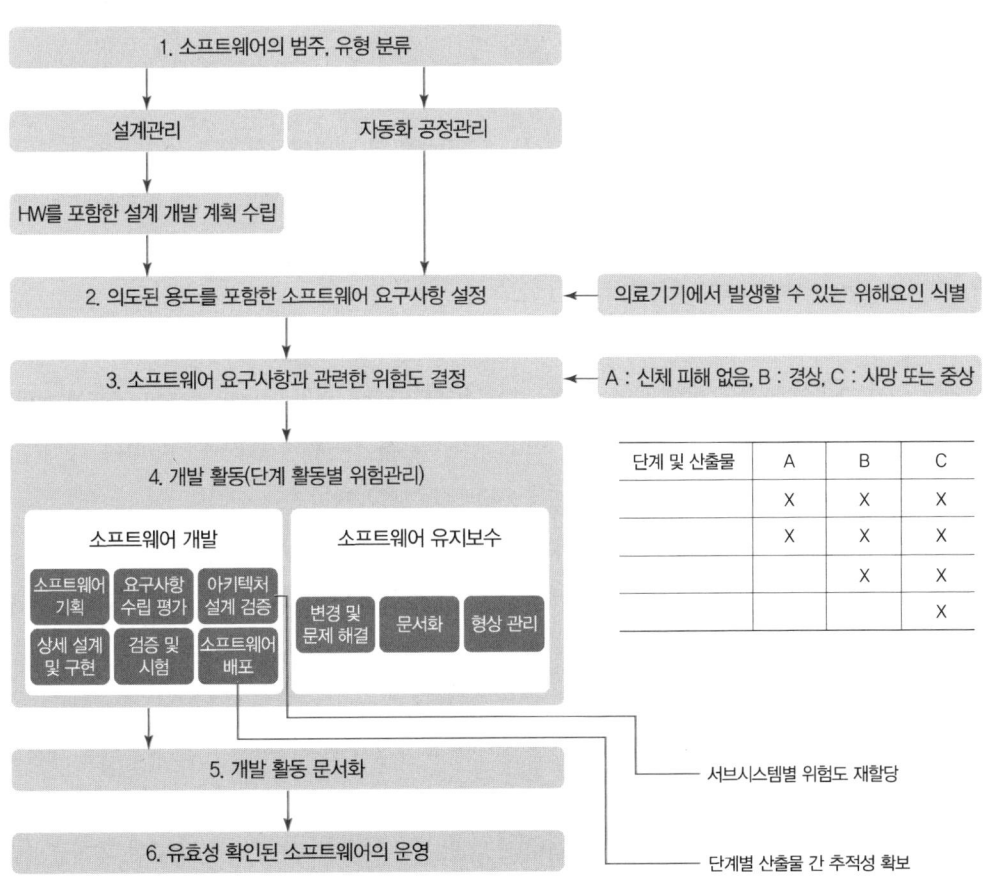

| 그림 4-8 | 소프트웨어 밸리데이션 실행 모델

최근 의료기기의 기능이 복잡화·지능화되면서 과거 하드웨어 중심의 기능 구현에서 소프트웨어 기반의 기능 개발로 급격히 변화하고 있으며, 현재는 의료기기의 핵심 기능이 내장형 소프트웨어로 구현되고 있다. 따라서 의료기기의 안전성도 소프트웨어에 의해 좌우되고 있는 실정이나 소프트웨어는 하드웨어와 확연히 다른 특성을 가지므로 소프트웨어 기능 안전성 확보에 관한 연구와 평가모델 개발이 필요한 상황이다.

넓은 범위에서 소프트웨어의 밸리데이션은 소프트웨어에 의해 자동화된 의료기기의 성능과 특성에 대하여 모든 요구사항 및 사용자의 기대 사항이 만족되었는지에 대한 '신뢰의 수준' 문제이다.

소프트웨어에 대한 검증과 밸리데이션은 제조업체에서 계속 시험할 수도 없고, 어느 정도의 정보로 충분한지 파악이 곤란하기 때문에 어려운 과정을 거친다. 일반적으로 모든 가능한 입력에 대해 소프트웨어를 시험하는 것은 불가능하며, 소프트웨어 실행 시 발생할 수 있는 모든 가능한 데이터 처리 경로를 시험하는 것도 불가능하다. 이는 가장 간단한 소프트웨어를 제외하고 소프트웨어는 철저하게 시험할 수 없음을 의미한다. 소프트웨어 제품을 완전히 시험했다고 확신할 수 있는 하나의 시험 형식이나 시험 방법이 있는 것도 아니다. 소프트웨어의 모든 코드를 시험하는 것으로 그 소프트웨어에 모든 필요한 기능이 구축되어 있다는 것과 소프트웨어의 모든 기능 및 코드에 대한 시험으로 소프트웨어가 완전히 정확함을 의미하는 것은 아니다. 소프트웨어 시험 결과 오류가 발견되지 않은 것이 소프트웨어에 오류가 없는 것을 의미하지는 않는다. 결과적으로 소프트웨어에 대한 시험은 피상적이라고 볼 수도 있다.

의료기기에 포함되는 소프트웨어 및 자동화공정 소프트웨어의 밸리데이션은 조직의 책임과 무관하게 어떤 기본 원칙들이 소프트웨어 밸리데이션 활동에 적용된다. 기본적으로 의료기기에 포함되거나, 제조업체에서의 생산 및 품질시스템 운영에 사용되는 소프트웨어는 품질경영시스템(의료기기 GMP 기준)과 위험 관리시스템(ISO 14971)이 조화를 이루는 범위에서 개발·유지되고 사용되어야 한다. 소프트웨어의 위해 요인 관리는 전체적인 의료기기 위험 관리의 일부, 특히 안전에 대한 위험으로 따로 취급할 수는 없다. 위해 요인 관리의 목적은 식별한 기능성에 있어 소프트웨어의 결함, 소프트웨어의 고장이나 예상하지 못한 결과 등을 사전에 방지하기 위함이다. 따라서 소프트웨어의 위험 관리와 관련하여 그 위험도의 등급에 따라 밸리데이션의 범위, 시험 방법 및 그 수준(정도)이 달라질 것이다.

의료기기의 일부로 설계·개발되는 소프트웨어의 밸리데이션은 소프트웨어에 대한 포괄적인 시험과 소프트웨어 개발 수명주기의 각 단계에서 이미 완료한 다른 검증 작업에 상당히 의존한다. 기획, 검증, 추적성, 형상관리 및 소프트웨어 엔지니어링의 다양한 요소들은 소프트웨어가 유효하다는 결론 도출에 도움을 주는 중요한 활동이다.

컴퓨터 및 자동화 설비 등 생산이나 품질시스템 운영에서 규정된 요구사항을 충족하기 위해 제품 성능에 영향을 미치는 컴퓨터 소프트웨어를 사용하는 경우에는 설계, 제조, 추적관리 등 품질시스템의 모든 측면에서 사용하는 소프트웨어의 설치가 정확하며, 그 의도한 용도·목적에 따라 유효한 결과를 만들어 낸다는 것을 입증하기 위하여 소프트웨어의 밸리데이션에 대한 문서화된 절차를 수립하고, 최초 사용 전에 밸리데이션을 실시하여 소프트웨어가 의도한 바와 같이 일관되게 기능을 발휘함을 보증할 필요가 있다.

자동화 설비나 운용되는 소프트웨어의 밸리데이션에 필요한 정도는 소프트웨어 이용과 관련한 위험과 비례한다. 즉, 자동화 운영에 따라 노출되는 위험에 적절하며, 해당 소프트웨어 고유의 기능성뿐만 아니라 제조업체에서의 의도된 용도도 고려하여 밸리데이션에 필요한 시험 방법과 범위가 설정될 것이다.

우리나라는 의료기기 개발업체들이 중소기업 위주로 규모가 크지 않고 소프트웨어 개발 인력이 충분하지 못한 실정이다. 따라서 이들 의료기기 산업계를 지원하기 위해 소프트웨어 안전성 기술 개발 및 보급을 위한 노력이 보다 강화되어야 할 것이며, 소프트웨어의 밸리데이션 방법에 대한 의료기기 업체의 학습과 탐구가 지속적으로 이루어져야 한다.

8.2 소프트웨어 분류 및 적용 기준

밸리데이션이 필요한 소프트웨어는 의료기기의 사용목적과 식약처에서 발간한 「의료기기 소프트웨어 밸리데이션 가이드라인(2007)」에 따라 다음과 같이 분류한다.

가. 소프트웨어 자체가 의료기기이거나 또는 의료기기의 구성품 또는 부속품으로 사용되는 소프트웨어

① 의료기기 목적에 따라 독립적(Stand-Alone)으로 사용되는 소프트웨어
② 의료기기의 기능에 영향을 주거나 조절하는 소프트웨어
③ 분석·모니터링이 목적인 의료기기에 의해 발생한 환자의 데이터를 분석하는 소프트웨어

나. 자동화 설비(Automated Process Equipment) 및 품질시스템 운영에 사용되는 소프트웨어

① FA 제어용 소프트웨어
② PLC(Programmable Logic Controller)
③ 생산관리, 환경 프로세스 관리, 포장, 라벨링, 추적성(Traceability), 재고관리, SPC, 문서관리, 고객 불만관리 등 품질시스템의 모든 측면에서 광범위하게 사용되는 소프트웨어

위와 같은 소프트웨어의 분류에 따라 소프트웨어 밸리데이션은 다음과 같이 적용한다.
① 상기 가.에 해당하는 소프트웨어는 '설계 밸리데이션'을 적용한다.
② 상기 나.에 해당하는 소프트웨어는 '공정 밸리데이션'을 적용한다.

> ※ **유의사항**
> 「의료기기 소프트웨어 밸리데이션 가이드라인(2007)」은 관련 국제규격인 ISO 13485의 7.3절 및 7.5절에서 요구되는 사항을 기술한 것으로, 허가 시 요구되는 소프트웨어 검증자료(식약처, 「의료기기 소프트웨어 허가심사 가이드라인」)와는 구별되어야 한다.

8.3 설계 소프트웨어 밸리데이션

소프트웨어 자체가 의료기기(SaMD, Software as a Medical Device)이거나 의료기기의 구성품 또는 부속품으로 사용되는 소프트웨어(Software in a Medical Device)는 설계 밸리데이션 자체가 곧 소프트웨어 밸리데이션이다.

소프트웨어 밸리데이션은 소프트웨어가 사용된 기능에 대한 사용자 요구와 사용 목적이 소프트웨어와 일치함을 객관적 증거로 입증하는 것이다. 소프트웨어의 밸리데이션은 완성된 의료기기의 설계 밸리데이션의 한 과정이다. 이것은 의료기기에 소프트웨어를 결합시킨 후 실제 또는 모의 사용환경에서 소프트웨어의 적절한 작동에 대하여 점검하는 것을 포함한다.

소프트웨어는 그 자체가 개발제품에 해당하므로, 소프트웨어 개발과정에서 수행하여야 할 밸리데이션 활동과 개발 이후 소프트웨어의 유지보수(변경관리) 과정에서 수행할 활동으로 구분한다. 이러한 S/W 밸리데이션의 구체적 세부 활동은 다음 〈표 4-2〉와 같이 설정할 수 있다.

〈표 4-2〉 설계 단계에서의 소프트웨어 밸리데이션 활동

구분	세부 활동

S/W 개발 과정	1. 소프트웨어 기획(planning)
	2. 소프트웨어 요구사항 수립 및 평가
	3. 소프트웨어 아키텍처(architecture) 설계 및 검증
	4. 소프트웨어 상세 설계 및 유닛 구현
	5. 소프트웨어 검증 및 밸리데이션(V&V, Verification & Validation)
	  - 유닛 시험(unit test)
	  - 통합(integration) 시험
	  - 시스템 시험
	  - 사용자 현장 시험(user site testing)
	  - 밸리데이션 결과 보고서
	6. 소프트웨어 릴리즈(release)

S/W 유지보수(변경관리) 과정	1. 변경 및 문제 해결 2. 문서화 3. 형상 관리

이러한 밸리데이션의 세부적인 활동을 항상 반드시 실행해야 하는 것은 아니다. 소프트웨어를 개발하는 의료기기 제조업체가 스스로 설정한 소프트웨어의 안전성 등급 및 개발·유지하려는 소프트웨어의 규모와 복잡성에 따라 세부 활동의 통합이나 단축이 가능하다.

가. S/W 개발과정의 밸리데이션 활동

1) 소프트웨어 기획(Planning) 활동

제조업체는 개발하려는 소프트웨어의 범위, 규모 및 소프트웨어 안전에 적합한 개발활동 진행을 위하여 소프트웨어 개발계획을 수립하여야 한다. 이 개발계획의 목적은 소프트웨어에서 발생하는 위험을 감소

시키고 절차와 목적을 개발팀 구성원에게 알리며, 의료기기 소프트웨어에 대한 품질 요구사항의 충족을 보장하는 개발업무를 계획하는 것이다.

소프트웨어 개발계획은 하드웨어를 포함한 의료기기 전체 개발계획에 통합할 수 있고, 독자적으로 '○○소프트웨어 개발계획서'와 같이 고유의 명칭을 부여하여 수립할 수도 있다. 수립된 개발계획서는 자격이 있는 자가 검토 및 승인하도록 한다.

의료기기 소프트웨어 개발에 적용되는 방침과 절차를 이미 설정한 제조업체도 있을 수 있다. 이 경우 계획은 기존 방침과 절차를 참조할 뿐이다. 이와 달리 개발하려는 소프트웨어 고유 계획을 각각의 특정 활동으로 자세히 규정한 개발계획서를 작성하는 제조업체도 있을 수 있다. 또한 의료기기 소프트웨어의 개발을 적절하게 조정한 계획도 있을 수 있다.

개발계획은 개발 수행에 필요한 상세 수준으로 지정하여야 하며, 위험에 비례하여 수립하는 것이 중요하다. 예를 들어 위험수준이 높은 소프트웨어(시스템이나 항목)는 보다 엄격한 개발 과정이 필요하며, 개발계획서는 매우 상세하게 작성되어야 할 것이다.

일반적으로 소프트웨어 개발계획서에는 소프트웨어 요구사항 분석, 아키텍처, 코딩, 통합, 시험, 설치 및 지원(훈련, 유지보수) 등 세부 활동을 구분하여 서술하며, 해당 내용을 포함한 독립적인 문서이거나 다른 문서 일부 또는 몇 개의 문서와 연결된 형태여도 무방하다.

개발계획서에 언급될 내용은 다음과 같다.

가) 소프트웨어 개발에 대한 세부 활동
  ① 개발 life cycle에서 수행되어야 할 구체적 작업
  ② 수행되어야 할 작업의 주요 일정 계획
  ③ 각 작업 방법, 절차 및 지원 활동
  ④ 작업 수용 기준
  ⑤ 관련 자원 및 책임
    ㉮ 조직 내의 팀(예 Sub-Project 부서, 엔지니어링 부서, A/S 등), 서로 다른 개인이나 그룹(예 외주개발업체, 의료기기 취급자 등)
    ㉯ 개발을 위한 도구 및 기법, 그러한 도구, 기법의 자격 부여 및 형상관리를 포함

나) 활동(문서화를 포함한) 및 업무의 결과물
  ① 프로젝트 전체에 대한 입력 및 출력의 정의 : 입력 요구사항 확인을 평가할 수 있는 출력 정의 및 기준
  ② 각 작업을 위한 입력
  ③ 각 작업에서 요구되는 출력
  ④ 각 단계에서 소프트웨어 산출물

다) 소프트웨어 요구사항 및 시험(V&V)
  ① 주요 품질요소(신뢰성, 유지성 및 유용성 등)의 문서화
  ② 보안 및 사용자 요구사항의 문서화
  ③ 소프트웨어 검증 및 밸리데이션 계획
    ㉮ 검증 및 밸리데이션 작업 및 수용 기준
    ㉯ 검증 및 밸리데이션 활동을 위한 일정 및 자원
    ㉰ 정규 설계 검토 요구사항
  ④ 기타 기술적 요구사항

라) 소프트웨어 관련 위험 관리

소프트웨어 위험 관리 프로세스의 활동과 업무 수행을 위한 계획 : 개발과 관련하여 발생 가능한 위험, 가정(Assumptions), 의존도 및 문제점의 분석

마) 소프트웨어 형상 및 변경관리

형상관리 계획(Configuration Management Plan)

바) 개발활동에서 확인(Detected)되는 문제 취급을 위한 해결
  ① 문제점 해결 절차
  ② 그 밖의 지원 활동 : 우발적인 사건, 바이러스 방지를 포함한 보관, 백업 및 보존을 위한 절차

범용 컴퓨터 사용이 보다 활성화됨에 따라 기성품(OTS, Off-The-Shelf) 소프트웨어가 의료기기와 혼합되는 경향도 있다. 의료기기에 OTS 소프트웨어를 적용시키는 경우, 의료기기 사용 시에 지속되어야 하는 안전성과 유효성 문제점을 검토할 수 있도록 OTS 소프트웨어 관리에 필요한 활동과 업무를 포함하여 개발계획을 수립하여야 한다.

OTS 소프트웨어를 사용할 때의 문제점은 적용되는 의료기기마다 다르고, 해당 OTS 소프트웨어의 고장 발생 시 환자, 조작자나 제3자에게 얼마나 영향을 미치는가에 따라서 다르다. 그러므로 OTS 소프트웨어는 의료기기 설계 과정의 일부가 되는 위험 분석을 고려하는 것이 특히 중요하다.

수립된 계발계획은 개발의 진행에 따라 갱신하여야 한다. 개발계획이란 개발이 진행되는 동안에 계속 관찰하고 갱신하는 회귀적인 활동이다. 따라서 파악된 소프트웨어 시스템이나 위험 관리 활동 결과를 반영할 수 있도록 계획을 갱신하여 개발과정을 적절히 관리하는 것이 중요하다.

2) 소프트웨어 요구사항의 수립 및 평가

가) 소프트웨어 요구사항의 수립

소프트웨어가 지나치게 복잡하거나 사용자의 직관적인 예상과 반대되는 설계로 인한 동작 및 사용상의 오류는 감독·규제기관에 보고되는 가장 지속적이고 중대한 문제점 중의 하나이다.

소프트웨어를 제조업체에서 자체적으로 개발하거나 외주 개발업체(계약업체)에서 개발하거나 또는

기성품(OTS)으로 구매하든 간에, 밸리데이션을 위해서는 소프트웨어 요구사항을 분명히 문서화하는 것이 무엇보다 중요하다. 사용자 요구와 사용 의도가 명확하지 않을 경우, 소프트웨어 시스템이 그 요구와 목적에 일관되게 충족하는지의 확인은 사실상 불가능하다는 것이 일반적인 통념이다.

소프트웨어 요구사항이란 소프트웨어가 어떤(What) 기능을 어떻게(How) 수행할 것인지에 대하여 설명한 것으로, 소프트웨어가 수행할 수 있는 논리적이고 물리적인 표현으로 변환된 것이다.

프로젝트의 복잡성 또는 다양한 기술적 책임의 수준을 지닌 사람들이 설계정보를 명확하게 이해하도록 하기 위하여 소프트웨어 요구사항은 설계 및 세부 설계 정보에 대하여 높은 수준의 요약을 포함할 수 있다. 완성된 소프트웨어 요구사항은 개발 작업자가 임기응변식으로 설계 결정을 하는 필요성을 경감시키고 설계 목적 내에서 작업하도록 한다.

제조업체는 의료기기에 사용되는 시스템 요구사항에서 소프트웨어 요구사항을 결정하고 문서화해야 한다. 소프트웨어 요구사항은 다음과 같은 사항들을 포함한다.

① 물리적 특성, 기능 및 성능 요구사항
  ㉮ 소프트웨어가 수행할 모든 기능, 신뢰성 및 시간성
  ㉯ 요구되는 응답시간
  ㉰ 물리적 특성(예 코드 언어, 기반(Platform), 운영체제)
  ㉱ 소프트웨어의 사용 환경(예 사용되는 하드웨어, 메모리 크기, 처리장치, 네트워크)
  ㉲ 제어논리를 포함한 논리적 구조와 논리적 처리 단계(예 알고리즘)
  ㉳ 하드웨어, 소프트웨어 및 사용 환경과의 관계를 포함하여 소프트웨어 시스템의 동작 의도를 설명한 소프트웨어 시스템의 개관(Context)
  ㉴ 복수 SOUP(Software Of Unknown Provenance, 기원이 확인되지 않은 소프트웨어) 또는 기타 장비(예 운영 드라이버, 다른 응용 소프트웨어)와의 호환성

② 소프트웨어 시스템 입력과 출력
  ㉮ 측정 또는 기록되는 변수 특성(예 숫자, 영숫자, 형식)
  ㉯ 소프트웨어가 수용할 수 있는 모든 범위, 한계 및 기본값
  ㉰ 데이터베이스 요구사항 및 데이터 흐름도

③ 소프트웨어 시스템 내외부의 연계성
  ㉮ 모든 내부 소프트웨어와 시스템 간의 인터페이스 및 모든 외부와 사용자 인터페이스의 정의
  ㉯ 링크(Communication Links)(예 소프트웨어 내부 모듈 간 링크, 보조 소프트웨어와 링크, 하드웨어와 링크 및 사용자와의 링크)

④ 소프트웨어 구동(Driven) 경보, 경고 및 운영자 메시지
  ㉮ 오류 생성 요인과 처리 방법
  ㉯ 오류, 경보(alarm) 및 경고 메시지

⑤ 물리적 및 논리적인 보안 요구사항
　㉮ 중요 정보의 노출 위험에 관련되는 요구사항
　㉯ 보안수단
　　• 접근 권한자
　　• 인가
　　• 통신 무결성
⑥ 사람으로 인하여 발생하는 오류와 훈련에 민감한 인체공학적 요구사항
　㉮ 수동 운영 지원
　㉯ 인간-장치 상호작용(사용자가 시스템에 상호작용할 수 있는 방법)
　㉰ 담당자에 대한 제약 사항
　㉱ 사람의 집중적인 주의가 요구되는 영역
⑦ 운영 및 유지보수 현장에 인도되는 의료기기 소프트웨어의 설치 및 인수 요구사항
⑧ 운영 및 유지보수 방법과 관련된 요구사항
　㉮ 사용자 운영 및 실행과 관련하여 개발할 사용자설명서
　㉯ 사용자 유지보수 요구사항
⑨ 관련 법규 및 규제 요구사항

소프트웨어 요구사항에는 소프트웨어에서 수행되는 모든 안전 요구사항뿐만 아니라 소프트웨어 결함으로 발생할 수 있는 잠재적인 위해 요인도 명확히 규정하여야 한다. 또한, 위험 관리 활동에서 식별된 위험 관리 요구사항이 소프트웨어 요구사항과 관련되는 경우 이들 요구사항은 위험 관리 방법이 소프트웨어 요구사항까지 추적이 가능하도록 소프트웨어 요구사항에서 구분할 수 있어야 한다.

소프트웨어 요구사항은 개발활동과 밀접하게 연결된 기술적인 위험 관리 활동에서 기인한다. 그러므로 제조업체는 하드웨어의 고장 및 잠재적인 소프트웨어 결함에 대해 소프트웨어에 이행된 위험 관리 방법, 특히, 위험 분석을 의료기기 소프트웨어 요구사항에 포함시켜야 한다. 이 사항은 소프트웨어 개발을 시작할 때는 적용할 수 없을 수도 있으며, 소프트웨어가 설계되고 위험 관리 방법이 계속 정의되는 동안 변할 수도 있다.

소프트웨어 요구사항에서의 '기능 및 성능 요구사항'과 관련하여 제조업체에서 OTS 소프트웨어를 사용하는 경우, 추가적으로 다음과 같은 소프트웨어 요구사항을 포함시켜야 한다.

① 사용될 OTS 소프트웨어 제목과 제조업체
② OTS 소프트웨어의 적절한 운영 지원에 필요한 시스템 하드웨어와 소프트웨어(예 프로세서 유형과 속도, 메모리 유형과 크기, 소프트웨어 시스템 유형, 디스플레이 요구사항)
③ 버전 수준, 릴리즈 날짜, 패치(patch) 번호 및 의료기기에 설치 시험할 업그레이드 명칭
④ OTS 소프트웨어 구성요소에 따른 안전과 관련된 중요한 위험 관리 방법

나) 수립된 요구사항 평가

소프트웨어 요구사항이 충분하게 명시되어 있고 적절하다는 것을 확인하기 위하여 소프트웨어 설계 작업을 시작하기 전에 소프트웨어 요구사항을 평가하여야 한다. 이는 소프트웨어 요구사항에 의하여 소프트웨어에 이행되는 내용이 결정되기 때문에 '요구사항 평가'는 매우 중요하다.

이런 평가를 수행하려면 무엇보다도 의료기기 소프트웨어가 허용되는 작동 상태를 나타내는지, 완성된 의료기기 소프트웨어를 즉시 사용할 수 있는지에 대한 요구사항 확립이 필수적이다. 요구사항대로 이행될 수 있는지에 대하여 입증하려면 요구사항이 객관적으로 판단할 수 있는 방식으로 표현하여야 한다.

이와 관련하여 GMP 기준 7.3.2의 나)에서는 "요구사항은 완전하고, 불명확하거나 다른 요구사항과 상충되지 않을 것"과 "적정성을 검토, 승인"하도록 요구하고 있다. 제조업체에서 소프트웨어 요구사항을 결정한 이후 그 정확성, 시험가능성(Testability) 및 명확성(Clarity) 등에 대하여 다음과 같은 사항을 평가하고 문서화한다.

① 소프트웨어 요구사항은 위험 관리에 관련된 위해 요인에 대하여 적절하며, 결함의 허용오차, 안전성 및 보안 요구사항은 완벽하고 정확하다.
② 요구사항 내에서 내부적으로 서로 모순되거나 상충하지 않는다.
③ 모든 수행 요구사항은 모호한 표현이 아닌 명확한 용어로 서술되어야 한다.
④ 기능 및 성능기준의 충족 여부를 판단하기 위한 시험사항은 명확하며 적절하다.
   ㉮ 소프트웨어 설계 가능성 및 기능의 할당
   ㉯ 모든 요구사항은 측정 가능하거나 객관적으로 검증할 수 있는 용어로 설명
   ㉰ 검증 및 밸리데이션 가능성(Testability), 시기 및 허용기준 : 유닛시험, 통합시험, 시스템시험
⑤ 시스템 요구사항이나 검증 및 밸리데이션을 위한 시험, 이행된 위험 관리 방법까지 추적할 수 있어야 한다.
   ㉮ 기기 요구조건에 대한 추적성
   ㉯ 위해 요인 경감 요구사항의 적합성
   ㉰ 위해 요인 분석과 검증/밸리데이션 시험 간의 추적성

혼동이 발생하는 것을 방지하려면 고객 요구(Need), 설계입력, 소프트웨어 요구사항(Requirement), 소프트웨어 기능명세서(Functional Specification) 및 소프트웨어 설계 명세서(Design Specification)를 명확하게 구별(이해)해야 한다.

① 설계입력 : 고객 요구를 의료기기 요구사항으로 문서화한 것이다.
② 소프트웨어 요구사항 : 소프트웨어가 고객 요구와 설계입력을 충족하도록 공식적으로 문서화된 것이다.
③ 소프트웨어 기능명세서 : 소프트웨어가 요구사항을 충족하기 위하여 수행해야 할 작업을 상세하게 정의한 것으로, 소프트웨어 요구사항에 포함시키는 경우가 많으며 다른 대안도 가능하다.

④ 소프트웨어 설계명세서 : 요구사항 및 기능명세서의 구현을 위하여 소프트웨어를 설계하고 분해하는 방법을 정의한 것이다.

일반적으로 소프트웨어 요구사항, 기능명세서 및 설계명세서는 하나 이상의 문서로 작성한다.

3) 소프트웨어 아키텍처(Architecture) 설계 및 검증

가) 소프트웨어 아키텍처 설계

제조업체는 의료기기 소프트웨어 요구사항을 소프트웨어 구조(Structure)로 설명하며 소프트웨어 항목(Item)을 식별하는 아키텍처로 변환하여야 한다. 소프트웨어 항목과 소프트웨어 항목 외부의 구성요소(소프트웨어와 하드웨어) 간의 연계성과 소프트웨어 항목 간 연계성을 위한 아키텍처를 개발하고 문서화하여야 한다.

이 활동을 수행하려면 제조업체가 소프트웨어의 주요 구조적 구성요소, 외부에서 확인할 수 있는 특성 및 특성 간의 관계를 정의하여야 한다. 어느 한 구성요소의 작동 상태가 다른 구성요소에 영향을 줄 경우 그 작동 상태를 소프트웨어 아키텍처에 서술하여야 한다. 이 서술은 소프트웨어 이외의 의료기기 구성요인에 영향을 미칠 수 있는 작동 상태에 특히 중요하다. 다른 구성요인에 영향을 줄 수 있는 구성요인의 작동 상태를 이해(파악)하지 못하면 시스템이 안전하다고 언급하는 것은 불가능에 가깝다.

소프트웨어 아키텍처는 소프트웨어 요구사항의 정확한 이행에 필수적이다. 소프트웨어 아키텍처는 모든 소프트웨어 요구사항이 식별된 소프트웨어 항목으로 이행할 수 없는 한 완성되지 않는다. 소프트웨어 설계와 이행은 아키텍처에 따라 결정되기 때문에 아키텍처를 확인하여야 하며, 일반적으로 아키텍처의 확인은 기술평가에 의해서 이루어진다.

소프트웨어 항목이 SOUP로 식별된 경우 제조업체는 의도한 사용에 필요한 SOUP 항목에 대한 기능, 성능 요구사항 및 적절한 운영지원에 필요한 시스템 하드웨어와 소프트웨어(프로세서 유형과 속도, 메모리 유형과 크기, 시스템 소프트웨어 유형, 통신 및 디스플레이 소프트웨어 요구사항 포함하여)를 명시하여야 한다.

나) 소프트웨어 아키텍처 검증

제조업체는 다음을 검증하고 문서화하여야 한다.

① 소프트웨어 아키텍처가 위험 관리에 관련된 요구사항을 포함해 시스템 및 소프트웨어 요구사항을 이행한다.
② 소프트웨어 아키텍처는 소프트웨어 항목 간의 연계성과 소프트웨어 항목 및 하드웨어 간의 연계성을 지원할 수 있다.
③ 의료기기 아키텍처는 모든 SOUP 항목의 적절한 운영을 지원한다.

4) 소프트웨어 상세 설계 및 유닛 구현

가) 소프트웨어 상세 설계

제조업체는 소프트웨어 아키텍처(Architecture)를 소프트웨어 유닛으로 표현될 때까지 개량하고, 각 소프트웨어 유닛에 대한 상세 설계를 수행하고 검증하여야 한다. 또한 제조업체는 소프트웨어 유닛 및 외부 구성요인(하드웨어나 소프트웨어) 사이의 연계성 및 소프트웨어 유닛 사이의 연계성을 위한 상세설계를 수행하고 문서화한다.

소프트웨어 유닛을 단일 기능, 프로그램이나 모듈로 간주하는 경우가 많지만 이러한 견해가 항상 정확한 것은 아니다. 여기에서는 소프트웨어 유닛을 더 작은 항목으로 분해할 수 없는 소프트웨어 항목으로 정의한다. 소프트웨어 항목은 새로운 소프트웨어 항목 중 극히 일부만 원래 소프트웨어 항목의 안전성 관련 요구사항을 이행하도록 분해할 수 있다.

이 활동을 수행하려면 아키텍처에서 정의한 소프트웨어 항목과 연계성을 다시 정의하여 소프트웨어 유닛과 연계성을 작성하여야 한다. 제조업체는 소프트웨어 유닛의 상세 수준을 정의하고 알고리즘, 데이터 표현, 다양한 소프트웨어 유닛 사이의 연계성 및 소프트웨어와 데이터 구조 사이의 연계성을 명시한다. 또한 상세 설계는 소프트웨어 제품의 패키지 구성에도 관련한다. 소프트웨어 유닛을 정확히 실현할 수 있도록 각 소프트웨어 유닛의 연계성을 문서화하여야 한다.

구현은 상세 설계에 따라 결정되므로 활동을 완료하기 전에 상세 설계를 검증하여야 한다. 상세 설계 검증은 일반적으로 기술검토에 의해 이루어진다. 제조업체는 소프트웨어 상세 설계가 다음과 같은지 검증하고 문서화하여야 한다.

① 소프트웨어 아키텍처를 이행한다.
② 소프트웨어 아키텍처와 상충하지 않는다.

안전성에 중요하다고 판단될 수 있는 설계 특성 역시 검증하여야 한다. 그러한 특성들의 몇 가지 예는 다음과 같다.

① 의도된 사상(Event), 입출력, 논리적 흐름, CPU 할당, 메모리 자원의 할당 및 오류와 예외 정의, 오류와 예외 확인(Isolation)과 오류 복구의 이행
② 위험한 상황을 유발할 수 있는 모든 결함이 사상과 전환으로 취급되는 기본 상태의 정의변수, 메모리 관리의 초기화
③ 위험 관리 방법에 영향을 줄 수 있는 콜드리셋과 웜리셋, 대기 및 기타 상태 변경

나) 소프트웨어 유닛 구현 설계

이 활동을 수행하려면 제조업체는 소프트웨어 유닛에 대한 코드를 작성하고 검증해야 한다.

각 유닛에 대한 코드가 정확히 구현되지 못할 경우 소프트웨어는 의도된 대로 기능을 수행하지 않기 때문에 제조업체는 코드를 검증하여야 한다. 소스코드 평가는 코드 실행 전에 오류를 파악할 수 있는

매우 효과적인 방법이다. 이는 격리된 상황에서 각 오류시험을 가능하게 하고 추후 소프트웨어의 동적(Dynamic) 시험에 집중할 수 있도록 해 준다.

코딩은 세부적인 설계 사양을 소스코드로서 수행되는 소프트웨어 활동으로, 코딩은 설계 사양에 대한 분해(Decomposition)가 종료되고 실행 가능한 소프트웨어의 구성(Composition)이 시작되는 지점을 의미하며, 소프트웨어 개발 프로세스 중 가장 낮은 수준의 개념이다.

소프트웨어 코딩의 경우 다음과 같은 요구사항을 취급하여야 한다.

① 코드가 정확하며 요구사항에 부합
② 코드가 안전 요구사항을 정확히 실현
③ 코드가 소프트웨어 유닛의 상세 설계에 문서화한 연계성과 일관성 유지
④ 사용 코딩 방법과 표준이 적절
⑤ 확립한 프로그래밍 절차나 코딩 표준과의 일치
⑥ 사용 검증 전략의 적합성
⑦ 시험 절차의 정확성
⑧ 소프트웨어 통합 및 시험 가능성
⑨ 유지 보수 가능성

5) 소프트웨어 검증 및 밸리데이션(V&V, Verification & Validation)

가) 개요

전제 작업(예 코드 검사)이 성공적으로 완료되면 소프트웨어에 대한 시험이 시작된다. 예를 들어, 소프트웨어 제품의 시험은 〈표 4-3〉에서와 같이 유닛, 통합 및 시스템 시험의 단계로 체계화될 수 있다. 이는 유닛시험에서 시작하고 소프트웨어 시스템 시험에서 종결됨을 의미한다. 통합시험과 시스템시험을 단일 활동으로 결합할 수도 있다.

① 유닛 시험은 보조 프로그램(Sub-Program) 기능에 대한 초기 시험과 시스템에서 확인하기 곤란한 기능검사가 확실히 이루어지는 데 초점을 두고 있다.
② 통합 시험은 유닛 내·외부 인터페이스에서의 데이터 및 관리의 이전에 초점을 두고 있다.
③ 시스템 시험은 소프트웨어 요구사항을 고려하여 완성된 기능 및 성능을 검증하는 소프트웨어의 신뢰성 보증에 초점을 두고 있다.

소프트웨어에 대한 검증과 밸리데이션에 사용되는 시험은 화이트박스시험, 블랙박스 시험, 점증적 시험(Incremental Test), 연쇄식 시험(Thread Test)으로 어떻게 시험할 것인지에 대한 관점으로 분류할 수 있으며, 장단점 비교는 〈표 4-4〉와 같다.

〈표 4-3〉 소프트웨어 시험 단계

구분	유닛 시험	통합 시험	시스템 시험	현장시험(필요시)
시험 대상	Black Box, White Box, 경계 조건	통합 유닛 인터페이스 수행 기능	시스템 요구사항 및 기능, 성능	주요 기능, 문서 및 절차
완료 시점	완료된 유닛에 대해 오류가 없다고 판단된 경우	통합 관련 유닛에서 오류가 없다고 판단된 경우	모든 시스템 요구기능이 만족된 경우	사용자가 만족
시험 도구	시험사례, 커버리지 도구, 정적 분석 등	빌드 검증 시험사례	시험사례, Data 생성기/ 비교기, 성능 모의	인수시험, 시험사례, 시험 비교기
오류 보고	유닛시험 또는 개발담당자가 처리	발견된 오류/버그는 추적 가능하도록 기록	발견된 오류/버그는 추적 가능하도록 기록	발견된 오류/버그는 추적 가능하도록 기록

〈표 4-4〉 시험별 장단점 비교표

구분	시험 단계	시험 방법	장점	단점
White Box 시험	유닛시험	• 구조시험 • 루프시험	• 프로그램 내부 모두 시험 가능 • 기능시험에서 확인 불가한 부분도 시험 가능	• 단순 소스코드 검사로 실제 사용자 요구수준을 만족하는지 알 수 없음 • 규모가 큰 경우 수행 곤란
Black Box 시험	유닛시험을 포함한 큰 규모의 시험	• 동등분할 • 경곗값 분석 • 원인/결과도 • 오류 예측	• 실제 실행 환경에서 시험 • 내부 구조를 몰라도 시험 가능	• 잘못된 로직으로 발생 가능성 있는 오류 검출이 어려움 • 서로 다른 곳에 사용하고 있는 동일한 모듈에 대해 중복 시험할 수 있음
점증적 시험	모듈과 컴포넌트에 대한 유닛시험	• 상향식 • 하향식	• 오류의 조기 발견 용이 • 문제점 발견을 위하여 원시코드를 많이 볼 필요 없음 • 새로 통합하는 모듈에 관심을 집중할 수 있음 • 철저한 시험 수행 가능	• 드라이버, 스텁 필요 • 수행 시간이 많이 소요됨
연쇄식 시험	통합시험 초기에 중요한 기능시험		• 최선의 통합 방법 • 시스템의 중요 기능을 담당하는 모듈부터 통합시험 • 초기에 시스템 골격을 보여주고 사용자의 의견을 받아 수정 가능	

다른 시험기법에는 회귀(Regression)시험, 비버깅(Bebugging)시험 및 뮤테이션(Mutation) 시험 등이 있다. 회귀시험은 시스템 구성부품에 대한 변경이 기능성, 신뢰성 또는 성능에 부정적 영향을 미치지 않으며 추가 결함이 발생하지 않음을 판단하기에 필요한 시험이며, 오류 발견 시 문제점 수정을 확인하는 것으로 수정한 결과로 그 기대치를 만족하는지 또는 수정한 부분으로 다른 부분에 영향을 미치어 또 다른 오류를 발생시키지 않는지 확인하는 것이다.

비버깅시험은 의도적인 오류를 포함하여 시험이 얼마나 효과적으로 오류를 감지하는지 확인하는 것이며, 뮤테이션시험은 의도적으로 프로그램에 약간의 수정을 가해 시험이 얼마나 효과적으로 수정한 것을 오류로 판단하는지 확인한다.

실제 작업환경에서는 이러한 모든 소프트웨어 시험기법을 사용하는 것은 필요하지 않다. 보다 중요한 것은 어떤 항목은 가중치를 높이고 어떤 것은 제외할 것인지를 정하는 것, 즉 시험관리, 시험계획, 시험결과 분석 등의 시험절차를 수립하는 것이 더욱 중요하다.

나) 유닛시험(unit test)

각 유닛에 대한 코드가 정확하지 못할 경우 의료기기 소프트웨어는 의도된 대로 기능을 수행하지 않기 때문에 제조업체는 코드를 검증하여야 한다. 소스코드에 기초한 이러한 평가는 코드 실행 전에 오류를 파악할 수 있는 매우 효과적인 방법으로 화이트 박스시험으로 알려져 있다. 이는 소스코드, 구체적인 설계규격과 다른 개발문서로부터 획득된 지식에 기초하는 시험사례를 명확히 한다.

구조적인 시험은 프로그램이 실행될 경우 한 번도 수행되지 않는 dead 코드를 명확히 할 수 있다. 구조적인 시험은 유닛시험으로 우선적으로 수행되지만 소프트웨어 시험의 다른 수준까지 확대될 수는 없다. 이러한 코드 평가는 격리된 상황에서 각 오류시험을 가능하게 하고 추후 소프트웨어의 동적 분석에 집중할 수 있도록 해 준다. 동적 분석도 밸리데이션의 중요한 일부이지만 이것만으로 시스템 성능을 완벽하고 정확하게 입증하기는 사실상 불가능하다. 어떤 시스템의 밸리데이션 결과는 시스템 개발과정의 전체에 걸쳐 수행되는 다수의 검증 단계로도 입증된다. 이들 단계로는 문서 및 코드검사, 워크스루(walk-through) 및 기술 검토와 같은 정적(static) 분석이 있다. 이 활동과 결과에 관한 정보를 이용할 수 있을 경우 중점적으로 다뤄야 할 시험들을 용이하게 구분할 수 있으며, 소프트웨어가 사용자의 요구와 사용목적을 충족하는지 검증하기 위하여 사용자 현장에서 수행될 시스템 차원에서 기능시험의 양을 줄일 수도 있다.

평가를 위한 원시코드를 입수하지 못할 경우는 다음의 항목들을 이행함으로써 소프트웨어 구조의 무결성에 대한 유효성을 추론하여야 한다.

① 유닛 사용 이력을 조사
　㉮ 이미 알려진 프로그램 한계의 파악
　㉯ 다른 사용자 경험들을 검토 평가
　㉰ 알려진 소프트웨어 문제점과 해결 방법의 파악
② 공급자의 소프트웨어 개발활동을 평가하여 현행 표준에 대한 적합성을 판단. 이 평가는 최종 사용자 조직 또는 신뢰할 수 있으며 자격을 가진 제3자가 수행하는 평가 결과에 따르는 것이 바람직하다.

해당되는 경우, 제조업체는 규모가 큰 소프트웨어 항목으로 통합하기 전 소프트웨어 유닛에 대한 허용 기준을 확립하고, 소프트웨어 유닛이 허용 기준을 충족하는지 검증하여야 한다. 허용 기준의 예는 다음과 같다.

① 소프트웨어 코드가 위험 관리 방법을 포함하여 요구사항을 구현하는가?
② 소프트웨어 코드가 소프트웨어 유닛의 상세 설계에 문서화한 연계성과 상충하지 않는가?
③ 소프트웨어 코드가 프로그래밍 절차나 코딩 표준과 일치하는가?

필요한 경우, 제조업체는 다음과 같은 추가 허용 기준을 포함시켜야 한다.
① 적절한 사상(Event)의 순서
② 데이터 및 관리 흐름의 정확성
③ 계획한 자원 할당
④ 결함 취급(오류 정의, 확인 및 복구)
⑤ 변수의 초기화
⑥ 자체 진단
⑦ 메모리 관리 및 메모리 용량 초과
⑧ 경계 조건

제조업체는 소프트웨어 유닛 검증을 수행하고 그 결과를 문서화하여야 한다.

다) 통합(Integration)시험

이 활동을 수행하려면 소프트웨어 유닛을 집합 소프트웨어 항목으로 통합하기 위한 계획을 설정하여야 한다. 통합 계획에는 OTS 소프트웨어 구성요소를 모두 포함하여 접근 방식, 책임 및 순서가 포함되어야 하며, 전체적으로 통합된 유닛을 통합계획에 따라 시험하여 소프트웨어가 의도한 바와 같이 작동하는지 확인하여야 한다.

제조업체는 통합계획에 따라 소프트웨어 통합에 관한 다음 사항을 검증하고 기록한다. 이 검증은 항목이 의도한 바와 같이 기능을 수행하는지에 대한 검증이 아닌 계획에 따라 항목이 통합되었는지 검증하는 것이다.
① 소프트웨어 유닛이 소프트웨어 항목과 소프트웨어 시스템으로 통합되었는지 여부
② 하드웨어 항목, 소프트웨어 항목 및 시스템의 수동 운영(예 사람 연계성, 온라인(on-line) 도움말 메뉴, 음성 식별, 음성관리)을 위한 지원이 시스템에 통합되었는지 여부

통합에 대한 접근 방식은 비점증적(Non-Incremental) 통합에서부터 점증적 통합에 이르기까지 다양할 수 있다. 비점증적 통합 방법을 사용하여 프로그램을 구축한 경우 제조업체는 모든 유닛을 각각 시험하고 유닛시험 종료 후 모든 유닛들을 동시에 통합하여 시험하는 빅뱅(Big-bang) 시험을 수행하며, 점증적(Incremental) 통합 방법을 사용한 경우 제조업체는 이전에 통합한 소프트웨어의 다른 곳에서 문제점이 발생하지 않음을 확실하게 입증하기에 적합한 충분한 회귀분석 및 회귀시험을 수행해야 한다.

소프트웨어 통합시험은 소프트웨어 항목의 내외부 연계성에서 데이터 전달과 관리에 집중한다. 외부 연계성은 운영체제 소프트웨어가 포함된 다른 소프트웨어와 의료기기 하드웨어와의 연계성을 의미한다.

소프트웨어 통합시험의 경우 제조업체는 통합된 소프트웨어 항목이 의도한 대로 기능을 발휘하는지 확인한다. 통합시험 및 소프트웨어 시스템 시험은 단일 계획 및 활동으로 결합할 수도 있으며, 시험에 고려하여야 할 예는 다음과 같다.

① 소프트웨어에 요구되는 기능성
② 위험 관리 방법의 이행
③ 지정한 시점 및 기타 작동 상태
④ 내부 및 외부 연계성의 지정 기능
⑤ 예측할 수 있는 오용을 포함해 비정상 조건에서 시험

소프트웨어 통합시험은 시뮬레이션 환경, 실제 대상 하드웨어나 전체 의료기기에서 수행할 수 있다. 통합시험 조건에는 정상적인 응답뿐 아니라 예측되는 스트레스가 높은 최악의 조건(예 수많은 사용자가 동시에 네트워크에 접속하는 조건 등)도 포함되어야 한다. 시험조건의 범위에는 경곗값, 우발적 데이터 입력, 오류 조건, 분기(Branches), 데이터 흐름, 입력 조합 등을 포함한다.

통합시험은 시뮬레이터를 사용해서 수행하기도 하며, 이 경우 대개 실제의 사용자 전산 환경을 벗어난 오프라인으로 실행된다. 또한 실제 운영조건으로 최종 사용자의 전산 환경에서 수행되는 시험은 시스템이 광범위한 조건과 사상을 겪기에 충분한 시간 동안의 연속 조작들을 포함시켜 통상적인 활동 중에는 명확하게 드러나지 않는 잠재적 결함을 검출할 수 있어야 한다.

통합시험의 엄격성과 통합시험과 연관된 문서화의 상세 수준은 기기와 연관된 위험, 잠재적으로 위험한 기능에 대한 기기의 의존성 및 위험도가 높은 기기 기능에 있어 특정 소프트웨어의 역할에 적합하여야 한다. 예를 들어 모든 소프트웨어는 시험해야 하지만, 안전성에 영향을 미치는 항목은 보다 직접적이고 철저하며 상세한 시험의 대상이 된다.

통합시험 계획에는 통합시험 일환으로 수행되는 화이트박스 시험 유형을 포함하도록 한다. 시스템이나 구성요소의 내부 메커니즘(구조)을 평가하는 화이트박스 시험은 glass box, 구조적(structural) clear box 또는 open box 시험이라고도 한다. 이 시험은 소프트웨어 항목의 내부 작용에 대한 명백한 지식을 시험 데이터 선택에 사용하는 경우의 시험으로 소스코드, 구체적인 설계 규격 및 다른 개발 문서로부터 획득된 지식을 기초로 하는 시험사례들을 명확하게 한다. 화이트박스 시험은 출력의 관찰을 위하여 소프트웨어의 특정 지식을 사용하며, 소프트웨어 항목이 어떤 기능을 발휘하는지 시험자가 아는 경우에만 정밀하게 시험을 수행할 수 있다. 이 경우 시험자는 소프트웨어 항목이 의도된 목표에서 벗어나는지 여부를 확인할 수 있다.

화이트박스 시험은 소프트웨어 항목 구현의 시험에 집중하기 때문에 전체 시방서의 구현을 보장하지 못한다. 이와 달리 블랙박스 시험은 작동 상태(Behavioural), 기능, 불투명 박스(Opaque-box) 및 Closed-box 시험이라고 하며, 정의에 근거(Definition-based)하거나 규격에 근거(Specific-based)하는 시험이다. 이 시험은 각 유닛에서부터 시스템 시험까지 소프트웨어 시험의 전 수준에 적용될 수 있다.

블랙박스 시험은 기능적 시방서에 집중하므로 이행의 전 부분이 시험되었다고 보증하지 못한다. 이처럼 화이트박스 시험은 이행과 비교한 시험을 수행하여 임무의 결함을 확인함으로써 이행의 그 부분이 결함임을 나타내고, 블랙박스 시험은 이미 알려진 조건에서 규정 입력으로 프로그램을 실행하고 결과를

문서화하여 설정된 기댓값과 비교하는 과정을 수행하여 생략의 결함을 확인함으로써 시방서의 그 부분이 충족되지 않았음을 나타낸다.

소프트웨어에 대한 완전한 시험을 위하여 블랙박스 시험과 화이트박스 시험이 모두 필요할 수 있다.

제조업체는 통합 및 시험 결과를 문서화하여야 한다. 문서화된 통합시험 결과는 시험 결과, 발견된 변종(Anomalies), 시험한 소프트웨어의 버전, 관련 하드웨어와 소프트웨어 시험 형상, 관련 시험 도구 및 시험자 신원을 포함하여야 한다.

시험결과 기록에는 단순한 정성적 표현(예 합격/불합격)보다는 정량적 표현을 사용하도록 한다. 이러한 정량적 표현은 시험 결과의 후속 검토, 독립적 평가 및 시험을 반복할 수 있도록 해 준다. 시험을 반복할 수 있는 충분한 기록은 예를 들어 다음을 유지함으로써 가능할 수 있다.

① 요구되는 조치와 예상되는 결과를 나타내는 시험 사례 시방서
② 장치 기록
③ 시험에 사용하는 시험 환경(소프트웨어 도구 포함)의 기록

라) 시스템 시험

제조업체는 모든 소프트웨어 시스템이 요구사항을 충족하는지 확인하기 위한 소프트웨어 시스템 시험 수행을 위한 계획(접근 방식, 책임 및 순서 등) 및 일련의 시험(입력, 예상 결과, 시험 기준) 절차를 수립하고 수행하여야 한다.

계획된 시스템 시험이 제조업체가 직접적으로 관리하지 않는 현장(Site)에서 수행될 때 시험계획은 사용 범위가 설정되고 예상된 시험 결과의 정의 및 모든 시험 출력의 기록을 확실히 하기 위하여 충분한 관리를 필요로 한다. 또한 이전의 통합시험 및 소프트웨어 시스템 시험은 단일 계획 및 활동으로 결합할 수도 있다.

소프트웨어 시스템 시험은 다양한 지점에서 발생하고 다양한 조직에서 수행하기 때문에 시험에 대한 책임이 분산될 수 있다. 그러나 업무 분산, 계약에 따른 관계, 구성요인 발생원 또는 개발 환경에도 불구하고 제조업체는 소프트웨어가 의도한 사용에 적합한 기능을 발휘하는지 확인하는 궁극적인 책임을 져야 한다.

시스템 시험은 규격화된 모든 기능과 소프트웨어가 신뢰할 수 있음을 입증하는 것이다. 이 활동을 수행하려면 제조업체는 소프트웨어에 대한 기능, 성능 및 사용목적 등과 관련된 의료기기 소프트웨어의 다음과 같은 요소들이 성공적으로 이행되었는지 검증한다.

① 성능 시스템 실행 시간, 응답 시간, 처리 능력 등
② 스트레스 조건에서의 반응 최대 부하(Load), 지속적인 사용에서의 반응(Behavior)
③ 내외부 안전성 : 시스템 내외부로부터의 침입에 대한 보안
④ 고장 복구 대책(Disaster Rrecovery)을 포함한 회복(Recovering)의 유효성
⑤ 유용성(Usability)

⑥ 다른 소프트웨어와의 호환성
⑦ 정의된 각 하드웨어 형상에서의 반응
⑧ 문서·기록들의 정확성

소프트웨어 시스템 시험은 통합 소프트웨어를 시험하며 의도된 운영 환경에서 모의실험(simulation), 실제 대상 하드웨어 또는 전체 의료기기에서 수행하여 시스템이 광범위한 조건과 사상을 겪기에 충분한 시간 동안 연속 조작들을 포함시켜 통상적인 활동 중에는 명확하게 드러나지 않는 잠재적 결함을 검출할 수 있어야 한다.

시스템 시험조건은 보다 효율적으로 특정 시험들을 수행하고 스트레스 조건이나 결함을 유발하며 적격성(Qualification) 시험의 코드 적용범위 확대를 위하여 화이트박스 시험이 바람직하더라도 블랙박스 시험에 집중하는 것을 권한다. 유형 및 단계별 시험 조직에 융통성을 부여할 수 있지만 요구사항, 위해 요인 경감, 활용성 및 결함, 설치, 스트레스와 같은 시험 유형에 대한 적용범위를 입증하고 문서화하여야 한다.

소프트웨어 시스템 시험 중 사소하더라도 변경이 발생할 경우, 다음과 같이 수행한다.
① 문제 해결에 있어서 변경의 유효성을 확인하기 위하여 시험을 반복하거나, 수정한 시험을 수행하는 등의 추가 시험을 수행한다.
② 의도치 않은 부작용이 발생하지 않음을 입증하기에 충분하도록 소프트웨어 시스템 시험을 완전히 반복하지 않는 이론적 근거를 포함하여 회귀시험을 수행한다.
③ 관련 위험 관리 활동을 수행하여야 한다.

소프트웨어 시스템 시험과정에서 발견된 오류는 소프트웨어의 릴리즈 전에 등재(Log), 분류(Classify), 검토 및 해결하여야 한다. 시험 중 확인된 변종(Anomalies)을 해결하기 위한 조치를 취하지 않을 경우 위해 요인 분석과 관련하여 그러한 변종들을 검토하고, 의료기기의 안전과 효율성에 영향을 미치지 않음을 입증하여야 한다. 또한 변종의 근본 원인, 증상 확인 및 해결·조치를 하지 않은 이론적 근거를 문서화하여야 한다.

시험절차, 시험자료 및 시험결과는 객관적인 검토 및 판정을 하기에 적절하여야 하고 추후 발생할 수 있는 모든 회귀시험에서 사용하기에도 적절하여야 한다. 제조업체는 시험 결과의 후속 검토, 독립적 평가 및 시험을 반복할 수 있도록 시험 결과를 문서화하여야 한다. 문서화된 시험 결과에는 모든 시스템 구성요소가 시험 과정에서 실행되었음과 시험한 소프트웨어 버전, 하드웨어, 시험 도구/장치, 시험에 사용되는 환경, 요구되는 조치와 예상 결과를 나타내는 시험 사례, 비정상 상태/오류 목록, 개정 수준이나 개정일, 시험일 및 시험자 신원을 포함하여야 한다.

소프트웨어 시스템 시험의 결과를 평가해 예상한 결과가 도출되는지 확인(Ensure)하여야 한다.

마) 사용자 현장 시험(User Site Testing)

　이에 관한 전문용어는 다소 혼란스럽다. 베타 사용적합성 시험, 현장 밸리데이션, 사용자 수용시험, 설치 검증 또는 설치 시험과 같은 용어가 사용되어 왔다.

　상황에 따라 사용자의 현장에서 해당 소프트웨어의 시험이 이루어질 수도 있는데, 이 경우 시험은 설치되는 시스템 형상의 일부가 될 수 있는 실제 하드웨어 및 소프트웨어를 갖춘 환경에서 수행되어야 한다. 시험계획은 안전을 확보하기 위한 관리기능을 명시하고, 의도한 적용범위와 충족여부를 확인하여야 한다. 소프트웨어 제조업체가 직접적으로 관리하지 않는 현장에서 시험이 진행될 경우의 시험계획은 사용 범위가 설정되고 예상 시험 결과의 정의 및 모든 시험출력의 기록을 확실히 하기 위하여 충분한 관리를 필요로 한다.

바) 밸리데이션 결과의 문서화

　소프트웨어의 모든 요구사항이 충족되었음을 보장하는 밸리데이션 활동은 소프트웨어 개발 마지막 단계뿐만 아니라 그 과정에서 실시될 수 있다. 일반적으로 소프트웨어는 하드웨어 시스템의 일부분이기 때문에 개발 활동의 각 단계에서 실시되는 시험, 검사, 분석 및 다른 검증 활동에 크게 영향을 받는다. 소프트웨어의 모든 요구사항이 적절하고 완벽하게 되었음을 입증하는 밸리데이션 활동이 완료되면 그 결과를 문서화하여야 한다. 문서화된 보고서는 시험결과 등 밸리데이션 결과를 자세히 기술하거나 요약하여 기술하고 문서화된 다른 상세한 증빙자료와 추적성이 가능하도록 연결될 수 있도록 한다.

　보고서에는 단순하게 '합격/불합격'으로 결과를 표시하기보다 가능한 정량적으로 표현하고, 밸리데이션 과정에서 발견된 소프트웨어 결함 및 이를 해결하기 위하여 취해진 조치에 대해서도 언급되어야 한다.

　문서화된 보고서에 포함되는 내용은 다음과 같다.

① 밸리데이션 일자 및 활동 수행자
② 대상 소프트웨어의 버전
③ 밸리데이션에 사용된 시험방법 및 유형
④ 시험에 사용된 도구, 관련 하드웨어
⑤ 밸리데이션 및 시험 결과
　㉮ 결함(Fault), 경고(Alarm), 확인된 비정상 상태(변종, 버그 등)
　㉯ 취해진 조치
⑥ 위험 관리 : 소프트웨어 안전성 등급, 위해 요인 분석
⑦ 해당되는 경우 OTS 소프트웨어의 식별

　문서화된 보고서는 지정된 자가 검토하고 승인한 후 유지·관리되어야 한다.

6) 소프트웨어 릴리즈(Release)

소프트웨어를 릴리즈하기 전에 모든 밸리데이션 활동을 만족스럽게 완료하였으며 지정된 권한자가 승인했는지 여부를 확인해야 한다. 제조업체는 개발한 소프트웨어가 현재 릴리즈되는 소프트웨어인지 나타낼 수 있도록 릴리즈되는 소프트웨어의 버전과 설명서의 버전을 문서화한다. 또한 제조업체는 릴리즈한 소프트웨어 제품이 개악이나 무단 변경 없이 사용 지점까지 인도될 수 있는 절차를 확립하여야 한다.

소프트웨어, 소스 코드 및 관련 문서의 정본(Master Copies)을 저장하고 유지하여야 한다.

릴리즈한 소프트웨어의 유지보수는 의료기기 소프트웨어의 생산 후 경험에 적용된다. 제조업체는 품질시스템에서 수립한 절차에 따라 소프트웨어에 수록된 매체의 손상과 오용이 없도록 생산과 취급(복제, 매체 라벨링, 포장, 보호, 보관, 인도)을 처리하여야 한다.

나. S/W 유지보수(변경 관리)과정의 밸리데이션 활동

1) 변경 및 문제해결

소프트웨어의 유지보수는 하드웨어에서와 같은 의미는 아니다. 하드웨어와 소프트웨어가 지닌 많은 차이점으로 인해 유지보수 활동 방식도 다르다. 소프트웨어 유지보수 활동은 문제 보고서에 관한 상위 차원의 결정(문제의 존재 여부, 문제가 의료기기 안전성에 영향을 미치는지 여부, 필요한 변경 및 변경의 이행 시점)을 취급하며, 소프트웨어 문제 해결을 통하여 모든 암시를 파악하고 변경 필요가 있는 모든 형상 항목(item)과 필요한 모든 밸리데이션 활동을 식별하는 것이다.

소프트웨어의 변경은 다음과 같은 이유에서 발생할 수 있다.

① 오류 발견 및 결점을 수정하기 위한 디버깅(Debugging)
② 새로운 요구사항 발생 또는 요구사항의 변경
③ 성능 또는 다른 소프트웨어 시스템 속성(Attribute)을 향상시키기 위한 개선

소프트웨어 유지보수 활동의 초점은 소프트웨어의 릴리즈 후에 발생하는 피드백에 적절히 대응하는 것이다. 이를 위하여 다음과 같은 사항을 종합적으로 관리·운영하여야 한다.

① 발견된 문제점을 분석하고 문제의 모든 측면을 식별
② 안전과 관련된 문제점들을 해당 감독기관(예 식약처 등) 및 해당 사용자에게 보고
③ 위험 관리를 포함하여 소프트웨어 항목의 일관성을 유지하면서 변경을 이행
④ 문제해결 및 후속 문제 방지를 보장할 수 있도록 소프트웨어 변경 후 유효성을 재확인
⑤ 영향을 받을 수 있는 다른 소프트웨어 제품에 대한 적절한 조치

소프트웨어 문제 해결은 소프트웨어 유지 활동의 중요한 부분이다. 릴리즈된 소프트웨어에 문제가 발생하거나 개선의 필요성으로 인해 소프트웨어의 코드 및 관련 문서가 수정되는 경우 유지보수 활동이 시작된다. 목적은 릴리즈된 소프트웨어 완전성(Integrity)을 보존하면서 소프트웨어를 수정하는 것이다.

제조업체는 보고받은 문제점과 그 영향 등을 분석하여 변경사항을 이행하여야 한다. 제조업체는 릴리즈된 소프트웨어 제품의 문제 대응에 있어 문제 해결은 물론 관련법규를 준수하여야 한다. 경우에 따라 릴리즈된 소프트웨어에서 발견된 문제점 및 기타 변경 필요 사항은 의료기기의 안전성이나 허가받은 내용에 영향을 미칠 수 있다. 해당되는 경우 관련 감독기관 등으로의 통보도 고려하여야 한다.

제조업체는 소프트웨어 개발 활동보다 적은 규모의 자원으로 긴급한 문제를 신속하게 대응할 수 있다. 제조업체에서의 문제 해결을 위한 세부적 절차는 다음과 같이 진행될 것이다.

① 소프트웨어와 관련된 문제점 수신 및 문서화
② 제조업체 내부 및 사용자에게 릴리즈된 소프트웨어에 대한 피드백(추적성)을 모니터링
　㉮ 피드백이 문제로 간주되는지 여부를 결정
　㉯ 문제점 발생 시 모두 기록하고 그 영향을 평가
③ 소프트웨어에 대한 위험 관리를 실시
④ 소프트웨어 릴리즈 후 발생하는 문제 분석과 해결을 위한 변경 활동 이행 : 갱신, 버그 해결, 패치, 폐기 등
⑤ 기존 소프트웨어의 변경 관리를 위하여 형상관리 활동을 이행
⑥ 변경된 소프트웨어에 대한 밸리데이션을 이행하고 승인
⑦ 변경된 소프트웨어를 다시 릴리즈

소프트웨어 유지보수 과정에서 발견된 모든 문제는 반드시 문서화되어야 한다. 각 문제는 그 문제가 확실하게 시정되었음을 입증하기 위하여 기록하여야 하며, 소프트웨어 변경에 따라 개발활동에서 생성된 문서들의 변경 여부를 주의 깊게 고려하여야 한다.

승인된 기존문서(㉠ SRS, 사용자설명서 등)의 변경이 필요하다고 판단되는 경우, 품질시스템에서의 문서관리 및 형상관리 절차에 따라 변경 승인되어야 할 것이다.

소프트웨어의 다양한 특징 중 하나는 변화 속도 및 용이성이다. 이 때문에 많은 사람들은 소프트웨어 문제는 쉽게 수정될 수 있다고 믿으며, 하드웨어에서와 같은 엄격한 변경 관리는 필요 없다고 생각하여 소프트웨어의 변경 관리가 철저하게 이루어지지 않는 경우가 많다.

일부 산업에서는 제품을 구성하는 수많은 부품(하드웨어)을 관리하기 위해 부품을 구분하고 각 부품 간의 관계를 BOM(Bill Of Material)에 정의하고, 완성된 제품의 설계 변경을 엄격하게 관리하기 위하여 ECO(Engineering Change Order)를 발행하고, 그 변경에 따른 영향 분석을 실시한다. 그러나 소프트웨어의 경우 변경이 용이하기 때문에 빈번하게 변경이 발생되며, 또한 이를 자연스럽게 생각한다. 중요한 것은 하나의 변경으로 인해 다른 부분의 안정성도 보장받지 못할 수 있다는 것이다. 따라서 변경으로 인한 영향을 파악해야 하고, 변경을 받아들이기 위해 어느 정도의 노력이 필요한지 알아야 한다. 사소한 변경이든 중대한 변경이든 변경은 통제 대상에 놓여야 한다.

문제 해결에서 매우 중요한 것은 소프트웨어가 변경됨에 따라 소프트웨어·하드웨어의 다른 부분·영역에 부작용이 발생하지 않음을 증명하는 것이다. 소프트웨어의 복잡성으로 인하여 소프트웨어에서 중요하지 않은 것처럼 보이는 자그마한 변경이 시스템에 광범위하게 영향을 미치거나 다른 부분에 예상하지 못한 심각한 문제를 발생시킬 수 있다.

변경된 소프트웨어를 신규 개발한 소프트웨어로 취급하지 않는 한, 전체 의료기기에 대한 변경의 영향을 분석하여야 한다. 소프트웨어의 각 변경이 의료기기 전체 또는 소프트웨어 시스템에 미치는 변경의 정도와 영향을 평가하는 데 필요한 검증 및(또는) 밸리데이션 활동의 범위는 변경 형태, 영향을 받는 대상에 따라 결정될 것이다.

최초 개발활동에서 철저하고 완벽하게 이행하고 그 결과물을 문서화하였다면, 변경의 영향 평가에 필요한 밸리데이션은 작은 활동으로도 가능할 것이다.

2) 문서화

가) 개요

소프트웨어의 개발 및 유지보수 과정에서 의료기기 소프트웨어가 어떻게 설계되었는지, 설계 의도에 따라 어떻게 시험되었는지, 적절한 위해 요인을 식별하고 위험 관리가 효과적으로 이행되었는지 등을 입증하는 다양한 문서(전자매체 포함), 기록들이 산출될 것이다.

제조업체는 소프트웨어 개발 및 유지보수 활동에서 생성된 문서, 기록을 식별하여야 한다. 생성되는 문서, 기록의 범위 및 종류는 개발·유지 관리되는 소프트웨어 규모, 복잡성 및 소프트웨어 안전성 분류에 따라 다르게 된다. 소프트웨어 개발환경에서 활동 결과로 산출된 문서 및 기록들에 대한 체계적인 관리는 개발·유지 보수 활동을 원활하게 해줄 뿐만 아니라 품질관리에도 큰 영향을 미치게 된다. 또한 이 문서 및 기록의 일부는 의료기기 허가/승인 등을 위하여 관계기관에 제출되기도 한다.

다양한 문서, 기록들은 검색이 용이하고 효율적인 코드, 날짜 등을 부여하여 개정·갱신에 따른 혼란이 일어나지 않도록 품질시스템의 문서관리, 형상관리 및 기록관리 절차에 따라 관리하여야 한다.

제조업체의 관리가 필요한 주요 문서, 기록들은 다음과 같다.

① 의료기기/소프트웨어 개발계획서
② 소프트웨어 요구사항 명세서(SRS, Software Requirements Specification)
③ 소프트웨어 아키텍처 설계도(Software Architecture Design Chart)
④ 소프트웨어 설계 기술서(SDD, Software Design Description)
⑤ 소프트웨어 설계 명세서(SDS, Software Design Specification)
⑥ 소프트웨어 검증 및 밸리데이션
  ㉮ 검증 및 밸리데이션 활동 기록, 활동 결과에 대한 조치, 미해결된 변종(버그 또는 결함) 등을 포함
  ㉯ 소프트웨어 형상관리(SCM, Software Configuration Management)
⑦ 기타 문서화

㉮ 사용자를 위한 문서화 : 소프트웨어 설명서, 매뉴얼, 지침서 등
㉯ 제조업체에서의 문서화 : 소프트웨어 유지보수 매뉴얼 등

위에서 설명한 문서화 내용으로 문서화 범위가 한정되는 것은 아니다. 제조업체는 그들이 개발·유지하려는 소프트웨어의 사용목적, 규모/복잡성 및 안전성분류에 따라 작성하여야 할 문서화의 범위가 다를 수 있음을 인지하여야 한다.

나) 소프트웨어 요구사항 명세서(SRS, Software Requirements Specification)

SRS는 소프트웨어가 무엇을 하는지에 대하여 기술한 것이다. 전형적으로 SRS에는 소프트웨어의 기능, 수행 능력, 설계 제약, 속성 및 인터페이스 등에 대하여 각각 명확히 기술하고, 이 요구사항들을 시험·검사, 분석 등으로 객관적인 검증 및 밸리데이션이 가능하도록 설정한다. 여기에는 다음과 같은 내용 등이 서술될 것이다.

① 하드웨어 요구사항 : 마이크로프로세서(microprocessors), 메모리, 센서 등
② 프로그래밍 언어 : 메모리 누수(memory leaks) 관리에 대한 정보와 제한 또는 프로그램 크기(size) 등을 포함
③ 인터페이스 : 시스템 구성 요소들 간의 커뮤니케이션 및 프린터, 모니터, 키보드, 마우스와 같은 유저(user)와의 커뮤니케이션 모두를 포함
④ 기능
   ㉮ 소프트웨어로 인한 의료기기의 제한조건(limitations), 오류와 인터럽트(interrupt) 처리, 소프트웨어 시험 및 확인, 결함 감지, 허용차(tolerance) 및 복구(recovery) 특성, 타이밍(timing), 안전 요구사항
   ㉯ 치료, 진단, 감시, 경고, 분석을 위한 알고리즘이나 제어 특성 및 필요한 경우 전체 텍스트 참고 문헌(references)이나 보조(supporting) 임상자료의 해석 포함(해당되는 경우 OTS 소프트웨어의 식별)

다) 소프트웨어 아키텍처 설계도(Software Architecture Design Chart)

네트워크 연결(networking)과 같이 하드웨어와 데이터 흐름과의 관계를 포함하여 소프트웨어에서의 주요 기능별 유닛 간 관계에 대한 흐름도(flowchart) 또는 이와 유사한 설명을 기술한 것이다. 일반적으로 여기에 모든 기능 및 모듈을 포함시킬 필요는 없다. 다만, 소프트웨어의 기능 및 사용목적에 관련된 소프트웨어 아키텍처를 검토하기에 충분한 정보가 포함되어야 한다.

소프트웨어에 대한 안전성 분류가 '중'이거나 '상'으로 평가된 경우는 소프트웨어 기능별 유닛 간의 관계를 명확히 묘사한 상세한 정보가 유용할 수 있다.

라) 소프트웨어 설계 기술서(SDD, Software Design Description)

SDD는 SRS 요구사항을 만족시키기 위하여 어떻게 구성되어야 하는지 설명하는 문서이다. SDD는 데이터베이스와 내부 인터페이스를 포함하여 소프트웨어 설계의 구성요소와 하위 구성요소들에 대해서도 기술한다.

마) 소프트웨어 설계 명세서(SDS, Software Design Specification)

SDS는 소프트웨어에 대한 요구사항 실현을 설명한 문서이다. SRS와 SDS 관계에서, SRS는 '소프트웨어 기기가 무엇을 하는가'를 설정한 것인 반면, SDS는 'SRS에 설정한 요구사항을 어떻게 실현하는가'로 정의된다. SDS에 기술된 내용은 소프트웨어를 만드는 설계팀·엔지니어가 설계 수행 과정에서 즉흥적이거나 임시적인 설계 결정이 없도록 분명하고 명확하여야 한다.

바) 소프트웨어 형상관리(SCM, Software Configuration Management)

형상관리는 소프트웨어 개발·유지보수 활동에서 매우 중요한 요소다. 형상관리는 다음 항에서 설명한다.

사) 사용자를 위한 문서화

사용자 문서화는 소프트웨어 설명서, 매뉴얼, 지침서 등과 같이 소프트웨어의 성공적 실행을 위해 요구되는 자료 및 제어 입력, 입력 순서, 선택 사항, 프로그램 한계 및 다른 조치나 항목을 명시한 것들이다. 내장형(Embedded) 소프트웨어이며, 사용자와 직접적인 상호작용이 없는 경우는 사용자 문서화가 필요하지 않다.

3) 소프트웨어 형상관리(SCM)

소프트웨어 형상관리는 최근 몇 년 사이에 소프트웨어의 품질보증 활동에서 아주 중요하게 다뤄지고 있는 분야이다. 특히 소프트웨어 규모가 커짐에 따라 혹은 소프트웨어에서 품질요소가 중요한 위치를 차지함에 따라 소프트웨어 형상관리의 중요성이 더욱 부각되고 있다.

소프트웨어의 가장 큰 특징은 변경이고, 이 변경으로 인하여 개발과 유지보수 활동을 아주 어렵게 만들어버린다. 변경이라는 소프트웨어의 큰 특징을 무시할 수 없기에 이를 효과적으로 해결할 수 있는 수많은 연구 결과의 하나가 소프트웨어 형상관리이다. 소프트웨어에서 변경은 언제나 일어날 수 있기 때문에 형상관리 활동은 변경을 알아내기 위하여, 변경을 관리하기 위하여, 변경이 적절히 수행되고 있음을 확인하기 위하여, 변경과 관련된 사람들에게 이것을 통보하기 위한 것이다.

소프트웨어 형상관리는 '형상항목(Configuration Item)의 완벽성과 정확성 확보를 위하여 소프트웨어 수명주기 전반에 걸쳐 형상을 적용하는 프로세스'로 정의된다. 형상관리에서 형상이란 용어의 의미를 광의적으로 해석하면 소프트웨어 그 자체이다.

소프트웨어는 PC에서 실행되는 작은 규모도 있고, 네트워크와 연결되어 복수의 서버에서 운영되는 크고 복잡한 규모도 있다.

따라서 엄밀하게 말하여 소프트웨어를 구성하는 모든 것으로서 소프트웨어를 개발하는 조직, 개발자, 소프트웨어가 포함되는 하드웨어, 소프트웨어 자체, 소프트웨어 개발 활동 및 형상관리에 필요한 형상관리 도구와 개발도구 모두가 해당된다고 할 수 있다.

형상관리 사용은 소프트웨어의 규모, 복잡성 및 위험에 상응하는 정도(안전성 등급)에 의한 것으로, 형상관리의 가장 큰 목적은 변경에 의해 점차적으로 변해가는 소프트웨어의 형상을 관리하는 것이다. 형상 항목 변경은 특정 상태를 거쳐 이뤄지는데, 그 흐름은 [그림 4-9]와 같다.

형상 항목의 수명주기는 크게 6단계로 나뉠 수 있는데, 개발 초기에 설계·개발(①) 상태에 위치한다. 개발이 진행됨에 따라 유닛 시험(②)을 하고 이를 통과하면 시스템 시험(③) 준비 상태로 변하게 된다. 시스템시험(③)도 통과하면 밸리데이션(④)에서 소프트웨어의 수용(Acceptance) 여부를 결정하고, 이후 모든 결함, 문제점을 제거하면 기준선(⑥)을 확정하고 제품을 릴리즈(⑤)하게 된다. 이때 각각의 시험에서 문제점을 발견하면 그 전의 상태로 돌아가고, 발견된 모든 문제점이 제거될 때까지 과정을 반복하게 된다.

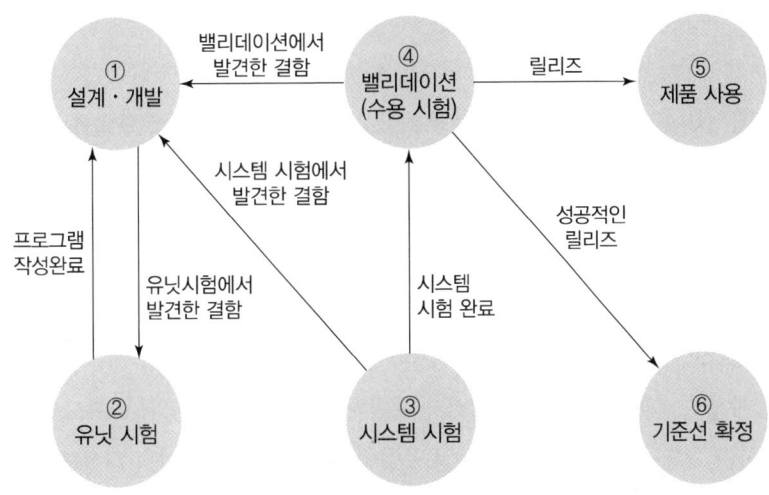

┃그림 4-9┃ 형상 항목의 변경 흐름

[그림 4-9]에서와 같이 우선 식별된 형상 항목을 최초로 작성하고, 각각의 시험을 거치면서 형상 항목이 변경된다. 유닛시험에서 발견된 문제점은 수정되어 버전 통제를 받게 될 것이고, 유닛시험을 통과한 유닛들은 의미 있는 집합(소프트웨어 항목)으로 묶여 시스템 시험을 받게 되며, 이때 결함이 발견되면 해당 유닛들과의 추적을 포함한 변경 절차가 진행된다. 이후 밸리데이션에서는 소프트웨어의 요구사항과 직접 관련되므로 변경 절차가 강화되고 요구사항과 변경과의 추적을 관리하여야 하며, 소프트웨어의 수용이 결정되면 기준선이 확정되고 이 기준선은 변경할 수 없는 매우 중요한 지표가 된다.

소프트웨어에서 식별과 추적성을 달성할 수 있는 수단이 형상관리이다. 형상관리의 목적 중 하나는 현재 형상과 요구사항의 달성 상태에 대한 완전한 가시성을 문서화하고 제공하는 것이다. 또 다른 목적은 소프트웨어의 모든 개발·유지보수 활동자들에게 언제라도 올바르고 정확한 정보를 제공하는 것이다. 이처럼 형상관리는 문서를 포함하여 시스템의 소프트웨어 항목을 식별하고 정의하며 기준을 설정하고, 변경을 관리하고 소프트웨어 항목의 상태와 변경 요청을 기록 보고하기 위한 개발·유지보수 활동 전체에서 행정적 및 기술적 절차를 적용시킬 수 있는 수단이다. 이 형상관리는 관련 문서와 하드웨어에 적용 가능하며, 소프트웨어 항목을 재창출하고 항목에 이루어진 변경의 이력 제공에도 필요하다.

형상관리를 통하여 다음과 같은 활동이 가능하다.
① 각 소프트웨어 항목의 고유한 버전 식별
② 완성된 소프트웨어의 특정 버전과 함께 구성하는 각 소프트웨어 항목의 버전 식별
③ 개발 중이거나 인도 또는 설치된 소프트웨어 제품의 형상 상태 식별
④ 독립적 또는 종속적으로 개발·유지보수 활동을 수행하는 2명 이상의 수행자에 의한 해당 소프트웨어 항목의 동시 변경 관리
⑤ 요구되는 경우, 한 곳 이상의 위치에서의 다수 소프트웨어의 변경을 위한 조정
⑥ 개발 착수에서 릴리즈에 이르기까지 변경의 필요성, 요구 또는 문제 해결을 위한 모든 조치 및 변경의 식별

최소한 제조업체는 SOUP와 같은 다른 소프트웨어 제품을 포함하여 형상 항목을 식별하기 위한 방법을 수립하고, 이에 따라 관리할 형상 항목과 그 버전을 문서화하며 형상 항목에 대한 이력(형상 상태)을 검색할 수 있는 기록을 유지하여야 한다.

8.4 공정 소프트웨어 밸리데이션

의료기기 산업계에서 컴퓨터 및 자동화 설비가 광범위하게 사용되고 있다. 소규모 제조업체에서도 소프트웨어를 이용하여 제조공정을 자동화하고 아웃풋을 확대함으로써 생산성을 개선하며 인력비용을 감소시키고 있다. 비록 이러한 대부분의 소프트웨어 시스템들은 외부 외주업체에 주문 개발되지만 궁극적으로 의료기기 제품의 안전성과 적합성을 보증할 일차적 책임은 의료기기 제조업체에 있다.

이러한 공정 소프트웨어의 예는 다음과 같다.
① 생산공정 또는 품질시스템 활동에 관한 정보를 작업자가 개입하지 않고 수집, 분석하여 활동을 관리하고 결과를 검증하는 경우, 그리고 그런 결과에 대해서 조치를 취하는 Programmable Logic Controller, Digital Function Controller 등과 같은 임베디드 시스템 설비
② PCB 및 전자부품 같은 반제품(Sub-Assembly)의 시험과 완제품의 최종합격 판정 시험에 사용되는 시험용 소프트웨어
③ 시험 및 검사 장치에 의한 물질 또는 제품의 평가, 교정, DMR의 관리, 불만처리, 설계 및 경향분석 같은 품질시스템 절차를 실행하고 지원하는 데 사용되는 소프트웨어

④ 웨이브 솔더 머신, 로봇(Robotics), 컴퓨터 수치제어(CNC) 기계, 환경관리 설비, 멸균장치, 연속조립 공정 등의 각종 생산공정과 장치를 관리하는 데 사용되는 생산관리 소프트웨어

GMP 기준 7.5.6 라에서 '제조업자는 규정된 요구사항을 충족하기 위하여 제품 성능에 영향을 미치는 컴퓨터 소프트웨어 적용(소프트웨어 및/또는 적용의 변경을 포함)의 밸리데이션을 위한 문서화된 절차를 수립하고, 이러한 소프트웨어 적용에 있어 최초 사용 전에 유효성을 확인'하도록 요구하고 있다.

이 요구사항의 목적은 설계, 제조, 유통, 추적관리 등 품질시스템의 모든 측면에서 사용되는 소프트웨어는 설치가 정확하며 의도한 용도·목적에 따라 유효한 결과가 산출됨을 입증하는 것이다. 따라서 제조업체에서는 설정된 밸리데이션 절차에 따라 소프트웨어의 유효성을 확인하여 의도한 바와 같이 일관되게 기능을 발휘함을 보증할 수 있어야 한다.

의료기기 제조업체에서 사용하는 자동화 설비 소프트웨어 및 제품 품질의 통계, 경향 분석에 사용되는 스프레드시트, 그래픽 처리, 의료기기 이력 또는 고객 불만관리에 사용되는 다수의 소프트웨어는 자체적으로 또는 계약에 따라 개발되거나 제3자로부터 구매한 기성품(OTS) 소프트웨어를 사용한다. 소프트웨어를 제조업체가 자체적으로, 또는 주문계약에 의해 개발하거나 또는 OTS 제품에 상관없이 제조업체는 생산 및 품질시스템에서 사용하는 소프트웨어에 대한 밸리데이션을 어느 정도까지 어떻게 수행할 것인지를 결정해야 한다. 제조업체에서 어려워하는 것은 소프트웨어 밸리데이션 수준(정도)의 설정일 것이다.

고품질 소프트웨어에 대한 다양한 문헌과 국제표준의 유용성에도 불구하고, 많은 소규모 제조업체에서는 '소프트웨어 밸리데이션이 필요한 컴퓨터 자동화 설비가 대체 무엇인가'와 '소프트웨어 밸리데이션에 적절한 기록은 무엇인가'라는 질문에 초점을 둘 것이다.

의료기기의 안전, 성능 및 신뢰성과 관련된 자동화 설비 및 품질시스템에서의 소프트웨어 밸리데이션이 요구되는 수준은 소프트웨어 이용과 관련한 위험도와 일치한다고 할 수 있다. 부연하자면 자동화 운영에서 제품 성능에 중요하거나 또는 안전성에 영향을 미치는 요인은 노출되는 위험에 적절하며, 안전하고 효과적인 의료기기 생산을 위한 밸리데이션의 일부분으로서 확인하여야 할 것이다. 또한 이러한 범위와 확인 방법에는 해당 소프트웨어 고유의 완전한 기능성뿐만 아니라 위해 요인 분석, 제조업체에서 의도한 용도도 고려되어야 한다. 제조업체에서 수행하는 소프트웨어의 밸리데이션은 〈표 4-5〉와 같이 몇 가지로 분류하여 고려할 수 있다.

〈표 4-5〉 소프트웨어의 밸리데이션 유형

유형	설명	밸리데이션 정도
범주 Ⅰ	• 공정 또는 의료기기가 제품의 안전, 일관성, 성능에 영향을 주지 않거나 경미하다.	• 예방 차원의 관리 • 간단한 시험·검사 또는 교정
범주 Ⅱ	• 공정 또는 의료기기가 제품의 안전, 일관성, 성능에 미치는 영향을 무시할 수 없다. • 소프트웨어 자체에 대한 밸리데이션이 곤란하다.	• 시험·검사 • 전체적인 또는 부분적인 공정 밸리데이션(IQ, OQ, PQ 수행)

유형	설명	밸리데이션 정도
범주 Ⅲ	공정 또는 의료기기가 제품의 안전, 일관성, 성능에 주는 영향이 지대하거나 영향을 파악할 수 없다(소프트웨어가 주문 설계되거나 신뢰성에 대한 의심이 크다).	완전한 소프트웨어 밸리데이션

[범주 I]에 해당하는 소프트웨어 종류는 제품 품질의 통계, 경향 분석에 사용되는 스프레드시트, 그래픽 처리, 의료기기 이력이나 고객 불만관리 등 품질관리를 위한 소프트웨어로서 대개 PC, PC 네트워크, 또는 대형 컴퓨터에 상주한다. 또 컴퓨터 수치 제어설비(CNC), 자동선별기(시험·검사용 소프트웨어), PCB 시험도구 등과 같은 소프트웨어도 여기에 해당된다.

이 범주에 속하는 소프트웨어는 설비/장비에 내장되어 사용자가 메뉴에서 여러 가지 옵션을 선택하고 여러 파라미터를 입력하여 보고서를 인쇄하며 제한된 데이터를 이용하여 공정을 관리할 수 있게 해 준다. 이러한 소프트웨어는 의료기기 제조업체에서 아주 적은 노력과 시험으로도 가능하다. 경우에 따라 품질관리를 위한 OTS 소프트웨어는 제조업체의 의도된 용도로 출력 여부를 확인(기능상의 확인)하는 것으로 충분할 수도 있다. 예를 들어, CNC 프로그램은 통상 기계도면 형식으로 기술되며, 출력물은 일반적으로 기구류(부품, 구조물)이다. CNC 프로그램은 다수의 부품들을 가공한 후 프로그램에 사용된 도면의 모든 치수가 규정된 치수 허용 한계 이내인지를 측정함으로써 밸리데이션이 가능하다.

CNC 프로그램을 네트워크에서 다운로드 받거나 단독적인 전자매체(CD, Disk) 형태로 CNC에 설치하는 경우도 있다. 이런 프로그램은 최초 개발 시점 및 업그레이드의 변경 시점마다 밸리데이션이 필요하다. CNC 부품·공구는 마모되는 경향이 있으므로 정기적인 조정이 필요할 수 있다. 통상적으로 이런 조정은 밸리데이션 활동이 아닌 설비의 유지보수 활동의 일환으로 이행된다.

[범주 Ⅱ]에 속하는 소프트웨어는 컴퓨터로 제어되는 공정이나 설비에 조작자(운영자)가 개입하지 않고 데이터를 수집, 분석하여 자동으로 조치를 수행하는 Programmable Logic Controller, Digital Function Controller 소프트웨어 등이다.

예를 들어 조작자가 미리 정해진 범위 한계 내에서 시간, 온·습도 등을 설정하고, 이를 컴퓨터로 조정·제어하는 환경관리용 소프트웨어는 제조업체에서 소프트웨어 자체만의 밸리데이션이 불가능하다. 이와 같이 하드웨어/설비와 같이 운용되는, '특별공정'으로 호칭되는 공정에서 사용되는 소프트웨어에 대해서는 소프트웨어 밸리데이션이 아닌 공정 밸리데이션으로 평가될 필요가 있다. 공정 밸리데이션의 설치, 운전 적격성 평가 및 성능 적격성 평가를 통하여 밸리데이션이 보증되는 경우 내부 소프트웨어의 밸리데이션은 공정 밸리데이션 활동에 포함된다.

[범주 Ⅲ]에 속하는 소프트웨어는 '개발 과정에서의 S/W 밸리데이션'에서 설명한 바와 같이 소프트웨어의 의도된 용도(사용목적), 의료기기 및 공정에 미치는 안전성 등을 평가하여야 한다. 제조업체에서 소프트웨어를 전문업체에 주문하여 개발하는 경우 제조업체는 GMP 기준 및 기타 요건에 적합한 소프트웨어를 요구하여야 한다. 이 경우 제조업체는 소프트웨어의 요건을 개발하고 검증과 합격 판정 기준을

결정하는 것이 최상이다. 궁극적으로, 주문형 소프트웨어가 요구사항에 충족함을 보증하는 일은 제조업체의 책임이다.

제조업체는 OTS 소프트웨어를 구매하여 수정·변형하여 사용할 수도 있다. OTS 소프트웨어를 수정·변형하는 경우 요구사항은 특정 응용 프로그램과 관계된 소프트웨어의 의도된 용도에 기초하여 결정되므로 소프트웨어와 함께 제공되는 사용설명서에 근거를 둘 필요는 없다. 제조업체는 수정·변형된 소프트웨어가 밸리데이션을 통하여 그 수정사항 및 수정 사항으로 인한 다른 부분 또는 시스템에 미치는 영향을 구체적으로 검토하여야 한다.

밸리데이션에 필요한 정보가 내외부로부터 가능하지 않은 SOUP의 경우 소프트웨어의 코드는 알 수 없거나 액세스될 수 없다. 이런 경우 소프트웨어의 기능성만 다뤄지며 코드 수준의 밸리데이션이 되지 않으므로, 통상적으로 제조업체는 소프트웨어가 '사용자 필요 및 사용 의도'를 확립하기 위한 충분한 블랙박스 시험을 실시하여 소프트웨어가 사용자 요구를 충족시키고 의도된 용도에 적합한지 유효성을 확인하여야 한다. 즉 제조자는 소프트웨어 환경에서 시험을 시행하기 위해서 일련의 시험조건과 예상 입력을 고안하여 설치와 기능의 적절함에 대해서 소프트웨어를 평가하여야 하며, 이 경우 예상 입력은 공정오류의 가능성 등이다. 다양한 응용 프로그램에서는 블랙박스 검사 하나로는 충분하지 않을 수도 있다.

밸리데이션은 반드시 문서화된 계획에 따라 수행되어야 한다. 또한, 소프트웨어의 밸리데이션 결과는 객관적인 입증이 가능하도록 반드시 품질기록으로 유지·관리하여야 한다. 밸리데이션 결과 기록에는 대상 소프트웨어 및 버전(version)의 식별, 밸리데이션 실시 날짜, 합격/불합격 기준, 밸리데이션 방법 및 결과(시험 또는 측정값) 등이 포함되어야 한다.

소프트웨어는 시간의 경과에 따라 문제점을 해결하거나 기능의 업그레이드 필요성 때문에 변경될 수 있으므로, 소프트웨어와 소프트웨어 변경은 최초 사용 전에 공식적으로 검토되고 승인되어야 한다. 제조업체가 어떤 이유로, 예를 들어 용량을 늘리거나 문제점을 해결하기 위하여 밸리데이션된 소프트웨어를 변경하는 경우는 변경 사용 전에 변경된 소프트웨어의 유효성을 다시 확인하여 시스템 내에서 다른 소프트웨어 유닛에 대한 영향 및 제품 품질에 미치는 영향 등을 평가하고 판단하여야 한다. 변경의 특성은 문서화해두며 밸리데이션 기록에는 변경사항과 그것이 미치는 영향을 구체적으로 언급되어야 한다.

변경되지 않은 소프트웨어 일지라도 정기적인 유효성 재확인(Revalidation)이 필요하다. 이는 GMP 기준 7.5.6 생산 및 서비스 제공 프로세스의 유효성 확인 조항의 라항의 요구사항과 동일한 맥락이며, 유효성 재확인 주기는 규정된 바는 없으나 통상적으로 1년을 적용한다.

컴퓨터 소프트웨어 및 관련 문서의 정본(Master Copies)은 품질시스템의 문서관리 절차에 따라 보관하고, 개정이력을 관리하여야 한다. 또한 변경 전 소프트웨어(Old Version)도 보존해두는 것이 필요하다.

8.5 사이버 보안의 적용

가. 배경 및 목적

정보통신기술의 발달로 유·무선으로 통신하는 의료기기의 개발이 증가하고 있다. 이러한 의료기기는 원격진료 목적으로 사용되는 '유헬스케어의료기기'에서부터 생명 유지 기능 목적의 '이식형심장박동기'에 이르기까지 매우 다양하며, 기술의 발전으로 통신 가능한 다양한 유형의 의료기기가 개발될 것으로 예상된다. 그러나 의료기기의 해킹, 정보 유출 등 사이버보안 위협사례가 꾸준히 보고되고 있고, 이러한 위협 사례는 재산적 손실뿐만 아니라 환자 생명에 직접적인 위해를 줄 수 있어 의료기기의 사이버보안에 대한 중요성이 부각되고 있다.

본 내용은 사이버보안이 요구되는 의료기기의 적용 대상을 명확히 하고 제품의 특성에 따라 적용할 수 있는 보안 요구사항과 자료의 범위를 정하여 통신이 가능한 의료기기의 안전관리를 확보하고자 한다.

국내는 국제조화를 이루기 위해 국제의료기기규제당국자포럼(International Medical Device Regulators Forum, IMDRF) '의료기기 사이버보안 원칙 및 지침'(Principles and Practices for Medical Device Cybersecurity, IMDRF(2020))의 2.0 적용범위, 3.0 정의, 5.0 시판 전 고려사항을 차용하여 적용하고 있다.

나. 적용범위

의료기기의 사이버보안 확보를 위한 것으로 소프트웨어를 포함하는 의료기기[펌웨어(Firmware) 및 프로그램 가능 논리 제어기(Programmable Logic Controller(PLC)를 포함하는 의료기기) 또는 소프트웨어로만 존재하는 의료기기(소프트웨어 의료기기(Software as a Medical Device, SaMD)] 중 유·무선 통신(Wi-Fi, 블루투스, USB, RS-232, LAN 등)을 사용하거나 통신 경로가 존재하는 의료기기에 적용한다.

특히, 규제기관으로부터 심사 시 사용자의 건강에 직접적인 영향을 미칠 수 있는 사이버보안 위협에 대하여 적용할 수 있는 최소한의 권고사항을 제시한다.

다만, 의료기기 허가 후 관리나 사용자(의료기관 등)의 관리적 보안 또는 사용자의 건강에 직접적으로 영향을 미치지 않는 개인정보유출 등은 관련 의료법 및 개인정보보호법 등 타 법령을 준수하도록 권장한다.

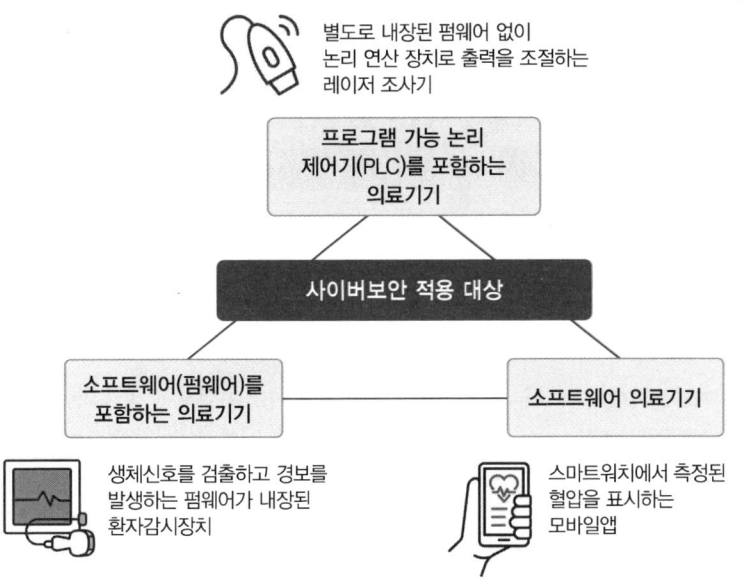

다. 의료기기 사이버보안 기본원칙

의료기기 사이버보안은 가용성(Availability), 기밀성(Confidentiality), 무결성(Integrity)을 고려하여야 한다.

가용성은 데이터가 승인된 사용자에게 즉시 제공되어야 하며, 필요한 때에 필요한 곳에서 필요한 형태로 존재되어야 함을 의미한다.

기밀성은 데이터가 허가되지 않은 사람에게 공개되거나, 허가되지 않은 용도로 사용되지 않아야 함을 의미한다. 제조자는 데이터의 송·수신 과정 또는 비인가자의 조회 등 비합법적인 방법이나 오류에 의해 데이터가 노출되더라도 해독하기 어렵도록 암호화하고 인가된 자에 한해 정보의 접근이 가능하도록 하며, 정보이용자도 목적과 그 권한에 따라 접근범위를 제한하여야 한다.

무결성은 데이터가 허가되지 않은 방법으로 변환되거나 파괴되지 않아야 함을 나타낸다. 정보는 정확하고 완전해야 하며, 위·변조를 통해 왜곡되지 않도록 해야 한다. 정보 변경 시 인가된 사용자에 의해서만 이루어지고, 로그 및 변경 이력이 관리되어야 한다.

의료기기의 사이버보안을 보장하기 위하여 가용성, 기밀성, 무결성이 준수되어야 하며, 의료기기 위험 관리와 같이 「의료기기 제조 및 품질관리 기준」에 따라 의료기기 제조자가 품질시스템에서 수립한 위험 관리프로세스 내에서 적용되어야 한다.

의료기기 사이버보안의 위험 관리 프로세스는 위험 분석(Risk analysis), 위험 평가(Risk evaluation), 위험 통제(Risk control), 잔여위험 허용평가(Evaluation of overall residual risk acceptability), 위험 관리보고서(Risk management report), 생산 및 생산 후 정보(Production and postproduction information)의 단계로 진행된다. 이러한 사이버보안 위험 관리는 정보의 생명주기 전체에 걸쳐 통신이 가능하거나 통신 경로가 존재하는 의료기기에 적용한다.

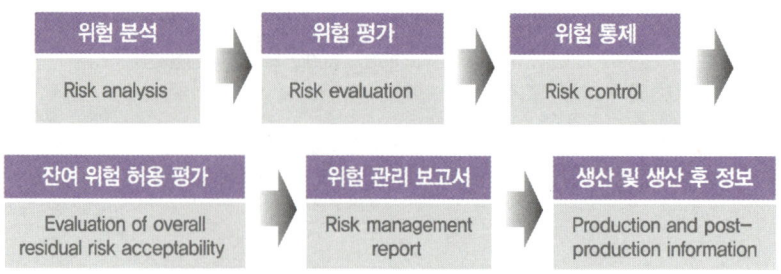

그림 4-10 의료기기 사이버보안 위험 관리 프로세스

의료기기 사이버보안 위험 분석 단계에서는 가용성, 기밀성, 무결성이 파괴되어 환자에게 미치는 위해 요인을 식별한다. 또한 이러한 과정에서 식별된 위해 요인이 현실화된 결과의 잠재적 영향을 평가하고, 실제적인 발생 가능성을 평가하여 위험 수준을 결정한다.

의료기기 사이버보안 위험 평가 단계에서는 식별된 각 위해 요인에 대하여 위험 관리 계획서에 정의된 위험 수용기준을 바탕으로 산정된 위험이 위험감소를 하지 않아도 될 만큼 낮은지를 결정하여야 한다.

의료기기 사이버보안 위험 통제 단계에서는 위험 평가 결과를 감안한 적절한 사이버보안 위험 통제 방안을 선택하고, 선택한 방안의 구현에 필요한 모든 통제를 결정 및 실행하여야 한다. 그리고 위험 통제 수단을 적용한 후 잔여위험들에 대하여 허용 평가를 하여야 한다. 제조자는 이러한 일련의 사이버보안 위험 관리 프로세스에서의 절차들을 위험 관리보고서에 기록하여야 한다.

생산 및 생산 후 정보 단계에서는 사이버보안에 대한 정보를 검토하기 위한 체계적인 절차를 수립하고 유지하여야 한다. 또한, 제조자는 사이버보안 위험 관리 프로세스를 적용하기 위해 적절한 기능과 수준으로 사이버보안 목표를 수립하여야 한다. 사이버보안 목표는 사이버보안 정책과의 일관성을 유지하고, 실현 가능한 수준에서 측정이 가능하며 적용 가능한 사이버보안 요구사항과 위험 평가 및 위험처리 결과를 감안하여야 한다.

아울러, 의료기기 생명주기 전체에 걸쳐 내부 및 외부 고객들의 의견을 지속적으로 수집·분석하여 의료기기 사이버보안 위험 관리에 반영한다.

라. 의료기기의 사이버보안 기본원칙

유·무선 통신이 가능하거나 통신 경로가 존재하는 의료기기는 정보의 위변조, 오작동 또는 의료기기에 승인되지 않은 접근 등을 방지하기 위한 대책을 마련하여야 한다.

제조자는 다음의 〈표 4-6〉을 참고하여 의료기기의 잠재적 결함으로 인해 사용자에게 발생할 수 있는 위해(Harm)의 정도, 의료기기의 통신방법 및 사용환경을 종합적으로 고려하고 표의 요구사항 적용 여부를 식별하며, 식별된 요구사항에 대해 사이버보안 안전을 확인할 수 있는 검증자료를 제출하여야 한다. 다만, 제품의 특성상 적용할 수 없는 일부 요구사항에 대해서는 해당 항목의 미적용 사유를 확인할 수 있는 근거자료(위험 관리문서, 사용설명서, 설계문서 등)를 제출할 수 있다.

〈표 4-6〉 의료기기 사이버보안 요구사항 적용을 위한 고려사항의 예

고려사항	종류	설명
사이버 보안 침해로 인한 위해도	상 (major)	의료기기 사이버보안 침해로 사용자의 심각한 상해 또는 사망, 신체 기능의 영구적 장애, 신체구조의 영구적 손상의 가능성이 있음
	중 (moderate)	의료기기 사이버보안 침해로 사용자의 일시적이고 경미한 상해, 의학적 중재가 필요할 수 있음
	하 (minor)	의료기기 사이버보안 침해로 사용자의 일시적인 불편, 의학적 중재 없이 가역적이거나 경미하고 단시간의 불편이 있을 수 있음
통신 방법	유선통신	유선 케이블(USB, RS-232, HDMI 등)을 이용하여 다른 기기 및 시스템과의 통신을 수행
	무선통신	무선 통신 모듈(Wi-Fi, 블루투스, NFC, RF 통신 등)을 이용하여 다른 기기 및 시스템과의 통신을 수행
사용 환경	병원 내 사용	병원 내에서만 사용되는 의료기기로 사이버보안 침해를 위한 제3자의 접근이 어렵고, 보안이 갖춰진 병원 폐쇄망 내에서 사용됨
	병원 외 사용	병원 외에서 사용이 가능한 의료기기(개인용 의료기기 등)로 제3자의 접근이 용이함
	공용 네트워크망 사용	시공간의 제약 없이 언제, 어디서나 공용 네트워크망(인터넷 등)에 접속하여 기기 및 시스템과의 통신이 가능함

사이버보안 요구사항은 IMDRF '의료기기 사이버보안 원칙 및 지침[Principles and Practices for Medical Device Cybersecurity, IMDRF(2020)]' 5.1 보안 요구사항 및 아키텍처 디자인의 사이버보안 설계 원칙을 적용한 것으로 현 시점에서 사용되고 있는 제품들의 기술적 특성을 반영하였다.

추후 새로운 제품이 개발되거나 기능, 통신 특성 등이 차이가 있는 경우 사이버보안 요구사항 일부가 제외되거나 추가될 수 있다. 이러한 요구사항은 제품의 허가 이후에도 지속적인 사후관리를 통해 제품에 반영하여야 한다.

항목	요구사항
보안 통신	제조자는 의료기기가 다른 기기나 네트워크와 어떻게 접속(유·무선 통신 등)하여야 할지를 고려하여야 한다(예 Wi-Fi, 이더넷, 블루투스, USB 등).
	제조자는 내·외부의 모든 입력에 대한 유효성을 확인하는 설계 특성을 고려하여야 하며, 보안이 취약한 통신(예 가정용 네트워크 혹은 기존 기기)만을 지원하는 기기 및 환경에서 이루어지는 통신도 고려한다.
	제조자는 비인가 접근, 변경, 반복을 방지하기 위한 의료기기의 보안이 보장된(secured) 데이터 송·수신 방법을 고려하여야 한다(예 기기·시스템 간 통신 시 상호인증방법, 암호화 필요 여부, 과거에 전송된 명령어 및 데이터의 비인가 반복에 대한 방지, 사전에 정의된 통신 종료 시점의 적절성 여부 등).
데이터 보호	제조자는 안전(safety)과 관련된 데이터가 저장되거나 기기와 송·수신될 때 암호화와 같은 일정 수준의 보호가 요구되는지 고려하여야 한다(예 비밀번호(passwords)는 암호화된 보안(secure)이 확보된 해시(hash)로 저장되어야 함).
	제조자는 기밀성에 대한 위험 통제 수단이 요구될 때, 통신 프로토콜의 컨트롤(control)/시퀀싱(sequencing) 필드의 메시지를 보호하거나 암호화의 키 관련 자료가 손상되는 것을 방지하도록 고려하여야 한다.

항목	요구사항
기기 무결성	제조자는 데이터 부인방지(non-repudiation)를 보장하기 위한 설계 특성이 필요한지를 결정하기 위해 시스템 레벨에서의 아키텍쳐를 평가하여야 한다(예 감사 로그 기록 기능 제공).
	제조자는 기기 소프트웨어의 비인가된 변경과 같은 기기의 무결성에 대한 위험을 고려해야 한다.
	제조자는 바이러스, 스파이웨어, 랜섬웨어 등 기기에서 실행될 수 있는 악성코드를 막기 위해 안티멀웨어 프로그램과 같은 통제조치를 고려하여야 한다.
사용자 인증	제조자는 기기의 사용이 입증된 사용자이거나 다른 역할의 사용자에게 사용권한을 부여를 허용하거나, 응급상황에서 접근을 허용하는 사용자 접근 통제에 대해 고려하여야 한다. 추가적으로 동일한 자격증명은 기기와 고객들에게 공유되지 않아야 한다. ※ 접근 통제의 예 : 비밀번호, 하드웨어 키, 생체인증 등
소프트웨어 유지보수	제조자는 주기적인 업데이트의 구현과 배포를 위한 수행절차를 수립하고 통보하여야 한다.
	제조자는 운영 체제(OS) 소프트웨어, 제3자 소프트웨어, 오픈 소스 소프트웨어가 업데이트나 통제될 경우에 대해 고려하여야 한다. 또한 제조자는 외부의 통제에 의한 소프트웨어의 업데이트나 운영환경 만료에 대한 대응 계획을 수립하여야 한다(예 보안이 보장되지 않은(unsecure) 운영체제 버전에서 운영되는 의료기기 소프트웨어).
	제조자는 새로운 사이버보안 취약성에 대응할 의료기기 업데이트 방안을 고려하여야 한다(예 업데이트 시 사용자 개입/자동 업데이트 여부, 기기의 안전(safety)과 성능에 영향을 보장할 수 있는 업데이트 유효성 검증).
	제조자는 업데이트의 수행하기 위해 어떤 연결이 필요한지와 코드 서명 및 기타 비슷한 수단을 통한 연결이나 업데이트의 진본성을 고려하여야 한다.
물리적 접근	제조자는 비인가된 개인이 의료기기에 접근하는 것을 방지하기 위한 통제수단을 고려하여야 한다(예 물리적 잠금 혹은 포트(port) 접근의 물리적 제한, 인증이 필요 없는 물리적 케이블의 접근제한 등).
신뢰성 및 가용성	제조자는 의료기기가 필수 성능을 유지하기 위해 사이버보안 공격을 탐지, 저항, 대응 및 복구하도록 허용하는 설계 특성을 고려하여야 한다.

9 밸리데이션 결과의 문서화

9.1 문서화 개요

가. 문서의 정의

먼저 문서에 대해 살펴보도록 한다. 사전적인 의미에서 '문서(Documents)'는 공식적인 또는 법적 형식의 어떤 사실을 담고 있어 결정적인 증거나 정보를 제공하는 데 활용될 수 있는 종이(수기 작성 또는 인쇄된 것), 증거 또는 정보 제공에 활용될 수 있는 기록이나 사진 같은 것, 정보를 기재한 것으로 정의된다.

ISO 9000 규격에서 문서는 정보 및 정보 지원매체로서 기록을 포함하는 것으로 기록은 달성된 결과를 명시하거나 수행한 활동의 증거를 제공하는 것이라고 정의하고 있다.

품질경영시스템인 GMP에 있어서의 문서는 GMP 시스템의 존재를 증명하는 근거이고 밸리데이션에 대한 실행의 증거로서 GMP 시스템 심사의 대상이 된다. 즉, 일을 했어도 문서와 기록이 없으면 부적합한 시스템인 것이다.

나. 문서화의 필요성

문서를 만들어야 하는 이유는 다양하다. 우선 비즈니스 측면에서 문서는 중요한 전략적 자원(strategic resources)이다. 특히 최근 들어 지식관리(knowledge management)가 강조되고 있는데, 지식관리의 기본은 정보를 체계적으로 정리한 문서라 할 수 있다. 예를 들어, 연구 개발 과정에서 작성된 개발보고서는 공정 개발과 밸리데이션, 사고 발생 시의 조사에서 중요한 역할을 한다. 또한 문서는 커뮤니케이션의 수단이다. 말로 설명하는 방법보다 문서를 활용하면 훨씬 정확하고 명확한 커뮤니케이션이 가능하다. 업무 절차를 문서로 만들어놓으면 업무의 일관성과 표준화를 기대할 수 있다.

이외에도 문서는 과학적 판단과 합리적인 의사결정의 근거가 된다. 기록과 문서가 아니라 기억과 감(感)으로 중요한 사업적 결정을 하거나 판단하는 주먹구구식 경영으로는 현대의 경쟁체계에서 살아남을 수 없다는 것은 모두가 인지하고 있을 것이다.

문서가 필요한 이유는 많다. 하지만 모든 이유 가운데 무엇보다도 법적인 이유(regulatory reason)가 가장 중요하다고 볼 수 있다.

의료기기의 개발과 제조, 품질 관리를 수행할 때는 지켜야 할 법적 요건이 있다. GMP 기준에 구체적으로 명시된 문서와 기록서는 반드시 구비해야 하며, 구체적으로 명시되어 있지 않더라도 GMP 기준을 준수했음을 증명할 수 있는 증거를 문서로 갖추어야 한다.

사실 모든 기업은 제품개발 및 생산, 판매 활동을 수행하는 과정에서 법적 요구가 아니라도 이미 GMP 기준에서 요구하고 있는 대부분의 업무를 실제로 검토, 확인하며 경제활동을 하고 있다. 작은 기업에서도 손익계산을 통해 검증하고 고민하며 개선 활동을 수행하고 있다. 다만, 실제로 수행한 일을 체계적인 문서로 기록하는 데 익숙하지 않아 부적합이 발생되고 있다고 보는 것이 옳을 것이다. 즉, 이러한 부적합은 서양적 사고방식과 GMP 시스템의 프로세스 접근법(process approach)을 근거로 한 과정 중시의 시스템 문화가, 결과를 중시하며 기록이 습관화되지 않은 동양적 사고방식과 충돌하여 발생하는 것이다. 밸리데이션 시스템에서도 동일한 이유로 사실상 밸리데이션을 실행했음에도 불구하고 이를 입증할 문서화에 대한 부담이 장애물이 되고 있다.

결국, 문서와 기록을 어떻게 남기느냐가, 의무적 GMP 인증이라는 1차 관문을 통과한 의료기기 제조업체가 2차 관문이라 할 수 있는 밸리데이션, 위험 관리 실증의 관문을 넘을 수 있는 열쇠가 되는 것이다.

다. 밸리데이션 문서화의 방법

문서화의 장점은 목표와 목적을 명확하게 전달하고, 책임과 권한을 명백히 하여 업무 누수 및 회피를 방지하고 예상되는 문제점을 사전에 예방하거나 대책 수립이 용이하며, 추적관리 및 P/L 사고 시 증거 활용이 가능하다는 것 등이다.

그러나 급변하는 경영체계에 따라 문서관리 비용이 많이 요구되고, 긴급 또는 이상 발생 시 정형화된 절차로 인해 신속 대응이 어려울 수 있다는 단점이 있다. 따라서 밸리데이션의 중요 포인트인 문서화는 이러한 장단점을 고려하여 회사의 규모 및 자원에 따라 문서화 범위를 적정화하는 것이 관건이다. 밸리데이션의 문서화는 정형화된 양식과 틀을 요구하지는 않는다. 의료기기의 종류가 다양하듯이 밸리데이션 실행 방법도 다양할 수밖에 없으며, 그 결과의 기록과 문서화의 절차, 방법 및 템플릿(양식 구조)도 획일화될 수 없다. 다시 말하면, 밸리데이션의 문서화는 '정석'이 없다. 제품 및 공정의 특성과 문서화 자원의 능력에 따라 객관적으로 밸리데이션 결과를 문서로 보여줄 수 있으면 되는 것이다.

또한, 밸리데이션 실행 결과는 각 회사별로 제품 및 공정의 기술적 노하우를 담고 있는 내용이 대부분으로 법적·규제적 확인 외에는 대외비로 취급하여 공개되는 문서가 아니고 자사의 중요한 전략적 자원이자 내부 자산으로 관리하게 되므로 문서의 형식과 절차보다는 내용의 진실성과 객관성이 더 중요하다. 따라서 앞으로 설명하게 될 문서의 종류와 범위는 문서의 형식과 작성 방법을 표준화 또는 획일화하기 위한 것이 아니며, 다만 포함해야 하는 내용이 무엇인지만을 참고하도록 한다. 또한 소프트웨어 밸리데이션의 문서화 내용은 소프트웨어 밸리데이션 과정에서 이미 기술하였으므로 일반적인 공정 밸리데이션 결과의 문서화 방법에 대해서만 중점적으로 설명할 것임을 참고하도록 한다.

문서화의 중요한 포인트 중 하나는 모든 밸리데이션의 문서와 기록(시험 데이터 포함)은 사전에 규정된 절차로 자격이 부여된 검토자 및 승인권자가 검토 및 승인해야 공식문서로 효력을 인정받을 수 있다는 것이다.

라. 밸리데이션 문서화의 범위와 종류

밸리데이션에 대한 문서화의 범위 및 종류에는 구체적인 법적 요구가 없다. 각 회사별로 밸리데이션 절차서를 마련하여 작성해야 할 문서의 종류와 그 범위를 명시하고, 일단 밸리데이션된 것으로 증명된 공정이나 소프트웨어의 사양이나 규격에 대한 변경을 문서로 작성 및 관리하는 것이 중요하다.

GHTF의 Process Validation Guidance에서 요구하고 있는 최소한의 문서화 종류를 보면 다음과 같다.

① 유효성 확인 종합계획(Master Validation Plan)
② 공정 유효성 확인 추진계획서(Process Validation Protocol)
③ 설치 적격성 평가 결과보고서(Installation Qualification Results)
④ 운영 적격성 평가 결과보고서(Operational Qualification Results)
⑤ 성능 적격성 평가 결과보고서(Performance Qualification Results)
⑥ 유효성 확인 최종 결과보고서(Final Report)

이에 따른 문서에 포함되어야 할 내용과 범위는 다음 각 해당 절에서 소개한다. 이 밖에도 Validation 문서화의 범위와 종류는 더 다양할 수 있다. 밸리데이션 단계별로 적격성 평가 수행 전에 IQ, OQ, PQ

프로토콜을 추가로 작성하여 이에 따라 실행할 수 있으며, 밸리데이션 데이터(특정 시험 결과 및 관리일지 자료 등)의 첨부가 객관성을 증명하는 중요한 기록이 된다.

9.2 밸리데이션 종합계획서 및 실시계획서 작성

가. 밸리데이션 종합계획서(Validation Master Plan)

GHTF의 공정 밸리데이션 지침서에는 밸리데이션 실행을 위한 준비로 추진팀을 조직하고 밸리데이션 대상 공정, 추진일정, 재밸리데이션에 관한 내용 등을 언급한 Validation Master Plan(유효성 확인 종합계획서)을 작성한다고 되어 있는데, 여기서는 밸리데이션 종합계획서 또는 VMP라고 호칭하는 회사의 전 공정 및 전 제품을 대상으로 하는 총괄적인 문서 작성에 관해 설명한다.

일반적으로 VMP는 간단하고 압축적이며 명확하여야 하며, 주요 내용은 다음과 같다.
① 밸리데이션 방침
② 밸리데이션 수행을 위한 조직 구조
③ 밸리데이션 대상 시설, 시스템, 설비, 공정에 대한 간단한 설명
④ 문서 서식 : 프로토콜과 보고서 서식
⑤ 실시 계획 및 일정
⑥ 변경 관리
⑦ 참고문서

VMP의 주요 구성 항목을 살펴보면, VMP는 고도의 '기술문서'가 아니라 밸리데이션 프로젝트 추진 절차를 규정한 일반적인 관리 또는 운영 문서임을 알 수 있다. VMP는 밸리데이션 프로젝트의 대상과 범위를 개략적으로 설명하고, 효과적이고 효율적으로 진행하기 위한 절차와 업무 분장, 일정을 규정하며 업무 진행 과정에서 사용할 각종 문서(프로토콜, 보고서 등)의 서식을 제시하고, 밸리데이션 진행과 관련된 변경사항의 관리 절차를 규정하는 문서이다. 일종의 '프로젝트 매뉴얼(project manual)'이라 할 수도 있다.

다시 말하면 GMP 시스템의 최상위 문서가 '품질매뉴얼'이고, 제품인증 시스템의 최상위 문서가 '제품표준서'이듯이 VMP는 당해 회사의 밸리데이션 시스템이 존재한다는 것을 보여주는 실무적인 최상위 문서인 셈이다. 따라서 밸리데이션의 실행(재밸리데이션 포함) 시 그 내용이 자동적으로 개정되어야 할 것이며, 밸리데이션 수행이 없더라도 주기적으로 개정 또는 확인되어야 하는 문서이다.

VMP의 일반적인 작성 순서 및 내용은 다음과 같다.

1. 목적(Purpose)
   회사의 Validation 방침을 기재하고 이 VMP가 추진하고자 하는 목표를 서술한다.

2. 적용범위(Scope)
   회사 내에서 제조되는 의료기기와 제조공정을 서술(구체적인 제품별 제조공정도는 별도 첨부)하고, Validation 실행 대상과 비대상을 구분하여 적용범위를 결정한다.

3. 대상 공정의 개요(Overview)
   적용범위에서 결정된 공정/설비에 대한 품질 및 성능 관련 인자인 4M 요소를 대상 공정/설비별로 소항목으로 조건 및 자격, 공정/설비 운전방법을 기술한다. 필요시 설비 및 공정의 위치도를 첨부하거나 원·부자재의 성분, 특성, MSDS 등을 첨부한다.
   3.1 Process ·1 - ○○○ 공정
   3.2 Process ·2 - ○○○ 공정
   3.3 Process ·3 - ○○○ 공정

4. 밸리데이션 조직(Validation organization)
   회사 내에 조직된 Validation 추진 조직을 설명한다. 조직도를 본문에 삽입하거나 별도 문서로 첨부할 수 있다.

5. 역할 및 책임(Roles and Responsibilities)
   위 항에서 언급된 조직의 책임자와 실무자의 책임과 권한, 역할 등을 명시한다.

6. Validation 수행 절차(Validation Procedure)
   6.1 밸리데이션 대상 공정의 결정
      Validation 대상으로 결정하는 모델과 절차를 기술한다. 이 항은 밸리데이션 절차서가 제정되어 있을 경우 기술을 생략할 수 있다.
   6.2 프로토콜 작성(Protocol Development)
      Validation 단계별로 프로토콜을 개발하는 방법과 추진 계획서 작성 순서 및 방법 등을 서술한다.
   6.3 설치 적격성 평가(IQ, Installation Qualification)
      IQ 실행 방법을 기술하되, 절차서가 있는 경우 이를 준용하거나, PVP에 따른다고 기술할 수 있다.
   6.4 운전 적격성 평가(OQ, Operational Qualification)
      OQ 실행 방법을 기술하되, 절차서가 있는 경우 이를 준용하거나, PVP에 따른다고 기술할 수 있다.
   6.5 성능 적격성 평가(PQ, Performance Qualification)
      PQ 실행 방법을 기술하되, 절차서가 있는 경우 이를 준용하거나, PVP에 따른다고 기술할 수 있으며, OQ 및 PQ 단계에서 적용할 통계적 기법 적용 등 시험 데이터의 객관성을 확보하기 위한 방법을 기술한다.
   6.6 최종 보고서 작성(Validation final report)
      최종 보고서에 포함해야 할 내용과 프로토콜 시행 중 발생된 일탈 및 부적합 사항을 처리하는 방법 등을 기술한다.
   6.7 밸리데이션 상태 유지 및 재밸리데이션(Revalidation)
      유효성 확인 결과에 따라 제·개정되는 문서 관리와 후속조치 방법을 서술하고 Revalidation 추진 방법을 서술하되, 밸리데이션 절차서가 구비되어 있는 경우 이에 따른다고 할 수 있다.

7. 밸리데이션 추진 일정(Validation Program)
   2항에서 결정된 유효성 확인 대상 공정/설비의 Validation 추진 계획 일정을 명시하며, 이 일정은 정기적으로 또는 각 Validation project의 수행에 따라 개정되어야 한다.
   7.1 Process ·1 - ○○○ 공정
   7.2 Process ·2 - ○○○ 공정
   7.3 Process ·3 - ○○○ 공정

8. 밸리데이션 문서 등록(Validation Documents)
   아래 목차와 같이 Validation 단계별로 작성된 문서 목록을 첨부하거나, 프로젝트별로 목록을 작성하여 본 VMP에 등록하고, 등록 문서의 변경에 따라 연동하여 개정한다.
   8.1 추진 계획서(Validation protocol)

8.2 설치 적격성 평가 결과(IQ results)
8.3 운영 적격성 평가 결과(OQ results)
8.4 성능 적격성 평가 결과(PQ results)
8.5 최종 보고서(Validation final report)
9. 참고문헌(References)
Validation 실행 시 참고한 사내 및 국내규격과 국제기준 등의 문서를 목록화한다.
10. 첨부문서(Attachments)
본문 내용 중 첨부하는 문서 등을 목록화하고 본문 뒤에 첨부한다.
11. 개정 이력(Revision History)
이 VMP의 최초 제정일자, 작성자, 승인자 및 개정내용 등을 목록화한다. 개정 내용은 본문의 앞에 위치할 수도 있다. 회사에 밸리데이션 절차서가 제정되어 있다면 이 VMP와 중복되는 내용은 절차서에 따른다고 명시하여 반복적 기록의 비효율성을 제거하고 기록의 오기를 방지할 수 있다.

나. 공정 유효성 확인 추진계획서(Process Validation Protocol)

공정 유효성 확인 프로토콜은 단위 프로젝트 형태로 추진하는 밸리데이션 수행을 위한 출발점이 되는 계획서이다. GHTF의 지침서에 따라 다음과 같은 요소들을 포함하여 작성한다.

① 유효성 확인을 할 공정의 파악
② 이 공정에서 제조되는 의료기기의 파악
③ 성공적인 유효성 확인을 위한 목적 및 측정 가능한 기준
④ 유효성 확인 범위 및 기간
⑤ 공정에서 이용되는 교대 방법(shifts), 작업자(operators) 및 장비
⑥ 공정 설비에 필요한 유틸리티 및 그 유틸리티의 품질에 대한 파악
⑦ 작업자의 식별 및 요구되는 작업자의 자질
⑧ 공정에 대한 완벽한 서술
⑨ 제품, 부품, 제조 자재 등과 관계된 관련 규격
⑩ 유효성을 확인하는 동안 선행되는 공정에서의 특별한 관리 또는 상태
⑪ 감시해야 할 공정변수와 제어 및 감시 방법
⑫ 감시해야 할 제품 특징 및 감시 방법
⑬ 제품을 평가하기 위한 주관적인 기준
⑭ 측정 가능한 기준과 주관적인 기준 사이의 불일치에 대한 정의
⑮ 데이터 수집 및 분석을 위한 통계적 방법
⑯ 제조설비에 대한 유지 및 보수에 대한 고려 사항
⑰ 유효성 재확인의 기준

이 계획서에는 통상 다음과 같은 내용을 작성한다.

1. 제목(title)
   「일회용 멸균 의료기 ○○의 초음파 세척 공정」과 같이 프로젝트 대상 제품/공정/설비명을 기록한다.

2. 목적(purpose)

3. 적용범위(scope)
   3.1 대상으로 하는 공정/설비
   3.2 적용의 제한/제외 사항

4. 대상 공정/설비의 개요(overview)
   3.1항의 대상 공정/설비에 관해 상세히 기술하되, 설비의 Maintenance 계획도 포함해야 한다. 또는 GHTF의 예제문서처럼 별도 항목으로 서술할 수도 있다.

5. 밸리데이션 추진 조직(Vaidation organization)
   단지 본 프로젝트를 위한 TFT가 구성되어 절차서 및 VMP와 상이한 팀으로 운영할 경우 그 조직을 명시할 수 있으며, 이미 규정된 조직에서 수행할 경우 6항의 역할과 책임에서 간략히 언급하거나 생략할 수 있다.

6. 역할 및 책임(roles and responsibilities)
   이 프로젝트를 수행하거나 관리 책임을 갖는 구성원의 임무와 역할, 책임과 권한을 명기한다.

7. 설정 기준 및 근거(specification and ground)
   아래 각 호에 각 단계별로 적용할 파라미터를 개발하고 각 파라미터의 기준과 그 허용치 및 설정근거를 서술하거나 참고문헌을 인용한다.
   7.1 IQ 실행 허용기준 및 근거
   7.2 OQ 실행 허용기준 및 근거
   7.3 PQ 실행 허용기준 및 근거

8. 밸리데이션 실행 계획 및 방법(Validation program)
   각 단계별로 수행할 활동, 시험 및 검증 방법, 기준, 목표 등을 구체적으로 명시하고 점검 및 시험 결과를 기록할 기록지(protocol)를 개발하여 별도문서로 첨부한다. 일반적으로 실행 시 적용할 기록의 방법(오기 수정 방법, 지워지지 않는 기재 도구 사용, 해당 사항이 없을 경우 기재 방법, 검토의견 기재하는 방법) 등을 서문으로 기록하기도 한다.
   8.1 IQ 실행 계획(IQ action plan)
   8.2 OQ 실행 계획(OQ action plan)
   8.3 PQ 실행 계획(PQ action plan)
   8.4 Revalidation 실행 계획(Revalidation action plan)
      IQ, OQ, PQ 단계 완료 후 공정/설비의 재현성 확보를 위한 재유효성 확인을 언제, 무엇을 기준으로 실행할 것인지 미리 계획하여 작성한다. 이는 사내 절차서나 VMP에 Revalidation 기준이 명기되어 있을 경우 이를 준용하도록 기재할 수 있다.

9. 측정/시험설비 검·교정 계획(calibration plan)
   Validation 프로토콜 실행 시 사용할 측정/시험설비를 목록화하고 각 계측기별로 검·교정 주기, 실행 내역 및 추진 계획을 수립하여 작성한다.

10. 이상 발생 시의 조치(treatment of deviation)
    Validation 프로토콜 실행 시 일탈 또는 부적합 발생 시 조치 절차와 방법을 기술하되, 부적합 또는 시정조치 관련 절차서에 그 내용이 있을 경우 준용할 수 있다. 일탈보고서 및 처리결과보고서 등의 양식이 필요할 수도 있다.

11. 실행 일정 계획표 및 담당자(schedule and charger)
    Validation 프로토콜 각 단계별로 실행할 일정표와 담당자, 실행업무 등을 명기한 계획표를 첨부하거나 간략히 일정을 기록한다. 단, 각 단계별로 추진계획서를 별도로 작성할 때는 생략하거나 단계별 프로토콜에 따른다라고 기재할 수 있다.

12. 참고문헌(references)
    각 단계별 파라미터의 설정근거 문헌 또는 시험/검사 방법의 기준이 되는 규격 등을 목록화하고 필요 시 첨부문서로 하여 첨부한다.

13. 첨부문서(attachments)
    본문에서 언급한 프로토콜 실행 일정표, 일탈처리보고서, 계측설비 검·교정 계획서, 단계별 수행 기록지 등을 목록화하여 첨부한다.

14. 개정 이력(revision history)

9.3 단계별 실시 결과보고서 작성

가. 설치 적격성 평가 결과보고서(IQ Results)

설치 적격성 평가의 목적은 시설 또는 설비가 '승인된 설계 문서', '제작업체의 권고사항', '사용자의 기준'에 맞게 제작 및 설치되었는지 평가하는 것이며, 해당 시설 또는 설비의 운전 및 유지관리(교정, 수리 포함)에 필요한 정보를 확보하는 것이다. IQ 결과보고서에는 다음 사항을 포함하여 수행한 결과를 문서화 한다.

① 설비의 설계적 특징(구성물 자재의 청소 능력 등)
② 설치 조건(와이어 링, 유틸리티, 기능성 등)
③ 교정, 예방 유지, 세정일정
④ 안전에 관한 특징
⑤ 공급자 문서, 유인물, 도안 및 매뉴얼
⑥ 소프트웨어 문서
⑦ 예비 부품 목록
⑧ 환경조건(청정실 요구사항, 온도, 습도 등)

일반적으로 IQ 실행 결과보고서에는 다음의 내용과 범위를 포함한다.

1. 제목
2. 목적
3. 적용범위
4. 공정/설비 설명(equipment/process description)
5. 역할과 책임
   IQ 프로토콜에 따라 실행한 책임자의 임무와 역할, 책임과 권한을 기재한다.
6. IQ 실행 절차
   다음 각 항의 프로토콜을 실행한 결과를 설정 기준과 함께 기재하여 결과를 요약하고 각 항의 평가 자료를 첨부한다. 단, 아래 각 항은 일반적인 실행절차로서 평가 실행 항목은 가감될 수 있다.
   6.1 설비의 주요 구성품 검증(key component verification)
       설비의 제원(제조자, 모델명, 제조번호, 규격 등)과 설치 위치, 본체, 부속 설비 등을 목록화하여 기재한다.

6.2 구매 발주 검증(purchase order verification)
구매 사양과 설치 설비의 일치성을 검증한 시트(sheet)를 작성하여 첨부하고, 구매 발주/시방서를 첨부하거나 보관 위치를 기재한다.

6.3 설비공급자의 설치 기준/권고사항 검증(manufacturer specifications and reference documentation verification)
설비 제조자가 제시하는 설치기준/권고사항을 목록화하고 이를 점검한 기록을 첨부한다. 설비 제조자가 제공한 설비 운전 매뉴얼, 부품표, 유지보수 매뉴얼, 도면 등을 포함하여 보관 위치를 기재한다.

6.4 지침서 검증(standard operating procedure verification)
회사의 설비 운용/관리 절차서에 따라 설치되고 운영 및 정비될 수 있도록 다음 각 항목을 점검한 기록을 첨부하거나 기재한다.
- 설비 운전을 위한 작업지침서 작성 및 비치 여부를 확인하고 운전 파라미터를 목록화하여 기재한다.
- 부품/소모품 교체, 운전 방법 변경에 따른 Revalidation 실행 결정의 기준을 기재하고, 교체 및 변경의 수행자에 대한 자격 필요성을 검토하여 기재한다.
- 설비 운전에 필요한 계측/제어 장치 중 검·교정이 요구되는 목록을 작성하고, 검·교정 유무와 주기 등을 목록화하여 기재 또는 첨부한다.
- 예방 정비 항목과 주기, 수행 방법 및 기준을 확인하고, 목록화하여 기재한다.

6.5 설비 유틸리티 검증(utilities verification)
설비 운전에 필요한 부수적 원·부자재(압축공기, 용수, 전원, 윤활유 등)를 목록화하고 설치기준에 적합한지 확인한 시트(sheet)를 첨부하거나 기재한다.

6.6 특수 센서/측정장치 검증(verification of critical sensors)
필요시 설비의 성능에 영향을 미치는 특수한 감지/측정기를 목록화하고 해당되면 이 부품들의 성능증명서 또는 시험성적서를 확인하여 첨부하거나 보관 위치를 기재한다. 해당 시 특수 센서/측정기의 검·교정 결과를 확인하고 주기적 검·교정 계획을 기재한다.

6.7 설치 안전성 검토(installation safety review)
안전관리자 또는 설비관리자 등 전문가에 의해 설치의 안전성을 검토한 항목을 목록화하고, 평가한 자료를 첨부하거나 기재한다.

6.8 설치 환경 검증(environmental verification)
설치 환경조건을 기재하고 조건이 공급자 또는 설비 제조자의 권고사항에 적합한지 검토하여 기록한다. 이때 환경 검증을 위한 기기들의 검·교정 상태가 함께 기재되어야 한다.

6.9 IQ 시험설비(IQ validation test instruments)
IQ 프로토콜을 수행할 측정기기의 목록을 작성하고, 각 측정기의 제원 및 규격/성능과 검·교정 일자를 기재한다. 필요시 검·교정 성적서 등의 증명서류를 첨부할 수 있다.

7. IQ 일탈(IQ deviation)

7.1 IQ 일탈 사항(IQ deviation detail summary)
IQ 프로토콜 실행 시 발생 및 발견된 일탈/부적합 사항을 상세하게 요약하고 작성된 부적합발생보고서 또는 일탈보고서를 첨부한다.

7.2 일탈에 따른 조치 사항(treatment of deviation)
일탈/부적합 발생에 따라 원인 분석 및 조치한 내용을 기재하고 조치한 결과가 적합한지 검증/확인한 기록을 첨부 또는 기재한다.

8. 허용 기준(acceptance criteria)
위 6항에 의해 검증된 결과가 허용기준 이내임을 목록화하여 기재하고, 이 결과가 적합한 인원에 의해 승인되었음을 기록한다.

9. 참고문헌
IQ 단계 수행 시 참조했던 문헌 및 자료를 목록화하여 기재한다.

10. 첨부문서
    실행하여 기록된 각 프로토콜과 데이터를 문서화하여 첨부한다. 프로토콜 기록지에는 적합한 인원에 의한 검토 및 승인 내역이 포함되어야 한다.

11. 개정이력
    IQ 단계부터는 정리한 결과보고서의 형식이나 양이 많고 적음이 문제가 아니라 첨부되는 각 프로토콜 실행 점검 시트(sheet)의 내용이 중요하다.
    IQ, OQ, PQ 실행 단계에서 계획 수립 시 미비하였던 사항이 발견되면 PVP를 개정하여 각 단계별로 완벽하고 적합하게 평가되도록 해야 한다.

나. 운영 적격성 평가 결과보고서(OQ Results)

OQ 단계에서는 설비의 시운전을 통하여 운전 파라미터 기준을 확인하고, 극한 상황의 시뮬레이션을 통해 비상정지, 경보 작동 등 안전장치의 시험 또는 검증 결과가 모든 기준에 충족되어야 한다. 만약 실패가 발견되면 실패의 원인을 분석하여 시정조치를 하고, 시정이 이루어진 경우에는 확인 시험 또는 검증하여 시정이 적절했고 문제를 해결했다는 증거로 그 결과를 문서화한다.

일반적으로 OQ 실행 결과보고서에는 다음의 내용과 범위를 포함한다.

1. 제목
2. 목적
3. 적용범위
4. 공정/설비 설명
   위 3·4항의 경우 IQ Report와 동일 내용이 반복될 수도 있다. 이 경우 IQ Report 또는 PVP에 따른다라고 작성하여 중복 기재를 생략할 수 있다.
5. 역할과 책임
   OQ 프로토콜에 따라 실행한 책임자의 임무와 역할, 책임과 권한을 기재한다.
6. OQ 실행 절차
   다음 각 항의 프로토콜을 실행한 결과를 설정 기준과 함께 기재하여 결과를 요약하고 각 항의 검증 자료를 첨부한다. 단, 각 항은 일반적인 실행 절차로서 평가 실행 항목이 가감될 수 있다.

   6.1 IQ 실행 결과의 검증(verification of IQ)
       IQ Protocol이 적합하게 수행되었는지 확인하고 IQ 실행 결과가 적합함을 요약하여 기재한다. 추가적으로 검증에 참여한 인원의 서명을 받아 첨부하는 경우도 있다.

   6.2 부대설비 운영 기준 검증(utility operational verification)
       설비 운전에 필요한 부수적 원·부자재(압축공기, 용수, 전원, 윤활유 등)가 운전기준에 적합한지 확인한 시트(sheet)를 첨부하거나 기재한다.

   6.3 경보장치 운전 검증(alarm verification)
       설비가 운전기준을 벗어날 때 경보장치가 작동되는지 임의로 운전 기준을 벗어나도록 조작하는 챌린지 시험 결과를 요약하여 기재하거나 챌린지 시험 기록지를 첨부한다.

   6.4 Interlock 장치 운전 검증(Interlock verification)
       설비가 허용 한계치를 벗어나 안전 한계치에 도달하면 설비 운전이 자동으로 정지되어 안전한지 챌린지 시험 결과를 기재하거나 첨부한다. 또는 비상정지스위치의 작동 상태를 점검하고 그 결과를 기재하기도 한다.

6.5 설비 가동 순서 검증(operation/sequence verification)
운영 매뉴얼에 따라 설비의 가동 시작과 정지까지의 조작 순서에 문제가 없는지 시운전한 결과를 기재하거나 첨부한다. 첨부문서로 설비 공급업자가 제공한 운영 매뉴얼 또는 이를 기초로 작성한 설비운전지침서가 있어야 할 수도 있다.

6.6 OQ 시험설비(OQ validation test instruments)
OQ 프로토콜을 수행할 측정기기의 목록을 작성하고, 각 측정기의 제원 및 규격/성능과 검·교정 일자를 기재한다. 필요시 검·교정 성적서 등의 증명서류를 첨부할 수 있다.

7. OQ 일탈(OQ deviation)
7.1 OQ 일탈 사항(OQ deviation details summary)
OQ 프로토콜 실행 시 발생 및 발견된 일탈/부적합 사항을 상세하게 요약하고 작성된 부적합발생보고서 또는 일탈보고서를 첨부한다.

7.2 일탈에 따른 조치 사항(treatment of deviation)
일탈/부적합 발생에 따라 원인 분석 및 조치한 내용을 기재하고 조치한 결과가 적합한지 검증/확인한 기록을 첨부 또는 기재한다.

8. 허용 기준(acceptance criteria)
위 6항에 의해 검증된 결과가 허용기준 이내임을 목록화하여 기재하고 이 결과가 적합한 인원에 의해 승인되었음을 기록한다.

9. 참고문헌
OQ 단계 수행 시 참조했던 문헌 및 자료를 목록화하여 기재한다.

10. 첨부문서
실행하여 기록된 각 프로토콜과 데이터를 문서화하여 첨부한다. 프로토콜 기록지에는 적합한 인원에 의한 검토 및 승인 내역이 포함되어야 한다.

11. 개정이력
OQ 대상 설비/공정과 출력물(제품 또는 부품 등)이 동일하더라도 이를 운영하는 회사의 방침과 인적자원의 수준에 따라 운영 적격성 평가 항목(위 6항)이 달라져야 한다. 이는 IQ, OQ, PQ 프로토콜에도 공동으로 적용되는 것으로 동일 제품 및 동일 공정/설비라 하더라도 타사의 Validation 자료를 그대로 인용할 수 없는 이유이며, 이것이 제조업체의 역량과 자원에 따른 노하우가 되는 것이다.

다. 성능 적격성 평가 결과보고서(PQ Results)

성능 적격성 평가의 경우에는 실제 생산 물품, 적합한 대체물 또는 시뮬레이션 제품을 사용하여 실시한다. 그러므로 OQ는 '빈' 상태로 평가하고 PQ는 '실제 또는 대체' 물품을 투입하여 평가하는 것이라 할 수 있다.

성능 적격성 평가의 목적은 '공정의 기능적 단위'를 구성하는 시설 또는 설비를 통합적으로 평가하여 단위 공정 또는 부분 공정의 효과와 재현성을 예측하는 것이다.

성능 적격성 평가의 평가 기준은 '예상 공정 절차와 공정 변수 범위'이다.

성능 적격성 평가의 대상도 공정의 기능적 단위를 구성하는 시설 또는 설비의 '예상 공정 절차와 공정 변수'이다.

이러한 PQ 실행 결과보고서에는 일반적으로 다음의 내용과 범위를 포함한다.

1. 제목
2. 목적
3. 적용범위
4. 공정/설비 설명
5. 역할과 책임
   PQ 프로토콜에 따라 실행한 책임자의 임무와 역할, 책임과 권한을 기재한다.

6. PQ 실행 절차(PQ action procedure)
   다음 각 항의 프로토콜을 실행한 결과를 설정 기준과 함께 기재하여 결과를 요약하고 각 항의 평가자료를 첨부한다. 단, 아래 각 항은 일반적인 실행 절차로서 평가 실행 항목은 가감될 수 있다.

   6.1 OQ 실행 결과의 검증(verification of OQ)
       OQ 프로토콜이 적합하게 수행되었는지 확인하고 OQ 실행 결과가 적합함을 요약하여 기재한다.

   6.2 성능 적격성 평가
       OQ 단계에서 설정된 공정변수에 따라 실제 제품 또는 대체품을 시험 생산하고 생산된 실제 제품의 결과를 시험/검증하여 설계기준에 적합한지 확인한 시트(sheet)를 첨부하거나 기재한다. 이 자료에는 공정변수의 최악의 경우를 제외하고 정상 조건하에서 3회 이상 성공적이었음을 적합한 인원에 의해 승인된 내용이 포함되어야 한다.

   6.3 PQ 시험설비(PQ validation test instruments)
       PQ 프로토콜을 수행할 측정기기의 목록을 작성하고, 각 측정기의 제원 및 규격/성능과 검·교정 일자를 기재한다. 필요시 검·교정 성적서 등의 증명서류를 첨부하여야 한다.
       이 외에 시제품의 성능을 시험하기 위한 시험방법이 객관화되어 있지 않다면 시험법 밸리데이션이 요구될 수도 있다.

7. PQ 일탈(PQ deviation)
   7.1 PQ 일탈 사항(PQ deviation details summary)
   7.2 일탈에 따른 조치 사항(treatment of deviation)

8. 허용 기준
   위 6항에 의해 검증된 결과가 허용기준 이내임을 목록화하여 기재하고 이 결과가 적합한 인원에 의해 승인되었음을 기록한다.

9. 참고문헌
   PQ 단계 수행 시 참조했던 시험방법에 대한 근거문헌 및 자료 등을 목록화 하여 기재한다.

10. 첨부문서
    시제품에 대한 공인기관 또는 자가 시험성적서 및 계측설비 검·교정 성적서 등 PQ 실행 결과물을 목록화하여 첨부한다.

11. 개정이력
    적격성 평가의 마지막 단계인 PQ는 '실제 생산 물품, 적합한 대체 물품 또는 시뮬레이션 제품'을 활용하여 상·하한 운전 기준을 포괄하는 조건(다시 말하면 정상적이라고 보기 힘든 조건)에서 각종 '사용적합성 시험'을 하는 것이다. 그러므로 실제 생산 물품을 투입하여 성능 적격성 평가만을 했다고 해서 밸리데이션되었다고 판매를 하기에는 무리가 있다.
    단지, PQ는 실생산 제품을 활용한 '실험(experimental tests)'일 뿐이며, 밸리데이션이 완성되기 위해서는 정상적인 조건하에서 통계적으로 입증 가능한 반복 시험을 할 것을 포함하고 있다.

라. 유효성 확인 최종 결과보고서(Final Report)

　공정/설비가 밸리데이션되었다는 것은 설계의 적절성과 올바른 설치, 예상 운전 변수 범위 이내에서의 작동, 원하는 성능의 구현이라는 적격성 평가 4개 구성 요소를 개별적으로 또는 조합하여 실시한 결과를 종합하여 결정한다.

　밸리데이션 프로젝트를 마무리하여 대상 공정/설비가 밸리데이션되었다고 결정하고 선언하는 문서가 최종 보고서이다. 이 최종 보고서의 내용은 일반적으로 다음과 같이 작성한다.

1. 제목
2. 목적
3. 적용범위
4. 공정/설비 설명
5. 적격성평가 결과 요약(summary of qualification)
   적격성 평가 단계별로 결정되어 승인된 내용 및 기준을 정리하거나 관련 문서를 지정한다.
   5.1 IQ 요약(summary of IQ)
   5.2 OQ 요약(summary of OQ)
   5.3 PQ 요약(summary of PQ)
6. 일탈 및 처리
   적격성 평가 실행 단계에서 발생 및 발견된 일탈/부적합 사항을 정리하고 처리 내용 및 결과를 요약한다.
   6.1 일탈 발생 사항(summary of deviation)
   6.2 일탈에 따른 조치 사항(treatment of deviation)
7. 유효성 확인 상태의 유지
   Validation된 공정/설비의 지속적 유지관리를 위해 수행하게 될 지침서 등 문서화된 목록을 기재하고 모니터링 및 감시 수단을 기록한다. 이는 관련 절차서를 준용할 수 있다.
8. 유효성 재확인(revalidation)
   Validation된 공정/설비의 일관성과 재현성 확보를 위해 재밸리데이션의 실시 시기와 주기 등을 기재한다. 관련 절차서에 따라 생략도 가능하다.
9. 최종 승인(validation approval)
   위 5항에 의해 검증된 결과가 적합하고 적절한 인원에 의해 승인되었음을 선언한다.
10. 개정이력
    　지금까지 문서화해야 할 각 단계별 내용과 범위의 통상적인 요소를 설명했지만 이 형식이 전부이거나 표준화될 수 없음을 또다시 강조한다. 단지, 이는 실무에서 밸리데이션 결과를 문서화하는 데 기초적인 자료로서만 참고 또는 응용해야 할 것이다. 또한 공정 밸리데이션을 시작하기에 앞서 다음 공정 밸리데이션의 핵심요소를 점검하고 시작하여야 한다.
    - 제품 규격(specification)과 품질 특성(quality attributes)을 설정해야 한다(기준의 사전 설정).
    - 공정 변수가 확립되어 있어야 한다(공정 확립). 공정 밸리데이션은 '공정의 연구개발' 과정이 아니라 '연구개발이 완료되고 확립된 공정의 검사 또는 점검' 과정이다.
    - 제조 공정의 일관성(consistency)과 재현성(reproducibility)이 증명되어야 한다(밸리데이션 실행 횟수).
    - 문서화된 증거를 확보해야 한다(문서화).

결국 공정 밸리데이션의 의미는 '설정된 변수 범위 이내에서 가동했을 때 해당 공정이 사전 설정 규격 및 품질 특성에 부합하는 제품을 효과적이고 재현성 있게 생산할 수 있다는 점을 보여주는 문서 증거'로 정리할 수 있다. 이러한 밸리데이션의 문서화는 그 범위와 포함할 개략적인 내용을 보았듯이 분량을 최소화한다 해도 방대할 수밖에 없을 것이다.

따라서 밸리데이션은 일이 벌어지거나 문제가 발생한 다음에 쫓기듯 하기보다는 미리 계획하고 철저하게 준비하여 실행해야 한다.

제 5 장

의료기기 사용적합성

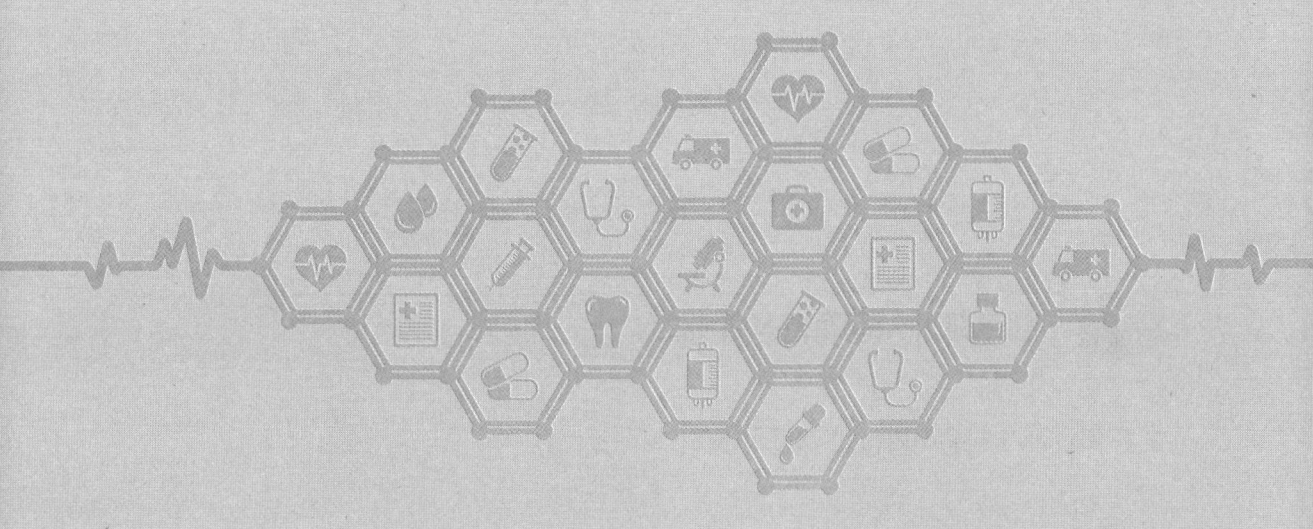

1. 의료기기 사용적합성의 개요
2. 의료기기 사용적합성 관련 국제표준
3. 의료기기 사용적합성 관련 용어
4. 의료기기 사용적합성 공학 원칙
5. 의료기기 사용적합성 공학 프로세스
6. 의료기기 사용적합성 공학 파일
7. 의료기기 사용적합성의 적용 및 Flow

05 의료기기 사용적합성

학습목표 → • 제조업체에서 생산하는 의료기기를 사용자가 안전하고 효과적으로 사용할 수 있음을 보장하는 활동에 대해서 이해한다.
• 사용적합성 공학 관련 절차를 습득한다.
• 의료기기 사용적합성 공학 파일 작성에 관하여 학습한다.

NCS 연계 → 해당사항 없음

핵심 용어 → Usability test, 사용적합성 시험, 사용적합성 공학, 형성 평가, 총괄 평가, 사용적합성 공학 파일

1 의료기기 사용적합성의 개요

1.1 의료기기 사용적합성의 개념과 정의

가. 의료기기 사용적합성의 배경

1) 시대적 흐름의 변화

  기술의 정도와 수준이 발전할수록 다양한 기능을 가진 제품이 출시되고 있으며 이러한 기기는 첨단기기로 우리의 삶에 많은 영향을 미치고 있다. 1784년 증기기관의 탄생으로 비롯된 1차 산업혁명으로 경공업 산업이 폭발적으로 증가되게 되었고, 농업 중심의 사회에서 공업 중심의 사회로 변화하였다. 20세기 전후의 2차 산업혁명은 전기 에너지의 발명과 함께 경공업뿐 아니라 중화학 공업의 대량생산이 가능해지게 하였다. 이어 1980년대 시작된 3차 산업혁명으로 컴퓨터의 발전과 함께 네트워킹이 가능해지게 되었고 우리의 삶은 아날로그 시대에서 디지털 시대로 바뀌었으며 인터넷으로 전 세계가 연결되도록 하였다.
  21세기 현 시대에 직면해 있는 4차 산업혁명은 인공지능(AI), 사물 인터넷(IoT), 클라우드 컴퓨팅, 빅데이터, 모바일 등 지능정보기술이 기존 산업과 서비스에 융합되거나 3D 프린팅, 로봇공학, 생명공학, 나노기술 등 여러 분야의 신기술과 결합되어 모든 제품·서비스를 네트워크로 연결하고 사물을 지능화하는 것을 의미한다.

주목할 점은 증기기관의 발전과 전기의 발명, 컴퓨터의 발전, 현재의 4차 산업혁명에 이르기까지 산업혁명이 도래하는 주기가 빨라지고 있으며, 하나의 기반요인이었던 1차 산업혁명과 달리 최근에는 복잡하고 동시 다발적인 변화에 의해서 주도가 되고 있다는 점이다. 실시간으로 변화하고 있는 기술 트렌드에 발맞춰 이전에 경험해보지 못한 의료기기의 형태와 개념이 도입되고 있는 현실이다.

2) 시대적 흐름의 변화와 사용자 인터페이스(user interface)

기기가 더 많은 기능을 갖출수록 더 훌륭한 기술력을 사용할수록 센서는 민감해지고 출력물은 다양해진다. 대표적인 예로 1903년 라이트 형제가 비동력 비행을 처음 했을 때의 인터페이스와 현재 항공기의 인터페이스를 비교해 보면 이해가 쉽다.

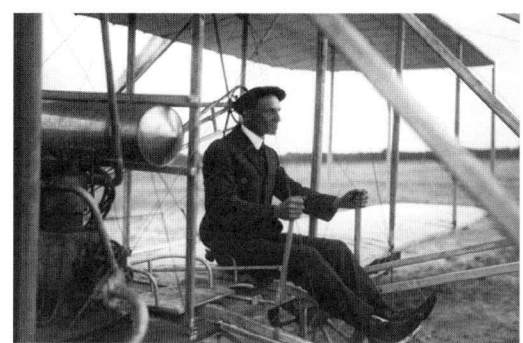 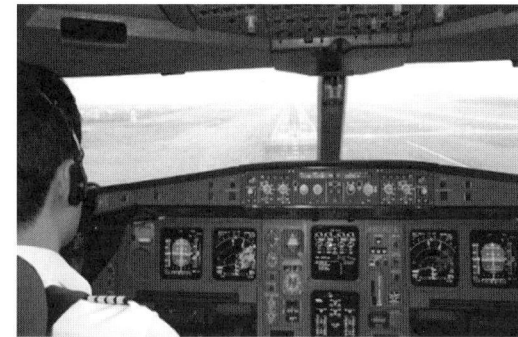

| 그림 5-1 | 라이트 형제가 만든 비행기의 조종실(좌), 현재 비행기 조종실(우)

과거 전기 의료기기의 경우 기능별 버튼을 배정하는 방식을 많이 사용하였다. 기술에 발전으로 전기 의료기기의 출력물이 다양해짐에 따라 버튼의 배치와 구현은 더 이상 자유롭지 못하게 되었다. 최근에는 다양한 기능을 더 자유롭게 배치할 수 있는 터치스크린 방식의 입출력 형태가 전기 의료기기에서 많이 사용되고 있다.

인터페이스의 한 종류인 터치스크린 역시 심플한 화면으로 구성하다 보니 기기의 세부적인 기능을 구현하기 위해서는 몇 단계의 하부 계층으로 들어가야 하는 형태로 운영되고 있다. 결론적으로 기능 증가에 따라 상대적으로 인터페이스가 복잡해지고 형태 또한 다양해져 소비자들의 사용 오류를 일으킬 수 있는 여지가 늘어나고 있다.

3) 의료기기 사용적합성의 정의

사용적합성(Usability)이란 의도된 사용 환경에서 의료기기의 사용을 용이하게 함으로써 유효성, 효율성 및 사용자 만족도를 달성하는 사용자 인터페이스의 특징이다. 사용적합성 공학(Usability Engineering)이란 적절한 사용적합성을 달성하기 위해 인간의 행동, 능력, 한계 및 기타 특성에 관한 지식을 의료기기 설계에 적용하는 것을 의미한다.

※ 사용자 인터페이스 : 사용자와 의료기기가 상호작용하는 의료기기의 모든 요소

의료기기 사용적합성 공학은 단순히 한 번의 사용적합성 시험에 그치는 활동을 의미하는 것은 아니다. 여러 번의 사용적합성 시험을 포함하고 제조자가 위험 관리에서 정의하고 있는 위험 분석, 위험 평가, 위험 통제라는 활동을 정상적으로 수행한 후 해당 기록물을 통해서 입증하고 증명하는 모든 과정이라고 설명할 수 있다.

4) 의료기기 사용적합성 공학과 품질경영시스템과의 연계성

사용적합성 공학을 통해 사용자 중심의 의료기기를 개발하여 의료기기 사용 오류 및 이와 관련된 위험을 감소시키고, 의료기기의 안전성 및 효율성을 높여야 한다.

※ 사용 오류 : 사용자가 의료기기를 사용하는 동안 제조자의 의도 또는 사용자의 예상과 다른 결과를 야기하는 사용자 행위 또는 생략된 사용자의 행위

의료기기 제조자는 사용적합성을 적용하여 의료기기를 설계하여야 하며, 고객불만 등 생산 후 활동으로부터 수집된 사용적합성 관련 정보를 모니터링하고, 필요시 사용적합성을 적용하여 설계를 변경하는 등 사용적합성을 확보하기 위한 품질경영시스템을 확립하여야 한다.

의료기기 사용적합성은 국제기준인 IEC 62366-1 또는 이와 동등 이상의 규격을 기반으로 수행할 수 있다.

나. 의료기기 사용 오류 사례를 통한 사용적합성의 중요성

문헌과 미국 FDA에서 발표한 의료기기 사용 오류 사례를 통해 사용적합성의 중요성을 알 수 있다.

1) 환자 감시 장치(Patient monitor)

① 의료기기 설명 : 환자 감시 장치는 환자의 여러 가지 생체정보(심전도 ECG, 산소포화도 SpO_2, 맥박 수, 혈압 등)를 수집하여 한 번에 나타내주는 의료기기로 일반 병동, 중환자실, 회복실 등의 의료 환경에서 사용된다.

② 상황 : 중환자실에서 환자의 생체정보를 환자 감시 장치를 통해 관찰하고 있다. 모든 파형과 수치들은 정상 수치를 나타내고 있고 어떠한 알람도 울리지 않는다. 하지만 담당 의료진이 육안으로 확인했을 때 환자의 상태는 좋지 않아 보인다. 이를 이상하게 여긴 담당 간호사가 의료기기를 확인한 결과 실제 측정값이 아닌 저장되어 있는 가상의 값을 표시하는 데모 모드(DEMO MODE)가 켜져 있는 것을 확인하였다. 뒤늦게 환자를 위한 처치가 시작되었다.

③ 사용 오류 : 데모 모드와 훈련 모드의 실제 측정 화면을 구분하지 못하거나, 현재 데모 모드가 켜져 있음을 사용자가 알지 못한다.

④ 예상되는 오류 원인 : 현재 설정된 모드 식별 불가 또는 어려움, 의료기기 재시작 시 기본값으로 데모 모드가 설정되어 있음 등

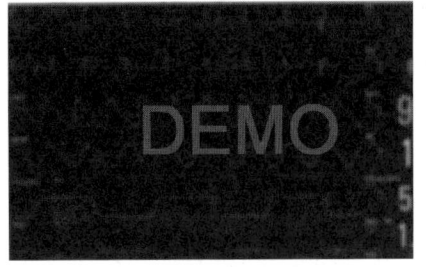

DEMO MODE 확인이 어려운 UI 예 DEMO MODE 확인이 용이한 UI 예

┃그림 5-2┃ DEMO MODE 확인 예시

2) 자동 전자 혈압계(Electronic Blood Pressure Meter)
   ① 의료기기 설명 : 자동 전자 혈압계는 혈압의 간접적 측정에 사용하는 전자식 기기로 커프의 자동적 가압 또는 수동적인 가압 등을 내장한 프로그램을 이용하여 수축기 및 확장기 혈압과 심박수나 평균 동맥압을 표시하기 위해 사용한다.
   ② 상황 : 응급환자의 생체정보 측정과 빠른 응급 처치를 위해서 자동 전자 혈압계 커프와 정맥주사 카테터가 환자의 팔에 동시에 준비가 되어 있다. 환자가 잠시 화장실을 다녀오는 사이에 자동 전자 혈압계 커프 연결이 해제되었고, 이를 지켜본 배우자가 임의로 연결을 시도한다. 하지만 자동 전자 혈압계 튜브를 정맥주사 카테터에 잘못 연결하는 실수를 범한다. 약 15mL의 공기가 IV카테터를 통해 몸 안에 주입되고, 이로 인한 공기 색전으로 인해 환자가 사망한다.
   ③ 사용 오류 : 자동 전자 혈압계 튜브를 정맥주사 카테터에 연결한다.
   ④ 예상되는 오류 원인 : 연결 해제 알람 없음, 연결 해제 시 장비 작동이 멈추지 않음, 다른 의료용 연결 튜브와의 호환성 등

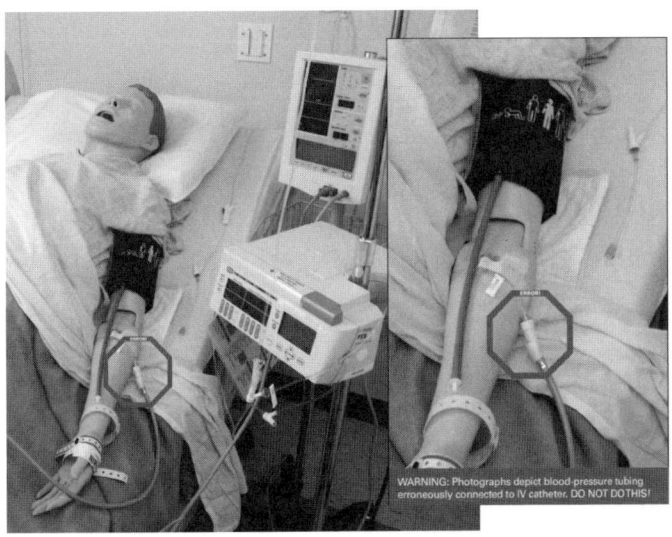

┃그림 5-3┃ 자동 전자 혈압계와 정맥주사카테터 연결 실수로 인한 사용 오류

3) 수액 세트(IV set)
   ① 의료기기 설명 : 정맥에 바늘 또는 카테터를 삽입하여 인체에 수액 또는 약액을 공급하기 위하여 사용되는 일회용 의료기기이다.
   ② 상황 : 소아응급실에서 기관내삽관술(Endotracheal intubation)을 시행한 어린이 환자가 수액 처치를 받기 위해 기다리고 있다. 이때 담당 의료진이 폐로 직접 산소를 공급하기 위해 목젖 부분을 절개하여 삽입한 기관용 튜브를 인공호흡기와 연결하고 수액 세트를 수액과 연결하려 한다. 이 과정에서 수액 세트의 포트를 기관용 튜브의 커넥터에 잘못 연결하는 실수를 하게 된다. 이로 인해 기관용 튜브로 수액이 환자의 폐로 과도하게 주입이 되어 환자가 사망한다.
   ③ 사용 오류 : 기관용 튜브를 인공호흡기가 아닌 수액 세트와 연결한다.
   ④ 예상되는 오류 원인 : 수액 세트의 포트와 기관용 튜브의 커넥터가 유사한 생김새를 가진다.

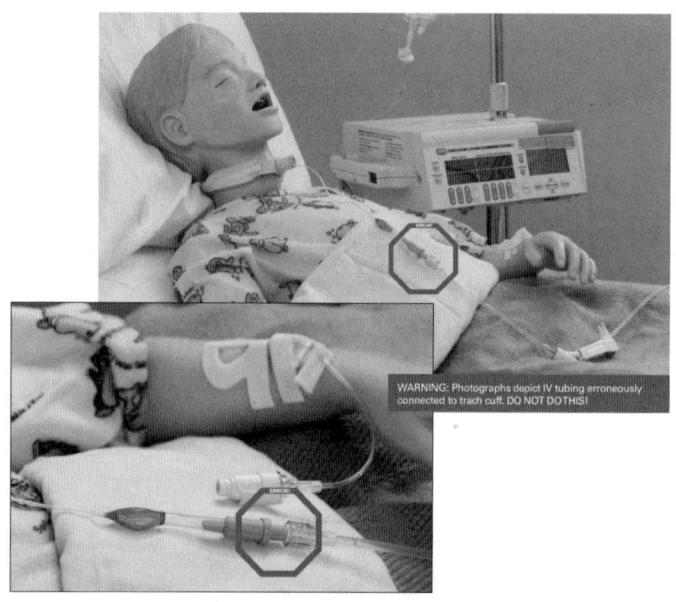

그림 5-4 수액 세트와 기관용 튜브의 연결 실수로 인한 사용 오류

4) 자가약물주입기(Auto Injector)
   ① 의료기기 설명 : 중증의 알레르기 반응을 억제하기 위한 약물이 미리 채워진 주사기 형태의 의료기기로 환자 스스로 사용할 수 있다.
   ② 상황 : 평소에 땅콩에 대한 중증의 알레르기 반응을 갖고 있는 환자가 응급상황을 대비하여 에피네프린이 들어간 자가약물주입기를 구입하였다. 어느 날 땅콩에 의한 알레르기 반응을 억제하기 위해서 자가약물주입기 사용을 시도하였다. 이전에 사용한 인슐린 자가약물주입기가 빨간 버튼을 눌러서 사용한 것을 기억한 환자는 에피네프린 자가약물주입기의 붉은 부분을 엄지손가락으로 누르면서 허벅지에 약물의 주입을 시도하였다. 하지만 환자가 사용한 에피네프린 자가약물주입기는 붉은 부분을

신체 부위에 접촉시키면서 에피네프린 자가약물주입기를 접촉시킨 방향으로 밀어 약물을 주입하는 방식으로 설계되었다. 하나밖에 없는 에피네프린 자가약물주입기를 엄지손가락에 잘못 주입한 환자는 알레르기 반응을 효과적으로 억제할 수 없었다.

③ 사용 오류 : 에피네프린 자가약물주입기의 붉은 부분을 주입 버튼으로 착각하고 환자가 허벅지가 아닌 엄지손가락에 약액을 주입한다.

④ 예상되는 오류 원인 : 에피네프린 자가약물주입기의 외관을 보고 붉은 부분에 약물을 주입할 신체를 접촉해야 함을 알기 어렵다.

다. FDA 리콜 사례

환자 질병의 진단 및 치료를 위한 임상진료에서 의료기기의 활용도가 점차 높아지고 있으며, 이에 따라 의료기기의 부적절한 사용으로 인한 사용 오류 역시 우려스러울 정도로 점점 증가하고 있다. 다음은 FDA에서 사용적합성과 관계된 이유로 리콜조치 명령을 내린 대표적인 사례이다.

항목	인슐린 펌프
사용목적	당뇨병 환자의 체내에 개별적으로 정확한 용량의 인슐린을 주입
기기결함	최솟값 0에서 아래쪽 화살표를 누르면 최댓값으로 설정됨
리콜사유	인슐린 주입량을 낮추려는 환자들이 원하는 의도와는 달리 최댓값으로 설정되어 약물이 과다 주입됨 (저혈당 쇼크 사망)

위와 같이 사용적합성 공학 프로세스를 적용하지 않고 개발된 대다수의 의료기기는 직관적이지 않으며 기기를 익히고 사용하기가 어렵다. 의료서비스가 발달함에 따라 환자 자신을 포함하여 덜 숙련된 사용자가 의료기기를 사용할 수 있게 되었지만 의료기기는 더욱 복잡해지고 있다. 따라서 기술적으로만 사용자 인터페이스를 구현하는 것이 아니라 적절한 사용적합성을 토대로 설계하여 사용 오류로부터 환자와 사용자를 보호하는 것이 필요하다.

1.2 의료기기 사용적합성 시험

의료기기가 사용하기에 적합한지, 사용자에게 적합한 상태인지를 평가하는 것을 사용적합성 시험이라고 한다. 이는 특정 의도한 사용 환경 내에서 사용자 인터페이스를 조사 또는 평가하기 위한 방법이다.

의료기기의 사용적합성 시험을 위한 IEC 62366 Series 규격에서는 여러 가지 프로세스별로 수행할 수 있는 다양한 평가 방식을 제시하고 있지만 반드시 모든 사용적합성 시험이 실제 환경에서 실사용자를 대상으로 시나리오를 부여하며 확인·점검하는 방식을 강제로 요구하고 있지는 않다. 하지만 제조업체가 사용적합성 시험을 수행하기 위해서 여러 사용적합성 시험 방법 중에서 왜 그러한 방식을 선택했는지 스스로 밝히는 것을 권하고 있다.

의료기기 사용적합성 시험을 수행하는 의도에 가장 부합되는 평가는 Usability Test라 불리는 방식이다. 기기를 사용하는 사람을 대상으로 실제 환경을 꾸려 놓고 실사용 시나리오를 부여하여 점검하고 확인하는 방법이며, 이때 중요하게 여겨지는 환경, 사용자, 사용 시나리오는 다음과 같은 특징을 보유하고 있다.

가. 의도한 환경

개발하고자 하는 기기가 실제 사용되는 장소에 관한 기후(예 온도, 습도 등), 조명, 소음, 물리적 환경(예 장갑, 보안경 등), 방해요인 등을 의미한다. 대부분의 의료기기는 병원 내 수술장, 병동, 중환자실, 응급실 등에서 사용되고 있다. 이러한 의료기기가 실제 사용되는 공간에 대한 환경을 조성하고, 사용적합성 시험을 하는 것은 매우 중요하다. 예를 들어, 초음파기기의 경우에는 조도가 낮으므로 비슷한 환경을 조성했을 때 사용자가 화면을 볼 수 있는지 해당 조건에서도 인터페이스를 사용하기 수월한지 등을 확인해야 한다. 또한, 수술실에서 수술용 장갑 등을 낀 상태에서 사용하는 기기라면 유사하게 수술용 장갑을 끼고 사용적합성 시험을 해야 정확하게 평가를 할 수 있다. 해당 기기가 자동심장충격기(AED, Automated External Defibrillator)인 경우에는 의도한 환경이 병원이 아닌 지하철이나 빌딩, 보건소, 학교 등이 될 수 있다. 이와 같이 외부에서 사용하는 기기의 경우에는 대부분 시끄럽고 사람이 많은 상황에서 사용하게 될 수도 있으므로 소음을 발생시키고 최대한 비슷한 환경에서 기기의 안내 문구나 알람 소리 등이 잘 들리는지, 사용자가 의도한 시나리오를 잘 수행할 수 있는지 확인하는 것이 필요하다.

나. 의도한 사용자

실제 해당 의료기기를 사용하는 자를 의미하며 기기에 따라 의사, 간호사, 방사선사, 응급구조사, 일반인(환자), 간병인 등이 될 수 있다. 사용적합성 시험 시 의도한 사용자가 기기를 다루어봐야 하는 이유는 의도한 사용자로부터 유효성, 효율성, 만족도를 더 정확하게 파악하여 기기의 안전성을 높일 수 있기 때문이다. 개발자는 사용자가 기기를 다루면서 발생할 수 있는 사용 오류 등을 파악하기 어렵다. 때문에 실제 의도한 사용자가 기기를 사용하는 것을 관찰 및 분석하는 것이 필요하다. 의료인은 간호대학, 의과대학, 보건대학을 졸업하고 면허시험을 통과하였기에 대부분 교육 수준이 높다. 또한, 직종별 의료행위 자체에 대한 표준 프로세스는 수가와 연동되어 대부분 표준화되어 있으므로 기기 사용이 용이하다. 반면 일반인이 사용자가 되는 경우, 교육, 언어, 기존의 경험, 시력, 청력 등의 다양한 차이가 존재하므로 구분되는 역할별 군으로 나눠야 하는지를 면밀하게 검토할 필요가 있다.

다. 의도된 사용 시나리오

제조자 또는 개발자는 해당 기기의 의도된 사용에 관한 시나리오를 작성하여 사용자로 하여금 기기를 조작해 볼 수 있도록 하는 것이 필요하다. 특히 위해 요인과 관련한 사용 시나리오를 작성한다. 제한된 시간 안에 모든 절차를 관찰하는 것이 가장 확실하지만, 참가자의 피로도와 위험 분석을 통해 다빈도 고위험 사용 시나리오를 선택한다. 중환자실에서 사용하는 인공호흡기의 경우, 간헐적으로 들리는 소음(환자감시장치 등)이 있는 상황에서 알람이 울렸을 때 사용자가 대처하는 상황을 보는 시나리오 등을 하나의 예로 들 수 있다. 통상 시나리오를 부여하는 경우가 많지만, 때로는 시나리오의 부여 없이 참가자의 의식의 흐름에 맡겨두는 상황을 부여하기도 한다.

의료기기 사용적합성 시험은 한 번의 사용적합성 시험으로만 그치는 것이 아니라 반복적인 사용적합성 시험을 수행할 것을 권하고 있다. 사용적합성 시험은 크게 형성 평가(Formative evaluation)와 총괄 평가(Summative evaluation)로 나뉜다.

1) 형성 평가(Formative evaluation)

형성 평가(Formative evaluation)는 초기 사용성 평가라는 말로 불리기도 한다. 개발하는 도중에 검증(Verification)을 위해 수행되는 사용적합성 시험이다. 예를 들어, 기기의 디스플레이 화면이 제작되었을 경우 디스플레이 화면 구성만을 가지고 혹은 아직 소프트웨어만을 가진 화면 자체를 놓고 평가할 수도 있다. 또한 부속 문서를 만드는 과정에서 사용자 매뉴얼의 콘셉트를 가지고 평가할 수도 있고, 사용자 매뉴얼의 초안이 나온 후 평가할 수도 있다. 굳이 기능이 없더라도 디자인 스케치, 목업 등을 가지고도 초기 사용성 평가가 가능하다.

시험검사를 맡길 정도의 완성이 가까운 제작 단계에서도 여러 문제점을 찾아낼 수 있는 목적으로 형성 평가를 수행하기도 한다. 형성 평가의 중요한 목적은 문제점을 찾아내는 것이다. 실제 사용 단계에서 제작중인 기기가 가진 인터페이스상의 문제점과 이미 알려진 문제점을 분석, 평가, 개선하는 작업들을 반복한다. 형성 평가의 일련의 흐름은 규격에서 제시한 전문가 그룹 인터뷰나 설문조사 등의 방식으로도 가능하지만, 좀 더 확실한 방법은 실제 사용자들을 대상으로 실제 환경에서 실제 사용 업무를 부여하여 평가하는 것이다.

의료기기를 설계하는 단계에서 형성 평가의 산출물로 나오는 결과물(형성 평가의 목적에 맞게끔 찾아낸 문제점) 등을 다시 설계를 담당하는 부서에 전달하여 제품을 개선하는 활동을 실시함으로써 각 부분에 대한 검증을 마치게 된다.

IEC 62366-2와 FDA 가이던스에 따르면 형성 평가의 인원수는 5~8명을 권하고 있으나 이는 Usability Test를 할 때 권고되는 방식이며, 문헌검토 등 특정한 N수를 가지는 것이 의미 없는 경우일 때는 제조업체가 적정한 N수를 판단하여 형성 평가의 인원수를 결정할 수 있다.

형성 평가는 여러 방식을 기초로 제조업체에서 직접 수행할 수도 있고, 의료진을 섭외하고 환경을 구축하거나 실제 사용의 시나리오를 완벽하게 이해하기 어려울 경우에는 사용적합성 시험기관에 의뢰하여 평가하기도 한다. 자세한 내용은 '5. 의료기기 사용적합성 공학 프로세스'에서 다루도록 한다.

2) 총괄 평가(Summative evaluation)

총괄 평가(Summative evaluation)는 최종 사용성 평가라는 말로 불리기도 하며, 사용적합성 시험의 구 버전 규격인 IEC 62366 Series 규격과 2016년 2월에 발간된 미국 FDA 가이던스에서는 Validation Test라고 불린다.

형성 평가의 목적은 문제점을 찾아내는 것이므로 반복적 수행 및 디자인 개선 작업을 통해서 알고 있거나 규정된 품질 수준을 달성했다고 생각될 경우에는 총괄 평가를 진행한다. 총괄 평가를 Validation Test라고 미국 FDA에서 정의하는 것과 같이 형성 평가가 각 부분에 대한 평가가 허용된 방식이라고 한다면, 총괄 평가는 최종 사용 전반을 묘사하는 것을 기본으로 하고 있다. 예를 들어, 형성 평가가 완료된 디스플레이 장치, 형성 평가가 완료된 액세서리류, 형성 평가가 완료된 사용설명서 등을 실제 판매되어 사용하는 상태와 똑같이 구성을 해 놓고 제조업체가 판단하여 꼭 봐야 하는 시나리오를 바탕으로 최종적으로 유효하게 사용되는지를 확인하고 기록에 남기는 평가이다.

총괄 평가에 가장 선호되는 방식은 Usability Test 방식으로, 실사용자를 대상으로 실환경을 묘사하여 사용 시나리오를 부여하는 방식으로 최종 확인한다. 총괄 평가는 확연히 구분되는 특징을 가진 각 군으로 구분 짓고, 각 군당 15명을 평가인원수로 정한다.

※ 여기서 군에 대한 의미와 인원수는 IEC 62366-2의 Annex K에 기재되어 있다.

통상 가장 많이 사용하는 방식으로 의사 15명을 대상으로 평가를 진행할 경우 형성 평가와 총괄 평가의 가장 큰 차이점은, 형성 평가는 많은 질문을 바탕으로 문제를 찾기 위해서 노력하는 것이고 총괄 평가는 실제 사용 환경과 같은 조건으로 사용자의 지각(Perception), 인지(Cognition), 행동(Action)을 바탕으로 확인하는 것에 목적을 두고 있다.

제조업체가 생각하는 가장 완벽한 절차는 총괄 평가 결과로 사용적합성에 대한 적합을 도출하는 것이 효율적이라고 생각하겠지만, 때로는 총괄 평가 과정에서 예상치 못했던 문제가 발견될 수 있다. 이러한 경우에 제조업체는 발견된 위험을 허용 가능한 위험이라고 판단할지 또는 허용 불가하여 또 다른 위험 통제 수단을 써야 할지를 판단하게 된다. 만약, 발견된 위험을 제거하고자 제조업체에서 가장 적극적인 위험 통제 수단으로서 설계를 변경하고자 할 경우에는 또 다시 인터페이스가 변경되므로 기존 수행했던 총괄 평가는 또 다른 의미의 형성 평가가 되어 최종 총괄 평가를 한 번 더 수행하게 된다. 총괄평과의 결과를 확인하고 위험을 발견하지 못하였을 경우 사용적합성을 만족했다고 결론을 내릴 수 있고, 경미한 문제가 발견되었다면 잔여위험 평가를 통해서 이익-위험 분석을 하게 된다. 이렇게 분석한 결과 역시 사용적합성 공학 파일에 기술하여 사용적합성의 모든 절차를 완료하게 된다.

3) 시험검사 vs 사용적합성 시험 vs 임상시험

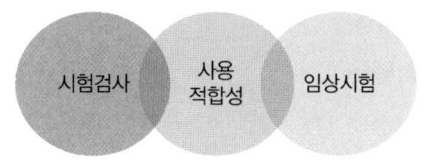

┃그림 5-5 ┃ 시험검사 vs 사용적합성 시험 vs 임상시험

의료기기 사용적합성 시험의 대표방식인 Usability Test는 시험검사 또는 임상시험과 비교하여 다음과 같은 특징을 지닌다.

〈표 5-1〉 시험검사, 사용적합성 시험, 임상시험의 공통점과 차이점

구분	공통점	차이점
시험검사 vs 사용적합성 시험	• 의료기기의 적합성 입증을 위한 자료로 사용된다. • 리포트의 형태로 보고된다. • 국제규격에서 정의한 규격을 바탕으로 업무한다.	• 주로 기기를 통해 측정하는 시험검사와는 달리 주관적인 시험이 될 수 있다. • 정량적인 평가보다는 분석된 위험을 평가하는 정성적인 평가이다.
사용적합성 시험 vs 임상시험	• 실제 사용 환경과 사용자를 기반으로 한다. • 인간을 대상으로 수행한다.	• Usability test는 PI가 주도하는 임상시험과 달리 의료기기 제조업체에서 주도한다. • 통상 피험자가 없이 더미, 마네킹, 팬텀 등을 활용한다.

1.3 의료기기 사용적합성 공학

가. 개요

의료기기 사용적합성 공학이란 단순히 사용적합성 시험에 그치는 활동을 의미하는 것이 아니라 여러 번의 사용적합성 시험을 포함하고 제조자가 위험 관리에서 정의하고 있는 위험 분석, 위험 평가, 위험 통제라는 활동을 정상적으로 수행한 후 해당 기록물을 통해서 입증하고 증명하는 모든 과정을 의미한다.

사용적합성 시험이 의도된 사용자가 의도된 환경에서 의도된 사용목적을 달성하는지를 평가하는 것이라면, 사용적합성 공학은 사용적합성 시험을 포함한 모든 활동을 의미한다.

우리가 주목해야 하는 점은 IEC에서 제정한 62366-1과 TR[6] 62366-2에서 제목이 사용적합성 시험이 아닌 의료기기에 대한 사용적합성 공학 적용과 의료기기의 사용성 공학 적용에 관한 지침이라는 점이다. 즉 각각의 사용적합성 시험이 의미 있지만, 결국 국제표준에서 요구하는 바는 그 엔지니어링 프로세스를 마친 제품들이 실제 사용 환경에서도 사용하기에 적합하거나 사용자 안전 측면에서 적합한지를 입증하는 활동을 의미한다.

---

[6] TR(Technical Report) : 기술보고서의 약칭. ISO/IEC에서는 국제규격안이 규정에 필요한 승인을 얻지 못한 경우, TR로 발행할 것을 결정한 경우 또는 국제규격의 테마가 기술적으로 개발도상에 있는 경우, 혹은 통상 규격과 다른 종류의 데이터를 수집하고 있는 경우에 발행된다. 기술보고서는 본질적으로 정보를 제공하며 규범적이라는 사실을 포함하지 않고 있다.
* 출처 : IEC 홈페이지, 전 세계 규격사전

사용적합성 공학 프로세스는 사용 오류를 파악하여 최소화하고, 이로 인한 사용 관련 위험을 줄이기 위한 프로세스를 정의해 놓은 것이다.

프로세스의 목차는 다음과 같다.

① 위험 분석
  ㉮ 5.1 사용 사양서 준비
  ㉯ 5.2 안전과 관련된 사용자 인터페이스 특성 및 잠재적 사용 오류 식별
  ㉰ 5.3 알려지거나 예측 가능한 위해 요인 및 위해 상황 식별
  ㉱ 5.4 위해 요인 관련 사용 시나리오 식별 및 설명
② 위험 평가
  ㉮ 5.5 총괄 평가를 위한 위해 요인 관련 사용 시나리오 선택
  ㉯ 5.6 사용자 인터페이스 사양서 수립
  ㉰ 5.7 사용자 인터페이스 평가 계획 수립
  ㉱ 5.8 사용자 인터페이스의 설계, 구현 및 형성 평가 수행
  ㉲ 5.9 사용자 인터페이스의 사용적합성 총괄 평가 수행

의료기기의 모든 위험을 없앨 수는 없다. 하지만 개발자나 제조자가 통제할 수 있는 위험에 대해서는 미리 발견하여 통제하자는 것에 그 취지가 있다.

IEC 62366-1의 규격은 안전과 관련된 의료기기 사용적합성 공학을 최적화하는 데 중점을 두고 있다. 함께 나와 있는 기술보고서(IEC TR 62366-2[7])는 포괄적이고 더 폭넓게 초점이 맞춰져 있으며, 안전과 관련된 사용적합성뿐만 아니라 사용적합성이 작업의 정확도, 완성도 및 효율성, 사용자 만족도 등의 특성과 어떻게 관련되어 있는지에 대해서도 기술하고 있다.

허용될 수 없는 위험이 제거된 상태를 안전이라 한다. 허용될 수 없는 위험은 사용 오류로 인해 충분히 발생할 수 있으며, 이는 환자를 직접적인 물리적 위험에 노출시킬 뿐만 아니라 임상적으로 기능 손실 또는 기능 저하를 야기할 수 있다. 제조자는 기본적으로 안전에 기반한 사용적합성 시험을 수행하고, 넓게는 기타 특성(작업의 정확도, 완성도 및 효율성, 사용자 만족도 등)까지 확장하여 사용적합성 공학 프로세스를 구현할 수 있다. 사용자는 안전을 넘어서 넓은 범위의 태스크까지 성공적으로 수행할 수 있는지 확인하는 것으로 좀 더 넓은 범위의 사용적합성 공학 활동이 가능하며, 이러한 활동을 통해 상업적 이익을 창출할 뿐만 아니라 뛰어난 사용만족도, 편의성을 가진 기기를 구현할 수도 있다.

평가의 결과로 발견된 위험에 대해서는 제조업체가 위험 통제를 사용해야 하며, 이는 ISO 14971:2019에서 제시한 방법에 대해 4장의 위험 관리에서 상세하게 다루고 있다.

---

[7] IEC TR 62366-2, 의료기기-제2부 : 의료기기에 사용적합성 공학 적용을 위한 가이던스

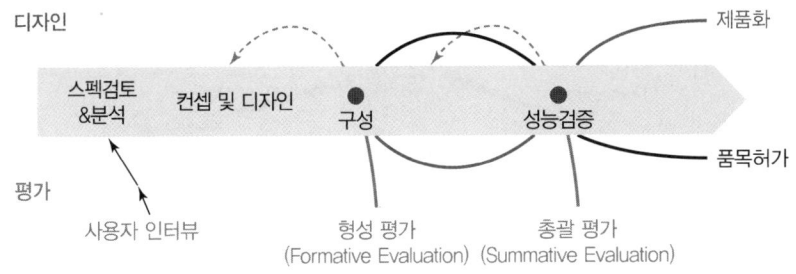

| 그림 5-6 | 시험검사 vs 사용적합성 시험 vs 임상시험

사용적합성 공학을 수행한 후 관련 기록 및 결론을 작성 및 재구성하여 일련의 문서를 구성한다. 이를 사용적합성 공학 파일이라고 하며, 규제당국이나 시험검사기관과 같이 사용적합성 공학의 수행 여부를 판단하는 기관에서는 해당 파일을 이용하여 심사 및 점검하게 된다. 사용적합성 공학 절차가 제조업체가 단계별로 수행하는 절차에 따르는 것이라면 사용적합성 공학 파일은 기록을 하고 사후 관리하기 용이하도록 잘 정리된 구조라고 이해할 수 있다.

목차는 다음과 같다.

① 의료기기 사용적합성 공학 수행 계획 요약
② 사용 사양서 요약
③ 사용자 인터페이스 설명
④ 알려져 있거나 예측 가능한 위해 요인 요약
⑤ 위해 요인 관련 사용 시나리오와 선택 이유
⑥ 초기 사용성 평가 자료 요약
⑦ 총괄 평가 자료 요약
⑧ 결론
⑨ 첨부파일

나. 사용자 인터페이스

사용적합성 공학에서 평가하는 부분은 사용자 인터페이스이다. 협의(狹義)의 평가라고 생각할 수 있지만 의료기기의 인터페이스는 상당히 넓은 의미를 지칭한다.

기기가 내어 놓는 소리, 화면, 냄새, 촉감, 맛 그리고 인간이 명령하는 키보드 타이핑, 마우스 클릭, 버튼 클릭, 페달 밟기, 음성명령, 지문, 눈의 깜빡임 등의 모든 것이 인간과 기기 사이의 소통 수단이 된다. 이러한 소통의 수단을 인터페이스라고 한다.

컴퓨터가 입력 단에서 받아들인 것을 CPU에서 연산하여 모니터나 스피커로 출력하는 기능이 대표적인 인터페이스의 예시이다. 인간도 이와 유사한 방식으로 다양한 감각기관을 통해서 감각하고 뇌에서 연산을 하여 다양한 기관을 통해서 행동을 하게 된다.

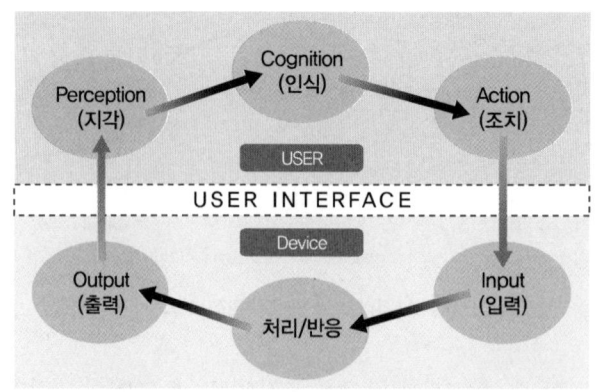

| 그림 5-7 | 의료기기 사용자 인터페이스의 범위

1) Perception(지각, 감각)

무엇을 받아들인다는 개념은 주로 기기의 출력부를 통해 인간의 감각기관에서 작용한다. 사용자는 다음과 같이 표현할 수 있다.

① 본다 : Screens, Labels, Bags, Tubing, Lights
② 듣는다 : Alarms, Warnings, Clicks Beeps, Melodies
③ 느낀다 : Clicks, Detents, Vibrations, Screen 등

Perception에 상황/환경의 개념이 반영될 경우 인간이 사용상의 오류를 지각하는 과정이 발생할 수 있다.

① 본다 : 모든 조명, 태양빛 아래, 야간에, 불빛이 없는 환경
② 듣는다 : 소음이 심한 곳에서, 피로/질병 상태
③ 느낀다 : 장갑을 낀 작업 등

2) Cognition(인지)

받아들인 정보를 뇌에서 해석하는 작업으로 대표되며, 선행 지식의 유·무가 인지의 큰 차이를 나타낸다.

① 해석해야 한다.
② 알아야 한다.
③ 계산해야 한다.
④ 결정해야 한다.

Cognition에 상황/환경의 개념이 반영될 경우에도 사용상의 오류가 발생할 수 있다.

① 처음 써보는 상황/환경
② 여러 작업을 동시 수행
③ 스트레스가 많은 환경

④ 알지 못하는 언어

선행지식이 수반될 경우 인지를 통한 사용 오류를 줄일 수 있으므로 주로 교육, 사용설명서 제공, 라벨 부착, 경고 문구 제공 등의 방식이 선호된다.

3) Action(조치, 행동)

뇌에서의 명령을 통해서 인지가 행동으로 이르게 되는 단계를 의미한다.

① 만진다 : Finger Pointing
② 누른다 : Button, Switch
③ 휘게한다 : Catheter
④ 추적한다 : Track Object
⑤ 힘을 가한다 : Open Battery Comp
⑥ 조종한다 : Handle 등

단일 상태에서 쉽게 할 수 있는 Action에 상황/환경의 개념이 반영되면 사용상의 오류가 발생할 수 있으며, 기존의 사용 경험의 유무에 따라 사용 오류를 일으킬 수 있는 여지가 매우 커질 수 있다.

① 처음 써보는 상황/환경
② 장갑을 낀 상태
③ 만성질병이 있는 경우
④ 피로가 누적된 상태

1.4 의료기기 사용적합성 공학의 필요성

의료기기 사용적합성 시험을 흔히 사용적합성 센터에서 주도해야만 하는 것으로 알고 있는 경우가 많으나, 사용적합성은 임상시험과 달리 제조업체에서 자사 제품의 위험을 충분히 인지한 상태에서 '알고 있는 위험이 잘 조절되었는가?', '또 다른 위해가 없는가?'를 점검하는 사용적합성 시험이며, 이는 위험관리 계획서나 기기의 설계를 진행하였던 제조업체가 가장 잘 알고 있다. 그러나 의료기기 제조사는 사용적합성 시험을 돈과 시간 그리고 노력을 들여야 하는 장애물로 여기는 경우가 많이 있다.

가. 의료기기 허가의 요구사항으로 하는 경우

의료기기 제조사의 대부분은 의료기기 사용적합성 공학 프로세스를 수행해야 한다. 하지만 의료기기 사용적합성 공학 프로세스를 자발적으로 수행하는 회사는 많이 없는 것이 현실이다. 의료기기 사용적합성 공학이라는 개념이 도입된지 얼마 되지 않은 우리나라에서는 의료기기의 허가를 득하기 위해서 또는 허가의 요구사항을 충족하기 위해서 사용적합성 공학을 수행하는 경우가 대부분이다.

1) IEC 60601-1 요구사항

전기를 사용하는 의료기기의 경우, 전기 기계적 안전에 관해서는 반드시 IEC 60601-1 규격의 요구사항을 준수하여 설계하고 평가하여야 한다. 설계의 조항에 Usability라는 언급을 하고 있으며, 이를 따라가 보면 IEC 60601-1-6이라는 보조규격에 맞춰서 사용적합성을 수행하도록 하고 있다. IEC 60601-1-6을 살펴보면 또한 IEC 62366-1로 평가하도록 요구하고 있으므로 전기전자의료기기는 2015년부터 사실상 사용적합성이 요구되고 있다.

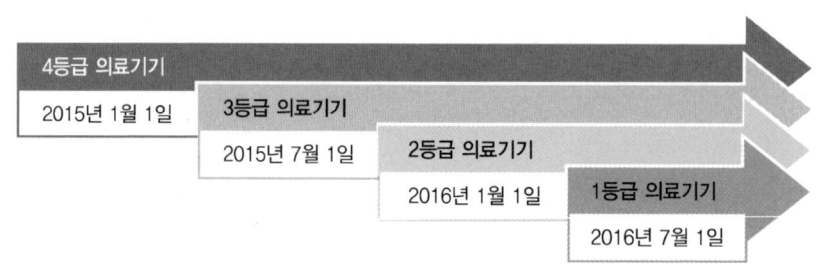

│그림 5-8│ 우리나라의 IEC 60601-1:3판 적용 시기

2) ISO 13485:2016의 요구사항

전자의료기기는 명확하게 3판과 3.1판의 도입에 따라서 수행 근거가 있었다면 용품 및 체외진단기기 업체들은 명확한 근거가 없어 사실상 강제성이 없었다. 하지만 품질에 관한 규격 ISO 13485:2016년판이 유예기간을 거쳐 강제로 도입되는 순간부터 그 적용이 명확해졌다.

개정된 2016년판 ISO 13485에서는 60601-1과 마찬가지로 사용적합성을 요구하고 있으며, 이를 토대로 모든 의료기기 제조업체는 사용적합성(Usability)을 적용해야 한다.

3) 「의료기기 제조 및 품질관리기준」(식약처 고시)의 요구사항

「의료기기 제조 및 품질관리기준」(식약처 고시) [별표 2] 4.2항, 5.2항, 7.2항, 7.3항, 8.2항 및 8.3항에 따라 사용적합성 요구사항을 포함하는 제품 또는 서비스에 대한 고객 요구사항 등을 결정하고 검토하여야 한다.

① 5.2 고객중심 : 최고 경영자는 고객 요구사항과 적용되는 법적 요구사항이 결정되고 충족됨을 보장하여야 한다.

② 7.2.1항 및 7.2.2항에 따라 제품의 의도된 사용자 요구사항을 결정하고 검토하여 '사용적합성'에 반영하여야 한다.

③ 7.3.3항 및 7.3.9항에 따라 의료기기 설계 시 '사용적합성'을 반영하여야 한다.

④ 8.2항 및 8.5항에 따라 고객 불만 등 사용적합성 관련 생산 후 정보를 모니터링, 분석 및 평가하고, '사용자 인터페이스' 관련 설계 변경 필요시 '사용적합성'을 적용하여야 한다.

⑤ 4.2.4항에 따라 의료기기 사용적합성 프로세스 절차를 수립하여야 하며, 4.2.5항 및 7.3.10항에 따라 의료기기 사용적합성 관련 기록(사용적합성 공학 파일 등)을 유지하여야 한다.

모든 의료기기가 KGMP 사용적합성 적용 대상이며, 2021년 1월 1일 이후 GMP 심사를 신청한 의료기기부터 등급별 순차적으로 GMP 심사 시 사용적합성을 포함하여 심사한다.

「의료기기 제조 및 품질관리 기준」(식약처 고시) 부칙(제2019-25호, 2019. 3. 25)
제1조(시행일) 이 고시는 2019년 7월 1일부터 시행한다. 다만, 별표 2 의료기기 적합성인정등 심사기준에 있어 7.3.3 가목 1) 중 사용적합성, 7.3.9 가목 중 사용적합성에 대해서는 다음 각 호의 구분에 의한 날부터 시행한다.
1. 4등급 의료기기 : 2021년 1월 1일
2. 3등급 의료기기 : 2021년 7월 1일
3. 2등급 의료기기 : 2022년 1월 1일
4. 1등급 의료기기 : 2022년 7월 1일

2020년 7월	2021년 1월	2021년 7월	2022년 1월	2022년 7월
신규 GMP 기준 전면 시행 *사용적합성 요구사항 적용 유예	[4등급] 사용적합성 요구사항 적용	[3등급] 사용적합성 요구사항 적용	[2등급] 사용적합성 요구사항 적용	[1등급] 사용적합성 요구사항 적용

| 그림 5-9 | 사용적합성 KGMP 심사 기준 적용 시기

4) 사용적합성을 적용한 의료기기 설계 및 개발의 적용

사용적합성을 적용한 의료기기 설계 및 개발 프로세스의 큰 흐름은 다음과 같다.

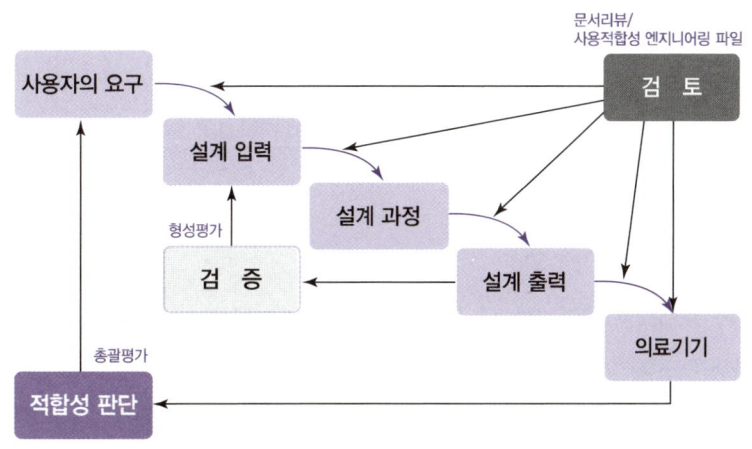

| 그림 5-10 | 사용적합성을 적용한 의료기기 설계 및 개발 프로세스 흐름도

① 의료기기의 사용적합성 확보를 위하여 품질경영시스템 내 사용적합성 관련 문서화된 절차를 수립한다.

② 사용적합성 관련 사용자의 요구사항 등을 고려하여 의료기기 설계 입력 사항을 결정한다. 입력사항에 따라 설계 수행 후 도출된 설계 출력이 입력사항을 만족하는지 검증(형성 평가)한다.

※ 설계 입력 및 출력 사항은 매우 다양하며 한 번의 검증으로 설계 출력이 모든 설계 입력 사항을 만족하는지 검증하는 것은 매우 어려우므로 보통 여러 번의 검증을 거쳐 설계를 실시한다.

③ 상기 과정을 통해 설계된 제품이 최종적으로 사용적합성 관련 사용자의 요구사항 등을 만족하는지 적합성 판단(총괄 평가)을 실시하고 적합할 경우 설계를 제조 단계로 이관한다.

※ 만약 적합성 판단(총괄 평가) 실시 결과 적합하지 않을 경우 설계를 수정하고, 설계 검증(형성 평가) 및 적합성 판단(총괄 평가)을 재실시하여야 한다.

④ 의료기기 제조 후 시판된 제품에 대하여 고객 불만 등을 모니터링, 분석 및 평가하고 설계 변경이 필요한 경우 상기 과정과 동일하게 사용적합성을 적용하여 의료기기 설계 변경을 실시한다.

⑤ 상기 사용적합성 수행 후 모든 기록을 유지한다.

5) Risk management에서의 위험의 한 부분으로서 사용상의 안전

의료기기의 위험 중에서 사용상의 안전에 대해서는 사용적합성 시험을 통해서 안전 여부를 검증 및 확인할 수 있다. 전기 기계적 안전, 물리 화학적 안전, 생물학적 안전, 방사선 에너지 안전과 같은 개념으로, 사용상의 안전 또한 위험 관리의 일환으로서 자료로 분석·평가·통제되어야 하므로 사용적합성 공학이 필요하다.

나. 브랜드 이미지 향상을 위해서

4차 산업 혁명에 따라 트렌드는 쉽게 바뀌고 가격 비교 사이트, 커뮤니티를 통한 고객의 평판 검색 등 고객이 선택할 수 있는 정보가 많아졌다. 계속적으로 사용자로부터 평가를 통한 문제점을 찾아내고 개선하는 노력을 통해서 효율성·효과성 만족도를 개선하여 생산하는 제품만이 계속 선택·사용되는 비결이 된다. 즉, 적자생존의 개념에서 소비자의 니즈를 찾으려는 노력이 사용적합성 시험을 통해서 이루어질 수 있다.

다. 기기 결함에 대한 제조자 책임 강화

우리나라는 아직 도입되지 않았지만 미국은 징벌적 배상제도를 통해서 기업이 제조업체로서 사회적 책임을 다하지 못했을 경우, 엄청난 금액을 배상해야 하는 경우가 존재한다. 우리나라는 2013년 5월부터 「제조물 책임법」을 적용하고 있으며, 제조업체가 결함과 손해에 대해서 배상하도록 하고 있다.

소송기간 동안 기업의 영리활동에 타격을 입는 부분도 있지만 배상을 통해 직접적인 배상액이 발생하게 되므로, 제조업체가 생산한 제품의 책임으로부터 자유로울 수 있도록 미리 점검하고 확인하는 차원으로서 사용적합성 시험이 필요하다.

1.5 의료기기 위험 관리와 사용적합성의 연계

의료기기의 사용적합성은 편의성, 만족도를 위해서 하는 것도 있지만 국민보건에 직접적으로 영향을 미치게 되므로 여러 나라에서도 허가제도상 필수적으로 요구되고 있다. 허가당국은 해당 의료기기가 여러 위험요인 중에서 특히 사용상에 아무런 문제가 없음을 요구하고 있다.

위험 관리 ISO 14971 규격에서도 위험의 범위 중의 하나로 사용적합성을 언급하고 있다. 또한 ISO 14971:2019는 Use Error에 대한 부분을 정의하고 있다. 이를 평가하는 여러 방식에 사용적합성 시험 방식이 있고 평가뿐 아니라 분석, 통제까지 총망라하는 것이 IEC 62366-1의 규격이다. 결국 사용적합성 규격은 큰 틀에서 위험 관리의 일환이라고 볼 수 있다. 사용적합성 공학은 포괄적 사용자 인터페이스를 포함하므로 위험 관리에서 언급하고 있는 표시 기재사항, 사용자 매뉴얼, 경보, 기능 중 일부는 사용적합성 시험을 통해서 평가될 수 있다.

Examples of energy hazards	Examples of biological and chemical hazards	Examples of operational hazards	Examples of information hazards

Electromagnetic energy
Line voltage
Leakage current
  – enclosure leakage current
  – earht leakage current
  – patient leakage current
Electric fields
Magnetic fields
Radiation energy
Ionizing radiation
Non-ionizing radiation
	Biological
	Bacteria
	Viruses
	Other agents(e.g., prions)
	Re-or cross-infection
	Chemical
	Exposure of airway, tissues, environment or property, e.g., to foreign materials:
	  – acids or alkalis
	  – residues
	  – contaminates
	  – additives or processing aids
		Function
		Incorrect or inappropriate output or functionality
		Incorrect measurement
		Erroneous data transfer
		Loss or deterioration of function
			Labeling
			Incomplete instructions for use
			Inadequate description of performance characteristics
			Inadequate specification of intended use
			Inadequate disclosure of limitations
			Operating instructions
			Inadequate specification of accessories to ve used with the medical device
			Inadequate specification of pre-use checks

┃그림 5-11┃ ISO 14971 Annex E에서 나타내고 있는 여러 위험의 예

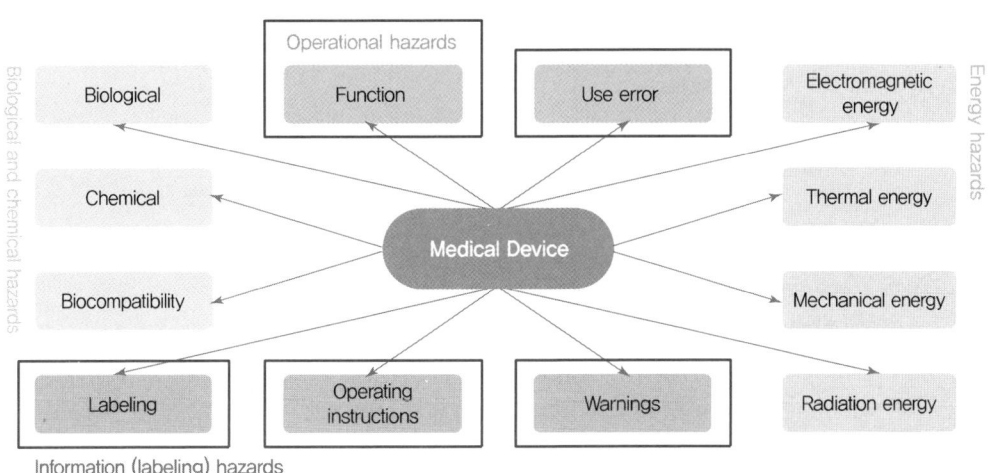

┃그림 5-12┃ 사용적합성평가를 통한 검증 가능 범위

IEC 62366-1의 규격에서도 ISO 14971 규격과 연계해 놓은 표를 제시하고 있다.

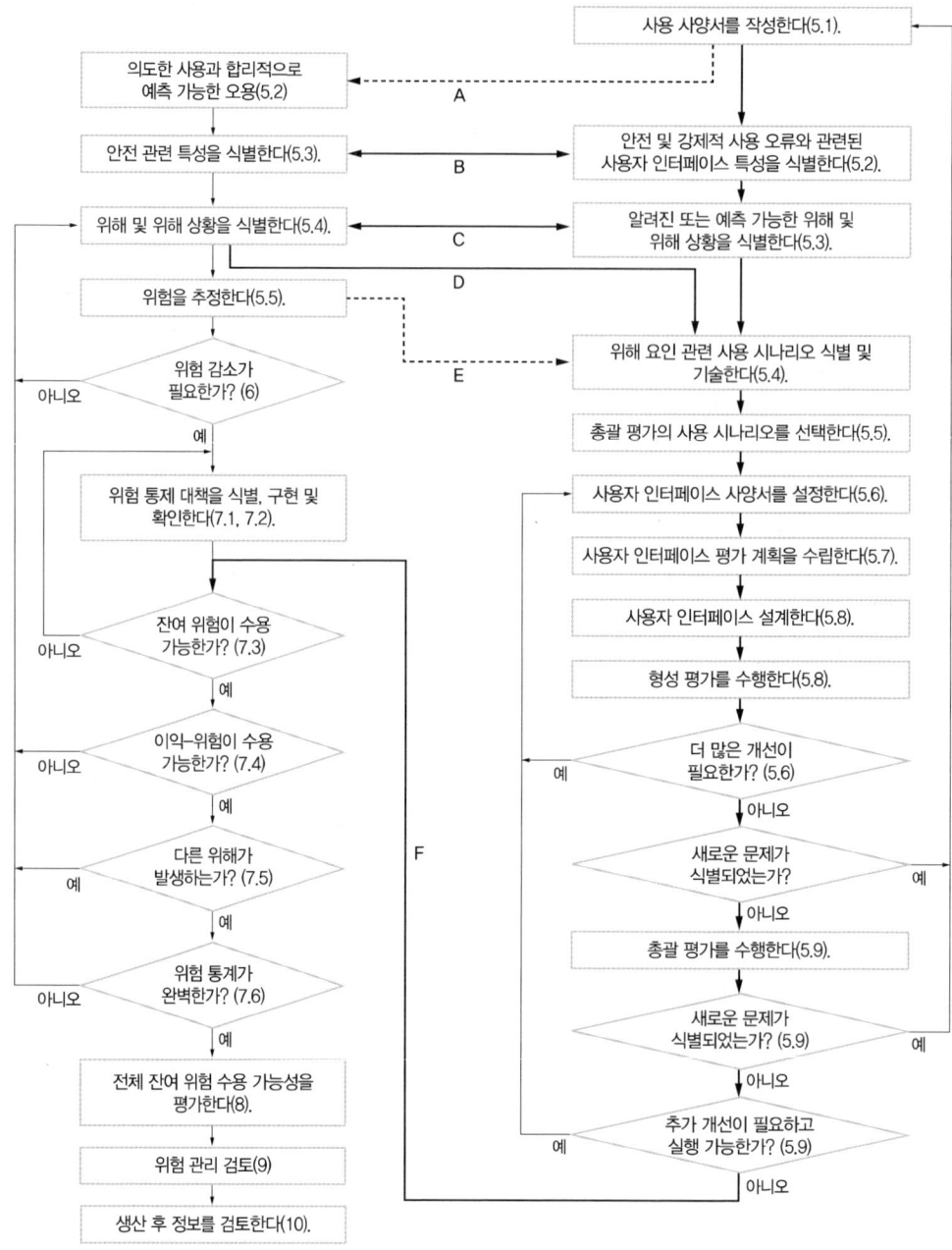

- **A** 사용 사양서는 KS P ISO 14971:2019, 5.2에 대한 입력이다.
- **B** 안전과 관련되어 식별된 사용자 인터페이스 특성
- **C** 식별된 예측 가능한 위해 및 위해 상황
- **D** KS P ISO 14971:2019, 5.4의 위해 상황으로 이어지는 확인된 일련의 사건은 위해 요인 관련 사용 시나리오를 결정하기 위한 입력이다.
- **E** KS P ISO 14971:2019, 5.5에서 결정된 위해의 심각성은 위해 요인 관련 사용 시나리오를 식별하고 기술하기 위한 입력이다.
- **F** 총괄 평가는 KS P ISO 14971:2019, 7.3에 기술한 사용과 관련된 잔여 위험을 결정 및 평가하기 위한 객관적 증거와 데이터를 생성한다.

┃그림 5-13┃ IEC 62366-1과 ISO 14971(위험 관리 프로세스와 사용적합성 공학 프로세스 간의 관계 및 상호 작용)

2　의료기기 사용적합성 관련 국제표준

2.1 의료기기 사용적합성 관련 국제표준

전기를 사용하는 의료기기(이하 전자의료기기)는 기기결함 등에 따라 환자에게 심각한 위험을 발생시킬 가능성을 내재하고 있어 국제전기기술위원회(IEC, International Electrotechnical Commission)에서는 전자의료기기의 기본안전에 관한 요구사항을 IEC 60601-1 규격으로 정하고 있다. IEC 60601 규격은 IEC 60601-1의 번호를 가진 모든 전자의료기기에 적용되는 공통규격, 공통규격에서 다룰 수 없거나 별도로 규정해야 할 구체적 특성 또는 환경요인을 포함하는 IEC 60601-1-X로 항목화되는 보조규격, IEC 60601-2-XX로 항목화되는 품목별 적용되는 개별규격으로 구성된다.

대부분의 의료기기 제조업체는 사용적합성 시험수행을 「의료기기의 전기·기계적 안전에 관한 공통기준규격」에 명시된 IEC 60601-1-6에 따라서 적용하고 있다. 이는 전자의료기기만 사용적합성을 해야 하는 것으로 느껴질 수 있다. 그러나 전기를 사용하지 않는 의료기기도 ISO 13485:2016 규격을 적용한 GMP 기준에 따른 IEC 62366-1, IEC TR 62366-2에 따라 사용적합성 공학을 적용하여야 한다.

2.2 IEC 60601-1-6

규격번호	규격성격	규격명
IEC 60601-1-6:2010 /AMD2:2020	보조규격	Medical electrical equipment-Part 1-6 : General requirements for basic safety and essential performance-Collateral standard : Usability (의료기기의 전기·기계적 안전에 관한 공통기준규격 보조규격 사용적합성)

IEC 60601-1-6 규격은 전기전자의료기기의 사용적합성 적용에 대한 보조규격으로 총 28쪽 분량이며 아주 기본적이고 원론적인 언급만을 포함하고 있다. 해당 규격에서는 전기전자의료기기 사용적합성의 모든 절차를 상세하게 다루고 있지 못하므로 대부분의 내용은 IEC 62366-1에 따를 것을 권장하고 있다.

2.3 IEC 62366-1

규격번호	규격성격	규격명
IEC 62366-1:2015 /AMD1:2020	공통규격	Medical devices-Part 1: Application of usability engineering to medical devices(의료기기 사용적합성 공학의 적용)

IEC 62366-1:2015/AMD1:2020은 안전과 관련하여 의료기기의 사용적합성을 분석, 세분화, 개발 및 평가하는 업무 프로세스를 규정한다. 이러한 사용적합성 공학(인간공학) 프로세스는 제조자가 올바른 사용

및 사용 오류, 즉 정상 사용 시에 발생 가능한 위험을 평가하고 완화할 수 있게 한다. 그러나 비정상 사용과 관련된 위험을 파악하고 평가하거나 완화하지는 않는다. IEC 62366-1:2015/AMD1:2020은 사용적합성 공학에 대한 현존하는 개념을 포함하도록 업데이트되었으며 업무 프로세스를 간소화하여 나타내었다. 또한 의료기기 사용자 인터페이스의 안전 관련 측면에 적용되는 ISO 14971:2019 및 위험 관리 방법에 대한 연계를 강화하였다. IEC TR 62366-2(Part 2)에는 보다 일반적으로 적용할 수 있는 사용적합성 공학 방법에 대한 자세한 설명과 함께 IEC 62366-1(Part 1)을 준수하는 데 도움이 되는 튜토리얼 정보가 포함되어 있다.

2.4 IEC TR 62366-2

규격번호	규격성격	규격명
IEC TR 62366-2:2016	공통규격	Medical devices-Part 2 : Guidance on the application of usability engineering to medical devices(의료기기 사용적합성 공학의 적용에 대한 가이던스)

기술보고서인 IEC TR 62366-2:2016은 TR로 IEC에서 정의된 대로 사용적합성 공학 과정을 수행하는 사람들에게 도움이 될 수 있는 특정 분야를 다루는 기본 정보와 지침을 제공한다. 이 기술보고서는 IEC 62366-1:2015의 지원을 목표로 한다. 즉, 규제 목적으로 사용하기 위한 것이 아니며 요구사항 없이 지침 및 학습 정보만을 제공한다.

〈표 5-2〉 IIEC 62366-1과 IEC TR 62366-2와의 상응 항목 비교

IEC 62366-1:2015/AMD1:2020의 하위 조항	IEC TR 62366-2:2016의 하위 조항
4.1.1 **사용적합성 공학 프로세스**	6 **사용적합성 공학** 프로그램 시행법 6.1 효과적인 **사용적합성 공학** 프로그램 시행 6.2 효과적인 **사용적합성 공학** 프로젝트와 계획 6.4 필요한 자원이 이용가능한지 확인 6.5 **사용적합성**에 관한 **위험 관리**
4.1.2 **사용자 인터페이스** 설계에 관한 **위험 통제**	6.5.2 **위험 통제**
4.1.3 **사용적합성**에 관한 **안전성을 위한 정보**	6.5.3 **안전성을 위한 정보**
4.2 **사용적합성 공학** 파일	6.6 **사용적합성 공학** 파일
4.3 맞춤형 **사용적합성 공학** 활동	6.7 맞춤형 **사용적합성 공학** 활동
5 **사용적합성 공학** 활동 방법	7 **사용적합성 공학 프로세스**의 개요
5.1 **사용 사양서** 준비	8 **사용 사양서** 준비
5.2 안전성과 잠재적 **사용 오류**와 관련된 **사용자 인터페이스** 특징 파악	9 안전성과 잠재적 **사용 오류**와 관련된 **사용자 인터페이스** 특징 파악
5.3 이미 알려졌거나 예측 가능한 **위해 요인과 위해상황**	10 이미 알려졌거나 예측 가능한 **위해 요인과 위해상황**
5.4 **위해 요인** 관련 **사용 시나리오** 파악과 설명	11 **위해 요인** 관련 **사용 시나리오** 파악과 설명
5.5 총괄 평가를 위한 **위해 요인** 관련 **사용 시나리오** 선택	12 총괄 평가를 위한 **위해 요인** 관련 **사용 시나리오** 선택
5.6 **사용자 인터페이스 사양서** 구축	13 **사용자 인터페이스 사양서** 구축

IEC 62366-1:2015/AMD1:2020의 하위 조항	IEC TR 62366-2:2016의 하위 조항
5.7 **사용자 인터페이스 평가** 계획 구축	14 **사용자 인터페이스 평가** 계획 구축
5.8 **사용자 인터페이스** 설계, 실행, **형성 평가** 수행	15 **사용자 인터페이스** 및 사용자 교육 설계와 실행 16 **형성 평가** 수행
5.9 **사용자 인터페이스 사용적합성 총괄 평가** 수행 (5.10 기원이 확인되지 않은 사용자 인터페이스)	17 **총괄 평가** 수행 6.5.4 **잔여위험**의 전반적 평가

2.5 FDA Guidance Applying Human Factors and Usability Engineering to Medical Devices(의료기기 사용적합성 공학 및 인간공학의 적용에 대한 가이던스)

FDA는 새로운 의료기기가 의도된 사용자, 사용 및 사용 환경에 대해 안전하고 효과적일 가능성을 최대화하고, 적절한 인적 요소 및 유용성 공학 프로세스를 따르도록 업계를 지원하기 위해 이 지침 문서를 개발하였다. 이를 통해 의료기기의 잠재적인 사용 오류와 그에 따른 피해를 최소화하기 위해 기기 설계를 개선하는 제조업체를 지원하거나 제조사가 의료기기 사용과 관련된 위험을 평가하고 줄이도록 한다.

3 의료기기 사용적합성 관련 용어

용어를 정확히 이해하기 위해서는 ISO 14971:2019와 IEC 62366-1:2015/AMD1:2020, IEC TR 62366-2:2016과 다음 사항에 명시된 용어 및 정의를 우선 파악하는 것이 필요하다. 주요 용어와 그 정의는 다음과 같다(가나다 순).

※ 「의료기기의 전기·기계적 안전에 관한 공통기준규격」 [별표 3] 의료기기의 사용적합성에 관한 보조기준규격에 나와 있는 용어를 우선적으로 차용

1) 경보상태(Alarm Condition)

   작동자의 인지나 반응이 필요한 잠재적 또는 실제적 위해상황이 있다고 판단될 때의 경보시스템 상태

2) 경보시스템(Alarm System)

   경보상태를 감지하고 그에 마땅하게 경보신호를 생성하는 의료기기의 부분

3) 경보신호(Alarm Signal)

   경보상태의 존재(또는 발생)를 나타내기 위해 경보시스템에서 내보내는 신호의 종류

4) 경보제한(Alarm Limit)

   경보상태를 결정하기 위해 경보시스템에서 사용하는 임계

5) 근접오류, 클로스 콜(Close Call)

사용자가 태스크를 수행하던 중 사용 오류를 일으킬 뻔했지만 태스크 시간 안에 사용 오류가 일어나지 않도록 제대로 수행하는 경우(예 사용자가 처음에는 자신의 엄지손가락을 주입 펜(인슐린 펜)의 잘못된 끝에 배치하였지만, 안전하고 유효한 주사가 가능하도록 펜을 적절한 위치로 회전시킨 경우)

> **참고** CLOSE CALL에는 초기 사용 오류가 경보 상태를 발생시키는 경우(예 사용자가 사용 오류를 수정하도록 유도하는 경우)는 포함하지 않음. 이러한 경우는 적절하게 작동하게 하는 위험 통제 조치에 해당함

6) 기능분석(Function Analysis)

작동 목표를 위한 의료기기 관련 기능분석. 특히 의료기기에 의해 자동으로 수행되거나 사용자에 의해서 수동으로 수행되는 기능들 또는 알고 있는 자동과 수동의 장단점에 기반하여 둘을 적절히 섞어서 작동되는 기능들

7) 기원이 확인되지 않은 사용자 인터페이스(User Interface OF Unknown Provenance)

이 표준의 사용적합성 공학 프로세스에 대한 충분한 기록이 없는 이전에 개발된 의료기기의 사용자 인터페이스 전체 또는 사용자 인터페이스의 일부분

8) 라벨링(Labelling)

① 쓰고 인쇄한 자료 또는 그래픽 자료
  ㉠ 의료기기에 직접 또는 의료기기 용기나 포장 등에 부착
  ㉡ 의료기기에 부속
② 의료기기 파악, 기술적 설명, 사용 등과 관련(단, 배송 문서 제외)

9) 부속 문서(Accompanying Documentation)

의료기기에 부속되며 의료기기의 설치, 사용 및 유지관리, 특히 안전한 사용에 대해 책임이 있는 사람들 또는 사용자를 위한 정보를 담고 있는 자료

10) 부속품(Accessory)

다음의 목적을 위해 의료기기와 함께 사용하는 추가 부품
① 의도한 사용을 가능하게 하기 위함
② 특정 용도에 맞게 개조하기 위함
③ 사용을 편리하게 하기 위함
④ 성능을 향상시키기 위함
⑤ 다른 의료기기와 병용하여 사용하기 위함

11) 부작용(Adverse Effect)

의료기기 사용과 관련하여 환자, 사용자, 또는 다른 사람의 심각한 부상이나 사망을 초래한 사건 또는 재발하였을 때 환자나 사용자, 또는 다른 사람의 심각한 부상이나 사망을 초래할지도 모르는 사건

12) 비정상 사용(Abnormal Use)

정상 사용에 역행하거나 이를 위반하고 제조자에 의한 사용자 인터페이스 관련 위험 통제의 합리적 수단을 벗어난 의식적이고도 의도적인 행위 또는 의도적인 생략 행위(예 안전에 대한 정보를 무분별하게 사용, 방해 또는 고의적으로 무시하는 행위를 말함)

> 참고
> - 비정상적인 사용이 아닌, 의도하였지만 잘못된 작업은 사용 오류의 유형으로 간주됨
> - 비정상 사용이 제조자가 비사용자 인터페이스와 관련된 위험 통제 수단을 고려하는 것을 완화해주는 것은 아님
> - 사용의 유형에 대한 관계 그림
>
> ```
> MEDICAL DEVICE use
>   ├── NORMAL USE
>   │     ├── CORRECT USE
>   │     └── USE ERROR
>   └── ABNORMAL USE
> ```

13) 사용 사양서(Use Specification)

적용 사양서라고도 불리는 의료기기의 사용 맥락과 관련된 중요한 특성의 요약

14) 사용 시나리오(Use Scenario)

특정 사용자가 특정 사용환경에서 수행한 태스크의 특정 순서 및 그에 따른 의료기기의 반응

15) 사용 오류(Use Error)

제조자의 의도 또는 사용자의 예상과 다른 결과를 야기하는 의료기기를 사용하는 동안의 사용자 행위 또는 사용자 행위 생략

> 참고
> - 사용상의 오류는 망각, 착오 및 과실을 포함함
> - IEC 62366-1 참조 : 부속서 B 및 D.1.3.1
> - 예측하지 못한 환자의 생리학적 반응은 그 자체로는 사용 오류로 간주하지 않음

16) 사용자(User)

의료기기와 상호 작용(즉, 조작 또는 취급)하는 사람

17) 사용자 인터페이스(User Interface)

　사용자와 의료기기가 상호작용하는 수단

18) 사용자 인터페이스 사양서(User Interface Specification)

　의료기기의 사용자 인터페이스를 포괄적이고 미래적으로 설명하는 사양서 모음

19) 사용자 인터페이스 요구사항(User Interface Requirement)

　사용자 인터페이스 특성을 위한 시험 가능한 기술 디자인 요구사항

20) 사용자 인터페이스 평가(Use Interface Evaluation)

　제조자가 사용자 인터페이스와의 사용자 상호 작용을 조사 또는 평가하는 프로세스

21) 사용자 집단(User Group)

　나이, 문화, 전문 지식 또는 의료기기와의 상호 작용 유형과 같이 사용적합성에 영향을 줄 수 있는 요인으로 다른 의도한 사용자와 구별되는 의도한 사용자의 하위 집합

22) 사용자 프로필(User Profile)

　의도한 사용자 집단의 정신적·물리적 및 인구학적 특성뿐만 아니라 직업 기술, 직무 요구사항 및 근무 상태와 같이 설계 결정과 관련이 있을 수 있는 특별한 특성의 요약

23) 사용적합성(Usability)

　사용을 용이하게 하여 의도한 사용환경에서 유효성, 효율성 및 사용자 만족도를 확립하는 사용자 인터페이스의 특성으로 사용성 또는 사용편의성이라고도 일컬음

24) 사용적합성 목표(Usability Goal)

　사용자와 의료기기 간의 상호작용이 바람직한 품질의 정도

25) 사용적합성 공학(Usability Engineering)

　적절한 사용적합성을 달성하기 위해 인간의 행동, 능력, 한계 및 기타 특성에 관한 지식을 의료기기(소프트웨어 포함), 시스템 및 작업의 설계에 적용하는 것

26) 사용적합성 공학 파일(Usability Engineering File)

　사용적합성 공학 프로세스에서 산출된 기록 및 다른 문서

27) 사용적합성 전문가(Usability Specialist)

　사용적합성 공학 활동들을 수행하기 위한 적절한 사용자 교육, 연습, 기술 및 경험을 바탕으로 한 능력을 갖춘 전문가

28) 사용적합성 시험(Usability Test)
특정적으로 의도한 사용환경 내에서 의도한 사용자로 사용자 인터페이스를 조사 또는 평가하기 위한 방법

29) 사용환경(Use Environment)
사용자가 의료기기와 상호 작용하는 실제 상태 및 설정

30) 시뮬레이션(Simulation)
실제 의료기기와 시스템적으로 비슷하게 동작하는 추상 또는 모델의 개념화와 사용

31) 예상 사용 수명(Expected Service Life)
의료기기를 안전하게 사용할 수 있을 것으로 예상되는 제조자가 지정한 기간(즉, 기본안전 및 필수 성능 유지)

32) 올바른 사용(Correct Use)
사용 오류가 없는 정상 사용

> 참고: 사용 지침으로부터의 편차는 제조업체가 의도한 것과 다르거나 사용자가 예상하는 의료기기 응답으로 이어지는 경우에만 사용 오류로 간주된다.

33) 위해 요인 관련 사용 시나리오(Hazard-related Use Scenario)
위해상황 또는 위해를 일으킬 수 있는 사용 시나리오

34) 유효성(Effectiveness)
사용자가 지정된 목표를 달성하는 정확도 및 완성도를 의미하며, 효과성이라고도 일컬음

35) 일차 작동 기능(Primary Operating Function)
의료기기의 안전과 관련된 사용자 상호 작용이 포함된 기능

> 참고: 안전의 개념은 사용자가 의료기기를 효과적으로 사용하여 그 의도한 의료목적을 달성하지 못하도록 하는 사용 오류를 포함하여 환자에게 허용할 수 없는 위험을 일으킬 수 있는 성능의 손실 또는 저하를 포함한다.

36) 정상 사용(Normal Use)
사용 설명서에 따라 또는 사용 설명서 없이 제공된 의료기기에 대해 일반적으로 수용된 관행에 따라 사용자에 의한 일상적인 점검 및 조정을 포함한 가동 및 대기 상태

> 참고:
> - 정상 사용은 의도된 사용과 혼동해서는 안 된다. 두 가지 모두 제조업체가 의도한 사용의 개념을 포함하지만 의도된 사용은 의학적 목적에 초점을 맞추고, 정상 사용은 의료 목적뿐만 아니라 유지보수, 운송 등을 포함한다.
> - 사용 오류는 정상 사용 시 발생할 수 있다.
> - 사용지침 없이 안전하게 사용할 수 있는 의료기기는 관할 구역의 일부 당국에서 사용지침서를 보유하는 것이 면제된다.

37) 지식 태스크 조사(Knowledge Task Study)

사용 관련 결정을 내리기 위해 사용자들에게 앞으로 적용될 사용자 인터페이스의 중요한 정보들을 이해하고 해석하는 것이 가능한지 질문을 통해 수행되는 조사 방법

38) 책임있는 조직(Responsible Organization)

의료기기 또는 조합 의료기기의 사용 및 유지보수에 책임이 있는 실체

39) 총괄 평가(Summative evaluation)

사용자 인터페이스를 안전하게 사용할 수 있는 객관적 증거를 얻기 위해 의도적으로 사용자 인터페이스 개발의 끝부분에서 수행한 사용자 인터페이스 평가

40) 충실도(Fidelity)

모델이나 시뮬레이션이 실제 사물의 상태나 동작 또는 실제 사물, 특징, 상황에 대한 지각을 재생산하는 정도

41) 컨셉 모델 다이어그램(Conceptual Model Diagram)

사용자 인터페이스의 기본 조직 및 연관관계에 대한 그래픽적 설명

42) 태스크(Task)

원하는 결과를 얻기 위해 실시하는 의료기기와 하나 이상의 사용자 간 상호작용

43) 태스크 분석(Task Analysis)

사용자가 의료기기를 작동시키거나 또는 일을 할 때 필수적으로 해야 할 사용자 목표와 특정 행동을 결정하기 위해 사용하는 분석

44) 형성 평가(Formative Evaluation)

사용자 인터페이스 설계의 강점, 약점 및 예상치 못한 사용 오류를 알아보기 위해 의도적으로 수행한 사용자 인터페이스 평가

45) 환자(Patient)

내과적, 외과적 또는 치과진료 대상이 되는 생물(사람)

46) 효율성(Efficiency)

유효성과 관련하여 소비된 자원

4 의료기기 사용적합성 공학 원칙

엔지니어링 프로세스와 그에 따른 위험 관리 및 안전성 정보와 엔지니어링 활동 기록의 보관 그리고 엔지니어링 활동 조정에 대하여 서술하고자 한다.

4.1 일반 요구사항(General Requirements)

가. 사용적합성 공학 프로세스(Usability Engineering Process)

> **4.1.1 사용적합성 공학 프로세스**
>
> 제조자는 환자, 사용자 및 그 밖의 다른 사람들에게 안전을 제공하기 위해 항목 5에 정의된 사용적합성 공학 프로세스를 확립, 문서화, 구현 및 유지해야 한다. 이 프로세스는 다음 내용들을 포함하나 이에 제한되지 않는 부속 문서에 따라 의료기기와의 사용자 상호 작용을 다뤄야 한다.
>
> - 운송
> - 보관
> - 설치
> - 작동
> - 유지보수 및 수리
> - 폐기
>
> 의료기기에 대한 사용적합성 공학 활동은 적절한 사용자 교육, 기술 또는 경험을 바탕으로 숙련된 직원이 계획, 수행 및 문서화해야 한다.
> ISO 13485:2016의 7장에 명시된 바와 같이 문서화된 제품 실현 프로세스가 있는 경우 사용적합성 공학 프로세스의 적절한 부분을 통합하거나 사용적합성 공학 프로세스를 참조해야 한다.
> **비고 1** ISO 13485:2016의 6.2장은 직원 능력에 관한 추가 정보를 포함한다.
> 위험 관리 프로세스와 이 표준에 명시된 사용적합성 공학 프로세스 간의 상호 관계에 대한 설명은 그림 A.4에서 확인할 수 있다. 그림 A.4와 같이 항목 5에 명시된 활동은 논리적 순서로 명시되어 있지만 적절하게 유연한 순서로 수행할 수 있다.
> 이 국제 표준의 요구사항을 충족한 경우 이 소항목에 대한 적합성이 존재하는 것으로 간주한다.

효과적인 사용적합성 공학 파일 작성을 위해서는 체계적인 의료기기 사용적합성 프로세스가 필요하다. 사용적합성 공학 프로세스의 일반 요구사항은 다음과 같다.

1) 효과적인 사용적합성 공학 프로그램

제조자는 일관적이고 광범위한 사용적합성 공학 프로세스 적용을 위해 사용적합성 공학 프로그램을 개발하여 실행한다. 이를 위하여 다음과 같은 단계를 포함한다.
① 사용적합성 공학 프로세스 관련 기관의 역할과 책임 부여
② 주요 사용적합성 공학 프로세스의 일반적인 절차 구축
③ 이러한 활동들을 수행하기 위한 예산 및 자원 할당

2) 효과적인 사용적합성 공학 프로젝트와 계획

효과적인 사용적합성 공학 프로그램의 일환으로 각 제품의 개발 활동에 대한 사용적합성 공학 프로젝트 계획을 개발할 것을 제조자에게 추천한다. 각 제품의 개발 활동이란 초기 개념부터 최종 설계까지

의료기기 개발 단계에서 계획한 모든 사용적합성 공학 관련 활동들을 포함한다. 사용적합성 공학 프로젝트 계획은 활동표, 팀 구성원들의 역할 및 책임, 비용을 특정 프로젝트에 맞게 정의해야 한다. 이러한 활동은 사용적합성 공학을 의료기기 프로젝트 개발계획 내에 포함시키게 하고, 사용적합성 공학에서 생겨난 문제들을 분리된 개별 프로세스로 생각하지 않도록 한다. '6.1. 사용적합성 공학 파일 작성(Step 10)'에는 각 단계별 산출물에 대한 요약이 있다. 사용적합성 공학 프로젝트 계획은 일반적인 의료기기 프로젝트 계획에 포함되어야 한다.

효과적인 사용적합성 공학 프로젝트에서는 의료기기의 사용 오류에 의한 위험이 허용 가능한 수준까지 낮아졌다는 것을 입증할 필요가 있으며, 이것은 의료기기 개발에 도움을 준다. 특정 사용적합성 공학 프로젝트는 다음의 사항을 개발하는 데 초점을 맞춘다.

① 새로운 중요한 특징이 추가되지 않은 기존 의료기기의 업데이트 버전
② 기존의 의료기기와 비슷하지만 사용자 인터페이스에 새로운 특징 추가로 인해 추가 제품 라인 런칭 시 그 라인을 대표하는 의료기기
③ 이전 버전 의료기기로부터 떨어져 나와 주요한 콘셉트 변화를 대표하는 의료기기의 차세대 버전(대체 모델)
④ 동등제품이 아닌 완전히 새로운 의료기기(예 같은 목적을 위해 사용되는 다른 어떤 기기도 같은 방식으로 작동되지 않음)

일반적으로 이러한 프로젝트들은 사용적합성 공학 파일로 구성된 종합적인 사용적합성 공학 기록을 만든다. 성공적인 사용적합성 공학 목표를 달성하기 위해서는 필요를 충족시켜줄 사용적합성 공학 프로세스를 따르는 것이다.

특정 프로젝트를 위한 사용적합성 공학 계획은 해당 의료기기 사용자의 상호작용 종류와 정도 차이 때문에 각자 다른 독특한 형태가 될 가능성이 높지만 다음의 공통된 목적은 만족시켜야 한다.

① 연구(예 사용자 그룹과 사용환경 파악)와 설계, 모델링(생산 프로토타입), 사용적합성 시험 주기를 포함하는 잠재적으로 반복적인 사용자 인터페이스 개발 프로세스를 설명한다.
② 사용 오류 파악과 제거에 집중하여 사용성이 좋고 매력적인 의료기기로 만들어지게 한다.
③ 사용자 상호작용의 모든 중요한 시점(예 사용자와 하드웨어, 소프트웨어, 그리고 사용자에게 도움을 주는 요소, 라벨링과 사용자 사이의 상호작용 시점－도움 기능 탑재, 빠른 참조 카드, 사용자 매뉴얼, 다른 부속 문서)을 다룬다.
④ 상업화만을 목적으로 하는 사용적합성 구축(예 안전 목적이 아닌), 계획 관련 설계, 평가, 테스팅을 고려한다.
⑤ 사용할 사용적합성 공학 방식을 파악한다.
⑥ 어떤 사용적합성 공학 기록을 만들어야 하는지 파악한다. 그 기록이 사용적합성 공학 파일의 핵심이 될 것이다.

⑦ 사용적합성 공학 활동들이 전반적인 의료기기 개발 프로젝트 과정에 걸쳐 어떻게 발전될 예정인지를 나타내는 스케줄을 포함한다.
⑧ 성공적인 설계를 위하여 반복적인 설계 과정이 필요하다.
⑨ 관련 당국의 허가를 준비한다.

3) 계획에 따른 자원 확보

사용적합성 공학 프로젝트에 필요한 자원이 부족하거나 시간이 부족하다면 수행에 어려움을 겪을 수 있다. 이 경우 프로젝트 수행은 해당 의료기기에 대한 규제 승인 여부와도 직결되므로 사용적합성 공학 프로젝트를 위해서는 비용이 확보되어야 한다. 제조자는 최소한 제조자가 의도한 안전성과 효과를 확보한 의료기기 개발을 위하여 자금을 투자해야 한다. 투자를 더 많이 할 경우 의료기기의 사용적합성과 상업적 측면을 더 향상시킬 수 있음을 주목해야 한다. 사용적합성 공학에 투자해야 하는 이유는 다음과 같다.

① 뒤늦게 사용자 인터페이스 설계 단점을 발견하고 수정하려 할 때 시간이 걸려 제품 런칭이 지연되는 경우를 예방하여 전체 마케팅 시간을 줄일 수 있다.
② 사용적합성 공학 관점에서 완전하고 납득할 만한 수준의 포장으로 제출하기 때문에 규제 관련 검토 시간 절약이 가능하며 그로 인해 마케팅 시간을 줄일 수 있다.
③ 소비자들이 이 제조자의 의료기기를 다른 제조자의 의료기기보다 좀 더 '사용자 친화적'이라고 인식하기 때문에 판매를 늘릴 수 있다.
④ 의료기기가 직관적으로 동작하고 통합된 절차 지침이 있기 때문에 사용자가 작동 콘셉트와 절차를 빨리 배우게 되므로 사용자 교육이 간단해진다.
⑤ 소비자가 외부의 도움 없이 의료기기를 잘 작동시키고 고장도 잘 해결하기 때문에 고객지원 서비스 수고를 줄일 수 있다.
⑥ 의료기기에서 기술적인 문제가 발생하지 않기 때문에 사용자가 불량이라고 여겨 반품하는 경우가 줄어든다.
⑦ 해당 치료용 의료기기에 대한 환자의 치료 순응도가 증대된다. 즉, 치료를 안 받겠다고 하는 환자가 줄어든다.
⑧ 현재 이용 가능한 공학 기술들을 의료기기에 더 잘 적용시킬 수 있다.
⑨ 기능상 존재하지만 사용자가 몰라서 실제 활용이 힘들 의료기기의 특성이나 기능들을 더 잘 활용할 수 있게 한다.
⑩ 사용적합성을 거치지 않고 만든 완제품에서 중대한 사용 오류가 발견되었을 경우 다시 제품을 제조해야 함으로써 발생하는 경제적인 손실을 방지할 수 있다.

4) 프로젝트의 수행 시기

의료기기 개발 후기 단계에서 사용적합성 공학 프로젝트를 수행하는 것보다 적절한 타이밍에 사용적합성 공학 프로젝트를 시행하는 것이 매우 중요하다. 뒤늦게 프로젝트를 수행하는 것은 이익도 감소시킬 뿐만 아니라 의료기기가 사용자의 요구를 충족시키지 못할 위험성을 더 키울 수 있다.

효과적인 사용적합성 공학 프로젝트의 또 다른 특징은 다른 엔지니어링, 설계, 심지어 마케팅 활동 등과 잘 통합되어야 한다는 것이다. 사용적합성 공학 프로젝트는 시기 및 구조가 잘 조직되어 있어서 다른 의료기기 개발 활동들(다양한 사용자 인터페이스 매커니즘 탐색, 디스플레이 기술 선정, 산업디자이너에 의한 외관 모델 구성, 사용자 인터페이스 개발 도구 선택 및 특징 선정)과도 어우러져 원활하게 수행되도록 해야 한다.

5) 사용적합성 공학에 관한 위험 관리

제조자는 사용적합성 공학과 위험 관리 활동을 통합적으로 수행해야만 한다. 사용 오류와 위해분석의 문서는 위험 관리와 사용적합성 공학에 책임을 맡고 있는 사람과 공유해야 한다. 예를 들어, 사용 오류 위험 분석 서류는 위험 관리 팀과 사용적합성 공학 팀 모두에게 유용한 자료가 될 수 있다. 또한 제조자는 사용 오류를 기계 부품의 불량, 전기 부품의 불량, 소프트웨어의 이상 같은 다른 의료기기 결함과 동일하게 취급해야 한다. 예를 들면 사용자 인터페이스 설계의 결점 또한 사용 오류를 일으킬 수 있으며, 그것이 다시 중요한 위해로 이어질 수 있다는 것을 인식해야 한다. 제조자는 일어날 수 있는 사용 오류의 범위를 다양하게 고려해야 한다. 사용 오류는 부품불량과는 구별되며 일반적으로 사용 오류 발생 가능성 측정이 어렵기 때문에 제조자들은 심각성과 사용 오류 가능성의 조합으로부터 파생된 위험보다 잠재적 위해의 심각도에 신중하게 주목해야 한다. 의료기기 개발에서 제조자는 다음과 같은 잠재적 사용 오류를 고려해야 한다.

① 불필요한 행동 수행(예 행동의 오류)
② 필요한 행동을 잘못 생략(예 생략의 오류)

의료기기 설계 시, 제조자는 다음과 같은 사용 오류를 초래할 만한 요소를 고려해야만 한다.

① 산만한 환경
② 과도한 업무량
③ 피로
④ 부주의
⑤ 해당 의료기기 종류에 대한 경험 부족
⑥ 사용자 교육 부족
⑦ 용어 친숙도 부족
⑧ 의료기기에서 사용되는 언어 및 관련 학습 자료에서 사용되는 언어에 대한 유창성 부족(예 부속 문서)

⑨ 사용자의 장애(예 시각, 청각, 신체 움직임, 인지)
⑩ 이미 존재하는 다른 의료기기 사용 경험을 잘못 적용(예 학습의 부정적인 전이)
⑪ 본인의 능력에 대한 과신
⑫ 조직적 위계질서(정책, 대내 관계 또는 대외적 요구사항 때문)
⑬ 서둘러서 작동
⑭ 태스크 방해

6) 완성도 높은 사용적합성 공학 프로젝트의 예상 효과

완성도 높은 사용적합성 공학 프로젝트는 사용자, 환자, 제조업체 전반에 많은 이점을 준다. 자세한 내용은 다음 [그림 5-14]에 나타나 있다.

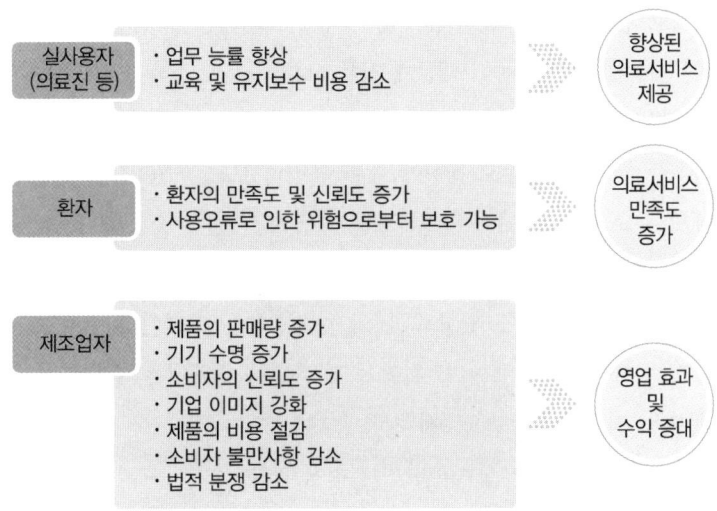

| 그림 5-14 | 완성도 높은 사용적합성 공학 프로젝트의 예상 효과

나. 사용자 인터페이스 설계와 관련된 위험의 통제

> **4.1.2 사용자 인터페이스 설계와 관련된 위험의 통제**
> 사용 관련 위험을 줄이려면 제조자는 (ISO 14971:2019, 7항의 요구에 따라) 우선순위로 나열된 다음 옵션 중 하나 이상을 사용해야 한다.
> ① 설계에 의한 고유 안전
> ② 의료기기 자체 또는 제조 프로세스의 보호 수단
> ③ 안전에 대한 정보
> **비고** 안전에 대한 정보는 제품 표준 및 기타 자료에도 필요할 수 있다.
> 적합성은 사용적합성 공학 파일을 검사하여 확인한다.

사용적합성 공학 프로세스를 통해서 반드시 입증해야 하는 것은 여러 가지 일련의 사용적합성 활동의 결과 해당 의료기기의 사용 관련 위험이 적절히 통제되었다는 점이다. '4.1.2 사용자 인터페이스 설계와

관련된 위험의 통제'에서는 의료기기 사용적합성 프로세스에서 사용 관련 위험을 줄이려는 방법들을 어떻게 계획할 수 있을지에 대해서 해설하고자 한다. 사용자 인터페이스 설계와 관련된 위험의 통제는 다음과 같은 항목들을 포함한다.

1) 안전성 원칙

의료기기 사용과 관련한 위험을 줄이기 위한 안전성 원칙은 아래의 사항과 같으며, 열거된 우선순위에 따라 한 가지 이상의 사항을 따라야 한다.

① 설계를 통한 내재적 안전성
② 의료기기 자체 또는 제조 프로세스에서의 보호 대책
③ 안전을 위한 정보

상기 사항 중 설계로 인한 내재적 안전성을 첫 번째로 고려해야 한다. 위험을 효과적으로 줄이거나 아예 제거할 수 있는 가능성이 가장 높기 때문에 사용 오류와 그로 인해 초래 가능한 위해를 막는 가장 좋은 방법은 위해 상황을 모두 없애는 것이다. 의료기기를 설계하는 다른 방법은 사용 오류를 막기 위한 보호 시스템을 탑재하는 것이다(예 주요 작동에 대한 물리적 보호, 작동 시 실수를 막을 수 있는 안전 연동장치, 사용자에게 주요 행동에 대해 확인하도록 요구하는 것).

두 번째로 의료기기 자체 또는 제조 프로세스에서 보호 대책을 마련하는 것을 고려해야 한다. 이런 대책들이 어떤 상황에서는 실패할 수도 있고, 개인의 능력에 따라 효과적일 수도 효과적이지 않을 수도 있다. 보호 대책은 자주 사용되는 방법이며, 위험 통제 수단을 설계하는 것만으로 위험을 허용 가능한 수준까지 낮추지 못했을 경우 보완수단으로서 사용된다.

마지막 선택 사항은 안전성에 관한 정보이다. 안전성에 관한 정보가 효과적이기 위해서는 (다음 사항의 시행 여부에 달려있기는 하나) 안전성에 관한 정보가 필요하고 적절할 수 있다. 정보를 알려주지 않을 경우와 위험이 허용 불가능한 수준일 경우 때문에도 그렇지만, 허용 가능한 위험이라고 하더라도 여전히 문제를 일으킬 가능성이 있다면 당연히 그에 대한 경고를 사용자에게 해 주어야 하기 때문이다.

① 사용자가 정보에 접근할 기회가 힘든 경우가 있다(예 사용 시 지침을 주는 종이가 의료기기에서 떨어져 나갔거나 사용자 교육 시간이 필요하지만 받지 못한 경우).
② 사용자의 정보 습득 능력을 고려해야 한다. 안전성에 관한 정보가 인지 가능하고 이해 가능하며 올바른 사용을 돕는다는 것이 증명된다고 하더라도, 설계를 통한 위험 통제 수단만큼의 효과성을 가지지 못할 수도 있다.
③ 사용자의 안전성 정보 기억 능력을 고려해야 한다.

일반적으로 '경고'라는 것은 위험, 경고, 주의, 알림 등의 신호를 나타내는 단어를 활용한 몇 가지 특정 표시 중 하나를 지칭한다. 안전성을 위한 정보는 경고뿐만 아니라 의료기기의 정확한 사용에 관한 설명(예 경고나 경계가 아니라)이 될 수도 있다. 그리고 이것은 효과적인 위험 통제 수단이 될 수 있다. 안전성에 관한 정보는 제품 기준이나 다른 정보를 통해서 얻어질 수 있다.
※ 추가 정보는 4.1.3 참조

2) 사용자 인터페이스의 안전성

안전성 원칙의 위험 통제수단에 대한 세 가지 선택 사항은 의료기기 결함과 사용 오류를 예방하기 위한 사용자 인터페이스에 적용된다. 사용 오류를 줄이기 위하여 먼저 사용자 인터페이스 설계 변경을 최우선으로 생각하고 여건상 이것이 불가할 경우에 차선책으로 사용자 인터페이스 내부 보호 조치를 시행해야 한다. 예를 들어, 의료기기 설계상 전선을 건드리는 사용 오류로 위해가 있을 경우 제조자는 설계에 안전성을 먼저 적용(예 선간 전압을 배터리 셀로 바꿈)하고, 그 후에 보호 조치를 도입(예 전원 공급 기구를 막아 놓을 수 있는 제거 가능한 후드 사용)해야 한다. 내재적인 안전성(예 사용자 인터페이스 재설계)이 먼저 적용된 후 보호 조치(예 경보 시스템)를 도입하며, 보호 조치 후에 안전성에 대한 더 많은 정보를 제공해야만 한다.

3) 안전성 원칙의 적용

제조자는 안전성 원칙을 어느 정도까지 적용할 것인가를 선택해야 한다. 이를 위하여 안전성 원칙 적용 정도에 따라 위험을 어느 정도까지 줄일 수 있을지를 고려해야 하며, 예상 위험이 허용 가능한지 여부를 평가해야 한다. 예를 들어, 일어날 가능성이 거의 없는 사건에 대한 추가적인 경고는 그다지 효과적이지 않을 수 있다. 반면, 자주 일어날 것 같으면서도 허용 가능한 위험에 대한 경고는 사용자의 요구를 더 잘 충족시킬 수 있으므로 반드시 실행되어야 한다. 제조자는 안전성에 대한 정보를 포함하여(ISO 14971에서 요구하는 바와 같이) 사용자 인터페이스에서 실행되고 있는 위험 통제 수단이 적합한지 평가하기 위해 사용적합성 공학을 이용해야만 한다. 사용적합성 공학 프로세스는 사용자 인터페이스에서 실행되고 있는 위험 통제 수단에서 발생할 수 있는 새로운 위험을 조사하기 위해서라도 시행되어야만 한다. 또한 통제 수단의 적절성을 평가하기 위하여 일어날 가능성이 있는 사용 오류를 파악해야 한다. 사용 오류를 파악하는 방법에는 휴리스틱(Heuristic) 분석부터 사용적합성 시험까지 다양하다. 이익 대비 안전성과 전반적인 잔여위험의 경중은 ISO/TR 24971:2020, 5항에 제시되어 있다.

다. 사용적합성과 관련된 안전성 정보

4.1.3 사용적합성과 관련된 안전성 정보

4.1.2의 우선순위에 따라 안전에 대한 정보가 위험 통제 수단으로 사용되는 경우 제조자는 사용적합성 공학 프로세스에 이 정보를 적용하여 의도한 사용환경에서 의도한 사용자 프로필이
- 사용자가 정보를 지각할 수 있는지
- 사용자가 정보를 이해할 수 있는지
- 사용자에 의한 의료기기의 올바른 사용을 정보가 지원하는지 결정해야 한다.

비고 1 사용자 지각, 인식 및 행위 간의 관계는 그림 A.1에서 확인할 수 있다.
비고 2 안전성에 대한 정보의 예는 IEC 62366-2에서 확인할 수 있다.

> 사용자에 의한 안전성에 대한 정보의 의식적 무시는 정상 사용에 역행하거나 이를 위반하고 제조자에 의한 사용자 인터페이스 관련 위험 통제의 합리적 수단을 벗어난 의도적인 행위 또는 의도적인 행위 생략으로 간주된다(즉, 비정상 사용으로 간주).

사용지침 및 다른 부속 문서 등을 포함하는 안전성에 관한 정보는 사용자 인터페이스의 일부라고 간주한다. 따라서 안전에 관한 정보를 제공하는 것은 매우 중요하며 그 방법에 대해서 해설하고자 한다. 사용적합성과 관련된 안전성을 위한 정보는 다음과 같은 항목들을 포함한다.

1) 안전성에 대한 정보 제공

안전성에 관한 정보는 개발 시작부터 고려되어야 하며 동일한 사용적합성 공학 프로세스에 속한다. 또한 안전성을 위한 정보는 사용자 교육 자료의 개발을 위한 자료가 되어야 한다. 안전성을 위한 정보가 사용적합성 공학 활동에 효과적이라는 것을 증명하는 것은 중요한 일이다. 제조자들은 안전성을 위한 정보 개발 과정동안 계속해서 반복적으로 형성 평가를 수행해야 하며 의도된 사용환경에서 의도된 사용자에 의하여 안전성을 위한 정보의 총괄 평가 프로세스를 마무리 지어야 한다. 제조자는 다음과 같은 경우에 이 정보가 효과적이라고 결론낼 수 있다.

① 사용자가 지각할 수 있는지
② 사용자가 이해 가능한지
③ 의료기기의 올바른 사용을 돕는지

전통적으로 안전성에 대한 정보는 인쇄된 문서라는 물리적인 형태를 취하거나 의료기기 위에 표시로 제공되곤 했다. 글(일반적인 문맹, 또는 헬스 리터러시)이나 상징, 아이콘, 이미지(비주얼 리터러시, 이미지 지각의 문화적 차이) 등을 다 포함한다. 그러나 컴퓨터 기반 의료기기(예 환자 모니터, 호흡기, 투석기, 약물주입 펌프)는 전자의 형태로 안전성 정보를 보여줄 수 있다. 네뷸라이저, 펜 주사기, 혈당 측정기 같은 의료기기를 사용하는 사람들은 DVD나 인터넷에 연결된 컴퓨터 같은 보조 도구를 사용해서 안전성 정보를 제공할 것이라는 예상을 하기도 한다(안전성과 다른 사용자 교육 자료에 설계방법에 관한 자세한 사항은 5.8 참조).

안전성에 관한 정보 개발을 할 때 이 정보를 받을 사람이 누구인지 그리고 어떻게 전달되는지를 파악하는 것이 중요하다. 제조자는 위험에 대해서 위해에 노출 시 초래되는 결과, 위해 예방을 위해 어떤 것을 해야 하고 어떤 것을 하지 않아야 하는지 등에 대한 설명을 제공해야만 한다. 위험과 위험 노출에의 결과를 파악하고 사용자에게 명확한 지시를 내려 그들이 위해 상황을 피하게 함으로써, 사용자들이 위해 요인에 노출될 가능성을 줄일 수 있다. 다음의 안전성을 위한 정보 예시는 사용 오류의 가능성을 줄일 수 있다.

> 〈작성 예시〉
> ① 경고 : 전기충격의 위험 방지를 위해 항상 청소하기 전에 메인 전원을 뽑아주세요.
> ② 경고 : 기기나 부품을 재사용하지 마세요. 여러 번 사용할 경우, 기기 불량이나 환자들 사이의 교차 감염을 초래할 수 있습니다.

안전성에 관한 정보를 제공하면 사용 오류의 가능성을 줄인다는 것을 알고 있지만 설계변경의 수단이 위험을 줄이는 것에 더 효과적이기 때문에(예 어떤 사용자들은 안전성 정보를 잘 이해하지 못할 수도 있고, 인쇄된 정보가 의료기기에서 떨어져 나올 수도 있다) 제조자들은 실제로 안전성 정보를 사용 오류 예방 수단으로 삼아서는 안 된다. 안전성을 위한 정보가 항상 사용 오류의 가능성을 줄여주는 것은 아니다. 사용자들이 어떻게 예외적인 상황(예 응급이나 흔치 않은 상황)을 관리해야 할지 알려주는 것이 필요한 경우들이 있다. 다음은 의료기기의 안전성 특징을 설명하는 예시이다.

〈작성 예시〉
C-arm에서 방사선 조사 시, 본체 위쪽 황색등과 화면의 황색의 이온화 방사선 사인이 깜빡인다.

다음은 예외적인 상황 관리 안전성에 대한 정보의 예시이다.

〈작성 예시〉
응급 탈출 시, 환자를 옮기기 전 다음의 5단계를 순서대로 따르시오.
① 의료기기의 전원 코드를 뽑고 케이블을 챙긴다.
② 수동식 버튼을 이용해 환자 침대 표면을 가능한 가장 낮은 높이로 옮긴다.
③ 침대를 내릴 때 환자를 잘 살핀다.
④ 침대 오른쪽, 왼쪽의 난간을 올린다.
⑤ 바퀴 잠금을 풀고 환자를 방 밖으로 이동시킨다.

2) 잔여위험

제조자가 의료기기의 위험을 낮은 수준으로 줄이기 위해 많은 노력을 했다 하더라도 여전히 더 이상은 줄일 수 없는 잔여위험으로 남아 있을 수 있다. 이 위험들은 종종 작동원리의 고유한 특성 때문에 생기는 경우가 많고 다른 위험 통제로 인해서 줄여질 수 없다. 안전성을 위한 정보는 사용자에게 이러한 잔여위험의 존재에 대해 안내하기 위해 사용된다. 잔여위험은 부속 문서에 정보를 적거나 의료기기에 붙어 있는 경고 라벨 또는 사용자 인터페이스 모니터에 안전 메시지 등 다른 안전성 정보와 함께 다양한 방식으로 안내될 수 있다. 다음은 잔여위험 안내의 예이며, 기술된 위험이 다른 어떤 위험 통제로는 더 이상 줄어들지 않는다는 것을 가정한다.

〈작성 예시〉
① 표면에 밟고 올라서지 마시오. 외장 파손 위험
② 전기 충격의 위험이 있으므로 커버를 제거하지 마시오.
③ 60mg/dl 이상의 헤모글로빈이 들어 있는 혈청 샘플은 사용적합성 시험 원리에 방해를 주고 진단 결과의 효과를 제한합니다.
④ 표면이 뜨거우므로(80℃ 이상) 손대지 마시오.
⑤ 아래의 방사선 산란 다이어그램에서 보여지듯이 X-ray 의료기기는 산란 방사선을 방출하므로 작동 시 X-ray 보호복을 착용하고 의료기기 가까이 가지 않도록 하시오.

3) 안전성 정보의 제공 방법

사용자들에게 안전성에 대한 정보를 제공함에 있어 온라인 제공(e-labelling 등)은 아직 흔히 쓰이는 방법이 아니다. 온라인 제공은 인쇄된 사용자 매뉴얼을 전자 형태로 보여주는 것일 뿐일 수도 있으며, 물리적인 문서 대신 컴퓨터 사용자 인터페이스를 통해 의사소통을 극대화시키기 위해 특별히 맞춰진 것일 수도 있다. 애니메이션이나 비디오, 음성 안내 등의 형태로 내용을 보여주어 전자 형식의 장점을 적극 활용할 수도 있다.

의료기기의 특징이나 예상되는 사용 방식에 따라 안전성에 대한 정보는 체크리스트, 포스터, 포장에 끼워 넣기 등 다양한 방법을 택할 수도 있다. 만약, 자료가 사용자 교육 시간에서만 사용되고 실제 의료기기 사용환경에서 쓰이지 않을 것이라고 생각될 경우, 사용자 교육 자료는 시간이 지남에 따라 계속 변하기 때문에 안전성 정보로 인정하지 않는다.

안전성 정보는 한 군데(예 사용자 매뉴얼)에만 존재할 수도 있고, 사용 모델에 따라 중복으로 있을 수도 있다. 예를 들어, 관리하는 시점마다 사용될 수 있도록 내용이 간략한 형태(예 퀵 가이드)나 관리하는 시점이 아닌 때(예 간호사실, 캐비넷)에 사용되는 좀 더 종합적인 형태(예 사용자 매뉴얼)로 내용이 제공될 수 있다. 안전성 정보의 설계와 평가를 고려할 때는 많은 사람들이 생각하는 고전적인 사용자 인터페이스 요소(파라미터 표시, 메뉴)와 안전성 정보(사용에 대한 안내) 간 분명한 구분이 없을지도 모른다.

궁극적으로 다음의 두 예시 사이의 차이점을 완벽하게 구분하는 것은 어렵기도 하고 비생산적일 수도 있으나, 두 가지 기준 모두 의료기기의 전반적인 사용자 인터페이스를 구성하고 총괄 평가를 입증한다는 점에서 중요한 요소이다(추가 정보는 5.9 참조).

① 온라인 도움
② 태스크 수행 과정에서 안내를 어떻게 읽을지 사용자가 선택하는 방식

4.2 사용적합성 공학 활동 기록의 보관

사용적합성 공학 파일은 모든 사용적합성 활동들을 기록하고, 의료기기의 사용상의 안전을 입증하는 중요한 문서이다.

제조자는 사용적합성 공학 파일을 구축하기 위해 사용적합성 공학 활동의 기록들을 보관해야만 한다. 사용적합성 공학 프로세스를 통해 얻어진 정보는 많은 일련의 개발활동을 위한 중요한 자료로서 활용될 것이며, 개발팀에게 유용하다.

'6.1. 사용적합성 공학 파일 작성(Step 10)'에는 사용적합성 공학 프로세스 동안 생겨난 주요 최종 제품 기록들을 요약해 놓았다. 사용적합성 공학 프로세스를 수행하는 동안 남겨진 기록들은 IEC 62366-1에서 요구하는 활동들에 대한 객관적인 증거로도 활용될 것이며, 기준에 부합하는지 입증할 때도 필요할 것이다. 사용적합성 공학 기록들은 문서뿐 아니라 수집할 수 있는 사진과 비디오 자료들도 포함한다.

> **〈작성 예시〉**
> 사용자 인터뷰나 현장 관찰 또는 사용적합성 시험 동안 사용자의 관점에서 기계를 사용할 때 촬영한 사진이나 비디오가 될 것이다.

사용적합성 프로세스는 제품 구현 프로세스(ISO 13485에 기술) 또는 위험 관리 프로세스와 밀접한 연관이 있다. 사용적합성 공학 활동결과는 직접적으로 이러한 프로세스에 반영되고 기록을 보완할 수 있다. 사용적합성 공학 프로세스의 기록을 다른 프로세스의 문서나 파일로 통합하는 것이 실용적이다. 다른 프로세스의 예는 다음과 같다.

> **〈작성 예시〉**
> ① 사용자 인터페이스 사양서는 전반적인 제품구현 프로세스에서 제품 사양의 일부를 구성한다.
> ② 소프트웨어 사용자 인터페이스의 경우, 사용자 인터페이스 사양서는 소프트웨어 개발 프로세스에서 요구하는 소프트웨어 요구사항 사양의 일부가 될 수 있다.
> ③ 사용적합성 시험 계획은 전반적인 제품구현 프로세스의 검증 및 밸리데이션(유효성 확인) 계획의 일부를 구성한다.
> ④ 이미 알려진 사용 문제의 분석과 예측 가능한 사용 오류의 분석은 위험 관리 파일의 일부분이 될 수 있다.

4.3 사용적합성 공학 활동의 맞춤형 조정

> **4.3 사용적합성 공학 활동의 맞춤형 조정**
> 사용적합성 공학 프로세스를 수행하는 데 사용된 노력의 수준과 방법 및 수단의 선택은 다음 사항에 따라 다를 수 있다.
> • 사용자 인터페이스의 크기 및 복잡성
> • 의료기기의 사용과 관련된 위해의 심각성
> • 사용 사양서의 범위 또는 복잡성
> • 기원이 확인되지 않은 사용자 인터페이스의 존재
> • 사용적합성 공학 프로세스에 적용된 기존의 의료기기 사용자 인터페이스의 수정 범위
> 적합성은 사용적합성 공학 파일을 검사하여 확인한다.

의료기기는 등급, 복잡성 및 잠재적인 위해 등에 따라 그 특징이 매우 다양하다. 따라서 다양한 특징을 가진 의료기기들은 각각의 맞춤형 사용적합성 공학 활동을 계획해야 한다. 사용적합성 공학 활동의 맞춤형 조정은 다음과 같은 항목들을 포함한다.

가. 필요성

의료기기 개발 활동에 잘 맞춰진 사용적합성 공학 프로젝트 구축은 중요하다. 어떤 의료기기는 사용적합성 문제 때문에 생기는 위험이 거의 없는 반면, 어떤 것들은 예상되는 위해 요인이 파악되고 원인이 통제되지 않으면 허용 불가능한 위험을 야기하기도 한다. 이러한 이유로 사용적합성 공학 프로젝트는 최소 몇 주에서 최대 몇 년이 걸리기도 한다.

더 많은 기능을 가진 의료기기(혈액투석 장비, MRI 스캐너 등)의 경우, 기능적으로 단순한 의료기기(채혈기, 혈압계 등)보다 훨씬 더 광범위한 사용적합성 공학 프로젝트를 계획해야 할 수도 있다. 그러나 더 단순한 의료기기라도 사용적합성과 관련한 더 큰 위험을 안겨줄 수도 있고, 위험을 통제하기 위한 사용적합성 공학 작업이 더 많이 필요할 수도 있다.

위험의 한 요소인 위해 요인과 맞닥뜨릴 가능성은 측정하기 매우 어려울 수 있다. 특히, 신개발의료기기의 경우에는 생산 후 데이터 활용이 불가능하다. 그러므로 사용적합성 공학 프로젝트를 수립할 때 의료기기 사용과 관련된 잠재적 위해의 심각도가 위험 통제 이전에 주로 고려되어야만 할 것이다.

이미 존재하는 사용자 인터페이스의 개발 활동을 수정할 때는 사용자 인터페이스의 바뀐 부분과 바뀐 부분에 관한 의료기기 사용에 효과에만 초점을 맞추어 사용적합성 공학 활동을 실시한다. 사용자 인터페이스의 바뀌지 않은 요소들은 추가적인 사용적합성 공학 활동이 필요하지 않으며, 만약 수정된 부분이라도 사용자 인터페이스에 별 영향을 주지 않고 사용 사양서에 바뀐 점이 없다면, 사용적합성 공학 활동은 추가적으로 필요하지 않을 것이다. 기존에 존재하던 사용자 인터페이스에 수정사항이 생길 경우, 이전 사용적합성 기준에 따른 사용적합성 공학 기록이 이용 가능하기 때문에 또 다른 맞춤 상황이 발생할 수 있다. 따라서 의료기기 특수 사용적합성 공학 프로젝트는 몇 주에서 몇 년까지도 걸리는 활동들을 기술해야 할지도 모른다.

초기 사용자 연구 및 그에 따른 후속 사용적합성 공학 활동은 10명 미만의 참여로 다소 제한되거나 또는 50명 이상의 참여자로 조금 더 광범위할 수도 있다. 결과적으로 만들어진 사용자 인터페이스 설계는 많은 하드웨어와 소프트웨어 요소를 가지고 있을 수도, 적게 가지고 있을 수도 있다. 그리고 사용자는 종합적인 부속 문서를 주로 참고하거나, 더 간단하게 지시사항이 적힌 종이 한 장 또는 단순히 직관에 의존해야 할 수도 있다.

나. 핵심 조정 조건

사용적합성 공학 활동들은 다음의 사항들에 따라 조정될 수 있다.

1) 사용자 배경 연구

사용자의 요구사항을 종합적이며 적절하게 파악하기 위해 필요한 사용자 연구의 범위를 고려한다. 예를 들어, 의도한 모든 시장에 대한 사용자 조사를 수행할 필요가 있을 수도 있고 없을 수도 있다.

2) 사용자 인터페이스 설계

최적화된 솔루션을 사용자 인터페이스 설계에 통합하기 위해 인터페이스 설계 변경을 몇 번이나 반복해야 할 필요가 있는지 고려한다. 어떤 경우에는 개발팀이 초기 설계 변경의 반복을 몇 번만 하고 한 가지 디자인에 정착할 수도 있고, 또 어떤 경우에는 의료기기 개발의 특성상 더 많은 설계 변경을 반복해야 할지도 모른다. 이러한 반복을 거쳐서 효과적이며 다양한 콘셉트가 개발되고 진화하여 최종 설계로 발전된다.

<작성 예시>
덜 복잡한 제품(예 환자용 요강)의 경우, 개발팀은 반복을 몇 번만 거쳐 최종 설계에 도달할 것이다. 반면 좀 더 복잡한 제품(예 투석 기계) 같은 경우, 개발은 의료기기의 각 모듈의 다양한 콘셉트에서 시작하여 여러 사이클의 반복적인 프로세스를 통해 의료기기 최종 설계에 도달한다.

3) 형성 평가

다양한 설계 옵션을 평가하고, 이미 존재하고 있던 사용자 상호작용 문제를 해결할 필요성 때문에 개발팀이 몇몇 형성 평가를 수행할 것이며, 그 평가는 관점과 격식을 다양하게 해서 수행되어야 한다. 잘 구성된 사용적합성 공학 방식은 총괄 평가 이전에 적어도 한 번 이상의 형성 평가를 제안한다.

<작성 예시>
① 제조자가 개발 프로세스에서 총괄 평가 이전에 적어도 두 번 이상의 형성 평가를 포함한 프로젝트 계획을 구축하였다.
② 사용자 인터페이스에 대해 이미 총괄 평가를 수행했고, 새로운(새롭지만 매우 비슷한) 사용자 그룹만을 하나 추가했기 때문에 총괄 평가를 수행하지 않기로 결정했다.

IEC TR 62366-2에서는 5명에서 8명 정도의 참여자를 기기의 결함을 찾아낼 수 있는 형성 평가의 적정 인원으로 판단하고 있다. 일반인을 참여자로 모집할 경우는 교육 수준, 연령, 생활환경 등의 차이에 따라 참가자가 더 많아질 수 있다.

4) 총괄 평가

어떤 경우에는, 오직 한 개의 사용자 그룹을 대상으로 단 한 번의 사용적합성 시험만 수행해도 모든 의도한 사용자에게 중요한 위해 요인 관련 사용 시나리오를 평가하기에 충분할 수도 있다. 하지만 어떤 경우에는 모든 위해 관련 사용 시나리오를 평가하기 위해 여러 번의 사용적합성 시험을 해야 할 수도 있고, 여러 다른 업무(설치, 임상적 사용, 유지)를 가지고 있는 각 사용자 그룹을 대상으로 여러 다른 세트의 위해 관련 사용 시나리오가 필요할 수도 있다.

IEC TR 62366-2에서는 총괄 평가 참여자를 확연히 구분되는 사용자 한 그룹당 15명 이상으로 할 것을 권장하고 있다. 일반인을 참여자로 모집할 경우는 사용자 교육 수준, 연령, 생활환경 등의 차이에 따라 참여자가 더 많아질 수 있다.

5 의료기기 사용적합성 공학 프로세스

5.1 사용 사양서 준비(Prepare use specification, Step 1)

제조자는 사용적합성 공학 활동의 시작으로 먼저 사용 사양서를 작성해야 한다. 사용 사양서 작성은 사용자 조사활동(예 관찰, 인터뷰, 조사) 계획 및 수행에 필요한 충분한 정보 수집을 목적으로 한다.

> **5.1 사용 사양서 준비**
> - 의도한 의학적 적응증
>   **비고 1** 선별, 감시, 치료, 진단 또는 예방할 증상 또는 질병을 포함할 수 있다.
> - 의도한 환자 집단
>   **비고 2** 나이, 체중, 건강 또는 증상을 포함할 수 있다.
> - 적용되거나 상호 작용하도록 의도한 신체 부위 또는 조직의 유형
> - 의도한 사용자 프로필
> - 사용환경
> - 작동원리
>   **비고 3** 의료기기 사용 사양서의 요약은 일부 관할 기관에서 의도한 사용 진술서라고 한다.

많은 제조자들이 의료기기 사용적합성 공학 활동을 시작하려고 마음을 먹지만 무엇을 어떻게 그리고 어떤 것부터 시작해야 할지 막막한 경우가 많다. 그래서 '5.1 사용 사양서 준비'를 시작으로 사용적합성 공학 활동의 순서에 따라 작성하여 제조자의 궁금증을 해소할 예정이다. 가장 첫 번째 해야 할 일은 사용 사양서를 작성하는 것이다. 사용 사양서는 해당 의료기기가 어떤 환경에서 어떤 사용자가 사용해야 하는지 등을 상세하게 작성한 문서로서 사용적합성 활동을 시작하기 전에 필요한 정보를 모아가는 과정이라고 할 수 있다. 사용 사양서에 작성된 의료기기의 특징들을 바탕으로 앞으로의 사용적합성 프로세스의 방향을 설정하게 되므로 제조자들은 실제 사용적합성 시험 수행 방법에 앞서 특별히 신경 써야 하는 부분이다.

가. 사용 사양서 개발에 권장되는 방식

사용 사양서 개발에 권장되는 방식은 맥락질의와 관찰, 인터뷰와 설문조사, 전문가 검토, 자문패널 검토 등 다양한 방법이 있다.

1) 맥락질의

인터뷰의 한 기술로 사용자의 직장에서 사용자를 관찰하고 사용자로부터 자신의 태스크에 대해 설명을 듣는 것이다.

2) 인터뷰와 설문조사

어디에서나 이루어질 수 있으며, 일대일로 이루어질 수도 있고 그룹으로 이루어질 수도 있다. 그룹이 매우 클 경우는 설문조사를 시행하기도 한다.

3) 전문가 검토

사용 사양서를 준비할 때 사용자 인터페이스의 장점과 단점을 파악하기 위해 가장 신속한 방법이 될 수 있다. 전문가 검토는 전문가가 의료기기를 검사하고 장점과 단점을 언급하는 방법부터 몇 명의 전문가가 각자 의료기기를 검토하고, 잠재적인 개선사항을 파악하여 합의한 사항을 보고하는 것처럼 격식을 갖춘 방법까지 다양하다.

4) 자문패널 검토

자문단은 일반적으로 의료기기 개발에서 다양한 견해를 가진 사람 6~12명 정도를 포함한다. 자문 구성원들은 개발팀과 설계 고려사항에 대해 토의하고 설계 선택사항에 대한 조언을 줄 수 있다.

나. 사용 사양서 작성

제조자는 상기 사용 사양서 개발에 권장되는 방식 중 하나를 택하여 사용자 조사활동(관찰, 인터뷰, 조사 등)을 수행하고, 사용자 조사활동을 통해 예상되는 사용자 태스크, 사용환경 등을 분석해야 한다. 사용자 조사활동을 통해 얻어진 결과를 바탕으로 사용 사양서를 작성한다. IEC 62366-1:2015/AMD1:2020 에서는 사용 사양서에 적어도 다음의 6개 항목을 포함하여 작성할 것을 권고하고 있다.

1) 의도한 의학적 적응증(Intended Medical Indication)

해당 의료기기의 사용목적을 작성한다. 예를 들어 해당 의료기기가 어떤 질병, 어떤 증상 등에 필요한지 등 해당 의료기기의 사용목적을 작성하는 것으로, 모니터링, 치료, 진단 또는 예방할 증상이나 질병을 포함할 수 있다.

2) 의도한 환자 집단(Intended Patient Population)

해당 의료기기를 사용하여 치료, 진단, 모니터링 등을 진행할 환자의 대상에 관해 작성하는 것으로 나이, 체중, 건강 또는 증상을 포함할 수 있다.

3) 의료기기와 상호작용할 의도한 신체부위 또는 조직의 타입(Intended Part of the Body or Type of Tissue Applied to or Interacted with)

의료기기 사용 시, 주로 적용되는 신체적 부위(손가락, 혀 밑, 피하 또는 동맥 등) 및 조직 부위에 관해 작성한다.

4) 의도한 사용자 프로필(Intended User Profiles)

해당 의료기기를 사용할 의도한 사용자로는 일반인(예 환자, 일반 간병인, 최초 대처 일반인), 의사, 간호사, 의료기사(예 방사선사, 임상병리사, 치과기공사 등), 치료사, 약사, 응급의료전문가(응급구조사, 소방서 구급대원) 등을 포함할 수 있다. 또한, 주요 사용자로 고려되지 않는 사용자는 조립기술자, 설치기사, 사용자 교육자, 수송기사, 의공학자, 유지관리자, 수리기사, 소독 공정 관리담당자, 행정직원 등이 있다.

사용자 프로필은 간호사처럼 일반적으로 한 개의 뚜렷한 사용자 그룹의 특징을 묘사한다. 사용자 프로필은 다음의 그룹 구성원 특징을 묘사할 수 있다.

① 직업
② 인적사항(나이, 교육, 사회·경제학적인 지위, 인종, 문화적 배경 등)
③ 지식과 기술(교육, 경험 정도, 언어, 문맹여부, 건강 지식 정도 등)
④ 시각 장애, 청각 장애, 인지 불편, 손 사용, 거동 불편 등의 이유로 인한 한계
⑤ 성능을 결정하는 요소(학습 스타일, 선호도와 경향 등)
⑥ 업무 책임도(개발 중인 의료기기에 적절한 태스크 등)

5) 사용환경(Use Environment)

의료기기의 대부분은 병원, 의원 또는 환자 가정에서 사용되나 다른 장소(예 응급차 안, 캠핑장 같은 야외 장소)에서 사용될 경우를 고려해보는 것도 중요하다. 특히 휴대 가능한 의료기기를 개발한다면 더욱 고려해봐야 한다. 사용환경은 다음을 포함하여 작성하도록 한다.

① 물리적 환경(장갑, 보안경, 두꺼운 옷 등)
② 조명
③ 소리(은은한 소리, 간헐적으로 들리는 소리)
④ 사람
⑤ 전문적이고 사회적인 상호작용, 책임, 근무 조직의 지역적 또는 국가적 다양성
⑥ 부가적인 장비(사용적합성 시험실에 있는 사용적합성 프로젝트에 초점을 맞춘 것 이외의 물건이나 장비)
⑦ 가구(환경 내부에 있는 의자나 캐비닛 등, 이것들 때문에 장소를 차지하거나 잠재적인 장애가 생길 수 있는 물건들)
⑧ 기후(온도, 습도 등)
⑨ 방해요인(전화벨 소리 등)

6) 작동원리(Operating Principle)

해당 의료기기의 작동원리에 대해 작성한다.

5.2 안전성 및 잠재적 사용 오류에 관련한 사용자 인터페이스의 특징 파악(Identify user interface characteristics related to safety and potential use errors, Step 2)

제조자는 안전성에 영향을 끼칠 수 있는 사용자 인터페이스 특성 및 잠재적 사용 오류를 파악해야 한다.

5.2 안전성 및 잠재적 사용 오류에 관련한 사용자 인터페이스의 특징 파악

제조자는 ISO 14971:2019 5.2항, 5.3항에 따라 수행한 위험 분석의 일부로 안전과 관련이 있을 수 있는 사용자 인터페이스 특성을 파악해야 한다. 사용자 인터페이스 파악은 사용적합성 공학 프로세스의 도구 및 기법을 사용하여 수행할 수도 있다. 또한, 적용 가능한 개별 의료기기 안전 표준에 제공된 일차 작동 기능을 고려해야 한다.

파악된 사용자 인터페이스 특성 및 사용 사양서에 따라 제조자는 발생 가능성이 있고, 사용자 인터페이스와 관련이 있는 사용 오류를 파악해야 한다. 이 사용 오류 파악은 태스크 분석을 수행하여 달성할 수 있다.

비고 태스크 분석은 IEC 62366-2에 명시되어 있다.

안전과 관련된 특성에 대한 파악의 결과는 사용적합성 공학 파일에 저장해야 한다.

의료기기 사용적합성 공학 활동은 해당 의료기기의 안전과 관련된 사용 오류를 찾아내는 것으로 위험 관리 규격인 ISO 14971:2019와 매우 밀접한 관계가 있다.

5.2절에서는 3가지 방법을 통해 사용자 인터페이스와 관련이 있는 사용 오류를 파악할 수 있도록 도움을 준다. 제조자는 ISO TR 24971:2020 Annex A의 A.2.31~A.2.36에서 제시한 질문 목록에 따라 사용자 인터페이스의 특징과 사용 오류를 파악할 수 있다. 단, 다음 질문 목록에만 한정하면 안 된다.

〈작성 예시〉
다음은 ISO TR 24971:2020 Annex A의 질문 항목이다.
A.2.31 의료기기의 성공적인 사용이 사용자 인터페이스에 크게 의존하는가?
A.2.31.1 사용자 인터페이스 설계 특성이 사용 오류의 원인이 되는가?
A.2.31.2 사용 오류를 일으킬 수 있는 산만한 환경에서 사용되는 의료기기인가?
A.2.31.3 의료기기에 연결되는 부품이나 부속품이 있는가?
A.2.31.4 통제 인터페이스가 있는 의료기기인가?
A.2.31.5 정보를 보여 주는 의료기기인가?
A.2.31.6 메뉴로 제어하는 의료기기인가?
A.2.31.7 의료기기의 성공적인 사용은 사용자의 지식, 기술 및 능력에 의존하는가?
A.2.31.8 특별한 도움이 필요한 사람이 사용하는 의료기기인가?
A.2.31.9 사용자 인터페이스를 이용하여 권한이 없는 작업을 할 수 있는가?
A.2.32 경보 장치가 있는 의료기기인가?
A.2.33 의료기기를 고의적으로 잘못 사용할 수 있는가(고의적이든 아니든)?
A.2.34 이동하거나 휴대할 수 있는 의료기기인가?
A.2.35 필수 성능이 중요한 의료기기인가?
A.2.36 의료기기가 어느 정도 자동화되어 있는가?

* 출처 : ISO TR 24971:2020 부속서 A

잠재적 사용 오류를 파악하기 위해서는 다음과 같이 3가지 방법(태스크 분석, 기능분석, 알려진 문제 파악 분석)을 사용할 수 있다. 잠재적 사용 오류 분석은 사용 사양서를 참고하여야 하며, 분석을 여러 번 반복해야 한다.

가. 태스크 분석

태스크 분석은 기기나 시스템을 작동, 유지, 통제하는 사람의 순차적이거나 동시적인 수작업 및 지적인 활동을 자세히 묘사하는 시스템적인 방법이다. 상대적으로 상위 태스크(예 치료를 하도록 기기를 준비하라)를 수행하는 제조자는 연관된 하위 태스크를 정의한다. 하위 태스크 한 개의 화면에서 정보를 얻는 것(예 화면에서 파라미터 값 읽기), 정보처리(예 암산해보기), 의사결정, 실제 행동계획 짜기, 실제 행동(버튼 누르기), 피드백 얻기(예 전자 소리를 듣고 화면에서 바뀐 것을 관찰)와 같은 일련의 과정들이 포함될 수 있다. 비슷한 모델이 없는 새로운 의료기기 설계 시, PCA(Perception, Cognition, Action) 분석을 할 수 있다. PCA 분석은 사용자 지각 단계(예 알람 신호 듣기, 화면의 글 읽기, 버튼 클릭을 느끼기), 인지 단계(예 정보를 다시 기억해내기, 머릿속으로 계산해보기, 법칙을 적용하여 결론 내리기), 행동 단계(예 메뉴 옵션 선택하기, 버튼 누르기, 저장통에 액체 채워 넣기)의 흐름을 파악하는 방법이다.

나. 기능 분석

기능 분석은 의료기기가 자동 또는 반자동으로 작동되는 기능, 오로지 사용자에 의해서만 작동되는 기능 등을 파악 및 구분하기 위해 이루어진다. 주요 작동 기능뿐만 아니라 해당 제품 기준에 나와 있는 중요한 전체 기능을 모두 리스트화해야 한다. 이 기능들은 사용자에 의해 수행될 것들이고 수행될 때의 빈도 추정값도 함께 싣는다. 사용자 인터페이스 설계 단계에서 중요한 것은 사용자와 의료기기의 알려진 장점과 단점(예 속도, 정확도, 신뢰도)을 바탕으로 해당 의료기기에 적절한 기능을 할당하는 것이다. 특히 이 기능들이 위험에 결정적인 요소들일 때 더욱 그러하며, 기능 할당을 제대로 하지 못할 경우 다음과 같은 많은 문제들이 생길 수 있다.

① 사용자가 의료기기의 자동 기능에 과하게 의존하여 의료기기의 작동 상태와 환자의 상태에 대한 인지가 없다(사용적합성 전문가들은 '상황적 인지 부족'이라 일컫는다).
② 의료기기가 너무 빠른 속도로 동작하여 사용자가 제때 자신의 역할을 수행하지 못한다.
③ 사용자가 큰 데이터 집합 속에서 작고 중요한 변화를 감지하지 못한다.

다. 알려진 문제 파악 및 분석

의료기기 설계 초반에 사용적합성 공학 실무자들은 비슷한 속성을 지닌 다른 의료기기의 장점과 단점을 연구해 볼 수 있다. 비슷한 속성을 지닌 다른 의료기기의 사용자 인터페이스를 평가하는 한 가지 방법은 주로 사용적합성 전문가인 검토자에게 사용자 인터페이스의 좋은 특징과 나쁜 특징을 언급해 달라고 하는 것이다. 또 다른 방법은 벤치마킹 사용적합성 시험을 수행하거나, 보다 덜 형식적인 제품 평가 활동을 수행하는 것이다. 활동 수행 중에 대표적인 사용자들은 여러 가지 기존의 의료기기를 다루어 보고, 의료기기의 허용 가능한 위험, 효과, 사용적합성, 의료기기의 매력도에 대한 의견을 서로 교환한다.

필드 경험과 사건보고는 비슷한 속성을 지닌 다른 의료기기들과 개발 중인 의료기기의 이전 모델들에서 일어났던 문제들에 대한 소중한 정보를 제공해 줄 수 있다. 정보를 얻을 수 있는 출처는 다음과 같다.

① 의료기기 사용자와의 인터뷰
② 새로운 사용자가 맞닥뜨릴 수도 있는 문제에 대한 통찰력이 있는 전문가와의 인터뷰
③ 적절한 문헌 검토
④ 고객 불만 분석
⑤ 인터넷 검색

5.3 알려져 있거나 예측 가능한 위해 요인과 위해상황 파악(Identify known or foreseeable hazards and hazardous situations, Step 3)

제조자는 의료기기의 사용과 관련된 환자, 사용자 또는 그 밖의 다른 사람들에게 영향을 줄 수 있는 알려졌거나 예측 가능한 위해 요인 및 위해상황을 파악해야 한다.

> **5.3 알려져 있거나 예측 가능한 위해 요인과 위해상황 파악**
> 제조자는 의료기기의 사용과 관련된 환자, 사용자 또는 그 밖의 다른 사람들에게 영향을 줄 수 있는 알려졌거나 예측 가능한 위해 요인 및 위해상황을 파악해야 한다. 이 파악은 ISO 14971:2019(국내 KS P ISO 14971:2019) 5.2, 5.4의 첫 번째 단락에 따라 실행한 위험 분석의 일부로 수행해야 한다.
>
> **비고 1** Annex B는 사용적합성과 관련된 위해 요인 및 위해상황의 예를 포함한다.
> 위해 요인 및 위해상황을 파악하는 동안 다음 사항을 고려해야 한다.
> - 사용자 프로필을 포함하는 사용 사양서(5.1 참고)
> - 사용 가능한 경우 비슷한 유형의 의료기기에 대한 기존의 사용자 인터페이스에 알려진 위해 요인 및 위해상황에 관한 정보
> - 파악된 사용 오류(5.2 참고)
> 위해 요인 및 위해상황에 대한 파악의 결과는 사용적합성 공학 파일에 저장해야 한다.
>
> **비고 2** 위해 요인 또는 위해상황을 파악하는 동안 비정상 사용 상태를 파악할 수 있다.

5.3절에서는 5.1절 사용 사양서와 5.2절 사용자 인터페이스 특징 및 사용 오류를 고려하여 비슷한 유형의 의료기기에 대해 이미 기존에 알려진 발생한 위해 요인 및 위해상황 정보를 추가하고자 한다. ISO 14971:2019에 나타난 바와 같이, 이미 알려져 있거나 예측 가능한 위해 요인과 위해상황에 대한 파악은 위험 관리 프로세스의 일부분이다. ISO 14971에 따르면 제조업체는 모든 위해 상황(사용 오류로부터 기인하거나 촉발된 위해상황)을 분석해야만 한다. 위해상황을 초래할 수 있는 사건의 예측 가능한 순서 또는 조합을 고려해야 하며 해당 위해상황은 기록되어야 한다.

5.4 위해 요인 관련 사용 시나리오의 파악 및 설명(Identify and describe hazard-related use scenarios, Step 4)

제조자는 해당 의료기기의 위해 요인 및 위해상황과 이와 관련된 시나리오를 파악하고, 설명해야 한다.

> **5.4 위해 요인 관련 사용 시나리오의 파악 및 설명**
> 제조자는 파악된 위해 요인 및 위해상황과 관련된 합리적으로 예측 가능한 위해 요인 관련 사용 시나리오를 파악 및 설명해야 한다. 파악된 각 위해 요인 관련 사용 시나리오의 설명은 모든 작업 및 그 순서뿐만 아니라 관련된 위해의 심각도도 포함해야 한다.
> **비고** Annex B는 사용자에 노출되는 위해 요인을 일으킬 수 있는 사용자 행위의 순서 규정에 대한 예를 포함한다.

앞서 5.1~5.3절을 통해 사용 오류를 파악하고 사용자 인터페이스의 특징을 파악하였다. 이제는 이를 활용하여 사용 시나리오를 작성할 수 있다. 잘못 설계된 사용자 인터페이스는 사용 오류를 유발하고, 사용 오류는 위해 요인을 일으켜 최종적으로는 사용자에게 위해를 일으키게 된다. 5.4절에서는 위해 요인 관련 사용 시나리오의 파악 및 설명을 통해 작업 및 순서에 따라 도대체 어떤 상황에서 위해 요인이 발생할 수 있을지 파악하고자 한다.

제조자는 모든 작업 및 그 순서뿐만 아니라 관련된 위해의 심각도도 포함하여 사용 시나리오를 파악하고 설명해야 한다. 위해 관련 사용 시나리오를 파악하고 설명하기 위해서는 사용 시나리오가 무엇인지, 어떻게 사용 시나리오를 쓰는지, 어떻게 위험 관리와 관련이 있는지 등을 전반적으로 이해하는 것이 좋다. 사용 시나리오는 이야기처럼 서술하는 형태부터 사용자 태스크나 태스크 과정들을 간단하게 표로 정리한 형태까지 있을 수 있다.

사용자가 의료기기의 기능을 어떻게 사용하는지 묘사하는 것이 사용 시나리오의 목적이다. 사용 시나리오는 의료기기의 의도한 정확한 사용을 나타내는 긍정적인 환경과 어떻게 사용 오류가 원치 않는 결과로 이어지는지 보여주는 부정적인 환경 등을 모두 포함한다.

사용 시나리오가 위해상황으로 이어질 때, 사용 시나리오는 위해 요인 관련 사용 시나리오라고 불린다. 위해 요인 관련 사용 시나리오의 예비 분석은 사용 오류로부터 기인한 위해 요인과 위해상황을 시험해보는 것이다. 그리고 이것은 설계 프로세스 초기부터 시작해야만 한다. 이런 접근을 통해 추후 이어지는 설계 활동에 영향을 주는 위험 관리 프로세스의 사전 과정들이 가능해진다.

설계 활동은 의료기기의 사용 오류를 줄이거나 예방하기 위해 설계에 변화를 주는 것 등을 포함한다. 예를 들어, 혈당 모니터는 사용자가 화면을 잘못 읽어 나타날 수 있는 위해상황을 파악하는 것이 위험 관리 프로세스의 한 단계가 될 수 있다. 사용자가 화면을 잘못 감지하거나 잘못 해석할 경우, 혈당조절 치료가 지연되거나 잘못된 치료를 하거나 심지어 치료가 불가능해진다. 이것들은 모두 알려진 위해 요인에 해당한다. 이 경우에는 제조자가 사용 오류를 줄이거나 예방하기 위해 가독성을 향상시키도록 유도해야만 한다.

5.5 총괄 평가를 위한 위해 요인 관련 사용 시나리오 선택(Select the hazard-related use scenarios for Summative evaluation, Step 5)

제조자는 총괄 평가 계획을 위해서 어떠한 위해 요인 관련 사용 시나리오가 포함되어야 할지 결정해야 한다. 이러한 결정을 하는 목적은 사용자 인터페이스와 관련한 안전성을 입증할 때 필요한 사용 시나리오를 총괄 평가에 포함시키기 위함이다.

> **5.5 총괄 평가를 위한 위해 요인 관련 사용 시나리오 선택**
> 제조자는 총괄 평가에 포함할 위해 요인 관련 사용 시나리오를 선택해야 한다.
> 제조자는 다음 사항을 선택해야 한다.
> - 모든 위해 요인 관련 사용 시나리오
> - 사용 오류에 의해 일어날 수 있는 잠재적 위해의 심각성을 기반으로 한 위해 요인 관련 사용 시나리오의 하위 집합(예 의학적 중재가 필요함)
>
> 게다가 위해 요인 관련 사용 시나리오의 선택에 사용되는 기법의 선택은 의료기기 및 제조자에 해당하는 다른 상황에 따라 다를 수 있다.
> **비고** 선택 기법의 예는 부속서 A, 5.5 및 IEC 62366-2에 명시되어 있다.
> 선택 기법의 요약, 그 사용에 관한 근거 및 적용 결과는 사용적합성 공학 파일에 저장해야한다.

의료기기 사용적합성 공학 활동은 최종적으로 총괄 평가에 의해서 그동안의 사용적합성 프로세스를 평가받게 된다. '이런 상황에서도 기기를 사용하더라도 안전해야 한다'를 보이기 위해서 또는 '이런 상황에서의 사용에서는 사용 오류가 일어나서는 안 된다' 등을 입증하기 위해서 제조자가 그 상황, 즉 시나리오를 인지하고 선택하는 것이다. 상대적으로 단순한 의료기기는 위해 요인 관련 사용 시나리오의 수가 적을 수 있다. 하지만 복잡한 의료기기는 훨씬 더 많은 위해 요인 관련 사용 시나리오가 있을 수 있다. 5.5절에서는 의료기기의 복잡성에 따라 달라질 수 있는 위해 요인 관련 사용 시나리오를 3가지로 나누어 해설하고자 한다.

가. 모든 위해 요인 관련 사용 시나리오

단순한 의료기기는 사용 오류에 의해 일어날 수 있는 위해의 심각성과 상관없이 모든 위해 요인 관련 사용 시나리오 또는 모든 사용 시나리오까지 총괄 평가에 포함시킬 수도 있다.

나. 심각성에 기반한 위해 요인 관련 사용 시나리오

좀 더 복잡한 의료기기는 치료가 필요할 만큼 심각성이 높은 기기일 경우에만 제조자가 위해 요인 관련 사용 시나리오를 총괄 평가에 포함시키는 것으로 한정할 수 있다. ISO 14971:2019에서 위험은 위해 발생 가능성과 심각성의 조합이라고 정의한다. 하지만 위해 요인이 생길 가능성을 정의하기는 매우 어렵다. 특히, 생산 후 데이터가 없는 새로운 의료기기의 경우, 총괄 평가의 위해 요인 관련 사용 시나리오의 선정은 사용 오류에 의해서 생길 수 있는 위해의 심각성을 기반으로 해야만 한다.

ISO TR 24971:2020은 심각성을 기준으로 카테고리를 나누는 방법을 제시하고 있다. 다음의 작성 예시 표는 다섯 개의 정성적 심각성 수준을 보여 준다.

〈작성 예시〉
다섯 개의 정성적 심각성 수준의 예시

일반 용어	가능한 기술
비극적	환자의 사망
위독	영구적 손상 또는 치명적 부상을 초래
심각	의학적 치료가 필요한 부성 또는 상해를 초래
심각하지 않는	의학적 치료가 필요 없는 일시적인 상해 또는 손상을 초래
무시해도 좋음	불편 또는 일시적 곤란

* 출처 : ISO TR 24971:2020 5.5.5 Examples

제조자는 상기 표에 있는 심각성 방법을 참고하여 총괄 평가에 속한 위해 요인 관련 사용 시나리오를 구분하여야 한다.

다. 다른 환경에 기반한 위해 요인 관련 사용 시나리오

가장 중요한 위해 요인 관련 사용 시나리오를 선정할 때 제조자는 의료기기의 특성상 생기는 다른 사용환경을 고려할 수도 있다. 예를 들어, 총괄 평가에 들어갈 위해 요인 관련 사용 시나리오는 심각성뿐만 아니라 위험 수준에 근거할 수도 있다. 이때 위험수준은 위해 발생 가능성과 위해 결과의 심각성의 조합으로 만들어진다.

ISO 14971 프로세스는 존재하는 위험 통제 수단의 유효성에 관한 데이터를 제공해 줄 수 있다. 그 데이터를 통해 위해를 예방할 수 있는 위험 통제 수단의 확률 예측값이 정확하다는 것을 증명할 수 있다. 어떠한 위해 요인들은 시간 효과를 고려해야 한다. 〈표 5-3〉은 IEC 60601-1-8에서 제공하는 경보 상태의 우선순위를 나타낸다.

〈표 5-3〉 경보 상태 우선순위

경보 상태의 원인에 대응하는 고장의 잠재적 결과	잠재적 위해(potential harm) 발생[a]		
	즉각[b]	신속[c]	지연[d]
사망 또는 회복 불능 상해	높은 우선순위[e]	높은 우선순위	중간 우선순위
회복 가능 상해	높은 우선순위	중간 우선순위	낮은 우선순위
경미한 상해 또는 불편	중간 우선순위	낮은 우선순위	낮은 우선순위 또는 경보신호를 발생하지 않음
뒤늦게 발생하는 경미한 상해 또는 불편에 대해서는 정보 신호를 사용해도 무관			

a) 잠재적 위해 발생이란 상해가 일어나는 시점을 가리키는 것이고, 위해가 드러난 시점을 가리키는 것은 아님
b) 사람이 시정조치를 취하기에는 일반적으로 충분하지 않은 시간 내에 일어나는 잠재적 사건을 가리킴
c) 사람이 시정조치를 취할 수 있는 시간 범위 내에 일어나는 잠재적 사건을 가리킴
d) 시간을 정하여 말할 수는 없으나, "신속" 발생한다고 한 것에 비해서 좀 더 오래 걸리는 시간 범위 내에 일어나는 잠재적 사건을 가리킴
e) 통상, 치료 기능을 수행하는 ME기기는 자동 안전장치에 의해 즉각적인 사망 또는 회복 불능 상해를 방지하도록 설계함

* 출처 : KS C IEC 60601-1-8:2012, EC 60601-1-8:2006/AMD2:2020

경보 상태와 관련된 위험은 알람이 울리고 위해가 발생할 때까지의 시간에 따라 달라진다. 또한, 사용 오류와 관련된 위험은 사용 오류가 발생한 후 위험이 발생할 때까지의 시간에 따라 달라진다.

따라서 위해의 가능성을 줄이기 위해서는 사고 발생 빈도를 줄이거나 위해가 발생하기 전 위험 통제 수단의 결함을 줄여야 한다. 가능성 산정치는 현재 버전이나 이전 버전의 의료기기에 대한 생산 후 데이터로부터 얻을 수 있다. 이러한 데이터는 사용 오류의 가능성과 그로 인해 일어나는 위해의 가능성 두 가지를 산정하기 위해 쓰인다. 데이터의 종류에 따라서 그 양과 의존도도 산정할 수 있다. 가능성 산정치는 사용 오류 발생 가능성, 또는 사용 오류로 인한 위해 발생 가능성에 영향을 미치는 요인에 대한 지식으로부터 얻을 수 있다.

5.6 사용자 인터페이스 사양서 수립(Establish user interface specification, Step 6)

제조자는 사용자 인터페이스 설계(형성 평가, 총괄 평가)를 하기 전 사용자 인터페이스 요구사항을 포함하여 사용자 인터페이스 사양서를 수립해야 한다. 이때, 사용자 인터페이스 요구사항은 이전 사용자 조사 활동을 통해 파악한 특별 요구나 의도한 사용자가 표현한 선호도 등이 포함될 수 있다.

> **5.6. 사용자 인터페이스 사양서 수립**
> 제조자는 사용자 인터페이스 사양서를 수립 및 유지해야 한다.
> 사용자 인터페이스 사양서는 다음 사항을 고려해야 한다.
> - 사용 사양서(5.1 참조)
> - 의료기기와 관련된 알려지거나 예측 가능한 사용 오류(5.2 참조)
> - 위해 요인 관련 사용 시나리오(5.4 참조)
>
> 사용자 인터페이스 사양서는 다음 사항을 포함해야 한다.
> - 선택한 위험 통제 수단과 관련된 사용자 인터페이스의 부분에 대한 요구사항을 포함하여 사용자 인터페이스와 관련된 시험 가능한 기술적 요구사항
>
> **비고** 사용자 인터페이스에 대한 기술적 요구사항은 표시 색, 문자 크기 또는 제어기의 배치를 포함할 수 있다.
> - 부속 문서가 필요한지 여부에 대한 표시
> - 의료기기 관련 사용자 교육이 필요한지 여부에 대한 표시
>
> 사용자 인터페이스 사양서는 사용적합성 공학 파일에 저장해야 한다. 사용자 인터페이스 사양서는 다른 사양서에 통합할 수 있다.

가. 사용자 인터페이스와 관련된 시험 가능한 기술적 요구사항

사용자 인터페이스 요구사항에는 제조자가 선택한 위험 통제 수단과 관련된 내용이 포함되어야 한다. 또한 제조자는 사용자가 해당 의료기기와 얼마나 상호작용하는지 그 범위에 따라 적은 수 또는 많은 수의 사용자 인터페이스 요구사항을 작성할 수도 있다. 예를 들어, 중환자 관리에 사용되는 호흡기 디자인의 기초로서 사용자 인터페이스 요구사항을 작성한다면, 일반 병원에서 환자 귀를 살펴볼 때 쓰이는 검이경보다 훨씬 더 많은 수의 요구사항을 작성할 수 있는 것이다.

나. 부속 문서 및 사용자 교육이 필요한지 여부에 대한 표시

의료기기의 안전한 사용을 위해서 사용자 인터페이스 사양서에 부속 문서나 사용 교육이 필요한지 아닌지 여부를 포함해야 한다. 제조자는 각 사용자 그룹이 의료기기에 대해 필요하다고 생각하는 사용지침과 부속 문서를 정립하고, 의료기기 사용환경에 대해 고려해야 한다. 또한 제조자는 밝혀진 특정 요구를 충족시키기 위해 가장 효과적인 전달 방식(미디어)을 지정해야 한다. 제조자는 사용 사양서의 모든 요소를 고려하여 안전성 자료 정보를 위한 사용자 인터페이스 요구사항을 개발해야만 한다. 고려해야 하는 항목은 다음과 같다.

① 필요한 정보의 양(책, 종이 한 장, 카드 몇 장, 다른 옵션들)
② 미디어(비디오, 오디오, 전자 텍스트, 인쇄된 텍스트)
③ 안전성 정보의 포장과 저장(큰 의료기기의 경우는 의료기기 설계에 몇 권의 책이 포함될 수도 있음)
④ 선택된 미디어의 속성(유동성, 스크린의 크기, 폰트 사이즈)
⑤ 안전성을 위한 정보를 볼 대상자들의 읽기 능력(의도한 사용자의 일반적, 건강적 지식에 기반함)

사용자 인터페이스 요구사항은 필요시 사용자 인터페이스 사양서의 일부분으로서 사용자 교육 및 사용자 교육에 필요한 자료를 개발해야만 한다. 이러한 요구사항들은 사용자 인터페이스 설계를 할 때에도 중요한 요인이 될 수 있기 때문에 개발 초기에 사용자 교육 요구사항에 필요한 부분을 신경 쓰는 것이 중요하다. 예를 들어, 의료기기 자체에 사용자 교육 관련 자료나 지시사항을 넣을 것인지 아니면 사용자 교육시간에 또는 온라인 자료에만 사용자 교육 자료를 제공할 것인지 의사결정 등을 할 때에 영향을 줄 수 있다.

제조자는 의료기기의 사용환경을 염두에 두어 의료기기를 사용하는 다양한 각 그룹이 필요로 하는 사용자 교육 콘텐츠가 어떤 것인지 결정해야 한다. 제조자는 특정하게 파악된 사용자 교육 요구를 충족시키기 위해 가장 효과적인 전달 방식(미디어)이 무엇일지 결정해야 한다.

사용자 교육 요구사항은 단순하게 사용자 교육 자료에만 포함된 콘텐츠의 면에서가 아니라 사용자 수행도 측면에서 기술되어야 한다. 그러므로 사용자 교육 요구사항은 '사용자는 X에 대한 지시사항에 따라서 누구의 도움도 없이, 오류 없이 X절차를 수행할 수 있어야 한다.'와 같은 문장일 때 가장 잘 표현될 수 있다. 어떤 경우에는 사용자 교육 자료가 상대적으로 간단할 수 있지만, 어떤 경우(예 가정용 투석기기,

수술 로봇 등)에는 광범위한 요구사항이 필요할 수도 있다. 또한, 사용자 교육 요구사항은 설계 단계에 따라 점차 진화하며, 설계가 진행됨에 따라 업데이트되어야 한다.

5.7 사용자 인터페이스 평가 계획 수립(Establish user interface evaluation plan, Step 7)

가. 일반 사항

제조자는 사용자 인터페이스 설계(형성 평가)를 어떻게 개발하고 탐구하고 평가할 것인지 뿐만 아니라 최종 사용자 인터페이스 설계(총괄 평가)를 확정짓기 위한 계획을 수립해야 한다.

5.7.1 일반 사항

제조자는 사용자 인터페이스 사양서에 대한 사용자 인터페이스 평가 계획을 수립 및 유지해야 한다.
사용자 인터페이스 평가 계획은 다음 사항을 수행해야 한다.

a) 목적 문서화와 계획된 형성 평가 및 총괄 평가의 방법 파악
비고 1 형성 평가 및 총괄 평가방법의 예는 IEC 62366-2에 명시되어 있다.

b) 사용적합성 시험을 적용하는 경우
  − 대표적인 의도한 사용자 및 해당 사용자가 속한 사용자 프로필의 관련성 문서화
    ㉮ 형성 평가에서 제조자의 임상 실무자는 간호사-사용자 집단에 사용된다.
    ㉮ 총괄 평가에서 중환자실 간호사의 패널은 중환자 간호 사용자 프로필에 사용된다.
  여러 사용자 프로필은 사용적합성 시험의 목적을 위해 사용자 집단으로 결합할 수 있다.
  − 사용 사양서를 기반으로 사용적합성 시험 환경 및 다른 사용조건 문서화
비고 2 이것은 사용자의 작업 수행에 영향을 줄 수 있는 특정 사용조건이다.
    ㉮ 사용조건은 조명, 소음 및 활동 수준 등의 위치 관련 조건을 포함할 수 있다.
    ㉮ 사용조건은 개인 보호 장비(㉮ 수술용 장갑 및 보호 안경)를 착용하고 의료기기를 사용하는 등의 직원 관련 조건을 포함할 수 있다.
    ㉮ 사용조건은 스트레스 수준 및 팀 작업 등의 사회적 조건을 포함할 수 있다.
  − 시험 중에 부속서류가 제공되는지 여부 규정
  − 의료기기 관련 사용자 교육이 사용적합성 시험 이전에 제공되는지 여부 및 사용자 교육과 사용적합성 시험 시작 사이의 최소 경과시간 규정

사용자 인터페이스 평가방법은 정량적 또는 정성적일 수 있다. 사용자 인터페이스 평가는 실험실 환경, 가상의 사용환경 또는 실제 사용환경 등의 여러 장소에서 수행할 수 있다.
비고 3 사용적합성 공학 노력의 조정은 4.3을 참조한다.
사용자 인터페이스 평가 계획은 다른 계획에 통합할 수 있다.
사용자 인터페이스 평가 계획은 사용적합성 공학 파일에 저장해야 한다.

사용자 인터페이스 사양서에 작성된 대로 개발된 의료기기는 그 사용자 인터페이스에 대해서 평가받아야 한다. 사용자 인터페이스 평가 계획은 앞으로 제조자가 진행할 형성 평가, 총괄 평가의 상세한 부분에 대해서 정의하여 작성해야 한다. 사용자 인터페이스 평가 계획은 단독 문서가 될 수도 있고 사용적합성 공학 계획에 함께 통합될 수도 있다. 다음은 사용자 인터페이스 평가 계획 시 수행되어야 하는 항목이다.

1) 목적 문서화와 계획된 형성 평가 및 총괄 평가의 방법 파악

사용자 인터페이스 평가 계획은 시제품 개발 과정과 매우 밀접한 관련이 있다. 이러한 계획에는 언제 사용적합성 시험을 수행하는 것이 적절한지, 어떤 방법으로 형성 평가 및 총괄 평가를 수행할 것인지에 대한 내용을 포함해야 한다. 예를 들어 시제품은 사용적합성 시험 실행 이전에 만드는 것이 중요하며, 이에 따라 사용자 인터페이스 평가 활동들과 시제품 개발 과정들을 연동시키는 것이 중요하다. 이러한 시기 및 방법에 대한 두 활동들을 한 프로젝트 안에 통합시키는 방법도 흔히 제안되고 있다.

사용자 인터페이스 평가는 범위와 복잡성에서 다양하다. 다음의 표는 IEC 62366-2에서 제공하는 형성 평가 및 총괄 평가 방법의 예시를 보여주고 있으며, 사용적합성 방법에 대한 추가적인 정보를 나타낸다. 형성 평가로서 전문가 검토처럼 단순한 사용자 인터페이스 평가방법은 비용 대비 꽤 효과적이지만, 좀 더 광범위한 형태의 사용자 인터페이스 평가는 더 큰 자원(즉, 시간, 돈, 직원, 자료, 기본 전제, 사용적합성 시험 참여자들 등)을 필요로 할 수 있다. 사용자 인터페이스 평가 계획은 제조자들이 필요한 자원에 대해 인식하고 필요한 자원들을 미리 잘 할당하도록 도와준다.

사용자 인터페이스 확인을 위해서 총괄 평가를 수행한다. 이상적으로는 설계 탐구를 위해 몇 번의 형성 평가를 거듭한 후 후속평가로 총괄 평가를 수행하며, 이 총괄 평가를 통해 사용적합성이 허용 가능하다는 것을 확인한다(즉, 사용 관련 위험이 제거되었거나 허용 가능한 수준으로 떨어진 것 등). 사용적합성 전문가들 사이의 경험을 통한 결론은 한 번 이상의 형성 평가를 수행하지 않은 의료기기의 경우 총괄 평가를 하면 반드시 설계 변경이 필요한 점들이 발견된다는 것이다.

2) 사용적합성 시험을 적용하는 경우

사용적합성 시험은 사용자 인터페이스 평가를 위해 필요한 데이터를 제공하기 위해 계획된다. 각 사용적합성 시험을 위한 계획은 사용적합성 시험의 목표와 사용된 방식을 설명하는 프로토콜의 형태로 작성된다. 이러한 프로토콜에는 다음 항목들에 대한 설명을 포함해야 한다.

① 각 의도한 사용자 그룹을 대표하는 사용적합성 시험 참여자들
② 의도한 사용환경을 대표하는 사용적합성 시험 환경과 다른 사용조건 : 사용자의 작업 수행에 영향을 줄 수 있는 특정한 사용조건을 의미하며, 다음과 같은 조건들을 포함할 수 있다.

〈표 5-4〉 사용적합성 방법의 적용

방법	하위 조항	사용자 조사	분석	설계 개념화	설계 이행	형성 평가	설계 최종	총괄 평가	생산 후 분석
자문단 검토	E.2	●	●	●	●	●	●	●	●
사용 시나리오 브레인스토밍	E.3		●	●		●			
인지적 시찰법	E.4	●		●		●			●
맥락질의	E.5	●		●					●
일상생활 분석	E.6	●	●	●					

방법	하위 조항	사용자 조사	분석	설계 개념화	설계 이행	형성 평가	설계 최종	총괄 평가	생산 후 분석
전문가 검토	E.7			●	●	●	●	●	
FMEA와 FTA	E.8	●	●	●	●	●	●	●	●
포커스 그룹	E.9	●	●	●	●	●	●		
기능분석	E.10	●		●	●	●			●
휴리스틱 분석	E.11	●		●		●	●		●
관찰	E.12	●						●	
일대일 인터뷰	E.13	●	●	●		●		●	●
참여적 디자인	E.14								
PCA 분석	E.15	●	●	●		●		●	
시뮬레이션	E.16	●				●		●	
기준 검토	E.17			●		●			
조사	E.18	●		●		●			●
과제 분석	E.19	●	●	●		●		●	●
시간과 동작 연구	E.20	●	●	●	●				
사용적합성 시험	16.2.4.	●				●		●	
업무량 평가	E.21	●	●	●	●	●			

* 출처 : IEC TR 62366-2:2016 Annex E

    ㉮ 조명, 소음 및 활동 수준 등의 위치 관련 조건

    ㉯ 개인 보호 장비(예 수술용 장갑 및 보호 안경)를 착용하고 의료기기를 사용하는 등의 직원 관련 조건

    ㉰ 스트레스 수준 및 팀 작업 등의 사회적 조건

③ 필요할 경우 사용적합성 시험 동안 제공될 부속 문서

④ 필요할 경우 사용적합성 시험 동안 제공될 사용자 교육, 사용자 교육과 사용적합성 시험 시작 사이에 최소한의 경과시간

사용적합성 시험이 정보 보안이나 사생활 법과 규정에 관한 정보를 포함하고 있을 경우, 이에 해당하는 법은 충분히 고려되고 준수되어야 한다. 따라서 임상시험심사위원회(IRB, Institutional Review Board) 심의와 고지에 입각한 동의가 필요할 수 있다.

나. 형성 평가 계획

형성 평가는 잠재적으로 위험한 사용 오류를 초래할 수 있는 사용자 인터페이스의 설계 단점들을 가려내는 효과적인 방법이다. 형성 평가를 위한 계획은 평가 방법, 사용자 인터페이스, 사용자 인터페이스 평가의 수행 시기 등을 다뤄야 한다.

5.7.2 형성 평가 계획
형성 평가를 위한 사용자 인터페이스 평가 계획은 다음 사항을 다뤄야 한다.
a) 사용할 평가 방법
비고 1 형성 평가의 목적은 사용자 인터페이스의 요소를 사용자가 인식할 수 있고 이해할 수 있으며 사용할 수 있는 정도를 조사하는 행위를 포함할 수 있다.
b) 평가할 사용자 인터페이스의 부분
c) 사용적합성 공학 프로세스에서 각 사용자 인터페이스 평가의 수행 시기
비고 2 제조자는 초기에 형성 평가에 중점을 두고 노력을 기울이는 것이 도움이 될 수 있다. 여기서 얻은 정보가 설계 프로세스에 중요하기 때문이다.

형성 평가는 쉽게 말해 사용자 인터페이스의 단점을 찾아내는 활동이므로 한 번에 모든 것을 확인하기 어렵다. 그러므로 계획 단계에서 의료기기의 복잡성, 위해가 될 수 있는 사용 오류의 잠재성, 개발 일정, 예산 등을 포함한 많은 요소에 따라 여러 번의 형성 평가를 계획하는 것이 좋다.

제조자는 적어도 2~3회 정도의 형성 평가 시행을 계획하는 것이 좀 더 안전하다. 분명한 것은 형성 평가를 대규모로 적게 하는 것보다 소규모로 수차례(예 2~3회 이상)하는 것이 더 생산적일 수 있다는 사실이다. '5.7.2 형성 평가 계획'에서는 형성 평가를 위한 사용자 인터페이스 평가 계획 시 포함되어야 하는 다음과 같은 항목에 대해 해설하고자 한다.

① 사용할 평가 방법
② 평가할 사용자 인터페이스의 부분
③ 사용적합성 공학 프로세스에서 각 사용자 인터페이스 평가의 수행 시기

형성 평가는 총괄 평가에 비해 일반적으로 소규모이고 비공식적이지만, 초기 콘셉트에서 완제품 수준의 시제품까지 설계가 진화해 나가면서 점점 더 평가의 규모가 커지고 공식적으로 되는 경향이 있다. 많은 사용적합성 공학 실무자들이 마지막 형성 평가를 총괄 평가방법론(예 총괄 평가 계획의 초기 버전)과 같은 것으로 선택한다. 그 방법론에서는 평가 참여자들이 단독으로 사용적합성 시험을 수행(예 여러 번의 형성 평가를 통해 사용자 선호도가 나타나는 사용적합성 시험 진행자-참여자 간의 대화 또는 진행자 도움 없이 진행)하도록 하고, 분석을 통해 알아낸 가장 높은 위험과 연관된 태스크를 수행하도록 한다.

따라서 마지막 형성 평가는 사전 총괄 평가라고 불릴 수 있다. 해결해야 할 어떠한 사용자 인터페이스 단점들이 아직 남아 있는지 발견해 내어 총괄 평가 동안에는 새로운 단점이 발견되지 않도록 하는 단계이다. 만약 제조자가 이전 형성 평가에서 이미 시행하지 않았다면, 구축된 사용적합성 목표들(안전성뿐만 아니라 상업성에 관련하여)에 대하여 주어진 의료기기의 성능을 평가하기에도 좋은 단계이다.

다. 총괄 평가 계획

총괄 평가는 사용자 인터페이스의 안전을 확증하기 위해 사용되며, 주로 의료기기 개발단계에서 설계 밸리데이션 활동의 일부로서 수행된다. 제조자는 최종 평가를 내리기 위해 총괄 평가를 수행하고 이를 통해 사용자 인터페이스가 사용 관련 위험 측면과 효과 측면에서 허용 가능할 만한 수준인지 결정해야 한다.

> **5.7.3 총괄 평가 계획**
> 선택한 각 위해 요인 관련 사용 시나리오(5.5 참조)의 경우 총괄 평가를 위한 사용자 인터페이스 평가 계획은 다음 사항을 규정해야 한다.
> a) 사용할 평가 방법 및 방법의 객관적 증거 산출에 대한 근거
> **비고 1** 안전성에 대한 정보의 총괄 평가는 사용자 인터페이스의 다른 부분과 다른 방법이 필요할 수 있다.
> b) 평가할 사용자 인터페이스의 부분
> c) 적용 가능한 경우, 안전성에 대한 정보를 지각할 수 있고 이해할 수 있으며 이 정보가 의료기기의 올바른 사용을 지원하는지 여부를 결정하기 위한 기준(4.1.3)
> **비고 2** 안전성에 대한 정보의 총괄 평가는 일반적으로 사용자 인터페이스의 나머지 부분에 대한 총괄 평가를 시작하기 전에 완료한다. 이는 다른 사용자를 대상으로 하는 별도의 사용적합성 시험이다.
> d) 총괄 평가 중 부속 문서의 가용성 및 사용자 교육 제공
> **비고 3** 총괄 평가는 실제 사용을 시뮬레이션하기 위해 계획의 일부로 사용자 교육을 적절하게 포함할 수 있다. 전형적인 기억이 잊히는 기간을 감안하려면 사용자 교육과 총괄 평가의 나머지 부분 사이에 적절한 대기 시간이 필요할 수 있다.
> e) 사용적합성 시험의 경우
>   • 사용적합성 시험 환경, 사용조건, 실제 사용조건을 적절하게 나타내는 근거
>   • 관찰된 사용 오류의 차후 분석을 위해 사용적합성 시험 중에 데이터 수집 방법
> 총괄 평가는 단일 평가 또는 다중 평가로 수행할 수 있다.
> **비고 4** 총괄 평가의 계획은 형성 평가를 완료할 때까지 끝날 수 없다.
> **비고 5** 위험 통제 수단의 적절성 평가를 위한 가이던스는 ISO 14971:2007, 항목 D.4(위험 평가 및 위험 허용가능성)에서 확인할 수 있다.

1) a)~d)의 경우

총괄 평가를 계획할 때는 5.5절에서 선택한 시나리오에 따라 실제로 위해 요인에 따라 사용 오류가 발생되는지 관찰하고 평가해야 한다. 그렇기 때문에 그 평가 방법에 대한 상세한 계획과 그 선택 근거에 대해서도 계획서에 반영되어야 한다. 또한 최종적으로 사용자 인터페이스를 평가하는 단계이므로 객관적으로 평가할 수 있는 외부 기관에서 진행하는 것이 추천된다. '5.7.3 총괄 평가 계획'에서는 총괄 평가를 위한 사용자 인터페이스 평가 계획 시 포함되어야 하는 다음과 같은 항목에 대해 해설하고자 한다.

① 사용할 평가 방법 및 방법의 객관적 증거 산출에 대한 근거
② 평가할 사용자 인터페이스의 부분
③ 적용 가능한 경우 안전성에 대한 정보를 지각할 수 있고 이해할 수 있으며, 이 정보가 의료기기의 올바른 사용을 지원하는지 여부를 결정하기 위한 기준(4.1.3 사용적합성과 관련된 안전성 정보)
④ 총괄 평가 중 부속 문서의 가용성 및 사용자 교육 제공

부속 문서는 의료기기 사용자 인터페이스의 일부이며 사용자가 총괄 평가 중에 실제 사용을 시뮬레이션하기 위해 적절하게 사용할 수 있어야 한다. 총괄 평가는 의도한 사용자로 실제 사용을 시뮬레이션하기 위한 것이며, 그 목적은 위해 요인 관련 사용 시나리오와 관련된 작업의 성공적인 완료에 관한 사용자 인터페이스의 사용적합성을 평가하는 것이다. 총괄 평가에서 실제 사용을 현실에 맞게 시뮬레이션하기 위해서는 사용자가 실제 부속 문서를 사용할 수 있어야 하고 사용자는 예상되는 사용자 교육을 받아야 한다.

사용자 교육이 위험 통제 수단이며 사용 이전에 위험이 예상되는 경우 사용자 교육을 받아야 하고 기억이 잊히는 기간을 위해 사용자 교육 이후 적절한 경과시간이 발생해야 한다. 이 경우에 사용자 교육이 위험 통제 수단이므로 총괄 평가는 사용자 교육이 실제 방식으로 제공되지 않은 경우 '위험 통제 수단으로서의 유효성'을 평가할 수 없다. 마찬가지로 사용자가 실제 방식으로 부속 문서를 사용할 수 없는 경우 '위험 통제 수단으로서의 유효성'은 평가할 수 없다. '위험 통제 수단으로서의 유효성'은 정의된 용어인 유효성이 아니라 ISO 14971:2019, 7.2(위험 통제조치의 실행)와 관련되어 있다.

2) e) 사용적합성 시험의 경우

사용적합성의 총괄 평가는 공식적인 수용 기준이 있다. 사용자가 위해 요인 관련 사용 시나리오와 관련된 작업을 성공적으로 완료했는지 여부를 결정하기 위한 기준을 문서화해야 한다. 이러한 기준은 ISO 14971:2019, 4.4 d(위해의 발생 가능성이 산정될 수 없을 때, 허용 가능한 위험을 결정하기 위한 제조자의 정책을 기반으로 허용 위험에 대한 기준을 포함한 위험허용기준)의 요구에 따라 위험 허용 가능성의 기준과 일치한다. 게다가 이러한 기준은 ISO 14971:2019, 4.2(경영 책임)의 요구에 따라 위험 허용 가능성 기준을 설정하는 제조자의 정책과 일치해야 한다. 이러한 기준을 나타내기 위해 가능한 한 가지는 위해를 일으키는 사용 오류가 발생하지 않는 것이다. 또 다른 방법은 사용 오류가 허용할 수 없는 위험을 일으키지 않는 것이다.

사용 오류가 발생하지 않더라도 사용자가 작업을 수행하는 동안 사용상의 어려움이 있을 수 있다. 이때 사용상의 어려움은 사용 오류가 될 수 있으며 위해를 일으킬 수 있다. 예를 들어, 사용적합성 시험에서 사용상의 어려움은 사용자가 기기를 사용하기 전 망설이거나 살펴보거나 부속 문서를 읽어보거나, 사용적합성 시험 후 인터뷰 중에 어떤 것이 하기 힘들었는지에 대한 의견 말하기로 나타날 수 있다. 이러한 사용상의 어려움은 사용자 스스로의 혼동으로 인해 일어날 수 있다. 또한 다수의 사용자, 다양한 사용조건에서 사용 오류 발생 가능성이 높은 사용자 인터페이스의 특징을 나타낼 수 있다. 사용상의 어려움에 관한 실례는 다음과 같다.

① 사용자가 환자 모니터의 알람 제한을 볼 수 있는 화면을 찾기 전에 여러 의료기기의 디스플레이 화면을 살펴본다.
② 사용자가 눈금 표시가 배경 표면과 구분이 어려운 가는 선으로 되어 있기 때문에 미리 채워진 유리 주사기의 눈금 표시를 읽기 어렵다고 말한다.
③ 사용자가 세게 잡아당겨 멸균된 의료기기가 담긴 상자를 열려고 한다. 갑자기 상자가 찢어지면서 열리더니 그 안의 내용물이 대부분 쏟아져 나왔다.
④ 사용자가 액체 튜브를 제자리에 두기 위해 공기 감지기에 반복해서 넣는다.
⑤ 사용자가 주입 펌프의 디스플레이에 섬광이 있어 읽기 어렵다고 말한다. 따라서 사용자가 올바른 주입 속도를 파악하려고 하다가 마침내 주입 속도 설정에 성공한다.

사업적인 관점보다 허용 가능한 위험 관점에서 봤을 때 총괄 평가의 목적은 사용자 인터페이스가 사용이 효과적인가, 잠재적으로 위험한 사용 오류로부터 사용자 및 환자를 보호하는가를 확인하기 위한 것이다. 이러한 평가는 최종 또는 완제품 수준의 사용자 인터페이스 단계에서만 이루어질 수 있다. 사용적합성 시험이 성공적인 경우 사용자 인터페이스가 허용 가능하다는 증명이 될 수 있다(예 위험 통제 수단은 효과적이고 전반적인 위험이 허용 가능한 수준까지 떨어졌다).

총괄 평가는 어떤 의료기기가 사용자에 대하여 안전하게 사용될 수 있는지를 확인하는 최종 점검 단계이다. 단, 추후에 임상시험에서 의료기기의 허용 가능한 사용 관련 위험에 대해 적절한 증거를 도출해내기 위해 추가 사용적합성 시험을 필요로 하지 않아야 한다. 그러므로 이런 평가는 제조자가 임상시험에서 의료기기 사용허가를 받기 전, 또는 추후 의료기기를 시장에 출시하기 전에 필요하다. 이미 존재하고 있던 의료기기의 최신 버전을 개발할 때 제조자는 이전 사용자 인터페이스의 적절성은 총괄 평가라는 수단을 통해 이미 평가받았다고 가정하고, 이번 총괄 평가에서는 사용자 인터페이스에서 새로이 추가된 부분, 수정된 부분의 적절성을 확인하는 데 주력하면 된다. 이 경우 총괄 평가는 종종 '가교연구'라고 불린다. 그러나 만약 이전 의료기기 버전에 대해 총괄 평가를 수행하지 않았다면 제조자는 전체적인 사용자 인터페이스의 적절성을 확인하기 위해 종합적인 총괄 평가를 수행해야만 한다. 해당 의료기기의 이전 모델에 대한 시험적 사용기록이 있다고 해도 사용자 인터페이스 구버전은 사용적합성 시험을 면제받을 수 없다. 이 경우 기기는 출처 미상의 사용적합성으로 취급되며, IEC 62366-1:2015/AMD1:2020의 부속서 C에 따라 다시 평가되어야 한다.

C2. 기원이 확인되지 않은 사용자 인터페이스에 대한 사용적합성 공학 프로세스

C2.1. *사용 사양서
제조자는 5.1의 요구에 따라 사용 사양서를 수립해야 한다. 제조자는 사용적합성 공학 파일에 이 사용 사양서를 저장해야 한다.

C.2.2 *생산 후 정보의 검토
UOUP 의료기기의 제조자는 불만사항 및 사고 또는 미발생 사고에 관한 현장 보고서를 포함하여 사용 가능한 생산 후 정보를 검토해야 한다. 위해상황을 일으킬 수 있는 사용 오류의 파악된 모든 사례 또는 적절하지 않은 사용성으로 인해 발생할 수 있는 위해 요인, 또는 위해상황을 현장 정보에서 제안한 사례는 사용성 공학 파일에 저장하고 C.2.3 및 C.2.4에서 다루어야 한다.

C.2.3 사용적합성과 관련된 위해 요인 및 위해상황
제조자는 UOUP 의료기기의 위험 분석을 검토하고, 사용성과 관련된 위해 요인 및 위해 상황이 식별되고 문서화되었는지 확인해야 한다.

C.2.4 위험 통제
제조자는 적절한 위험 통제 수단이 C.2.3에서 파악된 모든 위해 요인 및 위해 상황에 맞게 구현되었으며, 모든 위해 요인이 위험 평가에 따라 허용 가능한 수준으로 감소되었는지 확인하고 이를 문서화해야 한다.
제조자가 허용 가능한 수준으로 위험을 감소시키기 위해 사용자 인터페이스의 부분을 변경하기로 결정한 경우, 해당 변경 부분은 UOUP로 간주하지 않으며 5.1~5.9의 요구사항에 적용해야 한다.

C.2.5 잔여위험 평가
C.2.3 및 C.2.4 단계를 수행하여 파악된 새로운 정보를 기반으로 제조자는 KS P ISO 14971:2019, 7.3에 따라 전체 잔여위험을 다시 평가하고, 사용성 공학 파일 또는 위험 관리 파일에 그 결과를 문서화해야 한다.

* 출처 : KS P IEC 62366-1:2020 부속서 C, IEC 62366-1:2015/AMD1 2020 부속서 C

5.8 사용자 인터페이스의 설계, 구현 및 형성 평가의 수행(Perform user interface design, implementation and formative evaluation, Step 8)

제조자는 의료기기 개발을 위해서 사용자 인터페이스 설계와 구현을 해야 한다. 그리고 형성 평가는 구현 초기 과정에서 사용자 인터페이스 설계와 함께 진행하여 사용 오류를 발생시킬 수 있는 단점들을 발견해야 한다.

> **5.8 사용자 인터페이스 설계, 구현 및 형성 평가 수행**
> 제조자는 사용자 인터페이스 사양서에 명시된 부속 문서(필요한 경우), 사용자 교육 역량(필요한 경우)을 포함하여 사용자 인터페이스를 설계 및 구현해야 한다.
> 제조자는 형성 평가를 포함하여 사용적합성 공학 방법 및 기법을 적절하게 활용하여 기기의 설계 및 구현 목적을 달성해야 한다. 활용한 형성 평가의 결과는 사용적합성 공학 파일에 기록해 두어야 한다. 새로운 사용 오류, 위험, 위해상황 또는 위해 요인 관련 사용 시나리오가 이 단계 중에 발견되는 경우 제조자는 항목 5의 단계를 적절하게 반복해야 한다.
> **비고 1** ISO 14971:2019, 7.5항(위험 통제조치로부터 발생하는 위험)에 따라 다른 위해 요인 또는 위해상황이 발생했는지 확인하려면 사용적합성 공학 프로세스로 인한 설계변경사항을 검토해야 한다.
> 의도한 사용자가 의료기기를 안전하게 사용하기 위해서 특정 의료기기에 대한 사용자 교육이 필요하다면 제조자는 다음 사항 중 하나 이상을 수행하여 의료기기의 예상 사용 수명 동안 사용자 교육 역량을 설계하고 이를 구현해야 한다.
> - 사용자 교육에 필요한 자료 제공
> - 사용자 교육에 필요한 자료를 사용할 수 있도록 보장
> - 사용자 교육이 가능하도록 규정, 또는
> - 사용자를 사용자 교육할 수 있는 책임 있는 조직이 사용자 교육이 가능하도록 규정
> **비고 2** 사용자 교육 역량은 책임 있는 조직이 의료기기의 예상 서비스 기간 동안 사용자에게 사용자 교육을 제공할 수 있도록 하기 위한 것이다.

사용적합성 공학 활동 중 실질적인 사용적합성 시험이라고 한다면 형성 평가부터 그 시작점에 해당될 것이다. 제조자는 형성 평가란 무엇이며 어떻게 진행해야 하는지 그리고 그 수행 이유에 대해서 가장 궁금할 것이다. 5.8절에서는 형성 평가에 대한 이해를 돕기 위해 총 4가지로 나누어 해설하고자 한다.

가. 형성 평가(Formative evaluation)

형성 평가에서 가장 중요한 키워드는 초기, 반복, 사용 오류 발견 등 3가지로 축약할 수 있다. 형성 평가는 사용자 인터페이스 설계가 완성되었다고 고려되었을 때가 아닌 개발 도중에 평가하는 것을 원칙으로 한다. 형성 평가는 간단한 활동이어서 그 목표자체가 사용자 인터페이스 설계상의 장점과 개선될 여지에 대해 알아가는 과정이라는 개념을 염두에 두는 것이 좋다. 결국 형성 평가는 사용자 인터페이스 설계 및 구현 초기 단계에서 사용 오류와 같은 개선될 부분을 찾기 위해서 반복적으로 진행되어야 한다는 점이 중요하다.

나. 사용자 인터페이스 설계 및 구현 방법

제조자는 형성 평가가 사용자 인터페이스 초기 설계 단계에서 그리고 구현에서 어떻게 사용되는지 알아야 한다. 사용자 인터페이스의 설계에는 사용자의 필요성 및 요구사항에 초점을 맞춰야 한다. 사용자

인터페이스 설계를 위해서는 다양한 학문의 전문가로 팀을 구성하는 접근법이 필요하다. 이 팀은 실제 이 기기를 사용할 사용자, 엔지니어, 사용자 인터페이스 전문가, 인지심리학자, 멀티미디어 프로그래머, 사용 적합성 엔지니어, 마케팅 및 사용자 교육 담당자를 포함할 수 있다. 제조자는 사용자 인터페이스 설계 및 개발을 반복적으로 수행해야 한다. 초기에 형성 평가를 포함하여 사용적합성 공학을 시작하고 이를 의료기기 설계 및 개발 프로세스의 전반에 걸쳐 반복적으로 수행해야 한다.

1) 컨셉 모델 개발

의료기기의 컨셉 모델은 사용자 인터페이스의 전반적이고 일반적인 조직을 나타낸다. 컨셉 모델 다이어그램은 이러한 컨셉 문서화에 사용될 수 있다. 컨셉 모델은 사용자 인터페이스 구조 다이어그램이나 좀 더 단순하게는 세팅, 치료, 유지, 결과 내역 같은 이름을 붙인 부분 등으로 나타낼 수 있다. 컨셉 모델의 경우 사용자 인터페이스 요소에서 하드웨어와 소프트웨어를 각각 따로 떼어 구분할 필요는 없다.

제조자는 일관성 있는 컨셉 모델이 좋은 사용자 인터페이스 디자인의 기초라는 점을 염두에 두어야 한다. 컨트롤 패널 배열이나 컴퓨터 화면 일부를 좀 더 추상적인 형태로 비교해서 적절한 것을 선택할 수 있다. 이러한 예시에 대한 사용자 피드백은 형성 평가를 통해 수집될 수 있다.

소프트웨어와 하드웨어 개발은 평행하게 설계되어야 하며 제조자는 이 두 개의 통합이 적합하게 연동되도록 만전을 기해야 한다. 하지만 소프트웨어와 하드웨어의 연동이 의료기기의 궁극적인 안전과 사용 적합성을 저해하지 않도록 해야 한다.

2) 소프트웨어 사용자 인터페이스 설계(적용 가능 시)

소프트웨어 사용자 인터페이스 설계 접근에는 다양한 방식이 있다. 가장 이상적인 접근은 제조자가 기존의 소프트웨어 사용자 인터페이스를 수정하느냐, 아니면 완전히 새로운 것을 창조하느냐 등 제조자의 의도에 따라 달라질 것이다. 이번 하위 조항은 후자에 대한 접근 방식을 다루고 있다. 필요하다면 이 접근 방식을 기존의 소프트웨어 사용자 인터페이스를 수정하는 프로세스에 적용할 수 있도록 맞출 수도 있을 것이다.

가) 사용자 인터페이스 요구사항과 제약 검토

소프트웨어 사용자 인터페이스 개발 주도자인 제조자들은 사용자의 요구에 대한 이해에 근간을 두고 있는 사용자 인터페이스 요구사항, 의료기기 사용 시나리오, 가능한 사용환경 등을 검토하여야 한다. 가상 의료기기(꼭 다른 의료기기일 필요는 없다)의 소프트웨어 관련 사용자 인터페이스 요구사항은 아래와 같다.

① 사용자는 소프트웨어 안에서 현재 진입한 단계가 어디인지 알 수 있고, 지금 하고 있는 태스크 진행 상황을 알도록 하기 위해 모든 화면마다 의미 있는 제목을 달아야 한다.

② 지금 진행 중인 기능에서 사용자가 3초 이상 기다려야 할 경우, 관련 화면에 진행 표시를 나타내 주어야만 한다.

③ 모든 화면에서 적어도 한 개의 움직이는 요소를 넣어서 사용자가 화면이 잘못되었음을 알아볼 수 있게 한다.

④ 글씨는 적어도 14포인트 이상이어야 일반보다 시력이 약한 사용자들(예) 평소 원시지만 독서용 안경을 쓰지 않은 사용자들)이 알아보기 쉬울 것이다.

나) 소프트웨어 사용자 인터페이스 구조 개발

콘셉트 모델을 기반으로 제조자는 다양한 소프트웨어 사용자 인터페이스 구조 및 상위 레벨의 메뉴 이동 방식을 탐색해 보아야 한다. 이 구조는 관련 사용자 메뉴 이동 방식을 보여주는 화면 흐름 등으로 나타낼 수 있다. 설계의 관점은 특정 화면의 기능 세부 사항보다는 다양한 화면 종류의 전반적인 목적 등에 중점을 두어야 한다.

소프트웨어 사용자 인터페이스를 설계할 때 꼭 고려되어야 할 요소는 다음과 같다.

① 태스크에 적합한가?
② 별도의 설명이 없이도 알아볼 수 있는가?
③ 사용자 예상과 동일한가?
④ 사용 방법을 습득하기에 적절한가?
⑤ 다루기 쉬운가?
⑥ 오류 허용치는 적절한가?
⑦ 개별화에 적합한가?

다) 와이어프레임 설계

소프트웨어 화면이나 메뉴이동 구조 등은 사용자 인터페이스 구조와 일관성 있게 설계되어야 한다. 화면 초기 설계의 한 가지 옵션은 불필요한 것을 다 제거한 화면을 만드는 것이다. 이는 와이어프레임(Wireframes)이라고도 불리며, 화면 항목들을 나타내기 위해 일반적인 양식을 사용하여 내용을 표현한다. 이런 와이어프레임은 제조업체가 화면 구성을 위한 내부적인 토의를 원활하게 하는 수단으로 직접적으로 사용된다. 또한, 토의를 통해 제안된 메뉴와 기능을 구현하기 위해 작동 가능한 시제품(Working prototypes)에 탑재할 수 있다.

와이어프레임 설계는 직접 보고 느끼는(Look and feel) 접근 방법을 통해 몇몇 대표적인 화면들을 선택하고 다양한 디자인을 할 수 있는 두 가지 과정을 동시에 진행할 수 있다. 이 설계 프로세스의 이점은 필요한 화면의 전체 집합체의 대체 버전을 만들어 낼 때 필요한 시간과 노력을 불필요하게 투자하는 것을 피할 수 있다는 것이다.

하지만 와이어프레임 사용과 관련하여 고려할 점이 있는데, 바로 예상되는 사용자와 개발 조직의 설계 검토자가 와이어프레임을 이해하는 데 어려움이 있을 수 있다는 것이다. 미적인 요소가 아닌 화면의 콘텐츠에 정확하게 대응하는 것에 어려움을 느낄 수도 있다. 또한 와이어프레임으로만 한 사용적합성 시험에서는 발견하기 어려운 시각적 설계의 모호함이 사용자 상호작용에 중대하게 영향을 끼칠 수 있다. 그러므로 설계 초반에 비교적 현실적이고 동시에 유연한 시각적 스타일을 반영한 단순명료한 화면을 만들어 내는 것이 중요하다. 이런 접근 방식을 통해 설계자들은 화면상의 특징을 좀 더 잘 알아볼 수 있을 만한 배열, 색깔 등의 시각적 요소를 이용할 수 있다. 또한 이런 시각적 설계를 통해 와이어프레임에서는 표현되지 않은 사용자와 인터페이스 간 상호 중요 정보에 대해 의사소통을 도모할 수 있다.

사용자 인터페이스 구조와 화면이 점점 더 충실하게 구성됨에 따라 제조자는 사용자 피드백을 추구해야 한다. 한 가지 접근 방법은 인지적 시찰법을 사용해서 형성 평가를 수행하는 것이다. 이 방식은 대표적인 사용자가 정지 상태의 화면(프린트, 디지털 이미지, 슬라이드 발표 등)을 보고 자신이 이해한 바를 설명하도록 하는 것이다. 또 다른 접근 방법은 신속하게 시제품을 만들어주는 다양한 도구를 이용하여 초기 컴퓨터 기반 동작이 가능한 시제품을 한 개 이상 만든 후, 화면과 메뉴 이동 구조를 실제 사용 가능한 시뮬레이션으로 만들어 형성 평가에 시행하는 것이다. 후자의 장점은 정지 상태의 화면에서 비현실적인 부분 때문에 생겨나는 사용적합성 문제가 명확하게 발견되고 문제의 가능성을 줄여준다는 것이다.

라) 화면 템플릿 설계

제조자는 화면 콘텐츠가 적절하게 잘 정의된 후에(비록 추후 다시 조정할 것이긴 하지만) 화면 템플릿의 일관성이 유지되도록 개발해야 한다. 기준 위치, 화면이 켜졌을 때 제목, 주제, 데이터 레이블, 사용자 사용 범위, 그림, 시각적인 경보 신호, 데이터 입력과 출력 화면 등의 요소들이 어떻게 보일지 정의한다. 환자/치료 상태 정보를 보여주거나 파라미터 조정을 가능하게 하거나, 지난 파라미터 값과 경보 상황 다시보기를 가능하게 하거나, 장비 전원 차단을 나타내는 등의 템플릿을 5개에서 10개 정도 만들어 화면 개발을 용이하게 하는 것이 일반적이다.

3) 하드웨어 사용자 인터페이스 설계(적용 가능 시)

하드웨어 사용자 인터페이스 설계는 탑-다운(top-down) 또는 바텀-업(bottom-up) 방식 모두 가능하지만 주로 전자를 선호한다. 탑-다운 방식은 어떻게 사용자들이 넓은 의미에서 사용자와 상호작용하는지 그려봄으로써 시작할 수 있다. 처음에는 사용자 인터페이스의 전반적인 조직을 고려하고 후에 좀 더 세세한 하드웨어 요소들에 초점을 맞출 수 있다. 바텀-업 접근 방식은 기능적인 요구사항을 처리하기 위해 몇몇 요소들을 선택하고 그 후에 논리적인 방식으로 조직하는 것이다. 후자의 접근 방식을 적용하였을 경우, 기기가 작동은 하겠지만 전체가 통합되었을 경우, 특히 복잡한 사용자 인터페이스라면 제 기능을 잘 못할 가능성도 있다. 두 가지 접근 방식을 동시에 사용해서 설계·개발하는 것이 좀 더 유용할 것이다.

가) 사용자 인터페이스 요구사항과 제약 검토

하드웨어 사용자 인터페이스를 개발하기 전에 제조자는 사용자 인터페이스 요구사항을 먼저 검토해야 한다. 이 요구사항은 사용자의 필요, 의료기기 사용 시나리오와 가능한 사용환경을 잘 이해해야 알 수 있는 것이다. 하드웨어 관련 사용자 인터페이스 요구사항의 예는 다음을 포함한다.

〈작성 예시〉
• 작동원리상 접속부가 노출되지 않는다.
• 연결 장치끼리 잘못 접속되지 않도록 예방한다.

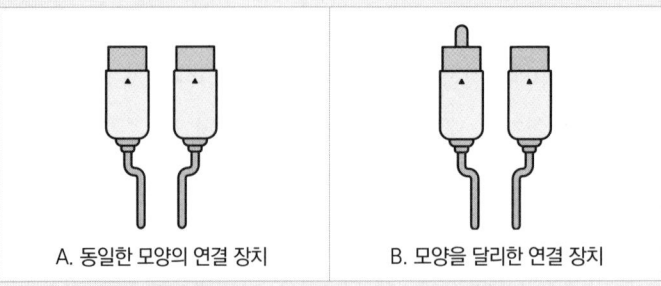

| 그림 5-15 | 의료기기 사용 중 잘못 접속되는 오류 예방의 예

• 예방장치나 안전장치가 승인받지 않은 사용자의 의료기기 사용을 예방한다.
• 예방장치나 안전장치가 의료기기의 의도되지 않은 출력으로부터 환자나 사용자를 보호해야 한다.

나) 콘셉트 스케치 개발

하드웨어 사용자 인터페이스는 간단한 수준의 컨트롤을 제공하는 디자인 또는 컨트롤 패널이 복잡하여 새로운 사용자가 사용하기는 어려운 디자인이 있을 수 있다. 그리고 이 두 가지 중간 수준의 디자인 형태가 있을 수 있다. 이러한 연유로 다수의 하드웨어 설계 스케치나 3D 시제품을 만들어서 사용자 피드백을 얻는 것(예 형성 평가)이 도움될 수 있다. 이러한 피드백은 어떤 콘셉트가 가장 유망하며 추후 개발이 가능할지 여부를 결정하기 위해 이루어지는 엔지니어링 분석 결과의 보완 자료가 된다. [그림 5-16]에 다수의 콘셉트에서 소수의 콘셉트, 그리고 소수의 콘셉트에서 가장 선호되는 콘셉트로 발전하는 과정을 나타내었다.

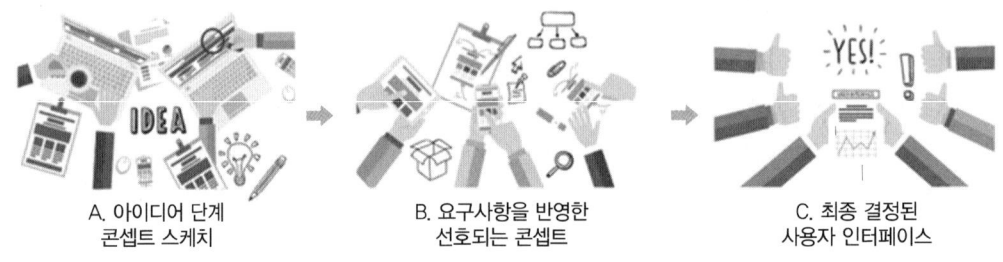

| 그림 5-16 | 다수의 콘셉트에서 소수의 콘셉트로, 다시 선호되는 콘셉트로 사용자 인터페이스 설계의 진행

사용자 인터페이스 설계는 수립된 사용자 인터페이스 요구사항을 충족시켜야 한다. 그러므로 주로 기술적인 능력과 제약에 기반한 설계보다는 의도한 사용자에 맞는 솔루션을 만드는 것이 중요하다. 사용자 인터페이스 설계 프로세스는 반복적으로 이루어진다. 결국 사용자 인터페이스 설계는 사용자의 요구를 충족시켜주는 요구사항으로 이어지고, 사용자 인터페이스는 사용자가 모든 위해 요인 기반 사용 시나리오

에서 사용 오류 없이 기기를 사용할 수 있도록 해 준다.

　사용 오류와 그로 인해 나타날 수 있는 가능한 위해 요인을 예방하는 가장 좋은 방법은 위해와 위해상황을 함께 제거해 버리는 것이다. 아래 항목을 통해 위해 요인과 상황을 제거하는 방법의 예를 나타내었다.

〈작성 예시〉
- 중요한 기기 조작에 관한 물리적인 보호
- 사고로 이어질 수 있는 기기 인터페이스 조작 등을 막을 수 있는 시스템
- 사용자들이 중대한 행위(예 기능 선택, 버튼 누름 등)를 할 때 다시 한 번 확인하도록 요구하는 시스템
- 사용 오류를 막을 수 있는 기능을 탑재한 설계를 만들어 내는 것

　이런 위험 통제 수단은 신중하게 사용되어야 하고 철저히 분석되어야 하며, 이후 이러한 수단들을 시행했을 때 동작 지연 같은 새로운 위해상황이 추가되지 않도록 해야 한다. 위험 통제에도 불구하고 사용 오류가 일어날 때, 경보 신호는 사용자의 주의를 끌고 위해상황이 생기기 전에 바로잡을 기회를 주는 효과적인 방법이 될 수 있다. 그러나 제조자는 경고, 지시, 사용자 교육 등을 사용 오류를 막기 위한 주요 수단으로 생각해서는 안 된다.

　의료기기 안전성과 사용적합성을 확보하기 위한 목표와 일관되게, 제조자는 높은 품질의 사용자 인터페이스를 만들어내는 데 집중해야 한다. 제조자는 엔지니어링과 제작에 관한 결정을 내릴 때 사용자 인터페이스 요구사항을 충분히 고려할 수 있도록 올바른 절차를 구축해야만 한다. 제조자는 사용자 인터페이스 설계에서 단지 사용적합성 공학 파일을 채워 넣기 위한 자료를 만드는 등의 행정적 일들에만 집중하는 실수를 범하지 않고, 실질적으로 탁월한 설계를 해내는 데 집중해야 한다. 안전하고 사용성이 좋고, 만족스러운 의료기기 설계에는 설계 전문성이 적용되어야 한다. 제조자는 안전 정보나 의료기기 자체의 사용적합성 시험 프로세스를 반복해서 시행함으로써 부속 문서, 그 중에서도 특히 사용에 관한 정보를 설계해야만 한다. 요구사항은 사용적합성 공학 프로세스 단계 동안 개선되거나 바뀔 수 있다.

다. 사용자 교육과 사용자 교육에 필요한 자료 설계

　의료기기의 안전한 사용을 위해서 사용자 교육이 필요하다면 제조자가 사용자 교육의 범위, 사용자 교육 자료의 범위, 사용자 교육이 필요한 사용자 그룹의 범위를 지정해야 한다. 어떤 경우에는 사용자 교육의 정도가 간단할 수 있다. 하지만 어떤 경우에는, 특히 전문 의료진보다 일반인이 사용하는 의료기기와 같은 경우 좀 더 광범위한 사용자 교육이 필요할 수 있다. 따라서 의료기기 개발 초기에 사용자 교육 요구사항에 주의를 기울이는 것이 중요하다. 사용자 교육 요구사항은 사용자 인터페이스 설계 동안 의료기기 자체에 사용자 교육 자료를 포함할 것인지 말 것인지와 같은 결정을 내릴 때 사용할 수 있다. 사용자 인터페이스의 다른 면도 그렇지만 사용자 교육 요구사항은 설계 단계에 걸쳐 점차적으로 개선해 가며 설계 변경과 함께 업데이트 되어야만 한다. 결국 사용자 교육 및 사용자 교육에 필요한 자료는 개발 초기 단계부터 형성 평가를 통해서 수집되어야 한다는 것이다.

1) 사용자 교육용 자료

탑재용 사용자 교육 자료, 컴퓨터 기반 도움, 퀵 가이드 매뉴얼(Quick guide manual), 부속 문서 등 사용에 관한 지시 사항이나 기술적 설명을 해 놓은 의료기기 사용자 교육용 자료에 관한 작업은 설계 프로세스 동안 실행 가능할 때 즉시 착수해야만 한다.

사용자 교육용 자료는 소프트웨어와 하드웨어 사용자 인터페이스 설계가 충분히 완성되기 전에는 완전히 개발될 수 없다. 하지만 사용자 교육용 자료에 대한 초반 콘셉트 작업을 해 두면 설계 개선 시 개발될 사용자 교육용 자료의 목적을 명료히 밝힐 수 있다.

> 〈작성 예시〉
> **사용자 교육용 자료에 대한 초반 콘셉트의 예**
> - 탑재된 도움 시스템의 범위, 기초 가이드 또는 자세한 가이드를 제공
> - 의료기기 자체에 탑재된 경보 기능 필요 여부
> - 퀵 메뉴얼과 부속 문서를 의료기기 내에 저장할 공간 확보 또는 의료기기에 첨부할 필요 여부

사용자 인터페이스 사양서에 포함된 사용자 교육 요구사항은 사용자 교육 자료 개발의 길잡이가 된다. 제조자는 사용 오류 분석 결과를 통해 사용자 교육 자료의 설계 세부 사항을 설정해야 한다.

사용자 인터페이스의 다른 부분과 마찬가지로, 사용자 교육 자료는 총괄 평가 이전에 세세한 설계 단계 동안 형성 평가에서 사용적합성 시험하는 것이 중요하다. 사용자 교육 자료는 의료기기의 위험 통제 수단이 된다. 즉, 사용자 교육 자료는 안전성 정보가 될 것이기 때문에 특히나 중요하다. 안전성 정보를 개발할 때 이 정보가 누구에게 어떻게 제공될지 알아내는 것이 중요하다.

제조자는 위험, 노출의 결과, 위해 요인을 예방하기 위해 어떤 일을 해야 하며 어떤 일을 하지 않아야 하는지에 대한 설명을 사용자 교육용 자료에 제공해야 한다.

> 〈작성 예시〉
> **사용자 교육용 자료에 제공해야 하는 정보의 예**
> - 행동, 위험, 경고, 주의, 공지 등을 분류하기 위해 적합한 우선순위
> - 필요한 정보의 세부사항
> - 안전성 정보의 장소
> - 명료함과 이해 가능성을 확보하기 위해 사용되는 말이나 그림
> - 즉각적인 수신인(예 사용자, 서비스 인력, 설치자, 환자)
> - 정보 제공을 위한 적합한 매체(예 사용설명서, 레이블)
> - 규제 요구사항 등

적합한 사용자 교육용 매체 선택은 반드시 사용자 교육용 자료 설계 시 이루어져야 한다. 제조자는 사용자 교육용 자료 측면에서 그 어느 때보다 많은 선택권을 가지고 있다. 다양한 매체의 형태들은 정보 전달에 있어서 각자 자신만의 강점과 약점을 가지고 있다. 이 강점과 약점은 사용자의 유형, 의료기기 사용 맥락, 지시 도중 전달되는 특정 정보에 따라 달라질 수 있다.

〈작성 예시〉
혈당측정기에 대해 완전히 새로운 일반인 사용자에게 사용자 매뉴얼 인쇄물 하나만으로 그 사용 절차를 가르치기는 매우 어려울 수 있다. 주입에 관련된 여러 가지 신체적 행동과 소리 등을 적절하게 알려 주기 위해서는 인쇄물보다는 동영상이나 음성 서비스가 여러모로 이점이 있다.
또한, 글로만 이루어진 사용자 매뉴얼은 효과적이지 않다. 신체적 행동이나 의료기기의 작동 특성을 나타낼 수 있는 그림을 순서에 맞게 배열하는 것이 보다 효율적일 수 있다.

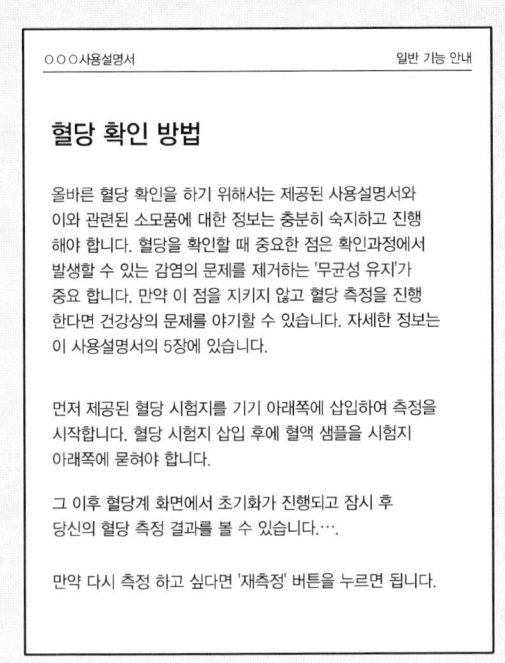
A. 글 위주의 사용자 매뉴얼

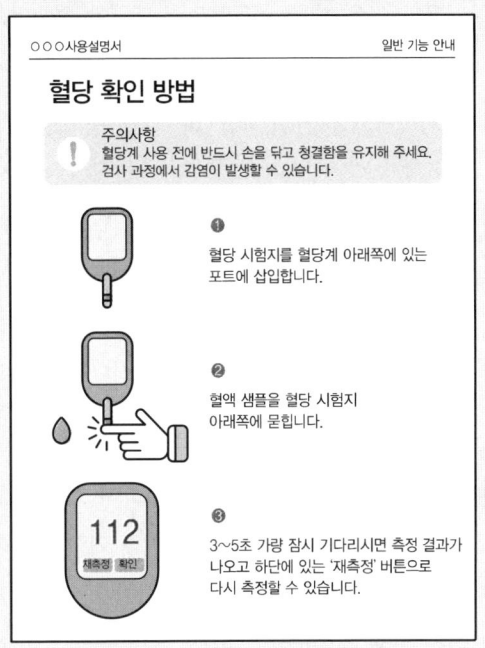
B. 그림과 순서를 강조한 사용자 매뉴얼

그림 5-17 효과적인 사용자 매뉴얼의 예

2) 사용자 교육

제조자는 의료기기 개발 활동들이 거의 막바지에 다다르고 나서야 사용자 교육 프로그램을 개발해도 된다고 생각할지도 모르지만, 사용자 교육은 개발 프로세스 초기에 고려하는 것이 유용하다. 해당 의료기기를 처음 사용하는 사용자도 쉽게 이해가 가능한지, 미리 정의된 가동 지식이나 기술이 필요한지와 같은 장비의 특징이 사용자 교육 개발 프로세스 초기에 고려되어야 한다.

사용자 교육 개발 프로세스 초기에 고려된 장비의 특징은 의도한 사용자가 해당 의료기기 사용 전에 사용자 교육을 다 받을지, 일부분만 받을지, 아예 안 받을지 등의 사용자 교육 개발 방향을 결정하는 것에 큰 영향을 미친다. 그 필요 여부에 대한 결정은 앞서 수립한 의료기기 사용 사양서를 고려하여 현실에 맞게 정해져야 한다.

어떠한 의료기기 사용자 교육이든 그 목적은 사용자가 의료기기를 안전하고 효과적으로 사용할 수 있는 충분한 지식과 기술을 알려 주는 것이다. 사용자 교육자는 새로운 사용자가 직관이나 관련 경험에 기초해서 익숙지 않은 의료기기를 사용하려 할 때 맞닥뜨릴 수 있는 장애물을 극복할 수 있도록 도와주어야 한다. 사용자 교육에 관한 자료를 개발할 경우 다음과 같은 내용을 고려해 볼 수 있다.

① 의도한 사용자 중 누가 사용자 교육을 받도록 의도되어 있는가?
② 사용자에게 의료기기에 대해 소개하는 과정에서 언제 사용자 교육이 이루어져야 하는가?
③ 사용자 교육을 얼마나 많이 제공해야 하며 얼마나 많은 세션이 필요한가?
④ 사용자 교육 매체는 무엇을 선택해야 하는가(예 문서, 슬라이드쇼, 비디오)?
⑤ 누가 사용자 교육을 진행할 것인가(예 제조자에 소속된 사용자 교육자, 영업사원)?
⑥ 필요한 모든 위해 관련 사용 시나리오 해결을 위해 사용자 교육에서 다루어야 할 주제는 무엇인가?
⑦ 사용자가 의료기기를 안전하고 효과적으로 작동할 준비가 되어 있는지 확인하기 위해 어떤 핵심능력 확인이 시행되어야 하는가(필요하다면 진행)?
⑧ 사용자 교육 후에 실제 의료기기 사용까지 시간 간격이 얼마나 될 것인가?(예 사용자 교육 후에 기억이 잊히기 시작하는 기간)
⑨ 사용자 교육 세션 반복이 필요한가?

초반 의료기기 사용과 위해 관련 사용 시나리오 분석 관련 사용자 교육 계획은 차후에는 실질적인 사용자 교육 커리큘럼 개발을 위한 기초로서 쓰인다. 또한 그 계획은 사용적합성 시험 참여자들에게 어떤 종류의 사용자 교육을 해야 할지에 관해 가이드를 할 수 있다. 사용자 교육 자료가 효과적일 뿐 아니라 환자나 사용자에게 추가적인 위해 요인이나 위해 상황을 발생시키지 않는다는 사실을 제조자는 사용적합성 시험을 통해 확인해야만 한다.

라. 형성 평가 수행

1) 다양한 방법의 형성 평가

형성 평가는 사용자 인터페이스 설계가 완성되었다고 고려되었을 때가 아닌 개발 도중에 평가하는 것을 원칙으로 한다. 형성 평가는 간단한 활동이어서 그 목표 자체가 설계 솔루션의 장점과 향상 여지에 대해 알아 가는 것이라는 점을 숙지하는 것이 좋다. 형성 평가는 주로 사용적합성 시험, 인지적 시찰법, 전문가 리뷰 그리고 다른 평가 테크닉 등의 형태로 이루어진다. 또한 의료기기 콘셉트 개발·정제 과정들을 돕고, 다양한 형태의 설계 결정들을 도우며 의료기기 개발 단계 동안 반복적으로 이루어질 때 가장 효과적이다.

형성 평가는 총괄 평가 이전에 완료되어야 하고 의료기기 조사와 개발 초기 단계에 시행되어야 한다. 사용자 인터페이스 설계 초기 단계에서 형성 평가는 설계 강점과 향상 가능성에 대해 알아내기 위해 유용하다. 또한 사용자 인터페이스 설계 후기 단계에서는 제조자가 의료기기가 안전성, 사용적합성, 사용자 사업 요구사항을 만족시키고 궁극적으로 성공적인 의료기기 총괄 평가에 도움을 줄지 결정할 수 있도록 해 준다.

형성 평가는 반복적으로 이루어져서 제조자가 사용자 상호작용 문제를 파악하고 총괄 평가 이전에 효과적인 솔루션을 적용할 것이라고 기대된다. 주로 사용 오류가 일어날 수 있는 위해 관련 사용 시나리오나 태스크를 포함하고 있으며, 의료기기 내에 설계되어 있는 위험 통제가 성공적인지 결정하는 데 도움을 준다.

형성 평가를 통해 얻을 수 있는 자료들은 다음과 같다.
① 소비자 선호도 설문조사 결과
② 포커스 그룹 참여자들 의견(예 코멘트)
③ 사용적합성 시험 후 실제로 각각의 작업을 진행할 때와 후에 작업 수행을 떠올리면서 표현한 사용적합성 시험 참여자들의 의견
④ 사용적합성 시험 참여자들이 지금 하고 있는 작업과 관련한 점수 평가와 순위 평가

제조자는 IEC 62366-1:2015/AMD1:2020의 요구사항에 따라 형성 평가를 안내할 사용자 인터페이스 평가 계획을 수립하고 유지하여야 한다. 결과는 보고서에 기록되며 가공되지 않은 데이터와 가공된 데이터(예 태스크 성공 데이터를 포함하는 스프레드시트)를 통해 뒷받침된다. 만약 수집이 가능하다면 사용적합성 시험 수행 사진도 뒷받침 자료가 될 수 있다. 사용적합성 시험을 통해 밝혀진 설계 단점들을 공식적으로 기록을 남기고 계속 조사해서 완전히 해결하거나 필요하다면 재평가하도록 한다.

제조자가 새로운 문제를 발견할 가능성을 최소화하기 위해 총괄 평가 이전에 형성 평가를 충분히 수행하는 것이 가장 모범적인 예이다. 사용자 인터페이스 설계에 더 큰 영향을 줄 수 있는 단계인 개발 프로세스에서 형성 평가를 수행하는 것이 바람직하다. 형성 평가는 의료기기와 사용자 사이의 상호작용 중 제조자가 우려하는 어떤 면에 대해서도 수행할 수 있다. 예를 들면 사용자 만족도에 영향을 미치는 상호작용, 그리고 의료기기의 상업적 성공에 영향을 줄 수 있는 면들도 포함할 수 있다.

2) 형성 평가에서 추천되는 방법

형성 평가를 시행하는 방법에는 여러 가지가 있다. 가장 일반적으로 사용되는 방식은 다음과 같으며, 추천되는 방법 이외에도 제조업체가 계획한 목적에 맞게 다양한 방법의 형성 평가를 진행할 수 있다.

가) 전문가 검토

전문가 검토는 사용적합성 공학 활동에 대한 충분한 경험이 있거나 전문 교육을 받은 사용적합성 전문가들과 실제 의료기기 사용을 대변할 수 있는 전문가의 지식과 경험을 이용하는 방법이다. 전문가 검토는 설계의 강점과 약점을 파악할 수 있고 추가적인 설계 개선 방향을 제안할 수 있다. 전문가 검토는 설계 컨셉 초안, 작동 가능한 시제품, 또는 이미 시장에 나와 있는 의료기기에 대해서도 이루어질 수 있다. 아직 마무리되지 않은 설계에 대한 전문가 검토의 경우, 주로 사용적합성 시험과 관련되는 높은 비용 발생 없이 많은 심각한 설계 결함들이 초반에 파악된다. 그러나 하나만 적용했을 경우, 이 방법은 설계의 모든 단점을 다 잡아낼 수는 없다.

나) 기준 검토

기준 검토는 이미 진행된 사용적합성 공학 선례에 따라 한 명 이상의 사용적합성 전문가가 사용자 인터페이스를 평가하도록 한다. 기준 검토는 상대적으로 빠르고 비용 대비 효과적이지만 사용적합성 시험과 같은 수단보다는 피상적인 결과만을 얻을 수도 있다.

기준 검토에 포함되어야 하는 주제는 다음과 같다.

① 설계의 물리적인 측면(크기, 무게, 물리적 배열)

② 조절 요건(조절 타입, 한계, 크기와 간격 요건 등)

③ 정보 표시 요건(글씨체와 크기, 색 사용, 정보 표시 장소와 배열, 줄임말 사용, 청각과 촉각 표시 사용 등)

④ 경보신호(소리 크기, 색 사용, 경보신호 비활성화, 언제 어떻게 표시되는가 등)

다) 휴리스틱 분석

휴리스틱 분석은 특화된 전문가 검토 방식이다. 이 방법은 한 명 이상의 사용적합성 전문가(5~10명 내외가 이상적임)에게 자신들의 전문적인 판단을 사용하여 몇몇 선정된 사용적합성 공학 설계에 관한 위반사항을 검토하도록 한다. 이 검토를 통해 설계 단점을 파악한 후에 각 사용적합성 전문가는 단점의 정도를 가늠하고, 일반적인 용어로 가능한 기술한다.

마지막으로 사용적합성 전문가들은 자신들이 발견한 바를 비교하고 의견이 합치한 발견들을 더 발전시켜 보고서에 그 발견들을 기록한다.

라) 인지적 시찰법(Cognitive Walkthrough)

인지적 시찰법은 의료기기 사용자 인터페이스에 대해 사용자 피드백을 얻기 위한 첫 번째 단계가 될 수 있다. 이 테크닉에서 제조자는 초기 설계 솔루션을 상대적으로 적은 수의 사람에게 짧을 수도, 조금 연장될 수도 있는 세션에서 한 번에 하나씩 보여주도록 한다. 충실도가 낮은 사용자 인터페이스 프로토타입만 만든 상태에서 한 시간 세션은 그렇게 드물지 않다는 것을 알아두어야 한다. 초기 디자인 솔루션은 스토리보드 형태를 띨 수도 있고, 컴퓨터 기반 시뮬레이션이 될 수 있고, 물리적 모델로서 보완될 수도 있다. 이 테크닉은 연구 참여자들, 즉 대표되는 사용자들이 깊이 생각한 후 자신들의 생각이나 반응이나 상상한 행동들을 초기 설계 솔루션의 고정되거나 극히 미미하게 상호작용적인 표현을 바탕으로 말로 표현하는 것에 의존한다. 물리적인 조종을 직접 하는 대신에, 사용자는 그 조종 행동을 묘사하고 사용적합성 시험 진행자는 의료기기의 반응을 표현하거나 의료기기의 새로운 상태를 나타낸다.

마) 사용적합성 시험

사용적합성 시험을 통해 가장 객관적이며 효과적으로 사용 오류를 찾아내고 사용자 인터페이스의 단점을 찾을 수 있다.

사용적합성 시험은 형성 평가, 총괄 평가에서 모두 사용할 수 있으며 가장 널리 사용되는 방법이다.

사용적합성 시험은 의료기기 관련 태스크를 시행하는 동안 사용자 관찰을 진행한다. 특정 사용자 그룹의 사용자를 모집하고 해당 사용자에게 일련의 작업을 완료하도록 요청하는 것이 필요하다. 사용적합성 시험 진행자는 사용적합성 시험 스크립트를 통해 사용적합성 시험을 수행한다. 오디오 및 비디오를 통해 세션을 기록하여 나중에 사용적합성 시험 세션 중에 수집된 데이터를 확인하거나 보완하며 검토할 수 있다. 객관적인 관찰을 위해서는 [그림 5-18]에서와 같이 한쪽 방향에서만 투명하게 보이는 유리를 사용하는 것이 효과적이다. 이와 같은 시설이 없는 경우에는 전문 시설을 갖춘 기관을 이용하는 것을 추천한다.

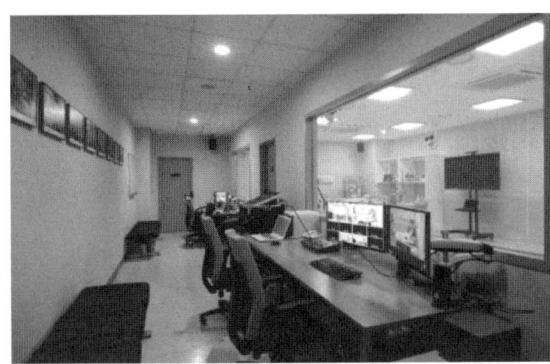 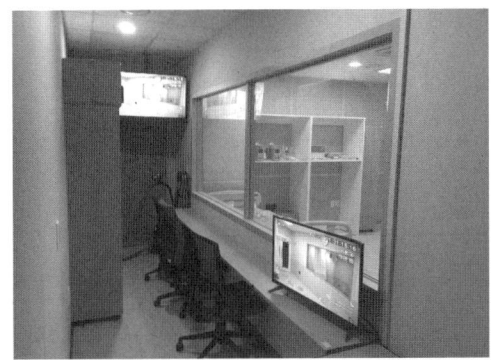

┃그림 5-18┃ One-way mirror를 갖춘 전문 시설

사용적합성 시험은 대개 대표 사용자가 의료기기의 중요한 기능을 포함하는 작업을 기반으로 진행되거나 또는 특정 태스크를 수행하면서 진행된다. 사용적합성 시험은 일반적으로 의료기기와의 사용자 상호 작용에 영향을 줄 수 있는 조건을 똑같이 재현한 장소에서 수행된다. 일부 사용적합성 시험의 경우 사용자는 특정 분야, 제품 또는 응용 프로그램 특정 지식과 경험이 있어야 한다. 예를 들어, 당뇨병 관리 소프트웨어 응용 프로그램을 사용적합성 시험할 때는 수년간 당뇨병을 관리하기 위해 수기문서 기록을 사용한 참여자를 활용하는 것이 유익하다.

적절한 표본 크기를 선택하는 것은 형성 평가 및 총괄 평가를 계획할 때 주요 고려 사항이다. 형성 평가의 사용적합성 시험은 보통 5~8명의 참여자를 모집하며 통상적으로 8명을 모집한다. 대개 주요 사용자 인터페이스 설계 문제를 밝히기에는 작은 표본 크기로도 충분하기 때문에 대부분의 사용적합성 전문가는 간단한 평가를 수행할 때 작은 표본집단 크기를 권장한다. 표준 실습 및 뒷받침 연구 조사에 따르면 5명의 참여자가 사용적합성 시험을 마친 후에는 수익 감소 법칙이 적용되어 참여자에 의해 추가로 얻어지는 사용적합성 정보는 거의 없고 동일한 디자인 단점만을 파악하게 된다. 사용적합성 시험은 종이 스케치, 와이어프레임, 하드웨어 또는 소프트웨어 모형, 기능적 프로토타입 또는 완성된 의료기기와 같이 다양한 완성도에서 수행될 수 있다. 제조자는 시장에서 유사한 의료기기에 대한 사용적합성 시험을 실시하여 강점과 약점을 이해할 수 있다.

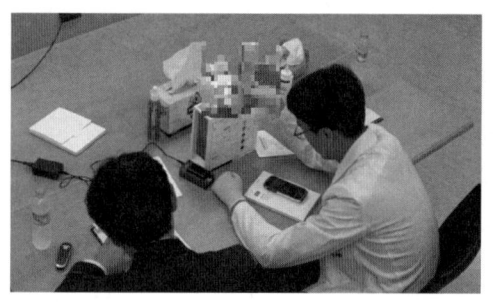 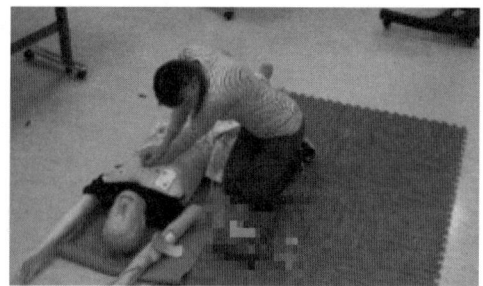

그림 5-19 실제 사용적합성 시험 수행 모습

3) 형성 평가 결과 분석

수차례 진행된 형성 평가에서 얻은 결과로 개발된 사용자 인터페이스 설계의 단점, 즉 개선할 부분은 어디인지, 어떤 사용 오류가 나타났는지 그리고 필요하다면 얼마나 심각한 사용 오류가 발생했는지를 알 수 있다.

5.9 사용자 인터페이스의 사용적합성 총괄 평가 수행(Perform Summative evaluation of the usability of the user interface, Step 9)

총괄 평가에서 가장 중요한 키워드는 최종, 오류 발생 확인, 개선 여부 결정이라고 할 수 있다. 수차례 진행한 형성 평가를 통해 발견한 단점들과 만족도를 높이기 위해 진행한 위험 관리 조치가 적절했는지를 총괄 평가를 통해 최종적으로 확인한다. 쉽게 말해서, 의도한 사용자가 의도한 환경에서 발생할 수 있는 실수들을 예방하고 최소화하는 것이 형성 평가이고 이를 객관적으로 확인하는 것이 총괄 평가이다.

5.9 사용자 인터페이스의 사용적합성 총괄 평가 수행

사용자 인터페이스의 설계 및 구현이 완료되었을 경우, 제조자는 사용자 인터페이스 평가 계획에 따라 최종 또는 생산할 것과 동등한 사용자 인터페이스에 대해 5.5에서 총괄 평가를 위해 선택한 위해 요인 관련 사용 시나리오에 따라 총괄 평가를 수행해야 한다. 총괄 평가의 경우 제조자는 제품의 총괄 평가에서 얻은 데이터를 적용할 수 있는 기술적 근거를 포함해야 한다. 결과는 사용적합성 공학 파일에 저장해야 한다.

총괄 평가에서 얻은 데이터는 발생한 모든 사용 오류의 잠재적 결과를 파악하기 위해 분석해야 한다. 결과가 위해상황과 관련이 있을 수 있는 경우 각 사용 오류의 근본 원인을 결정해야 한다. 근본 원인은 사용자 수행의 관찰 및 해당 수행과 관련된 사용자의 주관적 평가를 바탕으로 결정해야 한다.

새로운 사용 오류, 위해 요인, 위해상황 또는 위해 요인 관련 사용 시나리오가 이 데이터 분석 중에 발견되는 경우 다음을 수행해야 한다.
① 제조자는 항목 5의 활동을 적절하게 반복해야 한다.
② 그렇지 않은 경우, 제조자는 안전과 관련된 사용자 인터페이스 설계의 개선이 필요하고 실행 가능한지 여부를 결정해야 한다.
- 그러한 경우 제조자는 5.6에서 사용적합성 공학 프로세스를 다시 수행해야 한다.
- 그렇지 않은 경우 제조자는 다음 사항을 수행해야 한다.

비고 1 사용자 인터페이스 관련 위험을 줄이기 위해 실행할 수 있는 해결책이며 사용자 인터페이스와 관련이 없는 위험 통제가 있을 수 있다.
- 개선을 실행할 수 없는 이유를 문서화

비고 2 사용자 인터페이스의 위험 감소를 실행할 수 없는지 여부를 결정하기 위한 가이던스는 ISO 14971:2019, 7.1에서 확인할 수 있다.
- 사용과 관련된 잔여위험을 결정하는 데 필요한 사용적합성 공학 프로세스의 데이터 파악
- ISO 14971:2019, 7.3에 따라 잔여위험 평가

비고 3 ISO 14971:2019, 7.5에 따라 사용자 인터페이스와 관련이 없는 위해 요인 또는 위해상황이 발생했는지 확인하려면 사용적합성 공학 프로세스로 인한 설계 변경사항을 검토해야 한다.

비고 4 ISO 14971:2019, 항목 8에 따라 의료기기의 사용적합성과 관련된 잔여위험을 포함하여 의료기기의 전체 잔여위험을 평가할 때 모든 잔여위험을 고려해야 한다.

이 국제 표준에서 상세히 다룬 사용적합성 공학 프로세스를 준수한 경우 안전과 관련된 의료기기의 사용적합성은 그와 상반된 객관적 증거가 없는 한 허용 가능한 것으로 간주된다.

비고 5 그러한 객관적 증거는 그 후에 생산 후 감시에서 발생할 수 있다.
적합성은 사용적합성 공학 파일을 검사하고 ISO 14971:2019, 7.3의 요구사항을 적용하여 확인한다.

형성 평가가 기기의 단점을 파악하여 사용 오류를 찾아내는 단계였다면 총괄 평가는 그동안의 사용적합성 프로세스를 최종적으로 확인하는 단계라고 할 수 있다. 5.9절은 형성 평가에 대한 이해를 돕기 위해 총 3가지로 나뉜다.

가. 총괄 평가

사용적합성 공학 프로세스의 마지막 단계는 선택한 위해 요인 관련 사용 시나리오를 통한 총괄 평가이다. 총괄 평가는 어떤 의료기기가 인간에 대하여 안전하게 사용될 수 있는지를 확인하는 최종 점검단계이며 사용자 인터페이스 평가 계획을 따르는 공식적인 활동이다. 따라서 사용적합성 시험은 가능한 정확하게 계획을 따라야 한다. 총괄 평가는 최종적으로 진행하는 평가이므로, 만약 새로운 문제가 발견되거나 알려진 문제가 총괄 평가에서도 지속적으로 나타나면 제조자는 필요한 부분의 설계를 정교하게 다듬은 다음 총괄 평가를 실시해야 한다. 총괄 평가 중에서 사용 오류가 발생하지 않았다면 가장 좋지만, 발견되었다면 추가적인 형성 평가를 수행하고 디자인 개선 등과 같은 적절한 조치를 취해야 한다. 모든 과정을 마치면 위험 관리의 잔여위험 분석으로 넘어가게 된다.

총괄 평가의 사용적합성 시험은 사용자 인터페이스와의 사용자 상호작용 관찰 및 그 이후의 경험에 대한 설명으로부터 얻은 객관적인 데이터의 형태로 보고될 수 있는 정성적 조사이다. 이러한 데이터는 추론통계(즉, 신뢰 한계, 표준오차 측정, 통계적 유의성 등)가 아닌 단순한 기술통계(예 사용 오류 수, 걸린 시간)만으로 보완될 수 있다. 총괄 평가의 적절한 표본의 크기는 의도한 사용자 그룹에 따라서 각 그룹당 15명으로 하는 것이 바람직하다. 또한 사용자 인터페이스 설계에 직접 관련이 있고 책임이 있는 개인은 총괄 평가에 참여할 수 없다. 제조자가 이미 존재하고 있던 의료기기의 최신 버전을 개발할 때는 이전 사용자 인터페이스의 밸런스는 총괄 평가라는 수단을 통해 이미 평가받았다고 가정하고, 새로 진행하는 총괄 평가에서는 사용자 인터페이스에서 새로이 추가된 부분, 수정된 부분의 적절성을 확인하는 데 주력할 수 있다.

나. 총괄 평가 계획 작성

총괄 평가 계획은 5.7.3 총괄 평가 계획에 따라 작성한다. 총괄 평가는 다양한 방법으로 진행될 수 있지만 가장 효과적인 사용적합성 시험 방법에 대해서 소개한다. 자세한 예시는 6. 사용적합성 공학 파일 작성의 예를 참고하기 바란다.

사용적합성 시험 디자인에 따라서 요소들의 변화가 있을 수 있지만 계획을 한 후에 실제 사용적합성 시험에서의 변경점이 있었다면 보고서에서 그 편차들을 알려주는 것이 필요하다. 각 사용적합성 시험을 위한 계획은 사용적합성 시험의 목표와 사용된 방식을 설명하는 계획서 형태로 작성된다. 이러한 계획서에는 다음 항목들에 대한 설명이 포함되어야 한다.

① 각 의도된 사용자 그룹을 대표하는 사용적합성 시험 참여자들
② 의도한 사용 환경을 대표하는 사용적합성 시험 환경과 다른 사용 조건
③ 필요한 경우, 사용적합성 시험 동안 제공될 부속 문서
④ 필요한 경우, 사용적합성 시험 동안 제공될 교육
⑤ 필요한 경우, 교육과 사용적합성 시험 시작 사이에 최소한의 경과 시간

다. 총괄 평가 데이터 수집

1) 개요

의료기기가 설계된 대로 안전하고 효과적으로 사용될 수 있다는 증거를 뒷받침하는 사용적합성 시험 데이터 수집은 사용적합성 시험 참여자를 통해서 얻는다. 크게는 두 가지 데이터를 얻게 된다.

① 행동 데이터(객관적, 관찰 데이터)
② 의견(주관적)

관찰에 의한 객관적인 데이터와 참여자의 주관적인 데이터는 사용자 인터페이스의 적절성, 강점, 약점, 안전성 및 효과를 평가하는 보완 자료이다. 사용적합성 시험 참여자의 주관적 평가를 사용하여 관찰된 각 사용 오류의 근본 원인을 파악하는 데 도움이 되도록 사용 오류를 조사하고 설명한다.

2) 관찰 데이터

총괄 평가를 수행하는 동안 사용적합성 시험 참여자들은 이전에 선정된 사용 시나리오를 수행하라는 요청을 받는다. 각 사용 시나리오를 수행하는 동안 사용적합성 시험 진행자는 사용적합성 시험 참여자를 관찰하고, 각 태스크와 하위 태스크 또는 단계에 대한 그들의 성취도를 기록한다. 정확한 사용, 사용 오류, 클로스 콜, 사용상의 어려움, 발생하는 사용 문제점의 원인을 파악할 수 있도록 충분한 관측 자료를 수집하는 것이 중요하다. 총괄 평가 동안 진행자는 참여자들의 행동에 영향을 끼치지 않도록 하는 것이 중요하다.

총괄 평가 목적은 대략적인 실제적 사용상황을 가늠해서 사용자들이 실제 사용상황에서 의료기기와 어떻게 상호작용하는지를 배우는 것이다. 진행자는 사용적합성 시험 결과에 대해 중립적인 입장을 취해야 하며 사실을 확인해야 한다. 예를 들어, 진행자는 실제적인 사용을 방해하기 때문에 참여자에게 "생각한 것을 말로 해 주세요."라고 요구해서는 안 된다. 그러나 진행자는 참여자가 자연스럽게 말하는 모든 의견들은 기록해야 한다.

모든 관측 자료가 반드시 객관적인 것은 아니다. 사용자 행동에 대한 일부 평가는 사용적합성 전문가의 전문 지식과 경험을 바탕으로 한 관찰의 주관적 해석이다.

3) 주관적인 데이터

주관적인 데이터는 총괄 평가를 위해 수행된 사용적합성 시험에 따라 사용적합성 시험 참여자와의 보고 인터뷰를 통해 수집되어야 한다. 단순히 사용 오류를 세는 것은 사용 오류의 근본 원인에 대한 이해를 도울 수 없으며 사용 오류와 관련된 사용적합성 시험 참여자의 관점에서 온 설명으로만 이해할 수 있다. 사후 사용적합성 시험 인터뷰 데이터는 사용자가 사용 오류를 저지르거나 클로스 콜을 경험하게 된 근본 원인을 확인하는 데 사용될 수 있다. 즉, 사용적합성 시험 인터뷰 데이터는 사용적합성 시험 도중에 발생했지만 관찰할 수는 없었던 사용 오류, 클로스 콜, 사용 시 어려움을 평가하기 위한 가장 적합하고 유일한 데이터이다.

인터뷰의 목적은 미처 관찰하지 못한 사용상의 문제나 오류를 인지적, 지각적으로 파악하기 위함이다. 또한 사용자 인터페이스의 설계에서 이전에 알려지지 않은 사용 관련 위해 요인이 존재하는지 여부를 결정하는 데도 중요하다. 사후 사용적합성 시험 인터뷰 데이터 수집은 능동적이어야 한다. 그래서 사용적합성 시험 참여자에게 평가 척도 도구를 주거나 전자 설문지 또는 설문 조사에 응답하도록 하는 것보다는 사용적합성 시험 진행자가 직접 질문하는 것이 낫다. 이때 진행자는 한쪽으로 치우쳐진 질문을 하지 않도록 신경 써야 한다. 참여자의 주관적인 의견을 받을 때에는 아래와 같은 내용들을 수집하는 것이 추천된다.

가) 의료기기 전반적인 사용에 관한 느낌

전반적인 사용에 관한 느낌을 사용적합성 시험 참여자에게 묻는 것은 의료기기 사용에 있어서 안전성, 유효성, 사용의 편의성 및 사용자 만족 정도를 이해할 수 있도록 한다. 또한 우려되는 걱정까지도 인식할 수 있기 때문에 중요하다.

나) 혼동이나 어려움의 예

사용적합성 시험 참여자에게 사용 중에 혼동되는 부분이나 어려웠던 부분의 예를 들게끔 요청한다. 이러한 예는 관찰자나 진행자가 객관적으로 발견하지 못하는 부분 혹은 겉으로 확인이 어렵지만 중요한 부분을 확인하도록 도와준다. 또한 겪었던 다수의 혼동과 어려움 중에서 참여자가 생각하는 가장 중요도가 높고 기억에 남는 부분이 무엇인지 확인할 수 있도록 해 준다.

다) 실제 상황과 비슷하게 만들어진 사용 사용적합성 시험 동안 관찰된 사용 오류와 클로스 콜

실제 상황과 비슷하게 만들어진 사용적합성 시험 동안 일어난 사용 오류는 시험 참여자로부터 중요한 경험과 통찰력을 포함한 사용 오류의 근본 원인 분석과 명시화를 가능하게 할 수 있도록 주관적인 데이터를 모음으로써 관찰되어야 한다. 마찬가지로 사용 오류는 이전에 알려지지 않은 사용 관련 위해 요인이 사용자 인터페이스 설계 내에 존재하는지 결정하기 위해 기록되어야 한다.

라) 관찰되지 않은 클로스 콜

사용적합성 시험 참여자들은 클로스 콜을 인식할 수 있지만 관찰자는 관찰하지 못했을 수도 있기 때문에 진행자는 클로스 콜 경험 여부를 물어봐야 한다.

마) 부속 문서 데이터

시나리오에 따라서 해당 작업을 안전하고 효율적으로 수행하기 위한 중요한 정보를 부속 문서가 포함하는 경우가 있다. 이런 경우에는 부속 문서의 내용에 대하여 질문하고 평가한다. 부속 문서는 일반적으로 실제 사용 중에 의료기기를 안전하고 효율적으로 사용하기에 필요한 지식을 얻도록 해 주기 때문이다.

4) 데이터 분석

총괄 평가에서는 사용 오류, 클로스 콜, 사용에서의 어려움 등이 발생하는 일이 흔하다. 이는 어떤 의료기기나 그 사용자도 완벽하지 않다는 것을 보여준다. 사용 오류, 클로스 콜, 사용상의 어려움은 사용자 인터페이스 설계 단점을 나타낸다. 때로는 사용자 인터페이스 설계와 관련 없는 사용 지시사항 또는 의료기기 제조자의 통제, 내부의 사용 지침을 의식적으로 무시하는 등의 사용적합성 시험 참여자 행동의 단점 또한 기록한다.

사용자가 사용상의 실수를 하더라도 총괄 평가 중에 발생한 문제에 대해 사용자를 비난하는 것은 적절하지 않다. 사용 오류, 클로스 콜 또는 사용상의 어려움에 대한 분석의 핵심은 사용 오류의 원인을 사용자에게 전가시키기 전에 설계 기반 근본 원인을 집중적으로 찾아보는 것이다. 사용적합성 시험은 주로 통계에 기반한 활동이라기보다는 정성적인 시험이다. 발견된 모든 사용적합성 문제, 특히 총괄 평가에서 발견된 모든 사용성 문제는 근본 원인을 파악하기 위해 철저히 분석되어야 하며, 위해 관련 사용 시나리오에 끼칠 영향을 신중하게 고려해야 한다. 근본 원인에 관계없이 제조자는 총괄 평가에서 일어나는 모든 사용 오류, 클로스 콜, 사용상의 어려움에 대한 후속 분석을 수행해야 한다. 제조자는 설계 변경의 필요성을 보여주는 새로운 사용 오류 또는 상호 작용의 어려움을 찾아야 한다. 새로운 위해 요인, 위해상황 또는 위해 관련 사용 시나리오가 발견되거나 개선이 필요하고 실현 가능한 경우, IEC 62366-1:2015에서는 추가 사용적합성 공학 활동을 제조자에게 지시한다. 즉, 새로운 위해 요인과 위해상황 등이 발견되면 개선을 위해서 지금까지 진행한 사용적합성 과정을 다시 거쳐서 해당 위험 요소를 제거하고 최소화하는 노력이 필요하다는 것이다.

또는 대안으로, 이 분석은 해당 의료기기가 개선이 필요 없고 실질적이지 않다는 결론을 내릴 수도 있다. IEC 62366-1:2015/AMD1:2020는 제조자에게 ISO 14971:2019에 따른 잔여위험 평가를 수행하도록 할 수 있다. 총괄 평가 후에 사용자 인터페이스를 수정하면 후속 사용적합성 시험이 필요하다. 이러한 방법은 변경으로 인해 사용 관련 위험이 증가하지 않으며 새로운 사용상의 어려움을 초래하지 하지 않을 경우에만 사용할 수 있다. 예를 들어 '화면상의 글자 표현 수정', '신호 단어 경고를 대문자 '경고'로 사용하여 그래픽적으로 향상', '로고 또는 브랜딩 변경'과 같은 경우가 해당한다. 그러나 이러한 사소한 수정만 했더라도 후속 사용적합성 시험을 필요로 할 수 있다. 특히, 이전에 발견된 사용자 상호작용 문제가 해결되었는지 확인하기 위해서이다. 예를 들어 사용적합성 시험에서 사용자들이 버튼 레이블을 잘못 읽은 것으로 나타나면 제조자는 새 버튼 레이블을 확실히 읽을 수 있는지 입증하기 위해 후속 사용적합성 시험을 수행해야 한다.

보다 자주, 특히 주요 설계 변경과 관련하여 사용 관련 위험이 적절하게 통제되었는지 확인하는 가장 좋은 방법은 후속 총괄 평가를 실시하는 것이다. 사용자 상호작용에 지대한 영향을 끼치는 위험 통제를 하게 된다면 필수적으로 완전한 총괄 평가를 수행해야 할 수도 있으며 이전 총괄 평가를 형성 평가라고 재정의하고 반복함으로써 완전한 총괄 평가를 수행한다. 사용자 상호작용에 영향을 크게 끼치지 않을 정도로 미미한 수준의 변경만 할 경우, 초기 총괄 평가보다 더 적은 사용적합성 시험 참여자와 더 적은 태스크를 포함한 소규모의 보완적 사용적합성 시험만으로 충분할 수 있다.

총괄 평가의 결과를 분석한 후 제조자는 사용자 인터페이스의 일부 위험 통제 수단이 효과가 없다는 사실을 발견할 수 있다. 이러한 경우 총괄 평가는 사실상 형성 평가가 되고 제조자는 사용적합성 공학 프로세스의 '5.6 사용자 인터페이스 사양서 수립' 단계로 돌아간다. 또는 총괄 평가 중에 새로운 위해 요인 또는 위해상황을 발견할 수 있다. 이러한 경우 제조자는 새로운 위해 요인 또는 위해상황이 파악되었으므로 사용적합성 공학 프로세스의 '5.3 알려져 있거나 예측 가능한 위해 요인과 위해상황 파악' 단계로 돌아간다.

설계를 수정할 경우, 변경하지 않은 부분에 대한 이전 총괄 평가에서 얻은 데이터를 살펴보고 총괄 평가를 수행할 수 있다.

지금까지 설명한 의료기기의 사용적합성 공학 프로세스의 흐름도를 정리하여 보면 다음 [그림 5-20]과 같다.

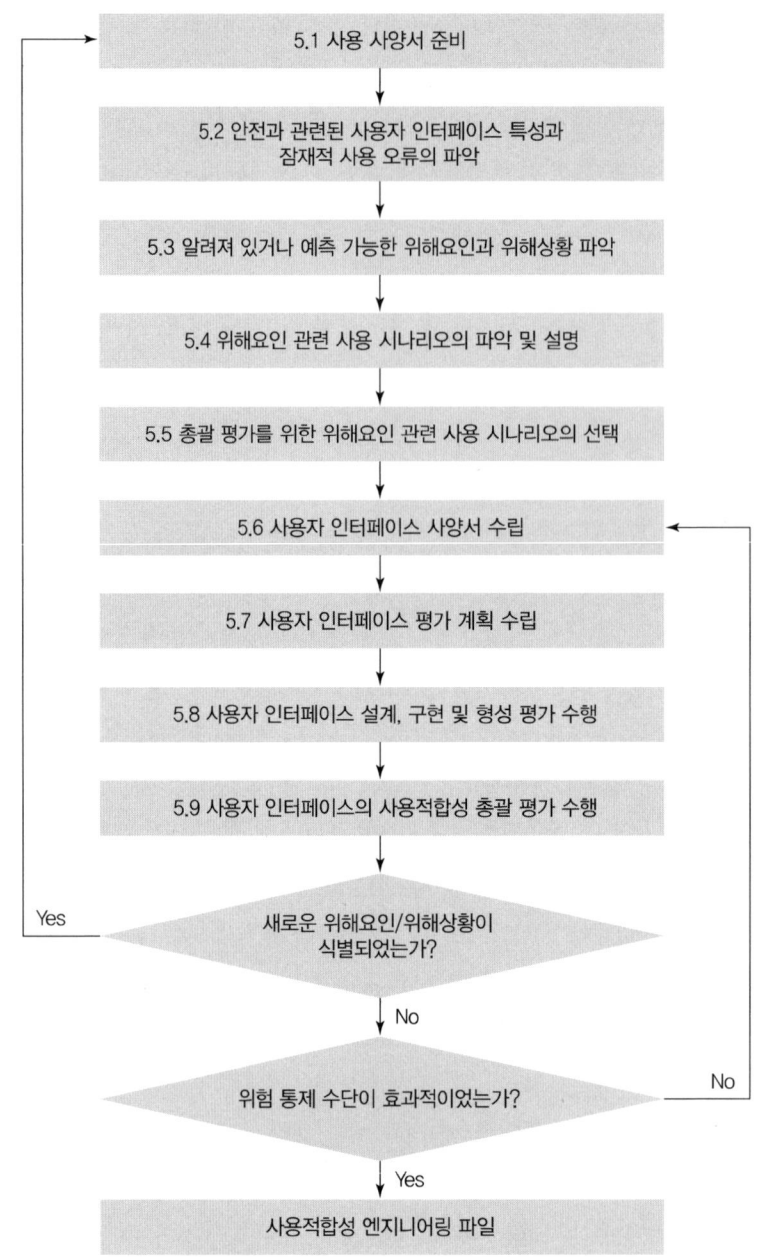

┃그림 5-20┃ 사용적합성 공학 프로세스 흐름도

6 의료기기 사용적합성 공학 파일

6.1 사용적합성 공학 파일 작성(Step 10)

가. 사용적합성 공학 파일 작성 예시

사용적합성 공학 파일에 대해서는 이미 '4.2 사용적합성 공학 파일'에서 확인한 바 있다. 이번에는 예시를 통하여 그동안 진행한 사용적합성 공학 프로세스에 따른 결과를 종합해보고자 한다.

사용적합성 공학 프로세스에서 산출된 결과는 사용적합성 공학 파일로 저장해야 하며 구성하는 기록과 기타의 문서는 다른 문서의 일부가 될 수 있다. 중요한 것은 사용적합성 공학 파일은 총괄 평가에 대한 결과보고서만 의미하는 것이 아니라는 점이다. 총괄 평가에 대한 결과보고서는 사용적합성 공학 파일에서 인용되는 하나의 문서이며, 다음과 같은 방식으로 의료기기 사용적합성 공학 파일 목차를 정리하여 작성할 수 있다.

① 의료기기 사용적합성 공학 수행 계획 요약
② 사용 사양서 요약
③ 사용자 인터페이스 설명
④ 알려져 있거나 예측 가능한 위해 요인 요약
⑤ 위해 요인 관련 사용 시나리오와 선택 이유
⑥ 초기 사용성 평가 자료 요약
⑦ 총괄 평가 자료 요약
⑧ 결론
⑨ 첨부파일

다음 작성 예시와 같이 6.1. 사용적합성 공학 파일 작성(Step 10)을 이용하여 효율적으로 사용적합성 공학 파일을 작성할 수 있다.

〈작성 예시〉
제시된 예시는 절대적인 것이 아니며 제조자의 상황과 사용적합성 프로세스 특성에 따라 바뀔 수 있다.

1) 의료기기 사용적합성 공학 수행 계획 요약
- 사용적합성 공학 프로세스 적용 절차를 요약한다.
- 참조한 사용적합성 관련 규격 혹은 보조 규격이 있다면 언급한다.
- 형성 평가방법, 총괄 평가방법, 횟수 등

2) 사용 사양서의 요약
'5.1 사용 사양서 준비'에서 작성한 사용 사양서의 전체 혹은 요약된 일부로 작성한다.

- 의도한 의학적 적응증 : (예 고혈압) 해당 의료기기는 혈압이 정상 범위보다 높은 만성 질환에 적용된다. 혈압은 맥박에서 수축기의 최고 혈압과 이완기의 최저 혈압의 두 측정치로 요약되는데, 휴식 시 정상 혈압은 수축 시 100~140mmHg에 이완 시 60~90mmHg이고, 혈압이 지속적으로 140/90mmHg 이상일 때 고혈압이 있다고 말한다.
- 의도한 환자 집단(intended PATIENT population)

연령대	6~80세(5세 이하의 소아는 사용이 불가하다)
국적	대한민국, 필리핀
사용언어	한국어, 영어, 타갈로그어
관련 질환	고혈압
…	…

- 적용되거나 상호 작용하도록 의도한 신체 부위 또는 조직의 유형 : (예 전자혈압계) 해당 의료기기는 비침습적인 방법으로 간접적으로 혈압을 측정하기 때문에 올바른 사용을 했을 때 상완부(Upper arm)에 가압천을 감는 것 외에 적용되는 신체 부위는 없다.
- 의도한 사용자 프로필 : 의도한 사용자는 간호사 단일군이며 자세한 프로필은 아래와 같다.

간호사	
직업 설명	간호사는 자주 환자를 체크하고, 모니터링, 바이탈 사인 추적, 정맥주사, 정맥 절개술, 약물 투여 등 다양한 절차들을 수행한다. 의사보다도 더 환자와 정기적으로 만날 수 있기 때문에 주로 환자 상태에 대한 문제를 인지하거나 우려를 제기하는 일차적인 사람이다. …
인구통계학적 특징	성별 : … 연령대 : … 교육 : …
기술	일반적으로 컴퓨터나 소프트웨어가 탑재된 사용자 인터페이스가 있는 의료기기 사용에 능숙하다. 하지만 특정 비율의 간호사는(그 비율이 점차 줄고 있긴 하지만) 젊은 간호사들에 비해 컴퓨터 기반 의료기기의 작동을 불편하게 느낀다. …
잠재적 장애	어떤 간호사(특히 40대 중반 이후)는 가까이 있는 물체가 잘 안 보일 수 있다(노안으로 인한 원시). 그래서 안경이 필요한데, 환자를 보는 상황에서 가지고 다니지 않을지도 모른다. …
성공도를 결정짓는 요소	대부분의 간호사는 업무량이 많은 환경에서 일을 하기 때문에 가능한 한 빨리 일하고 멀티태스킹을 수행해야 한다. 간호사는 인퓨전 펌프가 있는 환경을 체크하는 등의 자신의 업무를 주의 깊게 확인하라고 가르침받는다. 종종, 동료가 자신의 일을 체크해주어야 할 때도 있다(예 더블 체크 수행) 간호사는 의료기기에 익숙하지 않을 경우, 의료기기에 떠 있는 경보에 주의를 기울인다. …
학습 스타일	대부분의 간호사는 새로운 의료기기를 배울 때 잘 알 것 같은 동료나 제조사에서 온 사람들이 어떻게 작동시키는지를 직접 보고 배우는 것을 선호한다. 일반적으로 20~40분 정도로 진행되는 사용자 교육 시간에는 각 세션에 참가하는 간호사들의 수 때문에 해당 의료기기를 직접 만져보며 사용하기가 어려울 수 있다. 간호사의 수가 적다면 의료기기 부속 문서를 꼼꼼히 읽어보고 시간을 들여 배울 수 있다. …
…	…

* 출처 : IEC 62366-2:2016 Annex H

- 사용환경

중환자실	
건축	대다수의 중환자실은 병실이나 환자가 노출되어 있는 공간 등으로 둘러싸인 간호사 워크스테이션으로 이루어져 있다. …
장비, 내부, 물품들	병실이나 환자가 노출되어 있는 공간은 일반적으로 이동식 병원 침대, 오버베드테이블, 그리고 방문자들이 앉을 수 있는 의자를 갖추고 있다. 머리편에 있는 벽에서는 의료용 가스(예 공기, 산소), 전기 소켓, 지지부, 장비 저장용 선반(예 다기능 환자 모니터), 응급 물품 저장 장소를 제공한다. 응급 시에는 주로 기계를 거칠게 다루게 된다. 장비에 유액(예 피, 소변, IV 용액, 세척 용액)이 튈 가능성이 있다.
직원	중앙 워크스테이션은 의사, 간호사, 간호조무사 등 여러 사람이 사용한다. 기술자나 환자 수송자 등의 다른 병원 사람들이 자주 중환자실에 출입한다. 환자에게 다양한 연령대의 다수의 방문객(예 가족 구성원, 친구)이 방문할 수 있다.

	중환자실	
조명	병실은 침대 곁, 낮과 밤의 간호 중 시행되는 다양한 의료 절차 동안에 하루의 시간대에 따라 밝을(예 150lx) 수도, 덜 밝을(예 50lx to 100lx) 수도 또는 어두울(예 10lx) 수도 있다. …	
소음	소음 정도는 하루 중의 시간에 따라 조금씩 달라진다. 주로 낮 시간이 밤 시간보다 더 소음이 크다. 지속적으로 들리는 배경 소음의 원인은 중환자실에 있는 사람들이 대화하고 움직이는 소리, 호흡기 소리, 오버헤드 페이지, 다양한 의료기기, 텔레비전 소리 등이 있을 수 있다. 중앙 스테이션에서 주변 소음 정도는 보통 50dBA에서 70dBA 정도이다. 병실에서 주변 소음 정도는 보통 50dBA에서 65dBA이다.	
기후	온도는 보통 18℃에서 21℃ 정도 사이이다. 상대적인 습도 범위는 보통 10%에서 50%이다.	
잠재적인 방해요인	환자 간호 응급상황, 복도에서 만나는 사람들, 전화 소리, 오버헤드 페이지 또는 다른 사고들로 인해 간호하는 사람들이 방해받을 수 있다.	
사진		
…	…	

- 작동원리 : (예 자동 전자 혈압계) 체외에서 혈압을 간접적(비관혈적)으로 측정하는 기기이다. 상완에 커프를 감은 후 측정을 시작한다. 측정이 시작되면 본체의 펌프가 커프를 적정압력까지 팽창시킨 후 공기를 배출한다. 해당 과정에서 상완의 혈관에서 생기는 진동을 이용하여 혈압과 심박수를 측정하여 표시한다.

3) 사용자 인터페이스의 설명

5.3 안전과 관련된 사용자 인터페이스 특성과 잠재적 사용 오류의 파악에서 작성한 문서의 전체 혹은 요약된 일부로 작성한다.
5.7 사용자 인터페이스 사양서 수립에서 작성한 사용자 인터페이스 사양서의 전체 혹은 요약된 일부로 작성한다.
5.8 사용자 인터페이스 설계, 구현 및 형성 평가 수행에서 활용한 사용자 인터페이스 설계, 구현의 과정과 결과의 전체 혹은 요약된 일부로 작성한다.

- 안전성 및 잠재적 사용 오류에 관련한 사용자 인터페이스의 특징 파악
  - ISO/TR 24971:2020 Annex A를 바탕으로 파악

ISO/TR 24971:2020 Annex A 적용 예	예/아니오	명확한 특성(특징)
…	…	…
A.2.31.2 의료기기가 사용 오류를 일으킬 수 있는 산만한 환경에서 사용되는가? - 사용 오류의 결과 - 산만한 것이 일상적인 것인지 여부 - 사용자가 흔하지 않은 혼란스러움에 의해 동요될 수 있는지 여부	아니오	적용 없음
A.2.31.3 의료기기에 연결되는 부품 또는 액세서리가 있는가? 잘못된 연결의 가능성, 다른 제품에 연결된 것과의 유사성, 연결 강도, 연결 완결성에 대한 피드백, 과다 및 과소 조임 등이 포함됨	예	심전계 케이블 및 전극

ISO/TR 24971:2020 Annex A 적용 예	예/아니오	명확한 특성(특징)
A.2.31.4 의료기기는 통제 인터페이스를 가지고 있는가? 공간(spacing), 부호(coding), 분류 집단화(grouping), 도표화(mapping), 반응 양식(mode of feedback), 실책(blunders), 누락(slips), 통제 구분(control differentiation), 가시성(visibility), 활성화 또는 변경의 지시(direction of activation or change), 통제가 지속적인지 또는 불연속적(discrete)인지 여부, 설정 또는 조치의 철회 가능성(reversibility) 등이 포함됨	아니오	적용 없음
...	...	...

* 출처 : ISO 24971:2020 Annex A

- 태스크 분석
- 일차 작동 기능 분석
- 알려진 문제 파악 및 분석

• 사용자 인터페이스 요구사항 예시

사용자 인터페이스 요소	언급된 사용자 요구	사용자 인터페이스 요구사항
조작 패널 버튼	실수로 잘못된 버튼을 누르지 않도록 버튼 크기를 충분히 크게 만들어야 한다.	조작 패널 버튼은 적어도 사방 1.5cm 크기가 되어야 한다. 조작 패널 버튼은 적어도 2cm 간격이 있어야 한다(버튼의 중앙과 중앙을 측정한다).
디스플레이	멀리서도 읽기 쉽도록 가장 중요한 파라미터는 더 눈에 띄게 했으면 좋겠다.	주요 치료 파라미터는 6m 정도 거리(예 방 건너편)에서도 또렷하게 보여야 한다.
핸들	수술 도구 핸들이 나처럼 손이 작은 사람에게도 잘 맞았으면 좋겠다.	사용자의 손의 크기가 다양하므로 핸들은 조정이 가능해야 한다(손의 크기와 두께 면에서 여성 상위 1% 부터 남성 상위 99%까지의 범위).
메뉴 옵션	최근 선택된 메뉴가 다른 메뉴와 구분되도록 어떤 방식으로든지 강조해 주었으면 좋겠다.	옵션 리스트에서 최근 선택된 메뉴를 강조시켜야 한다.
화면상의 정보	내가 읽어야 하는 정보와 내가 앞으로 하려고 하는 정보에 구분을 두어 표시해 주면 좋겠다.	화면상 읽기 전용 표시와 사용자가 데이터를 편집할 때 표시되는 화면 내용에 구분을 두어야 한다.
포장 손잡이	튜빙 세트를 꺼내기 위해 바깥 플라스틱 포장을 어떻게 여는지 분명하게 보여주어야 한다.	바깥 패키지에 크고 시각적으로 눈에 띄는 손잡이를 부착시켜야 한다.

• 제품 정보 및 설명

제품 이미지	전 면	•
	측 면	•
	후 면	•
	기타 부속품	•
모델명	•	
품목명	•	
등급	•	
기타 액세서리	•	
...	...	

4) 알려져 있거나 예측 가능한 위해 요인 요약

5.3 알려져 있거나 예측 가능한 위해 요인과 위해상황 파악에서 작성한 문서의 전체 혹은 요약된 일부로 작성한다.

예) FDA Medical Device Reporting(MDR)을 통해 본 의료기기의 예측 가능한 위해 요인을 파악하였다.

위해 요인	위해 요인 관련 사용 시나리오 설명	위해	사용자 인터페이스 위험 통제 수단
방사선 에너지	의사가 무방비 상태의 발사 제어부를 우연히 활성화시킨다. 에너지원이 작동한다. 에너지원이 주변인을 겨냥한다.	화상	경첩이 달린 덮개를 발사 제어부 위에 놓는다. 보호 수단(가드)
바늘의 날카로운 끝 (감염된 바늘)	정맥 내 카테터를 삽입한 후 의사가 사용한 보호되지 않은 바늘을 병원 침대 시트 위에 놓는다. 의사가 깜박 잊고 바늘을 치우지 않는다. 청소 직원이 침대 시트를 바꾼다. 보호되지 않은 바늘이 병원 침대 위에 놓여 있다. 청소 직원이 바늘에 찔려 부상을 입는다.	피부 찔림 (감염)	바늘 찔림 방지 메커니즘 보호 수단(가드)
딱딱한 바닥으로 떨어짐	병원 침대 가드레일 잠금 장치가 잘 맞물리지 않는다. 간호사가 가드레일이 완전히 맞물리지 않았음을 인식하지 못한다. 가드레일이 올바르게 맞물리지 않았다. 환자가 옆으로 굴러서 가드레일을 압박한다. 가드레일이 떨어져서 환자가 바닥으로 떨어진다.	둔부 골절	쉽게 사용할 수 있는 가드레일 메커니즘. 맞물리지 않았다는 뚜렷한 표시. 가드레일 잠금 해제를 위한 2단계 메커니즘. 설계에 의한 고유 안전
…	…	…	…

* 출처 : IEC 62366-1:2015/AMD1 :2020 Annex B

5) 위해 요인 관련 사용 시나리오와 선택 이유

'5.5 총괄 평가를 위한 위해 요인 관련 사용 시나리오 선택'에서 작성한 문서의 전체 혹은 요약된 일부로 작성한다.

	위해 요인	위해 요인 관련 사용 시나리오
1	전원 버튼 위치 혼동	전원 버튼을 혼동하여 다른 버튼을 누른다.
2	잘못된 연결	시술 부위에 맞지 않는 액세서리를 선택한다. 액세서리를 다른 연결 부위에 연결한다.
3	시술 부위 감염	멸균 부위를 멸균장갑을 착용하지 않고 사용한다. 멸균 유효기간을 확인하지 않고 액세서리를 사용한다.
4	잘못된 화면 구성	작동 오류 발생 시 경고메시지를 확인하지 않고 사용한다. STOP 버튼이 다른 버튼과 구별이 잘되지 않아 응급상황 시 누르지 못한다.
⋮	⋮	⋮
10	알람 ON/OFF	설정한 출력값을 초과하였지만, 알람 기능을 OFF한 경우 위험 상황을 인지하지 못한다. ⋮
⋮	⋮	⋮

6) 형성 평가 자료 요약

'5.7 사용자 인터페이스 평가 계획 수립'에서 작성한 문서의 전체 혹은 요약된 일부로 작성한다.
'5.8 사용자 인터페이스 설계, 구현 및 형성 평가 수행'에서 작성한 문서의 전체 혹은 요약된 일부로 작성한다.

⑩ 총 3회의 형성 평가가 진행되었고, 1차는 휴리스틱 분석을, 제 2차 및 제 3차 형성 평가는 각각 8 명의 실제 사용자 그룹에 대한 시뮬레이션 사용 사용적합성 시험을 시행했다.
  ...

- 1차 형성 평가 결과(휴리스틱 분석)
  - 심각도 (severity) 점수

0	문제 없음
1	시간과 비용의 여유가 있다면 고쳐도 되는 문제, 아주 낮은 우선순위
2	심각하지 않은(minor) 사용적합성 문제, 낮은 우선순위
3	중요한(major) 사용적합성 문제, 높은 우선순위
4	심각한 사용적합성 문제, 제품 출시 이전에 반드시 개선되어야 하는 문제

- 참여자 경험에 의거한 사용적합성 위반사항

1. 일관성(consistency)	제품 내에서 쓰이는 용어, 색깔, 실행 순서 등이 일반적으로 쓰도록 정해놓은 기준과 다른 경우
2. 가시성(visibility)	기기의 현재 상태를 참여자에게 정확히 알려주지 못하는 경우
3. 일치성(match)	기기에 표시된 활동과 실제 기기가 수행하는 활동이 맞지 않는 경우
4. 최소화(minimalist)	관련 없거나 중요하지 않은 과정이 진행을 방해하고 늦추는 경우
5. 기억(memory)	참여자가 입력 방식, 사용 순서 등과 같이 기억해야만 사용할 수 있는 요소들이 사용성에 어려움을 야기하는 경우
6. 피드백(feedback)	기기의 중대한 결함 혹은 환자에게 위해를 가할 수 있는 상황들에 대해 즉각적이고 유용한 정보를 피드백하지 못하는 경우
7. 융통성(flexibility)	기능 아이콘, 핫 키, 매크로, 기본 값 등과 같은 손쉬운 사용이 어려운 경우
8. 메시지(message)	에러 메시지가 없거나 적절하지 않은 경우
9. 실수(error)	기기가 실수를 유도하는 경우
...	...

- 휴리스틱 분석 결과

작업 분류	문제 서술	위반사항	심각도 점수 평균
물리적인 디자인	수액 세트 설치 방법 안내가 부족하여 수액 세트 설치가 어렵다.	실수, 기억	3.25
	...	...	...
메인 화면	용어가 생소하여 기능 선택에 어려움이 있다.	일관성	2.5
	...	...	...
	...	...	...
주입량 설정	설정 과정이 너무 많고 복잡하다	최소화	1.75
...	...	...	...

- 형성 평가 결과 분석

사용 오류	사용자 인터페이스 설계 단점
사용자가 수액 세트를 반대로 설치한다.	수액 세트 방향에 대한 안내(⑩ 라벨)이 없다.
사용자가 잘못된 버튼을 누른다.	작동 패널의 누름 버튼이 너무 가까이 붙어 있다.
사용자가 아이콘을 잘못 해석하고 치료 시작에 실패한다.	소프트웨어 화면의 아이콘 두 개가 너무 비슷하게 생겼다.

사용 오류	사용자 인터페이스 설계 단점
사용자가 잘못된 순서로 입력했고 치료 시작에 실패한다.	사용자 인터페이스가 치료를 시작하기 위한 누름 버튼에 대해 복잡하고 길고 임의적인 순서를 사용한다.
사용자가 수액 세트에서 공기를 빼내는 대신 반복적으로 문을 열었다가 리셋 버튼을 누른다.	수액 세트 공기가 있을 때 "문 열기-리셋"이라는 잘못된 메시지를 내보낸다.
경보 한계가 너무 높게 설정되어 있고 사용자가 너무 경보 시스템에 의존적이라 의료기기 화면을 보지 않기 때문에 위험 상황을 감지하지 못한다.	사용자가 경보 한계를 자유롭게 변경할 수 있다. 경보 발생 시 알림음이 나지 않고 에러 메시지만 나타난다.
...	...

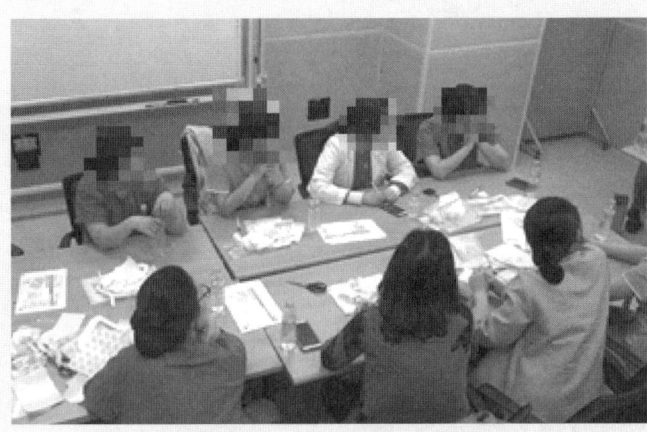

| 그림 5-21 | 휴리스틱 분석 수행

7) 총괄 평가 자료 요약

총괄 평가는 다음과 같이 이루어졌다.

- 사용적합성 시험 프로토콜 개요

항목 번호	요소
1	소개
2	사용적합성 시험 목적
3	사용적합성 시험 방법 개요
4	사용적합성 시험 항목(배치를 포함, 평가될 의료기기와 부속품)
5	사용적합성 시험 자료(사용적합성 시험에 필요한 자료)
6	사용적합성 시험 환경
7	사용적합성 시험 참여자(사용자 그룹, 수와 선정 기준)
8	사용적합성 시험 수행자(직원의 역할과 책임)
9	선정된 위해 관련 사용 시나리오에 기반한 태스크 목록
10	데이터 수집 기술과 방식(객관적인 방식과 주관적인 방식 둘 다)
11	데이터 분석 방식
12	사용적합성 시험 스크립트(진행자 가이드)
13	사용적합성 시험 프로토콜 템플릿(사용적합성 시험을 수행하기 위해 필요한 데이터 수집 양식)
14	참여자 사용자 교육 프로토콜(필요시)

- 사용적합성 시험 보고서 개요

항목 번호	보고서 요소
1	총괄 요약
2	안내
3	사용적합성 시험 프로토콜 요약
4	사용적합성 시험 프로토콜 표준 편차
5	세부적인 사용적합성 시험 결과(파악된 사용 오류와 태스크 수행도 데이터)
6	결과 분석(사용 오류, 클로스 콜, 개선의 여지)
7	결론(사용적합성 시험 결과)

* 출처 : IEC TR 62366-2:2016

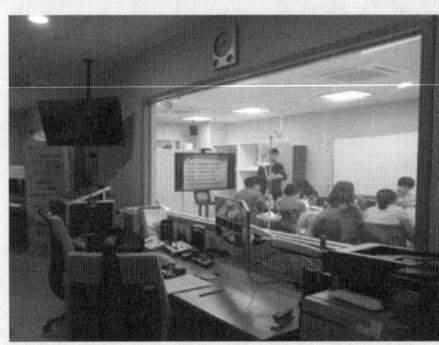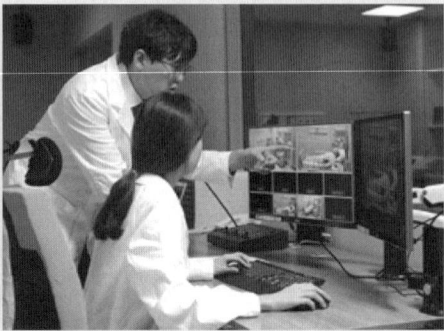

┃그림 5-22┃ 전문시설에서의 사용적합성 시험 수행

8) 결론

⑩ IEC 60601-1-6:2010/AMD1:2020, IEC 62366-1:2015/AMD1:2020 규격에 따라 수립한 의료기기 사용적합성 프로세스의 결과 안전과 관련된 사용 오류가 발생하지 않았고 효과적인 위험 통제가 이루어졌음을 확인했다. 따라서 의도한 사용자가 의도한 환경에서 사용 오류 없이 해당 의료기기를 안전하게 사용할 수 있도록 사용자 인터페이스가 설계된 것으로 판단된다.

9) 첨부문서(필요에 따라)

5.1~5.9절을 진행하며 발생한 모든 문서를 첨부할 수 있다.

나. 제조자를 위한 사용적합성 공학 체크리스트

제조자는 의료기기 사용적합성 공학 목차를 기반으로 파일을 만들기 전에 규격에서 정의하는 5.1~5.9의 절차에 따라 수행 하는 것이 중요하다. 따라서 규격에 맞는 프로세스를 회사가 단계별로 진행할 때 체크리스트를 활용하면 수월하게 업무할 수 있을 것이다.

회사가 선택하지 않은 방법에 대해서는 체크하지 않아도 되며, 다음의 표는 체크리스트 양식이다. 본 체크리스트는 식약처의 허가 과정이나 시험검사기관에 제출할 의무는 없다.

〈표 5-5〉 제조자를 위한 사용적합성 공학 체크리스트

사용적합성 공학 프로젝트 활동	유/무
사용 사양서 준비	
• 수행된 연구보고서(예 맥락 질문법, 전문가 리뷰 등)	
• 사용 사양서	
안전성 및 잠재적 사용 오류에 관련한 사용자 인터페이스의 특징 파악	
• 태스크 분석	
• 기능분석	
• 안전성과 잠재적 사용 오류에 관련한 사용자 인터페이스의 특징	
알려져 있거나 예측 가능한 위해 요인과 위해상황 파악	
• 위해 요인 분석	
• 이미 존재하는 제작사후 및 제작사후 감독 정보 수집 및 분석	
• 이미 알려진 또는 예측 가능한 위해 요인 또는 위해상황	
위해 관련 사용 시나리오 파악 및 묘사	
• 실시된 연구 보고서	
• 위해 관련 사용 시나리오	
위해 요인 또는 위해상황 선택	
• 위해관련 사용 시나리오 분석	
• 총괄 평가를 위한 위해 관련 사용 시나리오	
사용자 인터페이스 사양서 구축	
• 사용자 요구와 선호도 분석	
• 사용자 인터페이스 사양서	
사용자 인터페이스 평가 계획 구축	
• 형성 평가 계획	
• 총괄 평가 계획	
• 사용자 인터페이스 평가 계획	
사용자 인터페이스 설계, 시행, 형성 평가 수행	
• 사용자 인터페이스	
• 소개 자료	
• 사용자 교육 자료	
• 필요할 경우, 형성 평가 사용적합성 시험 프로토콜	
사용자 인터페이스 사용적합성 총괄 평가 수행	
• 총괄 평가 사용적합성 시험 프로토콜	
• 총괄 평가 사용적합성 시험 보고서	
사용적합성 공학 프로젝트 문서화	
• 사용적합성 공학 보고서	

다. 평가자를 위한 사용적합성 공학 체크리스트

IEC 62366-1는 TRF가 없으므로 IECEE TRF 60601-1-6H:2017의 TRF(Test Report Form)을 통해서 점검하면 된다. 하지만 이는 어디까지나 IEC60601-1-6을 이용한 정도만을 확인하게 되므로 제조업체가 선언한 적합성에 대해서 본 교재에서는 다음과 같이 목차를 기반으로 제안한다.

<표 5-6> 평가자를 위한 사용적합성 공학 체크리스트

사용적합성 공학 프로젝트 점검	유/무
① 의료기기 사용적합성 공학 수행 계획 요약	
② 사용 사양서 요약	
③ 사용자 인터페이스 설명	
④ 알려져 있거나 예측 가능한 위해 요인 요약	
⑤ 위해 요인 관련 사용 시나리오와 선택 이유	
⑥ 초기 사용성 평가 자료 요약	
⑦ 총괄 평가 자료 요약	
⑧ 결론	
⑨ 첨부파일	

1) 전자의료기기의 사용적합성 심사

   ① IECEE TRF 60601-1-6H:2017을 고려
   ② 사용적합성 공학 파일 목차 준수 여부

2) 의료용품, 체외진단기기의 사용적합성 공학 심사 – 사용적합성 공학 파일 목차 준수 여부

의료기기 제조업체는 사용적합성 공학 프로세스를 5.1~5.9까지 설계의 흐름에 맞게 수행한 후, 평가자들이 평가할 수 있고 추후 결과물의 정리가 용이한 방향으로 문서를 재정립한다(=5.10). 이러한 재정립하는 활동의 문서가 엔지니어링 파일이다. 엔지니어링 파일은 새롭게 생성되기보다는 기존의 활동들을 정리한 것이므로 큰 부담 없이 진행 가능하다.

<표 5-7> 사용적합성 공학 프로젝트 점검사항과 활동의 비교

사용적합성 공학 파일	사용적합성 공학 프로젝트 활동
① 의료기기 사용적합성 공학 수행 계획 요약	5.7 사용자 인터페이스 평가 계획 구축
② 사용 사양서 요약	5.1 사용 사양서 준비
③ 사용자 인터페이스 설명	5.6 사용자 인터페이스 사양서 구축 5.8 사용자 인터페이스 설계, 실행
④ 알려져 있거나 예측 가능한 위해 요인 요약	5.2 안전성과 잠재적 사용 오류와 관련된 사용자 인터페이스 특징 파악 5.3 이미 알려졌거나 예측 가능한 위해 요인과 위해상황
⑤ 위해 요인 관련 사용 시나리오와 선택 이유	5.4 위해 요인 관련 사용 시나리오 파악과 설명 5.5 총괄 평가를 위한 위해 요인 관련 사용 시나리오 선택
⑥ 초기 사용성 평가 자료 요약	5.8 사용자 인터페이스 형성 평가 수행
⑦ 총괄 평가 자료 요약	5.9 사용자 인터페이스 사용적합성 총괄 평가 수행
⑧ 결론	–
⑨ 첨부파일	–

7 의료기기 사용적합성의 적용 및 Flow

7.1 신규개발 의료기기의 사용적합성 적용 Flow

의료기기 제조자는 「의료기기 제조 및 품질관리기준」(식약처 고시) [별표 2] 7.3.3항, 7.3.9항에 따라 사용적합성을 적용하여 의료기기를 설계하여야 한다. 신규개발 의료기기의 사용적합성을 적용한 설계 및 개발 프로세스의 흐름은 다음과 같이 적용될 수 있다.

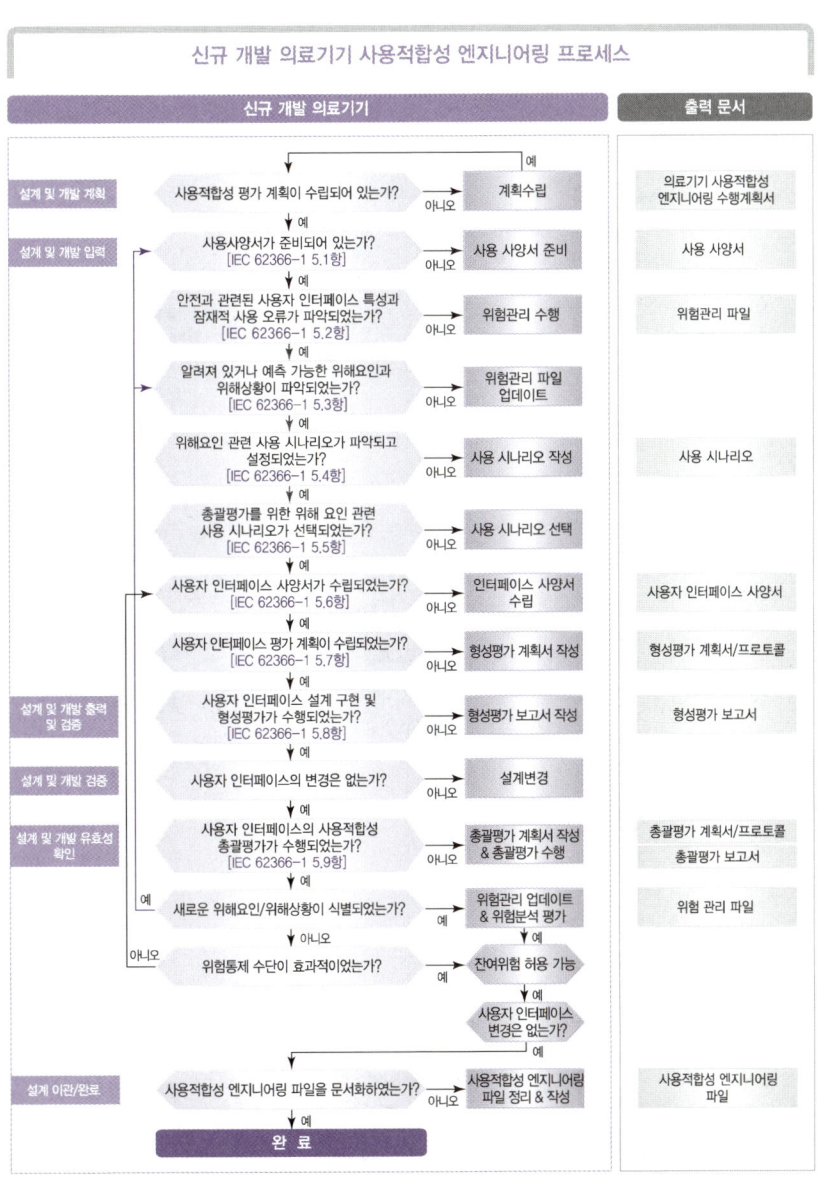

┃ 그림 5-23 ┃ 신규 개발 의료기기 사용적합성 공학 프로세스

7.2 변경 시 의료기기의 사용적합성 적용 Flow

의료기기 제조자는 시판되는 제품에 대한 설계 변경이 필요한 경우, 「의료기기 제조 및 품질관리기준」(식약처 고시) [별표 2] 7.3.9항에 따라 변경된 사용자 인터페이스 또는 사용사양서를 중심으로 사용적합성 공학을 실시해야 한다. 신규개발 의료기기의 사용적합성을 적용한 설계 및 개발 프로세스의 흐름은 다음과 같이 적용될 수 있다.

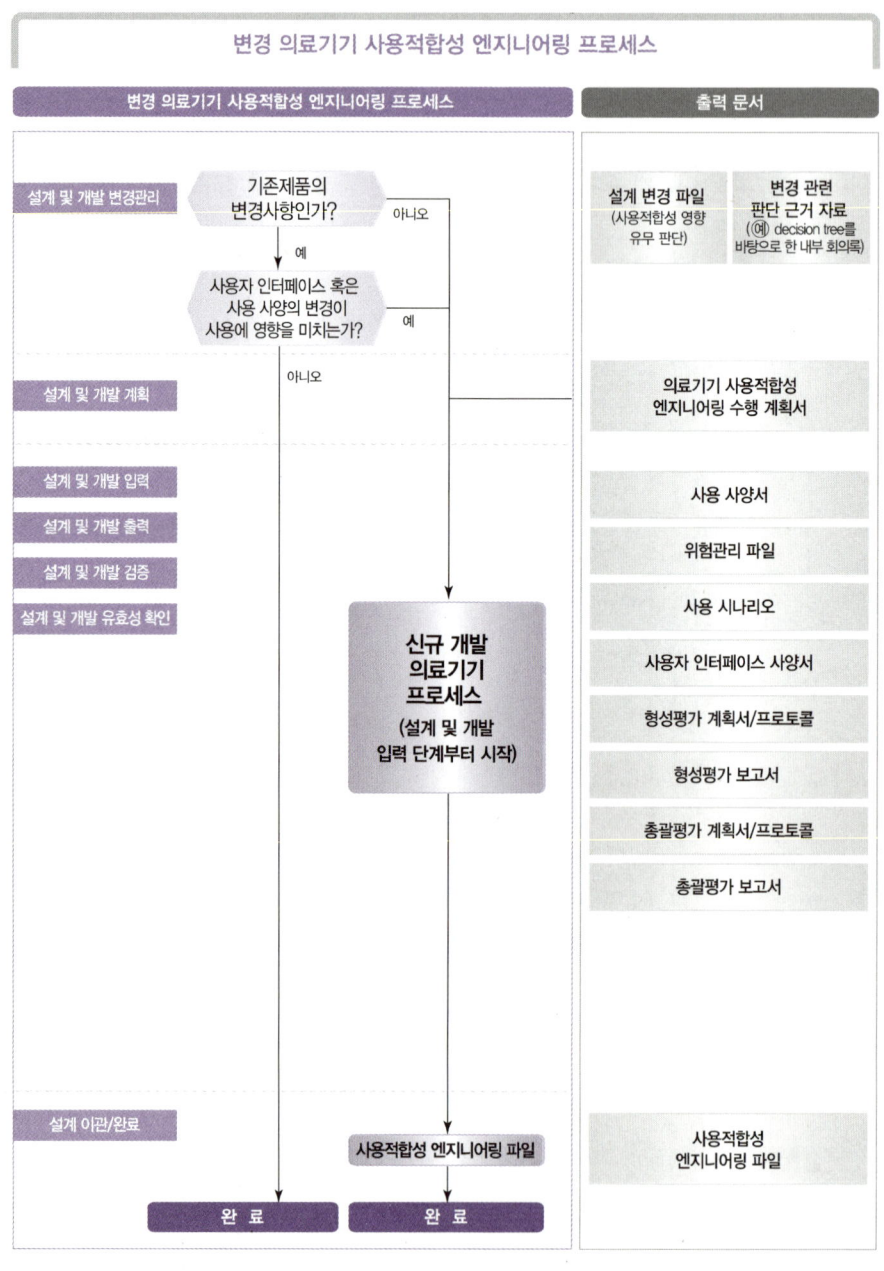

| 그림 5-24 | 변경 의료기기 사용적합성 공학 프로세스

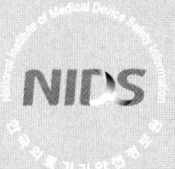

NI**S National Institute of Medical Device Safety Information

제 6 장

체외진단의료기기의 품질관리(GMP)

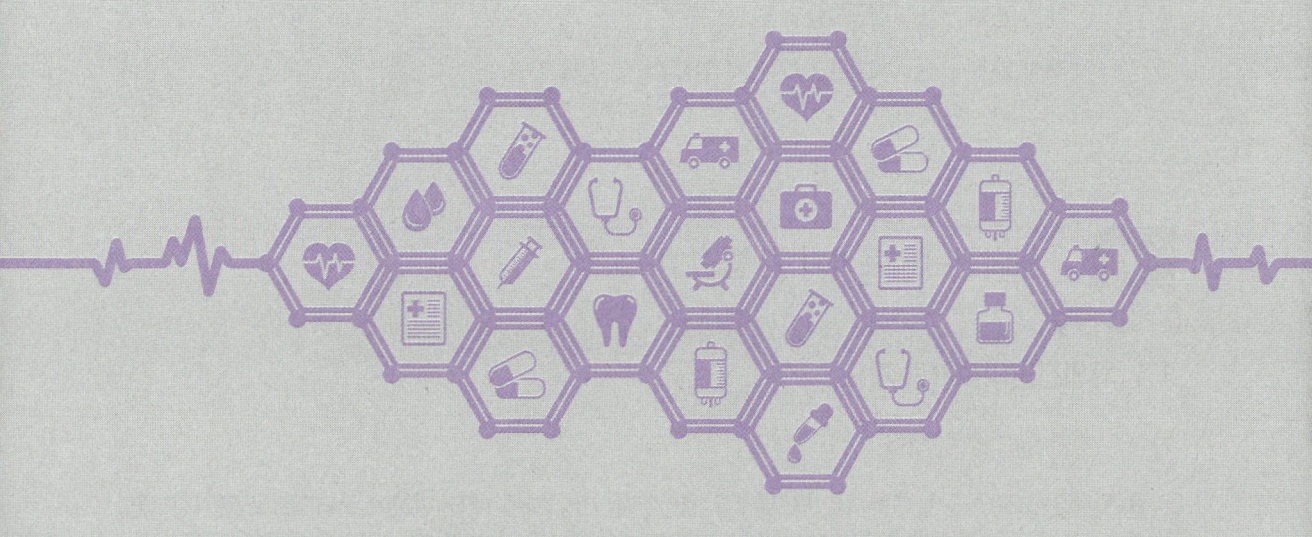

1. 체외진단의료기기 및 법령 개요
2. 체외진단의료기기 시설과 품질관리 체계
3. 임상검사실 체외진단검사 인증

06 체외진단의료기기의 품질관리(GMP)

학습목표
- 체외진단의료기기법의 주요 내용을 이해한다.
- 체외진단의료기기의 시설 및 품질관리 기준 요구사항을 이해한다.
- 체외진단의료기기 GMP 적합 인정을 받고 이를 유지하기 위한 절차 및 활동을 수행한다.

NCS 연계 해당사항 없음

핵심 용어 체외진단의료기기, 임상검사실, 검체, 진단시약

1 체외진단의료기기 및 법령 개요

1.1 체외진단의료기기 개요

가. 체외진단의료기기의 정의

2020년은 코로나19 팬데믹으로 전 세계가 체외진단의료기기에 대한 관심이 폭발적으로 증가한 해였다. 중국에 이어 국내에서 코로나 감염이 확산됨에 따라 감염 여부를 진단하는 키트의 공급 부족이 한때 뉴스의 중심이었고, 진단키트의 신속성과 정확성이 화제가 되어 코로나 진단 시약에 대해 일반인들의 많은 관심과 집중적인 조명을 받게 되었다. 이렇게 사람이나 동물이 어떠한 바이러스에 감염되었는지, 어떤 혈액형인지 또는 임신 여부를 인체 밖에서 진단하는 기기를 체외진단의료기라 한다.

의료기기의 정의는 「의료기기법」에서 정의하고 있듯이 체외진단의료기기는 2024. 1. 2. 개정된 「체외진단의료기기법」 제2조에서 다음과 같이 정의하고 있다.

> **제2조(정의)** 이 법에서 사용하는 용어의 뜻은 다음과 같다.
> 1. "체외진단의료기기"란 사람이나 동물로부터 유래하는 검체를 체외에서 검사하기 위하여 단독 또는 조합하여 사용되는 시약, 대조·보정 물질, 기구·기계·장치, 소프트웨어 등 「의료기기법」 제2조제1항에 따른 의료기기로서 다음 각 목의 어느 하나에 해당하는 제품을 말한다.
>   가. 생리학적 또는 병리학적 상태를 진단할 목적으로 사용되는 제품
>   나. 질병의 소인(素因)을 판단하거나 질병의 예후를 관찰하기 위한 목적으로 사용되는 제품
>   다. 선천적인 장애에 대한 정보 제공을 목적으로 사용되는 제품
>   라. 혈액, 조직 등을 다른 사람에게 수혈하거나 이식하고자 할 때 안전성 및 적합성 판단에 필요한 정보 제공을 목적으로 사용되는 제품

> 마. 치료 반응 및 치료 결과를 예측하기 위한 목적으로 사용되는 제품
> 바. 치료 방법을 결정하거나 치료 효과 또는 부작용을 모니터링하기 위한 목적으로 사용되는 제품
> 2. "검체"란 인체 또는 동물로부터 수집하거나 채취한 조직·세포·혈액·체액·소변·분변 등과 이들로부터 분리된 혈청, 혈장, 염색체, DNA(Deoxyribonucleic acid), RNA(Ribonucleic acid), 단백질 등을 말한다.
> 3. "임상적 성능시험"이란 체외진단의료기기의 성능을 증명하기 위하여 검체를 분석하여 임상적·생리적·병리학적 상태와 관련된 결과를 확인하는 시험을 말한다.
> 4. "성능평가"란 체외진단의료기기의 성능을 증명하기 위한 평가로서 임상적 성능시험과 표준물질을 사용하여 체외진단의료기기의 성능과 관련된 결과를 확인하는 시험을 말한다. [시행일: 2026. 1. 3.]

이처럼 「체외진단의료기기법」에 따르면 체외진단의료기기는 먼저 「의료기기법」에 따라 사람이나 동물에게 단독 또는 조합하여 사용되는 시약, 대조·보정 물질, 기구·기계·장치, 소프트웨어 또는 이와 유사한 제품이어야 한다. 그러한 제품 중 인체에서 유래한 시료를 검체[8]로 하여 검체 중의 물질을 검사하여 질병의 진단, 예후 관찰, 혈액 또는 조직 적합성 판단 등의 정보 제공을 목적으로 체외에서 사용되는 시약을 체외진단의료기기라고 정의한다.

일반 의료기기는 앞서 설명한 제품으로서 사용목적은 다음과 같다고 「의료기기법」에서 정의하고 있다.
① 질병을 진단·치료·경감·처치 또는 예방할 목적으로 사용되는 제품
② 상해(傷害) 또는 장애를 진단·치료·경감 또는 보정할 목적으로 사용되는 제품
③ 구조 또는 기능을 검사·대체 또는 변형할 목적으로 사용되는 제품
④ 임신을 조절할 목적으로 사용되는 제품

반면, 체외진단의료기기는 사용목적이 다음과 같은 제품이라고 「체외진단의료기기법」에서 설명하고 있어 이 중에 하나 이상에 해당하여야 한다.
① 생리학적 또는 병리학적 상태를 진단할 목적으로 사용되는 제품
② 질병의 소인(素因)을 판단하거나 질병의 예후를 관찰하기 위한 목적으로 사용되는 제품
③ 선천적인 장애에 대한 정보 제공을 목적으로 사용되는 제품
④ 혈액, 조직 등을 다른 사람에게 수혈하거나 이식하고자 할 때 안전성 및 적합성 판단에 필요한 정보 제공을 목적으로 사용되는 제품
⑤ 치료 반응 및 치료 결과를 예측하기 위한 목적으로 사용되는 제품
⑥ 치료 방법을 결정하거나 치료 효과 또는 부작용을 모니터링하기 위한 목적으로 사용되는 제품

즉, 체외진단의료기기는 일반 의료기기의 한 부분으로 간단하게는 혈액형과 임신 여부를 판별하는 시약부터 질병을 진단하는 코로나19 진단키트 등과 같은 의료기기를 말한다.

---

[8] "검체"란 인체 또는 동물로부터 수집하거나 채취한 조직·세포·혈액·체액·소변·분변 등과 이들로부터 분리된 혈청, 혈장, 염색체, DNA(Deoxyribonucleic acid), RNA(Ribonucleic acid), 단백질 등을 말한다.
 * 출처 : 「체외진단의료기기법」 제2조제2항

나. 체외진단의료기기의 종류

체외진단의료기기는 「체외진단의료기기 허가·신고·심사 등에 관한 규정」에서 '체외진단시약'과 '체외진단장비'로 구분하고 있다.

이 규정에 의하면 '체외진단 시약'은 「체외진단의료기기법」 제2조제1호에 따른 체외진단의료기기 중 시약, 대조·보정 물질(체외진단의료기기에 범용으로 사용되는 것에 한한다)을 말한다고 되어 있으며, 실험실에서 조제하여 사용하는 조제시약은 해당하지 않는다고 정의되어 있다.

'체외진단장비'는 「체외진단의료기기법」 제2조제2호에 따른 체외진단의료기기 중 기구·기계·장치, 소프트웨어 등 이라고 정의하고 있다. 이렇게 체외진단의료기기는 크게 '체외진단시약'과 검체를 채집하여 저장하거나 시약을 사용하기 위한 '체외진단장비'로 구분할 수 있다.

1.2 체외진단의료기기법 개요

가. 체외진단의료기기법 추진 배경

체외진단의료기기는 일반 의료기기와 달리 검체를 사용하여 체외에서 질병진단의 민감도·특이도 등을 검증하는 제품이므로 특성에 맞는 허가·심사 및 관리체계가 필요하다.

2009년 신종 플루 대유행을 계기로 진단시약의 국가관리 필요성이 제기되어 체외진단 시약의 정의, 품목 및 등급분류, 허가 규정의 정비가 이뤄졌고 2012년부터 의약품, 공산품, 의료기기로 다원화돼 있던 관리체계가 의료기기로 일원화됐다.

대부분의 국가가 체외진단의료기기를 일반 의료기기에 포함하여 관리하고 있지만, 특히 유럽(EU) 및 미국 등 의료기기 선진국은 체외진단의료기기를 별도의 관리체계를 마련·운영하고 있다.

특히 유럽(EU)의 경우 체외진단의료기기 법령을 종전 IVD(In Vitro Diagnostic Medical Devices Directive)를 IVDR(In Vitro Diagnostic Medical Devices Regulation)로 강화하는 법안 개정이 2017년 5월 유럽의회에서 승인되었으며, 이 법안은 적용 유예기간을 5년으로 하여 2022년 5월에 적용되었다. 이러한 국제적인 흐름에 따라 국제기준에 조화되는 관리체계를 마련하여 혁신성장산업으로 견인하고, 국제조화를 통한 체외진단의료기기의 관리 제도를 선진화하고자 국회차원에서 입법이 논의되고 추진되었다. 이는 질병의 조기 발견과 맞춤형 치료를 통해 국민의 의료비 지출 증가를 방지하고 환자의 치료기회를 확대하는 등 국민건강을 위해서도 필요한 사항이었다.

나. 체외진단의료기기법 추진 경과

「체외진단의료기기법」의 추진경과를 살펴보면 2017년 12월 "체외진단의료기기법"과 "체외진단의료기기에 관한 법률"이 국회에서 발의되어 2018년 8월 상정되었다. 국회의 심사과정에 두 개의 법안이 하나로 통합되어 2019년 4월 30일 국회 의결로 제정되었으며 적용유예기간 1년이 경과된 2020년 5월 1일부터 시행되었고, 2024. 1. 2. 일부개정을 진행하였다. 이러한 법 제정 절차는 다음과 같이 추진되었다.

<「체외진단의료기기법」 추진 경과>

의원 발의('17. 12.) → 법안소위 심사('18. 12. 5.) → 공청회 개최('18. 12. 13.) → 복지위원회 의결('19. 3. 28.) → 법사위 의결('19. 4. 4.) → 국회본회의 의결('19. 4. 5.) → 제정·공포('19. 4. 30.) → 체외진단의료기기법 시행규칙 제정·공포('22. 12.) → 체외진단의료기기법 시행령('23. 12. 타법개정) → 체외진단의료기기법('24. 1. 일부개정) → 체외진단의료기기법 시행규칙('24. 4. 일부개정)

법 제정 이후 하위법령을 마련하기 위한 TF를 구성하여 하위법령 마련 업계 간담회를 실시하고 법체계 적합성 및 타당성 등에 대한 연구용역을 실시하여 2019년 11월 시행령 및 시행규칙이 입안 및 입법예고되었다.

혁신·체외진단 의료기기 지원 TF팀은 이후 체외진단의료기기의 인·허가 및 GMP적합인정 등과 관련된 행정규정을 입안하고 체외진단의료기기 업체가 새로운 법률을 적용하도록 민원인해설서를 발행하였다.

체외진단의료기기에 특화된 「체외진단의료기기법」이 시행되므로 관련 산업의 발전 및 안전관리에 중요한 전기가 마련되었다. 법 시행에 따라 이미 허가된 제품들에 대한 재평가를 통해 그간 공산품으로 관리 사각에 있던 체외진단 시약과 의약품에서 전환된 제품들의 재정비가 진행되고 있다.

일반 의료기기와 달리 체외진단의료기기의 임상적 성능시험 기준이 국제 및 국가 규격으로 규정된 것이 거의 없는 형편이다. 따라서 식품의약품안전처에서는 체외진단의료기기의 임상적 성능시험 기준을 마련하기 위해 항바이러스 항원 제품과 HIV·HBV·HCV·HTLV 진단시약 등 고위험성 감염체 진단시약의 기준 규격을 마련할 예정이다. 또한 제품의 특성에 따라 유통과정을 고려한 안정성 평가, 자가사용 제품 개발 증가에 따라 비전문가가 사용환경을 고려한 사용자적합성 평가 방안도 마련할 예정이다.

향후에는 더 나아가 체외진단의료기기 안전관리 제도의 국제조화 및 합리화를 통해 신뢰성이 확보된 제품이 신속하게 허가돼 국민건강에 기여할 수 있도록 지원하여 체외진단의료기기 산업이 국가 기간산업으로 자리매김하고 국제 경쟁력을 확보할 수 있는 체계가 마련되었다.

다. 체외진단의료기기법의 성격, 구성 및 경과조치

1) 「체외진단의료기기법」의 성격

「체외진단의료기기법」은 체외진단의료기기에 한정하여 적용이 필요한 규정을 정하고 있으며 그 외의 사항은 「의료기기법」에 따르는 「의료기기법」의 적용을 받는 특별법의 성격을 갖고 있다.

즉, 체외진단의료기기의 특성에 맞추어 업허가, 품목허가, GMP적합인정 등을 규정하였지만 허가 등의 절차나 방법 등의 기본체계는 종전의 「의료기기법」과 동일하다. 이러한 내용은 다음과 같이 「체외진단의료기기법」 제4조에 명시되어 있다.

제4조(다른 법률과의 관계) 체외진단의료기기에 관하여 이 법에서 규정한 것을 제외하고는 「의료기기법」에 따른다.

2) 「체외진단의료기기법」의 구성

「체외진단의료기기법」은 본 교재 작성일 현재 다음과 같은 법령체계를 구성하고 있으며 하위법령을 두고 있다. 관련 규정은 지속적으로 제정 및 개정될 예정이며, 체외진단의료기기 적용을 위해 별도로 제·개정되지 않는 하위법령들은 앞서 설명한 바와 같이 「의료기기법」에 따라 제·개정된 하위법령을 적용하게 된다.

〈「체외진단의료기기법」 및 하위법령〉

법령
체외진단의료기기법, 시행령, 시행규칙

식품의약품안전처 예규
체외진단의료기기 전문가위원회 운영세칙

식품의약품안전처 고시
- 체외진단의료기기 허가·신고·심사 등에 관한 규정
- 체외진단의료기기 품목 및 품목별 등급에 관한 규정
- 체외진단의료기기 제조 및 품질관리 기준
- 체외진단의료기기 표준품 관리 규정
- 체외진단의료기기 임상적 성능시험 계획 승인에 관한 규정
- 체외진단의료기기 임상적 성능시험 실시 및 관리에 관한 규정
- 체외진단의료기기 임상적 성능시험기관 지정 및 종사자 교육에 관한 규정

3) 「체외진단의료기기법」 시행 전 경과조치

「체외진단의료기기법」이 시행('20. 5. 1.)되기 이전에 「의료기기법」에 따라 행하여진 처분·절차 및 그 밖의 행위는 「체외진단의료기기법」에 따라 행하여진 것으로 인정한다는 내용이 다음과 같이 제6조에 경과조치에 포함되어 있다.

〈부칙〉
제6조(처분 등에 관한 경과조치) 이 법 시행 전에 「의료기기법」에 따라 행정기관이 행한 체외진단의료기기 관련 고시·처분 및 그 밖의 행위와 행정기관에 대한 신청·신고 및 그 밖의 행위는 그에 해당하는 이 법에 따른 행정기관이 행한 행위 또는 행정기관에 대한 행위로 본다.

1.3 체외진단의료기기 품질책임자

「체외진단의료기기법」도 「의료기기법」과 동일하게 자격을 갖춘 품질책임자를 1인 이상 지정하도록 하고 있다.

체외진단의료기기 품질책임자의 자격기준 중 학력조건과 경력조건은 「의료기기법」의 자격기준과 동일하다. 단지 경력의 경우 체외진단의료기기 제조·수입업체의 경력뿐만 아니라 일반 의료기기 제조·수입업체의 경력도 인정이 가능하다.

다만 면허 또는 자격소지자의 경우 「국가기술자격법」에 따른 의공기사 또는 품질경영기사 자격소지자와 「자격기본법」에 따라 식품의약품안전처가 공인한 의료기기 RA(Regulatory Affairs) 전문가 자격소지자는 공통으로 인정을 받지만 「의료기사 등에 관한 법률」에 따른 면허의 경우 이 법의 특성상 체외진단의료기기와 관련된 임상병리사 면허 소지자만 인정이 된다는 것을 유의하여야 한다.

그 밖에 체외진단의료기기 품질책임자는 「의료기기법」에 따른 품질책임자의 직무 이외의 다른 업무를 겸임하지 못한다는 것은 동일하다. 예외적으로 제조업 및 수입업의 품질책임자를 겸임할 수 있다는 조항과 품질책임자의 직무 수행에 영향을 주지 않는 식약처장이 고시하는 업무를 수행하는 경우 겸임이 가능하다는 조항은 동일하지만 체외진단의료기기뿐만 아니라 일반 의료기기를 제조 또는 수입하는 경우 「의료기기법」에 따른 품질책임자를 겸임할 수 있는 조항이 추가되어 있다.

따라서 체외진단의료기기 품질책임자의 자격, 직무, 지정 및 변경절차는 본 교재 제1장의 3항 의료기기 품질책임자 본문을 참조한다.

2 체외진단의료기기 시설과 품질관리 체계

2.1 체외진단의료기기 시설과 품질관리 체계의 기준

체외진단의료기기를 제조하거나 수입하고자 하는 업체는 다음과 같이 「체외진단의료기기법」에서 정하는 바에 따라 시설과 제조 및 품질관리체계(GMP)를 갖추어야 한다.

> **제5조(제조업의 허가 등)** ⑤ 제1항에 따라 제조업허가를 받으려는 자 및 제3항에 따라 제조허가 또는 제조인증을 받거나 제조신고를 하려는 자는 총리령으로 정하는 바에 따라 필요한 시설과 제조 및 품질관리체계를 미리 갖추어 허가 또는 인증을 신청하거나 신고하여야 한다. 다만, 품질관리를 위한 시험이나 제조공정을 위탁하는 등 총리령으로 정하는 경우에는 그러하지 아니하다.
>
> **제11조(수입업 허가 등)** ④ 제1항에 따라 수입업허가를 받으려는 자 및 제2항에 따라 수입허가 또는 수입인증을 받거나 수입신고를 하려는 자는 총리령으로 정하는 바에 따라 품질검사를 위하여 필요한 시설과 제조 및 품질관리체계를 미리 갖추어 허가 또는 인증을 신청하거나 신고하여야 한다. 다만, 품질관리를 위한 시험을 위탁하는 등 총리령으로 정하는 경우에는 그러하지 아니하다.

이에 따라 시설과 품질관리체계 기준은 「체외진단의료기기법 시행규칙」에 다음과 같이 제시되어 있다.

> **제10조(시설과 제조 및 품질관리체계의 기준)** ① 법 제5조제5항 본문에 따른 시설과 제조 및 품질관리체계의 기준은 다음 각 호의 구분에 따른다.
> 1. 시설 기준
>   가. 제품의 제조공정이 완결적으로 이루어지는 작업소를 갖출 것

> 나. 제품에 대한 품질관리시험 및 품질관리검사 등을 독립적으로 수행할 수 있는 시험실 및 시험시설 등을 갖출 것
> 다. 식품의약품안전처장이 정하여 고시하는 바에 따라 원료·자재 및 제품 등을 안전하고 위생적으로 보관할 수 있는 보관실 및 보관시설 등을 갖출 것
> 라. 그 밖에 제품의 제조·관리 및 시험·검사를 위해 식품의약품안전처장이 정하여 고시하는 시설·기구·장비를 갖출 것
> 2. 제조 및 품질관리체계의 기준
> 가. 제조 및 품질관리를 위한 품질경영시스템을 문서화하여 실행할 것
> 나. 조직구성원의 업무·책임·권한 등을 문서화하여 실행할 것
> 다. 제조 및 품질관리의 실행과 관련된 각종 결과와 기록을 문서로 작성·보존할 것
> 라. 제조 및 품질관리체계의 적합성 유지를 위해 내부감사 및 외부심사를 실시할 것
> 마. 그 밖에 가목부터 라목까지의 규정에 따른 기준과 유사한 것으로서 제조 및 품질관리를 위해 식품의약품안전처장이 정하여 고시하는 기준을 갖출 것
> ② 제1항에 따른 시설과 제조 및 품질관리체계 기준의 세부 내용 및 운영 방법 등에 필요한 사항은 식품의약품안전처장이 정하여 고시한다.

이 기준은 「체외진단의료기기법 시행규칙」 제27조(품질검사를 위한 시설과 제조 및 품질관리체계의 기준)에 따라 수입 체외진단의료기기의 외국제조원도 공통으로 적용된다.

다만 시행규칙 제11조(시설과 제조 및 품질관리체계의 구비 면제)에 따라 품질관리를 위한 시험을 위탁하는 경우에는 시험실 및 시험과 관련되는 시설·기구·장비의 구비를 면제받을 수 있고, 제조공정을 위탁하는 경우 위탁한 공정과 관계되는 시설·기구·장비의 구비를 면제받을 수 있다.

제조 및 품질관리체계의 기준은 「체외진단의료기기 제조 및 품질관리기준」으로 식약처 고시 제2024-32호로 2024. 6. 27. 일부개정되어 시행되고 있으며, 그 내용과 절차는 기존 「의료기기법」에 따른 식약처 고시 「의료기기 제조 및 품질관리기준」의 심사종류(최초, 추가, 변경, 정기) 및 심사절차와 동일하며, 적용범위도 1등급 및 수출용 체외진단의료기기의 경우 적합성 인정 등 심사를 면제하는 사항도 동일하다.

또한 GMP 심사기준으로 적용되는 [별표 2] 체외진단의료기기 적합성 인정 등 심사기준도 「의료기기 제조 및 품질관리기준」의 [별표 2]와 동일한 ISO 13485:2016 국제규격을 준용하고 있다. 따라서 체외진단의료기기의 GMP 심사와 관련된 사항은 본 교재 제1장 의료기기 GMP 총론과 제2장 의료기기 GMP 기준 해설을 참조하면 된다.

2.2 제조 및 품질관리 체계(GMP) 심사 등

가. 신규업체의 GMP 심사신청 등

「체외진단의료기기법」 시행 이후 체외진단의료기기업 허가 및 품목허가를 받으려는 신규업체는 「체외진단의료기기법 시행규칙」 제10조(시설과 제조 및 품질관리체계의 기준) 및 「체외진단의료기기 제조 및 품질관리체계의 기준」(고시)에 따라 시설과 제조 및 품질관리체계(GMP, Good Manufacturing Practice)를 갖추어야 하며, 다음과 같은 의료기기 품질관리심사기관 중 1곳을 선택하여 신청한다.

⟨체외진단의료기기 GMP심사기관⟩

- 한국산업기술시험원(KTL)
- 한국화학융합시험연구원(KTR)
- 티유브이이슈드(주)
- 한국기계전기전자시험연구원(KTC)
- 한국건설생활환경시험연구원(KCL)
- 티유브이라인란드코리아(주)

체외진단의료기기의 GMP 품목군은 체외진단의료기기 분류체계를 반영하여 「체외진단의료기기 제조 및 품질관리 기준」에서 체외진단의료기기 GMP 품목군을 다음과 같이 8개로 분류하고 있다. 해당 품목군에 적합한 시설과 제조 및 품질관리체계를 구비하여야 하며, 일반 의료기기와 동일하게 새로운 품목군의 제품을 추가하려는 경우 추가 GMP 심사를 받아야 한다.

⟨체외진단의료기기 GMP 품목군⟩

- 검체 전처리 기기(Device for Sample Preparation)
- 임상화학 검사기기(Devices for Clinical Chemistry)
- 면역 검사기기(Devices for Clinical Immunology)
- 수혈의학 검사기기(Devices for Blood Transfusion)
- 임상미생물 검사기기(Devices for Clinical Microbiology)
- 분자진단기기(Devices for Molecular Diagnostics)
- 조직병리 검사기기(Devices for Immuno Cyto/Histo Chemistry)
- 체외진단 소프트웨어(IVD software)

기타 체외진단의료기기 GMP 심사절차 및 심사기준에 대한 설명은 본 교재 '제1장 의료기기 GMP 총론 2. 의료기기 GMP 심사절차'와 '제2장 의료기기 GMP 기준 해설'을 참조한다.

3 임상검사실 체외진단검사 인증

3.1 임상검사실 체외진단검사 인증의 개요

가. 임상검사실 체외진단검사 인증 대상

의료기관 또는 유전자검사기관에서 그 기관의 임상검사실 내에서만 자체 설계·구성한 체외진단검사체계를 갖추고 체외진단검사를 실시하려는 경우 해당 임상검사실의 품질관리체계, 전문 인력의 숙련도 및 체외진단의료기기의 성능 등을 평가하여 이를 인증하는 것을 말한다.

이러한 임상검사실에서 자체적으로 설계·구성한 체외진단의료기기를 사용하여 체외진단검사에 사용하는 경우 해당 체외진단의료기기는 종전에는 다음과 같은 「의료기기법」 제10조에 따라 의료기기 제조업 허가를 받지 않거나 제조허가·인증·신고를 하지 않고 제조할 수 있는 의료기기로 식약처장이 정하여 고시하였다.

> **제10조(의료기기 제조업허가 등의 면제)** 법 제6조제1항에 따른 제조업허가를 받지 아니하거나 같은 조 제2항에 따른 제조허가, 제조인증 또는 제조신고를 받거나 하지 아니하고 제조할 수 있는 의료기기는 다음 각 호와 같다.
> 8. 식품의약품안전처장이 품질관리체계, 검사성능 및 숙련도 등을 평가하여 적합하다고 인정하는 임상검사실(질병의 진단·검사 등을 실시하는 장소를 말한다)에서 사용하는 의료기기로서 식품의약품안전처장이 정하여 고시하는 의료기기[9]

이렇게 품목허가를 받지 않고 임상검사실에서 사용할 수 있는 체외진단의료기기는 다음과 같이 「체외진단의료기기법」 제12조에 규정되었다.

> **제12조(임상검사실의 체외진단검사 인증 등)** ① 「의료법」 제3조에 따른 의료기관 및 「생명윤리 및 안전에 관한 법률」 제49조에 따른 유전자검사기관은 그 기관의 임상검사실 내에서만 사용하기 위하여 자체적으로 설계·구성한 체외진단검사체계를 갖추고 총리령으로 정하는 검사를 실시하려는 경우에는 식품의약품안전처장에게 임상검사실의 체외진단검사 인증을 받아야 한다. 인증받은 사항을 변경하려는 경우에도 또한 같다.
> ② 식품의약품안전처장은 제1항에 따른 인증 신청이 있는 경우 임상검사실의 품질관리체계, 전문인력의 숙련도, 체외진단의료기기의 성능 등을 평가하고, 총리령으로 정하는 인증기준에 적합한 경우에는 인증을 할 수 있다.
> ③ 식품의약품안전처장은 제1항에 따라 인증을 하는 경우에는 신청인에게 인증서를 발급하여야 한다. 이 경우 제1항에 따른 검사를 실시하기 위하여 설계·구성한 체외진단검사체계에 포함된 체외진단의료기기는 해당 임상검사실 내에서만 사용하는 경우에 한정하여 제5조제3항 또는 제11조제2항에 따라 제조허가, 제조인증, 수입허가 또는 수입인증을 받거나 제조신고 또는 수입신고를 한 것으로 본다.
> ④ 제1항에 따라 인증을 받은 자는 연간 검사실적의 보고, 검사 관계 문서의 보관, 품질관리체계 준수 등 총리령으로 정하는 사항을 지켜야 한다.
> ⑤ 식품의약품안전처장은 제1항에 따라 인증을 받은 자의 검사 능력 및 신뢰성 확보를 위하여 총리령으로 정하는 바에 따라 검사 능력을 측정하고 평가할 수 있고, 평가 결과가 미흡한 경우 그 시정에 필요한 조치를 명할 수 있다.
> ⑥ 식품의약품안전처장은 제1항에 따라 인증을 받은 자가 다음 각 호의 어느 하나에 해당하면 그 인증을 취소할 수 있다. 다만, 제1호에 해당하는 경우에는 그 인증을 취소하여야 한다.
>   1. 거짓이나 부정한 방법으로 인증을 받은 경우
>   2. 제2항에 따른 임상검사실의 체외진단검사 인증기준에 맞지 아니하는 경우
>   3. 제4항에 따른 준수사항을 위반한 경우
>   4. 제5항에 따른 시정조치 명령을 이행하지 아니한 경우
> ⑦ 식품의약품안전처장은 제1항에 따른 임상검사실의 체외진단검사 인증에 관한 업무의 일부를 대통령령으로 정하는 바에 따라 기관이나 단체에 위탁할 수 있다.
> ⑧ 제1항에 따른 임상검사실의 체외진단검사 인증·변경인증의 절차·방법·유효기간, 제7항에 따른 업무의 위탁 절차·방법 등에 관한 사항은 총리령으로 정한다.

이렇게 자체적으로 제조한 체외진단의료기기를 인증받은 해당 임상검사실 내에서만 사용하는 경우에 한정하여 품목허가를 면제받을 수 있다.

임상검사실 체외진단검사 인증대상 의료기기는 「체외진단의료기기법 시행규칙」 제29조에 따라 차세대 염기서열분석(NGS, Next Generation Sequencing) 검사에 사용되는 체외진단의료기기와 혈청, 혈장, 염색체, DNA(Deoxyribonucleic acid), RNA(Ribonucleic acid) 및 단백질 등에 대한 체외진단검사 중 식품의약품안전처장이 정하여 고시하는 검사에 사용되는 체외진단의료기기가 해당된다.

---

[9] 「의료기기 허가·신고·심사등에 관한 규정」 제20조의2(제조·수입허가 등 의제)에서 차세대 염기서열분석(NGS) 검사에 사용하는 '유전자서열검사기'가 고시되었음

나. 임상검사실 체외진단검사 인증 관련 규정

체외진단검사를 하는 모든 임상검사실이 인증대상은 아니다. 또한 모든 임상검사실이 인증신청을 할 수 있는 것도 아니다. 앞서 설명한 바와 같이 식약처장이 고시한 차세대염기서열분석검사에 사용하는 체외진단의료기로서 품목허가를 면제받고자 하는 임상검사실일 경우에만 인증이 가능하다. 즉, 차세대염기서열분석검사에 사용하는 체외진단의료기기를 직접 설계·구성하여 당해 임상검사실에 한정하여 사용하는 경우 품목허가 면제를 받기 위한 조건으로 인증을 받는 것이다. 이렇게 임상검사실 체외진단검사 인증과 관련된 규정은 다음과 같다.

구분	관련 조항
체외진단의료기기법	제12조(임상검사실의 체외진단검사 인증 등)
체외진단의료기기법 시행령	제3조(임상검사실 체외진단검사 인증 업무의 위탁)
체외진단의료기기법 시행규칙	제29조(임상검사실의 체외진단검사 인증 대상) 제30조(임상검사실의 체외진단검사 인증 절차 및 방법 등) 제31조(임상검사실의 체외진단검사 인증의 유효기간 등) 제32조(임상검사실의 체외진단검사 인증기준) 제33조(준수사항) 제34조(검사 능력의 측정 및 평가) 제35조(임상검사실의 체외진단검사 인증업무의 위탁)
고시	「체외진단의료기기 허가·신고·심사 등에 관한 규정」 제8장 임상검사실의 체외진단검사 인증 등

3.2 임상검사실 체외진단검사 인증 및 관리

임상검사실 체외진단검사 인증절차 흐름도는 다음 [그림 6-1]과 같으며, 「체외진단의료기기법」 제12조 및 같은 법 시행규칙 제30조에 따라 '임상검사실 체외진단검사 인증신청서'에 필요한 서류를 첨부하여 식품의약품안전처 의료기기정책과 혁신·체외진단의료기기 지원 TF로 우편 신청한다.

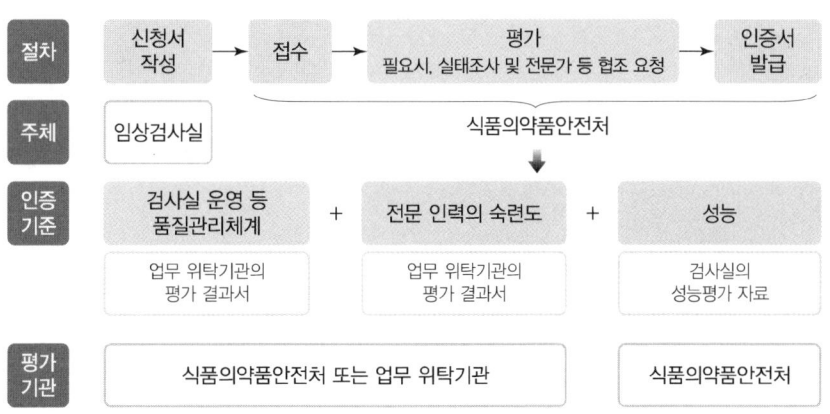

┃그림 6-1┃ 임상검사실 체외진단검사 인증 업무 흐름도

가. 임상검사실 체외진단검사 인증 절차 및 방법

1) 인증 시설 및 체계 준비

임상검사실의 체외진단검사 인증을 받으려는 기관은 「체외진단의료기기법 시행규칙」 제32조(임상검사실의 체외진단검사 인증기준)에 따른 시설 및 장비 또는 기구와 인력을 갖추고, 품질관리체계를 구축하여야 한다.

가) 시설 기준

인증을 받기 위해 다음과 같은 시설과 체외진단검사를 위해 식품의약품안전처장이 고시하는 시설을 갖추어야 한다.

① 시험실 또는 검사실
② 검체 보관실
③ 체외진단의료기기 보관시설
④ 그 밖에 ①~③까지의 규정에 따른 시설과 유사한 것으로서 체외진단검사를 위해 식품의약품안전처장이 정하여 고시하는 시설

나) 장비 또는 기구 기준

체외진단검사를 위해 식품의약품안전처장이 정하여 고시하는 장비 또는 기구와 다음의 장비 또는 기구를 갖추어야 한다.

① 차세대염기서열분석장치(차세대염기서열분석(Next Generation Sequencing) 검사에 따른 검사만 해당한다)
② 중합효소연쇄반응기(혈청, 혈장, 염색체, DNA(Deoxyribonucleic acid), RNA(Ribonucleic acid) 및 단백질 등에 대한 체외진단검사 중 식품의약품안전처장이 정하여 고시하는 검사에 따른 검사만 해당한다)
③ 원심분리기
④ 냉장고 또는 냉동고
⑤ 이미지기록장치
⑥ 그 밖에 ①~⑤까지의 규정에 따른 장비 또는 기구와 유사한 것으로서 체외진단검사를 위해 식품의약품안전처장이 정하여 고시하는 장비 또는 기구

다) 인력 기준

다음과 같은 인력을 갖추어야 한다.

① 체외진단검사 책임자
② 체외진단검사 담당자 또는 연구원
③ 체외진단의료기기 관리자
④ 체외진단검사의 기록·자료 관리자

라) 품질관리체계 기준

다음 사항을 포함하는 품질관리체계를 갖추어야 한다.
① 체외진단검사 품질관리를 위한 품질경영시스템의 문서화
② 체외진단검사 관련 인력의 업무·책임·권한 등의 문서화
③ 체외진단검사 관련 결과·기록의 작성·보존 시스템 구비
④ 체외진단검사체계에 대한 정기적인 내부 검사 시스템 구비

2) 인증신청서류 준비 및 제출

* 출처 : 정부 24 홈페이지 민원서비스, 제출서류 항목

임상검사실의 체외진단검사 인증을 받으려는 기관은 「체외진단의료기기법 시행규칙」 별지 제19호서식의 '임상검사실의 체외진단검사 인증신청서(전자문서로 된 신청서 포함)'에 다음 각 호의 서류(전자문서 포함)를 첨부하여 식품의약품안전처장에게 제출한다.
① 「체외진단의료기기법 시행규칙」 제32조에 따른 임상검사실의 체외진단검사 인증기준에 적합함을 증명하는 서류
② 체외진단검사에 관한 사무운영규정
③ 최근 2년 이내의 임상검사실의 체외진단검사 실정이 있는 경우에는 해당 실적에 관한 서류

3) 실태조사 실시

인증 신청을 받은 식약처장은 실태조사 개시 7일 전까지 실태조사 장소 및 일정과 실태조사에 따른 협조사항을 인증을 신청한 기관에게 통보한다.

실태조사는 다음 사항을 고려하여 실시한다.
① 임상검사실 조직 및 운영에 적합한 조직을 갖추었는지 여부
② 임상검사실 운영기준에 적합한 운영기준체계를 구축 및 유지하고 있는지 여부
③ 체외진단검사 등에 관한 요구사항을 충족시키고 있는지 여부

4) 제출 자료의 보완

식약처장은 인증 신청을 위해 제출된 서류가 제출 자료의 요건에 적합하지 않거나 실태조사 결과가 적합하지 않은 경우 그 내용을 구체적으로 명시하여 신청기관에게 보완을 요청할 수 있다. 보완요청을 받은 신청기관은 30일 이내에 추가 자료를 제출하거나 보완 기간이 부족할 경우 보완 기간의 연장을 요청할 수 있다. 다만 보완 기간 연장은 2회에 한한다.

보완자료를 제출받거나 보완 기간 연장을 요청받은 경우 식약처장은 그 타당성을 검토하여 인증 여부를 판단하거나 보완 기간 연장을 결정한다. 보완자료의 검토를 위하여 현장 확인 등이 필요한 경우 실태조사를 다시 할 수도 있다.

5) 결과 통보

제출 자료 및 실태조사 결과가 적합한 경우 식약처장은 인증서를 발급한다. 다만 그 결과가 다음 중 하나에 해당되는 경우 부적합으로 통보한다.

① 임상검사실의 체외진단검사 인증기준 등에 적합하지 아니한 경우
② 보완 제출기간 또는 보완 연장 기간 내에 보완 자료가 제출되지 아니한 경우

나. 임상검사실 체외진단검사 인증의 유지 및 관리

1) 인증의 유효기간 및 재인증

임상검사실의 체외진단검사 인증의 유효기간은 3년으로 하며, 그 유효기간은 인증을 받은 날부터 시작한다. 인증의 유효기간이 끝난 이후에도 계속하여 인증을 유지하려는 경우에는 그 인증의 유효기간이 끝나기 3개월 전에 최초와 같이 임상검사실 체외진단검사 인증을 신청한다. 그러한 경우 식약처장은 종전에 받은 임상검사실의 체외진단검사 인증의 유효기간이 끝나기 전에 그 인증 여부를 신청인에게 통보한다. 이처럼 임상검사실의 체외진단검사 재인증을 한 경우 그 인증의 유효기간은 종전 인증의 유효기간이 끝나는 날의 다음 날부터 다시 3년으로 한다.

2) 준수사항

임상검사실의 체외진단검사 인증을 받은 기관은 「체외진단의료기기법 시행규칙」에 따라 다음 사항을 준수하여야 한다.

① 체외진단검사의 전년도 실적을 매년 1월 31일까지 식품의약품안전처장에게 제출
② 체외진단검사와 관련된 문서 및 기록을 해당 체외진단검사가 끝난 날부터 3년 동안 보관
③ 체외진단검사의 실시 중 중대한 이상사례가 발생한 경우에는 식약처장에게 보고
④ 임상검사실의 체외진단검사 인증기준의 유지

3) 검사 능력의 측정 및 평가

식약처장은 임상검사실의 체외진단검사 인증을 받은 기관의 검사 능력 및 신뢰성 확보를 위하여 1년마다 그 검사 능력을 측정하고 평가한다. 평가 결과가 미흡한 경우 그 시정에 필요한 조치를 명할 수 있으며, 식약처장이 검사 능력을 측정·평가해야 할 중대하거나 긴급한 사유 등이 있는 경우에는 수시로 측정·평가할 수 있다.

4) 인증의 취소

임상검사실의 체외진단검사 인증을 받은 기관이 다음의 어느 하나에 해당하는 경우 인증을 취소하게 된다.

① 거짓이나 부정한 방법으로 인증을 받은 경우
② 제2항에 따른 임상검사실의 체외진단검사 인증기준에 맞지 아니하는 경우
③ 제4항에 따른 준수사항을 위반한 경우
④ 제5항에 따른 시정조치 명령을 이행하지 아니한 경우

참 / 고 / 문 / 헌

의료기기 GMP 종합해설서[민원인 안내서](제7개정), 2022. 6. 식품의약품안전처
의료기기 단일심사프로그램(MDSAP) 민·관협의체회의자료, 2016. 11. 30. 식품의약품안전처
의료기기 품질경영시스템 표준 ISO 13485 어떻게 바꾸나?(www.tuv-sud.com)
의료기기 해외 GMP 인증과정 교육자료, 2016. 11. 24. 식품의약품안전처
의료기기 GMP 기본교육-제조품질책임자과정, 2016. 의료기기정보기술지원센터
ISO13485:2016 Medical Device-Quality management systems-Requirements for regulatory purposes 2016. 3. 1. ISO
의료기기 GMP 국제 품질관리 민원인 안내서, 2017. 12. 식품의약품안전처
의료기기 GMP 심사가이드라인, 2010. 3. 식품의약품안전청 의료기기품질과
의료기기 GMP 기본교육-제조품질책임자과정, 2018. 의료기기안전정보원

ISO 14971:2019 Medical devices-Application of risk management to medical devices, 2019. 12. ISO
KS P ISO 14971:2019 의료기기-의료기기에 대한 위험 관리의 적용, 2021. 06. 산업표준심의회
ISO TR 24971: Medical devices-Guidance on the application of ISO 14971, 2020. 6. ISO
ISO 14971:2007 Medical devices-Application of risk management to medical devices, 2017. 3. ISO
KS P ISO 14971:2007 의료기기-의료기기에 대한 위험 관리의 적용, 2018. 11. 산업표준심의회
EN ISO 14971:2012 Medical devices-Application of risk management to medical devices, 2012. 7.

의료기기 GMP 전문교육-의료기기 위험 관리, 2018. 한국의료기기안전정보원
의료기기 위험 평가연구, 노혜원, 2011. 7. 식품의약품안전처
의료기기의 위험 관리 어떻게 할까요?, 2008. 12. 식품의약품안전처
위험 관리 정보지 제1호(2008. 12), 제2호(2009. 5), 제3호(2009. 12), 식품의약품안전처
의료기기의 위험 관리란?, 2008. 6. 식품의약품안전처
의료기기 위험 관리 가이드라인, 2007. 1. 식품의약품안전처
의료기기 위해 요인 확인, 위험 분석, 위험 평가, 위험 관리 체계 구축, 2006. 식품의약품안전처

의료기기 멸균 밸리데이션 가이드라인, 2007. 1. 식품의약품안전처
의료기기 세척공정 밸리데이션 가이드라인, 2013. 12. 식품의약품안전처
의료기기 소프트웨어 밸리데이션 가이드라인, 2007. 3. 식품의약품안전처
의료기기 GMP 전문교육-공정 밸리데이션, 2016. 의료기기정보기술지원센터
전 과정 관점에서 생체재료의 발열성과 무균성 관리, 2011.15(1):28-33. Biomaterials Research, 김동빈·공석경·함중걸·이미희·유선국·박종철
품질경영시스템-공정유효성 확인 지침서, GHTF/SG3/N99-10:2004(Edition 2), GHTF

IEC 62366-1:2015 Medical devices-1 : Application of usability engineering to medical devices, 2015. 2.
KS P IEC 62366-1:2015 의료기기-제1부: 의료기기에 대한 사용적합성, 2018. 11. 산업표준심의회
IEC TR 62366-2:2016 Medical devices-Part 2 : Guidance on the application of usability engineering to medical devices, 2016. 4. IEC

KS P IEC TR 62366-2:2016 의료기기-제2부: 의료기기의 사용성 공학 적용에 관한 지침, 2020. 12. 산업표준심의회

IEC 60601-1-6:2010+AMD1:2013 CSV Medical electrical equipment-Part1-6 : General requirements for basic safety and essential performance-Collateral standard: Usability, 2013. 10. IEC

KS C IEC 60601-1-6 의료용 전기기기-제1-6부: 기본안전 및 필수성능에 대한 일반 요구사항-보조표준 : 사용적합성, 2018. 8. 산업표준심의회

KS C IEC60601-1-8 의료용 전기기기-제1-8부: 기본안전 및 필수성능에 관한 일반 요구사항-보조표준: 의료용 전기기기 및 의료용 전기시스템의 경보 장치에 관한 일반 요구사항, 시험 및 지침, 2021. 12. 산업표준심의회

「의료기기의 전기·기계적 안전에 관한 공통기준규격」 실무안내서-사용적합성, 2017. 12.

의료기기 사용적합성(Usability) 규격의 이해 및 국내 대응방안 분석, 2015. 8. 한국보건산업진흥원

IT용어사전-제4차 산업혁명[The Fourth Industrial Revolution, 第4次產業革命], 한국정보통신기술협회

Using Human Factors Engineering to Improve Patient Safety Joint Commission Resources, 2010. 11. John W. Gosbee

Medical device use error : root cause analysis CRC press 2016. Wiklund Michael E

Look, Check, Connect safe medical device connections save lives, 2008. 12. FDA

FDA's Manufacturer and User Facility Device Experience (MAUDE) database, FDA
http://www.accessdata.fda.gov/scripts/cdrh/cfdocs/cfmaude/search.cfm.

FDA's Medical Device Reporting (MDR) Program Search,
http://www.accessdata.fda.gov/scripts/cdrh/cfdocs/cfMDR/Search.cfm.

FDA's Adverse Event Reporting Data,
http://www.fda.gov/MedicalDevices/Safety/ReportaProblem/ucm124064.htm.

CDRH Safety Communications, http://www.fda.gov/MedicalDevices/Safety/AlertsandNotices/default.htm.

체외진단의료기기 법령 시행에 따른 업무 안내서, 2020. 12. 식품의약품안전처

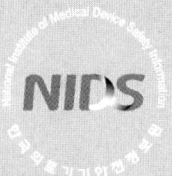

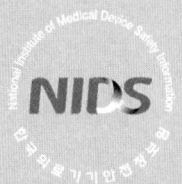

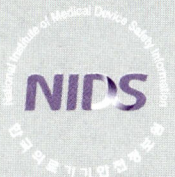

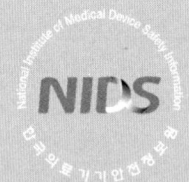

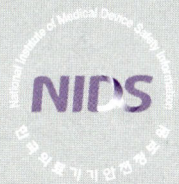

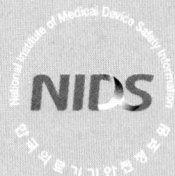

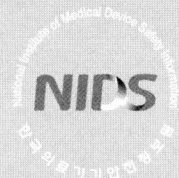

의료기기 규제과학(RA) 전문가
제3권 품질관리(GMP)

초 판 발 행	2023년 06월 15일
개정1판2쇄	2025년 07월 25일
편 저 자	한국의료기기안전정보원
편집위원장	한국의료기기안전정보원 이정림 원장
내부검수 및 집필자	이종록, 여창민, 김연정, 유지수
외부자문 및 집필자	이상용, 이성희, 윤성부, 김지애, 김송이, 김기백, 신진욱
발 행 인	정용수
발 행 처	㈜예문아카이브
주 소	서울시 마포구 동교로 18길 10 2층
T E L	02) 2038-7597
F A X	031) 955-0660
등 록 번 호	제2016-000240호
정 가	36,000원

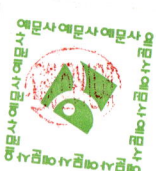

- 이 책의 어느 부분도 저작권자나 발행인의 승인 없이 무단 복제하여 이용할 수 없습니다.
- 파본 및 낙장은 구입하신 서점에서 교환하여 드립니다.

홈페이지 http://www.yeamoonedu.com

ISBN   979-11-6386-380-9   [94580]